AF462962

LEÇONS CLINIQUES

SUR LES

MALADIES DU FOIE

SUIVIES DES

LEÇONS SUR LES TROUBLES FONCTIONNELS DU FOIE

84 bis

TRAVAUX DU TRADUCTEUR

1° **Anatomie pathologique des rétrécissements de la trachée**, in-4° avec figures, 1866, J.-B. Baillière et fils.

2° **Traité de l'alimentation** considérée au point de vue de la physiologie, de la pathologie et de la thérapeutique, 1 vol. in-8° de 576 pages, 1869, J.-B. Baillière et fils.

3° **De la mort subite ou très-rapide dans le diabète**, in-8° de 40 pages. (Extrait des *Archives générales de médecine*, décembre 1877 et janvier 1878, et tirage à part chez Asselin.)

4° **Étiologie et pronostic de la glycosurie.** (Mémoire honoré par l'Académie de médecine d'une récompense de 600 fr. Paraîtra dans le courant de l'année.)

5° DEMARQUAY, **Maladies chirurgicales du pénis**, gr. in-8° de 640 pages, avec figures et planches en chromo-lithographie. Ouvrage publié par les docteurs Vœlker et J. Cyr, 1877, Delahaye et Cie.

PARIS. — IMPRIMERIE DE E. MARTINET, RUE MIGNON, 2.

LEÇONS CLINIQUES

SUR LES

MALADIES DU FOIE

SUIVIES DES

LEÇONS SUR LES TROUBLES FONCTIONNELS DU FOIE

PAR

LE Dr CHARLES MURCHISON

MEMBRE DE LA SOCIÉTÉ ROYALE DE LONDRES
ET DU COLLÉGE ROYAL DES MÉDECINS, PRÉSIDENT DE LA SOCIÉTÉ
PATHOLOGIQUE DE LONDRES, MÉDECIN ET PROFESSEUR DE CLINIQUE MÉDICALE
A L'HÔPITAL SAINT-THOMAS, ANCIEN MÉDECIN MILITAIRE
AU BENGALE, ETC., ETC.

BIBLIOTHÈQUE NATIONALE IMPRIMÉS
DÉPÔT LÉGAL 6919

TRADUITES SUR LA SECONDE ÉDITION AVEC L'AUTORISATION DE L'AUTEUR

ET ANNOTÉES PAR

LE Dr JULES CYR

Lauréat de l'Académie de médecine médecin consultant à Vichy,
secrétaire annuel de la Société médico-pratique.

Avec 46 figures dans le texte

PARIS

V. ADRIEN DELAHAYE ET Cie, ÉDITEURS

PLACE DE L'ÉCOLE-DE-MÉDECINE

1878

À

M. LE PROFESSEUR CHARCOT

HOMMAGE DU TRADUCTEUR

PRÉFACE

C'est en lisant les leçons faites en 1876 à la Faculté par M. le professeur Charcot, que j'ai eu l'idée de prendre directement connaissance des travaux de M. Murchison sur la physiologie et la pathologie du foie, et après avoir retiré un grand profit de cette lecture, j'ai pensé que d'autres personnes peut-être y trouveraient aussi matière à instruction. C'est ce qui m'a décidé à entreprendre la tâche toujours un peu ingrate d'une traduction et contribuer ainsi à vulgariser parmi nous, autant qu'il le mérite, l'ouvrage de M. Murchison.

Ce qui m'a, en effet, le plus frappé dans ce livre, c'est le côté éminemment pratique qui le distingue et pour lequel, je ne crains pas de le dire, aucun autre livre sur ce sujet ne saurait lui être comparé. Toutes les questions de symptomatologie, de diagnostic différentiel et de thérapeutique y sont traitées avec un soin extrême et avec toute la compétence que peut donner une longue pratique nosocomiale et particulière, appuyée sur une pratique antérieure dans l'Inde. Je n'en dis pas plus là-dessus, car il ne m'appartient pas de faire l'éloge de mon auteur.

Il est un point cependant sur lequel je désire insister.

Dans sa préface, l'auteur se défend d'avoir voulu faire un *traité* sur la matière, et, par suite, il n'entend pas offrir au public médical un ouvrage complet. Au point de vue le plus rigoureux, il a raison; mais il est tout aussi vrai que son livre embrasse l'ensemble de la pathologie hépatique, telle que l'offre communément la pratique. La restriction de l'auteur tient plutôt à une tendance assez générale de ses compatriotes : en Angleterre, on fait peu de *traités complets;* un auteur y expose volontiers ce qu'il a vu ; mais quant à un ouvrage compendieux, renfermant les opinions de tout le monde et les faits les plus rares, on en voit moins la nécessité.

Un mot, pour finir, sur les quelques annotations (1) que j'ai cru pouvoir ajouter.

Par sa nature, cet ouvrage ne comportait évidemment pas de notes, parce que des leçons cliniques ne sont pas un exposé didactique. Je n'ai donc pas eu la prétention, qui serait nécessairement ridicule, de compléter un livre de ce genre, qui n'a nul besoin d'être complété. J'ai pensé seulement qu'il y avait peut-être quelque intérêt à rappeler, au courant de la plume, un certain nombre de travaux, français pour le plus grand nombre, de manière à indiquer que si nous n'avons pas encore en France un traité sur les affections du foie, les matériaux cependant ne manqueraient pas pour l'entreprendre.

Dr J. C.

4 avril 1878.

(1) Les notes qui sont sans indication d'auteur sont de M. Murchison. Celles du traducteur sont toujours suivies du signe : (N. D. T.)

TABLE DES MATIÈRES

SIXIÈME LEÇON

AUGMENTATION DE VOLUME DU FOIE (SUITE).

SEPTIÈME LEÇON

AUGMENTATION DE VOLUME DU FOIE (SUITE).

HUITIÈME LEÇON

DIMINUTION DE VOLUME DU FOIE.

NEUVIÈME LEÇON

ICTÈRE.

DIXIÈME LEÇON

ICTÈRE (SUITE).

ONZIÈME LEÇON

ICTÈRE (SUITE).

DOUZIÈME LEÇON

ASCITE.

TREIZIÈME LEÇON

A. HÉPATALGIE. — B. CALCULS BILIAIRES. — C. AUGMENTATION DE VOLUME DE LA VÉSICULE BILIAIRE.

QUATORZIÈME LEÇON

LEÇONS SUR LES TROUBLES FONCTIONNELS DU FOIE.

QUINZIÈME LEÇON

LEÇONS SUR LES TROUBLES FONCTIONNELS DU FOIE (SUITE).

SEIZIÈME LEÇON

LEÇONS SUR LES TROUBLES FONCTIONNELS DU FOIE (SUITE).

FIN DE LA TABLE DES MATIÈRES

LEÇONS CLINIQUES

SUR LES

MALADIES DU FOIE

PREMIÈRE LEÇON

AUGMENTATION DE VOLUME DU FOIE

Observations préliminaires. — Dimensions normales et limites du foie. — Circonstances qui peuvent faire croire à une augmentation de volume qui n'existe pas, et moyens de reconnaître ces pseudo-augmentations de volume du foie : 1° malformations congénitales; 2° influence du jeune âge; 3° rachitisme; 4° habitude de se serrer étroitement; 5° certaines affections de la poitrine; 6° tumeur entre le foie et le diaphragme; 7° conditions anormales des viscères abdominaux; 8° conditions anormales des parois abdominales· 9° observations à l'appui.

MESSIEURS,

Dans des leçons didactiques sur la médecine, il est d'usage de décrire en détail les nombreux symptômes qui caractérisent les divers états pathologiques. Toutefois, il ne faut pas beaucoup d'expérience pour reconnaître qu'il y a des symptômes et des signes qui sont communs à une foule de maladies et qu'il est souvent assez difficile de déterminer à laquelle de ses nombreuses sources tel symptôme doit être rapporté. Dans la pratique, cependant, cette détermination doit être votre première préoccupation. Vous ne devez jamais vous contenter de ne traiter qu'un symptôme, sans faire tous vos efforts pour arriver à une notion précise de l'état local ou général auquel il se rattache. Dans tous les cas de maladie présentant quelque symptôme prédominant, vous devez vous poser ces deux questions : 1° quelles sont les différentes causes qui peuvent donner lieu à ce symptôme et 2° quelle est la cause la plus probable dans le cas dont il s'agit ? Tant que vous n'aurez pas répondu à ces questions d'une façon satisfaisante, vous ne serez pas en mesure d'établir un pronostic avec quelque certitude, ni d'adopter une méthode rationnelle de traitement.

Il n'est pas de classe de maladie à laquelle ces remarques s'appliquent mieux qu'aux affections du foie. Il y a peu de maladies plus difficiles à reconnaître, et il n'y en a peut-être pas où les erreurs de diagnostic soient plus fréquentes ; d'autre part, on voit tous les jours des symptômes dépendant de maladies de l'estomac, des intestins, des reins, et même du cœur, des poumons, ou du cerveau, être attribués à des troubles hépatiques. Je m'attacherai, dans ces leçons, à vous faire remarquer les principaux signes et symptômes auxquels donnent lieu les affections du foie, les différents états morbides dont chacun d'eux peut provenir, les règles qui devront généralement vous guider pour poser le diagnostic de chaque cas et les conclusions auxquelles vous devez ainsi être amenés quant au pronostic et au traitement.

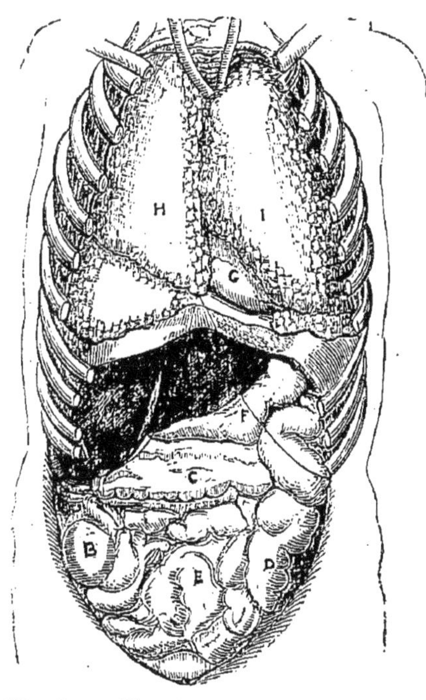

Fig. 1. — Situation normale du foie tel qu'on le voit quand on a enlevé la paroi antérieure de la poitrine et de l'abdomen. (Modifié d'après l'*Anatomie médicale* de Sibson.)

A, foie. B, côlon ascendant. C, côlon transverse. D, côlon descendant. E, intestin grêle. F, estomac. G, cœur. H, poumon droit. I, poumon gauche.

Nous commencerons donc par discuter les différentes causes qui produisent l'augmentation de volume du foie et, dans les leçons suivantes, nous nous occuperons des causes de l'atrophie du foie, de l'ictère, de l'hépatalgie, de l'ascite, etc.

AUGMENTATION DE VOLUME DU FOIE.

Avant de procéder à l'examen des diverses causes qui amènent l'augmentation réelle du volume du foie, il faut avoir une connaissance exacte de ses dimensions normales et de ses limites et ne pas oublier certaines conditions qui, durant la vie, peuvent simuler une augmentation de volume.

Situation normale et dimensions du foie. — Le foie est situé dans l'hypochondre droit; la convexité du lobe droit correspondant à la concavité de la base du poumon droit dont il est séparé par le diaphragme, et la face inférieure est en rapport avec l'estomac et le gros intestin, le rein droit et la capsule surrénale. La face supérieure, convexe, se projette vers le côté droit de la poitrine; une grande partie de cette surface est en rapport immédiat avec les côtes, mais la portion la plus élevée (dans le sens vertical) est séparée de la paroi thoracique par la mince lame qui constitue le bord inférieur du poumon droit (voir fig. 1). D'où il suit que la percussion du foie pendant la vie donne deux zones différentes de matité : l'une occupant la région où l'organe est en contact avec les parois thoraciques et où la matité est absolue l'autre correspondant à la partie tout à fait supérieure du foie et comprenant l'espace où cet organe se trouve recouvert par une mince lame de tissu pulmonaire, endroit où la percussion donne un bruit qui sert de transition entre la matité hépatique et la résonnance pulmonaire. C'est cette dernière zone qui est considérée généralement comme répondant à la vraie limite supérieure du foie (voir fig. 3).

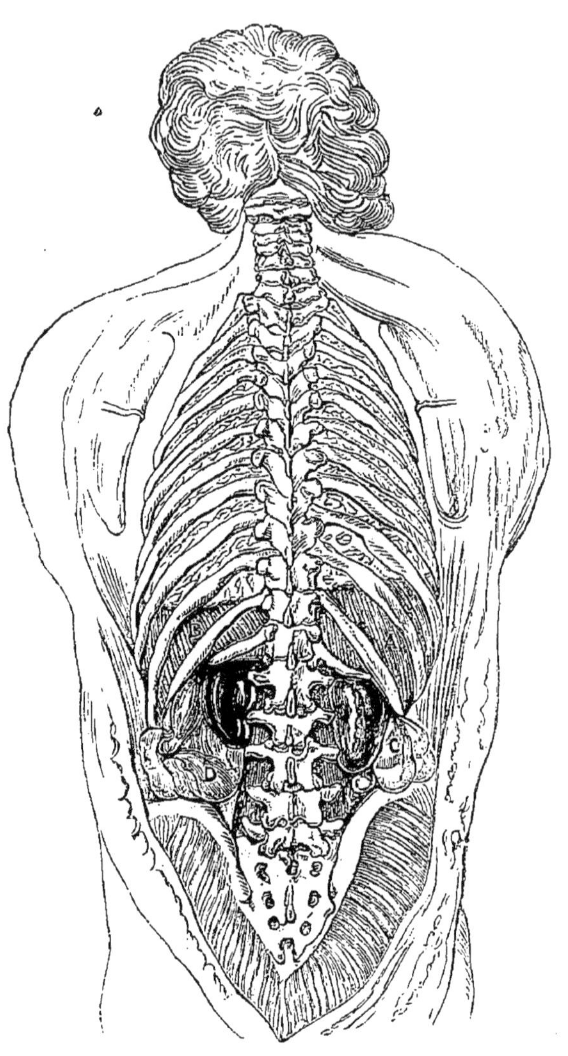

Fig. 2. — Situation normale du foie tel qu'on le voit quand on a enlevé la paroi postérieure de la poitrine et de l'abdomen. (Modifié d'après la *Medical Anatomy* de Sibson.)

Le foie est couvert par le diaphragme qui cache aussi à gauche (B), la rate et une portion de l'estomac. A, lobe droit du foie. C, côlon ascendant. D, côlon descendant.

La limite supérieure de la matité hépatique présente cette particularité qui a quelque importance pratique, c'est qu'elle n'est pas horizontale mais arquée. Commençant en arrière à peu près au niveau de la dixième ou onzième vertèbre dorsale, elle monte légèrement vers l'aisselle et le mamelon et descend ensuite graduellement vers la ligne médiane antérieure. Les diagrammes figurés d'autre part montrent cette disposition curviligne de la face supérieure du foie (fig. 3, 4 et 5).

Pour déterminer le bord supérieur de la matité hépatique, il ne faut se fier qu'à la percussion. Dans les cas ordinaires, il suffit de noter cette limite supérieure sur ce qu'on appelle la *ligne mammaire droite*, c'est-

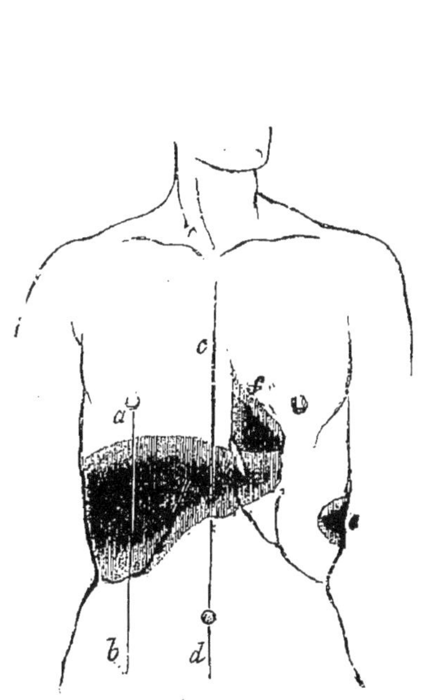

Fig. 3. — Aire de la matité hépatique vue antérieurement.

a-b, ligne mammaire droite. c-d, ligne médiane. e, matité de la rate. f, matité cardiaque.

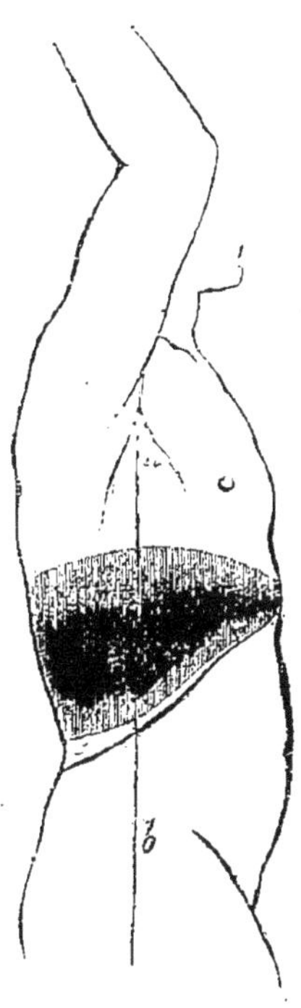

Fig. 4. — Aire de la matité hépatique vue du coté droit.

a-b, ligne axillaire droite.

à-dire une ligne qui descend perpendiculairement du mamelon. Chez un adulte bien portant, le *vrai* bord supérieur du foie est situé au niveau du cinquième espace intercostal; dans de rares cas, il se trouve au niveau de la quatrième côte ou du quatrième espace intercostal. A cet endroit, le foie est recouvert par le poumon dans une étendue d'un pouce environ. Mais, dans tous les cas où l'on suppose quelque affection hépatique, le bord supérieur de la matité doit être déterminé dans tout son cours. Au niveau de la *ligne médiane antérieure*, elle correspond généralement à la base du cartilage xyphoïde, ou bien elle s'élève un peu au-dessus. A gauche de la ligne médiane il est difficile ou même impossible de distinguer la limite supérieure de la matité hépatique de la limite inférieure du cœur, les deux se juxtaposant; mais une ligne menée du bord supérieur de la matité hépatique, sur la ligne médiane, à la pointe du cœur correspondra ordinairement à la ligne de démarcation. Sur la *ligne axillaire droite*, c'est-à-dire une ligne qui tombe perpendiculairement du centre de l'aisselle, la limite supérieure de la matité hépatique correspond au septième espace intercostal, ou plus rarement à la septième côte. Au niveau de la *ligne dorsale droite*, qui tombe perpendiculairement de l'angle inférieur de l'omoplate (le bras étant pendant), elle correspond au neuvième espace intercostal ou à la neuvième côte.

La limite inférieure de la matité hépatique peut être déterminée par la percussion, et aussi, s'il y a maladie, par la palpation. A l'état physiologique, on ne peut sentir bien nettement le bord inférieur du foie, excepté à l'épigastre; même quand l'organe est malade, on ne perçoit pas ce bord inférieur aussi bien que le supérieur, parce que la distension de l'estomac ou des intestins, ou la présence de liquide dans le péritoine viennent souvent le masquer. Aussi l'examine-t-on plus commodément lorsque l'estomac est vide et que les intestins ont été bien évacués. Le foie peut alors être distingué des intestins par la résistance plus grande qu'il offre à la pression. Sur la ligne mammaire droite, le bord inférieur correspond ordinairement, à l'état physiologique, au bord de l'arc costal, ou bien se trouve un demi-pouce au-dessus ou au-dessous. Sur la ligne axillaire droite, il correspond au dixième espace intercostal; et sur la ligne dorsale droite, à la douzième côte, bien qu'à ce niveau il soit difficile de le distinguer de la matité du rein. A l'épigastre, le bord inférieur des lobes droit et gauche descend généralement à moitié chemin du cartilage xyphoïde et de l'ombilic.

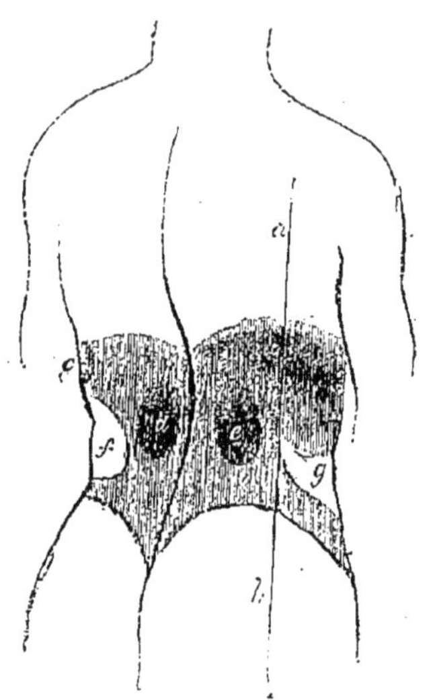

Fig. 5. — Aire de la matité hépatique vue postérieurement.

a-b, ligne dorsale droite. *c*, matité de la rate. *d*, rein gauche. *e*, rein droit. *f*, côlon descendant. *g*, côlon ascendant.

L'étendue ordinaire de la matité hépatique, chez un adulte de taille moyenne, est de 4 pouces sur la ligne mammaire droite, 4 pouces et demi ou 5 pouces sur la ligne axillaire droite, 4 pouces sur la ligne dorsale droite et 3 à 4 pouces sur la ligne médiane antérieure.

Mais il ne faut pas oublier que, chez le même individu, le foie est constamment sujet à de légères variations dans sa situation, concomitantes avec l'état physiologique. Pendant l'acte de l'inspiration, l'organe tout entier est légèrement abaissé, d'un demi-pouce environ, et sa face supérieure s'aplatit un peu; durant l'expiration, l'organe remonte. De plus, dans la station debout, le bord inférieur s'étend un peu plus bas que dans le décubitus dorsal. Si, dans cette dernière position, il correspond sur la ligne mammaire au bord inférieur de l'arc costal, dans la première il peut être un quart ou un demi-pouce plus bas. Ces variations sont d'ailleurs légères et ne sont guère de nature à compliquer le diagnostic.

Mais on peut voir quelquefois surgir des difficultés de diagnostic au sujet des limites du foie, telles que je les ai indiquées tout à l'heure : en effet ces limites peuvent être grandement dépassées sans qu'il y ait augmentation réelle du volume du foie. On trouve souvent, après la mort, qu'un foie qu'on avait supposé très-gros pendant la vie, est même plus petit qu'il ne devrait être. Aussi, dans tous les cas d'augmentation de volume suspecte, il ne faut pas perdre de vue que le foie peut paraître gros sans l'être.

CIRCONSTANCES QUI PEUVENT FAIRE CROIRE PENDANT LA VIE A UNE AUGMENTATION DE VOLUME DU FOIE.

Parmi ces conditions, les principales sont les suivantes.

I. Malformations congénitales, etc. — Dans de rares cas, par suite de malformation congénitale, le foie est plus carré et globulaire qu'à l'état normal et il se trouve appliqué sur une plus grande étendue contre les parois abdominales et thoraciques. Dans d'autres cas, le lobe gauche est relativement gros, ainsi que chez le fœtus. Dans des cas encore plus rares, le foie est projeté dans le côté droit de la poitrine à travers une ouverture pratiquée dans le diaphragme et qui peut être congénitale ou accidentelle. J'ai vu assez récemment un cas de ce genre où, grâce apparemment à une ouverture diaphragmatique datant de longtemps, la plus grande portion du lobe droit du foie s'était logée dans la plèvre droite, et conséquemment la matité hépatique montait à la hauteur de la troisième côte. (On trouvera les détails de ce cas dans les *Pathological Society's Transactions*, t. XVII, p. 164). Le diagnostic de semblables conditions, durant la vie, doit du reste être toujours difficile ; on l'établira principalement sur les circonstances suivantes :

1° L'absence de symptômes indiquant une maladie de foie ;

2° L'absence d'autres circonstances susceptibles de donner lieu à une fausse augmentation de volume ;

3° Le fait d'une extension de la matité hépatique persistant depuis le jeune âge (sauf le cas de hernie diaphragmatique résultant d'accident).

II. Influence du jeune âge. — Le foie est relativement plus gros dans l'enfance et l'adolescence que chez les adultes. L'organe ne se développe pas proportionnellement au reste du corps. Chez l'adulte, le poids moyen du foie est de 1/40 de celui du poids total du corps, tandis qu'avant la puberté il peut-être de 1/30 et même 1/20. Les dimensions varien pareillement de telle sorte que la limite supérieure de la matité hépatique est souvent plus haute chez l'enfant que chez l'adulte, et que la limite inférieure descend au-dessous de l'arc costal sur la ligne mammaire droite. Il s'ensuit donc qu'une étendue de matité hépatique qui, chez l'adulte serait anormale, peut être parfaitement normale chez l'enfant. J'ai eu maintes fois l'occasion, à l'hôpital, de vous faire remarquer cette particularité que présente le foie dans le jeune âge.

III. Rachitisme. — En produisant la torsion latérale de la colonne vertébrale et la difformité connue sous le nom de *poitrine de pigeon*, le rachitisme peut amener une augmentation apparente du volume du foie, due à ce que l'organe est déprimé et allongé dans le sens vertical par suite de compression latérale. L'apparence d'augmentation de volumepeut prendre plus de vraisemblance ultérieurement par suite du retrait disproportionné des côtes immédiatement au-dessus du foie, ce qui a pour résultat de faire paraître bombée la région hépatique. Il s'ensuit que si l'on rencontre une torsion latérale du rachis et la *poitrine de pigeon*, il ne faut pas trop se hâter de diagnostiquer une augmentation de volume du foie.

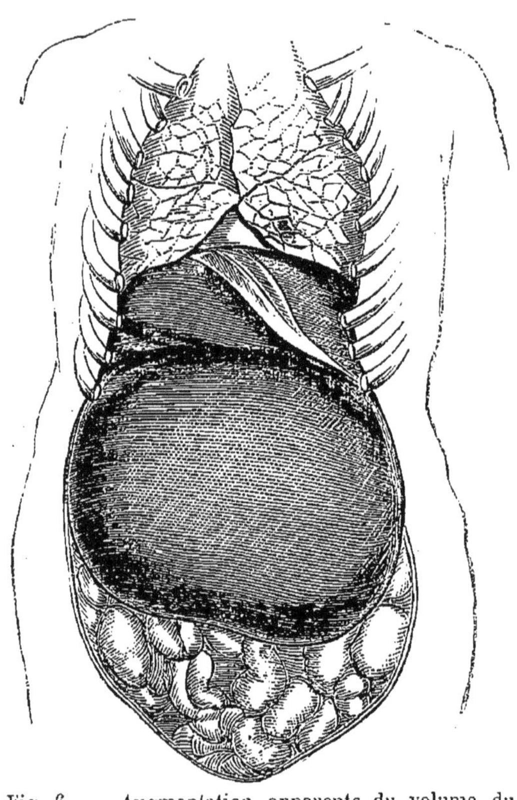

Fig. 6. — Augmentation apparente du volume du foie par suite de constriction. (Modifiée d'après Frerichs.)

Le foie est déprimé, et son diamètre vertical est allongé. Un profond sillon transversal correspond au siége de la constriction.

IV. L'habitude de se serrer étroitement est susceptible de causer des déplacements et des malformations du foie qui peuvent simuler une augmentation de volume et soulever des difficultés de diagnostic. Cette pratique peut agir sur le foie de trois façons, suivant le degré, le lieu et enfin la durée de la compression.

a. Le foie peut être déplacé en haut ou en bas, suivant que la pression s'exerce au-dessous ou au-dessus de l'organe. Le point précis où la pression s'exerce variera suivant le mode du moment; mais le plus ordinairement, dans ce pays, le déplacement a lieu en bas, et il peut être marqué au point que le bord inférieur du foie atteint l'ilium et que l'organe paraît remplir complétement le côté droit et antérieur de l'abdomen (fig. 6).

b. Par suite de compression latérale, le foie peut s'allonger dans le sens vertical, de sorte qu'une plus grande portion de cet organe s'applique contre les parois abdominales et thoraciques. C'est là un résultat très-fréquent de la constriction habituelle. Plus est étroite la partie inférieure de la poitrine, plus grande sera l'étendue de foie appliquée contre les parois thoraciques et abdominales.

c. Si la constriction est exercée par un lien étroit, elle peut déterminer des fissures profondes dans la substance hépatique par l'effet desquelles des portions du foie se trouvent plus ou moins séparées de la masse de l'organe et perçues sous forme de tumeurs mobiles isolées de la matité hépatique par des portions d'intestin offrant la résonnance tympanique.

Les augmentations apparentes du volume du foie, par suite de constriction exagérée, sont beaucoup plus communes qu'on ne le croit généralement et la salle d'autopsie nous montrera maintes fois des exemples de cette malformation qui rend compte de bien des cas de tumeurs mobiles abdominales, source d'anxiété à la fois pour le malade et pour le médecin. Ces malformations acquises du foie, bien qu'elles soient communes surtout chez les femmes, se présentent parfois chez l'homme. Je puis vous montrer ici un sujet mâle dont le foie offre un sillon profond déterminé par la pression des côtes et qu'on peut vraisemblablement attribuer à l'habitude de porter une ceinture très-serrée. Je puis également vous rappeler le cas d'un homme de vingt-trois ans, qui était dernièrement dans nos salles, affecté d'une tumeur consistante, mobile, au niveau de l'épigastre, et qu'on avait tout lieu de considérer comme une portion du foie détachée sous l'influence d'une semblable cause.

On peut reconnaître les augmentations apparentes du volume du foie provenant de constriction exagérée, d'après les caractères suivants :

1° Signes évidents de constriction constatés sur les parois thoraciques et abdominales;

2° Parfois la présence d'un sillon transversal perçu distinctement sur la substance du foie, en palpant l'organe à travers les parois abdominales;

3° L'absence de symptômes d'affection hépatique, ou de maladie sérieuse de la poitrine, ou de l'abdomen;

4° Dans le cas de tumeurs mobiles, consécutives à la constriction, leur situation et l'absence de tout signe de tumeur hydatique ou de maladie de la vésicule biliaire, aideront le diagnostic.

V. Certaines maladies de la poitrine peuvent causer une forte dépression du foie dans la cavité abdominale et faire croire que l'organe est augmenté de volume. Cette remarque s'applique particulièrement aux cas d'épanchement abondant dans la plèvre droite ou de pneumothorax droit. Sous l'influence de ces maladies, la convexité normale du diaphragme peut être renversée et alors le bord inférieur du foie peut descendre jusqu'au niveau de l'ombilic (fig. 7). Une dépression moins

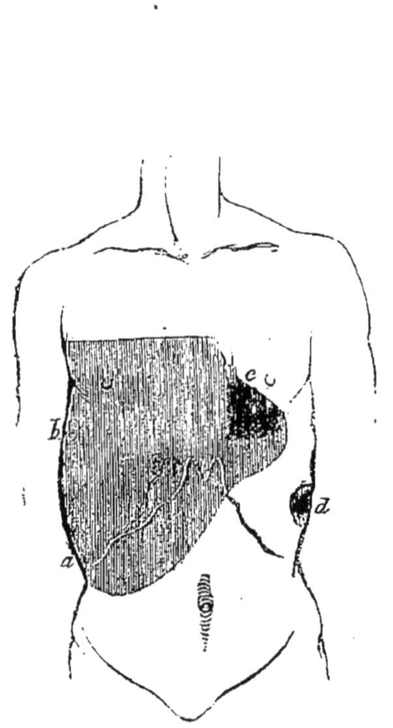

Fig. 7. — Épanchement dans la plèvre droite déprimant le foie.

a, matité hépatique. *b*, matité de l'épanchement pleurétique, lequel a produit une voussure du côté droit de la poitrine et a refoulé le cœur vers la gauche ; son bord supérieur horizontal. *c*, matité cardiaque. *d*, matité de la rate.

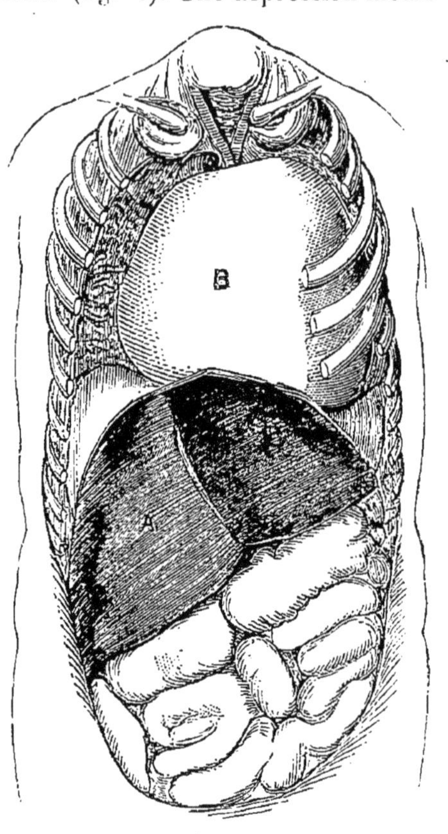

Fig. 8. — Refoulement du foie en bas par un épanchement considérable du péricarde (d'après Sibson.)

A, foie. B, péricarde considérablement distendu par le liquide.

considérable peut résulter de la présence de tumeurs intra-thoraciques, d'épanchement dans la plèvre gauche ou dans le péricarde (fig. 8), ou d'une dilatation cardiaque ; et même dans l'emphysème pulmonaire et la pneumonie aiguë (1), le foie peut être abaissé d'un pouce ou plus. La

(1) Voir un cas de pneumonie aiguë à droite, rapporté par le Dr Stokes, dans son

dilatation du cœur amène une grande dépression du foie plus souvent qu'on ne le croit généralement; il n'est même pas rare, sous cette influence, de trouver la face supérieure convexe du foie descendue au-dessous des côtes. Quoi qu'il ensoit, dans tous les cas de dépression de l'organe hépatique par suite d'affection thoracique, l'abaissement de son bord inférieur est probablement dû à plusieurs causes combinées; car lorsqu'il existe une affection thoracique susceptible de déprimer le diaphragme, il y a aussi ordinairement congestion et légère augmentation de volume du foie.

L'augmentation apparente de volume du foie déterminée par les causes dont je viens de parler se reconnaît par les constatations suivantes :

1° Il y aura eu pleurésie, ou péricardite, ou bronchite avec emphysème, ou pneumonie, ou affection organique du cœur, ou phthisie accompagnée de pneumothorax. Il est bon de se rappeler en même temps qu'il peut se produire parfois un épanchement considérable dans la plèvre d'une façon tout à fait latente;

2° Il y a une dyspnée beaucoup plus intense que ne le comporterait le degré d'augmentation de volume du foie même en admettant que celle-ci fût réelle.

3° Il y a les signes physiques des diverses affections thoraciques mentionnées ci-dessus. Dans le cas d'emphysème et de pneumothorax, il n'est pas difficile de limiter le bord supérieur du foie, et de s'assurer que l'étendue de la matité hépatique n'est pas augmentée, de telle sorte que la percussion révèlera tout d'abord la nature du cas. Les signes de la dilatation du cœur sont aussi habituellement assez nets. Mais, dans la pleurésie, il est parfois impossible de dire où la matité de l'épanchement finit et où la matité hépatique commence; sans compter qu'ici, comme dans quelques cas d'augmentation réelle de volume, il peut y avoir voussure des côtes et effacement des espaces intercostaux (obs. I et II). Dans de telles circonstances, il y a quelques caractères de grande valeur pour le diagnostic, savoir :

a. La voussure latérale de la poitrine est plus uniforme dans la pleurésie et non limitée d'une façon abrupte à la partie inférieure comme dans les maladies du foie. Un empyème peut cependant être circonscrit de telle façon que la voussure soit limitée à la partie inférieure de la poitrine. (Voir obs. I.)

ouvrage *Diseases of the Heart and Aorta*, p. 453. « L'augmentation de volume du poumon était telle, que le diaphragme et le foie étaient refoulés très-bas dans la cavité abdominale. Le Dr Bright parle du déplacement du foie en bas par l'induration pulmonaire comme chose fréquente (*Abdominal tumours*, Sydenh. Society's ed., p. 255); mais le Dr Stokes considère cela comme exceptionnel, et c'est aussi le résultat de mon observation. Cependant, dans la pneumonie étendue, le foie est ordinairement plus ou moins congestionné, et par suite augmenté de volume.

b. Dans l'épanchement pleurétique, le niveau supérieur de la matité est horizontal (fig. 7) au lieu d'être arqué comme quand le foie est gros.

c. Dans l'épanchement pleurétique, le niveau supérieur de la matité se trouvera varier suivant la position du malade; dans l'augmentation de volume du foie, il reste le même quelle que soit la position.

d. Dans l'épanchement pleurétique, le bord inférieur du foie ne s'élève ni s'abaisse avec l'expiration ou l'inspiration, ce qui est le cas si on a affaire à un foie gros, à moins qu'il n'y ait de fortes adhérences à la paroi abdominale.

e. L'évasement des derniers cartilages costaux indiquerait un foie gros plutôt qu'un épanchement pleurétique. (Mais voyez l'obs. II.)

f. Lorsqu'il y a un épanchement pleurétique assez abondant pour déterminer la dépression du diaphragme vers l'abdomen, on peut parfois observer aussi une dépression entre le rebord inférieur des côtes et la face supérieure du foie, ce qu'on ne rencontre pas dans l'hypertrophie de cet organe.

L'épanchement dans le péricarde se reconnaîtra au tracé de la matité que donnera la percussion. C'est surtout le lobe gauche du foie qui est déplacé dans ce cas.

Quand il s'agira de poser un diagnostic, il ne faudra pas oublier que l'inflammation de la plèvre ou de la base du poumon droit peut coexister avec une augmentation réelle du volume du foie. Cela n'est pas rare dans les cas de tumeurs hydatiques ou d'abcès du foie, et cette complication précède souvent le moment où ces collections se font jour à travers le diaphragme. De même, après qu'une tumeur hydatique du foie s'est ouverte dans la plèvre, un empyème considérable peut coexister avec une forte augmentation de volume du foie. J'aurai ci-après l'occasion de vous donner les détails de cas dans lesquels cela s'est présenté.

VI. Une tumeur ou collection de fluide située entre la face supérieure du foie et le diaphragme ou dans l'épaisseur de ce dernier, est également susceptible de causer une forte dépression du foie et une augmentation apparente du volume de cet organe; le bord supérieur de la matité peut alors être arqué et il peut être impossible de distinguer ce cas, pendant la vie, d'une augmentation réelle de volume. Le docteur Bright a rapporté un fait de ce genre où un gros abcès, situé entre le diaphragme et le foie, produisit une augmentation apparente du volume du foie (1); j'ai vu moi-même une collection enkystée de liquide péritonéal, située entre le foie et le diaphragme, simuler un foie gros alors que cet organe était en réalité atrophié. De pareils cas, cependant, sont rares. L'observation V offre un exemple intéressant de cette difficulté de diagnostic.

(1) *Clinical Memoirs on abdominal tumours.* Sydenh. Soc. Ed., page 257.

VII. Diverses conditions anormales des viscères abdominaux peuvent déplacer le foie en haut, de telle sorte, qu'empiétant sur la cavité thoracique, cet organe paraît être grossi. Cela arrive assez souvent dans des cas d'ascite, de tumeur de l'ovaire ou de l'utérus, d'anévrysme de l'aorte abdominale (1), etc.; on ne doit donc pas conclure dans ces cas à une augmentation de volume du foie sous prétexte que cet organe sera remonté un peu plus haut qu'à l'état normal. Le diagnostic différentiel sera plus difficile, cependant, si l'on a affaire à des tumeurs de l'épiploon ou du rein droit, se trouvant en rapport immédiat avec le foie et ayant l'apparence de tumeurs de ce dernier organe. La difficulté sera encore augmentée si ces tumeurs compriment le canal cholédoque de façon à produire l'ictère. Le diagnostic d'une tumeur de l'épiploon, dans ces circonstances, doit dépendre principalement de l'absence complète d'uniformité dans l'augmentation apparente de volume du foie, les dimensions de cet organe dans toute autre direction étant normales. De plus, dans le cas de tumeur, soit de l'épiploon, soit du rein droit, si le malade est couché sur le dos, on peut ordinairement insinuer le doigt entre les côtes et la partie supérieure de la tumeur, il y a souvent un peu de sonorité à la percussion entre la tumeur et le foie: et le bord inférieur de la tumeur ne suit pas les mouvements de l'expiration et de l'inspiration; enfin, le diagnostic sera aidé souvent par la direction suivant laquelle la tumeur s'est développée et par les commémoratifs du cas.

Il y a toutefois certaines difficultés de diagnostic qu'il ne faut pas perdre de vue (v. obs. VIII). Une tumeur épiploïque adhérente au foie peut descendre avec lui pendant l'inspiration. On peut également constater que les reins, surtout le droit, lorsqu'ils sont sains, descendent légèrement quand on fait une profonde inspiration, mais cela arrive rarement quand il s'agit d'une tumeur rénale assez volumineuse pour être confondue avec le foie augmenté de volume. D'un autre côté, un foie gros peut avoir ses mouvements pendant l'inspiration et l'expiration empêchés par des adhérences péritonéales. Le foie peut encore être comprimé à droite par le côlon ou l'estomac distendus, de manière à simuler un rein augmenté de volume; ou bien le côlon transverse peut passer en avant d'un foie gros, de façon à lui donner l'apparence de deux tumeurs solides distinctes.

L'accumulation de matières dans le côlon transverse est aussi une condition qu'il est souvent fort difficile de distinguer d'avec un foie gros. La pratique fournit continuellement des cas de ce genre, et il est bon de se rappeler que, si l'on peut compter sur les renseignements des malades, ces accumulations ne sont pas toujours nécessairement liées à la constipation. Une particularité qui, dans ces cas, peut faire croire encore plus à

(1) Stokes, *op. cit.*, p. 617.

une affection hépatique, c'est la présence de scybales durcies qui donnent à la tumeur l'apparence de nodosités, comme dans le cancer, et l'apparition de symptômes tels que l'ictère, le vomissement et le hoquet. Pour distinguer ces cas du vrai foie gros, on doit se baser principalement sur :

1° L'apparition de douleurs spasmodiques telles que celles qui résultent de l'obstruction intestinale, etc. ;

2° La disparition de la tumeur et l'amélioration des symptômes sous l'influence des cataplasmes, de fomentations, des purgatifs, des lavements et de la belladone.

Enfin :

VIII. Des conditions anormales des parois abdominales peuvent simuler une augmentation du volume du foie.

La contraction énergique des muscles droits, due, soit à l'inflammation du péritoine ou des viscères sous-jacents, soit à la simple application de la main dans les cas où l'irritabilité musculaire est excessive, peut faire croire à une augmentation de volume du foie ou à une tumeur, et la difficulté est augmentée par cette circonstance que le faisceau supérieur du droit est quelquefois plus fort d'un côté (habituellement du côté droit) que de l'autre. On la distinguera par :

1° La situation, le volume et la forme de la tumeur apparente qui correspond à une des divisions du muscle droit;

2° La percussion, qui donne ordinairement un son plus clair et plus tympanique que s'il s'agissait d'une tumeur solide ;

3° Si l'on fait asseoir le malade sur son lit, la tumeur se contracte et devient plus volumineuse ;

4° Si l'on fait mettre le malade sur le dos, les épaules étant élevées et les cuisses fléchies sur l'abdomen, et qu'on attire son attention en lui parlant ou en le faisant causer, la tumeur peut disparaître et elle disparaîtra certainement si on soumet le malade à l'influence du chloroforme.

Le diagnostic peut encore être très-embarrassant en présence d'une tumeur inflammatoire des parois abdominales siégeant au niveau du foie. Ce cas a souvent été pris pour un cas d'abcès du foie. J'ai observé quelques faits remarquables de ce genre, dans lesquels le diagnostic a été pendant plusieurs jours très-douteux. Les caractères suivants suffisent d'habitude pour distinguer ces cas d'une affection hépatique :

1° La limite de l'inflammation et de la matité à la percussion est mal définie et ne correspond pas à la limite d'un foie qui a subi une augmentation de volume ;

2° Les téguments superposés présentent une dureté et une épaisseur plus considérables ;

3° Les symptômes constitutionnels sont relativement légers; rarement on observe des frissons et des sueurs profuses, et il n'y a pas d'indice d'un trouble grave du foie;

4° Le bord inférieur de la grosseur ne monte ni ne descend avec la respiration, mais ce caractère peut s'appliquer aussi aux abcès hépatiques adhérents.

Les observations qui suivent serviront à montrer pratiquement les conditions dans lesquelles on peut croire à une augmentation de volume qui n'existe pas. Les observations I et II sont des exemples d'empyème circonscrit faisant saillie au-dessous des côtes et produisant une forte dépression du foie.

OBS. I. — *Empyème circonscrit du côté droit, refoulant le foie en bas et simulant une affection hépatique. Paracentèse au-dessous des côtes et introduction d'un drain. Guérison.*

Charlotte T..., âgée de huit ans, fut admise à l'hôpital Saint-Thomas le 22 mai 1872. Elle a été toujours délicate; sa maladie actuelle a commencé il y a six semaines par des frissons suivis de fièvre, de perte d'appétit et d'amaigrissement. Elle reste toujours couchée sur le côté droit. Voici quel était son état au 1er juin : le foie paraît énormément grossi; la partie supérieure de l'abdomen fait une voussure marquée, surtout à droite et le bord inférieur du foie descend jusqu'à l'ombilic. Les veines abdominales sont plus saillantes que d'habitude et paraissent très-développées. Pas d'ascite; les parois abdominales se meuvent librement pendant la respiration. En percutant le côté droit de la poitrine, on trouve de la matité depuis le foie jusqu'au bord supérieur du mamelon; au-dessus, on perçoit de la sonorité et on entend le murmure vésiculaire; mais au-dessous du mamelon on constate nettement une voussure circonscrite des côtes et des espaces intercostaux, et de la fluctuation entre les côtes et au-dessous, dans l'hypochondre droit. En arrière, la matité, l'absence du murmure respiratoire et la voussure des espaces intercostaux s'étendent aux deux tiers inférieurs du côté droit de la poitrine. La limite supérieure de la matité est nettement arquée et ne s'est pas élevée depuis l'entrée de la malade; mais la voussure latérale est beaucoup plus prononcée. 50 respirations; douleur vive et angoisse au moindre mouvement. Pouls à 150; on sent la pointe du cœur battre entre la 5e et la 6e côtes, à un demi-pouce en dehors du mamelon gauche. La température, depuis l'entrée de la malade, s'est élevée de 37,5 à 39,3; pas de frissons; pendant les trois dernières nuits, perspiration profuse. On fait une ponction exploratrice et on introduit ensuite un gros trocart dans la tumeur *au-dessous* et en avant des côtes droites et on retire 53 onces de pus tout d'abord ténu, mais à la fin, épais et opaque. L'ouverture fut agrandie et un drain y fut fixé. La respiration devint tout de suite plus aisée; et on constata durant l'opération que *le bord inférieur du foie remonta au moins de deux pouces, mais qu'il n'y eut pas de modification au niveau de la limite supérieure de la matité dans le côté droit de la poitrine.*

Le lendemain, l'enfant était bien mieux : pouls 114, respiration 30, température 36,5.

Juin 22. — L'amélioration a continué pendant une semaine après l'opération; mais, pendant les treize derniers jours, la température a varié de 36°,9 à 39,4 et le pouls entre 120 et 150; et pendant quelques jours le pus évacué par le drain a été fétide, quoique le foyer ait été nettoyé tous les jours avec du liquide de Condy (1). La malade dort bien et mange bien et n'a pas eu de frissons. Sous l'influence du chloroforme, on pratique une contre-ouverture en arrière, entre la 9e et la 10e côte et on passe un drain fenêtré à travers les deux ouvertures. Pendant l'opération, on retire environ 6 onces de pus très-fétide, et près d'un demi-litre, très-fétide aussi, dans les deux jours suivants. On nettoie depuis lors la cavité tous les jours avec une solution d'acide phénique (1/100).

La quantité de pus évacué a diminué graduellement, si bien que vers le milieu du mois d'août, il ne passait plus qu'un peu de sérosité jaunâtre. A ce moment le drain pouvait être retiré, mais il fut maintenu en place, pendant mon absence, jusqu'au 28 septembre. Peu de jours après qu'on l'eut enlevé, les deux ouvertures se cicatrisèrent.

Peu après que la contre-ouverture eut été pratiquée, la malade vit son état général s'améliorer rapidement et lorsqu'elle quitta l'hôpital, le 1er novembre, elle était grasse et joyeuse, et courait à travers les salles depuis déjà plusieurs semaines. La mensuration ne donnait aucune différence entre les deux côtés de la poitrine, et c'est à peine si l'on pouvait en trouver à l'inspection; s'il y en avait, c'était une légère dépression au-dessous du mamelon droit. La matité hépatique commençait au bord supérieur de la 6e côte, un pouce et demi au-dessous du mamelon et s'étendait à trois pouces en bas, mais sans dépasser le rebord costal. La percussion donnait un son clair en arrière du côté droit, et le murmure vésiculaire s'entendait dans toute son étendue habituelle.

OBS. II. — *Empyème circonscrit, faisant saillie à l'épigastre et déprimant le foie. Paracentèse à l'épigastre. Guérison.*

Le 23 décembre 1875, je fus appelé pour voir un boucher, âgé de quarante ans, qu'on supposait atteint de quelque affection grave du foie, tumeur cancéreuse ou hydatique. Après avoir interrogé avec soin le malade, j'arrivai à établir son histoire de la façon suivante : pendant six à huit mois, il s'était plaint de distension flatulente de l'estomac; mais, à part cela, il s'était bien porté et avait continué à s'occuper de ses affaires jusqu'au commencement de novembre, où, à la suite d'un refroidissement, il fut pris de douleurs vives dans les reins et de malaise général. Au bout de trois jours, il envoie chercher un médecin, qui constata de la matité en arrière du poumon gauche et une toux sèche. Sept à huit jours après cela, pendant la visite du médecin, le malade expectora subitement pour la première fois une certaine quantité d'une matière jaune. L'expectoration continua pendant environ une semaine et cessa tout à coup. Vers

(1) A base de permanganate de potasse. (N. D. T.)

le 14 décembre, on constata une tuméfaction à l'épigastre, accompagnée de douleur violente, et en même temps la matité en arrière du poumon gauche disparaissait.

Au moment de ma première visite, le bord inférieur du foie descendait à environ un pouce au-dessous de l'ombilic, sa situation restant la même pendant l'inspiration; il existait à l'épigastre une fluctuation circonscrite, s'étendant sur un diamètre de cinq pouces; sensibilité à la pression, mais moindre qu'auparavant. Les cartilages costaux du côté droit étaient renversés. A la base du poumon gauche, respiration faible et quelques craquements. 24 respirations, pouls à 120, température 37°,7; pas de frissons ni de sueurs profuses. Pas d'appétit; sommeil troublé. On fait une ponction exploratrice et il s'échappe une cuillerée à bouche de pus fétide et épais.

Le jour suivant, on pratique une large ouverture et on retire près de deux pintes de pus; on fixe à la plaie un tube de caoutchouc à l'aide duquel on fait le lavage du foyer purulent d'abord avec trois onces d'une solution de chlorure de zinc (environ 2 grammes par once) et plus tard avec une solution faible d'acide phénique. Le tube s'enfonçait dans la cavité à une profondeur de 8 à 10 pouces en droite ligne en arrière.

Après la ponction, le malade se trouva mieux; il mangea et dormit bien, et le 7 janvier l'écoulement par la plaie était réduit à 1/4 d'once par jour. Le 6 février, il put descendre de sa chambre, il continuait à manger et dormir bien. Le 17 février, il ne coulait plus qu'un peu de liquide glaireux et le tube fut retiré.

Dans l'observation III, le foie a paru augmenté de volume par suite de déplacement opéré par un abcès du psoas.

OBS. III. — *Carie vertébrale. Abcès du psoas. Déplacement du foie simulant une augmentation de volume de l'organe. Péri-hépatite syphilitique.*

Catherine F..., âgée de vingt-sept ans, fut admise à l'hôpital Saint-Thomas, le 28 mai 1875, pour un engorgement supposé du foie. Le père, la mère, et probablement un frère, sont morts phthisiques. Elle s'est mariée il y a trois ans; pas d'enfants, pas de fausses couches. Six mois avant son admission, elle a eu une angine avec ulcération, accompagnée de gonflement des ganglions cervicaux, qui furent incisés. Vers la même époque, elle commença à ressentir une douleur sourde dans le dos. Cette douleur, quand elle atteignait la malade allant et venant par la maison, l'obligeait à s'asseoir pendant quelques minutes. Elle persista pendant les six semaines qui ont précédé son admission, jusqu'au moment où elle fut prise d'une violente douleur au bas du côté droit de la poitrine, augmentant pendant l'inspiration, et accompagnée de dyspnée, de toux, d'expectoration de matière mêlée de sang, de vomissements, de constipation, et, pendant la première semaine, de frissons toutes les nuits. Au bout de trois semaines, la toux cessa, mais la douleur persistait. Dix jours avant son entrée, on remarqua pour la première fois dans l'hypochondre droit une tuméfaction qui s'étendait vers l'ombilic et qui était accompagnée d'une douleur croissante.

A son entrée, la malade est pâle, amaigrie et anxieuse. Douleur vive dans le côté droit de l'abdomen; on sent nettement la tuméfaction au-dessous des côtes et jusqu'à l'ombilic où elle se contourne brusquement pour remonter jusqu'à gauche du cartilage xyphoïde. A droite elle s'étend jusqu'à l'extrémité libre de la 12e côte. Tout cet espace est tendu et sensible. La limite supérieure de la matité hépatique s'étend jusqu'au bord supérieur de la 4e côte, ce qui fait 8 pouces et demi sur la ligne mammaire droite. Voussure distincte des dernières côtes à droite, et effacement des espaces intercostaux en avant. En arrière, ce qui paraît être la matité hépatique dépasse de deux bons pouces le niveau habituel, mais au-dessus on entend le murmure respiratoire sans râles. Dans la région lombaire droite, au-dessous de la dernière côte, tuméfaction manifeste, élastique, et contenant vraisemblablement du liquide. Sensibilité marquée quand on presse sur les trois ou quatre dernières vertèbres dorsales. Langue sèche, rouge et luisante, pas d'appétit, soif vive, vomissements de temps à autre, constipation. La température varie de 37,2 à 39,4, sueurs nocturnes, frisson la nuit dernière. Pouls à 132. Les ganglions inguinaux du côté droit sont tuméfiés et sensibles. Albumine dans l'urine (1/9).

On lui administre de la quinine, des acides minéraux, de l'opium et des purgatifs. Sa situation empire. Le 9 juin, l'abcès fait saillie au-dessous du ligament de Poupart du côté droit; douleur en urinant; la température varie de 37,5 à 40,3. Juin 22, pas d'albumine dans l'urine. Le 29 juin, on retire, à l'aide de l'aspirateur, 8 onces et demie de pus jaune et épais de la tumeur située dans la région lombaire droite; la tuméfaction de l'aine disparaît en même temps. Le résultat de l'opération a été de calmer la douleur et d'abaisser la température. Mais, au bout de quelques jours, la tumeur inguinale reparaît, accompagnée d'une douleur intense; le 5 juillet, douleur vive et sensibilité dans la région de la rate et distension générale de l'abdomen. Le 6 juillet, on incise la tumeur de l'aine et on retire une pinte de pus; les jours suivants, écoulement abondant de pus du même endroit. La douleur et la fièvre ont bien diminué, mais le malade s'affaiblit de plus en plus; les vomissements reparaissent incessants, des aphthes se forment dans la bouche et le malade succombe le 22 juillet.

Autopsie. — Le foie occupe toute la partie supérieure de l'abdomen en avant, mais ne pèse pas plus de 58 onces (environ 1 650 gr.), et n'est pas du tout augmenté de volume; il est simplement refoulé en avant par un gros abcès lié à une carie des apophyses transverses et du corps des 10e, 11e et 12e vertèbres dorsales et de l'extrémité spinale des trois dernières côtes droites. L'abcès communiquait en bas avec l'ouverture pratiquée dans l'aine, et en haut, par un trajet fistuleux, avec une cavité circonscrite de la plèvre gauche contenant six onces de pus. La surface du foie présente quelques plaques foncées (syphilitiques). La rate pèse 8 onces. Les reins paraissent sains.

Dans l'observation IV, une forte augmentation de volume du foie a été simulée par un anévrysme aortique, dont la rupture avait donné lieu à une collection sanguine volumineuse qui avait refoulé le foie en bas et en avant. Ce cas a présenté quelques autres particularités remarquables.

La marche de la maladie et l'autopsie ont montré assez bien quelle avait dû être la succession des phénomènes.

1° Un anévrysme se forme à la partie inférieure thoracique et supérieure abdominale de l'aorte sans manifester de symptômes;

2° Le 1er janvier, cet anévrysme se rompt, amène une syncope et le sang, pénétrant du médiastin derrière la plèvre droite, détermine une pleuropneumonie;

3° La pression de l'anévrysme érodait les corps des vertèbres et ainsi s'expliquent les douleurs dorsales persistantes;

4° Au mois d'août, l'anévrysme se fait jour en bas et le sang, refoulant en avant le foie et le péritoine, fait saillie à l'épigastre, amène une péritonite chronique et entrave la circulation porte. Mais pendant la vie, l'absence des signes physiques ordinaires de l'anévrysme rendit le diagnostic difficile. Un empyème, un abcès du foie, ou un abcès lié à une carie vertébrale, s'excluaient par l'absence de fièvre; le kyste hydatique était écarté à cause de la rapidité du développement, jointe à l'absence de fièvre, laquelle n'aurait pas manqué de se produire avec une tumeur hydatique envahie par l'inflammation. Mais la péritonite qui se prolonge pendant nombre de semaines et provoque une accumulation considérable de liquide dans le péritoine, est dans la plupart des cas le résultat d'un cancer, auquel faisaient croire encore les vomissements constants, les accès de douleurs abdominales intenses, la présence d'une tumeur volumineuse dans l'abdomen et l'amaigrissement; tandis que la collection isolée de liquide à l'épigastre pouvait s'expliquer par l'enkystement au-dessus du foie d'une portion du liquide péritonéal. Les seuls symptômes indiquant un anévrysme étaient la syncope qui précéda l'attaque de pleuropneumonie, et la douleur dorsale persistante.

OBS. IV. — *Anévrysme diffus de l'aorte thoracique et abdominale, se terminant par une péritonite chronique, avec épanchement abondant.*

James D..., âgé de quarante-deux ans, cocher d'un chirurgien, fut admis à l'hôpital de Middlesex, le 13 septembre 1869, pour une péritonite. Son père et sa mère avaient été robustes et bien portants et avaient tous les deux vécu jusqu'à 70 ans passés; leurs enfants, au nombre de douze, étaient tous vivants, une sœur étant seule délicate. Sauf les maladies habituelles de l'enfance, le patient avait toujours joui d'une excellente santé. Il avait été antérieurement employé dans un commerce de glace, et s'était habitué à cette époque à boire beaucoup de bière et de spiritueux. Mais, depuis deux ans qu'il était cocher, il avait été plus sobre. Le 1er janvier 1869, étant en train de nettoyer le brougham, il fut pris subitement d'un violent malaise; il put se coucher sur de la paille, mais il perdit alors complétement connaissance, et, d'après ce qu'a rapporté son maître (un chirurgien), il resta dans un état de syncope profonde pendant une demi-heure. Immédiatement après cet accident, il eut une attaque de pleuropneumonie à droite qui le tint couché pendant neuf semaines. Au commencement de mars, il fut en état de reprendre son travail, et pendant près de cinq mois il conduisit tous les jours. Néanmoins, durant tout ce temps, il se plaignit d'une douleur intense et continuelle dans le dos et dans l'épaule droite; son appétit était bon, mais pas comme avant; pas de douleur dans l'abdomen, pas de malaise.

Au commencement d'août, sans avoir fait d'effort violent ni un exercice excessif, sans qu'il y eût en réalité quelque cause manifeste, le malade fut pris subitement de vomissements, de douleur intense, et de distension de l'abdomen, accompagnée de constipation. Ces symptômes durèrent environ une quinzaine, puis disparurent graduellement et le malade recouvra son appétit. Le 4 septembre, le malaise reparut et fut accompagné de douleur dans l'estomac, mais moins intense que la première fois. Le malade éprouvait cependant une vive douleur dans l'épaule droite et était très-altéré; l'abdomen commença à grossir. Deux ou trois jours après, il se sentit mieux de nouveau, et pendant deux jours, il put sortir un peu; mais le 10 il fut plus mal et depuis lors il a souffert violemment et vomi tout ce qu'il avalait. Pendant 9 jours, il a eu un peu de relâchement intestinal, et peu de temps avant son admission, il avait rendu par l'anus une quantité considérable de sang à demi-coagulé que sa femme comparait aux caillots qu'elle rendait après l'accouchement. Il n'avait jamais souffert depuis.

L'état du malade au moment de son admission fut noté comme suit : « Très-amaigri. Éprouve encore des douleurs constantes dans le dos, mais en ce moment se plaint surtout de douleur et de gonflement de l'abdomen et de ne pouvoir rien garder dans l'estomac. L'abdomen est considérablement distendu, rénitent et sensible; il mesure 32 pouces au niveau de l'ombilic; cette augmentation de volume étant due partiellement à l'épanchement péritonéal, mais principalement à une tumeur qui occupe le centre et la partie supérieure de l'abdomen et en connexité apparente avec le foie. La matité hépatique est de 6 pouces et demi sur la ligne mammaire droite; sur la ligne sternale, elle s'étend à 3 pouces au-dessous de l'ombilic et mesure 10 pouces. Cette masse, dans ses 4 pouces inférieurs, est lisse et résistante; son bord est bien limité et ne monte ni ne s'abaisse pendant la respiration. Mais au-dessus de cette région, à l'épigastre, il y a une fluctuation distincte avec une voussure circonscrite sur une étendue de 5 à 6 pouces en diamètre. Dans cet endroit le liquide est évidemment enkysté et distinct de celui du péritoine. Le tremblotement produit en frappant légèrement sur d'autres parties de l'abdomen ne s'y propage pas et la voussure épigastrique ne varie pas suivant la position du malade. Les parois abdominales se meuvent à peine pendant la respiration. Le malade reste presque toujours couché sur le côté droit et dit que sa douleur augmente quand il se tourne sur le gauche; il a aussi parfois des paroxysmes de douleur abdominale intense, indépendante de la position. Pas de développement exagéré des veines abdominales, pas d'engorgement manifeste de la rate; point d'ictère; langue humide et blanche; il dit qu'il vomit presque aussitôt qu'il a mangé; trois selles aujourd'hui. Pouls à 108, régulier et faible; la pointe du cœur bat sur la ligne du mamelon; pas de pulsation anormale ni de bruit de souffle nulle part sur la poitrine ou l'abdomen. Toux de temps en temps; 36 respirations; on ne perçoit de mouvement respiratoire que sur le côté gauche de la poitrine; matité marquée sur toute l'étendue du poumon droit, avec très-léger souffle tubaire; en avant, la résonnance de la voix et encore plus les vibrations thoraciques sont exagérées; elles manquent en arrière. La peau est recouverte d'une sueur visqueuse; la température est à 36° 5; léger œdème aux pieds et aux malléoles. L'urine contient 1/20 (en volume) d'albumine et beaucoup d'urates. »

On prescrivit au malade de la glace, de l'eau de chaux et du lait, de l'eau-de-vie, un grain (64 milligrammes) d'opium trois fois par jour et des cataplasmes sur l'abdomen. On substitua ensuite aux pilules d'opium des injections sous-cutanées de morphine.

Sous l'influence de ce traitement, la diarrhée fut tout d'abord arrêtée, et vers le 20 septembre les vomissements cessèrent aussi; l'état général du malade parut d'abord s'améliorer. Cependant l'abdomen continuait à grossir lentement, mais d'une façon incessante; le 29 septembre, les parois abdominales étaient tendues, luisantes, et leur circonférence au niveau de l'ombilic mesurait 33 pouces 5/8. Le 2 octobre, la peau et les conjonctives étaient légèrement ictériques, et il y avait du pigment biliaire dans l'urine. Le 18 octobre, la circonférence à l'ombilic mesurait 35 pouces, et le malade se plaignait beaucoup de douleur paroxystique et de tension dans l'abdomen, en même temps que son affaiblissement augmentait. Le pouls était habituellement vers 96, et la température vers 36° 4. Le 12 octobre, les douleurs abdominales augmentèrent considérablement et s'accompagnèrent vers le soir de vomissements. Le malade s'affaissa graduellement et mourut dans la matinée du 23.

A l'*autopsie*, on trouva dans la cavité péritonéale quelques litres de sérosité trouble, alcaline, ayant une densité de 1020 et contenant des flocons de lymphe et des corpuscules de pus. Les intestins et les autres viscères abdominaux, ainsi que le feuillet péritonéal qui tapisse les parois abdominales, étaient recouverts d'une mince couche de lymphe récente qu'on pouvait détacher aisément. Nulle part signe de tubercule ou de cancer. Le foie descendait en bas au-dessous de l'ombilic; son tissu était ferme, mais paraissait normal. Entre le foie et le diaphragme se trouvait un énorme kyste, tout à fait distinct du péritoine et contenant un liquide sanguin. En ouvrant la poitrine, on trouva le poumon gauche partout fermement adhérent, affaissé, dense et carnifié. En arrière, au-dessous de la plèvre épaissie, et s'étendant en haut jusqu'au niveau de la 3e côte et en dehors jusqu'à l'angle des côtes, était une autre collection de liquide sanguin. En examinant ultérieurement ce sang ainsi que celui qui se trouvait au-dessus du foie, on trouva que ces deux collections avaient une membrane enveloppante commune qui n'était autre qu'un gros anévrysme de la partie inférieure de l'aorte thoracique, commençant immédiatement au-dessus du diaphragme et se terminant à l'origine de l'artère mésentérique supérieure. Cet anévrysme consistait en un large sac arrondi formé par une dilatation de toute l'aorte sur deux ou trois pouces de son canal. Le tronc cœliaque se détachait près l'extrémité inférieure du sac. Le sac s'était ouvert du côté droit et le sang avait infiltré ses tuniques sur une petite étendue, mais il s'était aussi rompu complétement derrière le péritoine et le sang en s'échappant s'était frayé un chemin dans diverses directions. La plus grande collection était celle qu'on voyait à l'épigastre, au-dessus du foie, mais elle s'était également étendue en haut jusque derrière la plèvre gauche. Elle contenait quelques pintes de sang et ses parois étaient formées en partie par l'expansion des tuniques artérielles, recouvertes d'une couche de fibrine de près d'un pouce d'épaisseur par places, et en partie par le diaphragme, le foie, les vertèbres, les côtes et la plèvre. Les corps des dernières vertèbres dorsales étaient érodés et rugueux, et les côtes droites étaient aussi à leur origine érodées. Le foie dans sa totalité était refoulé en avant, de sorte que sa face supérieure était en rapport avec la paroi abdominale antérieure. De cette façon, l'organe paraissait augmenté de volume, mais il ne pesait pas plus de 54 onces (à peu près 1 550 grammes). Le cœur n'était pas gros et ses valvules étaient saines; athérome étendu de l'aorte. Poumon gauche volumineux et sain. Le rein droit avait été comprimé par l'anévrysme et altéré dans sa forme; sa substance corticale était opaque et blanche au point de contact. La muqueuse de l'estomac était très-injectée et parsemée d'érosions hémorrhagiques.

Dans l'observation V, on a cru que le malade était atteint d'une tumeur du foie; mais celle-ci était plus probablement simulée par une collection liquide située entre le foie et le diaphragme. Si la tumeur avait pris naissance dans le foie, ce n'aurait pu être qu'un abcès ou un kyste hydatique. Le premier s'excluait par l'absence de symptômes généraux et la transparence de la tumeur, pour ne rien dire de la rareté d'un énorme abcès isolé, chez un enfant qui n'avait jamais quitté ce pays; l'hydatique, de son côté, était improbable à cause de la rapidité du développement de la tumeur, l'absence de toute trace d'échinocoques dans son contenu et par ce fait qu'après l'avoir vidée, on pouvait sentir une base indurée cupuliforme. Les rapports anatomiques éloignaient l'idée de kyste rénal, de même que l'absence de fièvre faisait exclure un abcès chronique des parois abdominales, ce qui était confirmé par l'effet que produisaient sur la tumeur la toux, la respiration, la pression, la position, par l'évasement des côtes et le déplacement du cœur, et par la direction que prenait la sonde après être sortie du sac. Le diagnostic qui paraissait s'accorder le mieux avec toutes les circonstances du cas, c'était qu'on avait affaire à un épanchement inflammatoire circonscrit, entre le foie et le diaphragme; il se pouvait que l'ascite qui suivit la varicelle fût de nature tuberculeuse et que la lésion dorsale eût rallumé un processus inflammatoire nouveau mais localisé. A propos de ce cas, les remarques suivantes de Wilks et Moxon offriront de l'intérêt. « Nous avons vu quelques cas d'abcès volumineux, situés entre le foie et le diaphragme, ou entre le foie et l'estomac; le tissu hépatique se trouvant simplement comprimé, mais non intéressé, par l'abcès qui siége tout à fait en dehors de l'organe. Quelques-uns ont été le résultat du traumatisme, mais pour d'autres on n'a pu trouver de cause (1). »

OBS. V. — *Epanchement péritonéal circonscrit entre le foie et le diaphragme, refoulant le foie.*

John J., âgé de dix ans, fut admis dans mon service de l'hôpital de Middlesex le 29 juin 1869. Son père et sa mère se portent bien; un frère et une sœur sont morts de la scarlatine; il a deux autres frères et deux sœurs qui se portent bien. Dans l'enfance il a eu la rougeole et la scarlatine, et au commencement de 1867 il a eu ce qu'on a appelé une attaque de varicelle, suivie d'ascite temporaire. Depuis cette maladie, il a été un peu faiblement. En mai 1868, il fut heurté dans le dos par un camion; il n'en parut pas ressentir un grand malaise à cette époque, mais en septembre il devint plus faible et commença à se plaindre de douleur dans la région du foie, augmentant durant les fortes inspirations, et le docteur Schulhof, qui le vit à ce moment, constata une légère voussure des dernières côtes droites et remarqua que ce garçon se couchait toujours sur le côté droit. A la fin de décembre, il fut atteint pour la seconde fois de scarlatine, mais légèrement, et vers le milieu de février, quand le docteur Schulhof le revit, il existait une tumeur fluctuante, indolente, grosse comme un œuf de poule, située au-dessous des côtes droites et qu'on pouvait faire remonter derrière les côtes quand l'enfant était couché sur le dos. Depuis ce moment, la tumeur a augmenté graduellement, mais sans occasionner de douleur.

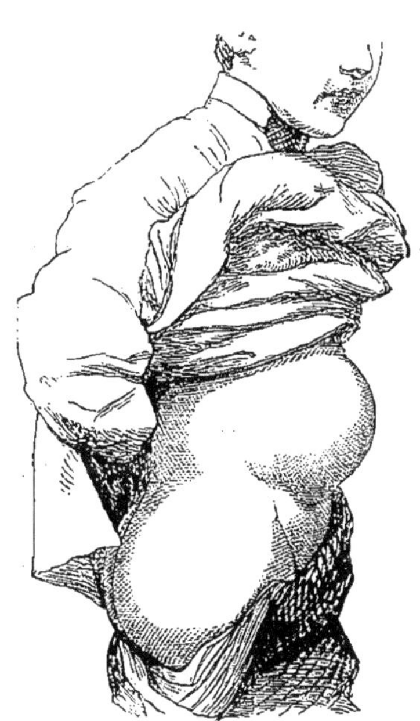

Fig. 9. — Vue de la tumeur de l'hypochondre droit.

A son entrée à l'hôpital, on constata dans l'hypochondre droit une tumeur globuleuse, commençant immédiatement au-dessous des côtes, sans les recouvrir, et s'étendant en bas jusqu'à trois pouces au-dessous du niveau de l'ombilic. Elle mesurait dans le sens vertical 6 pouces sur sa convexité, 6 pouces et demi transversalement et 14 pouces à la circonférence de sa base. Les cartilages des dernières côtes droites étaient légèrement déjetés et le thorax avait en cet endroit 1/4 de pouce de plus de ce côté qu'à gauche. Elle n'était pas douloureuse; la fluctuation y était manifeste sur toute son étendue et il n'y avait pas d'induration à sa base; elle avait une apparence légèrement bleuâtre et translucide et on voyait nettement au travers d'elle la lumière du soleil ou d'une bougie. Lorsque le malade toussait, la tumeur recevait une secousse et lorsqu'il était

(1) Wilks and Moxon, *Lect. on pathol. Anat.*, 2e éd., p. 446.

couché sur le dos et qu'on recouvrait la tumeur d'une couche de plâtre de Paris, dans le but de prendre une empreinte, une portion de la tumeur semblait disparaître derrière les côtes. C'est quand le malade était assis que la tumeur paraissait avoir le plus de volume. On entendait nettement le murmure vésiculaire à la base du poumon droit qui descendait à son niveau normal en avant aussi bien qu'en arrière. On ne pouvait pas sentir le bord inférieur du foie à travers la tumeur, qui descendait légèrement quand le malade faisait une inspiration profonde. La percussion donnait un son tympanique entre la tumeur et le rein droit; pas de sensibilité au rachis ni de courbure anormale; la pointe du cœur battait entre les 4e et 5e côtes, immédiatement au-dessous du mamelon gauche. L'état général de ce garçon était bon; il était un peu maigre et pâle, mais n'avait pas de fièvre; il mangeait et buvait bien et n'avait aucun signe d'une affection pulmonaire, cardiaque ou rénale, et pas d'ictère.

Le 14 avril, la tumeur fut ponctionnée à l'aide d'un trocart et on en retira 15 onces d'un pus délié, d'une densité égale à 1028 et où il se forma par le repos deux couches d'égal volume à peu près, la supérieure, claire et couleur paille, l'inférieure opaque et jaune; le microscope y montra la présence de corpuscules, du pus et de corps granuleux composés, mais pas trace d'échinocoques ni de cholestérine. L'examen chimique de la matière donna le résultat suivant :

Total des matières solides................	9,7	pour 100
Matières organiques.....................	8,64	—
Cendres.................................	0,86	—
Chlorure de sodium....................	0,6	—

Le reste des cendres consistait en sulfate de soude et phosphate de chaux.

L'opération ne fut suivie d'aucun trouble général; mais en moins de deux jours il fut clair que la poche se remplissait de nouveau, et le 29 avril la tumeur était presque aussi volumineuse qu'avant qu'on l'eût vidée. On la ponctionna de nouveau ce jour-là, et on en retira 15 onces de liquide semblable à celui de la première opération, mais avec moins de dépôt et une pesanteur spécifique de 1022. Le 7 mai, une troisième ponction amène 9 onces de liquide plus visqueux que précédemment, et contenant des corpuscules granuleux composés, réunis en flocons, mais sans corpuscules de pus apparents, et ayant une densité de 1020. A une quatrième ponction, on retira 7 onces d'un liquide encore plus visqueux, densité 1019, et se prenant complétement par l'ébullition. Chaque fois que la tumeur était vidée, on pouvait sentir tout autour de sa base une induration cupuliforme. Après la quatrième ponction, la tumeur se remplit de nouveau lentement, et, le 24 mai, pendant que le malade était couché dessus, elle s'ouvrit spontanément au-dessous d'un point où elle avait été ponctionnée, et où les téguments étaient depuis quelque temps amincis et de couleur foncée. Cette ouverture spontanée continua à donner passage à un liquide visqueux, clair, contenant des flocons blancs, jusqu'au moment où le malade quitta l'hôpital le 29 juin. Une sonde introduite par cette ouverture et dirigée en bas et en dehors, derrière la paroi abdominale, pénétrait jusqu'à un pouce et demi, mais en haut, derrière les côtes et au-dessus du foie, jusqu'à trois pouces grandement. Pendant son séjour à l'hôpital, le petit malade avait repris de l'embonpoint, des forces et bonne mine.

Le 5 octobre, il se présenta à la consultation. Son état général était toujours bon; il apportait une grande quantité de dépôts calcaires (ne faisant pas effervescence avec l'acide nitrique) qui s'étaient fait jour par l'ouverture peu après le départ du malade de l'hôpital. L'ouverture n'était pas encore fermée, mais la sonde ne pouvait dépasser deux ou trois lignes dans n'importe quelle direction; elle se ferma du reste complétement peu de temps après, et l'enfant s'est présenté un jour, en 1873, à l'hôpital Saint-Thomas, en bonne santé et sans avoir plus rien ressenti du côté de sa tumeur.

OBS. VI. — *Augmentation apparente du volume du foie due à des adhérences péritonéales.*

Élisabeth N., âgée de quarante ans, fut admise à l'hôpital de Middlesex le 15 juillet 1868 pour une hydropisie d'origine cardiaque accompagnée d'autres signes d'une affection de la valvule mitrale. Elle présentait une ascite modérée et un foie en apparence très-volumineux, qui faisait l'effet d'une tumeur solide remplissant la partie supérieure de l'abdomen et s'étendant en bas à un pouce au-dessous de l'ombilic, dure, lisse et très-légèrement sensible. La matité hépatique paraissait s'étendre en haut à son niveau habituel en avant, mais la présence de liquide dans les plèvres rendit cette constatation un peu douteuse. On pouvait aussi sentir, mais peu nettement, une tumeur dure au-dessous des côtes gauches. L'hydropisie et la dyspnée augmentèrent graduellement et la malade mourut le 12 août.

A l'*autopsie*, on trouva le foie légèrement, si même il l'était, augmenté de volume; mais sa face supérieure était fixée par de fortes adhérences au diaphragme et aux parois abdominales jusqu'au-dessous de l'ombilic. Sa capsule était épaissie d'une façon très-marquée et son tissu dense et fibreux; il pesait 61 onces (environ 1800 grammes). La rate était également augmentée de volume, pesait 9 onces et avait sa capsule très-épaissie.

Dans le cas suivant, une tumeur imaginaire simula une augmentation de volume du foie.

OBS. VII. — *Tumeur imaginaire de l'abdomen simulant un kyste hydatique du foie.*

Le 17 février 1869, miss Hester D., âgée de onze ans, de très-bonne mine, fut amenée dans mon service pour qu'on lui ponctionnât une tumeur qu'on pensait être un kyste hydatique du foie. Deux ans auparavant, pendant la convalescence d'une fièvre lente, une tumeur s'était tout d'abord manifestée à l'épigastre; elle avait continué à augmenter pendant un an et depuis était restée stationnaire. La jeune malade avait eu quelques symptômes dyspeptiques, mais pas de douleur, et son état général était excellent. On constatait une tumeur proéminente, arrondie, s'étendant depuis l'extrémité inférieure du sternum jusqu'au-dessous de l'ombilic, un peu étranglée de chaque côté, probablement par suite de la contraction des muscles droits. La percussion y donnait de la matité à peu près partout; la surface était lisse et élastique, mais non fluctuante; pas de sensibilité, sauf en un point sur le cartilage xyphoïde où la pression la plus légère déterminait une vive douleur. Le volume de la tumeur variait un peu, suivant qu'on attirait l'attention de la malade là-dessus ou pas.

Le 20 février, on soumit l'enfant au chloroforme, la grosseur disparut et on ne trouva ni tumeur ni augmentation de volume du foie. Quand l'effet du chloroforme fut dissipé, la tumeur reparut; mais, grâce à l'usage du fer et de la belladone, elle diminua graduellement, et quelques années après la jeune fille était tout à fait bien.

L'observation VIII montre qu'on peut prendre un gros kyste du rein (1) pour une tumeur kystique du foie. Le fait d'une lésion traumatique antérieure était assez compatible avec un kyste hydatique du foie, car dans bien des cas de cette dernière affection, les patients font remonter leur maladie à un traumatisme, qui n'a fait qu'attirer leur attention sur une affection déjà existante. Il n'y avait pas eu du sang ni du pus dans l'urine, ni quelque autre symptôme de trouble urinaire, comme on en constate dans bon nombre de kystes rénaux. Malheureusement le liquide qu'on retira de la tumeur pendant la vie, ne fut pas examiné au point de vue de l'urée, mais on n'en trouva pas dans le liquide qu'on retira après la mort. D'ailleurs, bien que M. Stanley ait rapporté deux cas de kyste rénal où le liquide contenait de l'urée (2), on peut citer bien d'autres cas où l'on n'en a pas trouvé (3). Enfin, quoique après la mort le côlon ascendant et des anses de l'intestin grêle aient été trouvés en avant du kyste, on ne pouvait pas les découvrir avant la paracentèse, alors que le kyste était tendu. On n'a eu recours à l'opération qu'à titre de palliatif, et elle n'a été pour rien dans le résultat fatal. L'inflammation de la poche et les dépôts secondaires dans les poumons avaient déjà commencé antérieurement.

OBS. VIII. — *Énorme tumeur kystique, communiquant avec le bassinet du rein droit, datant de huit ans et simulant une tumeur hydatique du foie.*

Joseph O., âgé de 16 ans, fut admis dans mon service à l'hôpital de Middlesex le 19 décembre 1867. Huit ans auparavant, il avait été jeté violemment contre un mur et avait été blessé au dos et dans le côté droit. Pendant une

(1) Des cas analogues sont rapportés par M. César Hawkins (*Med. Chir. Trans.*, t. XVIII, p. 175; M. Stanley (*Ibid.*, t. XXVII, p. 1); sir Henry Thompson (*Pathol. Transact.*, t. XIII, p, 128); et Dr H. Cooper Rose (*Med. Chir. Transact.*, t. LI, p. 167).

(2) *Med. Chir. Trans.*, 1844, t. XXVII, p. 1.

(3) Il n'y en avait pas dans le cas du Dr Cooper Rose, ni dans d'autres rapportés par M. Spencer Wells dans la discussion sur ce cas à la *Medico-chirurgical Society*, le 12 mai 1868.

semaine, à la suite de cela, il vomit tout ce qu'il prenait et il fut deux mois sans pouvoir sortir, mais on ne constata jamais chez lui d'hématurie ni aucune sorte de symptôme urinaire.

Il revint à l'école pendant un mois et fut pris alors de vives douleurs dans le dos et dans le côté droit, pour lesquelles on appliqua des sangsues. Il garda le lit pendant cinq mois et durant cet espace de temps il eut de fréquents vomissements et neuf accès de convulsions, les mouvements étant limités au côté gauche du corps. Peu de temps après, sa mère remarqua que son côté droit avait grossi, et, la tumeur augmentant, elle amena son enfant au *London Hospital*, où il resta quatre mois et où son état général s'améliora considérablement. Sa santé continua à être bonne, et il pouvait aller et venir; mais la grosseur continuait à augmenter. Une semaine avant son admission, après avoir été complétement mouillé sur une voiture, il fut pris de douleur intense dans le dos, de toux et de symptômes fébriles.

A son entrée, le malade est anémique et amaigri; il se plaint de toux, de dyspnée, de douleur vive et de sensibilité à la partie inférieure de la colonne vertébrale. Le pouls est à 108, respirations 48 et thoraciques; râles de bronchite dans toute l'étendue des deux poumons, avec matité et bruit de frottement à la base du gauche. Langue nette; appétit mauvais, température 38°5. Pas d'anasarque; l'urine ne contient pas d'albumine. Ce que l'enfant présentait de plus remarquable, c'était le volume énorme de l'abdomen, qui mesurait 33 pouces et demi au niveau de l'ombilic, la voussure étant le plus marquée dans le flanc droit. Cette augmentation de volume ne s'accompagnait pour ainsi dire pas de douleur; elle était due évidemment à une collection enkystée d'un fluide clair dans le côté droit, s'étendant du foie jusqu'au bassin et en avant jusqu'à la ligne blanche, mais nettement séparée de la cavité péritonéale puisque le reste de l'abdomen donnait à la percussion un son tympanique quelle que fût la position du malade. La matité hépatique montait en avant jusqu'au mamelon et en arrière jusqu'à l'angle inférieur de l'omoplate.

Après l'entrée du malade, la tumeur augmenta de volume et la dyspnée devint telle, que le 23 décembre on résolut de ponctionner le kyste, ce qui fut pratiqué par M. Hulke, à égale distance des côtes et de la crête iliaque et l'on retira 170 onces de liquide. La portion de liquide qui vint tout d'abord était claire mais un peu brunâtre; sa densité était 1010; il contenait beaucoup de chlorures et environ un sixième d'albumine. Les deux dernières pintes contenaient beaucoup de pus, formant par le repos un dépôt crémeux qui occupait environ la moitié du volume total. Dans aucune portion du liquide on ne trouva ni échinocoques ni crochets.

L'opération produisit tout d'abord un grand soulagement pour la dyspnée, et, depuis lors, le malade n'eut plus ni frissons, ni sueurs profuses, ni douleur dans la tumeur, ni albuminurie : la prostration cependant augmenta de jour en jour. La langue devint sèche; la température varia de 37,7 à 39,5; beaucoup d'agitation, de l'insomnie et parfois du délire; les signes de pleurésie à la base du poumon gauche notés avant l'opération s'étendirent. Le malade s'affaiblit graduellement et succomba le 2 janvier 1868.

Autopsie. — Pas de signes de péritonite récente, mais dans le côté droit de l'abdomen, derrière les intestins, se trouvait un kyste, à parois fibreuses et épaisses et du volume environ d'une tête d'adulte. Ce kyste était solidement fixé par des adhérences fibreuses à la face inférieure du foie, aux fausses côtes et à la paroi abdominale. Il s'étendait en bas jusqu'au rebord du bassin et jusqu'un peu au-delà de la ligne médiane à gauche. Le rein droit était dilaté aux dépens de sa face externe et postérieure, et la substance rénale était raréfiée et détruite. La poche contenait 5 onces d'un pus délié; sa paroi interne présentait un aspect fibreux, mais pas de trace de tissu d'hydatide; le kyste communiquait avec le bassinet du rein par trois ouvertures, obliques et valvulaires, mais assez larges pour admettre un cathéter de fort calibre (1). L'uretère droit était un peu petit, mais libre dans tout son trajet. Il traversait pendant une certaine distance la paroi du kyste immédiatement au-dessous de sa membrane enveloppante et arrivait ensuite à la vessie, qui était tout à fait normale. La partie supérieure du rein droit était convertie en un tissu fibreux, semblable au tissu cicatriciel, intimement incorporé au kyste. Le rein gauche avait un volume double de l'état normal. Le foie était graisseux; la rate très-volumineuse et ramollie. Pleurésie récente au lobe inférieur du poumon gauche, qui contenait une plaque d'hépatisation rouge; et dans le lobe inférieur du poumon droit, on constatait quelques petites plaques de pneumonie lobulaire, avec des centres jaunes. Pas de pus dans les articulations, et pas de signe de fracture ancienne de côtes ou d'affection du corps des vertèbres.

(1) Il est remarquable que, malgré ces ouvertures, l'urine, jusqu'au jour de la mort, n'ait jamais contenu de pus ni trace d'albumine. Une semblable observation fut faite dans le cas rapporté par M. César Hawkins et que j'ai déjà cité (p. 25). Dans ce cas aussi, bien que le kyste communiquât avec le bassinet du rein droit, on ne put trouver de l'urée dans le liquide qu'il contenait, lequel était également privé d'albumine quoiqu'il renfermât du pus.

DEUXIÈME LEÇON

AUGMENTATION DE VOLUME DU FOIE

Augmentation réelle du volume du foie : *a*, sans douleur; *b*, avec douleur : 1° foie cireux, lardacé ou amyloïde; 2° foie gras; 3° hypertrophie simple.

Connaissant les diverses circonstances qui peuvent simuler, pendant la vie, une hypermégalie du foie, nous nous trouvons préparés pour examiner les cas où l'extension de la matité hépatique est due à une augmentation réelle du volume de l'organe.

On peut faire remarquer tout d'abord que l'augmentation de volume est un caractère commun à une foule d'affections différentes du foie, de telle sorte qu'un peu de classification facilitera le diagnostic. Le docteur Bright, dont les recherches sur les maladies de l'abdomen ont presque autant de valeur que celles sur les maladies des reins auxquelles son nom sera éternellement associé, divisait les foies gros en deux catégories, suivant que leur forme était *lisse* ou *irrégulière* (1). Mais cette classification comporte, à mon avis, une objection, c'est que dans certaines maladies (le foie cireux, par exemple), une augmentation de volume qui est d'habitude lisse et régulière, peut prendre l'aspect de lobules ou de nodosités; de même, dans d'autres cas (tels que le cancer), un foie généralement noduleux, peut être parfois complétement lisse. Une division qui me paraît à tous les points de vue préférable, c'est de classer les foies gros en *douloureux* et *non douloureux*. Le foie gros, sans douleur est en outre caractérisé pas l'absence de jaunisse et d'ascite, et par une marche chronique; mais le foie gros avec douleur est généralement accompagné d'ictère et d'ascite et sa marche est plus rapide.

Parmi les foies gros non douloureux, nous avons le foie amyloïde, le foie gras, la tumeur à hydatides et l'hypertrophie simple.

Parmi les foies gros où la douleur est un symptôme dominant, nous avons la congestion, le catarrhe des voies biliaires, l'obstruction du canal

(1) *Abdominal tumours*, Sydenham Soc. ed., p. 242.

cholédoque et la rétention biliaire, l'hépatite interstitielle, l'abcès pyémique, les abcès des pays chauds et le cancer.

Outre les affections que je viens de citer, il y a d'autres cas d'augmentation de volume du foie, ainsi le tubercule, le sarcome à fibres fusiformes, etc.; mais les caractères cliniques et anatomiques de ces derniers sont moins bien connus : je me propose, du reste, de vous exposer dans une leçon à part quelques-unes de ces formes plus rares de foie gros. Mais je dois tout d'abord étudier en détail les caractères distinctifs des formes de foie gros que l'on connaît le mieux.

I. — FOIE CIREUX, LARDACÉ OU AMYLOÏDE.

Il n'y a pas d'affection, sauf peut-être le cancer, qui amène une aussi grande augmentation de volume du foie que ce qu'on appelle la dégénérescence cireuse ou amyloïde. J'ai vu un foie d'adulte affecté de cette maladie peser plus de 180 onces (environ 5500 grammes), au lieu de 50 à 60 (1500 à 1800 grammes); et le foie dont je vous montre ici un fragment, pesait 1/7 au lieu de 1/25, du poids total du corps de l'enfant sur lequel il a été pris. L'augmentation de volume du foie due à un dépôt cireux ou amyloïde peut se reconnaître, durant la vie, aux caractères suivants :

1° L'augmentation de volume est souvent considérable, si bien que le foie remplit complétement une grande portion de la cavité abdominale.

2° Elle est uniforme dans toute direction, de sorte que la forme de l'organe n'est pas essentiellement altérée. Le champ de la matité hépatique est augmenté sur les lignes médiane, dorsale et axillaire, aussi bien que sur la ligne mammaire droite. L'augmentation est plus grande en avant qu'en arrière, parce qu'en avant il y a plus de place pour le développement (fig. 10 et 11); elle se produit en haut aussi bien qu'en bas, quoique principalement dans cette dernière direction, le bord inférieur de l'organe atteignant souvent l'ombilic et même l'aine droite; mais nulle part le développement exagéré de l'organe n'altère son contour normal. L'abdomen est augmenté de volume et on constate souvent une voussure manifeste au-dessous de l'arc costal droit, ainsi qu'à l'épigastre; mais on observe rarement, si même jamais, une voussure des côtes elles-mêmes, car le foie cireux se moule sur les organes adjacents et n'a que peu de tendance à déplacer les côtes par pression excentrique.

(1) Lancereaux a proposé, pour désigner cette lésion hépatique, le terme *leucomatose* (de λεύχωμα, blanc d'œuf, albumine), parce que les autres dénominations ne reposent, dit-il, que sur une simple apparence de l'altération ou sur une analyse incomplète de la substance qui infiltre les tissus lésés. (N. D. T.)

3° A la palpation, la portion du foie qui s'étend au-dessous du rebord des côtes est très-dense, ferme et résistante. Il n'y a pas d'élasticité et encore moins de sensation de fluctuation.

4° La face externe est lisse et le bord inférieur est un peu plus arrondi

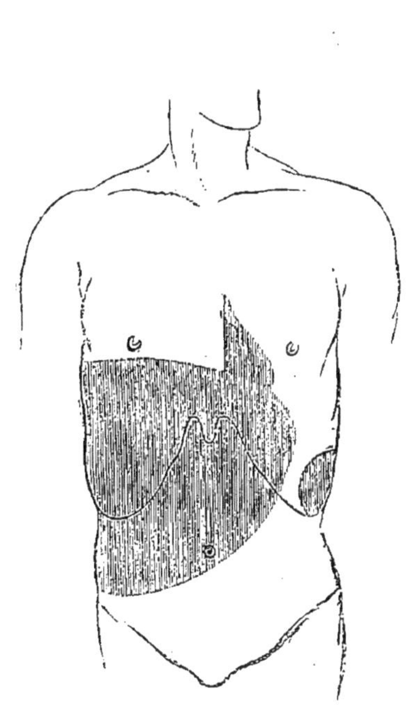

Fig. 10. — La figure 10 montre l'étendue de la matité du foie et de celle de la rate dans le cas de Henry D. (vue antérieure). — Entre les deux matités, il y a un espace qui donne la résonnance claire et tympanique de l'estomac, et au-dessus du foie se trouve l'aire normale de la matité cardiaque. Comparez avec la figure. 3, qui montre les limites normales du foie et de la rate.

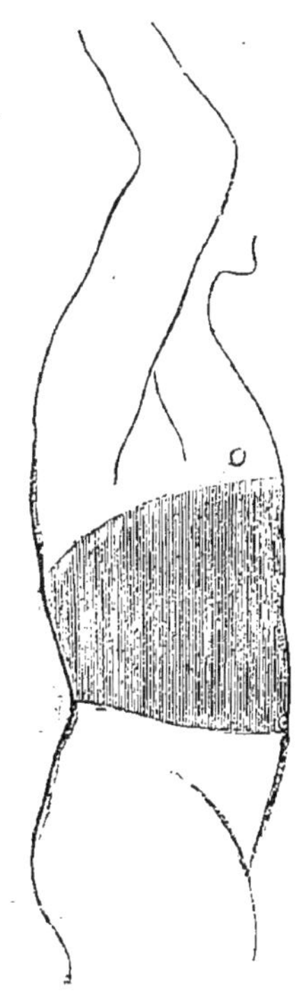

Fig. 11. — La figure 11 montre l'étendue de la matité hépatique chez Henry D. (vue du côté droit. — Le bord supérieur est curviligne et descend graduellement jusqu'à l'épine dorsale. Comparez avec la figure 4.

qu'à l'état normal, régulier et exempt de dentelures. A ce point de vue cependant, on rencontre quelques rares exceptions qui, si on n'en connaissait pas la possibilité, pourraient conduire à une erreur de diagnostic. Parfois le dépôt cireux s'accompagne de cirrhose ou de ce qu'on appelle cicatrices syphilitiques, et dans ce cas la surface de l'organe peut présenter des nodosités, ou même être divisée en lobes irréguliers, séparés par des scissures profondes, ce qui peut faire supposer l'existence d'un cancer. Dans des cas d'augmentation extrême du volume du foie, cet organe peut présenter un développement exagéré de ses lobes normaux, les scissures profondes correspondant à l'attache des ligaments. Il y a quelques années, j'ai eu occasion d'observer un cas de ce genre dans le service du Dr Greenhow, à l'hôpital Middlesex; je vous en exposerai les détails. Le professeur Frerichs, de Berlin, a aussi rapporté des cas dans lesquels un foie cireux offrait une forme plus ou moins lobulée.

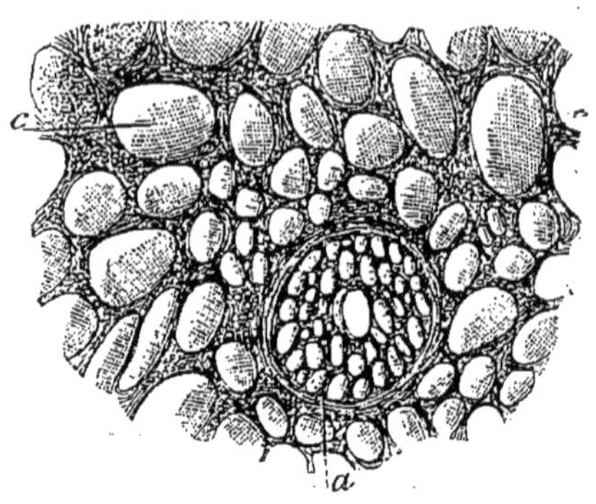

Fig. 12. — Coupe microscopique d'un foie affecté de dégénérescence albuminoïde (cireuse). Empruntée au *Traité d'anatomie pathologique* de Lancereaux.

a, paroi artérielle dans l'épaisseur de laquelle on observe une infiltration de blocs albuminoïdes; *c*, cellules hépatiques infiltrées de cette même substance et plus ou moins volumineuses.

5° Le dépôt cireux n'a que peu de tendance à obstruer la circulation porte, et conséquemment l'ascite et le développement des veines sous-cutanées des parois abdominales ne sont pas des phénomènes communs dans son histoire clinique. Lorsqu'il se présente de tels signes d'obstruction de la circulation porte, ils sont généralement dus à la pression exercée sur le tronc de la veine porte par des glandes lymphatiques de la scissure du foie envahies par le dépôt cireux. Parfois aussi il se produit un épanchement de liquide dans le péritoine, résultant d'anémie générale, une affection concomitante du rein, ou une péritonite secondaire.

6° L'ictère est aussi un symptôme rare dans le foie cireux et lorsqu'on le rencontre, il est principalement dû à la pression exercée par les glandes lymphatiques engorgées sur les voies biliaires ou à la coexistence du catarrhe de ces conduits.

7° La douleur et la sensibilité ne sont jamais des symptômes prédominants. Le foie peut être manipulé impunément, le malade n'accuse qu'une sensation de pesanteur ou de resserrement dans l'hypochondre droit, ou de malaise par suite de la pression à laquelle sont soumis l'estomac et les intestins. Mais parfois, notamment quand il y a des antécédents syphilitiques, on constate des douleurs aiguës par l'effet d'une périhépatite intercurrente. Chez le malade que vous pouvez observer en ce moment, en même temps qu'il y avait paralysie à droite du nerf de la cinquième paire par suite d'affection syphilitique (1), le foie et la rate qui sont considéra-

(1) Cas observé à *Saint-Thomas Hospital*, en novembre 1875.

blement augmentés de volume par formation cireuse ont été pendant un temps extrêmement sensibles, ce qui tenait à l'inflammation de leur enveloppe péritonéale. Dans un autre cas que j'ai rencontré y a quelques années (observation X), l'augmentation de volume a commencé dans l'aine avec des douleurs vives dans le côté droit, pour lesquelles on appliqua nombre de sangsues; mais ce foie gros devint ensuite comme d'habitude sans douleur. Frerichs a également rapporté un cas où le foie devint cireux consécutivement à une fièvre intermittente opiniâtre, et où « le premier symptôme fut des douleurs lancinantes persistantes dans le côté » (1). Enfin le fait d'une sensibilité excessive, dans le foie cireux, due à la coexistence d'une périhépatite, a été confirmé, dans l'observation XI, par l'autopsie.

8° Le développement de la tumeur est lent et imperceptible; il prend quelquefois plusieurs années.

9° Constitutionnellement, les symptômes sont surtout ceux de l'anémie; il n'y a pas de fièvre; mais le facies est pâle et blême, le malade accuse un affaiblissement général et la proportion de globules blancs dans le sang est notablement augmentée.

D'autres caractères, assez importants pour le diagnostic, sont fournis par la rate, les reins, l'estomac ou les intestins qui sont devenus le siége d'un dépôt morbide semblable à celui qui a produit la tumeur du foie.

10° La rate est généralement grosse et maintes fois considérablement, aussi bien que le foie. L'augmentation de volume, de même que pour le foie, est uniforme, dure, lisse et sans douleur.

11° Comme règle, la maladie cérumineuse produit une augmentation de volume du foie avant qu'elle ait manifesté son existence dans les reins. Wetzlar n'a trouvé d'albumine dans l'urine d'aucun de ses dix-huit malades atteints de dégénérescence cérumineuse syphilitique du foie (2). Lorsque la maladie cireuse frappe les reins, elle présente ses caractères spéciaux, et si elle coexiste avec une augmentation de volume du foie, il est très-probable que cette dernière est aussi le produit d'un dépôt cérumineux.

Ces caractères sont :

a. Quantité d'urine augmentée. Fréquemment, le malade rend de 1 litre et demi à 2 litres et demi d'urine dans les vingt-quatre heures. C'est la règle pendant presque toute la durée de la maladie. Ce n'est que vers sa terminaison que l'urine diminue (3).

(1) Traduct. française de Duménil et Pellagot, 2e édit., p. 448, obs. LVIII.

(2) *Glasgow medical Journal*, mai 1869.

(3) C'est principalement au Dr Grainger Stewart que nous devons de connaître les caractères de l'urine dans la dégénérescence cireuse des reins (*Edinb. med. Journ.*, 1864). Mes observations s'accordent avec les siennes sur tous les points essentiels.

b. L'urine est d'une couleur citron pâle, d'une densité de 1014 environ, et contient une quantité considérable d'albumine. Dans la première période de la maladie, cependant, il peut ne pas y avoir albuminurie (observation XI).

c. Les cylindres urinaires sont souvent absents. Lorsqu'on en trouve, on constate que ce sont des éléments épithéliaux, ou hyalins, plutôt ces derniers, et la plupart, d'après leur volume, paraissent provenir de tubes non dégarnis de leur épithélium. Ces cylindres hyalins ne m'ont pas paru, du moins d'après mon expérience, donner avec l'iode et l'acide sulfurique, la réaction appelée amyloïde. Mais dans des cas exceptionnels cette réaction peut être obtenue sur certains éléments cellulaires de provenance rénale.

d. Pendant la plus grande partie de la maladie, quand la quantité d'urine est augmentée, il n'y a pas de diminution absolue dans la quantité d'urée et par suite la tendance à l'urémie est moindre que dans d'autres formes de maladie rénale. Même quand l'affection est dans une période avancée, les symptômes urémiques sont relativement rares, et la mort est plus souvent le résultat d'une diarrhée qui épuise le malade.

e. D'après Warburton Begbie, l'urine contient de l'uroxanthine en plus ou moins grande quantité, et lorsqu'on la traite par un acide ou qu'on l'expose à l'air, il s'y développe un indigo bleu, ou indigo rouge (1).

La sécrétion persistante d'une grande quantité d'urine contenant beaucoup d'albumine par quelqu'un qui n'a jamais eu d'anasarque, confirmera la présomption d'une dégénérescence cireuse des reins. Dans le rein contracté ou goutteux, il peut aussi ne pas y avoir d'hydropisie, et la quantité d'urine être augmentée; mais dans ce cas la pesanteur spécifique de l'urine est remarquablement abaissée (souvent ne dépassant pas de 1005 à 1010), et l'albumine manque complétement ou bien ordinairement il n'y en a que des traces.

12° Quand l'estomac et les intestins sont impliqués dans la maladie cérumineuse, il suffit de causes légères pour provoquer des vomissements et une diarrhée opiniâtre. Cette diarrhée s'accompagne parfois de ténesme, et on peut croire le malade atteint de dysenterie. Mais l'examen cadavérique ne révèle aucun indice d'inflammation intestinale.

13° Dans les cas avancés, l'haleine et la peau exhalent souvent une odeur désagréable qui est caractéristique et que Begbie a comparée à celle de l'indigo moisi.

14° Ici, comme dans bien d'autres maladies, les circonstances dans lesquelles l'affection se présente généralement ont une importance considérable pour le diagnostic. Il y a certaines conditions qui favorisent éminem-

(1) Reynolds, *System of med.*, t. III, p. 966.

ment la production de la dégénérescence cireuse, et parmi ces conditions, on peut signaler les suivantes :

a. Une suppuration de longue durée, comme il s'en présente notamment dans les cas d'affections osseuses ou articulaires, la dysenterie, les cavernes tuberculeuses, et à la suite des opérations chirurgicales quand la plaie ne se cicatrise pas rapidement. Dans quelques cas d'*ozène syphilitique*, j'ai trouvé le foie et d'autres organes atteints de maladie cireuse (obs. XII).

b. La syphilis constitutionnelle. Dans un bon nombre de cas d'affection cireuse, les malades avaient eu la syphilis constitutionnelle qui paraît agir comme cause prédisposante en dehors de son action spéciale comme cause d'affections osseuses ou d'écoulement rebelles, et indépendamment aussi de l'influence qu'a pu exercer l'abus du mercure auquel Graves et G. Budd attribuaient la production de l'affection cireuse.

c. La *tuberculisation* des poumons et des autres organes doit être considérée comme une cause prédisposante de dégénération cireuse, quoique dans ces circonstances on rencontre plus souvent un foie gras qu'un foie cireux. Sur 52 cas d'individus ayant succombé à la tuberculisation, et dont j'ai relaté les autopsies, 20 fois le foie était gras, 6 fois il était cireux et dans 3 de ces cas il y avait en même temps une carie osseuse. Sur ces 52 cas, il y en avait 14 qui présentaient une dégénérescence cireuse soit des reins, soit du foie ou de la rate, soit 1 sur 3 5/7. Relativement au sexe, il y avait un peu plus du double de cas de dégénérescence cireuse chez des tuberculeux parmi les hommes que les femmes. Ainsi, sur les 33 hommes tuberculeux 11 étaient atteints de l'affection cireuse, ou 1 sur 3; tandis que sur les 19 femmes tuberculeuses, 3 seulement avaient en même temps la dégénérescence cireuse, soit 1 sur 6 1/3. On pourrait ajouter que l'affection cireuse, d'une façon générale et quelle qu'en soit l'origine, est beaucoup plus fréquente chez l'homme que chez la femme : sur les 67 cas réunis par Frerichs, 53 avaient été constatés chez des hommes.

d. Un grand nombre de *maladies chroniques* qui portent atteinte à la nutrition générale, paraissent prédisposer à la dégénération cireuse : on l'a observée en effet consécutivement aux fièvres intermittentes rebelles (1), au cancer, etc.

Traitement. — Les règles suivantes comprennent les moyens que l'expérience a montré être les plus utiles dans le traitement de l'affection cireuse du foie. Dans beaucoup de cas, malheureusement, lorsque la maladie est déjà dans une période avancée, et lorsque les reins et les intestins sont impliqués dans la dégénération cireuse, tout traitement est peu efficace et le malade meurt de l'épuisement qu'amène l'énorme

(1) Voir leçon IV.

soustraction d'albumine par l'urine ou les diarrhées profuses, comme dans l'observation XIII. Mais, d'un autre côté, dans plus d'un cas, les progrès de la maladie ont paru s'arrêter sous l'influence d'un traitement approprié, et parfois, comme dans l'observation X, il y a tout lieu de croire que le dépôt cireux a en grande partie disparu. Dans tous les cas, le danger est proportionnel à l'extension que la maladie a prise dans les reins et les intestins.

I. *Prophylaxie.* — La prophylaxie des maladies en général n'a pas encore fixé l'attention des praticiens aussi sérieusement qu'elle le mériterait. Plus on étudie les causes des maladies, plus on trouve qu'il y a là à notre disposition un pouvoir qui jusqu'à présent a été trop négligé. En nous rappelant les causes que nous avons vues amener la dégénération cireuse du foie, les moyens pour la prévenir se présenteront d'eux-mêmes. D'abord et avant tout, il est sage d'arrêter d'aussi bonne heure qu'on le peut les suppurations abondantes, de quelque partie du corps qu'elles proviennent, et en particulier celles qui viennent d'un os malade, et, s'il y a lieu, il faut avoir recours pour cela à l'intervention chirurgicale. On peut en vérité se demander si la chirurgie qu'on appelle conservatrice en substituant dans certains cas à une amputation une suppuration prolongée, n'a pas sacrifié la vie du malade en s'efforçant de lui conserver un membre. La mort du malade est attribuée à une mauvaise constitution, mais elle peut parfaitement être le résultat de quelque maladie interne produite par l'opération. Dans les cas où l'affection hépatique se présente dans le cours d'une phthisie, le traitement doit être dirigé contre la maladie primitive, et tous les moyens être employés pour arrêter la fonte purulente des poumons, la diarrhée et les sueurs profuses. De même, on doit combattre par un traitement approprié les symptômes de syphilis constitutionnelle, et prendre des mesures pour prévenir la cachexie générale qu'engendrent si aisément des maladies qui minent autant l'organisme que la fièvre intermittente et la dysenterie. Enfin, il faut ajouter que dans les cas où l'organisme est drainé par une abondante suppuration, on a proposé les alcalins comme moyen d'empêcher le dépôt cireux; la chimie aurait montré en effet que les matériaux de la lésion cireuse sont de la fibrine désalcalinisée, et on prétend que, une grande quantité d'alcali se trouvant éliminée avec le pus, on peut prévenir le dépôt cireux en restituant cet alcali à l'économie (1).

II. — Lorsque la dégénération cireuse existe déjà, il faut la combattre par les moyens suivants :

1° Le régime doit être aussi nourrissant que le comportent les forces digestives du malade. L'usage modéré de stimulants alcooliques est géné-

(1) Dickinson, *Med. chir. transact.*, t. L, p. 55.

ralement utile. En considérant l'état anémique du foie, l'alcool est vraisemblablement moins nuisible que dans d autres formes de foie gros. Si la maladie n'est pas trop avancée, et si le malade en a les moyens, le transport dans un climat doux et égal est généralement profitable.

2° *Alcalins.* — Mon expérience ne me permet pas de rien établir de dogmatique quant à l'effet des alcalins sur l'affection cireuse; mais le docteur Dickinson m'a assuré que dans des cas de suppuration osseuse les sels de potasse compensaient les pertes éprouvées et prévenaient la dégénération cireuse, et que leur usage avait même amélioré des gens atteints de cette maladie hépatique à un degré avancé et qui étaient albuminuriques. Ce traitement mérite certainement d'être essayé et vous pouvez prescrire une mixture contenant la liqueur de potasse avec le phosphate et citrate de potasse et tartrate de fer.

3° *Toniques.* — La plupart des malades atteints de dégénération cireuse se trouvent bien de l'usage des toniques et en particulier des diverses préparations de fer, telles que le perchlorure et l'iodure. J'ai vu plus d'une fois une amélioration marquée à la suite de l'emploi prolongé de l'acide nitrique associé à certains amers végétaux tels que la gentiane ou la quinine. L'usage externe de l'acide nitro-chlorhydrique, de la manière que je vous indiquerai ultérieurement (Leçon IV), mérite également d'être essayé. L'huile de foie de morue est d'une utilité douteuse; Frerichs prétend avoir vu des cas où la maladie cireuse du foie s'était développée sous l'influence de l'usage prolongé de ce médicament.

4° L'iode et ses préparations sont d'une utilité incontestable dans le traitement de la dégénération cireuse et particulièrement quand il y a des antécédents syphilitiques. Sous ce rapport, je ne connais pas de préparation supérieure à la teinture d'iode de la Pharmacopée britannique, qu'on peut donner à la dose de 10 à 15 gouttes, diluée, trois à quatre fois par jour. Rappelez-vous l'amélioration marquée non-seulement dans les symptômes généraux, mais aussi dans le volume du foie, qui s'est produite sous son influence dans le cas de H. D. (observ. X). Quand il y a des antécédents syphilitiques, on se trouve également très-bien de l'emploi de petites doses de bichlorure de mercure associé aux bains et à l'eau d'Aix-La-Chapelle (1).

5° Budd (2) a observé des cas où les sels ammoniacaux, tels que le carbonate et le chlorhydrate, ont produit une amélioration marquée accompagnée de diminution dans le volume du foie. Dans un cas où le chlorure d'ammonium fut administré à la dose de 5 à 10 grains (32 à 65 centigrammes) trois fois par jour, on arriva à faire complète-

(1) Wetzlar, *loc. cit.*
(2) *Diseases of Liver*, 3rd. éd., p. 335.

ment disparaître une augmentation considérable du volume du foie qui existait depuis neuf mois, et qui était accompagnée d'émaciation, de pâleur, de fièvre éréthique, et où le mercure, l'iode, le taraxacum et l'acide nitro-chlorhydrique avaient été essayés sans succès. Warburton Begbie a aussi observé une grande diminution de l'engorgement cireux du foie par l'effet du chlorure d'ammonium à la dose de 15 à 30 grains (1 à 2 grammes) trois fois par jour (1).

6° Dans tous les cas de foie cireux, veillez avec grand soin sur les complications qui peuvent se produire et combattez-les dès qu'elles surviennent. Celles qui se présenteront le plus ordinairement sont la diarrhée, les vomissements, l'albuminurie, l'hydropisie et l'urémie. La diarrhée sera combattue par les astringents minéraux et végétaux associés à l'opium, par l'azotate de fer, et des révulsifs sur l'abdomen. Même dans les cas où les reins sont intéressés, l'opium est moins à craindre que dans d'autres formes d'affection rénale. Mais il n'est pas rare de voir la diarrhée résister à tout traitement et emporter le malade. Les vomissements persistants constituent aussi une complication sérieuse et souvent ne sont pas amendés par le traitement; la glace, le bismuth, l'acide cyanhydrique et les révulsifs à l'épigastre sont les moyens sur lesquels on peut le plus compter. L'albuminurie n'a pas besoin d'autre traitement que celui de l'affection hépatique elle-même. L'hydropisie sera combattue par les diaphorétiques et les diurétiques, l'acétate d'ammoniaque avec les bains chauds et le bitartrate ou l'acétate de potasse avec la digitale. A ces médicaments il sera bon d'associer les sels de fer tels que le perchlorure avec la liqueur d'acétate d'ammoniaque, ou l'acétate de fer avec l'acétate de potasse. Les purgatifs drastiques doivent toujours être administrés avec précaution dans cette forme d'hydropisie, de crainte d'amener une diarrhée incoercible. Enfin dans ces rares cas où l'urémie survient vers la fin de la maladie, les médicaments indiqués sont les diaphorétiques, les bains de vapeur, les diurétiques, et si c'est nécessaire, un léger purgatif (2).

A l'appui des remarques que je vous ai présentées, je vous montrerai maintenant tout d'abord une portion du foie que j'ai prise sur un malade

(1) Reynold's, *System of Medicine*, III, p. 968.

(2) Quand la dégénérescence cireuse a été déterminée par une affection chronique susceptible d'être avantageusement traitée, il n'est pas impossible de la voir disparaître, du moins en grande partie, quand l'affection chronique a été guérie. Ainsi le Dr Richard Barwell rapporte dans *the Lancet*, 1874, t. II, p. 187, deux cas où pareille terminaison semble avoir eu lieu. Dans ces deux cas, il s'agit de coxalgie suppurée, sous l'influence de laquelle s'était produite une augmentation considérable du volume du foie présentant les caractères de la dégénérescence amyloïde. L'affection articulaire ayant cédé par l'effet de l'intervention chirurgicale, on constata, au bout d'un certain temps, que le foie avait repris, dans un cas, ses dimensions normales, et dans l'autre un résultat presque analogue. (N. D. T.)

mort il y a quelques années à l'hôpital Middlesex et dont voici l'observation suivie des détails de l'autopsie.

OBS. IX. — *Carie de la hanche. — Foie cireux pesant près e 1/7 du poids de tout le corps. — Rate cireuse. — Reins gras.*

H. L., âgé de sept ans, fut admis à l'hôpital Middlesex dans e service de M. Shaw, le 30 novembre 1858, pour une affection de la hanche gauche datant d'environ neuf mois. Il était amaigri, avait l'apparence scrofuleuse, la tête et les articulations étant volumineuses proportionnellement au reste du corps. Il souffrait beaucoup dans la hanche gauche et la douleur était augmentée par le mouvement, de sorte qu'il ne marchait qu'avec difficulté. Peu de temps après son entrée, des abcès s'ouvrirent dans le voisinage de la hanche gauche, et des trajets fistuleux continuèrent à fournir du pus jusqu'à sa mort, qui eut lieu le 27 janvier 1861. Pendant la vie, il y avait une grande tuméfaction de l'abdomen, due évidemment à l'augmentation de volume du foie dont le bord inférieur descendait plus bas que l'ombilic et dont la surface était dure, lisse et indolente. La matité de la rate était également plus étendue; beaucoup d'albumine dans l'urine, mais pas d'hydropisie; parfois de la diarrhée, la langue extraordinairement nette, rouge et luisante.

Autopsie. — Corps extrêmement amaigri, jointures fortes proportionnellement aux membres. Le poids total du corps n'est que de 14 kil. 90 grammes, la longueur est de 3 pieds et demi. L'abdomen est très-tüméfié et dur, particulièrement dans l'hypochondre droit. Gonflement considérable autour de la hanche gauche, avec nombreux trajets fistuleux allant jusqu'à l'os. La cuisse gauche est fléchie et immobilisée. La tête du fémur manque entièrement et l'extrémité de l'os est cariée. La cavité cotyloïde aussi est malade, car elle a été dénudée et frappée de carie, elle est même à jour en un point, de sorte qu'il y a une ouverture dans la cavité pelvienne.

La tête est remarquablement large, sa circonférence était de 21 pouces et demi. Le cerveau pèse 55 onces et demie (environ 1550 grammes); son tissu est normal; chacun des ventricules contenait 10 à 12 grammes de sérosité, et à la base il y avait à peu près 60 grammes de liquide. Les membranes sont normales.

Le cœur et les poumons sont à l'état normal.

Le foie est énorme et très-dense; il pèse 1 950 grammes, ou près de 1/7 du poids total du corps, la proportion normale chez un enfant de neuf ans étant de 1/25. Il descendait jusqu'à l'ombilic, et se moulait sur les divers organes voisins. Son tissu était très-ferme, de sorte que l'organe conservait sa forme convexe lorsqu'on le plaçait sur une table. Sa face externe est parfaitement lisse et complétement libre de toute adhérence, mais elle montre les empreintes des organes adjacents. Sur une coupe, son tissu avait une coloration rose grisâtre et de la transparence, et présentait une trame de stries jaunâtres, opaques, formées d'éléments fibreux, correspondant en apparence aux contours des lobules grossis et renfermant dans ses mailles la matière solide translucide. Ce tissu donnait très-nettement avec l'iode et l'acide sulfurique la réaction dite amyloïde. Au microscope, les cellules hépatiques paraissaient accolées et aplaties comme des écailles, et on ne pouvait pas en isoler. Les noyaux étaient distincts, mais les parois des cellules avaient leurs contours à peine appréciables en bien des endroits, les noyaux paraissant semés dans une masse homogène translucide; dans quelques endroits même, on ne pouvait pas distinguer les noyaux. Vers la circonférence des lobules, les cellules étaient plus distinctes et contenaient même par places une quantité inaccoutumée d'huile.

La rate pesait près de 12 onces et présentait à la coupe une surface lisse, luisante, qui devenait fortement teintée sous l'influence de l'iode et de l'acide sulfurique.

Les reins sont gros, le droit pesant 5 onces et le gauche 5 1/4; ils n'étaient pas du tout denses, mais au contraire très-flasques. Leur capsule n'était pas adhérente et leur surface était parfaitement unie, d'un jaune pâle, avec un lacis de veines injectées. La substance corticale était hypertrophiée, jaune pâle, opaque et molle. L'épithélium rénal était partout chargé de fines molécules et de globules huileux, et en bien des endroits les tubes urinifères paraissaient comme farcis d'huile. L'iode et l'acide sulfurique produisaient une teinte marquée sur les artérioles et les corpuscules de Malpighi.

Les glandes mésentériques et les glandes de Peyer légèrement grossies; l'application d'iode sur la muqueuse intestinale produit de nombreux points rouge-brun correspondant aux villosités.

La coexistence, dans ce cas, de reins gras avec la dégénérescence cireuse du foie et de la rate, est digne de remarque. Il faut observer cependant que même dans les reins les petits vaisseaux donnaient la réaction dite amyloïde.

Bon nombre d'entre vous ont eu l'occasion d'examiner le malade dont je vais maintenant vous rapporter l'histoire.

OBS. X. — *Syphilis constitutionnelle, suivie de symptômes de dégénérescence cireuse du foie, de la rate et des reins.*

H. D..., âgé de vingt-huit ans, fut admis le 27 décembre 1866 à l'hôpital Middlesex. Étant jeune, il paraît avoir joui d'une bonne santé et avoir eu des habitudes de tempérance. Mais il y a six ans, il contracta la syphilis, et il eut des bubons qui furent ouverts et dont on voit encore les cicatrices dans l'aine. Les plaies guérirent rapidement, ne suppurant guère qu'une quinzaine de jours. Il ne se rappelle pas avoir eu des ulcérations dans la gorge ni des douleurs dans les os. En 1858, il alla rejoindre un régiment de cavalerie dans l'Inde. A part une ou deux légères attaques de diarrhée, sa santé continua à être bonne jusque vers novembre 1864, où il fut pris de douleurs dans l'hypochondre droit, ce qui le força à garder le lit pendant six semaines. La douleur augmentait quand il faisait une forte inspiration. On lui appliqua des sangsues et des vésicatoires. Au bout de six semaines, il reprit sa tâche; mais, son foie devenant gros et ses forces s'en allant, il fut congédié du service et revint en Angleterre en juin 1865. Depuis son retour en Angleterre, il a pu gagner sa vie comme journalier; mais chaque hiver il a eu de la toux et parfois une expectoration légèrement striée de sang. Huit semaines avant son admission, il perdit l'appétit et les forces, et fut envoyé comme fiévreux au *London Fever Hospital*, où on lui administra du mercure et de l'iodure de potassium dans le but de réduire le volume du foie. En quittant le *Fever Hospital*, il vint ici. Il ne se rappelle pas avoir eu dans l'Inde aucune espèce de fièvre, et en aucun moment de sa vie il n'a constaté de l'hydropisie sur quelque partie de son corps.

Le malade, à son entrée, est maigre et anémié; il a le teint blême, sans cependant qu'il y ait ictère conjonctival. Sur le dos on voit de nombreuses petites cicatrices et des taches cuivrées. Mais ce qu'il y avait de plus remarquable, c'était l'augmentation de volume du foie, dont le bord supérieur atteignait le quatrième espace intercostal, tandis que le bord inférieur descendait jusqu'au bas de l'ombilic (fig. 10). L'augmentation de volume paraissait uniforme. Voici quelles étaient les dimensions de l'organe : sur la ligne médiane, 8 pouces 1/4; sur la ligne mammaire droite, 9 3/4; sur la ligne axillaire 6 1/2; sur la ligne dorsale 5 1/2. La limite supérieure de la matité hépatique était arquée (fig. 11), elle était, en effet, au niveau de la ligne axillaire, un pouce plus bas que sur la ligne mammaire; sur la ligne dorsale, elle s'élevait jusqu'au huitième espace intercostal et de là s'incurvait vers la colonne. Pas de voussure des côtes; la portion du foie qui dépasse le rebord costal est ferme et résistante, nullement sensible et parfaitement lisse. La seule inégalité appréciable était un sillon transversal situé à 3 pouces 1/2 au-dessus de l'ombilic et apparemment due à la constriction de quelque partie du vêtement. Le bord inférieur du foie se déprimait considérablement quand le malade faisait une longue inspiration, de sorte que la surface de l'organe était probablement libre d'adhérences, ou bien il n'y en avait que très-peu. Les dimensions de la rate étaient également augmentées (fig. 10); elle ne faisait pas saillie au-dessous du rebord costal, mais sa matité était de 5 pouces et demi verticalement et 6 1/2 transversalement, au lieu de 2 pouces sur 4 dans l'état normal. Pas de signe d'ascite ou d'anasarque. Appétit mauvais; langue chargée; pendant les quelques semaines qui ont précédé son admission, tendance aux vomissements et à la diarrhée; il y avait trois ou quatre selles relâchées par jour. Pas de douleur dans l'abdomen, sauf quelques crises passagères, qui paraissaient dues à la flatulence. Ce dont le malade se plaint le plus, c'est de sa faiblesse dans les membres.

Le sang et l'urine furent examinés avec soin : le sang contenait un peu plus de globules blancs qu'à l'état normal, bon nombre de globules rouges avaient un contour irrégulier et une tendance à s'effiler. On tint note pendant plusieurs semaines de la quantité d'urine évacuée journellement et on constata qu'elle était toujours bien au-dessus de la normale; la quantité moyenne était de 3 à 4 pintes et parfois il y avait plus de quatre pintes; densité 1010 à 1015. L'urine contenait toujours beaucoup d'albumine, mais elle était parfaitement claire, de couleur ambrée et sans dépôt appréciable. L'examen microscopique au point de vue des cylindres urinaires ne donna la plupart du temps qu'un résultat négatif; une fois on a trouvé quelques petits cylindres hyalins.

Pendant les cinq jours qui suivirent l'entrée du malade, on constata un léger trouble fébrile. Le pouls varia entre 110 et 120; la température s'éleva jusqu'à 39° 2. On entendait des râles bronchiques humides et secs en arrière des deux poumons; le malade a eu aussi des insomnies, mais sans frissons ni transpiration. Après cela, le pouls et la température redevinrent à l'état normal et le sommeil fut bon; mais on entendait généralement un râle crépitant fin à la base des poumons. Pas de signe de maladie de cœur.

Jusqu'au 13 mars 1867, le traitement consista en acides minéraux, toniques amers et régime substantiel. On prescrivit d'abord de l'acide sulfurique et de petites doses de laudanum, à l'effet d'arrêter la diarrhée. Le 9 janvier, on substitua de l'acide nitrique à l'acide sulfurique, et on administra de petites doses de laudanum dans une infusion de gentiane composée. Le 8 février, on supprima l'opium et à la place de l'infusion de gentiane composée on donna 64 milligrammes de quinine. La diarrhée qui avait complétement cessé reparaît de nouveau, mais est supprimée encore par le laudanum le 13 février. Sous l'influence de ce traitement, le malade s'améliora promptement et considérablement. Il avait bon appétit et avait repris des forces. A son entrée, son poids était de 70 kilos; mais le 13 mars il avait gagné 16 livres (environ 7 kil. 1/4).

3 avril 1867. — Le 13 mars on cesse l'acide nitrique et on donne à la place 15 gouttes de teinture d'iode composée. Après cela, le malade continue à aller mieux. Il pesait 9 kilos de plus qu'à son entrée. Il n'y avait plus de diarrhée et la quantité d'urine était revenue presque à son chiffre normal. Pas de changement appréciable, cependant, dans le volume du foie.

29 avril. — Le malade quitte l'hôpital, considérablement amélioré au point de vue de ses forces et de son apparence : pas de diarrhée; urine en quantité normale, mais contenant 1/20 d'albumine. Volume du foie considérablement diminué aussi, comme l'indiquent les dimensions suivantes : sur la ligne médiane 6 pouces; sur la ligne droite mammaire 7 pouces 1/4; sur la ligne axillaire 6 1/4. La matité de la rate dans le sens vertical n'est plus que de 4 pouces 1/2.

Dans ce cas, le fait de l'augmentation de volume du foie débutant sous les tropiques par une douleur aiguë, pouvait bien donner l'idée qu'on avait affaire à un abcès; mais contre cette idée d'abcès on avait la durée de cette augmentation de volume, son caractère uniforme, sa grande densité, l'absence de fluctuation, et cette circonstance que le malade avait été capable de travailler comme journalier pendant plus de douze mois avant son admission au *Fever Hospital*. D'un autre côté, les caractères physiques de la tuméfaction hépatique, l'augmentation de volume de la rate, l'excrétion d'une grande quantité d'urine très-albumineuse, sans qu'il y eût hydropisie, la tendance à la diarrhée, l'état du sang et les antécédents syphilitiques, tout indiquait que la dégénérescence cireuse était la cause de l'augmentation de volume. Quant à la douleur, on peut faire remarquer que Frerichs a rapporté un cas d'affection cireuse du foie, dans lequel « le premier symptôme fut des douleurs lancinantes persistantes dans le côté, et bientôt le malade vit ses forces diminuer à tel point qu'il fut dans la nécessité de quitter son travail. Presque en même temps, il observa une tuméfaction dans l'hypochondre droit et l'épigastre. » La cause de la douleur était sans nul doute une attaque intercurrente de périhépatite, comme on l'a constaté après la mort dans l'observation XI.

OBS. XI. — *Syphilis constitutionnelle, suivie de dégénérescence cireuse du foie, de la rate et des reins. — Pas d'albuminurie. — Périhépatite.*

Thomas S., âgé de vingt-trois ans, jardinier, fut admis le 4 mars 1868 à l'hôpital Middlesex. Il avait contracté la syphilis au commencement de 1866 et depuis le 2 août jusqu'au 2 décembre 1867, il avait été dans mon service pour une ulcération de la gorge, du rupia, de la périostite sur nombre de ses os et des attaques de fièvre. Le foie n'était pas gros alors. Il vint de nouveau dans mon service pour une diarrhée intense qui avait duré pendant une quinzaine. Il était à ce moment très-amaigri, il avait de la périostite à l'os frontal, aux deux clavicules, aux deux tibias, aux os de l'avant-bras, etc. Langue sèche et brunâtre; pas d'appétit, soif vive; parfois des vomissements; diarrhée aqueuse profuse, matières fétides. Foie très-gros, mesurant 8 pouces sur la ligne mammaire droite; augmentation de volume uniforme; surface lisse et dure, et pendant deux jours, mais non auparavant, extrêmement sensible. Pas d'ictère, pas d'ascite, pas d'augmentation apparente du volume de la rate, pas d'albuminurie et pas d'anasarque.

La diarrhée fut arrêtée par une mixture contenant de l'acide tannique et quelques gouttes de laudanum, mais de temps en temps elle reparaissait. La langue devint sèche, rouge et fissurée; des abcès se formèrent à la mâchoire et à la hanche; dans la nuit du 15 mars, il eut une violente attaque de convulsions, dont il se remit, mais le matin du 31, il eut une seconde attaque et resta sans connaissance jusqu'à sa mort, huit heures après. L'urine ne contenait pas d'albumine; celle évacuée la veille de la mort était abondante et avait une densité de 1007.

Autopsie. — Le foie est considérablement augmenté de volume; il s'étend en bas jusqu'à l'ombilic; toute sa surface est couverte d'une mince couche de lymphe récente, qu'on peut aisément enlever. La surface est lisse, moulée sur les organes adjacents; son tissu est très-dense et présente les caractères typiques et la réaction de la lésion cireuse; il pèse 131 onces (plus de 3 kil. et demi). On trouve dans la vésicule biliaire environ une once d'un mucus gélatineux couleur ambrée. La rate pèse 12 onces et demie, elle est ferme et cireuse; à la coupe on dirait des grains de sagou. Les reins paraissent sains, mais les corpuscules de Malpighi donnent la réaction amyloïde très-nettement. La muqueuse intestinale, du jéjunum jusqu'à la fin de l'iléum, donne également la réaction amyloïde sur les petits vaisseaux des villosités et ailleurs. Les os du crâne sont considérablement épaissis, le diploé est rempli d'une matière osseuse dense; le frontal présente un point ramolli et la surface osseuse correspondante est rugueuse et érodée. Les artères cérébrales ont leurs tuniques épaissies, mais ne se teignent pas par l'iode. Environ une once de liquide dans les ventricules latéraux. La base du poumon droit est carnifiée par suite de la compression du foie.

OBS. XII. — *Maladie des os du nez. — Ozène et épistaxis. — Augmentation considérable du volume du foie. — Albuminurie.*

Philippe A., âgé de quarante et un ans journalier, fut admis le 14 février 1871 à l'hôpital Middlesex. Il assure qu'il a joui d'une bonne santé jusqu'à il y a seize mois, époque où il commença à avoir au nez un écoulement fétide accompagné de fréquentes épistaxis et d'une toux gênante. La quantité de sang perdu ainsi était souvent considérable, et il se formait dans la narine gauche de gros coagula que le malade retirait. Il maigrit et s'affaiblit; il fut obligé d'abandonner son travail et resta neuf mois dans un autre hôpital. Il n'a jamais eu ni sueurs nocturnes, ni diarrhée, ni hydropisie, mais pendant deux ans il a été dans l'habitude de se lever deux fois par nuit pour uriner.

A son entrée, le malade est maigre, blême et anémique, mais il n'y avait pas trace de jaunisse ni d'hydropisie. Les narines étaient affectées d'un écoulement fétide et la narine gauche était rétrécie par la projection d'une portion de l'os nasal gauche tout à fait rongé et un peu détaché. Nombreuses petites taches cuivrées sur l'abdomen et sur les jambes. L'abdomen est gros et proéminent, sa circonférence est de 31 pouces au niveau de l'ombilic. Cette tuméfaction est entièrement due à une augmentation uniforme du volume du foie, dont on pouvait sentir le bord inférieur arrondi deux pouces au-dessous de l'ombilic, et dont la matité s'étendait du mamelon à 10 pouces et demi en bas. La surface du foie est lisse, dure et indolente. La matité de la rate occupe le double de son aire normale, mais on ne peut pas sentir le bord inférieur de l'organe faisant saillie au-delà des côtes. L'urine fut examinée presque tous les jours; sa quantité s'élevait quelquefois jusqu'à près de trois litres; sa densité variait de 1010 à 1015; elle contenait ordinairement de l'albumine, parfois jusqu'à 1/12 de son volume, mais pas de cylindres urinaires. Submatité et expiration prolongée dans la fosse sous-claviculaire droite. Pouls de 80 à 100; cœur refoulé en haut, mais sous les autres rapports normal. Langue rouge et un peu dégarnie d'épithélium; appétit bon; fonctions alvines régulières. Le nombre des corpuscules blancs du sang est considérablement augmenté. Durant le séjour du patient à l'hôpital, la température du soir s'élevait souvent de 1 degré et plus au-dessus de celle du matin; elle a atteint une fois 39° 2. Le malade se plaignait souvent de céphalalgie frontale et de douleurs dans les membres; pendant plusieurs jours il eut une légère atteinte de diarrhée; le 11 avril il fut pris subitement d'un œdème aigu de la glotte, qui fut un peu alarmant.

Le traitement consista en acides minéraux et azotate de fer, tandis que les narines étaient lavées en y injectant une solution de la liqueur de Condy ou d'acide sulfureux. Lorsque la céphalalgie frontale fut trop violente, on lui fit prendre de l'iodure de potassium. L'œdème de la glotte céda rapidement aux sangsues et aux cataplasmes chauds sur la gorge, au glycérolé de tannin appliqué à l'entrée de la glotte et à l'azotate de fer à l'intérieur. Lorsque le malade quitta l'hôpital, le 24 mai, il était infiniment mieux. Le foie était plus petit, mais la matité hépatique dans le milieu du lobe droit mesurait encore 9 pouces 1/4; l'albuminurie avait disparu pendant quelque temps; la proportion de globules blancs du sang avait diminué; la température du soir était normale, et l'écoulement nasal moindre.

OBS. XIII. — *Nécrose syphilitique de la mâchoire inférieure. — Albuminurie. — Diarrhée. — Pleurésie et péricardite. — Foie et reins cireux.*

John R., âgé de trente-huit ans, est entré dans mon service de Middlesex Hospital le 17 décembre 1867. Six ou sept ans auparavant, il avait contracté la syphilis, et quatre ans avant il avait été obligé de garder le lit pendant trois mois pour une affection douloureuse des articulations. Un an avant, il avait été admis dans le même hôpital pour une albuminurie accompagnée d'un léger œdème des jambes; à ce moment, le bord alvéolaire du côté droit de la mâchoire inférieure s'était exfolié. Dix semaines avant son entrée, il avait été pris de toux, de dyspnée et de douleur dans le côté droit de la poitrine.

A son entrée, le malade a l'aspect anémique, chlorotique, avec une légère anasarque générale. L'urine contenait une très-grande quantité d'albumine, environ la moitié de son volume, mais pas de cylindres urinaires; elle était très-abondante et avait une densité de 1015. Matité absolue sur toute la surface du poumon droit, avec tous les signes d'un épanchement pleurétique. Matité cardiaque également augmentée, mais impossible à délimiter d'avec celle du poumon droit; les bruits du cœur sont faibles, mais on n'y peut trouver rien de bien anormal. Pouls à 96; langue nette et rouge; haleine extrêmement fétide; pas d'appétit et vomissements fréquents. La matité hépatique s'étend en bas uniformément à deux pouces au-dessous de sa limite normale. Au-dessus, elle ne pourrait pas être nettement isolée de celle du poumon droit. La portion du foie faisant saillie au-dessous des côtes droites était lisse et nullement sensible. La rate ne paraissait pas augmentée de volume. Le malade se plaignait beaucoup de ne pas dormir.

Le traitement ne réussit guère à améliorer l'état du malade. Le 2 janvier suivant, diarrhée profuse, avec selles aqueuses et très-fétides. Cet état continua ainsi jusqu'à la mort, le 7 janvier, qui fut le résultat de l'épuisement plutôt que du coma.

A l'*autopsie*, on trouva un épaississement considérable avec des adhérences solides de la plèvre droite en avant; en arrière, le poumon droit était séparé de la paroi thoracique par environ trente onces de liquide trouble; le poumon droit est extrêmement dense par suite de transformation fibroïde. Le péricarde contenait environ 12 onces de sérosité trouble et la surface du cœur était recouverte d'une couche épaisse rugueuse de lymphe assez fermement adhérente. Le foie, la rate et le poumon droit étaient solidement fixés au diaphragme par des adhérences. Le foie pesait 66 onces; il était extrêmement dense, et présentait à l'œil nu les apparences et la réaction chimique du dépôt cireux. La rate est de volume normal et un peu molle. Les reins ont à peu près leur grosseur ordinaire; leurs surfaces sont légèrement granuleuses; la couche corticale est extrêmement dense et pâle, et les vaisssaux droits et les corpuscules de Malpighi donnent d'une façon caractéristique la réaction dite amyloïde. La muqueuse de l'intestin grêle était fortement injectée, mais ne présentait pas la réaction amyloïde.

Dans le cas suivant, qui a été observé il y a quelques années à Middlesex, le diagnostic fut rendu difficile par la forme irrégulière, nodulée, qu'affectait l'augmentation de volume du foie. Le cas se trouvait dans le service du docteur Greenhow et a été rapporté dans les *Pathological Transactions*, t. XVI, p. 147.

OBS. XIV. — *Foie cireux, gros et nodulé, simulant un cancer.*

Le malade était un boulanger, âgé de trente-trois ans, au moment de sa mort, le 12 octobre 1864. On ne put assigner de cause à la maladie; mais on remarqua dans l'aine droite une cicatrice de nature suspecte. On put l'observer tout d'abord quatre mois avant sa mort, et quoique le foie fût alors aussi gros qu'au moment de la mort, il n'avait jamais été le siége de douleur ni de gêne, le malade ne se doutait nullement qu'il eût une tumeur dans l'abdomen avant qu'on l'eût reconnu à l'hôpital. La tumeur s'étendait du côté droit jusqu'au côté gauche de manière à occuper les deux hypochondres. Matité absolue à la percussion depuis la 4e côte droite jusqu'à un pouce au-dessous du niveau de l'ombilic. La tumeur n'était pas du tout sensible et sa surface était parfaitement lisse. Une proéminence globulaire, unie à l'épigastre, simulait cependant jusqu'à un certain point une tumeur hydatique profondément située, tandis qu'un bord lobulé et l'ascite purent plus tard faire supposer l'existence d'un cancer. Néanmoins, l'absence de douleur et des phénomènes habituels de la cachexie cancéreuse éloignaient l'idée de cancer, et, d'un autre côté, la densité de la tumeur épigastrique, l'augmentation de volume de la rate, et les caractères de l'urine indiquaient la maladie cireuse plutôt qu'une tumeur hydatique.

Une quinzaine avant l'entrée du malade, son pied commença à enfler et l'anasarque s'étendit graduellement jusqu'aux cuisses et au scrotum. Environ deux mois avant sa mort, du liquide commença à se former dans le péritoine; mais l'hydropisie ne gagna jamais les bras ou la partie supérieure du corps. L'urine était assez abondante, environ trois pintes, et contenait beaucoup d'albumine, mais rarement des cylindres urinaires. Jamais il n'y eut d'ictère. Vers la fin, le malade maigrit considérablement et finalement mourut épuisé.

Le foie pesait 184 onces 1/2 (environ 5 kil. et demi) et était dans un état avancé de dégénérescence cireuse ou albumineuse, donnant avec l'iode une réaction très-caractéristique. Les reins, la rate et les glandes lymphatiques de la scissure porte étaient aussi considérablement augmentés de volume et avaient subi une transformation semblable. Les deux lobes du foie étaient également augmentés de volume, mais ils se prolongent en haut et en arrière, de façon à laisser une scissure de cinq pouces de profondeur au bord postérieur, correspondant à l'attache du ligament suspenseur. Le bord antérieur était très-épaissi et était creusé également de deux profondes scissures, correspondant aux encoches du ligament suspenseur et à la vésicule biliaire qui lui imprimaient un aspect lobulé. Sur la face supérieure correspondant à l'épigastre, il y avait une éminence semi-globuleuse de trois pouces de diamètre. La face inférieure était marquée de dépressions profondes, correspondant au rein droit et à la rate. La surface du foie était généralement lisse, mais la capsule était très-épaissie et adhérente en haut au diaphragme. L'estomac, les intestins et le cœur à l'état normal.

II. — DÉGÉNÉRESCENCE GRAISSEUSE DU FOIE.

La seconde forme d'augmentation du volume du foie, sans douleur, est celle que produit l'accumulation de matière huileuse dans cet organe, ou « le foie gras ». Cette forme d'augmentation de volume du foie présente les caractères cliniques suivants :

1° Le volume peut être considérablement accru, mais il atteint rarement les proportions qu'offre souvent le foie cireux. Il n'est pas fréquent de voir le bord antérieur ou inférieur dépasser ou même atteindre le niveau de l'ombilic. Parfois cependant, la matité hépatique augmente verticalement hors de proportion avec l'accroissement réel de volume, parce que l'organe est si mou et si flasque qu'il se recourbe et s'affaisse sur lui-même, et de la sorte le bord antérieur est déprimé et une portion plus considérable de l'organe se trouve ainsi appliquée contre la paroi abdominale;

2° De même que dans la dégénérescence cireuse, l'augmentation de volume est assez uniforme dans chaque direction; il n'y a pas de bosselure, de sorte que la forme naturelle du foie n'est que peu altérée. Il n'y a pas d'expansion ou de voussure des dernières côtes;

3° Le foie gras est moins résistant à la pression; il est pâteux et de consistance plus molle que dans la maladie cireuse. Lorsque les parois abdominales sont minces, cette consistance molle et pâteuse du foie gras est promptement appréciée; mais ce caractère physique devient difficile à déterminer si les parois sont épaisses;

4° La face externe est lisse et le bord inférieur uni et arrondi, à moins qu'à la dégénérescence graisseuse ne vienne se joindre quelque autre affection plus importante, telle que la cirrhose;

5° Il n'y a ni ascite ni développement exagéré des veines superficielles de l'abdomen. Une forte accumulation de graisse dans le foie entrave la circulation assez pour amener l'anémie de l'organe, mais pas à un degré suffisant pour causer de l'ascite (1);

6° Même dans les cas les plus intenses, le foie continue à produire de la bile, cette sécrétion n'étant ni arrêtée, ni empêchée. L'ictère n'est donc pas un symptôme de foie gras sans complication;

7° La même remarque s'applique à la douleur. Le foie gras est indolent du commencement jusqu'à la fin. On peut impunément manipuler l'organe comme on veut; cependant, dans les cas les plus intenses, le malade peut accuser une sensation de pesanteur et de tension dans l'abdomen, laquelle augmente quand il se retourne sur le côté gauche;

8° par suite de l'absence de symptômes, on n'a que peu d'occasions de suivre le développement de la dégénérescence graisseuse du foie, mais il est habituellement lent et imperceptible;

9° Les symptômes constitutionnels du foie gras sont peu nombreux et pas caractéristiques; ceux qui ont été indiqués sont souvent dus en majeure partie à la coexistence de dégénération graisseuse d'autres organes, et plus spécialement du cœur. Un affaiblissement général, une anémie très-prononcée, le défaut de tonicité dans les systèmes nerveux et vasculaire sont au nombre des symptômes les plus saillants. Le patient est atteint de langueur, il est vite fatigué, il supporte mal les spoliations et les invasions de maladies aiguës. Le docteur Addison a décrit un état particulier des téguments qu'il croit pathognomonique de la dégénérescence graisseuse du foie. « A l'œil nu, dit-il, la peau présente un aspect exsangue, presque demi-transparent et analogue à de la cire. Lorsque cet état s'associe à de la pâleur, cet aspect prend tout à fait l'air de l'ivoire finement poli, mais quand il se combine avec un teint plus blême, comme cela se voit de temps à autre, la peau ressemble alors à un modèle ordinaire en cire. Au toucher, les téguments en général sont lisses, lâches et souvent flasques; dans quelques cas très-marqués, toutes les aspérités normales de la peau paraissent effacées, et elle devient si délicatement lisse et douce qu'elle donne la sensation qu'on éprouve en maniant une pièce du satin le plus souple (2). » C'est surtout chez les femmes qu'on peut constater ces caractères, et, bien qu'ils soient loin d'être constants,

(1) Tel ne serait pas l'avis du Dr Lancereaux. En effet, d'après lui (*Traité d'anatomie pathologique*, t. I, p. 477, note), « l'altération graisseuse du foie doit être comptée parmi les causes de l'hydropisie. Celle-ci se produit toutes les fois que la densité du parenchyme est moindre que celle de l'eau. C'est un fait qui n'est pas douteux pour moi, car il s'appuie sur plus de vingt observations personnelles. » Bien que je ne partage point l'opinion que je viens de citer, j'ai cru devoir la rapporter, à cause de la grande compétence de l'auteur. Je crois, pour ma part, que l'hydropisie ne doit généralement se produire, dans le cas de dégénérescence graisseuse du foie, que lorsque la stéatose a également envahi un autre organe important, tel que le cœur ou le rein, jouant un rôle plus direct dans les phénomènes de la circulation. (N. D. T.)

(2) *Guy's Hospital Reports*, First Ser., t. I, 1836, p. 479.

il n'en est pas moins vrai que, dans la plupart des cas de foie gras, l'aspect extérieur et l'ensemble des téguments sont plus ou moins pâteux et anémiques, et quelquefois la peau paraît huileuse par suite de l'hypersécrétion des follicules sébacés. Les malades affectés de foie gras se plaignent souvent aussi de symptômes dyspeptiques tels que flatulence, hypochondrie, irrégularité des intestins, constipation habituelle, mais parfois diarrhée profuse pour la moindre cause;

10° La rate est rarement augmentée de volume. La circulation porte n'est pas obstruée à un degré suffisant pour amener une augmentation de volume de cet organe par stase sanguine; de plus, la rate n'est pas sujette à être, comme dans la dégénérescence cireuse, le siége d'un dépôt semblable à celui qui envahit le foie.

Il y a cependant d'autres organes qui sont aptes à subir la dégénérescence graisseuse aussi bien que le foie, et dans ce cas chaque organe présente ses caractères propres dont la constatation ne manquera pas d'éclairer sur la nature de l'augmentation de volume du foie. Ainsi :

11° Lorsqu'il y a concurremment une dégénérescence graisseuse du cœur, en plus des signes déjà énumérés on observera souvent :

a. Une impulsion cardiaque très-faible, ou même inappréciable;

b. Les bruits du cœur sont très-légers, parfois on ne les entend pas du tout, le premier bruit en particulier est court et faible.

c. Le pouls radial est très-lent, ou rapide, faible et irrégulier.

d. Attaques de vertige, de syncope ou de pseudo-apoplexie.

e. Dyspnée ou douleur sternale à la moindre fatigue et sensation de faiblesse dans la région épigastrique, comme si l'on s'évanouissait.

12° Lorsqu'il y a une dégénérescence graisseuse des reins, outre les symptômes déjà énumérés, on observe que :

a. L'urine est en quantité moindre qu'à l'état normal, plus souvent trouble que claire, elle contient beaucoup d'albumine et dépose de nombreux cylindres huileux.

b. Il y a une tendance à l'anasarque généralisé.

c. La pâleur est extrême et le facies est empâté.

13° Comme dans la dégénérescence cireuse du foie, on aidera efficacement au diagnostic en examinant les circonstances dans lesquelles est survenue l'augmentation de volume du foie. Une foule de conditions différentes peuvent déterminer le foie gras, mais on peut les rapporter presque toutes à l'un des chefs suivants :

a. Surcharge graisseuse, ou accumulation de graisse sous la peau, par tout le corps, chez des individus qui pour la plupart vivent grassement et mènent une vie indolente. C'est dans cette condition que le cœur sera le plus aisément envahi par la dégénérescence graisseuse et qu'il faut s'attendre à constater les symptômes du cœur gras que j'ai déjà énumérés. Les individus qui sont dans cet état sont très-exposés à mourir d'une rupture du cœur. Dans les *Pathological Transactions*, vous trouverez rapportés quelques cas (1) dans lesquels les malades succombèrent à une rupture du cœur et où on trouva non-seulement le cœur gras, mais le foie très-augmenté de volume par suite de dépôt graisseux et une accumulation considérable de graisse par tout le corps (2).

b. Alcoolisme. — Les personnes qui abusent des spiritueux, surtout si elles font peu d'exercice, sont très-disposées à avoir le foie gras. Sur treize sujets morts de delirium tremens, Frerichs trouva le foie très-graisseux chez six (3). Dans deux cas de mort par delirium tremens dont j'ai fait l'autopsie à l'hôpital de Middlesex, il y a quelques années, j'ai constaté un engorgement graisseux considérable du foie. Dans l'un de ces cas, l'organe hépatique pesait 83 onces, et dans l'autre, 96. C'est dans ces circonstances que les reins participent souvent à la dégénérescence graisseuse. La quantité de graisse que quelques-uns de ces malades accumulent, malgré la petite quantité de nourriture solide qu'ils consomment, est remarquable. C'est dans ces conditions que, à la longue, le foie gras peut se compliquer de cirrhose.

c. Phthisie. — La grande fréquence de l'engorgement graisseux du foie chez des personnes atteintes de consomption pulmonaire a déjà été signalée à propos de la dégénérescence cireuse du foie. Le foie gras est plus fréquent, parmi les phthisiques, chez les femmes que chez les hommes. Dans cette maladie, il est assez remarquable que tandis que la graisse disparaît rapidement de presque tous les tissus de l'organisme, elle s'accumule en telle quantité dans le foie.

d. Outre la phthisie, d'autres maladies consomptives, telles que le *cancer* (4), l'*ulcère simple de l'estomac* (5), la *dysenterie chro-*

(1) Voir notamment le cas du Dr Quain, t. III, p. 262, et celui du Dr Pollock, t. XV, p. 84.

(2) Il me paraît intéressant de signaler ici la stéatose transitoire du foie constatée, dans ces dernières années, pendant la grossesse et la lactation. D'après de Sinéty, auquel on doit des recherches originales sur cette question (thèse de Paris, 1873, *Archives de physiologie*, 1873, et communications diverses à la Société de biologie), dans la stéatose de la lactation, ce sont seulement les cellules du centre des lobules qui sont envahies par la graisse; tandis que dans les stéatoses d'origine morbide, toxique ou alimentaire, ce sont les cellules périphériques qui sont les premières atteintes. Une conséquence clinique de cette stéatose, en quelque sorte physiologique, c'est qu'elle constitue une prédisposition fâcheuse pour des troubles hépatiques graves. Pour Lancereaux, en effet (*Atlas d'anatome pathologique*, texte, p. 85), c'est à ce léger degré d'altération graisseuse de la glande hépatique pendant la grossesse qu'il faudrait attribuer la plus grande fréquence de l'atrophie aiguë ou ictère grave chez les femmes grosses pendant l'état puerpéral. (N. D. T.)

(3) Sur 90 cas d'alcoolisme, Lancereaux a constaté la stéatose hépatique environ 70 fois. (*Diction. encycl. des sc. méd.*, t. II, p. 630). (N. D. T.)

(4) Voir un cas de cancer du larynx, par Ch. Heath, *Pathol. Transact.*, t. XIII, p. 28, et un cas d'ulcération cancéreuse étendue de l'aine, par Budd, *Diseases of Liver*, p. 299.

(5) Cas rapporté par M. Robinson, *Pathol. Transact.*, t. IV, p. 133, et par sir Thompson, *Ibid.*, t. VI, p. 186.

nique, etc. (1), sont souvent accompagnées d'engorgement graisseux du foie (2).

Il résulte donc de ce qui précède qu'on rencontre le foie dans deux conditions opposées : l'une, caractérisée par l'augmentation des matériaux susceptibles d'être transformés en matière grasse, et où la graisse s'accumule souvent dans tous les tissus de l'organisme ; l'autre, dans laquelle il y a une résorption rapide de la graisse de tous les tissus, avec l'amaigrissement qui en est la conséquence. Son mode de production, dans le premier cas, est suffisamment manifeste; dans le second, le sang se trouve chargé des substances graisseuses provenant des tissus mêmes du malade et cette matière huileuse est séparée du sang dans son passage à travers le foie. L'absorption moindre de l'oxygène, chez les personnes phthisiques, enraye la transformation spéciale que la matière huileuse doit subir, et cela explique pourquoi on rencontre le foie gras plus souvent dans les affections pulmonaires que dans les autres maladies consomptives; et on se rend compte de la plus grande fréquence du foie gras chez les femmes que chez les hommes, par ce fait que les premières fournissent généralement une plus grande quantité de graisse à résorber (3).

Traitement. — L'engorgement graisseux du foie ne cause pas souvent un trouble dans les fonctions assez sérieux pour qu'on ait à le traiter comme tel. Les moyens thérapeutiques doivent être dirigés contre les con-

(1) Cas rapporté par le Dr Bright, in *Hospital Reports*, t. I, p. 117.

(2) L'action pathogénique de ces diverses maladies, au point de vue de la dégénérescence graisseuse du foie, ne s'exerce pas au même degré, ainsi qu'on en pourra juger d'après le tableau suivant que j'emprunte à la dissertation inaugurale de M. F. Babillot (*Variations de la graisse dans le foie dans quelques états pathologiques*, thèses de Paris, 1877, n° 398) :

MALADIES.	POIDS du foie.	PROPORTION de graisse p. 100 gr. de foie frais.
Éclampsie puerpérale	1670	4.2
Scarlatine	2030	3.6
Fièvre typhoïde	1200	22
Farcin aigu	1950	15.8
Phthisie	1350	10.35
— (d'après Vibert)	1325	14
Mal de Pott	2100	37.8
Alcoolisme	1060	23.9
Surcharge graisseuse	4400	23.9

Voir également sur ce sujet la thèse de M. Vibert, *Études sur la phthisie pulmonaire*, Paris, 1877. (N. D. T.)

(3) D'après Perls (*Centralblatt*, 1873, n° 51 et *Revue de Hayem*, t. III, p. 530), il y a à distinguer l'infiltration de la dégénérescence. Dans la première, la graisse prend simplement la place de l'eau renfermée dans les tissus ; dans la seconde, elle se substitue aux éléments solides proprement dits. L'analyse chimique est seule apte à mon-

ditions sous l'influence desquelles on sait que survient l'engorgement en question.

1° Lorsque l'affection atteint des individus gros mangeurs et d'habitudes indolentes, la graisse disparaîtra généralement du foie, aussi bien que du reste du corps, en leur faisant adopter un genre de vie opposé au premier. On leur prescrira de se lever de bonne heure, de faire beaucoup d'exercice en plein air, de manger surtout de la viande maigre, du poisson, du pain, des légumes verts, de boire du bordeaux léger, du vin du Rhin, ou simplement de l'eau; d'éviter le beurre, la graisse, l'huile, les boissons fermentées, les vins forts et toutes les substances riches en amidon et en sucre. Sous l'influence d'un pareil régime, non-seulement la graisse disparaîtra, mais la nutrition des muscles s'améliorera et les forces du malade augmenteront. Dans le cas, cependant, où il y aura lieu de soupçonner l'existence de dégénérescence graisseuse du tissu musculaire du cœur, le changement de régime que je viens de préconiser ne doit pas être trop soudain et on doit en bien surveiller les effets, de même qu'il faut être très-mesuré dans la façon dont on supprime la ration accoutumée de stimulants alcooliques;

2° Lorsque la dégénérescence graisseuse du cœur est le résultat de l'alcoolisme, la simple suppression de la cause nocive suffira généralement pour amener la diminution de volume du foie;

3° Les alcalins, les carbonates alcalins ou les sels à acides végétaux, combinés avec quelque amer végétal, tel que le pissenlit ou la gentiane, sont généralement reconnus efficaces pour amender les troubles digestifs liés au foie gras; s'il y a de la constipation, on pourra aussi avoir parfois recours à un peu de rhubarbe composée, ou aux pilules de coloquinte de la Pharmacopée, combinées avec les pilules bleues et l'extrait de jusquiame, ou bien on fera prendre au dîner une pilule contenant de l'extrait aqueux

trer jusqu'à quel point il y a infiltration ou dégénérescence, et voici les résultats qu'elle a fournis à l'auteur dans un certain nombre de cas :

DANS 100 PARTIES FRAICHES non privées d'eau.	EAU.	GRAISSE reprise par l'éther.	SUBSTANCES solides et privées de graisse.
1° Foie normal (moyenne de 8 observations)	76.5	3	20.5
2° Foie gras d'alcoolique	62.1	19.5	18.4
3° —	61.57	23.98	14.45
4° Foie très-gras	43.84	43.84	12.32
5° Atrophie jaune aiguë	81.6	8.7	9.7
6° Ictère grave avec adipose générale	63.57	26.45	9.9

Ces analyses justifient jusqu'à un certain point la manière de voir de l'auteur, mais elles montrent aussi que ces deux altérations ne vont guère l'une sans l'autre, bien que le plus souvent il y ait prédominance de l'une ou de l'autre. (N. D. T.)

d'aloès et de la noix vomique. On s'est bien trouvé également de faire manger de grandes quantités de sel ordinaire avec la nourriture. Enfin, si les circonstances le permettaient, il serait bon de conseiller une saison aux eaux minérales de Carlsbad, Marienbad, Kissingen, Ems ou Vichy;

4° Ces préparations rendent souvent de grands services quand il y a une anémie prononcée et celles qui conviennent le mieux sont le fer réduit, le citrate de fer et de quinine, le citrate de fer ammoniacal et la mixture de fer composée. On les associe souvent avec avantage aux alcalins. Les eaux minérales ferrugineuses de Cambridge, ou Moffat, ou de Spa, Pyrmont, ou Schwalbach, sur le continent, auront les mêmes avantages;

5° Enfin, quand la maladie survient dans le cours de la phthisie, rarement elle réclame un traitement spécial. Mais sa présence est une contre-indication de l'huile de foie de morue ainsi que de tous les autres médicaments oléagineux.

Le cas suivant m'a plusieurs fois fourni l'occasion de vous signaler dans les salles les caractères cliniques du foie gras. L'absence d'albuminurie ou d'augmentation de volume de la rate éloignait l'idée d'engorgement par dépôt cireux.

OBS. XV. — *Phthisie aiguë. — Foie gras.*

Charles C., âgé de cinquante-sept ans, fut admis dans mon service de l'hôpital Middlesex le 11 juin 1867, Il avait joui d'une bonne santé jusqu'à il y a environ deux mois avant son entrée. Il commença alors à tousser fréquemment, à maigrir, à avoir des transpirations nocturnes, et plus tard il eut de la diarrhée. A son admission, il était maigre et abattu; toux fréquente avec expectoration purulente; matité marquée sur une étendue de quelques pouces au-dessous de la clavicule droite, gros râles humides sur toute la surface des deux poumons; diarrhée; matité hépatique mesurant 7 pouces sur la ligne mammaire droite et dépassant en bas largement de trois pouces le bord des côtes; l'augmentation de volume était uniforme; sa face externe était lisse; mais beaucoup plus molle et résistante que celle du foie cireux; elle ne présentait ni douleur ni sensibilité. Pas d'ictère, ni d'albuminurie, ni d'augmentation du volume de la rate.

Le patient déclina rapidement et succomba le 16 juin.

A l'*autopsie* on trouva les deux poumons complétement infiltrés de tubercule jaune; petites cavernes aux sommets : au sommet droit, le tissu pulmonaire a entièrement disparu. Nombreuses petites ulcérations, sans dépôt tuberculeux, dans le gros intestin. Reins et rate normaux. Foie très-gros, pesant 78 onces, uni, jaune pâle, opaque et extrêmement friable; cellules hépatiques complétement remplies d'huile.

III. — HYPERTROPHIE SIMPLE.

Par *hypertrophie simple*, on doit entendre un accroissement du foie dû à une augmentation du volume des lobules et du volume ou du nombre des cellules hépatiques sans altération de tissu. L'accroissement du foie est uniforme et rarement considérable. Comme on peut s'y attendre, il n'est accompagné d'aucun symptôme saillant. Cet état est relativement assez rare et a besoin d'être encore étudié (1). On l'a surtout observé dans 1° la leucémie et 2° des cas exceptionnels de diabète sucré (2).

Par suite, si l'on trouve le foie gras dans une de ces maladies, sans qu'il y ait de trouble manifeste de ses fonctions, on peut supposer une hypertrophie simple. On a dit que l'augmentation de volume du foie survenant par l'effet d'un séjour prolongé dans les pays chauds, peut être de cette nature; mais, dans la plupart des cas, elle est due à l'hypérémie ou à la dégénérescence cireuse. (*Voir* la 4e leçon.)

(1) Il est à remarquer, en effet, que dans les ouvrages didactiques les plus répandus, tels que ceux de Niemeyer, de Jaccoud, de Bamberger — pour ne citer que ceux-là — il n'est nullement question de l'hypertrophie du foie considérée comme maladie isolée. (N. D. T.)

(2) Frerichs, traduct. de Duménil et Pellagot, 2e éd., p. 553. D'après Budd, dans le diabète, le foie serait souvent moins volumineux qu'à l'état normal, et les lobules seraient affaissés par suite de la diminution de la quantité d'huile normalement contenue dans cet organe (*op. cit.*, 3e éd., p. 310). Dans de nombreux cas de mort par le diabète, on n'a rien trouvé d'anormal dans le foie.

TROISIÈME LEÇON.

AUGMENTATION DE VOLUME DU FOIE (SUITE).

IV. — TUMEUR HYDATIQUE.

La quatrième forme d'augmentation de volume du foie, sans douleur (1), est due à la présence d'une tumeur hydatique. Quoique cette maladie soit moins commune ici que dans quelques autres pays (2), j'ai cependant eu maintes occasions de vous montrer ses caractères cliniques, qui sont les suivants :

1° L'augmentation de volume peut être très-considérable, de façon à remplir la plus grande partie de la cavité abdominale, ou atteindre en haut presque jusqu'à la clavicule. A une période moins avancée, les hydatides peuvent constituer une tumeur globuleuse, dans une portion du foie, pas plus grosse qu'une orange, et qui peut même, par sa situation et son volume, échapper complétement à l'observation.

(1) Je crains que M. Murchison n'ait été entraîné, pour les besoins de sa classification, d'ailleurs très-clinique, à faire de l'absence de la douleur un des caractères symptomatiques de la tumeur hydatique. Si ce caractère, en effet, est exact pour les cas où la tumeur se développe lentement, surtout vers le bas, et où elle ne prend pas des proportions considérables, combien d'exceptions on rencontre, même en dehors des complications ! Aussi tout en tenant compte de l'opinion de l'auteur, peut-être ne faudrait-il pas trop s'appuyer sur la constatation du symptôme douleur pour écarter l'idée d'une tumeur hydatique. M. Murchison fait du reste, à ce sujet, quelques restrictions, p. 57. (N. D. T.)

(2) Sur 2100 autopsies relevées à l'hôpital Middlesex du 19 avril 1853 au 25 août 1863, on ne trouva des hydatides que 13 fois, soit une fois sur 161 cas ; et sur ces 13 cas, 7 fois seulement les hydatides furent la cause de la mort, soit 1 fois sur 300 cas. Mais, en Islande, Eschricht a calculé que 1/6 de la population est affectée d'hydatides ; et, d'après Hjaltelin, on en trouverait chez 1/5 des cadavres d'adultes (*British med. Journ.*, 14 août 1869). Dans les hôpitaux d'Australie, les hydatides causeraient la mort dans 1 cas sur 139 décès (Mac Gillivray, *Australian med. Journ.*, mars 1867). D'autre part, les hydatides sont beaucoup plus rares en Écosse qu'en Angleterre. Le docteur Scott Orr a compulsé les relevés de l'Infirmerie Royale de Glasgow depuis les périodes les plus reculées et n'a pu trouver que trois cas, un où les hydatides siégeaient dans la mamelle, et deux dans le foie (*Glasgow med. Journal*, janvier 1876). Le docteur Gairdner assure également que sur plusieurs milliers d'autopsies qu'il a pratiquées ou vu pratiquer, pendant son exercice à l'Infirmerie Royale d'Edimbourg, il n'a vu qu'un seul cas d'hydatides affectant quelque partie du corps, et c'était dans ce cas la partie supérieure du poumon droit. Le malade avait paru venir de Newcastle (*Clinical Medicine*, p. 431). Cette immunité pourrait-elle tenir à la non-importation des moutons étrangers en Écosse ?

2° Contrairement aux augmentations de volume dont nous nous sommes déjà occupé, celle-ci n'est pas uniforme dans toutes les directions, mais généralement elle en suit une, de telle sorte que la forme normale du foie est considérablement altérée (fig. 14 et 15 ; *voir* obs. XVI et XVII). Si la tumeur se développe en haut, le contour arqué qu'affecte ordinairement la limite supérieure de la matité hépatique, se trouvera exagéré ; si elle se développe en bas, on constatera que la limite inférieure de la matité hépatique sera normale à certains endroits, tandis que, dans d'autres, on trouvera une tumeur abrupte, saillante (fig. 14). Il n'est pas rare de lui voir prendre une direction latérale, et causer une voussure plus ou moins prononcée des côtes; dans ce cas, on peut prendre la maladie pour un empyème, qu'on différenciera par les caractères déjà énumérés (p. 10). C'est dans le lobe droit du foie que la tumeur se développe habituellement.

3° La tumeur hydatique n'est ni dense ni pâteuse, mais élastique, ou même fluctuante. Si son siége est profondément situé, avec une couche épaisse de tissu hépatique qui la sépare de la face externe, la tumeur sera seulement élastique ; mais, si elle se rapproche de la surface, il y aura une fluctuation nette, accompagnée du ballottement du fluide à la palpation. On constate parfois le signe connu sous le nom de vibration hydatique. C'est une sensation particulière de tremblotement qu'on ressent lorsque, posant à plat trois doigts de la main gauche sur la tumeur, on frappe brusquement sur le dos du médius gauche avec le bout du médius droit. Ce signe n'est pas dû, comme on le prétend généralement, à des vésicules secondaires renfermées dans le kyste principal et frappant ses parois; on peut le constater sur des hydatides stériles (1), et il n'est pas spécial aux tumeurs hydatiques. On le fait naître toutes les fois qu'on agit de la façon que je viens d'indiquer sur tout kyste volumineux, à parois minces et tendues et dont le contenu est aqueux. Mais comme les seules tumeurs du foie qui répondent à ces caractères sont les kystes hydatiques, il s'ensuit que la constatation de ce signe est de grand valeur pour le diagnostic de ces tumeurs. Malheureusement, il manque complétement dans une grande partie, — peut-être même la majorité, — des cas.

4° La surface de la tumeur est complétement dépourvue d'inégalités. Dans des cas rares, lorsqu'il y a plusieurs kystes distincts faisant saillie à la surface du foie, cet organe peut paraître, à travers les parois abdominales, avoir un aspect un peu lobulé qui rendrait parfois le diagnostic très-embarrassant. Il ne faut donc pas perdre de vue la possibilité de cette source d'erreur.

5° L'ascite, l'œdème des extrémités inférieures, le développement des

(1) Voir aussi Trousseau, *Clinique médicale*, t. III 3e éd

veines superficielles de l'abdomen, et les hémorrhoïdes, ne sont pas des caractères distinctifs de la tumeur hydatique du foie. Quand ils surviennent, dans de rares cas, on doit les considérer dans une certaine mesure comme accidentels et dus à la compression exercée par la tumeur sur le tronc de la veine porte, ou de la veine cave inférieure, ou des veines iliaques. Il faut bien se garder de prendre pour une ascite un énorme kyste hydatique faisant saillie au bas du foie et remplissant la partie antérieure de la cavité abdominale. On reconnaît ce dernier à la façon dont s'est fait le développement de la tumeur, de haut en bas, et à ce que les portions de l'abdomen qui donnent un son tympanique ne sont pas les plus élevées dans quelque position du malade que ce soit. Ainsi, quand celui-ci est sur le dos, il peut y avoir de la matité à la percussion et des signes non équivoques d'épanchement dans la partie la plus élevée de l'abdomen, tandis que dans les deux flancs la percussion donne un son tympanique (*voir* obs. XXXVIII). Si la tumeur hydatique du foie coexiste avec de l'ascite, et si on n'a pas eu l'occasion d'examiner le malade avant l'apparition de l'ascite, le diagnostic sera extrêmement difficile, sinon impossible.

6° L'augmentation de volume de la rate n'est pas une conséquence ordinaire de la tumeur hydatique du foie, mais elle peut survenir dans des circonstances semblables à celles qui amènent l'ascite. Dans des cas très-rares, la rate peut être augmentée de volume par suite de la présence de tumeurs hydatiques secondaires.

7° L'ictère est aussi un symptôme exceptionnel, et, pour ainsi dire, accidentel de la tumeur hydatique du foie. Lorsqu'il existe, il est dû à la pression exercée par la tumeur sur le canal cholédoque dont le calibre se trouve ainsi rétréci ou oblitéré, au catarrhe des voies biliaires, ou à l'envahissement des canaux biliaires par la tumeur, dont le contenu obstrue ces conduits. Je puis vous montrer ici une pièce prise sur un sujet qui avait été dans mon service et chez lequel l'ictère était dû à la dernière de ces causes (obs. XXXIV); vous avez eu d'ailleurs d'autres occasions d'étudier les symptômes dans des cas semblables qui se sont terminés à l'hôpital par la mort (obs. XXXI à XXXIII).

8° L'augmentation de volume du foie par tumeur hydatique entrave rarement les fonctions des reins; par suite, nous ne devons pas rencontrer ces altérations de l'urine si communes dans le foie cireux et assez fréquentes dans le foie gras. Dans des cas rares, cependant, les reins peuvent aussi être le siége d'hydatides, ou encore la pression exercée sur l'uretère par une grosse tumeur hydatique du foie peut amener une pyélite. Dans ces circonstances, l'urine peut contenir une grande quantité de pus, comme cela est arrivé chez un malade qui était dans mon service, à cet hôpital, il y a quelques années, et dont je vous rapporterai l'histoire (obs. XLII). L'urine contient parfois de l'albumine, probablement par suite de la pression sur la veine rénale, puisqu'elle disparaît quand le kyste a été vidé.

9° Le développement d'une tumeur hydatique est lent et imperceptible, et, lorsque la tumeur est volumineuse, elle a généralement existé pendant des années avant que le malade demande avis à un médecin. Le docteur Budd signale le cas d'une dame qui mourut à l'âge de soixante-treize ans et chez laquelle on trouva deux tumeurs hydatiques du foie, qui existaient, — on avait tout lieu de le croire, — depuis l'âge de huit ans (1).

10° Le caractère latent de la tumeur hydatique du foie est un de ses principaux traits. Elle atteint souvent un grand volume sans causer ni douleur ni malaise, et souvent même sans que le patient ait conscience de sa présence (2), et à moins que la poche ne s'enflamme sur sa face interne ou externe, on peut ordinairement manipuler la tumeur comme on veut sans provoquer de la sensibilité. Les premiers indices locaux de sa présence sont ceux qui résultent de la pression qu'elle exerce sur les organes adjacents, une sensation de pesanteur ou de distension, de tiraillements douloureux, ou d'embarras de la respiration. Alors, mais non jusqu'à ce moment, elle peut devenir le siége de crises accidentelles de douleur aiguë et de sensibilité, par suite de l'inflammation du péritoine qui le recouvre. Mais parfois une tumeur d'un faible volume relativement cause de la douleur en se développant dans une direction où il n'y a que peu d'espace pour son accroissement, ou en comprimant quelque nerf (obs. XXI).

11° Pareillement, les symptômes constitutionnels peuvent manquer complétement. Même lorsqu'elle a acquis un volume considérable, souvent la tumeur n'entrave pas les fonctlons du foie. Il n'y a ni fièvre ni trouble de la santé générale et les principaux symptômes sont ceux dus à la pression exercée sur les organes voisins, et à la gêne apportée à leurs fonctions. Il y a quelques années, une malade se présenta à moi se plaignant de tousser, d'avoir la respiration courte et craignant d'être atteinte de consomption. En examinant la poitrine, je trouvai une énorme tumeur hydatique du foie comprimant le poumon droit et produisant une forte voussure des côtes en même temps qu'une tumeur proéminente dans l'abdomen. Le malade n'avait ressenti que de la toux et de la dyspnée et ne se doutait pas de l'existence de quelque tumeur (obs. XLII). Il n'est pas rare non plus de voir des malades qui ont succombé à une inflammation

(1) *Diseases of Liver*, 3e éd., p. 433.

(2) Sur 17 spécimens d'hydatides du foie à l'Institut pathologique de Berlin, 13 n'avaient pas déterminé de symptômes. Heller, *in* Ziemssen's *Handb. der spec. Path.*, band III.

aiguë déterminée par la rupture d'une grosse tumeur hydatique du foie, et qu'on croyait, jusqu'au moment de cette complication inflammatoire mortelle, être en parfait état de santé (1).

12° Les affections que l'on confond le plus facilement avec les kystes hydatiques du foie, sont les abcès, la distension de la vésicule biliaire, un épanchement dans la plèvre droite, un anévrysme, un cancer, un kyste du rein, une tumeur imaginaire et un kyste de l'ovaire.

a. L'absence de symptômes aussi bien constitutionnels que locaux, et le développement lent de la tumeur hydatique, la différencient nettement des abcès qui, à ne considérer que leurs caractères physiques, sont la forme d'augmentation de volume du foie qui se rapproche le plus de l'hydatique. Il y a cependant une source d'erreur qu'il ne faut pas perdre de vue, bien que dans la circonstance un diagnostic correct ne modifierait sensiblement ni le pronostic ni le traitement. La tumeur hydatique du foie s'enflamme et suppure quelquefois et alors on peut être à même de constater tous les phénomènes à la fois locaux et constitutionnels de l'abcès. Dans cette situation, le diagnostic doit reposer entièrement sur les antécédents du malade : ainsi, il était affecté d'une tumeur indolente ayant de longtemps précédé les symptômes de l'abcès; il n'a pas été dans les conditions où d'habitude se développent les abcès tropicaux et il n'a jamais eu la dysenterie.

b. La distension de la vésicule biliaire peut offrir une grande ressemblance avec une tumeur hydatique pédiculée, et peut également ne pas provoquer de douleur. On la reconnaît à sa forme, à sa position, son développement ordinairement précédé de crises de coliques hépatiques, et par ce fait que, dans la plupart des cas, il y a ictère, par suite de l'obstruction du canal cholédoque. Il ne faut pas oublier cependant que lorsqu'une tumeur hydatique s'ouvre dans les voies biliaires, le passage du contenu du kyste dans ces conduits peut donner lieu à tous les phénomènes des coliques biliaires, y compris l'ictère. Sir Thomas Watson a rapporté un remarquable cas de ce genre (2), et j'en ai moi-même observé plusieurs dont je vous présenterai les particularités.

c. Un épanchement considérable dans la plèvre droite, avec voussure des côtes et effacement des espaces intercostaux, peut très-bien simuler une volumineuse tumeur hydatique; mais cependant on prendra plutôt un kyste hydatique du foie pour un épanchement pleurétique qu'on ne confondra ce dernier avec un kyste. On distingue l'hydatique principalement à sa marche insidieuse et à l'absence de symptômes constitu-

(1) Dans ces derniers temps, Dieulafoy a signalé un symptôme qu'il a déjà constaté plusieurs fois et que je n'ai vu indiqué nulle part : c'est la régurgitation ou des vomissements de matières grasses quand le malade a pris des aliments gras. (N. D. T.)

(2) *Lectures on the Pract.*, etc., 5e éd. 1871, t. II, p. 632. *Voir* aussi Trousseau, *Clinique médicale*, t. III, p. 219 et 261, 3e éd.

tionnels. Le caractère physique qu'on peut regarder comme le plus distinctif, c'est la limite supérieure de la matité : dans le cas d'épanchement pleurétique, elle est horizontale (*voy.* p. 11) ; dans la tumeur hydatique, elle est arquée, la convexité variant dans sa position, suivant la place occupée par la tumeur dans les différents cas, mais toujours fixe chez le même individu. Il ne faut pas oublier cependant la coexistence possible d'un épanchement pleurétique avec la tumeur hydatique (*voir* obs. XXXIX, XL) ; dans ces circonstances, le diagnostic peut être extrêmement difficile. En outre, une pleurésie enkystée peut simuler un kyste hydatique en produisant une voussure circonscrite des dernières côtes, bien que Trousseau (1) prétende le contraire. (*Voy.* p. 14.)

d. Un anévrysme de l'aorte abdominale, ou de l'artère hépatique, peut présenter une tumeur lisse, globuleuse, très-analogue à l'hydatique. Ses principaux caractères distinctifs sont la pulsation, le bruit de souffle et ce fait qu'il est ordinairement le siége de douleurs névralgiques aiguës, dues à la compression des branches du plexus solaire ou hépatique. Un anévrysme de l'artère hépatique se distingue en outre par l'ictère que détermine la pression qu'il exerce sur les conduits biliaires.

e. On distingue le cancer du foie principalement par sa surface irrégulière, sa dureté, sa sensibilité, et par l'absence d'élasticité ou de fluctuation. Le diagnostic devient parfois embarrassant par cette circonstance que plusieurs tumeurs hydatiques se projetant de la surface du foie peuvent lui communiquer un aspect inégal (obs. XLV), ou bien que les nodules, ou une infiltration étendue d'un cancer médullaire peuvent présenter un certain degré d'élasticité approchant de la fluctuation, ou encore qu'un kyste volumineux peut se développer dans le foie en même temps que le cancer (obs. XCII). Dans de telles circonstances, le diagnostic de la tumeur hydatique doit principalement être basé sur son développement plus lent et sur l'absence de cachexie constitutionnelle.

f. Kyste rénal. — J'ai déjà eu l'occasion de signaler les difficultés qu'on peut rencontrer à distinguer un kyste rénal volumineux d'un foie gros (p. 14). On distinguera un kyste rénal d'un hydatique du foie par : 1° son lieu d'origine et la direction de son développement ; 2° la présence du côlon en avant du kyste ; et 3° par le peu d'influence, si même on en constate, qu'exerce sur sa position une inspiration profonde. Les caractères du liquide obtenu par une ponction exploratrice ne vous aideront pas beaucoup pour le diagnostic. Il n'y aura évidemment pas d'échinocoques ni de fragments de membrane hydatide, mais vous pouvez aussi n'en pas trouver dans le liquide retiré d'un kyste hydatique. D'un autre

(1) *Op. cit.*, t. III, p. 259.

côté, le fluide peut avoir une densité de 1010 et ne pas contenir d'urée, mais la quantité de chlorures avec du pus et de l'albumine, caractères qui sont tout à fait compatibles avec le fluide retiré d'un kyste hydatique enflammé (obs. VIII).

g. Une tumeur imaginaire circonscrite à l'épigastre ou dans l'hypochondre droit peut être prise pour un kyste hydatique. Il n'y a pas longtemps que, dans ma clientèle privée, j'ai observé un cas où l'on avait commis cette méprise (obs. VII). On la distinguera par l'absence de fluctuation ou de vibration, et par cette circonstance que la tumeur disparaît quand on soumet le malade à l'influence du chloroforme.

h. Kyste de l'ovaire. — On a rarement de la peine à distinguer un kyste de l'ovaire d'un kyste du foie. Les principaux caractères distinctifs de ce dernier sont : 1° son développement de haut en bas; 2° on peut passer la main entre son bord inférieur et le rebord du bassin; 3° son bord inférieur s'abaisse pendant une inspiration profonde; 4° l'augmentation de volume est ordinairement plus considérable au-dessus qu'au dessous du niveau de l'ombilic; 5° l'examen du liquide obtenu à l'aide d'une ponction exploratrice lèverait tout d'abord les embarras du diagnostic. Il pourrait cependant y avoir quelques difficultés si l'on se trouve pour la première fois en présence d'un kyste hépatique qui a pris un grand développement; et il n'y a pas longtemps qu'un journal de médecine rapportait un cas (1) où l'on avait commencé l'ovariotomie lorsqu'on s'aperçut qu'on avait affaire à un kyste du foie (2).

(1) *Brit. Med. Journ.*, 5 décembre 1874. Dans ce cas, la lenteur du développement, l'absence d'irrégularité à la surface et la fluctuation marquée, n'étaient pas, à mon avis, des arguments contre l'existence d'une tumeur hydatique, ainsi qu'on le prétendait.

(2) A cette liste des maladies que l'on peut confondre avec les hydatides, M. Murchison aurait pu ajouter les calculs biliaires, d'autant mieux que les kystes hydatiques donnent parfois lieu, ainsi que l'auteur le fait remarquer, aux symptômes déterminés par les cholélithes.

Mon ami le docteur Dourlen (d'Argenteuil) m'a communiqué le fait suivant.

Un cultivateur le fit demander il y a environ deux ans, pour une crise de douleurs présentant tous les caractères de la colique hépatique. Cette crise se renouvela cinq à six fois, à de courts intervalles, sans aucune apparence de tumeur, et chaque fois le médecin fit rechercher avec grand soin dans les garde-robes, mais inutilement, la présence de calculs. Le malade, ennuyé par la persistance de cet état, se rend à Paris et entre à la Pitié dans le service du professeur Lasègue, où le même diagnostic est porté. Au bout de peu de temps, le malade quitte le service dans la même situation et un mois plus tard, à la suite d'une crise de coliques plus violentes, il rendait par l'anus une demi-douzaine d'hydatides du volume de petites noisettes qu'il montra triomphalement au docteur. Il n'a plus eu de crises depuis lors.

Un cas plus curieux est rapporté dans les *Archives* (1873, t. II, p. 718) : il a été observé dans le service du professeur Lasègue, qui en a fait ressortir les difficultés. Il s'agit d'une femme qui présenta successivement les symptômes de calculs biliaires et puis d'angiocholite calculeuse, jusqu'à ce qu'enfin une tumeur se montra et bientôt après eut lieu l'évacuation par l'anus de trois kystes hydatiques du volume d'une noix. Dans ce cas, on peut dire que le diagnostic ne fut et ne put être fixé que par la constatation du corps du délit. (N. D. T.)

S'il y avait quelques doutes quant à la nature du cas, on pourrait presque toujours les lever par une ponction exploratrice. Le liquide qu'on retire d'un kyste hydatique, même s'il ne contient ni échinocoques, ni fragments de membrane hydatique striée, indiquera sa nature avec une certitude absolue. Si la poche n'est pas enflammée, le liquide est limpide lorsqu'on le fait couler, et légèrement opalin lorsqu'on le regarde en masse; il est alcalin, sa densité est d'environ 1009 (1007 à 1011); il ne contient ni albumine ni urée, mais il donne avec le nitrate d'argent un abondant précipité blanc, ce qui tient à ce qu'il renferme beaucoup de chlorure de sodium. Ces caractères ne s'appliquent à aucun autre liquide de l'organisme, normal ou pathologique (1). Même s'il arrivait qu'on eût affaire à un anévrysme ou à un cancer, on n'a pas à craindre de mauvais résultat de la ponction exploratrice.

Modes de terminaison des tumeurs hydatiques du foie. — Une tumeur accompagnée de si peu de troubles que, même quand elle est d'un grand volume, le malade peut en ignorer l'existence, ne doit guère nécessiter d'intervention médicale. Dans la pratique, cependant, il est important de connaître assez exactement les modes de terminaison naturelle des tumeurs hydatiques du foie. Les principaux sont les suivants :

Guérison spontanée. — Tout d'abord, on ne peut douter que certaines de ces tumeurs ne guérissent spontanément. Le parasite peut mourir par suite de la calcification des parois du kyste, ce qui a pour effet d'en arrêter le développement; par suite de l'entrée de la bile ou par l'action de toute autre cause susceptible d'y provoquer de l'inflammation; ou encore quand des vésicules secondaires prennent un développement hors de proportion avec le fluide dans lequel elles flottent; la vésicule mère se contracte lentement sur elles, et à la place des hydatides on ne trouve plus qu'une matière semblable à du mastic, mais on en découvre la nature réelle par les débris de membranes d'hydatides ou de crochets d'échinocoques qu'elle contient. Mais, malheureusement, ce résultat favorable ne s'observe la plupart du temps que sur des tumeurs d'un si petit volume qu'elles sont méconnues durant la vie. L'observation XLVIII est une remarquable exception à la règle générale en pareille matière. Watson, également (*op. cit.*, t. II, p. 635), diagnostiqua un kyste hydatique chez un jeune noble, qui mourut vingt-deux ans plus tard et dans le foie duquel on trouva une poche hydatique contractée. Lorsque la tumeur est assez volumineuse pour donner lieu à des symptômes et se prêter au

(1) Le contraste entre le liquide des kystes hydatiques décrits dans l'observation XLIV, et le liquide péritonéal environnant dans lequel ils flottaient, est digne de remarque. D'après Naunyn, le liquide hydatique a une densité de 1010 à 1013, et contient un peu d'albumine; mais c'est contraire à ce que j'ai observé, à moins que la poche ne soit enflammée, ou que du sang ne s'y soit mélangé.

diagnostic, une pareille terminaison est si exceptionnelle qu'il ne faut pas du tout compter là-dessus. La tumeur continue donc à augmenter de volume; son développement est lent et peut durer des années; mais presque aussi sûrement qu'elle s'accroît, un jour viendra où elle se rompra, ou bien elle aura un résultat aussi dangereux, quoique moins soudain. Un kyste qui paraît avoir bénéficié d'une guérison spontanée peut même, ainsi que l'a montré le docteur Church, déterminer une inflammation mortelle (1). Une tumeur hydatique peut se rompre dans des directions très-diverses et le danger variera en conséquence (2).

1° *Rupture dans la plèvre ou le tissu pulmonaire.* — Cette direction est la plus fréquente. C'est presque toujours le poumon droit et la plèvre qui sont envahis. Lorsque le contenu de la tumeur se vide à travers une ouverture du diaphragme dans la plèvre, il en résulte une pleurésie aiguë et presque invariablement mortelle (3). Après la mort, on trouve la cavité pleurale pleine de pus contenant de nombreuses vésicules hydatiques (obs. XXXIX). Trousseau a rapporté des cas dans lesquels un empyème ainsi produit s'est ensuite ouvert dans une bronche. Une pleurésie mortelle peut également résulter d'une tumeur hydatique du foie, sans qu'il y ait perforation du diaphragme (4).

S'il se forme des adhérences entre le diaphragme et la base du poumon droit avant la rupture de la poche hydatique, le contenu de cette dernière peut s'échapper avec de la bile par les bronches, et le malade peut guérir (5); mais même alors, dans la plupart des cas, il se produit une inflammation ou une gangrène du poumon mortelle (6), ou bien le malade meurt étouffé par suite de l'obstruction des bronches par les vésicules hydatiques, ou d'épuisement dû à la suppuration profuse que fournissent une ou plusieurs cavités pulmonaires (7). On verra aussi, par l'observation XLI, qu'un ancien kyste hydatique du foie peut s'enflammer,

(1) *Treatment of hydatid tumours of Liver*, 1868. Voir aussi l'obs. XLI.

(2) On trouvera ci-après une bibliographie assez détaillée pour chacun des divers modes de terminaison des kystes hydatiques du foie. C'est ce qui m'a engagé à ne pas grossir le nombre des faits cités, ce qu'il eût été si facile de faire en compulsant, par exemple, les *Bulletins de la Société anatomique*. (N. D. T.)

(3) Voyez obs. XXXIX et XL; Frerichs, 2e édit. française, p. 585; Ogle, *Pathol. Transact.*, t. XI, p. 299; Bristowe, *Pathol. Transact.*, t. III, p. 341; H. Davies, *Pathol. Transact.*, t. I, p. 278; Davaine, *Traité des entozoaires*, p. 437; dans le poumon gauche, P. W. Latham, *Lancet*, 16 août, 1873.

(4) Voyez Murchison, *Edinb. med. Journ.*, décembre 1865, obs. XI; et un cas du docteur Pollock, *Pathol. Transact.*, t. V, p. 301.

(5) Pour des exemples, voyez Bright, *Abdomin. Tum.* (Soc. Syd. ed.), p. 49; Todd, *Med. Times and Gaz.*, 5 janvier 1854; *Pathol. Transact.*, t. IV, p. 44; t. V, p. 303, t. VIII, p. 92; t. IX, p. 28; Davaine, *op. cit.*, p. 449.

(6) Voir les cas de Peacock, *Pathol. Transact.*, t. II, p. 72; de Pollock, *ibid*, t. XVI, p. 155.

(7) Frerichs, *op. cit.*, p. 611; Peacock, *Pathol. Transact.*, t. XV. p. 247; Cayley, *ibid.* XXVII, p. 171; Davaine, *op. cit.*, p. 443.

et après avoir établi une communication avec les tubes bronchiques, donner lieu à tous les phénomènes de la gangrène pulmonaire.

2° *Dans le péricarde.* — C'est très-heureux que le kyste en se rompant prenne très-rarement cette direction car, dans les cas où ce fait est arrivé, la mort s'en est toujours suivie, soit subitement par arrêt du cœur, ou dans l'espace de quelques heures par péricardite aiguë (1).

3° *Dans le péritoine.* — La tumeur s'affaisse et il en résulte promptement une péritonite violente et presque toujours mortelle. La rupture du sac est souvent causée par une violence extérieure, un coup, une chute, un effort. Au musée de Saint-Mary's Hospital on voit une vésicule calcifiée d'hydatide provenant du cadavre d'un homme qui tomba mort après avoir reçu un coup léger à l'épigastre de la part d'un camarade avec lequel il se battait. Le coup fit rompre le kyste dont le contenu tomba dans le péritoine et l'homme mourut du choc. Il y a bien des années, Andral a rapporté un cas d'hydatides du foie, terminé fatalement par rupture spontanée dans le péritoine (2). Trois cas de rupture mortelle à la suite d'une chute sont rapportés par M. César Hawkins (3). Frerichs en signale trois autres semblables : dans deux, la rupture fut causée par une chute, et dans le troisième par un effort. Dans un de ces cas, la mort survint dans l'espace d'un quart d'heure après la rupture. Davaine a réuni huit autres cas dans lesquels la mort a suivi de quelques heures à quelques jours la rupture d'un kyste hydatique du foie dans le péritoine. Dans plusieurs de ces cas, la rupture fut produite par une chute ou par un effort, et dans un autre elle survint pendant que le patient luttait avec un de ses camarades (4). La rupture dans le péritoine fut probablement la cause de la mort dans l'observation XLII. D'un autre côté, Bright rapporte un cas où une grosse tumeur hydatique — ou ce qui fut regardé comme tel — se rompit dans l'abdomen, sans être suivi d'un dénouement fatal (5). Ogle signale aussi le cas d'un malade qui guérit après avoir présenté les symptômes d'une péritonite consécutive à la rupture d'un kyste hydatique dans l'épiploon (6). Enfin, le docteur Fagge et M. Durham ont constaté que si l'on introduit des aiguilles dans une hydatide du foie, le liquide contenu dans le kyste semble se glisser dans le péritoine sans entraîner d'accident fâcheux (7). La différence de ces résultats tient peut-être à la pré-

(1) On trouvera, dans l'ouvrage de Davaine (p. 408) deux cas de rupture dans le péricarde; un troisième est rapporté par Wunderlich (*Med. Times and Gaz.*, 12 décembre 1859, p. 488).

(2) *Clinique médicale,* maladies de l'abdomen, obs. XLIV.

(3) *Med.-chir. Trans.*, t. XVIII, p. 124.

(4) Davaine, *op. cit.*, p. 493.

(5) *Abdom. Tum.* Syd. Soc. ed., p. 47.

(6) *Pathol. Transact.*, t. XI, p. 295.

(7) *Med.-chir. Transact.*, t. LIV, 1871.

sence ou à l'absence de scolex et de vésicules secondaires dans le liquide qui s'échappe, l'entrée du liquide hydatique simple dans une cavité séreuse étant, comme Malgaigne l'a prétendu, sans danger (1). Mais comme il est exceptionnel qu'une hydatide soit stérile, et qu'il n'y a nul moyen de déterminer pendant la vie s'il en est ainsi ou non, sa rupture dans le péritoine doit être toujours envisagée avec terreur.

4° *A travers les parois abdominales ou les espaces intercostaux inférieurs.* — Ce n'est pas un mode de terminaison commun, bien qu'on en ait rapporté quelques exemples. Le contenu de l'hydatide peut être évacué par une ouverture à l'ombilic ou à quelque autre partie des parois abdominales, ou à un des espaces intercostaux inférieurs, et le patient peut guérir. Dans ce cas, cependant, le kyste est encore susceptible de suppurer et le malade de succomber à l'épuisement ou à une péritonite, ou a une vaste suppuration et au sphacèle des parois abdominales; ou bien il peut se faire à l'intérieur du sac une hémorrhagie mortelle, comme dans un cas rapporté par le docteur Bright. Sur douze cas où il s'est fait une ouverture spontanée et sur lesquels j'ai recueilli des notes, cinq au moins ont eu une terminaison fatale, et chez un sixième il restait, au moment où les notes ont été prises, une fistule donnant issue à de la bile. Quatre cas également, sur les onze observés par Finsen en Islande, ont été mortels (2).

5° *Dans l'estomac ou l'intestin.* — C'est la direction la plus favorable dans laquelle la tumeur puisse se rompre, quoiqu'une péritonite mortelle se déclare parfois autour de l'ouverture ou que des abcès secondaires du foie amènent la même terminaison, ce qui n'est malheureusement pas rare (3). La tumeur s'affaisse ou disparaît, et, selon qu'elle s'ouvre dans l'estomac ou dans l'intestin, les hydatides sont vomies ou évacuées par l'anus (4), parfois elles s'échappent des deux côtés. L'ouverture est ordinairement petite, de sorte que les hydatides ne sont évacuées que lentement.

Davaine a réuni onze cas où la tumeur hydatique a paru s'ouvrir dans l'estomac et dont six se terminèrent par la mort; et quinze autres cas dans lesquels on a eu tout lieu de croire qu'elle s'était ouverte dans l'intestin et où il n'y a eu qu'un cas de mort. Dans un des cas de Davaine, la tumeur s'ouvrit à travers les parois abdominales en même temps que dans l'estomac. Dans un cas de volumineuse tumeur hydatique du foie qui

(1) *Traité de médecine opératoire*, 6e édit., p. 521.

(2) Budd, *op. cit.*, p. 437; Frerichs, *op. cit.*, p. 586; Hawkins, *Med.-chir. Trans.*, XVIII, pp. 153, 158; Bright, *op. cit.*, p. 50; Griffiths, *London med. Gaz.*, 1844, t. XXXIV, p. 585; Davaine, *op. cit.*, p. 384, obs. V; Ogier Ward, *Pathol. Transact.*, t. III. p. 100; Ransom, *Brit. med. Journ.*, 1873, t. II, p. 376.

(3) Voir un cas rapporté par Owen Rees, *Med. Times and Gaz.*, 20 juin 1857.

(4) Pour des exemples, voyez Frerichs, *op. cit.*, p. 586; Budd, *op. cit.*, p. 452; Bright, *op. cit.*, p. 49; Davaine, *op. cit.*, p. 496.

s'est présenté à l'hôpital Middlesex, en 1859, dans le service de mon ami le docteur A.-P. Stewart, la tumeur fut vidée à l'aide d'un trocart, ce qui ne l'empêcha pas de s'ouvrir ultérieurement dans l'intestin, éliminant ainsi par l'anus de nombreuses vésicules; la guérison se fit très-bien. Dans la *Gazette des Hôpitaux* de 1850, on trouve un cas remarquable où trois kystes hydatiques du foie s'ouvrirent spontanément, le premier en 1833, dans les bronches, le second en 1845, dans l'estomac, le troisième en 1848 dans l'intestin; le malade guérit. Russell a également rapporté le cas d'un homme de trente-six ans qui eut deux grosses tumeurs hydatiques du foie dont l'une s'ouvrit dans la plèvre droite et l'autre dans l'estomac et les tubes bronchiques du poumon gauche (1).

6° *Dans les voies urinaires.* — Bien que les tumeurs hydatiques de l'abdomen ou du bassin s'ouvrent parfois dans les voies urinaires, ainsi qu'en témoigne la présence d'échinocoques et de débris de membrane hydatique dans l'urine (2), je n'ai jamais rencontré de cas où ce fait se soit présenté quand le kyste adventice se trouvait dans le foie. En 1868, un cas de ce genre paraît avoir été rencontré dans un des hôpitaux de Londres (3), mais il n'a pas été bien établi que le kyste fût dans le foie, ou que ce fût une hydatide.

7° *Dans les voies biliaires.* — Il n'est pas rare de voir s'établir une communication entre la tumeur hydatique du foie et un des canaux biliaires. Dans plusieurs cas où les choses se sont passées ainsi, j'ai trouvé les kystes secondaires rompus et vides et plus ou moins teintés de bile. La pénétration de la bile paraît, ainsi que l'a fait remarquer il y a longtemps Cruveilhier, être fatale au parasite, et dans bien des cas c'est probablement ainsi que commence la guérison spontanée (4), tandis que dans d'autres la bile provoque dans le kyste une inflammation intense et parfois mortelle (obs. XXXII). Non-seulement la bile entre dans le kyste, mais on a vu le contenu du kyste pénétrer dans les voies biliaires et dans la vésicule biliaire, obstruer les conduits et causer un ictère persistant et souvent fatal (*voy.* fig. 13, p. 66). Parfois le passage de kystes secondaires dans les voies biliaires a donné lieu à tous les symptômes déterminés par le passage d'un calcul. Vous avez eu l'occasion de suivre des cas de ce genre (obs. XXXI à XXXIV); vous en trouverez quelques autres dans l'ouvrage

(1) *Med. Times and Gaz.*, 1873, t. I, p. 439.

(2) Pour plusieurs cas, voyez, *Med. Times and Gaz.*, 1855, t. I, p. 159.

(3) *Brit. med. Journ.*, 7 novembre 1868.

(4) C'est ce qui avait donné l'idée d'injecter de la bile dans les kystes pour tuer le parasite et amener ultérieurement la résorption du liquide ainsi que le retrait de la poche. Dolbeau (*thèses de Paris*, 1856, p. 249, et *Bulletins de la Société anatomique*, 1857) et Voisin (*Bulletins de la Soc. Anat.*, 1857) ont préconisé ce mode de traitement qui ne paraît pas avoir rencontré grande faveur. Dans ces dernières années (*Comptes rendus de la Société de biologie*, 1874, p. 46), Landouzy a insisté de nouveau sur cette idée qui, au moins théoriquement, semble assez rationnelle. (N. D. T.)

de Davaine (1). Dans un des cas que vous avez eus sous les yeux, l'ictère disparut presque complétement bien que les selles continuassent à rester incolores parce que la bile s'éliminait au dehors à travers une ouverture des parois abdominales (obs. XXXII). M. Hawkins a rapporté un cas (2) où le canal cholédoque fut obstrué par des hydatides, sans qu'il y eût

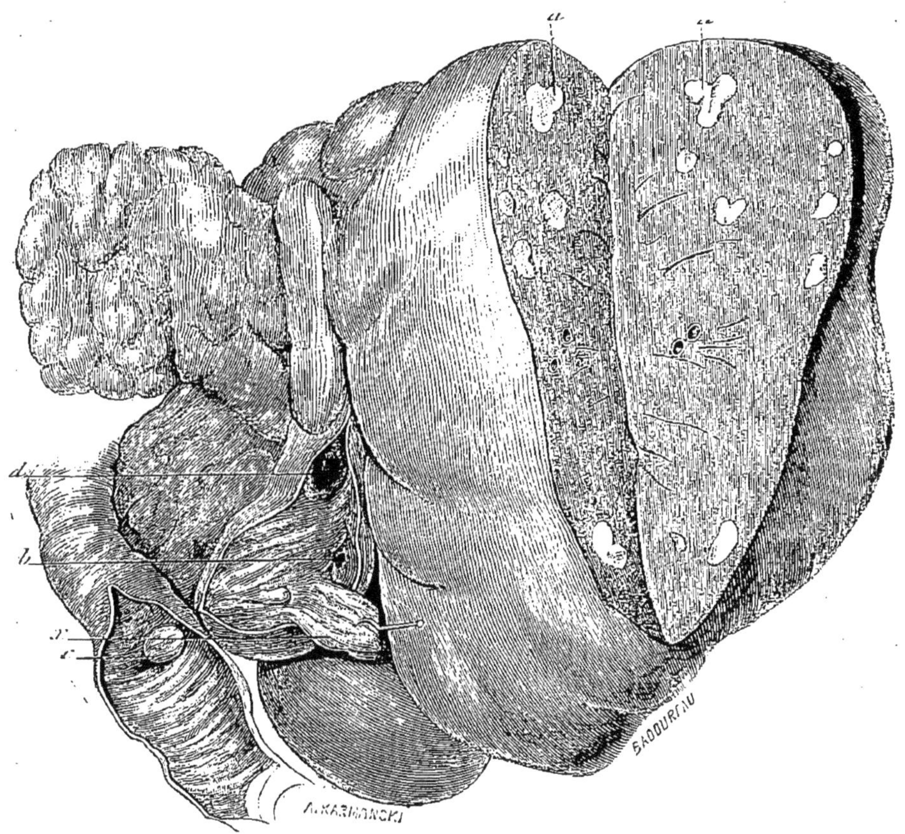

Fig. 13. — Foie vu par sa face postéro-inférieure. Le lobe droit atrophié contient un kyste hydatique en partie vidé dans le canal cholédoque.

a, *a*, lobe gauche hypertrophié et parsemé de nombreux abcès biliaires, conséquence d'une cholécystite; *b*, canal cholédoque ouvert et rempli par des hydatides déjà flétries; *c*, membrane hydatique faisant saillie au niveau de l'ampoule de Wather; *d*, ouverture du kyste dans le canal cholédoque; *x*, membrane hydatique soulevée par une érigne. (Lancereaux, *Anat. path.*, t. I.)

ictère, parce que la bile s'éliminait par une bronche à travers une ouverture fistuleuse. Mais il se trouve parfois que les voies biliaires se dilatent

(1) *Op. cit.*, p. 462. Il y a des cas où une tumeur hydatique paraît s'être développée dans le canal biliaire, bien que Davaine nie la possibilité de ce phénomène. Le docteur Dickinson a rapporté le cas d'une hydatide développée dans le canal hépatique droit, où une portion du kyste amena l'obstruction du canal cholédoque, en même temps que l'épaississement de la bile (*Pathol. Transact.*, t. XIII, p. 104).

(2) *Med. chir. Transact.*, t. XIII, p. 148.

assez pour permettre l'évacuation du contenu cystique à travers elles dans l'intestin. Toutefois cela se présente rarement, et, dans la plupart des cas de ce genre qu'on a observés, la mort s'en est suivie. Le docteur Hillier a rapporté un cas remarquable où le contenu d'une tumeur hydatique fut évacué dans l'intestin par les voies biliaires, mais où le malade succomba par suite d'une hémorrhagie des parois du kyste, le sang (provenant apparemment des branches de l'artère hépatique) s'était fait jour dans l'estomac et les intestins par le canal cholédoque (1). Leudet rapporte un cas d'hydatide du foie ouverte dans un conduit biliaire; le malade mourut quatre semaines après l'apparition de l'ictère et on trouva les branches du canal hépatique dans le foie distendues par du pus (2). On doit au docteur Wilks deux cas où un kyste hydatique s'ouvrit dans un conduit hépatique, mais où la mort fut causée par une péritonite ou par « une inflammation autour du foie et de ses canaux ». Dans un de ces cas, des vésicules d'hydatides furent vomies et évacuées par les intestins avant que l'inflammation se fût déclarée (3). Frerichs signale un cas où presque tout le contenu d'une hydatide fut évacué par les voies biliaires, mais où le canal cholédoque finit par s'obstruer et il en résulta une rupture mortelle de la vésicule biliaire (4).

L'observation XXXIV est un exemple de guérison après évacuation du contenu d'un gros kyste hydatique à travers les voies biliaires dans l'intestin; mais, bien que la guérison parût être complète, quelques mois plus tard le passage de quelque reste du contenu de la tumeur à travers les voies biliaires provoqua de violentes douleurs et des vomissements qui, par des efforts musculaires dont ils furent accompagnés, déchirèrent quelques anciennes adhérences : le résultat fut une péritonite mortelle.

Dans le cas de sir Thomas Watson, déjà mentionné page 58, le malade eut pendant huit à dix ans, à des intervalles variant de dix à quatorze mois, une série de crises précisément analogues à celles que produit habituellement le passage d'une concrétion calculeuse à travers les voies biliaires. En mai 1847, juste après une de ces crises, tandis qu'il était à la recherche d'un calcul, il découvrit deux ou trois petites hydatides dans les selles. En juillet, il eut les mêmes symptômes pendant quatre ou cinq jours et alors il vomit une hydatide plus grosse qu'un œuf de pigeon. Cette crise fut suivie de symptômes pulmonaires et, en août, il commença à expectorer des hydatides avec quantité de bile. Les hydatides cessèrent de paraître vers la fin de novembre, et la bile dans la seconde semaine de

(1) *Pathol. Transact.*, t. VII, p. 222.
(2) *Clinique médicale de l'Hôtel-Dieu de Rouen.* Paris, 1874, p. 412.
(3) *Pathol. Transact.*, t. XI, p. 128.
(4) *Op. cit.*, p. 581 (fait observé par Charcot). (N. D. T.)

février 1848. Après cela il guérit, et vingt-trois ans plus tard, il était toujours en vie, avait bonne santé et suffisait aux soins d'une pratique médicale active (1). Dans un cas rapporté par Trousseau, l'ouverture du kyste dans les voies biliaires provoqua des coliques hépatiques qui durèrent trois semaines; plus de trois ans après, il y eut une seconde crise de colique hépatique suivie de la rupture du kyste dans la plèvre et de mort (2). Tout récemment, un cas analogue a été observé par le docteur G. Johnson, mais le malade mourut de péritonite aiguë (3). Le seul autre cas de guérison, dans des circonstances semblables, que je connaisse est une observation rapportée par Davaine, où l'on avait tout lieu de croire qu'une hydatide du foie s'était ouverte dans la vésicule biliaire et où le malade guérit après une crise violente de colique hépatique et d'ictère, accompagnée du passage par l'anus à la fois de vésicules d'hydatides et de calculs hépatiques (4).

8° *Dans la veine porte.* — Un kyste hydatique du foie peut s'ouvrir accidentellement dans la veine porte ou une de ses branches. Dans un cas où ce fait s'est présenté, Leudet a trouvé de nombreux abcès secondaires dans le foie (5).

9° *Dans la veine cave inférieure.* — Dans des cas exceptionnels, une hydatide du foie peut s'ouvrir dans la veine cave inférieure et son contenu, gagnant le cœur droit, s'engage dans l'artère pulmonaire et produit une mort subite. Frerichs signale trois cas de ce genre (6).

En dehors de la rupture, une tumeur hydatique peut amener la mor de diverses manières.

1° *Par marasme et épuisement.* — Tel a été le mode de terminaison dans l'observation XXXVIII, où une hydatide du foie prit un tel développement que tout l'abdomen en fut énormément distendu et que la respiration en devint sérieusement gênée. Ce cas fut encore remarquable par cette circonstance qu'il y avait de la matité et de la fluctuation sur presque toute la partie antérieure de l'abdomen distendu, tandis que l'épigastre et les deux flancs donnaient à la percussion un son tympanique.

2° *Par compression d'organes importants et enrayement de leurs fonctions.* — Une tumeur hydatique du foie peut comprimer la veine cave de façon à déterminer de l'anasarque et des varices des extrémités infé-

(1) *Op. cit.*, 5e éd., 1871, t. II, p. 631.
(2) *Op. cit.*, t. III, p. 261.
(3) *Med. Times and Gaz.*, 1er janvier 1876, p. 2.
(4) *Op. cit.*, p. 477. — Voir aussi les cas rapportés en note, p. 60.
(5) *Op. cit.*, p. 16.
(6) Frerichs, *op. cit.*, p. 586. — Deux de ces cas sont rapportés avec plus de détails par Davaine, *op. cit.*, p. 405.

rieures (1), ou la veine porte de manière à produire l'ascite et nécessiter la paracentèse (2).

La pression exercée par la tumeur hydatique peut s'étendre très-haut, jusqu'au niveau de la seconde côte ou de la clavicule et gêner considérablement la respiration et l'action du cœur; de même, la compression de l'estomac et de l'intestin entrave les fonctions d'assimilation et amène divers symptômes dyspeptiques, de l'amaigrissement et de la cachexie.

3° *Par suppuration ou gangrène du kyste, ou suppuration extérieure au kyste, avec ou sans pyoémie et dépôts purulents secondaires.* — Les observations XXXII, XXXIII, XXXV et XXXVI fournissent des exemples de ce mode de terminaison, et on peut citer de nombreux cas identiques (3). Bristowe a rapporté un cas où les abcès secondaires semblèrent dus à l'obstruction d'un des conduits biliaires (4), et maintes fois on a trouvé du pus dans les veines, au voisinage d'une hydatide en suppuration.

4° *Par la formation de tumeurs hydatiques secondaires* (5). — Des tumeurs hydatiques secondaires peuvent se former dans le foie ou dans le mésentère (6), par voie de développement exogène, comme cela se passe le plus souvent pour les hydatides qui infestent les animaux inférieurs. On a vu parfois dans le foie de l'homme des vésicules secondaires bourgeonnant à la surface externe de la vésicule mère (7); quand elles sont grosses et nombreuses, elles peuvent enrayer la nutrition du malade et amener sa mort par épuisement, par péritonite, ou par urémie résultant de la compression des uretères, comme dans l'observation XLIII. Il n'est pas rare de les voir se former dans le poumon et y provoquer une inflammation mortelle. Les observations XXVII à XXIX sont des exemples d'hydatides secondaires du péritoine et du mésentère; l'observation XXIX fut remarquable par l'ablation, couronnée de succès, des kystes secondaires pratiquée par M. Spencer Wells. L'observation XXIV est un cas de tumeur hydatique secondaire comprimant la moelle et déterminant de la paraplégie (8). Le docteur Barker rapporte les particularités d'un cas où la

(1) Un cas de ce genre a été rapporté par le docteur Habershon, in *Guy's Hospital Reports*. 3e sér., t. VI, p. 182.

(2) Voir les cas de Barker, *Pathol. Transact.*, t. VII, p. 225; de Budd, *Diseases of Liver*, p. 451, et de Hawkins in *Med. Chir. Transact.*, t. XVIII, p. 149.

(3) Pour des exemples, voir Bright, *op. cit.*, p. 37; Budd, *op. cit.*, p. 444, et Frerichs, *op. cit.*, p. 611.

(4) *Pathol. Transact.*, t. IX, p. 290.

(5) Voyez les cas rapportés par Bright, *op. cit.*, pp. 13, 23 et 30; Jones, *Pathol. Transact.*, t. V, p. 298; Peacock, *ibid.*, t. XV, p. 247; Gibb, *ibid.*, t. XVI, p. 157.

(6) Ce fait, que j'ai énoncé dans la première édition de cet ouvrage, a été contesté; mais j'ai, à l'appui de son exactitude, l'autorité du docteur Cobbold.

(7) Wilks et Moxon, *Lect. on Pathol. anat.*, 2e éd., p. 460.

(8) Un autre cas d'hydatide de la colonne vertébrale, comprimant la moelle, est rapporté par le docteur Ogle, *Pathol. Transact.*, t. XI, p. 299.

mort fut amenée par la formation d'une hydatide secondaire dans le cerveau (1). Le docteur Wilks relate le cas intéressant d'une jeune fille, âgée de dix-neuf ans, qui mourut subitement, bien qu'ayant jusque-là joui d'une bonne santé : on trouva une hydatide dans le foie, et une autre à la pointe du ventricule gauche du cœur ; ce dernier s'était rompu et avait déversé une hydatide libre dans la cavité du ventricule gauche (2).

Le traitement des tumeurs hydatiques du foie doit être exposé aux points de vue suivants :

1° Leur *prophylaxie* est basée sur la connaissance de leur cause. Les tumeurs à hydatides prennent naissance chez l'homme par les œufs d'un tænia qui pénètrent du dehors dans l'organisme. Ce tænia, l'échinocoque, dont la longueur ne dépasse pas un quart de pouce, habite l'intestin du chien et du loup et n'a, contrairement à ce qu'on croît généralement, aucun rapport avec le porc. Il n'a que quatre segments et, c'est dans le dernier que sont contenus les œufs, ou proglottis, qui sont évacués avec les fèces du chien et passent ultérieurement chez l'homme par l'intermédiaire des aliments ou des boissons. Arrivés dans l'intestin, ils s'y développent à l'état d'embryons qui pénètrent dans le foie et autres parties (3), d'une façon qui n'a pas encore été expliquée d'une manière satisfaisante et s'y développent sous forme de tumeurs hydatiques.

Mais les œufs du tænia échinocoque produisent des hydatides chez d'autres animaux que chez l'homme, et spécialement chez le mouton. Comme le fait observer le docteur Thudichum (4), les hydatides trouvent chez l'homme leur tombeau, ou, tout au moins elles ne peuvent plus continuer leur dangereuse existence ; mais les échinocoques du mouton sont de nouveau mis en liberté dans les manipulations de la boucherie et ingérés par les chiens chez lesquels ils se développent de nouveau à l'état de tænia. Ainsi l'homme ne contribue pas à la multiplication et à la propagation des échinocoques, mais sa disposition constante à la maladie fait qu'il est pris dans le cycle d'infection qui existe entre le chien et le mouton.

(1) *Pathol. Transact.*, t. X, p. 6.

(2) *Pathol. Trans.*, XI, p. 71, et XV, p. 247. Des cas de tumeurs hydatiques du cœur, sans la participation du foie sont rapportés par Habershon, *Pathol. Trans.*, VI, p. 108; Budd, *ibid.*, X, p. 80; Peacock, *ibid.*, XXIV, p. 37, et Davaine, *op. cit.*, p. 396. Dans le cas de Budd, une tumeur hydatique de la pointe du cœur s'était rompue et on trouva des hydatides détachées dans le ventricule droit et dans l'artère pulmonaire.

(3) Le foie est proportionnellement plus souvent envahi que les autres parties du corps sans qu'on en sache bien exactement la raison. Il résulte des relevés statistiques publiés par Davaine et par Cobbold, les deux helminthologistes les plus compétents en France et en Angleterre, que, sur 100 cas d'hydatides, le foie est envahi dans près de la moitié des cas (46,5 pour 100). Dans la monographie la plus récente sur ce sujet, Neisser (*Die Echinococcen-Krankheit*, Berlin, 1877) est arrivé à un chiffre presque identique, 45,76 pour 100 sur un relevé de 983 cas. (N. D. T.)

(4) Rapport sur les maladies parasitaires des quadrupèdes servant à l'alimentation, in 7th *Report of Med. Off. of Privy Council*. London, 1865.

Il s'ensuit donc que, pour la prophylaxie des tumeurs hydatiques chez l'homme, il est nécessaire :

a. D'empêcher les chiens de manger les débris du mouton et autres animaux infestés d'hydatides. Il faut soigneusement éloigner les chiens de toutes les boucheries et des abattoirs et soumettre complétement à l'ébullition toute viande destinée à leur nourriture.

b. Détruire autant que possible les tænias engendrés chez le chien, et pour cela il faudrait le purger périodiquement et ensevelir ou incinérer ses excrétions.

Ce sont là des mesures d'importance nationale dans des pays tels que l'Islande, où le chien de berger, durant les longues nuits de l'hiver, occupe le logis confiné de son maître et où l'on dit que les hydatides causent 1/7e de la mortalité humaine, et qui méritent d'attirer l'attention même dans notre propre pays.

2° *Traitement médical*. — Il faut bien avouer qu'il n'y a rien ou peu de chose à attendre de quelque médicament que ce soit pour modifier le volume ou la constitution organique d'une tumeur hydatique. Parmi les nombreux remèdes qui ont été proposés, le chlorure de sodium et l'iodure de potassium sont ceux qui paraissent avoir le mieux réussi comme parasiticides, mais il n'est nullement démontré que l'un ou l'autre de ces agents jouisse réellement d'une telle propriété. On ne comprend pas bien comment le chlorure de sodium pourrait entraver le développement d'une hydatide, quand on sait quelle quantité de ce sel contient le liquide du kyste, ce qui prouve qu'il est compatible avec l'état physiologique du parasite, s'il ne lui est pas nécessaire. Quant à l'iodure, non-seulement rien ne montre qu'il est susceptible de tuer le parasite (1), mais il est parfaitement évident que l'iode ne l'atteint pas. Frerichs n'a pu trouver trace d'iode dans le liquide d'un kyste hydatique chez une femme qui avait pris de l'iodure de potassium pendant pas mal de semaines. Pareil fait a été constaté dans les observations XVI, XVII, XVIII et XIX (2). Le docteur MacGillivray a essayé le kamala, préconisé il y a

(1) Voici l'indication des cas dans lesquels l'iodure de potassium paraît avoir effectué la guérison d'un kyste hydatique. *Med. Times and Gaz.*, 7 avril 1860, p. 344, et 19 octobre 1872, p. 437; *the Lancet*, 16 octobre 1858; *Brit. Med. Journ.*, 1871, t. I, p. 499 Dans au moins un de ces cas, la disparition de la tumeur parut être due à sa rupture. Les autres peuvent être rapprochés d'un cas rapporté par le docteur P. MacGillivray, où une tumeur hydatique qu'on avait décidé de ponctionner disparut spontanément, quelques jours après l'entrée du malade à l'hôpital (*Australian Med. Journ.*, août 1865). Comme le remarque cet auteur, « Si le malade en question avait pris de l'iodure de potassium, du chlorure de sodium, ou quelque autre médicament prétendu spécifique, nul doute qu'on n'eût mis la guérison à l'actif du médicament. » Ce qu'il y a de certain, c'est qu'on a administré l'iodure de potassium dans des centaines de cas sans produire la plus légère modification dans la tumeur.

(2) Le professeur Jaccoud (*Clinique de Lariboisière* et *Pathologie interne*, t. II, 3e éd.), sans prétendre absolument que la question de l'influence de l'iodure sur les hyda

quelques années par le docteur Hjaltelin, d'Islande (1), mais il a trouvé qu'il n'exerçait aucune espèce d'influence sur la maladie (2). Quand, par l'opération, on a débarrassé le malade de son parasite, des médicaments tels que l'iodure de potassium et le chlorure de sodium peuvent avoir leur utilité.

3° *Evacuation du liquide du kyste à l'aide d'un trocart fin et de la canule et occlusion de l'ouverture.* — Les médicaments n'ont que peu ou pas d'influence; mais il y a heureusement un moyen qui peut amener une guérison permanente : c'est la ponction du kyste et l'évacuation du liquide qu'il renferme. Il y a maintenant bien des années (en 1822) que des tumeurs hydatiques du foie furent ponctionnées par Sir Benjamin Brodie, et les malades guérirent très-bien (3). Depuis lors, le docteur Bright (4) et bien d'autres observateurs publièrent également des observations suivies de succès. Toutefois, ce n'est que dans ces dernières années que l'opération est devenue usuelle et encore je doute fort que bien des praticiens ne préfèrent laisser courir au malade la chance très-aléatoire d'une guérison spontanée; ou bien ils réservent l'opération pour les cas où la tumeur atteindrait un volume auquel elle n'arrive que rarement. Les craintes sont certainement légitimes, car, dans nombre de cas, l'opération a été suivie de dangereux symptômes ou même de mort. Les deux principaux dangers de l'opération sont : 1° une péritonite aiguë, consécutive au passage d'une partie du liquide dans le péritoine; 2° la suppuration de la cavité produite par l'entrée de l'air et par l'affaissement de la vésicule qui détermine une exsudation de produits inflammatoires des vaisseaux dans le kyste enveloppant.

Ces dangers se sont présentés surtout dans les cas où l'ouverture avait été pratiquée avec un bistouri ou un gros trocart, persuadé qu'on était qu'il fallait enlever les vésicules secondaires aussi bien que le liquide, ou parce qu'on croyait avoir affaire à un abcès.

Mais on peut prévenir, dans une grande mesure, les accidents en question, en employant un trocart très-fin; et dans le cas d'un gros kyste, en ne retirant qu'une portion du liquide. D'après ce que j'ai déjà exposé (p. 63), il est évident qu'on a exagéré le danger de la pénétration dans le péritoine d'un peu de liquide hydatique, sans scolex ou vé-

tides soit résolue, est d'avis qu'en présence de quelques faits assez probants dont un a été observé par lui à la Maison municipale de Santé, il y a tout avantage à soumettre le malade à un traitement de six semaines à deux mois, soit avant l'opération pour tâcher de l'éviter, à moins qu'il n'y ait urgence à opérer, soit après, pour tuer plus sûrement les hydatides et prévenir ainsi la reproduction du liquide. (N. D. T.)

(1) *Edinburgh med. Journal*, août 1867.

(2) *Austral. med. Journ.*, juillet, 1872.

(3) *Med. Chir. Transact.*, t. XVIII, p. 119.

(4) *Op. cit.*, p. 42.

sicules secondaires (1). L'expérience a montré également qu'il suffit d'enlever une portion du liquide, la moitié ou les deux tiers, pour tuer l'hydatide mère et sa progéniture. Lorsqu'on vide complétement un kyste volumineux, il se produit une suffusion correspondante des vaisseaux de la portion du foie qui constitue la paroi externe et on court un plus grand risque d'inflammation ultérieure.

L'administration du chloroforme avant l'opération n'est guère à conseiller, puisque la douleur est tout à fait momentanée et que d'ailleurs les vomissements qu'amène parfois la chloroformisation empêcheraient d'être parfait le repos qu'on doit recommander pendant quarante-huit heures après la ponction; mais si le malade est jeune ou nerveux, il peut-être bon de produire l'anesthésie locale par projection d'éther pulvérisé. On doit choisir pour pratiquer la ponction le point où le liquide hydatique paraît se rapprocher le plus de la surface externe. L'injection, après l'évacuation du liquide, de substances telles que l'alcool, l'iode, l'huile de fougère mâle ou la bile, est inutile et peut être nuisible en provoquant une vive inflammation. Il faut bien veiller à ce que l'air ne pénètre, et pour cela il est bon, même quand il s'agit de petits kystes, d'enlever la canule avant d'avoir retiré tout le liquide, ou dès que celui-ci ne coule plus à plein jet, après avoir eu soin de passer un fil de fer à travers la canule pour s'assurer que l'arrêt de l'écoulement n'est point dû à l'obturation de l'orifice par une vésicule d'hydatide. Budd conseillait (*Med. Tim.*, 19 mai 1860) de retirer le liquide à l'aide d'une pompe-seringue adaptée à la canule; plus récemment, on a appliqué au même but l'aspirateur de Dieulafoy. Mais dans quelques cas (obs. XVI), où j'ai vu employer soit l'appareil de Budd, soit l'aspirateur, le malade a ressenti une vive douleur de la succion opérée par la seringue, ou bien du sang est venu avec le liquide; ces circonstances m'ont fait préférer la méthode ordinaire indiquée plus haut (2). Après avoir retiré la canule, il faut recouvrir la piqûre d'un morceau de linge imbibé de collodion et appliquer par-dessus une compresse et un bandage; on prescrira au

(1) Le professeur Jaccoud me paraît avo r donné trop d'importance (*Clinique de Lariboisière*, p. 578) au compte rendu d'une société médicale en reproduisant quelques paroles de Murchison comme étant l'expression fidèle de sa pratique. Il est évident que M. Murchison ne soutient pas l'innocuité de l'épanchement de liquide hydatique dans le péritoine ni qu'il n'ait aucun souci de cet accident. Les précautions que l'auteur, à la page suivante, recommande de prendre pour la ponction viennent à l'appui de ma remarque. (N. D. T.)

(2) M. Murchison me paraît avoir fait trop bon marché de l'aspiration appliquée au traitement des kystes hydatiques du foie. En effet, depuis les travaux de M. Dieulafoy (*Traité de l'aspiration des liquides morbides*, p. 51), l'aspiration des kystes hydatiques du foie est la méthode la plus généralement usitée en France, et il suffit de lire les nombreuses observations publiées par divers auteurs sur ce sujet, pour être convaincu de l'innocuité de la ponction et de sa nécessité la plus habituelle. Cette ques-

malade de rester pendant quarante-huit heures dans le décubitus dorsal et de ne faire aucun mouvement. On ne fera pas mal de donner tout de suite un peu d'opium et s'il y a la plus légère douleur, on peut recommencer au bout de quelques heures.

L'avantage qu'on a à se servir d'un trocart fin, c'est qu'il n'est pas nécessaire d'attendre qu'il se soit produit des adhérences entre la tumeur et la paroi abdominale, ni de s'efforcer de les provoquer par des moyens qui ne sont pas toujours exempts de danger avant la ponction, ou de laisser la canule en place pendant 24 heures, comme le faisait Jobert de Lamballe (1). Les parois du kyste sont si élastiques que la petite ouverture se ferme aussitôt que l'instrument est retiré et que le liquide ne peut s'échapper de l'intérieur. Si cependant il n'y avait pas d'adhérences, il y a une précaution qu'il ne faut pas négliger, c'est, pendant qu'on enlève la canule, de presser contre le kyste le point de la paroi abdominale ponctionné. Si on néglige cette pratique, il peut arriver que la paroi abdominale soit attirée en avant pendant l'extraction de la canule d'où pourra tomber dans le péritoine un peu de liquide d'hydatides contenant peut-être des scolex.

Souvent le malade éprouve un soulagement immédiat au point de vue de la tension et des autres symptômes gênants dont il souffrait auparavant

tion a de nouveau été reprise récemment par M. Dieulafoy (*Gazette hebdomadaire*, 1877, n°s 29 et 31). J'ai donné ici les principales conclusions :

La ponction et l'aspiration des kystes hydatiques du foie doivent être faites au moyen de l'*aiguille* n° 2, dont le diamètre mesure un millimètre environ.

Ainsi pratiquée, l'opération est d'une complète innocuité. On peut dire que, sept fois sur dix, le kyste hydatique est guéri par une seule aspiration sans qu'il survienne le plus léger accident ni la moindre complication. (N. D. T.)

(1) Trousseau, *op. cit.*, t. III. — Cette question du procédé opératoire est et sera toujours des plus délicates à juger, chacun apportant son contingent de faits favorables à l'appui de son idée et ne tenant pas toujours suffisamment compte des faits apportés par son contradicteur. En France, la méthode des ponctions capillaires a eu quelque peine à s'acclimater : on pouvait craindre que le fait si malheureux de Moissenet (*Archives*, 1859, t. I, p. 145), malgré les justes restrictions de l'auteur, ne lui eût porté un rude coup. Elle a eu cependant ses défenseurs et elle compte aujourd'hui, ainsi que le montre plus loin Murchison, un nombre assez respectable de succès. Néanmoins, les préventions sont loin d'être encore dissipées. Dans un ouvrage éminemment judicieux et pratique paru tout récemment, Gallard (*Clinique médicale de la Pitié*, Paris, 1877. Voir aussi *Journal de thérapeut.* de Gubler, 10 juillet 1877) en revient au procédé de Jobert, avec cette modification que, tout en employant un trocart de moyen calibre, il laisse la canule en place pendant trois jours au lieu de 24 heures et qu'il la remplace au besoin par une sonde en gomme qui est moins irritante et permet plus commodément de faire des lavages quand il y a lieu. C'est suffisamment indiquer que ce procédé s'applique également au traitement des abcès du foie. Sans entrer plus avant dans cet exposé des procédés, je rappellerai que le professeur Jaccoud (*op. cit.*) a adopté la ponction avec un trocart fin; mais sa pratique diffère de celle de Murchison en ce qu'il cherche d'emblée à évacuer le kyste le plus complétement possible et qu'il soumet le malade, aussitôt après l'opération et pendant deux ou trois jours aux applications de glace sur l'abdomen pour prévenir une péritonite, et aux injections sous-cutanées de morphine s'il vient à se manifester quelque douleur. (N. D. T.)

et au bout de trois ou quatre jours il est à même de se lever et de se promener un peu. Il n'est pas rare de voir survenir un peu d'urticaire qui cause quelque ennui pendant un jour ou deux (1); dans la plupart des cas, la température s'élève de un à deux degrés pendant quelques jours; plus rarement, l'opération est suivie d'une sensation de gêne dans la tumeur, ou d'une violente douleur et de symptômes constitutionnels. Mais si l'on suit les règles que j'ai indiquées, ces symptômes ne tardent pas à disparaître et le malade guérit parfaitement. Il arrive assez souvent cependant que, huit à dix jours après l'opération, la tumeur recommence à grossir. Cette augmentation de volume n'est pas due à une nouvelle accumulation de fluide hydatique, mais à des produits inflammatoires qui se sont formés entre le parasite affaissé et le tissu hépatique environnant et qui sont lentement résorbés. Dans ces circonstances il est bon de ne pas tenter trop vite une nouvelle paracentèse. Il peut rester pendant des mois et même plus longtemps un certain degré de plénitude au siége de la tumeur; on a même cru y voir une preuve que l'opération n'avait pas été heureuse. Mais comme en opérant on n'a pas la prétention d'enlever la vésicule mère et les vésicules secondaires, mais seulement de tuer l'hydatide et par là prévenir les dangers qui paraissent résulter de sa vitalité prolongée et de favoriser ainsi ce processus lent d'atrophie qui quelquefois se produit en dehors de toute opération, la sensation de plénitude que je viens de signaler n'est que ce qu'on pouvait attendre. Si par l'opération nous pouvons prévenir les dangers que comporte une tumeur hydatique, rien n'est plus nécessaire. Parfois, cependant, l'accroissement secondaire du kyste ne se résout pas et une nouvelle ponction devient nécessaire. Le liquide obtenu à la seconde opération a une densité plus élevée que le liquide hydatique normal; il n'est plus clair ni exempt d'albumine et il contient toujours plus ou moins de pus. Si la proportion de pus est petite et que le liquide ne soit pas fétide, et s'il n'y a pas de graves symptômes constitutionnels, il y a lieu d'espérer que l'opération sera suivie de succès; autrement on peut agir comme si on avait affaire à un abcès, en pratiquant une ouverture large et permanente.

(1) Cela peut être dû à la pénétration d'un peu de liquide hydatique dans le péritoine; car on a généralement observé le même symptôme quand une hydatide s'est rompue dans la cavité péritonéale (Murchison). — M. Dieulafoy a réuni une cinquantaine d'observations d'*urticaire* survenue après la ponction des kystes hydatiques du foie. Il y a huit ans qu'il a fait connaître ce curieux phénomène, que Finsen n'avait signalé qu'après la rupture de l'hydatide. Plusieurs explications ont été données pour rendre compte de l'apparition de cette urticaire, et on a surtout invoqué l'issue du liquide de l'hydatide et son contact avec le péritoine. Si cette explication est adoptée par certains auteurs, elle ne saurait s'appliquer à tous les cas : M. Dieulafoy a cité trois observations (*Gazette hebdomadaire, loco citato*) dans lesquelles l'urticaire était apparue *dès le début* de la maladie et comme un phénomène contemporain des premiers symptômes. (N. D. T.)

La sécurité et l'efficacité de l'opération que je vous ai conseillée peuvent être considérées comme établies. Vous avez eu de nombreuses occasions de vous édifier sur ce sujet à l'aide des cas qui ont été sous vos yeux, pendant ces quelques dernières années, soit dans mon service, soit dans ceux de nos collègues. Outre les cas que je vous ai signalés de temps en temps (obs. XVI à XXVI), je voudrais attirer particulièrement votre attention sur deux cas qui se trouvaient dans le service du docteur Greenhow et qui sont rapportés dans le 18e volume des *Pathological Transactions*, p. 127 : dans l'une, la quantité de liquide retirée fut de 110 onces et dans l'autre de 148; cinq ans après l'opération, dans le premier cas, le patient était débarrassé de tous les signes ou symptômes de la tumeur. Ces cas, et bien d'autres semblables qu'on pourrait citer, apportent la meilleure réponse à l'objection que l'opération, en tuant le parasite, provoque parfois un certain degré d'inflammation entre lui et la cavité du foie où il est logé; mais dans la plupart des cas, au bout d'un court délai, cette inflammation cède spontanément, et ce n'est que dans des cas exceptionnels qu'une seconde opération est nécessaire pour l'évacuation du pus. J'ai réuni, sous forme de tableaux, les particularités de 103 cas dans lesquels on a pratiqué l'opération (*voir* les pages suivantes). Dans 80 de ces cas, l'opération paraît avoir parfaitement réussi; dans 16 cas, elle fut suivie de suppuration et on fit une large ouverture à la poche; mais, finalement, tous ces 16 cas ont parfaitement guéri et même pour quelques-uns la nécessité d'une seconde opération m'a paru très-douteuse. Dans sept des cas du tableau III, l'opération fut suivie d'une terminaison fatale; mais dans quatre, sinon cinq de ces cas, la mort a été amenée par des causes indépendantes de l'opération. Dans un des cas restants, la mort fut la suite d'un collapsus soudain qui survint vingt minutes après la ponction, et qui se serait probablement produit avec n'importe quel genre d'intervention opératoire. On ne retira que 4 grammes environ de liquide, il ne s'en échappa point dans le péritoine et il n'y eut pas signe de péritonite. Dans un autre cas, le malade fut emporté par une péritonite, dans les vingt-quatre heures qui suivirent l'opération, dans un état de prostration et d'amaigrissement extrême; et on peut se demander si dans des conditions semblables il était bon de faire intervenir n'importe quel procédé opératoire. Dans l'estimation des résultats de l'opération, on ne doit faire entrer en ligne de compte que les cas où elle fut employée comme moyen curatif, et l'on doit exclure ceux où elle n'a été tentée que comme un palliatif et où la mort était inévitable. J'ai donc exclu des tableaux les cas de ce genre et d'autres où l'opération a été pratiquée avec un gros trocart, où l'on a employé un caustique pour déterminer des adhérences avant la ponction, où l'on a injecté, après avoir retiré le liquide, quelque substance irritante (1) et aussi ceux où la poche a suppuré ou a été envahie par la bile avant l'opération et où il fallait adopter un autre mode de procéder. L'opération préconisée ici n'est applicable qu'aux cas où le liquide conserve son aspect limpide normal, et il ne faut pas mettre sur son compte les résultats de procédés opératoires différents.

(1) Voici la pratique que le professeur Hardy a adoptée dans la généralité des cas. Il retire un peu de liquide à l'aide d'une ponction capillaire et fait ensuite une injection de 10 à 15 grammes de la solution suivante :

Teinture d'iode	100 gr.
Iodure de potassium	10 gr.

Cette petite quantité de liquide irritant serait, d'après le professeur Hardy, incapable de provoquer des accidents inflammatoires dans le kyste et elle suffirait pour tuer les hydatides et amener ainsi la guérison du kyste. (N. D. T.)

TABLEAU I. — CAS D'HYDATIDES DU FOIE DANS LESQUELS LA PONCTION AVEC UN TROCART FIN ET OCCLUSION DE L'ORIFICE FUT SUIVIE DE GUÉRISON.

NUMÉROS	AUTEURS.	SEXE.	AGE.	VOLUME de LA TUMEUR.	QUANTITÉ de LIQUIDE ENLEVÉ (en onces).	SOURCES ET REMARQUES.
1	Murchison.......	M	28	Modéré......	5 et 20	Obs. XVI.
2	*Id.*	F	31	*Id.*	12	» XVII.
3	*Id.*	F	6	*Id.*	14	» XVIII.
4	*Id.*	F	31	Gros........	20	» XIX.
5	*Id.*	F	25	*Id.*	40	» XX.
6	*Id.*	F	60	Petit........	6	» XXI.
7	*Id.*	M	8	*Id.*	6	» XXII.
8	*Id.*	M	25	Modéré......	8	» XXIII.
9	*Id.*	M	36	Gros........	16	» XXIV.
10	*Id.*	M	34	Hydat. mult..	4,7 et 1 1/2	» XXVI. Trois kystes distincts furent ponctionnés.
11	Sir B. Brodie....	M	12	Gros........	30	*Med. chir. Trans.*, t. XVIII, p. 118.
12	*Id.*	F	20	*Id.*	60	*Ibid.*, p. 119.
13	*Id.*	M	14	*Id.*	60	*Ibid.*, p. 121.
14	Key............	F	jeune.	*Id.*	80	Bright, *On abd. Tum.*, p. 42.
15	Boinet..........	F	19	Modéré......	20	*Traitement des kystes hydat. du foie.* Paris, 1859, p. 13.
16	*Id.*	F	31	Petit........	4	*Ibid.*, p. 14.
17	*Id.*	M	20	Modéré......	20 et 15	*Ibid.*, p. 18. On fit deux ponctions à quelques mois d'intervalle.
18	Demarquay......	M	45	*Id.*	20	*Ibid.*, p. 30.
19	Frerichs.........	M	46	Très-gros....	120	*Op. cit.*, p. 613.
20	Langenbeck......	?	?	?	?	*Ibid.*, p. 614.
21	*Id.*	?	?	?	?	*Ibid.*, p. 614,
22	Récamier........	F	jeune.	Modéré......	?	*Revue médicale*, 1825, t. I, p. 28.
23	Robert.........	M	?	?	?	*Gaz. des Hôp.*, 1857, p. 147.
24	*Id.*	F	?	?	?	*Ibid.*, p. 147.
25	Cruveilher.......	?	?	?	?	*Ibid.*, p. 147.
26	Richard.........	F	42	Gros........	40	*Bullet. de Thérap.*, 1855, p. 414. Injection d'environ 8 gr. d'alcool.
27	Greenhow.......	M	25	Très-gros....	21 et 110	*Pathol. Transact.*, t. XVIII, p. 127. Cinq ans après, le malade était encore en bonne santé.

28	*Id.*	F	30	*Id.*	148	*Ibid.*, t. XXV, p. 130. Mort six ans après par réapparition de la maladie (un autre kyste).
29	Duffin	M	27	Modéré	28	*Transact. Clin. Soc.*, t. VI, p. 23.
30	*Id.*	F	26	*Id.*	21	*Ibid.*, p. 24.
31	*Id.*	F	39	*Id.*	28	*Ibid.*, p. 27.
32	*Id.*	M	61	Gros	72	*Ibid.*, p. 29. Liquide en partie purulent.
33	*Id.*	M	50	*Id.*	64	*Ibid.*
34	Church	F	23	Très-gros	120 et 114	*Treatment of hyd. tumours of Liver*, 1868, p. 15.
35	S. H. Ward	F	36	Gros	37	*Some affections of Liver*, 1872, p. 59. Plus d'un an après parut une autre tumeur qui finalement s'ouvrit dans l'estomac.
36	Brinton	F	19	*Id.*	30	*Lancet*, 1862, t. II, p. 639.
37	J. Hutchinson	F	30	*Id.*	30	*Ibid.*, p. 389.
38	*Id.*	F	33	Gros	40	*Brit. med. Journ.*, 20 février 1864.
39	*Id.*	F	36	*Id.*	60	*Ibid.*
40	W. Budd	M	35	Modéré	23	*Ibid.*, 1859, p. 275.
41	Fearn	M	30	Très-gros	85 et 40	*Ibid.*, 7 novembre 1868. Seconde ponction quatre mois après la première. Liquide comme petit-lait.
42	Heaton	F	23	Gros	40	*Ibid.*, 3 avril 1869.
43	*Id.*	F	20	Petit	10	*Ibid.*, 1874, t. II, p. 557. Emploi de l'aspirateur; sang à la fin de l'opération.
44	Sympson	M	29	Modéré	16	*Ibid.*, 30 avril 1870.
45	Southey et Savory	M	24	Très-gros	53	*Ibid.*, 6 août 1870.
46	Ransom	F	20	Modéré	4 1/2	*Ibid.*, 28 septembre 1872; pendant quelques jours, filtration probable dans le péritoine.
47	*Id.*	F	21	Gros	13 1/2	*Ibid.*
48	*Id.*	F	25	Très-gros	33 et 72	*Ibid.* Deuxième ponction près de six mois après la première. Bile et albumine dans le liquide de la première ponction.
49	Savory	?	?	?	?	Church, *op. cit.*, 1868, p. 20.
50	*Id.*	?	?	?	?	*Ibid.*
51	Philipson	M	14	Modéré	23	*Brit. med. Journ.*, 1874, t. II, p. 557.
52	Bradbury	F	23	*Id.*	16	*Ibid.*, p. 558.
53	*Id.*	F	32	*Id.*	16	*Ibid.*, p. 559.
54	G. Budd	M	25 (?)	Très-gros	156	*Med. Times and Gaz.*, 19 mai 1860.
55	Holthouse	M	56	*Id.*	100	*Ibid.*, 6 janvier 1855.

TABLEAU I (suite).

NUMÉROS.	AUTEURS.	SEXE.	AGE.	VOLUME de LA TUMEUR.	QUANTITÉ de LIQUIDE ENLEVÉ (en onces).	SOURCES ET REMARQUES.
56	Sibson..........	F	33	Deux tumeurs	50 et ?	*The Lancet*, 18 juillet 1868. Deux tumeurs ponctionnées successivement à six semaines d'intervalle.
57	Anstie...........	F	6	Petit........	7	*Ibid.*, 13 août 1870.
58	Whittel.........	M	18	*Id.* ...	10	*Ibid.*, 15 octobre 1870.
59	G. Hett..........	F	7	Modéré......	14	*Ibid.*, 18 février 1871. Kyste hépatique douteux; ponction au-dessous de l'ombilic.
60	Scott Orr.......	M	20	Gros........	46 et 35	*Glasgow med. Journ.*, janvier 1876.
61	Mac Gillivray....	M	56	*Id.*..........	30 et 20	*Austral. med. Journ.*, août 1865, obs. III. Deuxième ponction deux semaines après la première.
62	*Id.*	M	27	?	?	*Ibid.*, obs. VII.
63	*Id.*	M	45	Très-gros ...	180 et 100	*Ibid.*, obs. XV. Deuxième ponction, six semaines après la première, amena un liquide teinté de bile.
64	*Id.*	F	23	*Id.* ...	114	*Ibid.*, mars 1867, obs. XXIV.
65	*Id.*	M	5	Trois kystes..	20, 20, 10	*Ibid.*, obs. XXVI. Trois kystes distincts furent ponctionnés; aucun ne s'est rempli de nouveau.
66	*Id.*	M	6	Petit........	2	*Ibid.*, obs. XXXVI.
67	*Id.*	F	11	Modéré......	18	*Ibid.*, obs. XXXVII.
68	*Id.*	M	17	Gros.........	70	*Ibid.*, obs. XXXVIII.
69	*Id.*	M	51	?	?	*Ibid.*, juillet 1872, obs. XL. Kyste ponctionné deux fois.
70	*Id.*	M	8	?	?	*Ibid.*, obs. XLI.
71	*Id.*	F	28	?	?	*Ibid.*, obs. XLVII.
72	*Id.*	F	30	?	?	*Ibid.*, obs. LVI.
73	*Id.*	F	44	?	?	*Ibid.*, obs. LVIII.
74	*Id.*	M	59	?	?	*Ibid.*, obs. LIX.
75	*Id.*	M	49	?	?	*Ibid.*, obs. LX.
76	*Id.*	M	42	?	?	*Ibid.*, obs. LXVII.
77	*Id.*	M	3	?	?	*Ibid.*, obs. LXX, ponctionné deux fois.
78	*Id.*	F	13	?	?	*Ibid.*, obs. LXXIII.
79	Bradbury........	M	16	Gros.........	22	*Brit. med. Journ.*, 18 novembre 1876.
80	*Id.*	M	36	*Id.* ...	40 et 30	*Ibid.* Ponctionné deux fois.

TABLEAU II. — [illegible]
DE LA SUPPURATION DU KYSTE, D'UNE SECONDE OUVERTURE LIBRE ET PERMANENTE ET FINALEMENT DE GUÉRISON.

Nos	AUTEURS.	SEXE.	AGE.	VOLUME de LA TUMEUR.	QUANTITÉ de LIQUIDE ENLEVÉ (en onces).	SOURCES ET REMARQUES.
1	Garrod..........	F	19	Petit.........	4	*The Lancet*, 1er septembre 1860.
2	Owen Rees......	M	31	Gros.........	38	*Guy's Hosp. Reports*, sér. II, t. VI, p. 17.
3	Boinet..........	F	8	*Id.*	40	*Gaz. hebd. de méd. et de chir.*, 1864, p. 86.
4	Demarquay......	M	50	Très-gros....	160	*Gaz. des Hôp.*, 19 février 1859.
5	Babington et Cock.	M	36	Gros.........	10 et 80	*Guy's Hosp. Rep.*, sér. III, t. VI, p. 179. En opérant, on ne voulait pas enlever tout le liquide à la fois, mais bien par des ponctions répétées.
6	T. Sympson.....	F	39	*Id.*	60 et 30	*Brit. med. Journ.*, 30 avril 1870. 2e opération cinq semaines après la première, et probablement inutile. A la 2e opération, le liquide était en partie purulent et un tube fut fixé dans l'ouverture.
7	Bradbury........	M	35	*Id.*	24 et 80	*Ibid.*, 1874, t. II, p. 494. 2e opération six semaines après la 1re. Albuminurie avant la 1re ponction.
8	C. Brook........	F	23	Modéré......	6 et 12	*The Lancet*, 1868, t. I, p. 262. La seconde opération était probablement inutile.
9	Duffin...........	M	32	Kyste multiple	11	*Transactions Clinic. Soc.*, t. VI, p. 31.
10	Mac Gillivray....	F	8	Modéré......	20 et 20	*Australian med. Journ.*, août 1865. Obs. XIV. Je doute que le kyste qui a suppuré fût celui qui a été ponctionné la 1re fois. Dans le 1er cas, le kyste était près de la surface; dans le 2e, la matière se trouvait à 3 pouces de la surface.
11	*Id.*	F	?	*Id.*	10	*Ibid.*, mars 1867, obs. XIX.
12	*Id.*	F	12	*Id.*	30	*Ibid.*, obs. XXXIII.
13	*Id.*	M	13	?	?	*Ibid.*, juillet 1872, obs. XXXIX.
14	*Id.*	M	61	?	?	*Ibid.*, obs. XLIII.
15	*Id.*	M	49	?	?	*Ibid.*, obs. LI. Le kyste fut ponctionné trois fois avec le trocart capillaire.
16	Murchison.......	F	32	Gros.........	60	Obs. XXV, p. 99.

TABLEAU III. — CAS D'HYDATIDES DU FOIE DANS LESQUELS L'OPÉRATION DE LA PONCTION AVEC UN TROCART CAPILLAIRE ET L'OCCLUSION DE L'ORIFICE ONT ÉTÉ SUIVIES DE MORT.

Nos	AUTEURS.	SEXE.	AGE.	QUANTITÉ de LIQUIDE ENLEVÉ (en onces).	SOURCES ET REMARQUES.
1	Moissenet	M	42	12	*Archives de médecine*, février 1859, p. 144. Le malade était dans une grande prostration avant l'opération et mourut de péritonite dix-huit jours après.
2	Martineau......	M	31	Quelques gram.	*London med. Record.*, 23 juin 1875. Collapsus soudain et mort vingt minutes après l'opération. Trois jours avant, douleur violente à l'épigastre et à l'hypochondre droit. Pas de signes de péritonite à l'autopsie.
3	Scott Orr........	F	18	38 2 kystes.	*Glascow med. Journ.*, janvier 1876. Le malade avait une cirrhose et depuis deux mois avant l'opération un ictère intense; et peu après l'opération, douleur violente dans la tumeur. Onze jours après l'opération, la fièvre est survenue et a persisté jusqu'à la mort, vingt-six jours après la ponction. On trouva après la mort deux kystes, un dans le lobe droit, qui avait été ponctionné, contenant 1 litre 1/2 de pus et un second dans le lobe gauche contenant environ 1 litre de liquide trouble verdâtre.
4	Bradbury........	M	29	1 chaque fois.	*Brit. med. Journal*, 1874, t. II, p. 525. Ponctions répétées avec un trocart capillaire. Pas plus d'une once de liquide chaque fois. Il y avait trois gros kystes et la mort fut occasionnée par la rupture de l'un d'eux dans le poumon.
5	Wiltshire........	M	26	Grande quantité.	*The Lancet*, 1er septembre 1860. Trois autres kystes dans le foie, chacun contenant environ 1/2 litre de liquide, outre celui qui fut ponctionné. La mort parut due à la pression du foie devenu énorme sur les organes voisins.
6	Murchison.......	F	21	60	Observ. XXVII, p. 90. Il y avait des hydatides multiples dans le foie et le péritoine; et la mort fut produite par la suppuration d'un kyste distinct de celui qui fut ponctionné.
7	*Id.*	M	45	28	Observ. XXVIII, p. 93. Il y avait des hydatides multiples au foie et au péritoine, et de l'ascite, etc., et la mort fut tout à fait indépendante de l'opération.

Après avoir donc attentivement examiné la question, les dangers de la maladie abandonnée à elle-même, l'inutilité des médicaments et l'heureux résultat que produit une simple ponction, on est conduit à cette conclusion pratique que, dans tous les cas où une tumeur hydatique est assez volumineuse pour être reconnue durant la vie, et va en augmentant de volume, il y a lieu de la ponctionner. Si la tumeur paraît diminuer de volume, il peut être bon de différer; mais il n'est nullement nécessaire d'attendre qu'il se soit formé des adhérences ni de chercher à les produire. Une tumeur hydatique n'a pas, comme un abcès, tendance à former des adhérences à sa face externe. En attendant que des adhérences se produisent normalement, la tumeur finit par atteindre un volume considérable et par envahir quelqu'une des cavités adjacentes; on augmente les chances de la voir s'enflammer et se convertir en abcès; ses parois sont également moins élastiques qu'à une période moins avancée et l'ouverture laissée par la ponction se fermera moins promptement, de sorte qu'il y a un plus grand risque de voir le liquide pénétrer dans le péritoine, quand on retire la canule, s'il n'y a pas d'adhérences. Pendant que les parois sont encore élastiques, on peut compter que l'ouverture faite par un trocart fin se fermera dès que l'instrument sera retiré, et par suite les adhérences ne sont pas nécessaires.

4° **Évacuation du contenu du kyste par une large ouverture permanente.** — Dans l'observation XXXII, vous avez eu l'occasion d'étudier les dangers auxquels peut être sujette une personne qui a un gros kyste hydatique du foie en suppuration, ou peut-être gangréneux, communiquant par une large ouverture avec l'air extérieur, et je vous ai fait déjà remarquer que près de la moitié des cas où il s'est formé spontanément une ouverture, ont eu une terminaison fatale. Les quatre principaux dangers sont : *a.* l'épuisement résultant d'une suppuration prolongée; *b.* pyoémie et inflammation secondaires; *c.* hémorrhagies provenant du kyste; *d.* péritonite. Sur 89 cas dont j'ai réuni les particularités, dans lesquels une ouverture de ce genre s'est produite spontanément (23 cas et 9 morts) ou bien a été pratiquée à l'aide des caustiques, d'un gros trocart, ou par l'incision, 28 furent suivis de mort, ce qui donne une mortalité de 31,46 pour 100. Bon nombre parmi ceux qui ont fini par guérir ont dû subir l'épuisement d'une longue maladie.

Lorsque cependant les symptômes, ou une ponction exploratrice montrent que la poche est en suppuration, que son contenu est fétide et qu'il y a des symptômes généraux de rétention purulente, la seule opération qu'il y a lieu de faire, c'est une large ouverture permanente, et pour la pratiquer il faut, autant que possible, ne pas attendre que le malade soit atteint par l'épuisement et la cachexie qu'amènent la fièvre et la rétention du pus. On pratiquera l'ouverture à l'aide d'un gros trocart et on y fixera une canule en argent ou un tube en caoutchouc jusqu'à ce que l'hydatide soit complétement vidée. La cavité sera lavée tout d'abord avec une forte solution de chlorure de zinc (environ au 30e), et ensuite tous les jours avec une solution aqueuse d'acide phénique (2 pour 100). Dans les cas où la suppuration consécutive à l'opération menace de ne pas tarir, ou lorsque l'on a de la peine à empêcher le pus d'être fétide, il y aura utilité à faire une contre-ouverture et à introduire un tube à drainage de la manière indiquée par Boinet (1) et comme on le pratique ordinairement pour l'empyème. Avant de procéder à cette opération, il sera bon de s'assurer s'il existe des adhérences, et, si c'est nécessaire, on en provoquera en faisant une incision sur la tumeur, ou par l'application de potasse caustique, ou par l'acupuncture multiple avec 30 à 40 aiguilles piquées en rond très-près l'une de l'autre, selon la méthode préconisée par Trousseau; ou bien on peut faire une ouverture à l'aide d'applications successives de potasse caustique comme pratiquait Récamier dans les cas d'abcès (2).

5° **Acupuncture.** — Il reste à examiner un troisième mode opératoire. Dans une communication faite à la Société royale médico-chirurgicale de Londres, le 8 novembre 1870, les docteurs Hilton Fagge et Durham ont rapporté huit cas d'hydatides du foie traités par l'électrolyse qui a donné dans tous un résultat satisfaisant (3). L'opération consiste à passer dans le kyste deux aiguilles électrolytiques, à un ou deux pouces l'une de l'autre, et mises en communication avec le pôle négatif d'une batterie galvanique de dix éléments. Une éponge humide formait la terminaison du pôle positif, et fut placée sur la peau du malade à une petite distance du point de pénétration des aiguilles, et on changea sa position de temps en temps durant l'opération. On fit passer le courant pendant dix à vingt minutes. Dans quelques-uns de ces cas, l'opération fut suivie de signes d'épanchement pleurétique ou péritonéal, de telle sorte qu'il y a tout lieu de supposer que l'électrolyse agissait comme une espèce de ponction sous-cutanée avec épanchement du liquide kystique dans une cavité séreuse, et cette opinion fut confirmée par ce fait que, dans un cas, l'introduction d'aiguilles dans la tumeur sans courant électrique parut donner d'aussi bons résultats. Il faut faire remarquer que dans chaque cas l'opération fut exempte d'accidents : il put bien à la suite se déclarer un peu de fièvre, et la poche put se remplir de nouveau temporairement, mais il ne s'y établit pas de suppuration aiguë. Ce procédé est-il supérieur sous ce rapport à la ponction avec un trocart fin? c'est ce

(1) *Gaz. méd. de Paris*, 1860, n° 45.
(2) Frerichs, *op. cit.*, p. 400.
(3) Bien des années auparavant, cette opération avait été essayée avec succès en Islande. (Frerichs, p. 599.)

qui est à examiner, mais dans tous les cas il mérite certainement de nouveaux essais.

Note. — Le traitement des kystes hydatiques préconisé dans cette leçon, a été recommandé par moi dans un mémoire publié dans l'*Edinburgh medical Journal*, décembre 1865, mais a été combattu par le docteur John Harley, de Londres, et le docteur Finsen, de Copenhague.

Le docteur Harley, qui préconise le traitement des tumeurs hydatiques du foie par une ouverture large et permanente, donne un tableau (1) de « 34 cas qui furent traités par une seule ponction, avec évacuation d'une portion ou de la totalité du liquide et occlusion immédiate de la plaie, » et ajoute qu'il y eut 11 *cures radicales*, 13 *rétablissements*, c'est-à-dire les cas qui furent améliorés par l'opération, mais qui, soit que la tumeur n'eût pas complétement disparu ou que le résultat ne parût pas suffisamment certain, ne peuvent pas être considérés comme des guérisons radicales, et 10 *morts*. Comme le kyste générateur et les kystes secondaires ne peuvent jamais être « complétement enlevés » par l'opération de la ponction simple, on comprend difficilement comment le docteur Harley peut admettre une guérison radicale pour l'un quelconque de ses 34 cas. Il est donc nécessaire d'expliquer qu'il considère le résultat comme un *rétablissement* et non comme une *guérison*, si, quelque temps après l'opération, on ne peut sentir aucune trace de tumeur (comme dans mon propre cas, n° 25 de son tableau). L'introduction des dix cas de mort dans le tableau jette cependant, à mon avis, un discrédit illégitime sur cette opération; aussi je crois nécessaire de les mentionner avec détails.

Obs. 4. — Dans ce cas, la tumeur remplissait l'abdomen tout entier, et on eut recours à la paracentèse (*avec un gros trocart*) pour parer à l'asphyxie imminente et non comme moyen curatif. En outre le malade, avant l'opération, était dans un état de marasme et de prostration extrêmes; la cause immédiate de la mort fut la présence de tubercules miliaires dans les poumons et l'empyème. Voyez Greenhow, *Lancet* 1862, t. II, p. 476, et Murchison, *Edinb. med. Journ.*, décembre 1865; voyez également l'obs. XXXVIII de cet ouvrage.

Obs. 8. — Il n'est pas certain que ce cas ait été suivi de mort. Le docteur Harley cite ce cas d'après M. César Hawkins, et M. Hawkins d'après la *Practice of Medicine* du docteur Thomas. M. Hawkins dit : « Le résultat n'est pas mentionné, de sorte qu'on peut en conclure vraisemblablement que la terminaison a été funeste »; mais le docteur Thomas ne dit rien qui légitime une pareille conclusion. (*Med.-chir. Transact.*, t. XVIII, p. 121.)

(1) *Med.-chir. Transact.*, t. XLIX, p. 1866.

Obs. 9. — On n'eut recours à l'opération qu'à titre de palliatif. On retira huit pintes de liquide d'un kyste, mais on en trouva un autre, après la mort, contenant douze pintes, entre le foie et le diaphragme. Le docteur Abercrombie ajoute : « Les deux kystes avaient tellement détérioré la constitution du malade que, bien qu'il eût été soulagé par l'opération, ses forces ne tardèrent pas à l'abandonner ». (Abercrombie, *Diseases of stomach*, p. 356.)

Obs. 10. — Dans ce cas, il est évident qu'on pratiqua une large ouverture, mais on ne dit pas si elle fut fermée ou non. Ce qui est plus important, c'est que le kyste avait suppuré avant l'opération. (Hawkins in *Med.-chir. Transact.*, t. XVIII, p. 157.)

Obs. 11. — D'après le texte original de cette observation in *Edinb. Essays and Observ.*, t. II, p. 229, il est clair que l'enfant était presque moribond au moment de l'opération et que, outre l'hydatide du foie et de la rate, il avait de l'ascite, de l'anasarque et de l'orthopnée. Il paraît également probable que c'est le péritoine, et non l'hydatide, qui a été ponctionné.

Obs. 13. — Dans ce cas, il y avait un mauvais état général et l'hydatide avait suppuré avant l'opération. De plus la malade était enceinte et fit une fausse couche à la suite de laquelle elle mourut. (Bright, *on Abdom. Tum.*, Syd. Soc. éd., p. 41.)

Obs. 15. — Dans ce cas, il y avait deux tumeurs hydatiques. Trois pintes de liquide furent retirées de l'une d'elles, qui ne parut pas grossir de nouveau, et la malade se croyait guérie lorsqu'elle succomba à la rupture de l'autre kyste à travers le diaphragme dans les poumons. (Davaine, *Traité des Entozoaires*, p. 447.)

Obs. 16. — Dans ce cas, le malade se trouvait, au moment de l'opération, dans un état de prostration extrême. Il eut une syncope qui dura cinq minutes et mourut au bout de dix-huit heures. On trouva après la mort des traces d'une péritonite récente. Le résultat fatal fut sans doute déterminé par l'opération; mais il n'est pas vraisemblable qu'une large ouverture laissée libre aurait empêché cette terminaison. (Tableau III, n° 1 de cet ouvrage, et *Archives génér. de médecine*, sér. V, t. XIII, p. 145.)

Obs. 19. — Dans ce cas, la ponction fut simplement exploratrice, préparatoire à l'application de potasse caustique sept jours après. La mort fut déterminée par un tétanos, vingt-cinq jours après la ponction, et Récamier mentionne que « aucun accident n'a suivi la ponction ». (Davaine, *op. cit.* p. 590.)

Obs. 32. — Dans ce cas, d'après le docteur Harley, on n'essaya pas de débarrasser la poche de son contenu après la première ponction, et le liquide hydatique s'infiltrant dans le péritoine a amené une péritonite et l'extension de la maladie; mais il omet de signaler qu'on diagnostiqua avant l'opération la présence dans le péritoine d'une quantité de liquide considérable et qui allait en augmentant. De plus, la potasse caustique fut appliquée sur les téguments avant la ponction du kyste. (Rogers, in *Brit. Med. Journ.*, 1862, t. I, p. 71.)

Il peut sembler surprenant qu'avec des données statistiques provenant des mêmes sources que celles du docteur Harley, je sois arrivé à une conclusion aussi différente : aussi, je suis satisfait de voir que MM. Durham et Hilton Fagge, après avoir pris la peine de comparer nos tableaux avec les observations originales, ont entièrement confirmé, dans tous leurs détails essentiels, l'exactitude de ce que montrent mes tableaux (1).

Le docteur Finsen a également préconisé l'opération de Récamier, c'est-à-dire qu'il conseille d'établir des adhérences à l'aide des caustiques et puis de pratiquer une large ouverture. Je n'ai pas eu l'avantage de lire ce qu'il a écrit sur ce sujet, mais mon ami le docteur Hjaltelin, d'Islande, m'informe que le docteur Finsen ne peut s'expliquer mes succès à l'aide de la ponction simple qu'en supposant que j'ai « dissimulé mes insuccès ». La seule chose que je puisse répondre à cela, c'est que tous les cas dans lesquels j'ai pu prendre la responsabilité de l'opération, se trouvent reproduits dans cette leçon, et qu'ils parleront par eux-mêmes. Quant à juger si le docteur Finsen est bien compétent pour appeler la ponction simple des tumeurs hydatiques une « opération inutile et dangereuse », je dois laisser au docteur Hjaltelin, médecin en chef à Reykjavik, Islande, le soin de le décider.

D'un autre côté, le succès de l'opération a été admis généralement par ceux qui ont eu le plus d'occasions d'en suivre les effets. C'est le traitement communément employé en Islande, où la maladie est si fréquente. Le passage suivant d'un des mémoires du docteur Hjaltelin mérite d'être cité : « Je me résolus à essayer la méthode de Récamier dans quelques cas qui me parurent plus favorables à ce sujet que d'autres, mais j'ai le regret de dire que près d'un tiers de ceux qui furent ainsi opérés succombèrent... Après avoir complétement renoncé à la méthode de Récamier et être revenu à mon ancienne méthode de ponctionner les kystes, j'eus connaissance de l'article du docteur Murchison sur *les Tumeurs hydatiques du foie, leur diagnostic et leur traitement*, 1865. Comme l'expérience de ce médecin se trouvait tout à fait d'accord avec la mienne, ma confiance dans le traitement par la ponc-

(1) *Med.-chir. Transact.*, 1871, t. LIV, p. 41.

(2) Voy. mémoires de Hjaltelin in *Brith. med. Journ.*, 14 août 1869, et *Edinb. med. Journ.*, février 1870.

tion s'en accrut, et depuis ce temps je l'ai employé avec le meilleur résultat dans un grand nombre de cas. » M. Savory, chirurgien de l'hôpital Saint-Barthélemy, écrit ceci : « Cette opération a bien moins de chances d'être suivie de conséquences fâcheuses que lorsqu'on emploie un gros trocart... D'après ce que j'ai vu jusqu'à présent, je suis tellement convaincu de la supériorité du trocart fin que je l'emploierais encore, de préférence à un gros, dans les cas où le kyste s'est rempli de nouveau (1). » M. Durham, chirurgien à Guy's Hospital, dans la discussion qui eut lieu à propos de son mémoire en collaboration avec le docteur Hilton Fagge sur le traitement des hydatides par l'électrolyse, a assuré que dans huit cas il avait employé la ponction simple avec un succès complet (2). Le docteur Duffin, de King's College Hospital, a rapporté sept cas d'hydatides du foie traités par la ponction simple; tous ont guéri, bien que dans deux il y ait eu suppuration de la poche (3). La ponction avec un trocart fin a été également fortement appuyée par le docteur W. S. Church dans son *Essai de gradué d'Oxford* publié en 1868. Enfin en Australie où la maladie est très-fréquente, l'opération de la ponction à l'aide d'un trocart fin est le traitement généralement adopté. Le docteur Mac Gillivray, entre autres, en a montré la supériorité sur celui qui consiste à faire une ouverture large et permanente. Il a lui-même employé le traitement en question chez 28 malades atteints d'hydatide du foie, sur lesquels 24 se rétablirent très-bien, quoique chez 6 d'entre eux la poche eût suppuré (v. tableaux I et II); 4 de ces malades moururent; mais chez 3 d'entre eux l'opération n'avait été pratiquée qu'à titre de palliatif, car les malades étaient déjà affectés d'autres maladies dont ils moururent (maladie du cœur et hydropisie, affection pulmonaire et hydropisie, et diphthérie). Chez le quatrième, le liquide retiré à la première ponction était une matière brune et bilieuse, la poche suppura, une large ouverture fut pratiquée et le malade succomba à une gangrène du foie (4).

Les observations suivantes pourront servir à graver plus profondément dans votre esprit les symptômes et les dangers des tumeurs hydatiques du foie et leur traitement approprié. Dans les onze premiers cas (obs. XVI à XXVI), on ponctionna le kyste avec un trocart fin, et après évacuation partielle du contenu, on fit l'occlusion de l'ouverture.

OBS. XVI. — *Tumeur hydatique du foie. — Paracentèse. — Guérison.*

Vous avez eu l'occasion d'étudier les caractères cliniques de la tumeur hyda-

(1) *The Lancet*, 1866, t. I, p. 524.
(2) Voir aussi, *Med. chir. Transact.*, t. LIV, p. 40.
(3) *Transact. Clinic. Soc.*, 1873, t. VI, p. 23.
(4) *Austral. med. Journ.*, août 1865; mars 1867 et juillet, 1872.

tique du foie que je vous ai décrits, sur un homme de 28 ans, John N—, qui fut admis dans mon service à l'hôpital Middlesex, le 3 décembre 1866. Cet homme était commis et avait passé quatorze mois en Crimée en 1855 et 1856. Sa santé antérieure avait toujours été bonne. En septembre 1864, il eut une angine et de légères douleurs dans le côté droit, et M. Churton, de Erith, découvrit alors qu'il avait une tumeur à l'épigastre, qui était presque aussi volumineuse que quand vous l'avez vue. Il ne souffrit plus de sa tumeur à partir de ce moment jusqu'en février 1866, où elle devint de temps en temps le siége de douleurs lancinantes, et c'est pour cela qu'il entra dans mon service une première fois le 31 mars 1866 et y resta jusqu'au 18 avril suivant. A part ces douleurs qui étaient très-passagères et n'étaient pas accompagnées de sensibilité, la santé générale de ce malade était bonne; il n'avait pas la plus petite fièvre. Le 7 avril, on essaya de vider le kyste à l'aide d'un trocart fin et de la canule armée d'une pompe aspirante. La ponction fut pratiquée *à gauche* de la ligne médiane, là où la tumeur était le plus proéminente. L'action de la pompe détermina une vive douleur dans le dos, le malade s'évanouit même et on abandonna l'opération après avoir retiré seulement quatre à cinq onces de liquide, quantité évidemment bien au-dessous de celle contenue dans la tumeur. Sauf une invasion d'urticaire, l'opération ne fut suivie d'aucun symptôme fâcheux.

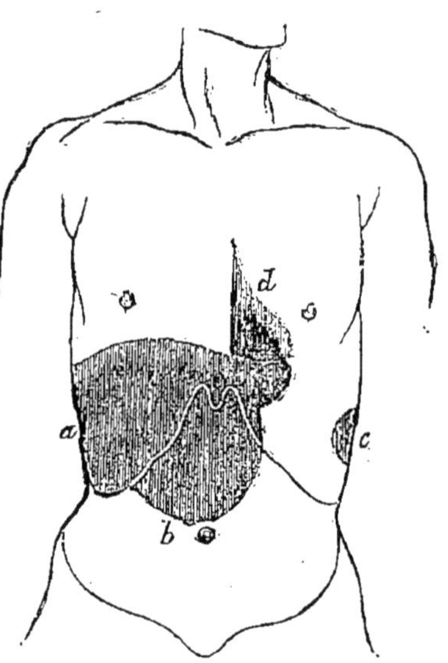

Fig. 14. — Matité hépatique dans le cas de John N., au moment de son admission à l'hôpital le 3 décembre 1866.

a, matité hépatique; *b*, tumeur; *c*, rate; *d*, cœur.

Le malade rentra à l'hôpital le 3 décembre, en partie à cause du retour de la douleur dont il avait souffert antérieurement, mais surtout pour être débarrassé de ce qui semblait être un second kyste. Voici la note qu'on prit sur son état, au moment de sa réadmission : « Le malade a l'apparence d'une personne en bonne santé et il ne se plaint que d'une tumeur à l'épigastre, s'étendant aux deux hypochondres, et en relation évidente avec le foie. Elle remplit l'espace compris entre le sternum et l'ombilic, et cause une légère voussure des côtes de chaque côté, particulièrement *à droite*. Son bord inférieur est à un pouce environ au-dessus de l'ombilic; elle mesure environ 6 pouces transversalement et 5 pouces de haut en bas. La matité hépatique est de 6 pouces sur la ligne médiane et 5 pouces sur la ligne droite mammaire; sur les lignes axillaire et dorsale, elle est normale. Ces mensurations correspondent exactement à celles notées lorsque le malade quitta l'hôpital au mois d'avril dernier. Le bord supérieur de la matité hépatique n'est pas plus arqué qu'à l'état normal. La tumeur est globuleuse, parfaitement lisse et pas du tout sensible. Elle est très-élastique, on y sent une fluctuation nette et on y constate d'une façon marquée la vibration hydatique; il ne paraît pas y avoir d'adhérence puisque la tumeur suit les mouvements de la respiration. Pas d'ictère, pas d'ascite, pas d'augmentation de volume de la rate, et pas d'albumine dans l'urine. Langue nette; intestins réguliers; pas de vomissements ni de douleur après le repas; pouls à 72.

Le 7 décembre, M. Moore introduisit un trocart fin dans la partie la plus proéminente de la tumeur, à droite de la ligne médiane, et retira par la canule, sans l'aide de seringue, vingt onces de liquide. Ce liquide était opalin, incolore, à réaction alcaline, d'une densité de 1009; il ne contenait pas d'albumine, mais donnait avec le nitrate d'argent un abondant précipité blanc; à l'aide du microscope, on y découvrit de nombreux crochets et quelques échinocoques entiers. Bien que le malade eût pris pendant plusieurs jours, avant chaque opération, de fortes doses d'iodure de potassium, à aucun moment on n'en trouva de trace dans le liquide.

Après l'opération on n'observa pas le moindre mouvement fébrile ni aucune espèce de symptôme défavorable. Le 12 décembre, le malade put se lever, et le 18 il quitta l'hôpital se trouvant très-bien en apparence; la tumeur ne manifestait pas de tendance à grossir et la matité hépatique sur la ligne mammaire n'était plus que de 3 pouces et demi.

Le 18 mars 1867, j'ai revu John N—, qui m'apprit que quatre jours après avoir quitté l'hôpital, il avait été atteint du typhus, qu'il avait probablement contracté à l'hôpital et qui l'avait mis fort en danger. Au commencement de cette maladie, la tumeur parut reprendre du volume, mais au moment de la convalescence, elle avait de nouveau disparu complétement et on n'en pouvait plus maintenant trouver la moindre trace, la matité hépatique verticale sur la ligne médiane n'étant plus que de 3 pouces.

Le 9 mars 1868, le malade s'est présenté de lui-même à l'hôpital, et il a été examiné par les docteurs Henry Thompson, Greenhow, Moore, et un grand nombre d'étudiants, mais on n'a pu découvrir chez lui trace de tumeur.

OBS. XVII. — *Tumeur hydatique du foie. — Rupture imminente. Paracentèse. — Guérison.*

Le 3 août 1864, Hannah S—, femme très-nerveuse, âgée de 31 ans, me consulta pour une tumeur située dans la région du foie. Elle était cuisinière dans la famille d'un médecin. Dans l'été de 1863 elle avait souffert durant trois semaines d'une douleur à l'estomac; mais sauf cela elle n'avait jamais éprouvé de symptôme d'affection abdominale jusqu'à neuf semaines environ avant de venir me trouver. Elle fut alors prise subitement, dans la région du foie, d'une douleur aiguë qui dura environ deux heures. Pendant plusieurs jours, elle vomit tout ce qu'elle prit; elle éprouvait une douleur intense dans le côté droit quand elle venait à tousser ou à se tourner dans son lit. Elle resta alitée une semaine et ne put reprendre son travail de trois semaines.

On remarqua alors pour la première fois que le foie était gros et proéminent, mais la malade ne put dire si cette augmentation de volume existait ou non avant que parût la douleur. En examinant la malade, on trouva une légère voussure dans l'hypochondre droit au-dessous des côtes, cette voussure paraissait se continuer en haut avec le foie, s'étendant à un demi-pouce au-dessous de l'ombilic et, transversalement, de 1 pouce à gauche de la ligne médiane jusqu'à 3 pouces à droite. La matité hépatique verticale partait de 2 pouces au-dessous du mamelon et descendait jusqu'à 7 pouces, 4 pouces 1/2 de cet espace mat se trouvant au-dessous du rebord costal. La tumeur était tendue, mais élastique et presque fluctuante; un peu de sensibilité quand on poussait la pression assez profondément. Il ne paraissait pas y avoir d'adhérence à la paroi abdominale. En arrière, la matité hépatique ne s'étendait pas trop haut et le bord supérieur n'était pas anormalement arqué. Bruits respiratoires normaux à droite. La malade avait le teint un peu blême, mais il n'y avait pas d'ictère manifeste : langue nette, appétit bon; intestins réguliers; pas d'ascite ni d'anasarque, pas d'albumine ni de pigment biliaire dans l'urine; pouls à 84.

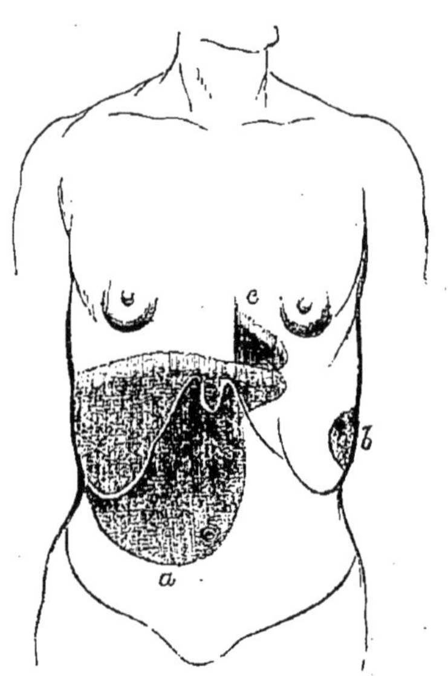

Fig. 15. — Matité hépatique dans le cas de Anna S., en août 1864.
a, tumeur; *b*, rate; *c*, cœur.

Le 7 août, la malade ressentit de nouveau de la douleur dans sa tumeur, elle eut en même temps pendant deux ou trois jours des évacuations par le haut et par le bas. Pendant plusieurs jours à la suite de cette crise, la tumeur fut sensible et on put entendre et sentir sur sa surface un frottement rude coïncidant avec les mouvements respiratoires.

Le 19 août, Hannah S... entra dans mon service à l'hôpital Middlesex et fut soumise à l'iodure de potassium à la dose de 32 centigrammes trois fois par jour.

Le 24, la tumeur était encore plus tendue et sensible. Dans la nuit du 2 septembre, la malade éprouva dans le côté droit une vive douleur augmentant par la pression, le mouvement ou une longue inspiration, et accompagnée de beaucoup de nausées, mais sans vomissements ni frissons. Pouls à 96. Sous l'influence de l'opium, des cataplasmes et du repos, ces symptômes cédèrent graduellement, mais la tumeur continua à rester sensible, le bruit de frottement y persista pendant plusieurs jours et le pouls ne tomba pas au-dessous de 96. Le 9 septembre, la malade eut une autre crise de douleur, mais plus intense, le pouls monta à 116 et le frottement reparut. Le 14 septembre, la douleur était moindre, mais on remarqua que la tumeur s'étendait davantage à droite et était moins arrondie. Le 17 septembre, nouvelle crise de douleur : en réalité, depuis le 24 août, la tumeur n'a jamais cessé d'être sensible et la malade a été s'affaiblissant de jour en jour, le pouls tombant rarement au-dessous de 108.

Quoiqu'il ne fût pas évident qu'il existât des adhérences solides, on résolut de ponctionner la tumeur. Dès le début, on avait diagnostiqué une hydatide et c'était en vue de l'opération que la malade était entrée à l'hôpital. Tous ceux qui l'examinèrent furent d'avis que la tumeur contenait du liquide, les seules autres affections qui auraient pu présenter les signes observés étant une distension de la vésicule biliaire ou un abcès du foie. La tumeur n'occupait pas tout à fait la situation et n'avait pas surtout en dernier lieu la forme d'une vésicule biliaire distendue, et il n'y avait jamais eu de jaunisse. La douleur persistante et la sensibilité qu'on avait observées pendant plusieurs semaines, indiquaient plutôt un abcès, mais il n'y avait eu ni frissons ni transpirations, et de plus la tumeur n'avait pas augmenté beaucoup depuis qu'on l'avait constatée pour la première fois. En admettant qu'on eût affaire à une hydatide, on avait lieu de craindre que la rupture ne fût imminente.

Le 20 septembre, M. Hulke ponctionna la tumeur avec un trocart fin dont la canule avait à peine le calibre du cathéter n° 1 et en retira environ douze onces d'un liquide clair, limpide, d'une densité de 1009. On ne put y découvrir ni échinocoques, ni crochets, mais on trouva qu'il contenait une grande quantité de chlorure de sodium et pas d'albumine; pas de trace d'iode, bien que la malade eût été soumise à l'iodure de potassium continuellement pendant plusieurs semaines.

On retira la canule en pressant les parois abdominales contre la tumeur, on recouvrit la piqûre d'une couche de collodion et on appliqua un bandage compressif. La malade fut maintenue quarante-huit heures couchée sur le dos, avec défense de se remuer. Immédiatement après l'opération, on lui administra vingt gouttes de laudanum, et pendant deux jours on lui fit prendre une préparation opiacée toutes les quatre à six heures.

Sommeil bon la nuit après l'opération; le jour suivant, pas de miction, on sonde la malade. Le 22 septembre, l'abdomen était distendu, tympanique, peau chaude et sèche (température 38°5), pouls à 120, soif vive. Il y avait cependant moins de douleur et de sensibilité sur la tumeur qu'avant l'opération. Pas de selles depuis deux jours. Un lavement de térébenthine et de confection de rue expulsa une grande quantité de flatuosités, et la malade commença à aller mieux. Le 26 septembre, pouls à 96, langue nette et humide; l'appétit revient. Pour la première fois depuis plusieurs semaines, la malade peut supporter qu'on manipule sa tumeur, dont les dimensions sont bien réduites. Le 27, pouls à 84; on détache le collodion de la plaie d'où ne sort pas une goutte de liquide. Le 30, la malade pouvait se lever. La convalescence fut retardée par une crise de névralgie faciale et autres petites misères; mais le 22 novembre la malade put quitter l'hôpital. Les dimensions de la tumeur avaient été en diminuant graduellement, de telle sorte que la matité, du bord supérieur du foie au bord inférieur de la tumeur, n'était plus que de 5 pouces 3/4. La tumeur était molle, il n'y avait plus de tension et on pouvait la manipuler sans déterminer de douleur. Langue nette et humide; appétit et digestion bons. Pouls à 100.

Juin 1867. Près de trois ans se sont maintenant écoulés depuis l'opération, et durant presque tout ce temps Hannah S... a été en état de faire son service de cuisinière, sujette seulement à de la flatulence et autres symptômes de dyspepsie et d'hystérie. On ne perçoit plus à l'épigastre qu'un peu de plénitude.

Au commencement de 1868, la malade m'écrivit qu'elle se sentait tout à fait bien, et qu'elle était sur le point de se marier. Dans l'automne de cette année, elle eut un enfant qui mourut aussitôt après sa naissance. Après cela elle tomba dans les humeurs noires et rentra dans mon service en janvier 1868. Elle se plaignit alors de dyspepsie, de flatulence et de malaises hystériques. On sentait encore au siége de la tumeur une masse dure, grosse comme une orange; elle était complétement indolente et paraissait étrangère aux symptômes éprouvés par la malade.

Juillet 1873. La malade m'écrit pour me dire qu'elle était à peu près dans le même état et que la tumeur n'avait pas grossi.

L'observation XVIII est remarquable à cause du jeune âge du sujet. Trousseau a rapporté un cas où le malade n'avait que six ans (1), et il ajoute que Davaine, dans son grand ouvrage sur les entozoaires, n'a pu trouver que 14 cas concernant des sujets au-dessous de quinze ans, mais dans un de ces cas, emprunté à Cruveilhier, le malade était un enfant qui n'avait que douze jours et le kyste s'était déjà ouvert dans le côlon descendant. (*Voyez* aussi l'obs. XXII et les tableaux 1 et 2.)

OBS. XVIII. — *Tumeur hydatique du foie. — Ponction avec un trocart fin. Guérison.*

Élisabeth C..., âgée de six ans, fut admise dans mon service à l'hôpital Middlesex, le 3 décembre 1867. Sauf la coqueluche qu'elle eut à l'âge de trois ans, cette enfant avait toujours eu une excellente santé; mais sa mère avait remarqué depuis longtemps qu'elle était plus forte au niveau de la ceinture que ne l'est d'ordinaire un enfant de cet âge. Il y a trois mois, miss Garrett, docteur-médecin, diagnostiqua une hydatide du foie. La mère pense que depuis la tumeur a été en augmentant, mais le seul malaise que l'enfant ait éprouvé c'est que de temps en temps elle se sent malade, elle tousse le matin et souffre un peu dans la région du foie. Au moment de son entrée, l'enfant a l'air robuste, bien portant et ne semble avoir rien d'anormal sur elle, sauf une tuméfaction à l'épigastre, s'étendant verticalement du bord inférieur du sternum à l'ombilic et latéralement à 2 pouces et demi de chaque côté de la ligne médiane. La tumeur était globuleuse, uniforme, sans douleur à la palpation, avec une fluctuation distincte et la vibration hydatique. Elle était tout à fait mobile sur les parties sous-jacentes et ne paraissait pas être adhérente aux parois abdominales, attendu qu'elle descendait pendant l'inspiration. Quoique la tumeur fût évidemment liée au foie, l'aire de la matité hépatique n'était pas partout augmentée, car sur la ligne droite mammaire elle ne mesurait que 2 pouces et

(1) *Clinique médicale*, t. III.

demi. La circonférence de l'abdomen sur la tumeur donnait les chiffres suivants :

	3 décembre.	20 décembre.	16 janvier.	24 janvier.	9 mars.
A l'ombilic.............	24, 3	23, 3	24, 5	22,75	22,5
Au cartilage xyphoïde.....	24, 5	23, 5	23, 5	23,75	23,5
A mi-chemin des 2 points précédents............	25,75	24,66	25,25	24	22,5

La langue est nette, l'appétit bon, les intestins réguliers ; ni ascite, ni jaunisse. Pouls à 96. On fait prendre à l'enfant, dans une potion, environ 13 centigrammes d'iodure de potassium trois fois par jour.

Le 10 décembre, M. Hulke ponctionne la tumeur avec un trocart fin et en retire 14 onces de liquide qui était incolore, légèrement opalin, d'une densité de 1010, contenant une grande quantité de chlorures, mais ni échinocoques, ni crochets, ni albumine, ni trace d'iode. Deux heures après l'opération, la petite malade était assise sur son lit, riant et causant comme si rien n'était arrivé. La nuit suivante, cependant, elle fut prise plusieurs fois de vomissements (qui étaient peut-être l'effet du chloroforme qu'on avait administré), et, pendant deux jours, le pouls monta à 140 et la température s'éleva à 38° 3 ; mais il n'y avait pas de sensibilité à l'abdomen ni de respiration thoracique.

Le 13 décembre, la température et le pouls étaient redevenus normaux, et l enfant n'éprouva plus de symptôme fâcheux, sauf que, du 20 décembre au 14 janvier, le volume de la tumeur parut augmenter de nouveau lentement, de sorte qu'on agita la question de savoir si on ne pratiquerait pas la paracentèse une seconde fois. On y renonça, cependant, car la tumeur commença à diminuer spontanément, comme on a pu en juger par le tableau de mensuration ci-dessus. Le 9 mars, on ne pouvait plus distinguer de voussure, et c'est à peine si on pouvait sentir quelque tumeur.

OBS. XIX. — *Tumeur hydatique du lobe gauche du foie. — Paracentèse. Guérison.*

Emma N., âgée de trente et un ans, entra à l'hôpital de Middlesex le 4 décembre 1868. Cette femme est mariée et mère de cinq enfants, dont le dernier, né il y a seize mois, n'a vécu que trois jours. A la suite de cela, elle tomba dans la langueur, la prostration, et les humeurs noires. C'est dans cet état que son attention fut attirée par une sensation de chaleur à l'hypochondre gauche, où elle remarqua une tuméfaction. Cette partie ne devait cependant pas avoir augmenté matériellement de volume puisque c'était la première fois qu'on y remarquait du gonflement ; cela n'avait d'ailleurs pas empêché la malade de continuer de vaquer à ses occupations domestiques habituelles. A son entrée, on constate une tumeur remplissant l'épigastre, s'étendant à 2 pouces et demi au-dessous de l'ombilic, mesurant 7 pouces et demi verticalement et 10 pouces transversalement, bombée en avant, tendue, lisse, fluctuante, avec vibration hydatique distincte, et un peu de sensibilité. La tumeur, développée vers le bas, venait évidemment du foie qui, supérieurement, ne s'étendait pas trop haut. Elle ne paraissait pas être adhérente à la paroi abdominale. La malade était anémique, mais sa santé générale était assez bonne. Le 6 décembre, on lui prescrivit 30 centigrammes d'iodure de potassium trois fois par jour. Le 10 décembre, on pratiqua la paracentèse à l'aide d'un trocart fin; on retira une pinte de liquide limpide, densité 1009, beaucoup de chlorures, mais pas de traces d'albumine ni d'iode; les dernières onces de liquide avaient une densité de 1012, et contenaient du sang et du pigment biliaire. Pas d'accident consécutif à l'opération; pouls jamais au-dessus de 80 et peau fraîche. Le 18 décembre, la malade se levait et le 28 elle quittait l'hôpital.

19 juillet 1872. J'ai revu la malade. Elle a eu deux enfants depuis l'opération et elle est en train d'allaiter le second, qui a maintenant douze mois. Une tumeur petite, dure, non élastique, indolente, peut encore être sentie à l'épigastre, mais elle ne cause aucune espèce d'inconvénient.

OBS. XX. — *Hydatide du lobe gauche du foie. — Paracentèse. Guérison.*

Madame R., âgée de vingt-cinq ans, me consulta le 29 décembre 1871 pour une tumeur lisse et indolente située dans l'hypochondre, provenant apparemment du lobe gauche du foie et atteignant en bas l'ombilic. Elle avait remarqué pour la première fois, il y a deux ans, cette tumeur qui, depuis, avait augmenté lentement de volume. La circonférence, au niveau du point le plus saillant de la tumeur, mesure 29 pouces 1/4; côté droit, 14 pouces; côté gauche, 15 1/4. Ce dont la malade se plaint le plus, c'est d'une douleur constante dans le dos et de dyspepsie atonique. Amélioration sous l'influence de l'acide nitro-chlorhydrique et de la strychnine; et, le 5 mars 1873, la malade se trouvait plus grosse et plus forte, mais la tumeur s'était accrue. Côté gauche, 16 pouces; côté droit, 14. Le 24 mars, paracentèse à l'aide d'un trocart fin; on retire 40 onces d'un liquide limpide contenant beaucoup de chlorures, mais pas d'albumine, densité 1010. Le 25, pas de douleur, pouls à 74, température 36° 9. Le 27, pouls à 96, température 39° 1. Le 31, la malade se lève et va et vient, mais la tumeur paraît de nouveau un peu plus volumineuse; pouls à 84, température 38° 6. Le 7 avril, la tumeur diminue. La malade a pu monter les escaliers pour la première fois depuis des années. Moins de douleurs dans le dos qu'elle n'a eu pendant longtemps. Pouls à 90, température à 38° 3. 7 mai, grande amélioration; la malade a repris de la chair. La mensuration donne le même chiffre des deux côtés, c'est-à-dire 14 pouces et demi.

Juillet 1875. La malade jouit d'une excellente santé et ne présente plus un seul signe de tumeur.

OBS. XXI. — *Hydatide du lobe droit du foie. — Douleur névralgique. Paracentèse. — Guérison.*

Le 30 octobre 1873, je vis, en consultation avec le docteur R. Phillips (de Leicester square), une dame, madame M., âgée de soixante ans, qui portait dans l'hypochondre droit une tumeur volumineuse, lisse, et tenant au foie. La matité hépatique en avant montait jusqu'au mamelon, mesurait 8 pouces sur la ligne mammaire droite, mais ne montait pas trop haut en arrière. Le bord inférieur du lobe droit descendait jusqu'au niveau de l'ombilic. Les dernières côtes et les cartilages formaient en avant une voussure nette. La circonférence au niveau du point le plus saillant mesurait, de l'épine dorsale à la ligne médiane, 17 pouces et 15 1/4 du côté gauche au point correspondant. Sur la partie la plus proéminente de la tumeur entre les côtes, aussi bien qu'au-dessous de ces dernières, on constatait de l'élasticité et même une fluctuation obscure; pas de sensibilité. On avait remarqué la tumeur pour la première fois dix mois auparavant, et elle n'avait pas sensiblement augmenté depuis. Mais, dès lors, la malade avait été toujours sujette à des douleurs névralgiques intenses et elle éprouvait une sensation de constriction dans la région du foie. Quatre mois après avoir constaté l'existence de sa tumeur, elle eut une pleurésie à droite avec épanchement qui fut résorbé. Les autres symptômes furent seulement quelques nausées et la perte de l'appétit.

Je fus d'avis qu'il y avait lieu de ponctionner avec un trocart fin entre les côtes et, quelques jours après, M. Phillips retira de la tumeur 6 onces de liquide à l'aide de l'aspirateur. Le liquide était légèrement opalin, densité 1010, pas troublé par l'ébullition, mais légèrement opaque par l'addition d'acide nitrique, dépôt blanc abondant par le nitrate d'argent, nombreux échinocoques. La sensation de constriction et les douleurs névralgiques furent tout d'abord soulagées et le bord inférieur du foie se releva presque jusqu'au bord des côtes. Il n'y eut, à la suite de l'opération, aucun symptôme fâcheux et, en juillet 1875, la malade se trouvait en très-bonne santé, ne présentant plus de signe de tumeur. Octobre 1876, toujours bonne santé, ni douleur, ni tuméfaction.

OBS. XXII. — *Tumeur hydatique faisant saillie à la face supérieure du foie et le refoulant en bas. — Paracentèse. — Rétablissement.*

Albert D., âgé de huit ans, garçon pâle et fluet, fut amené à l'hôpital Saint-Thomas le 1er janvier 1874, pour une tumeur située à la partie supérieure de l'abdomen et qu'on avait remarquée pour la première fois deux ou trois ans auparavant. Elle s'était accrue lentement sans déterminer de douleur ni autre malaise. La tuméfaction s'étendait depuis les côtes jusqu'à un pouce et demi au-dessous de l'ombilic. Sa surface était creusée d'un sillon transversal placé à 3 pouces au-dessus de l'ombilic. Au-dessous de ce sillon, sa consistance était ferme, et ce que l'on sentait à travers la paroi abdominale en cet endroit paraissait bien être le foie, tandis qu'entre le sillon et les côtes on constatait une proéminence globuleuse, lisse, sans douleur, fluctuante et donnant nettement à la percussion la vibration hydatique. La matité sur la paroi thoracique droite s'élevait à peu près à la limite de la matité hépatique normale, mais son bord supérieur était beaucoup trop arqué. La matité hépatique, sur la ligne mammaire droite, comprenant le foie, s'étendait sur 9 pouces et demi; la circonférence de l'abdomen sur la partie la plus proéminente de la tumeur était de 25 pouces; du cartilage xyphoïde à l'ombilic, 7 pouces; de l'ombilic au pubis, 4 pouces et demi. Pouls à 84; la pointe du cœur était remontée et battait entre la 3e et la 4e côte. La langue est nette, l'appétit bon, les intestins fonctionnent régulièrement; pas d'ictère, pas de douleur, pas d'ascite ni d'œdème des jambes.

Prescription : citrate de fer et de quinine, environ 20 centigrammes, trois fois par jour.

8 janvier. On pratique la paracentèse à 10 h. du matin avec un trocart fin, et l'on retire six onces d'un liquide contenant des chlorures en abondance, mais pas d'albumine, densité 1011. Pas de douleur ni de malaise à la suite de l'opération, mais le soir la température s'éleva à 39°, 3, et les trois nuits suivantes, elle fut de 39°, 5, 38°, 77, et 38°, 6. Le matin du 9, elle était à 38° 44, mais les jours suivants elle était normale. Pendant la nuit du 9, le malade fut un peu agité; il avait de l'altération; mais vers le 12, la fièvre avait disparu, et lorsqu'il quitta l'hôpital, le 22, la circonférence sur la partie la plus proéminente de la tumeur n'était plus que de 24 pouces 1/4, la tuméfaction était bien moins saillante et tendue; mais à la droite du kyste qui avait été ponctionné, parut s'en présenter un second dans lequel on ne put cependant constater de la fluctuation. On ne s'occupa pas de ce dernier.

OBS. XXIII. — *Hydatide du foie commençant à suppurer. — Paracentèse. Guérison.*

Le 11 mars 1876, je vis en consultation avec le docteur Barker, de Hornsey, M. P., âgé de 25 ans, affecté d'une tumeur qui offrait tous les caractères d'une hydatide, proéminant au bas du lobe droit du foie. Elle formait une saillie distincte, qui mesurait 7 pouces et demi dans les deux directions verticale et transversale. On avait constaté son existence vers la Noël, époque à laquelle elle commença à devenir légèrement douloureuse. Depuis ce temps, elle s'était manifestement accrue, mais pas grandement. Je la ponctionnai avec un trocart fin, et j'en retirai 8 onces d'un liquide délié, trouble, densité 1010, contenant beaucoup de chlorures et un peu d'albumine et déposant un mélange crémeux formé de pus, d'huile, de cholestérine, de crochets et de débris de membrane hydatique.

25 avril. Pendant les trois ou quatre jours qui ont suivi la ponction, vives douleurs et envies de vomir; mais tout cela céda à l'opium et aux potions effervescentes. A la fin de la deuxième semaine, la tumeur était beaucoup plus petite; mais pendant la dernière quinzaine elle a grossi de nouveau et maintenant elle mesure 6 pouces verticalement et 7 et demi transversalement. État général bon.

8 juin. Le malade a repris des couleurs et de la chair; la tumeur a diminué : elle mesure 4 pouces 1/2 verticalement et 5 et demi transversalement.

3 octobre. Le malade est devenu beaucoup plus fort, et sa santé générale est excellente. Il ne ressent aucune gêne de sa tumeur, qui continue à diminuer et qu'on sent beaucoup plus dure.

OBS. XXIV. — *Hydatide du foie. — Paracentèse. — Rétablissement.*

Deacon B., âgé de 36 ans, chef de station de chemin de fer, est entré à l'hôpital Saint-Thomas le 1er juin 1876. Fièvre tierce, à l'âge de 18 ans, dans le Cambridgeshire. Sauf cela, bonne santé antérieure. Depuis huit ans, il se plaint d'une sensation de pesanteur, et parfois de légères douleurs dans la région du foie. Il y a six mois, ces symptômes attirèrent davantage l'attention, et, il y a trois mois, on constata pour la première fois une tuméfaction qui s'accrut lentement. Il y a six semaines, crise de douleur aiguë dans la tumeur durant vingt-quatre heures, qui a laissé le malade affaibli et l'a forcé de garder le lit pendant une quinzaine. Il avait maigri de 19 livres, mais avant son entrée à l'hôpital tout était récupéré.

Au moment de son admission, on constate une proéminence distincte entre les cartilages costaux et l'ombilic, plus à droite qu'à gauche, due évidemment à une tumeur du foie, lisse, arrondie, indolente, tendue mais élastique; ni *thrill*, ni vibration; son bord inférieur atteint l'ombilic. Le volume du foie n'est pas augmenté dans sa généralité; le bord supérieur ne monte pas trop haut; la matité mesure 7 pouces sur la ligne mammaire droite, et 9 pouces sur la ligne médiane. La circonférence de l'abdomen est de 36 pouces 1/4 au-dessus de la tumeur. Le malade paraît bien constitué; pas de fièvre ni de transpiration; il mange et dort bien. La gêne principale apportée par la tumeur consiste dans un peu de dyspnée à la suite de l'exercice et une sensation de constriction après le repas ou quand le malade se baisse.

5 juin. Paracentèse avec un trocart fin; on retire 16 onces d'un liquide clair, pesant 1009 et riche en chlorures, pas trace d'albumine, même avec l'acide nitrique.

17 juin. Le malade s'est levé au bout de deux jours et n'a pas eu d'accident. La température s'est élevée le 7 juin soir à 38°,6; mais, sauf cette exception, elle a été tout le temps normale. Pas de douleur, pas d'urticaire. Le kyste ne paraît pas se remplir de nouveau. Le bord inférieur est à deux pouces et demi au-dessus de l'ombilic; la circonférence mesure sur sa partie la plus saillante 35 pouces, comme le lendemain de la ponction.

16 juillet. Le malade est venu se faire voir à l'hôpital. Il a eu de la flatulence et a éprouvé de la gêne dans la région occupée par sa tumeur; mais celle-ci n'a pas augmenté de volume; la circonférence est toujours de 35 pouces, mais le malade est devenu plus fort.

Le 20 octobre, on l'examine de nouveau. On ne peut plus percevoir la tumeur et, sauf un peu de dyspepsie flatulente, la santé générale est bonne. Pendant ces trois derniers mois, B... a vaqué à ses occupations.

Dans l'observation XXV, l'opération de la ponction simple fut suivie de la suppuration de la poche et de beaucoup de fièvre, et on a été dans la nécessité de pratiquer une large ouverture. Il faut noter cependant, qu'avant l'opération, le malade a eu des symptômes de congestion du foie et que la cause immédiate de l'inflammation de la poche a été un refroidissement. Ce cas montre en même temps les bons effets d'un traitement antiseptique, quand on a affaire à un abcès considérable du foie rempli de pus fétide.

OBS. XXV. — *Hydatide du foie.* — *Paracentèse.* — *Suppuration. Large ouverture.* — *Rétablissement.*

Hannah B., âgée de 32 ans, fut admise à l'hôpital Middlesex le 30 novembre 1869. En novembre 1866, elle commença à éprouver de temps à autre une douleur peu intense dans le côté droit. En novembre 1868, elle remarqua pour la première fois que son côté droit était gros, et depuis il a continué à grossir. Un mois avant son admission, elle avait perdu l'appétit, elle commençait à avoir des nausées et parfois des vomissements bilieux, et elle était légèrement ictérique (congestion hépatique). A son entrée, on trouve le foie considérablement augmenté de volume, s'étendant en avant du bord supérieur de la 4e côte jusqu'à deux pouces au-dessous de l'ombilic et mesurant 12 pouces sur la ligne mammaire droite, et 11 sur la ligne médiane. En arrière, le bord supérieur de la matité hépatique ne dépasse pas la limite normale. La circonférence sur le point le plus proéminent de la tumeur, à un pouce au-dessous de l'extrémité inférieure du sternum, est de 16 pouces 1/4 à droite et 15 pouces 1/4 à gauche. La surface de la tumeur au-dessous des côtes est lisse, élastique, indolente, excepté près des côtes où elle est un peu sensible; elle est manifestement fluctuante, mais il n'y a pas de vibration. Ictère léger; l'urine contient du pigment biliaire, mais pas d'albumine; selles bilieuses.

Le 9 décembre, l'ictère et les symptômes dyspeptiques ont presque disparu, mais l'urine contient toujours de la bile. On ponctionne le kyste avec un trocart fin et on en retire 60 onces d'un liquide alcalin, limpide, contenant beaucoup de chlorures, mais pas d'albumine; densité 1009; on n'y trouva ni échinocoques ni crochets. Le soir de ce jour, frisson, pouls à 102, température 38°, 88, mais pas de douleur. Au bout de 24 heures, les symptômes fébriles cédèrent et la malade se sentit mieux qu'avant l'opération; mais l'urine contenait toujours de la bile. Le 16 décembre, elle se levait.

22 décembre. Le soir du 20 décembre, la malade a eu mal à la tête, mais hier elle est restée levée toute la journée et est descendue au bureau pour avoir sa sortie; elle a cru prendre froid. La nuit dernière, elle a commencé à avoir de l'altération et aujourd'hui son pouls est à 120 et la température à 39°, 88. Pas de tremblement, mais elle s'est senti des frissons ce matin; pas de douleur dans l'abdomen. La nuit suivante, elle n'a pas dormi; elle a eu des transpirations abondantes et fait de fréquents efforts pour vomir. Le 23 décembre, elle avait un peu de douleur dans la région de la tumeur en faisant une profonde inspiration; pouls à 118, température 38°, 55. Le soir, elle eut un tremblement violent suivi de transpiration.

24 décembre. L'ictère a augmenté. L'urine contient des traces d'albumine et beaucoup d'urates; pouls à 110, température 40°, 22.

1er janvier. Toujours très-mal. Le pouls a varié de 106 à 120 et la température de 38°, 44 à 40°, 55. Les tremblements n'ont pas reparu, mais transpirations abondantes la nuit. L'urine contient toujours de l'albumine (1/20). Les efforts pour vomir reparaissent de temps à autre; l'ictère continue. Pendant plusieurs jours, toux fréquente et aujourd'hui gros râles humides dans les deux tiers inférieurs des deux poumons en arrière, et râles sibilants en avant. La tumeur s'accroît évidemment de nouveau. Peu de sommeil.

10 janvier. De bonne heure, dans la matinée, la malade a eu un second tremblement assez léger suivi de transpiration; mais, en somme, elle est mieux. Depuis quelques jours la température a baissé, et maintenant elle est normale. Ictère moins prononcé. L'urine contient encore de l'albumine. La congestion pulmonaire est encore très-marquée.

26. Grande amélioration de l'état général; température 36°, 66, dépasse rarement 37° 77. Toux moindre, respiration plus libre; très-peu de râles dans les poumons. Peu d'albumine dans l'urine. Pendant deux jours elle a éprouvé un peu de douleur dans sa tumeur, qui continue à grossir.

2 février. La douleur persiste, la fièvre a augmenté. La température varie entre 36°, 66 et 38°, 77. La congestion pulmonaire a augmenté; la circonférence à égale distance de l'ombilic et du sternum est maintenant de 37 pouces. Pas d'albumine dans l'urine. On retira de la tumeur, à l'aide d'un trocart fin, environ une pinte de pus fétide. Le lendemain, on appliqua au point où la ponction avait été faite, un morceau de pâte de Vienne large comme une pièce de 1 franc.

Le 6 février, on incise l'eschare produite par le caustique, on enfonce un gros trocart et on retire 90 onces de pus fétide, contenant de nombreux fragments de membrane hydatique. On lave la cavité avec une solution de chlorure de zinc (1 gramme p. 50) jusqu'à ce que le liquide sorte presque clair. On recouvre la plaie d'un linge imbibé d'eau phéniquée, et par-dessus quantité d'étoupes cardées,

8 février. Amélioration marquée. Douleur très-soulagée. Température normale. Depuis le 4 février, l'urine continue à renfermer de l'albumine (1/10 à 1/20). La circonférence au niveau de l'ouverture est de 31 pouces.

Au bout de peu de jours, l'ouverture se boucha et les symptômes généraux empirèrent; la congestion pulmonaire augmenta, et la dyspnée devint intense. Le 17 février, on retira 60 onces de pus (non fétide) avec des membranes d'hydatides et on fixa dans l'ouverture un tube à drainage perforé et on lava de nouveau la cavité avec une solution de chlorure de zinc. Le tube donna issue à une grande quantité de pus sans fétidité. Les symptômes généraux s'amendèrent lentement. Le 18 février l'albumine et le 21 le pigment biliaire disparurent de l'urine, mais reparurent le 2 mars pendant quelques jours, durant lesquels le liquide fut parfois fétide, ce qui disparaissait par un nouveau lavage de la cavité avec la solution de chlorure de zinc. La malade souffrait cependant encore beaucoup de sa toux, elle avait de la dyspnée, des transpirations la nuit, et du 8 au 15 mars de fréquentes nausées. Du 14 au 17 mars, pendant qu'on était en train de laver la cavité, on vit sortir d'épaisses membranes d'hydatides (la vésicule mère), et à partir de ce moment l'amélioration marcha rapidement. Le 24 mars, l'écoulement avait presque complétement cessé. Le 1er avril, la malade se leva. Le 6 mai, on enleva le drain, et le 6 juin, la malade quittait l'hôpital avec sa plaie presque cicatrisée. L'urine ne contenait pas d'albumine; les poumons étaient sains; elle gagnait des forces et de la chair de jour en jour. On sentait le bord inférieur du foie à 2 pouces au-dessus de l'ombilic; la matité hépatique était de 5 pouces sur la ligne mammaire droite; la circonférence au niveau de la plaie était de 29 pouces. Au printemps de 1875, Hannah n'avait plus un seul signe de son ancienne maladie, mais elle avait fort engraissé et s'adonnait largement aux spiritueux.

Dans le cas suivant, il y avait de nombreux kystes hydatiques dans le foie. On en ponctionna trois avec succès, mais on avait tout lieu de supposer qu'il y en avait un plus considérable, profondément situé. Il est à regretter que le malade ait quitté l'hôpital avant qu'on eût essayé d'atteindre à l'aide d'une ponction exploratrice.

OBS. XXVI. — *Tumeurs hydatiques multiples du foie. — Ictère et diarrhée. Paracentèse de trois kystes.*

Henry A., âgé de trente-quatre ans, journalier, entra à l'hôpital Middlesex le 16 février 1869. Cinq ans auparavant, il eut le côté droit pressé par une roue de wagon, mais il n'en éprouva pas grand dommage et jouit d'une bonne santé jusqu'à certain jour du mois d'août 1868, où, déchargeant une voiture au soleil, il tomba et resta sans connaissance pendant trois minutes, après quoi il garda le lit pendant trois semaines avec des vomissements, de la diarrhée, des selles couleur marron, mais sans ictère, céphalalgie ou étourdissements. Après cela, il reprit son travail; mais il fut affecté de flatulence, douleur dans l'estomac après le repas et parfois douleurs aiguës dans la région du foie. Un mois avant son entrée, il fut repris de diarrhée intense, accompagnée cette fois d'ictère, mais sans vomissement. Vers la même époque, il remarqua pour la première fois un gonflement dans le côté droit, et une sensation de pesanteur qui augmentait beaucoup toutes les fois qu'il se couchait sur le côté gauche. L'ictère avait augmenté considérablement jusqu'au moment de son admission, et en cinq semaines il avait maigri de sept livres.

A son entrée, le malade paraît bien nourri et, sauf un ictère assez intense, il semblait être bien portant. Le volume du foie est considérablement augmenté, sa matité sur la ligne mammaire droite s'étendant d'un demi-pouce au-dessus du mamelon, à 4 pouces au-dessous des côtes, et mesurant 10 pouces et demi. On constate, correspondant à la vésicule biliaire, une saillie arrondie, du volume d'une orange environ et distinctement fluctuante. On trouve aussi de la fluctuation à droite de ce rebord inférieur des côtes, les deux espaces fluctuants étant séparés l'un de l'autre par une dépression où l'on ne peut sentir de la fluctuation. On peut sentir le bord inférieur du foie au-dessous du siége de la fluctuation; il est dur et tranchant. En arrière, la matité hépatique ne monte pas trop haut, mais on sent nettement la fluctuation entre la 10ᵉ et la 11ᵉ côte. Les veines des parois abdominales sont anormalement développées et la matité de la rate est augmentée. Pas d'ascite; diarrhée persistante, 5 selles le matin de son entrée, argileuses et dépourvues de bile. Distension flatulente de l'abdomen. Bon appétit, densité de l'urine 1024, pas d'albumine, mais grande quantité de pigments biliaires; pouls à 40, régulier; cœur refoulé en haut, pas de bruit de souffle. Toux légère, le mouvement amène de la dyspnée; cependant les signes physiques fournis par les poumons sont normaux.

25 février. Pouls à 72. La diarrhée est arrêtée. Après avoir dirigé un jet d'éther sur la partie, on introduit un trocart fin dans l'espace fluctuant antérieur et on retire environ 4 onces de liquide hydatique clair, d'une densité de 1011, ne contenant pas d'albumine, mais des chlorures en abondance. On ne put faire pénétrer un fil de fer à travers la canule, qu'à une profondeur de deux pouces, et, bien qu'on eût retiré du liquide, la tension de la tumeur fluctuante de droite ne parut pas diminuer.

5 mars. Le pouls a oscillé entre 56 et 72, et la température a été normale; mais la diarrhée a reparu. On fait une ponction dans l'espace fluctuant, à droite du premier, et on retire 7 onces de liquide clair, de densité 1009, ne contenant pas d'albumine mais beaucoup de chlorures.

19 mars. Le pouls a oscillé entre 56 et 72; la température a été normale. La diarrhée et l'ictère persistent, et les selles ne contiennent pas de bile. On peut sentir dans l'aine gauche une tumeur arrondie, élastique, du volume d'un œuf de dinde, que le malade a remarquée pour la première fois il y a une quinzaine. Depuis le 10 mars, le patient éprouve une sensation de plénitude de plus en plus marquée dans le lieu occupé par le kyste qu'on a ponctionné le premier, mais il n'y a ni sensibilité ni fluctuation. Pas d'albumine dans l'urine.

2 avril. Légère fluctuation, mais pas de sensibilité au siége de la première ponction.

7 mai. On pratique une ponction dans l'espace fluctuant entre la 10e et la 11e côte en arrière, mais on ne peut retirer qu'une once et demie de liquide clair contenant des crochets et des échinocoques.

8 juin. Le malade quitte l'hôpital de son propre mouvement : il se sent beaucoup mieux, il ressent bien moins de gêne dans son côté, mais il a encore de l'ictère et il est affecté de diarrhée et de flatulence.

Dans les trois cas suivants, il y avait de nombreux kystes dans le foie et dans le péritoine. D'après leur volume et d'autres caractères, ceux du péritoine paraissaient être des kystes secondaires, au point de vue de l'âge, à ceux du foie. Dans l'observation XXVII, on ponctionna avec un trocart fin un gros kyste du foie et on fit une large ouverture à un second kyste qui suppurait.

OBS. XXVII. — *Tumeurs hydatiques multiples du foie et du péritoine. — Paracentèse d'un kyste. — Suppuration d'un second kyste. — Large ouverture, mort.*

Mary H., âgée de vingt et un ans, fut admise à l'hôpital Saint-Thomas le 25 septembre 1873. Son père et sa mère sont morts de consomption. Il y a quatre ans, elle remarqua dans l'hypochondre droit un gonflement qui a continué à s'accroître. Un an plus tard, elle remarqua une seconde tumeur dans la région inguinale droite et une troisième à droite de l'ombilic. Pendant trois ans, elle a eu les veines de la jambe droite enflées et depuis un an l'exercice lui donne de la dyspnée. Tout récemment, elle a été prise d'une douleur lancinante dans l'hypochondre droit et elle a maigri.

A son entrée, elle est très-affaiblie; elle souffre beaucoup dans le côté droit. Le volume de l'abdomen est considérablement augmenté : la circonférence à l'ombilic est de 40 pouces et 2 pouces au-dessus de ce point, elle est de 38 1/2; du cartilage xyphoïde à l'ombilic 8 pouces et de l'ombilic au pubis 6 1/2. Dans l'hypochondre et à l'épigastre on constate une large tumeur, lisse, tendue, fluctuante et non sensible. On sent une seconde tumeur environ du volume d'une orange et tout à fait mobile, dans la région inguinale droite; une troisième, un peu plus petite, à droite de l'ombilic et deux autres dans la région iliaque gauche. Toutes ces tumeurs sont lisses, arrondies, élastiques et distinctes les unes des autres. Pas d'ascite. Les veines des parois abdominales et thoraciques sont développées. En avant du côté droit de la poitrine, il y a de la matité à la percussion, continue en bas avec celle de la tumeur précitée et s'étendant en haut jusqu'au second espace intercostal. Résonnance en arrière des poumons. Dyspnée considérable. La pointe du cœur bat dans le cinquième espace intercostal, 2 pouces et demi en dehors et au niveau du mamelon. Appétit bon, fonctions intestinales régulières.

20 octobre. On ponctionna à la partie la plus proéminente de la grosse tumeur, 3 pouces au-dessous du cartilage xyphoïde et un demi-pouce à droite de la ligne médiane, et on retira à l'aide de l'aspirateur trois pintes d'un liquide clair, alcalin, densité 1010, chlorures en abondance, pas d'albumine ni de crochets. Après l'opération, la circonférence à l'ombilic était de 39 pouces, et deux pouces plus haut, 37 1/2; 7 pouces entre le cartilage xyphoïde et l'ombilic.

22 octobre. Douleur bien moindre; la respiration est plus libre qu'avant l'opération. Appétit bon. Température, 38°,1 dans l'après-midi d'hier, et aujourd'hui 38°,43.

13 novembre. Pendant ces trois dernières semaines, la malade a eu beaucoup de fièvre, sa température a oscillé entre 37°,2 et 40°; elle a eu souvent des frissons, mais pas de tremblement ni de transpiration. Le 24 octobre, elle vomit une fois et a un peu d'ictère qui disparaît au bout de quelques jours. Le 3 novembre, le malade se sent toujours mieux qu'avant l'opération. La circonférence, 2 pouces au-dessus de l'ombilic, est de 38 pouces 3/4. Peu après, la douleur reparut dans la grosse tumeur qui se développa rapidement jusqu'à aujourd'hui, au point que la circonférence donne 44 pouces; il y a un peu d'œdème des jambes, mais pas d'albumine. On enfonce l'aspirateur dans le même point que la première fois et on retire deux pintes d'un liquide opaque et jaunâtre. La canule s'étant bouchée, on ne put obtenir plus de liquide, M. Mac Cormac fit alors une large ouverture au kyste, et on fit sortir ainsi neuf pintes de plus de liquide, mais sans que la cavité fût vidée. On fixa sur l'ouverture un drain perforé. La percussion donna alors un son clair dans une étendue de 4 pouces au-dessous de la clavicule droite.

La malade ne parut pas mieux. La température ne dépassa pas 37°,77, mais le pouls se maintint à 140, petit et faible jusqu'à la mort, qui survint le 15 novembre, quarante-huit heures après l'opération.

Autopsie. — Le péritoine ne contenait pas de liquide et n'était enflammé nulle part. Le foie était considérablement refoulé en bas et à gauche et en grande partie caché par un kyste volumineux fixé à sa face supérieure et qui empiétait considérablement sur le thorax. La ponction avait pénétré dans le kyste, dont les parois étaient affaissées, minces et fibreuses; il contenait une grosse vésicule hydatique épaisse, gélatineuse, mais pas de vésicules secondaires. Il ne présentait d'autre signe d'inflammation que quelques petits flocons de lymphe adhérents à sa surface interne (en dehors de l'hydatide). Derrière ce kyste, il en existait un autre presque aussi gros et avec des parois beaucoup plus épaisses dans lequel la ponction avait également pénétré. Ce kyste était aussi fixé solidement au foie et se trouvait en contact avec la paroi postérieure de l'abdomen. Il contenait une grosse vésicule hydatique, mais pas de vésicules secondaires; sa face interne était très-enflammée, en partie tomenteuse et recouverte de gros flocons de lymphe jaunâtre. On trouva fixé à la face inférieure du lobe gauche du foie un troisième kyste du volume d'une balle de jeu de paume, avec des parois épaisses, et plein de matière caséeuse et de vésicules hydatiques desséchées. Pas de kyste dans l'intérieur du foie. Nombreux kystes fixés au péritoine. Immédiatement au-dessous du foie, en avant du rein droit, se trouvaient deux kystes, l'un gros comme une noix de cacao et contenant un liquide clair et des vésicules secondaires, et l'autre, un peu plus petit. Six ou sept kystes, du volume d'un œuf de poule ou plus petits, étaient fixés au grand épiploon et deux s'élevaient du fond de l'utérus et du ligament large; l'un des deux contenait de la matière caséeuse et des vésicules contractées. La partie inférieure des deux poumons, surtout du poumon droit, était flasque. Les autres organes sains.

Dans l'observation XXVIII, on a pu douter si la maladie avait commencé dans le foie et si ce n'est qu'au bout de plusieurs années que le péritoine avait été envahi secondairement. On ponctionna le gros kyste simplement dans le but de diminuer la distension de l'abdomen et apporter du soulagement. Mais le kyste était déjà avant la mort beaucoup plus petit qu'avant l'opération et l'autopsie montra que son volume s'était maintenu par la présence de kystes secondaires dans son intérieur.

OBS. XXVIII. — *Tumeurs hydatiques multiples du foie et du péritoine. Ascite. — Ponction de deux kystes et paracentèse de l'abdomen.*

Charles M., professeur de langues, âgé de quarante-cinq ans, est entré dans mon service de l'hôpital Middlesex le 30 mars 1871. Cet homme avait été gymnaste, était doué d'une force musculaire considérable et n'avait jamais souffert de rien jusqu'en 1857. A cette époque, il remarqua un matin, en se lavant, une tumeur sur le lobe gauche du foie. Cette tumeur avait à peu près le volume d'une moitié d'orange et était tout à fait indolente; en réalité, il ne se serait pas aperçu de son existence si elle n'avait pas été visible. Elle ne parut pas augmenter. En 1859, il commença à trouver que sa santé était atteinte : il ressentait une douleur sous l'omoplate gauche, parfois de la dyspnée et comme des coups de pointe dans la région occupée par la tumeur. En 1860, ces symptômes s'atténuèrent, et le malade se trouva bien jusqu'en 1863, lorsqu'un matin, en se frottant le dos avec un essuie-mains, il ressentit dans la région épigastrique une douleur sourde qui augmenta et persista pendant trois semaines et reparut ensuite de temps à autre pendant trois ans. En 1867, il souffrit beaucoup du côté de la vessie; miction fréquente, urine fortement colorée, sédiments rougeâtres. Au commencement de 1869, il remarqua pour la première fois dans la région ombilicale une tumeur semblable à la première, mais elle n'avait jamais été le siége d'aucune douleur. Pendant deux ans, il avait été très-susceptible au froid, et en janvier 1870, il avait perdu l'appétit, il toussait et éprouvait dans le côté gauche de la poitrine une douleur intense qui augmentait durant l'inspiration. Le malade avait habité pendant vingt-quatre ans la Russie et autres parties de l'Europe où il s'était nourri suivant les usages des différents pays où il avait voyagé.

A son entrée à l'hôpital, le malade nous présente un habitus extérieur un peu amaigri bien que le développement des muscles soit remarquable. Il ne se plaint que du volume exagéré de son ventre qui offrait un aspect nodulé ou botryoïde. On y remarquait d'abord une large proéminence qui occupait l'espace compris entre le sternum et l'ombilic, mais plus à gauche de la ligne

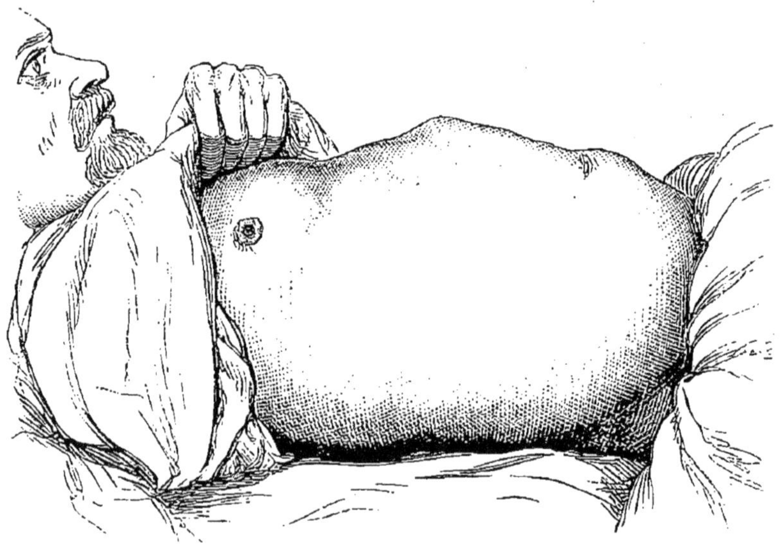

Fig. 16. — Le point proéminent correspond à la sixième tumeur.
(D'après une photographie.)

médiane qu'à droite. Elle paraissait provenir du lobe gauche du foie et être aussi grosse qu'une tête d'enfant. Elle était fixe et on y constatait une fluctuation manifeste, mais pas de vibration. Une masse arrondie plus petite, à peu près du volume d'une boule de crickett, faisait saillie immédiatement au-dessous de l'ombilic; on pouvait la mouvoir à volonté et la pousser à droite ou à gauche de la ligne médiane. On en découvrit une troisième, plus grosse qu'une orange, située au bord du lobe droit et séparée de la première par une dépression marquée. Une quatrième, qui paraissait grosse comme le poing, se trouvait dans la région iliaque gauche, mais plus profondément située que les autres. Deux pouces et demi au-dessous et à droite de l'ombilic, était une cinquième, grosse comme un œuf de poule, parfaitement mobile et ne se traduisant à la surface de l'abdomen par aucune saillie. Une sixième, mobile également et grosse comme une noix, paraissait siéger dans la paroi abdominale sur la partie la plus proéminente de la première, immédiatement à gauche de la ligne médiane (fig. 16). On distinguait encore vaguement d'autres tumeurs de même nature dans différentes parties de l'abdomen. Toutes ces tumeurs étaient arrondies, souples et élastiques, et nullement sensibles à la palpation pratiquée même largement. Point d'ascite ni d'ictère. Sur le point le plus saillant de la tumeur, à 2 pouces au-dessous du sternum, la circonférence mesure 36 pouces 1/2, et 1 pouce au-dessous de l'ombilic, elle est de 36 pouces. 6 pouces 1/2 de l'extrémité inférieure du sternum à l'ombilic et 7 pouces 1/2 de l'ombilic au pubis. Le principal inconvénient que faisait éprouver au malade l'état de son abdomen, c'était la pesanteur. La matité hépatique ne montait pas trop haut dans le thorax, ni en avant, ni en arrière. Langue nette, appétit bon; parfois un peu d'acidité, mais pas d'autre trouble digestif; intestins réguliers; pouls à 60; poumons et cœur sains, sauf que le murmure respiratoire est faible à la base des deux poumons; pas d'albuminurie.

Le 3 avril, on introduit un trocart fin dans le petit kyste superficiel (le 6e dans l'énumération précédente) et on en retira environ 6 grammes d'un liquide clair, alcalin, contenant beaucoup de chlorures, mais pas d'albumine; pas de crochets non plus ni autres signes d'échinocoques. La ponction ne fut pas suivie de douleur ni de sensibilité et dans l'espace d'une semaine la petite tumeur avait presque disparu. Le malade ne voulut consentir à aucune autre intervention chirurgicale et quitta l'hôpital le 10 avril dans le même état qu'à son entrée.

Le 6 mars 1872, il fut admis dans mon service à l'hôpital Saint-Thomas. Son état avait notablement empiré. La circonférence était de 40 pouces sur l'ombilic et 40 1/2 à mi-chemin de l'ombilic et du sternum. Cette augmentation était due en partie à une ascite légère, mais surtout à l'accroissement de volume des tumeurs. Celle de la région iliaque gauche semble maintenant aussi grosse qu'une noix de coco; la distance entre l'extrémité inférieure du sternum et l'ombilic est de 8 pouces 1/2, et la matité hépatique sur la ligne mammaire droite s'élève jusqu'au mamelon et mesure 9 pouces 1/2. Le foie, à certains endroits, est très-dur, tandis que dans d'autres il est élastique et fluctuant. Les veines des parois abdominales sont très-développées et il y a un œdème considérable des deux jambes au-dessous des genoux. Point d'ictère; l'abdomen n'est sensible nulle part; le malade se plaint surtout de constriction de l'abdomen et de douleur dans l'épaule droite. Pouls à 84. L'urine contenait une petite quantité de pigment biliaire, mais pas d'albumine.

L'abdomen continue à augmenter de volume, de sorte que, le 27 mars, il mesure 43 pouces à l'ombilic, et la respiration commence à être gênée. On fait ce jour-là une ponction avec un trocart fin dans le gros kyste situé entre l'ombilic et le sternum et on retire 28 onces d'un liquide alcalin, densité 1009, et contenant beaucoup de chlorures, mais pas d'albumine; au microscope, pas trace d'échinocoques; mais on remarqua qu'il y avait des interruptions constantes dans l'écoulement du liquide par la canule. La circonférence à l'ombilic, immédiatement après la ponction n'est plus que de 40 pouces 1/2.

Le 29 mars, la température s'élève à 39° 66, et pendant une semaine elle oscille entre 38°36 et 38°88, mais pas de nausées ni de sensibilité à l'abdomen. Néanmoins l'ascite et le développement des veines abdominales augmentent rapidement ainsi que l'œdème des jambes.

Le 1er avril, la circonférence à l'ombilic est de 44 pouces et le 10, elle est de 46. Orthopnée; le malade ne peut dormir qu'assis dans un fauteuil; de temps en temps, crises de suffocation et de dyspnée. Dans ces conditions on se décida à pratiquer la paracentèse de l'abdomen et on retira du péritoine 140 onces de sérosité alcaline, chargée d'albumine et d'une densité de 1016. L'opération fut suivie d'un grand soulagement et, ce qu'il y eut de remarquable, c'est que le liquide ne se reforma pas dans le péritoine. Le lendemain de l'opération, la circonférence à l'ombilic n'était plus que de 41 pouces, et le 29 avril seulement 37 1/2. A cette date aussi, la circonférence sur le point le plus saillant de la tumeur épigastrique ne donnait que 38 pouces, c'est-à-dire 2 pouces 1/2 de moins qu'à l'entrée du malade; la distance entre l'ombilic et le sternum n'est que de 7 pouces 1/2, 1 pouce de moins qu'auparavant. L'œdème a presque disparu des jambes, le malade se lève et peut marcher un peu. Avant et après la paracentèse, le malade avait pris des diurétiques (pilules bleues, squille et digitale).

Le 1er mai, il semblait être aussi bien que d'habitude, il se leva un peu vers le soir; mais, après avoir regagné son lit, sa respiration s'embarrassa subitement et au bout de vingt minutes, il était mort. Il conserva sa connaissance jusqu'à la fin et ne se plaignit d'aucune douleur aiguë.

Autopsie. — Le péritoine contient moins d'une pinte de liquide jaune clair. Nulle part on ne voit de trace de péritonite récente. Deux énormes kystes du foie, l'un en avant provenant de la face inférieure du lobe gauche et contenant une quantité énorme de vésicules hydatiques avec un peu de pus clair, le tout mesurant six pintes. C'était là le kyste qui avait été ponctionné. L'autre se trouvait en arrière du lobe droit, et contenait quatre à cinq pintes de liquide délié, opaque, dans lequel il y avait un peu de pigment biliaire et quelques vésicules hydatiques. On trouva dans le foie de nombreux kystes plus petits et provenant de l'épiploon et d'autres parties du péritoine; il y en avait plusieurs centaines. Il y en avait un gros comme le poing dans la rate et un autre encore plus gros dans la région iliaque gauche; un autre, gros comme une orange et tout à fait globuleux, était fixé par un pédicule étroit juste au-dessous de l'ombilic; et deux enfin, gros également comme des oranges, et avec des parois opaques, blanches, épaisses, se trouvaient isolés dans la cavité péritonéale, dans le flanc droit (voir aussi obs. XLIV). Cœur petit et flasque; il ne contient point d'hydatides; pas de thrombose de l'artère pulmonaire. La partie inférieure des deux poumons est tassée par suite probablement de la compression; le poumon gauche est partout fermement adhérent à la paroi thoracique.

On ne trouva rien qui pût expliquer la mort subite du malade.

L'observation XXIX est remarquable par l'excision que pratiqua avec succès M. Spencer Wells d'un nombre immense de kystes du péritoine.

OBS. XXIX. — *Tumeurs hydatiques multiples du foie (?) et du péritoine, enlevés en partie avec succès par l'opération.*

Élisabeth C., âgée de vingt-neuf ans, fut admise dans mon service à l'hôpital Middlesex le 12 décembre 1870. Elle avait été auparavant à l'hôpital Samaritain, dans le service de M. Spencer Wells qui fut assez bon pour la faire passer dans le mien.

A son entrée, la malade est pâle, faible, maigre, mais sa mine n'indiquait ni la souffrance ni la cachexie. Elle ne se plaignait que de sa tumenr à l'abdomen, qui mesurait 33 pouces 1/2 à l'ombilic. L'abdomen est presque partout souple et élastique et on n'y peut sentir rien qui ressemble à une tumeur solide. La tuméfaction n'était pas due à une accumulation de gaz, car il y avait presque partout de la matité à la percussion; pas plus à l'ascite, car lorsque la malade est couchée sur le dos, on constate de la résonnance tympanique dans le flanc gauche. En examinant avec soin l'abdomen, on remarque que le gonflement n'est pas uniforme, qu'il présente une foule de petites proéminences, correspondant à des tumeurs mobiles, arrondies, d'un volume variant de la cerise à l'orange, qu'on pouvait sentir en grand nombre et dont quelques-unes étaient même visibles à travers les parois abdominales. On pouvait en sentir plusieurs faisant saillie de dessous les côtes droites, mais il était impossible de déterminer si elles étaient fixées au foie ou non. Elles étaient toutes arrondies et très-élastiques et dans une des plus grosses, située à droite de l'ombilic, la percussion indiquait une vibration distincte. La matité hépatique atteignait le bord supérieur de la quatrième côte, mais on ne pouvait pas isoler la limite inférieure de la matité hépatique de celle due à la masse nodulaire qui remplissait l'abdomen. Ce dernier n'était sensible nulle part à la pression et la seule gêne dont la malade se plaignait, c'était de la distension de l'abdomen, accrue après le repas. L'appétit est bon; pas de signe d'affection rénale ou thoracique; néanmoins il y a de la dyspnée, due à la pression exercée d'en bas contre le diaphragme; on peut sentir la pointe du cœur battre aussi haut que le troisième espace intercostal.

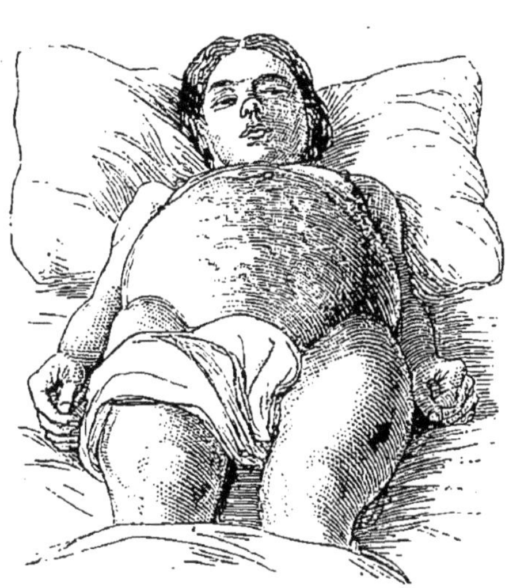

Fig. 17. — (D'après une photographie.)

Voici les antécédents de cette malade : son père, sa mère et trois sœurs sont vivants et se portent bien; pas d'antécédents de phthisie ou de cancer dans la famille. Sauf les affections ordinaires de l'enfance, la malade a joui d'une bonne santé jusqu'à l'âge de dix-neuf ans. Elle s'est mariée à dix-huit ans. Douze mois après, elle a eu un enfant. Trois mois après, elle s'éveilla une nuit avec une douleur violente au-dessous des côtes droites, des vomissements, de la faiblesse, et elle remarqua pour la première fois à l'endroit où elle souffrait une tumeur grosse comme un œuf de poule. Au bout de quelques jours, la douleur et les vomissements cessèrent, mais depuis ce moment, la malade ne fut plus aussi bien qu'auparavant. Elle n'avait pas de mal défini, mais elle se sentait faible et languissante. Le gonflement au-dessous des côtes droites continua, sans augmenter considérablement de volume, et trois ou quatre ans après, elle remarqua dans la région iliaque gauche une tumeur semblable sans douleur au début, mais qui augmenta graduellement de volume. Après cela, elle eut, à différents intervalles, des crises de douleur abdominale, non limitée à la place occupée par les tumeurs apparentes, mais générale. Les crises duraient plusieurs jours, et tout ce temps la malade poussait des cris, et faisait de grands efforts pour vomir. Neuf mois avant son entrée, la malade remarqua pour la première fois les nombreuses grosseurs dont son abdomen était parsemé, et vers la même époque elle commença à maigrir. A partir du commencement de sa maladie, elle est devenue quatre fois enceinte, et de ses cinq enfants, quatre étaient vivants et en bonne santé, le cinquième était mort des convulsions à l'âge d'un mois. Dans l'intervalle de ses grossesses, les règles ont été régulières, mais pendant deux ans avant son admission, elle avait du prolapsus de la matrice quand elle marchait.

On arriva à ce diagnostic, c'est que le gonflement de l'abdomen était dû à des tumeurs hydatiques multiples du foie et du péritoine et que, selon toute probabilité, le foie avait été le premier affecté. On proposa de vérifier ce diagnostic en ponctionnant une des plus grosses tumeurs avec un trocart fin, mais la malade n'y voulut pas consentir et elle quitta l'hôpital le 19 décembre.

Le 31 décembre, elle entra de nouveau à l'hôpital Samaritain, dans le service de M. Spencer Wells, qui, le 12 janvier 1876, ponctionna le gros kyste à droite de l'ombilic et retira une once de liquide hydatique clair, contenant beaucoup de chlorures mais pas d'albumine. Ne trouvant aucun gros kyste dont la ponction pût influencer le volume de l'abdomen, M. Spencer Wells pratiqua sur les parois abdominales une petite incision à l'aide de laquelle il put retirer trois à quatre livres de kystes hydatiques (1) de l'épiploon et du mésentère; il en laissait encore au moins autant éparpillés partout sur les parois abdominales, l'épiploon, le mésentère, et les tuniques de l'intestin. Pendant l'opération on n'examina pas l'état du foie et de la rate. Il n'y eut pas d'accident consécutif : dans l'espace de dix jours, la plaie était guérie et avant un mois la malade quittait l'hôpital considérablement soulagée de cette sensation si gênante de distension abdominale.

Pendant neuf mois, la malade resta dans cet état, très-soulagée; mais peu à peu le volume de l'abdomen recommença à augmenter, et vers le milieu d'octobre, M. Wade, de Greenwich, qui fut appelé pour la voir, la trouva dans une grande prostration; son abdomen avait considérablement grossi et

(1) Maintenant au Musée de l'hôpital Saint-Thomas.

on y sentait des nodosités distinctes. Elle eut ensuite des évacuations persistantes par le haut et par le bas et elle mourut enfin à bout de forces. Il n'y eut pas d'autopsie.

Dans l'observation XXX, une hydatide du foie fut évacuée à l'aide d'une large ouverture permanente. La malade finit par se rétablir, mais il est probable que, ultérieurement à l'opération, un kyste du foie s'est vidé de lui-même à travers le poumon droit. Il est impossible de dire si c'est ce kyste qui a été ponctionné. Ce fait que de la bile fut expectorée et qu'on n'en remarqua jamais dans le liquide qui s'échappait par l'ouverture extérieure, porte à admettre que ce n'était pas ce kyste.

OBS. XXX. — *Tumeur hydatique du foie. — Evacuation par une large ouverture. — Rupture ultérieure d'hydatide à travers le diaphragme dans le poumon.*

Élisabeth, femme de chambre, fut admise à l'hôpital Saint-Thomas le 25 juillet 1874. Son père est mort à soixante et onze ans, et sa mère à soixante-quinze. Deux sœurs et un frère sont morts de consomption; deux frères et une sœur sont vivants et se portent bien. Quoiqu'elle ne soit pas très-forte, la patiente n'a jamais été malade depuis son enfance jusqu'à il y a deux mois, époque à laquelle elle commença à sentir une vive douleur et une sensation de tiraillement depuis les épaules jusqu'à l'épigastre et l'hypochondre droit, accompagnée de vomissements passagers et, au bout de quelques jours, d'un ictère léger. L'ictère et les vomissements disparurent bientôt, mais la douleur persista. Peu de jours après le début de la douleur, elle remarqua pour la première fois au-dessous des côtes, à droite, une grosseur déjà considérable et qui ne fit qu'augmenter jusqu'à son admission.

A son entrée, elle se plaint encore de la douleur signalée plus haut. On trouve se projetant du lobe droit du foie et se dirigeant en bas une tumeur à peu près grosse comme une noix de coco, globuleuse, lisse, très-élastique et indolente. Pas d'ictère ni d'ascite. Pouls à 108, température à 38°.

Pendant les mois d'août et de septembre, je fus absent de l'hôpital, et on ne prit que peu de notes sur l'état de la malade durant cette période. Le 15 août on constata que la tumeur était sensible, et le 24, l'ictère ayant un peu reparu, on ponctionna la tumeur d'abord avec un petit et puis avec un gros trocart et on vida le contenu : c'était un liquide clair avec un certain nombre de vésicules hydatiques et d'échinocoques. On fixa une canule à l'ouverture, la cavité fut lavée de temps en temps et on appliqua sur la partie un sachet de glace.

Le 5 septembre, on constate chez la malade une grande faiblesse; anémie profonde, pouls manquant de force. Depuis le 28 août, il n'y a plus d'ictère. Le 14 septembre, la malade se plaint encore d'une grande douleur dans le côté droit; il y a de la fièvre; température 38°,33; toux fréquente et expectoration d'un mucus d'une belle couleur jaune par suite de son mélange avec de la bile. Matité sur la moitié inférieure du poumon droit en arrière avec murmure respiratoire faible, diminution de la résonnance vocale, et râles crépitants distincts. En avant, également de la matité jusqu'au niveau du mamelon. La douleur et la fièvre ont disparu au bout d'une semaine, mais le 6 octobre, la malade expectorait encore de la bile et la matité ainsi que les autres signes persistaient à la base du poumon droit. L'ouverture extérieure était maintenant fermée et à aucun moment on n'en avait vu sortir de la bile. On ne trouva dans les crachats ni membrane hydatique ni traces d'échinocoques, mais on y constata la présence de la bile jusqu'au 12 octobre. La faiblesse de la malade persista longtemps encore, car elle ne put quitter le lit que le 21 novembre, époque à laquelle le poumon se trouva complétement dégagé. Le 18 décembre, les règles reparurent après six mois d'interruption et à la fin du mois la malade fut en état de quitter l'hôpital.

Dans les quatre cas suivants, une hydatide du foie s'ouvrit dans les voies biliaires qui furent obstruées par des vésicules hydatiques, de telle sorte qu'il en résulta de l'ictère. Dans l'observation XXXI, le foie contenait trois kystes, dont deux communiquaient ensemble et avaient suppuré avant qu'on vît la malade. On n'eut recours à la paracentèse qu'à titre de palliatif. L'observation fut également intéressante par cette circonstance que le frère de la malade avait aussi une hydatide du foie.

OBS. XXXI. — *Tumeurs hydatiques suppurées du foie, ouvertes l'une dans le poumon et l'autre dans les voies biliaires. — Ictère. — Soulagement temporaire dû à la paracentèse.*

Charles W..., âgé de vingt-quatre ans, fut admis à l'hôpital Middlesex le 19 mai 1869. Bonne santé antérieure jusqu'à il y a douze mois, époque à laquelle après avoir reçu un jour la pluie pendant un orage violent, une inflammation de poitrine le tint au lit deux mois durant. Quand il se rétablit de cette maladie, il fut pris pendant une semaine de vomissements et de céphalalgie, et depuis il s'est toujours plaint de faiblesse générale et de lassitude. Huit mois avant son admission, il commença à se plaindre de vomissements le matin, de tendance à l'assoupissement et de sensation de constriction à l'épigastre après le repas; mais, malgré la persistance de ces symptômes, il ne cessa de travailler que trois semaines avant d'entrer à l'hôpital, lorsque les symptômes avaient empiré, qu'il avait maigri, qu'il avait de fortes démangeaisons à la peau, et qu'il venait de remarquer pour la première fois la présence dans l'hypochondre droit d'une grosseur qui continua à s'accroître jusqu'au moment de son entrée. Dix jours avant son admission, survint de l'ictère et les selles devinrent d'un gris ardoisé.

A son entrée, l'ictère est très-intense; le malade est dans la prostration; il est chétif, ses traits sont pincés et expriment l'anxiété. Le foie paraît énormément augmenté de volume, de façon à produire une voussure manifeste de la partie supérieure de l'abdomen. On trouva les mesures suivantes, le malade étant dans le décubitus dorsal: circonférence à l'ombilic 36 pouces; à moitié chemin de l'ombilic et du sternum 38 pouces 1/4; à l'extrémité inférieure du sternum 37 pouces 1/2; entre l'extrémité inférieure du sternum et l'ombilic 7 1/4, de l'ombilic au pubis 6. La matité hépatique sur la ligne mammaire droite commençait un pouce au-dessus du mamelon et s'étendait jusqu'à un 1/2 pouce au-dessous de l'ombilic, mesurant ainsi 12 pouces 1/4. Le bord inférieur du foie est arrondi; sa surface est lisse et indolente et on perçoit nettement à droite de la ligne médiane de la fluctuation et la vibration hydatique. Au bord inférieur du lobe gauche on constate une tumeur circonscrite, fluctuante, du volume d'une orange, et distincte en apparence du kyste du lobe droit. En arrière de ce dernier on sent encore une autre saillie du foie, arrondie, mais sans fluctuation appréciable. La matité hépatique péritonéale s'élevait jusqu'au niveau de la cinquième vertèbre dorsale. Les veines sous-cutanées des régions axillaire et lombaire droites étaient développées et il y avait un peu d'ascite. La langue est nette et l'appétit assez bon, mais le malade n'ose pas manger beaucoup, de crainte de provoquer des douleurs ou d'augmenter la distension; trois ou quatre selles relâchées par jour, dépourvues de bile; l'urine contient beaucoup de pigment biliaire, mais pas d'albumine. Pouls à 80; cœur refoulé en haut, sa pointe entre la troisième et la quatrième côtes. Dyspnée considérable; crépitation légère à la base du poumon droit.

27 mai. La diarrhée a persisté; la dyspnée et la sensation de constriction abdominale ont augmenté. On fait une ponction exploratrice dans le kyste du lobe droit et on en retire sept onces d'un liquide visqueux, jaunâtre et contenant des corpuscules du pus, des débris de membrane hydatique, des crochets et des cristaux hématiques de forme rhombe.

29 mai. Pouls à 84, température 36°,77. On enfonce un petit trocart dans le kyste du lobe gauche, mais on n'en peut faire sortir que quelques gouttes de matière jaune, de la consistance de la crème caillée, et qui contenait des globules graisseux, des noyaux, quantité de crochets et de petits cristaux rhombiques.

3 juin. On ponctionne de nouveau le kyste du lobe droit avec un gros trocart sous l'influence d'un jet d'éther. On en retire 80 onces d'un pus jaune contenant de nombreuses hydatides flétries et des fragments de vésicules; les dernières onces de liquide étaient fortement teintées de sang. A cause de l'hémorrhagie, on retira la canule et on pratiqua l'occlusion de la plaie à l'aide de collodion, bien que la cavité ne parût pas près d'être vide.

9 juin. Le pouls est à 96, la température à 36°,77. La dernière opération a été suivie d'un grand soulagement; mais le kyste, paraissant se remplir de nouveau, on se décida à l'ouvrir largement. Après y avoir introduit de nouveau une grosse canule, il s'en échappa beaucoup de sang, en partie coagulé, en même temps que des membranes hydatiques, et après avoir retiré quatre onces du contenu, on referma l'ouverture.

18 juin. Sur sa propre demande, le malade quitte l'hôpital; il est encore profondément ictérique et n'est pas guéri de sa diarrhée. Depuis la dernière opération, la température n'a jamais dépassé la normale. La circonférence mesure 38 pouces sur la partie la plus proéminente de la tumeur.

28 juin. La tumeur a continué à grossir, et aujourd'hui la femme du malade vient nous dire que son mari a été pris subitement d'une diarrhée profuse et qu'il a rendu dans les selles «des morceaux de peau et de gelée», en même temps que le volume de sa tumeur dans le côté diminuait soudainement.

3 juillet. Le malade maigrit et s'affaiblit de plus en plus; il n'a pas d'appétit; il est très-altéré, mais il n'a plus d'ictère. La circonférence sur le point le plus proéminent de la tumeur n'est plus que de 34 pouces 1/2. Le lobe droit du foie est relativement plat, de sorte que le kyste du lobe gauche n'en paraît que plus saillant.

Autopsie. — Circonférence de l'abdomen sur la partie la plus proéminente de la tumeur, 33 pouces 1/2. Parois abdominales et côlon transverse solidement adhérents au lobe droit du foie; un peu de lymphe récente sur le reste du foie et les anses intestinales adjacentes. Une pinte de liquide dans le péritoine; la membrane muqueuse du côlon adhérent est intacte. Le duodénum contient de la bile et quelques petits kystes hydatiques et on peut y faire pénétrer un peu de bile vert sombre à travers l'orifice dilaté du canal cholédoque. Le canal cholédoque est considérablement dilaté, de sorte qu'on peut passer aisément une bougie n° 8 dans le gros kyste du lobe gauche à travers l'orifice duodénal. Ce kyste a le volume d'une tête d'enfant et contient beaucoup de pus brun rougeâtre avec de nombreuses vésicules hydatiques, dont le volume varie et va presque jusqu'à celui d'une petite orange, quelques-unes flétries, d'autres bien remplies. L'hydatide mère était affaissée et rompue, elle s'était séparée de la paroi kystique qui était tapissée de flocons de lymphe. Cette vaste poche communiquait avec une autre presque aussi large, également située dans le lobe droit du foie, mais plus haut, par une ouverture circulaire bien distincte, assez large pour admettre l'extrémité du doigt. Ce kyste avait un contenu analogue à celui du premier et adhérait solidement au diaphragme qui à son tour était fortement adhérent à la base du poumon droit. Le diaphragme était perforé à cet endroit et dans la partie du poumon juxtaposée se trouvait une cavité, du volume d'un abricot, creusée dans la substance pulmonaire et traversée par des bandes de tissu pulmonaire en voie de désagrégation. Il n'y avait ni liquide ni hydatides dans la plèvre droite. Ces deux kystes occupaient la plus grande partie du lobe droit du foie. Le volume du lobe gauche était également fort accru et on voyait se projeter de son bord antérieur un troisième kyste plus gros que le poing, dont les parois épaisses étaient incrustées de matières calcaires et qui était rempli par une matière pulpeuse jaune clair, contenant d'innombrables crochets d'échinocoques et des cristaux sanguins. Les autres organes étaient normaux.

En juin 1870, Thomas W., âgé de vingt-sept ans, frère du malade, me consulta pour une tumeur à l'épigastre, fluctuante, élastique, grosse comme une noix de coco et produisant une voussure des deux côtés. Il avait constaté cette grosseur pour la première fois quatre mois auparavant. Elle n'était accompagnée ni de douleur ni de symptômes constitutionnels. Ce malade avait vécu pendant un court espace de temps avec son frère, deux ans et demi auparavant, mais jamais, antérieurement à cette époque, pendant quatorze ans. Il ne voulut consentir à aucune opération.

Dans le cas suivant, que vous devez avoir suivi avec beaucoup d'intérêt, il nous fut possible de diagnostiquer pendant la vie qu'il s'était établi une communication entre la tumeur et le canal cholédoque. Le fait que la tumeur avait suppuré et que le contenu était fétide contre-indiquait l'opération ordinaire et nous força à lui substituer une large ouverture permanente.

OBS. XXXII. — *Tumeur hydatique du foie, ouverte dans le canal cholédoque. — Ictère et suppuration du kyste. — Ponction avec un gros trocart et ouverture permanente. — Pneumonie. — Mort.*

Le 4 février 1868, je fus appelé par le docteur Ayling, de Great Portland street, pour voir Madame C., âgée de trente ans, qui avait le foie gros et était ictérique. Sa mère m'assura que, depuis l'âge de quatorze ans, sa fille avait comme une tuméfaction à l'épigastre et dans l'hypochondre gauche; mais que, à part un peu de mal parfois après le repas et autres symptômes d'indigestion, elle avait joui d'une bonne santé jusqu'à sa maladie actuelle. Elle était mariée depuis onze ans, et durant ce laps de temps ses époques avaient été régulières et elle n'avait eu ni enfants ni fausse couche. Dix-huit jours avant ma visite, elle avait été prise soudainement dans le dos et dans la partie supérieure de l'abdomen d'une vive douleur qui la faisait presque courber en deux. Cette douleur céda aux cataplasmes chauds, etc., mais ne tarda pas à être suivie de fièvre, et, quatre jours plus tard, d'ictère qui devint bientôt intense, avec l'urine couleur de porter foncé, et absence complète de bile dans les selles. La fièvre continua; on remarqua que la tuméfaction de l'épigastre et de l'hypochondre gauche augmentait. La malade était dans une prostration telle, qu'on avait cru, quelques jours avant ma visite, qu'elle allait rendre le dernier soupir; mais elle n'eut ni vomissements, ni frissons, ni transpirations nocturnes.

Je trouvai la malade considérablement amaigrie et atteinte d'un ictère intense, marqué sur les conjonctives et toute la surface du corps. Il y avait une tumeur distincte à l'épigastre, s'étendant en apparence dans les deux hypochondres. Elle faisait en avant une saillie d'un bon pouce et demi et projetait en avant l'extrémité inférieure du sternum et les dernières côtes des deux côtés, mais surtout à gauche. Lorsque la malade est couchée sur le dos, le bord inférieur de la tumeur est à un pouce au-dessus de l'ombilic. La tumeur est évidemment liée au foie, dont la matité est de 9 pouces sur la ligne médiane, de 6 pouces sur la ligne mammaire gauche et de 5 pouces sur la droite. En arrière et latéralement, la matité hépatique ne s'élève pas plus haut qu'à l'état normal à droite, mais à gauche en arrière elle monte deux pouces plus haut qu'à droite, et sur la ligne axillaire gauche la matité est de 9 pouces. La tumeur, telle qu'elle se présente à l'épigastre, est arrondie, lisse et légèrement sensible. On y sent une légère fluctuation et un frémissement (thrill), comme provenant d'un liquide, peut être perçu à l'épigastre quand on percute la partie mate en arrière du côté gauche de la poitrine. La langue est très-rouge et nette, les papilles de la pointe sont plus fortes qu'à l'état normal, le centre est lisse et sillonné de profondes fissures. Selles argileuses, sans trace de pigment biliaire. Pouls à 108; la pointe du cœur est portée par la tumeur entre la quatrième et la cinquième côte; 28 respirations, un peu embarrassées; température 39°,2, urine 1027, contenant à la fois du pigment biliaire et des acides biliaires (par le réactif de Harley), mais pas d'albumine.

Ce fait que la tumeur contenait du liquide et qu'elle avait probablement existé pendant des années sans provoquer de symptômes, indiquait une hydatide. La douleur aiguë, suivie d'ictère, avec selles dépourvues de bile, indiquait également que cette hydatide avait une communication avec le conduit biliaire principal et l'avait obstrué; d'un autre côté, l'accroissement de la tumeur, la fièvre et la grande prostration, s'expliquaient par l'inflammation de la poche consécutive à la pénétration de la bile. Tel fut le diagnostic.

Le lendemain, je fis entrer la malade dans mon service à l'hôpital Middlesex et, comme son état devenait de plus en plus critique, on se décida à ponctionner la tumeur, ce qui paraissait offrir la seule chance de salut. Le 7 février, M. Hulke introduit un trocart fin dans le côté gauche de l'épigastre et en retire six onces de liquide très-fétide, fortement coloré par de la bile et contenant de nombreux corpuscules du pus, des cristaux de cholestérine, mais ni crochets, ni échinocoques. Après s'être ainsi assuré de la nature du liquide, on retira la petite canule et on lui substitua un gros trocart. Quelques vésicules d'hydatides s'échappèrent par cette ouverture plus large, mais il ne s'écoula que huit onces de plus de liquide, bien qu'on y enfonçât une sonde à une profondeur de 6 à 8 pouces. On en conclut que le contenu du kyste devait principalement consister en vésicules hydatiques. On injecta dans la cavité une solution d'acide phénique (à 2 pour 100) et on fixa un tube dans l'ouverture.

Durant les dix premiers jours qui suivirent l'opération, on injecta trois fois par jour, à l'aide d'une sonde, la solution d'acide phénique, et chaque fois on fit sortir des vésicules d'hydatides (avec des crochets et des échinocoques dans quelques-unes) en même temps qu'un liquide fétide, purulent, contenant une grande quantité de bile verte. Pendant ce temps l'abdomen revenait presque à ses dimensions normales et l'ictère s'effaçait presque complétement sur la peau et dans l'urine, mais les selles restaient aussi peu colorées qu'auparavant.

Après l'opération, on administra à la malade des doses répétées de morphine, et pendant quatre jours le pouls fut à environ 108, la température normale et on n'eut à constater aucun symptôme fâcheux, sauf le développement sur la langue et les côtés de la bouche de nombreuses ulcérations aphtheuses à base indurée, qui déterminaient des douleurs atroces toutes les fois qu'elle mangeait ou buvait; mais la douleur et les ulcérations ne tardèrent pas à disparaître sous l'influence de lavages répétés avec l'*eau ozonisée* de Condy. Pendant la nuit du 11 février, frissons répétés : le pouls monte à 140, la respiration s'accélère, la langue est sèche; vomissements de temps en temps; la prostration augmente rapidement. Le 18 au matin, le délire s'empare de la malade, qui succombe à 6 heures de l'après-midi.

A l'*autopsie*, on ne trouve pas de liquide dans le péritoine ni trace de péritonite récente, mais il y avait des adhérences solides entre la tumeur et le diaphragme et en avant avec les parois abdominales. Le lobe gauche du foie avait disparu et sa place était occupée par un énorme kyste hydatique. Ce kyste contenait environ deux pintes d'un liquide épais, vert, très-fétide, avec de gros fragments de la vésicule mère. Il s'ouvrait extérieurement par l'ouverture pratiquée à la paroi abdominale, tandis qu'à l'intérieur il communiquait avec le canal cholédoque par une ouverture assez large pour recevoir un cathéter de gros calibre. En incisant le duodénum, on trouva l'orifice du canal cholédoque assez dilaté pour y introduire une plume d'oie, mais obstrué par une grosse vésicule hydatique refoulée en partie dans le duodénum (1). La portion du canal comprise entre le duodénum et l'ouverture interne du kyste, était distendue par des vésicules hydatiques. Les canaux hépatiques étaient également très-dilatés et le foie lui-même très-graisseux, très-ictérique avec un prolongement étranglé au bas du lobe droit. Pas de trace de pigment biliaire dans le contenu de l'intestin. Rate adhérente à la tumeur, mais à part cela normale; reins à l'état normal. Pneumonie récente, arrivée dans certains points à l'état d'hépatisation grise, en arrière du lobe inférieur des deux poumons et du lobe supérieur du poumon droit.

Le cas suivant est, sous certains rapports, très-analogue au dernier. L'invasion de la diarrhée était probablement due à l'évacuation partielle du contenu du kyste à travers le canal cholédoque dans l'intestin.

OBS. XXXIII. — *Tumeur hydatique du foie s'ouvrant dans le canal cholédoque. — Ictère dû à l'obstruction du canal par une vésicule d'hydatide. — Pyoémie.*

Jeanne R..., femme de journée, fut admise à l'hôpital Saint-Thomas le 13 novembre 1874. Rien d'important dans ses antécédents de famille. Elle est mariée et a eu cinq enfants dont trois sont vivants et se portent bien. Elle a eu la fièvre typhoïde il y a deux ans, mais en somme elle a joui d'une bonne santé jusqu'à il y a huit mois. Elle commença alors à se plaindre d'une douleur dans l'hypochondre droit, survenant de temps en temps et lui faisant le même effet que si quelque chose l'eût rongée; au bout de trois mois, cette douleur s'étendit aux épaules. Cela n'empêcha pas la malade de continuer son travail, mais elle éprouvait un malaise inaccoutumé et se voyait maigrir. Un mois avant son entrée, la douleur devint beaucoup plus forte et au bout d'une quinzaine de jours elle fut prise subitement d'une douleur lancinante très-aiguë dans l'hypochondre droit, accompagnée de frissons et de vomissements et suivie, deux jours après, d'ictère avec urine comme du porter et selles blanchâtres. Elle avait gardé le lit depuis le commencement de cette attaque aiguë jusqu'au moment de son admission. Six semaines avant son entrée, elle remarqua pour la première fois, dans la région lombaire droite, une tumeur

(1) La préparation est au Musée de l'hôpital Middlesex. Au musée de l'hôpital Saint-Barthélemy est un spécimen (XIX, 12) de tumeur hydatique du lobe droit du foie, s'ouvrant dans le canal cholédoque qui est obturé par des hydatides, dont une pénètre dans le duodénum à travers l'orifice du canal, comme ci-dessus.

qui était alors relativement petite et qui paraissait mobile; elle augmenta rapidement de volume, surtout pendant les trois dernières semaines.

État de la malade à son entrée. — Elle est très-amaigrie et dans une grande prostration, mais n'accuse pas de vives souffrances: ictère marqué des conjonctives et de la peau; pas d'hydropisie. Langue nette, mais sèche au centre, en bas; pas d'appétit, constipation; un lavement amène quelques matières fécales blanchâtres. La matité hépatique est très-étendue : elle commence à 1/2 pouce au-dessous du mamelon et se poursuit en bas sur 9 pouces 1/2, ou jusqu'à 2 pouces au-dessous du niveau de l'ombilic. La portion du foie au-dessous des côtes produit une voussure distincte des parois abdominales; sa surface est ferme, lisse et un peu sensible. Le lobe gauche du foie n'est pas gros, la tumeur se dirigeant brusquement en haut, à l'ombilic, vers le cartilage xyphoïde. Pas d'induration des téguments autour de l'ombilic; pas d'ascite; pas de développement des veines abdominales; la matité de la rate est dans les limites normales; pas de signe qu'il y ait une anse intestinale en avant de la tumeur, tandis que la percussion donne un son tympanique distinct en arrière d'elle. Les organes thoraciques sont sains; 20 respirations, pouls variant entre 92 et 128, et la température entre 36°1 et 37°77; l'urine, dont la densité est 1017, contient beaucoup de pigment biliaire et d'urates, 1/8 d'albumine, quelques corpuscules sanguins et des lamelles d'épithélium, mais pas de leucine ni de tyrosine. La malade a parfois du délire, et dans les autres moments ses idées sont tellement confuses qu'il est impossible d'obtenir d'elle des renseignements précis sur sa maladie.

Le 17 novembre, la malade a eu une crise de diarrhée qui a duré trois jours pendant lesquels elle a eu, au lit, de nombreuses garde-robes noires, liquides, très-fétides, qui malheureusement ne furent pas examinées avec soin. Le 20, la diarrhée cesse et les matières redeviennent solides et peu colorées. Le 21 novembre, la malade parut un peu mieux et ses idées semblèrent s'éclaircir. Mais après, sa prostration augmenta et elle tomba graduellement dans un état de stupeur avec la langue sèche et des fuliginosités autour de la bouche, et cet état persista jusqu'à sa mort, le 25 novembre.

Autopsie. — Le lobe droit a subi une élongation considérable, il occupe une étendue de neuf pouces au-dessous de l'extrémité inférieure du sternum. Un kyste hydatique, de 2 pouces de diamètre, se projetait de son bord antérieur et présentait l'apparence de la vésicule biliaire. Un autre kyste, plus gros que le poing, était enfoncé dans la substance du lobe droit, faisant légèrement saillie à sa face antérieure et supérieure. Ce kyste contenait un liquide ayant l'aspect du pus, coloré par de la bile, et d'autres kystes plus petits, et la cavité qu'il occupait communiquait avec les conduits biliaires. Un amas considérable de membrane hydatique obturait la terminaison du canal cholédoque et faisait saillie en partie dans le duodénum. Les canaux cholédoque, cystique et hépatique étaient tous considérablement dilatés et dans l'intérieur du foie les conduits biliaires étaient aussi dilatés de manière à présenter des cavités, analogues à des cavités kystiques, et remplies d'un liquide opaque couleur orange. La vésicule biliaire renfermait trois calculs et quelques petits kystes hydatiques. Reins congestionnés et tachés de bile, mais autrement normaux. Estomac, rate, cœur et cerveau, à l'état normal. Le lobe inférieur du poumon droit était adhérent au diaphragme, très-congestionné, et contenait quelques infarctus solides, l'un hémorrhagique, les autres rouge foncé avec une goutte ou deux de pus épais à l'intérieur. Lobe inférieur du poumon gauche congestionné, mais sans infarctus.

Le cas suivant, obs. XXXIV, est remarquable autant pour ce fait, que le malade se rétablit après l'évacuation d'un kyste hydatique volumineux du foie à travers les voies biliaires dans l'intestin, que pour la façon extraordinaire dont la mort est finalement survenue.

OBS. XXXIV. — *Tumeur hydatique du foie, ouverte dans le canal cholédoque. — Ictère. — Évacuation de nombreuses membranes d'hydatides par l'anus. — Rétablissement. — Crises de colique hépatique par suite du passage par les voies biliaires de kystes restant dans le foie. — Rupture d'adhérences anciennes du foie dans des efforts pour vomir. — Péritonite. — Mort.*

Le 29 octobre 1861, je fus consulté par M. G. W..., avoué, âgé de 53 ans. Il se plaignait depuis quelques semaines de flatulence et d'une sensation de constriction et d'oppression après les repas; trois jours auparavant, il avait été pris de douleurs vives dans l'abdomen, ayant l'apparence de coliques. Il avait le teint un peu blême; selles pâles, mais contenant de la bile; pas de bile dans l'urine qui était en petite quantité, foncée, très-dense (1027) et déposait beaucoup d'acide urique. La matité hépatique verticale sur la ligne mammaire droite s'étendait à un pouce environ au-dessous du bord des côtes; un peu de sensibilité à la pression sur toute la surface de l'hypochondre droit. Pouls à 64. Les digestions ont toujours été bonnes, sauf une fois il y a environ sept ans, où il eut quelques crises de coliques abdominales, semblables à celles dont il avait récemment souffert. La médication que je conseillai seul et ensuite avec sir Thomas Watson, appelé en consultation, n'amena aucune amélioration.

Le 24 novembre, le malade fut pris de vomissements suivis d'une aggravation des symptômes dyspeptiques et d'augmentation de la sensibilité dans l'hypochondre droit.

Le 6 décembre, le malade est beaucoup plus mal; la sensibilité dans le côté droit a considérablement augmenté; le malade éprouve aussi dans cet endroit une douleur constante qui devient très-aiguë lorsqu'il tousse ou qu'il fait une inspiration profonde; langue épaisse et humide; constipation; distension tympanique très-prononcée de l'abdomen; le teint est de plus en plus blême, mais pas de malaise. Pouls à 88; 30 respirations, thoraciques. On applique 15 sangsues sur le siége de la douleur, 12 encore le 8 décembre, et 8 encore le 10 décembre avec des cataplasmes dans les intervalles; on maintient le ventre libre avec de l'huile de ricin et des lavements de térébenthine.

Le 12 décembre, la douleur est un peu calmée, mais il y a encore une vive sensibilité et un point douloureux dans le côté droit pendant la toux ou l'inspiration. Le teint est très-blême, mais les conjonctives ne sont pas jaunes et les selles quoique pâles contiennent de la bile. La matité hépatique verticale est de 5 pouces sur la ligne mammaire droite. On ne sent rien qui ressemble nettement à une tumeur, et il n'y a pas de voussure des côtes; bruits respiratoires normaux à la base du poumon droit. Pouls à 88.

Les 16 et 17 décembre, le malade a rendu pour la première fois quelques hydatides dans une selle bilieuse.

Le 18, la situation a empiré : ictère très-prononcé des téguments; urine chargée de pigment biliaire et pas trace de bile ou de membranes hydatiques dans les matières. Douleur incessante dans le côté droit, avec paroxysmes de temps à autre, semblables à des coliques. Lèvres parcheminées; langue chargée; sueurs profuses la nuit et prostration considérable. Pouls à 100. Le traitement consiste en cataplasmes continuellement appliqués sur le côté et en l'administration de pilules bleues et d'opium.

Le 19, le malade se sent beaucoup mieux; il a rendu par l'anus une grande quantité de vésicules hydatiques, de grosseur très-variable, depuis le volume d'une tête d'épingle jusqu'à celui d'une orange. La peau et l'urine sont encore ictériques et il n'y a pas de bile dans les selles.

Le 20, les matières sont teintées de bile et contiennent encore de nombreuses vésicules hydatiques.

Le 21, presque plus d'ictère. Les matières contiennent toujours des hydatides et quantité de bile. Au-dessous et à gauche du mamelon droit, son tympanique à la percussion sur un espace grand comme une pièce de cinq francs en argent; au-dessus et au-dessous de ce point on retrouve la matité hépatique. Pouls à 88; douleur bien moindre; la langue se nettoie.

Le malade continue à rendre quelques vésicules hydatiques à chaque selle jusqu'au 31 décembre, et le son tympanique, noté précédemment, persista quelques jours de plus. Il eut encore, de temps à autre, des crises de douleur aiguë, mais passagère, dans l'abdomen, ressemblant à des coliques. Le 6 janvier 1862, il était tout à fait convalescent. Pouls à 72. On ne distingue plus le son tympanique indiqué ci-dessus, et la limite supérieure de la matité hépatique s'était abaissée d'un pouce. A la fin de janvier, M. W. était en état de se déplacer, et le 19 février il partait pour Ventnor, dans le but de changer d'air, et était de retour à Londres le 11 mars.

Pendant son séjour à Ventnor, il eut une crise de colique durant une heure et demie si violente « qu'il en était courbé en deux. » Il eut une crise semblable, mais moins intense, peu de jours après son retour à Londres. Pendant ces deux attaques, il n'y eut point de vomissements. Le malade voyait ses forces augmenter de jour en jour et, à son retour à la ville, il se sentit capable de reprendre ses occupations. Le 2 avril, il alla à Essex pour affaires. Il courut dans le pays, faisant plusieurs milles (1) par jour, sans se sentir plus mal, et revint à Londres le 6 avril.

Le 8 avril, il alla à ses occupations habituelles et fit quelques milles à pied. Peu après le dîner, vers sept heures, il fut pris subitement, dans l'abdomen, d'une violente douleur qui revint avec une plus grande intensité et fut accompagnée cette fois de vomissements. L'épigastre était un peu sensible,

(1) Le mille anglais vaut environ 1600 mètres

mais il n'y avait pas d'ictère. Le pouls n'est qu'à 84. On prescrit des doses répétées d'opium et d'éther chlorique et l'application continue de cataplasmes sur l'abdomen.

Le lendemain, les paroxysmes de la douleur ont cessé, mais l'épigastre est plus sensible et l'hypochondre droit également; douleur intense provoquée par la toux ou le mouvement. Les vomissements n'ont pas tout à fait cessé, le teint était un peu blême, mais les selles contenaient un peu de bile. Pouls à 86. On fait appliquer 10 sangsues sur le côté et on continue les cataplasmes et les opiacés.

Le malade, se sentant mieux, ne fit point appliquer les sangsues. Dans l'après-midi, il eut deux accès violents de tremblement, après lesquels il s'est senti si mieux et si débarrassé de toute douleur qu'il jugea inutile de m'envoyer chercher.

Le 10 avril au matin, il s'est trouvé si bien qu'il a fait un bon déjeuner et qu'il a manifesté le désir de se lever et de descendre ; mais il était dans un état de prostration extrême; évidemment le malade déclinait. Le pouls était à 120 au coude et imperceptible au poignet. Le malaise avait cessé, mais les traits étaient pincés et la peau était froide et couverte de sueur visqueuse. Il perdit peu à peu connaissance et mourut à 8 heures du soir.

Autopsie. — On n'examina que l'abdomen. En ouvrant cette cavité, les intestins parurent à l'état normal, mais distendus par du gaz. Pas d'exsudation dans la cavité générale du péritoine, la vascularisation n'y est pas augmentée. Le gros intestin contient une certaine quantité de matière pulpeuse, couleur de crème et sans nulle trace de bile. L'intestin grêle contenait de la bile.

Le lobe gauche du foie était sain et non adhérent. La surface supérieure et inférieure du lobe droit était solidement adhérente aux parties adjacentes. Près du bord droit du foie, quelques-unes des bandes qui l'unissaient aux côtes paraissaient s'être rompues et on voyait en ce point une plaque de lymphe récente, pas plus large qu'un pouce carré, autour duquel la vascularisation était légèrement accrue. Dans la substance du lobe droit se trouvait une cavité affaissée, à forme irrégulière, du volume d'une grosse orange ; les parois de cette cavité étaient en partie formées par les côtes et les adhérences environnantes; sa surface interne était constituée par du tissu hépatique induré, présentant un aspect tailladé, et n'était pas tapissée par une membrane hydatique. La cavité était presque vide, mais elle contenait quatre ou cinq vésicules hydatiques flétries du volume d'une pièce de 1 franc. Un conduit biliaire considérablement dilaté faisait communiquer cette cavité avec le canal cholédoque. Tout le canal, depuis la cavité jusqu'à son embouchure duodénale était assez large pour admettre l'extrémité du petit doigt (1). Plus en arrière, dans le lobe droit, et tout à fait distincte de celle que je viens de décrire, se trouvait une autre cavité, du volume d'une prune, qui était tapissée d'une ancienne membrane hydatique, cribriforme, durcie et jaune opaque. Le contenu de cette cavité s'était échappé pendant la rupture du

(1) La préparation est au musée de l'hôpital Middlesex.

foie. (Cette tumeur peut avoir été la source des symptômes que le malade a éprouvés sept ans avant sa mort.)

L'observation XXXV, comme la XXVe, montre les bons effets du traitement antiseptique après qu'on a ouvert largement un kyste hydatique suppuré.

OBS. XXXV. — *Hydatide suppurée de foie. — Large incision. Rétablissement.*

Miss M., âgée de vingt-quatre ans, me consulta le 24 novembre 1869. Elle assure avoir remarqué, depuis deux ans, une voussure des dernières côtes droites, qui était survenue sans douleur et n'avait pas augmenté beaucoup depuis qu'on l'avait observée pour la première fois. Cette voussure était tout à fait manifeste : la circonférence du côté droit de la poitrine au-dessous du sein était de 15 pouces et demi et 13 1/2 à gauche. La matité hépatique sur la ligne mammaire droite s'étendait en bas à 8 pouces au-dessous du mamelon; elle ne s'élevait pas trop haut en arrière et son bord supérieur était arqué. Les espaces intercostaux compris dans la voussure étaient effacés, mais on n'y pouvait rien percevoir qui ressemblât à de la fluctuation. Pas de sensibilité à la pression. Santé générale bonne.

Je ne revis plus la malade jusqu'au 4 février 1873. Elle me dit alors que pendant deux mois elle avait été sujette à des crises de douleur intense, traversant la tumeur de part en part; cette souffrance lui arrachait des cris et l'empêchait de dormir. Ces crises lui arrivaient plutôt quand elle était couchée. Elle éprouvait également un peu de malaise à l'estomac après le repas et se voyait maigrir. La tumeur avait augmenté principalement vers le haut. Au-dessous du sein, la circonférence du côté droit était de 16 pouces et 14 1/2 à gauche. La matité hépatique en avant s'élevait à 1 pouce et demi au-dessus du mamelon et s'étendait de là à 9 pouces et demi en bas, jusqu'à 3 pouces au-dessous des côtes. En arrière également, la matité hépatique dépassait de un à deux pouces sa limite normale; l'air n'entrait qu'imparfaitement dans le lobe inférieur du poumon droit. Pas de fluctuation. Pouls à 108, température quelque peu élevée. J'émis l'opinion que l'on avait affaire là à une tumeur hydatique et qu'il y avait lieu d'y faire une ponction exploratrice. Sir W. Jenner, qui vit la malade en consultation avec moi, le 22 février, fut tout à fait de mon avis. Le 24 février, la tumeur fut ponctionnée entre la 6e et la 7e côte en avant; il s'en échappa environ 12 grammes de pus; on ferma l'ouverture, et le 26 février le docteur de Morgan pratiqua au même endroit une large ouverture qui donna issue à 4 pintes de pus contenant de nombreuses et grosses vésicules hydatiques. La cavité fut lavée avec une solution de chlorure de zinc (1^{gr},30 par once), et on laissa dans l'ouverture un tube en caoutchouc, à l'aide duquel on put injecter tous les jours une solution faible d'acide phénique, et la plaie fut recouverte d'étoupes cardées. La douleur dont se plaignait la malade disparut tout de suite. Il continua à s'écouler beaucoup de pus et d'hydatides jusqu'au 17 mars, où l'on vit sortir ce qui paraissait être la vésicule mère. Après cela, l'écoulement diminua rapidement et la malade reprit de la chair. Le 28 avril, on enleva le tube et bientôt après l'ouverture fut fermée. Le 8 avril 1875, la malade jouissait encore d'une excellente santé.

Dans le cas XXXVI, la tumeur hydatique non-seulement suppura, mais amena la pyoémie, avec dépôts purulents secondaires dans le foie.

OBS. XXXVI. — *Tumeur hydatique suppurée du foie. — Pyoémie, avec dépôts purulents secondaires.*

Thomas B., âgé de trente-cinq ans, fut admis à l'Hôpital des Fiévreux de Londres le 20 janvier 1866. Il avait habité vingt ans la Tasmanie, mais pendant ces quatre dernières années l'Angleterre. Sa santé antérieure avait toujours été bonne. Sa maladie a commencé cinq semaines avant son admission par une douleur intense dans le côté droit, suivie, trois semaines plus tard, d'ictère et de diarrhée. C'est lorsqu'il fut pris de cette douleur qu'il remarqua pour la première fois dans le côté droit un gonflement qui n'a pas paru augmenter jusqu'au moment de son admission. Le malade était amaigri et ictérique, le foie était très-gros, la matité verticale sur la ligne mammaire droite étant de 8 pouces. La portion du foie qui faisait saillie au-dessous des côtes droites était lisse, indolente, élastique et presque fluctuante, mais on n'y constatait rien qui ressemblât à la vibration hydatique. Ascite modérée. Pouls à 96; langue humide et rouge; pas d'appétit; 6 à 7 selles liquides par jour, contenant peu ou pas de bile. Sueurs profuses la nuit. Trois ou quatre jours avant son admission, il survint des accès irréguliers de tremblement; la diarrhée continua; l'amaigrissement et les transpirations augmentèrent; la langue devint sèche et brune, et le 22 février le malade succomba. A deux reprises (le 31 janvier et le 7 février), on fit une ponction exploratrice dans la tumeur. La première fois, on n'en retira rien, parce que le trocart était trop court; la seconde fois, on retira six onces d'un liquide bilieux, purulent, qui, malheureusement, ne put être soumis à l'examen microscopique. Ni l'une ni l'autre de ces opérations ne fut suivie d'accident.

A l'autopsie, on trouva un kyste hydatique, gros comme une tête d'enfant et plein de pus et d'hydatides secondaires, se projetant de la face inférieure du foie et comprimant la veine porte et les conduits biliaires. Le foie était parsemé de nombreux petits abcès et sa face externe recouverte de lymphe récente. On retrouva difficilement les traces des ponctions et il ne paraissait pas y avoir dans leur voisinage indice qu'une inflammation y eût été provoquée.

Dans le cas suivant, la suppuration d'une hydatide paraît avoir amené la pyoémie, avec abcès gangréneux secondaires dans le foie. Les caractères anatomiques du foie concordaient avec ceux décrits par Rokitanski, sous le nom de *gangrène du foie* (1). Cette maladie, cependant, est si rare qu'elle a été niée par divers observateurs. Rokitanski lui-même n'en a rencontré qu'un exemple, et, dans ce cas, il était associé à la gangrène pulmonaire. Budd en rapporte un cas et en cite un autre d'Andral (2).

(1) *Pathol. anat.*, Syd. Soc. éd. t. II, p, 136.
(2) Budd, *op. cit.*, p. 129, 3e éd.

Étant donné la rareté de ces cas, l'odeur remarquablement fétide observée durant la vie présente un intérêt clinique.

OBS. XXXVII. — *Hydatide suppurée. — Pyoémie, avec abcès gangréneux secondaires dans le foie.*

Un homme âgé de 27 ans fut admis à l'hôpital des Fiévreux de Londres, dans mon service, le 23 février 1867. Il était dans une prostration telle qu'il ne put nous donner que peu de renseignements sur son compte, et tout ce qu'on put savoir de sûr, c'est qu'il avait servi dans les Indes occidentales pendant environ sept ans, mais que sa santé avait été bonne jusqu'à un mois avant son admission ; à ce moment, il fut pris de douleur à l'épigastre et dans l'hypochondre droit, avec nausées et vomissements, et vers la même époque, il remarqua pour la première fois, au-dessous des côtes droites, une tumeur sur laquelle, par suite de la douleur qu'il ressentait, il lui était difficile de boutonner sa tunique.

A son entrée, l'abdomen est tendu et sensible sur toute sa surface ; on entend distinctement sur le foie un bruit de frottement ; cet organe paraît très-gros et s'étendre jusqu'à la crête de l'os des iles, et en haut jusqu'au bord inférieur de la 3e côte. Langue sèche et brune ; vomissements fréquents, mais pas d'ictère ; fonctions intestinales régulières. Matité de la rate plus étendue. Pouls à 132 et faible ; bruits du cœur normaux ; respiration accélérée et thoracique ; matité à la percussion en arrière du poumon droit et râles humides sur la plus grande partie des deux poumons. Peau chaude, face pâle, traits pincés.

Le lendemain matin, la prostration a augmenté, et de plus, on constate un peu d'ictère conjonctival et une odeur particulière très-fétide *sui generis*, qui semblait provenir de tout le corps et non pas de l'haleine en particulier. Ce fait fut noté sur le cahier d'observations avant la mort du malade, laquelle survint le même jour.

A l'autopsie, qui fut pratiquée le lendemain, on constata les signes manifestes d'une péritonite récente, particulièrement dans le voisinage du foie. A la face inférieure du lobe droit du foie et ne pénétrant que peu dans sa substance, se projetait un kyste hydatique plus gros qu'une noix de coco. La paroi de l'hydatide était opaque, résistante et cribriforme, par suite de la présence de nombreuses et larges ouvertures et sa cavité était remplie d'un liquide brunâtre, purulent, doué d'une odeur très-fétide. Le foie tout entier était parsemé de nombreuses masses ramollies, du volume d'une noix à celui d'une petite orange, dans lequel le tissu hépatique était ramolli et consistait en une matière spongieuse, correspondant au stroma fibreux et aux vaisseaux, saturée d'un liquide pulpeux, verdâtre, extrêmement fétide. Enclavé dans la substance du foie, près du bord antérieur du lobe droit, se trouvait un kyste hydatique sain, gros comme une châtaigne, contenant un liquide clair et des échinocoques. Les poumons étaient congestionnés, mais n'étaient nulle part enflammés ou gangréneux.

Dans le cas suivant, la tumeur hydatique était si volumineuse qu'elle remplissait presque la cavité abdominale ; elle avait été pénétrée par de la bile. La nature réelle de la maladie ne fut pas reconnue durant la vie du malade, et l'on n'eut recours à la paracentèse qu'à titre de palliatif, pour soulager l'extrême détresse du patient et sans aucune idée de guérison.

OBS. XXXVIII. — *Kyste hydatique énorme du foie, passant à travers le foramen de Winslow et remplissant presque toute la cavité abdominale. — Paracentèse. — Pleurésie. — Tubercules pulmonaires. — Mort par épuisement.*

Elisabeth C., âgée de 15 ans, fut admise le 26 août 1862 à l'hôpital Middlesex dans le service du docteur Greenhow. Elle avait été très-bien portante jusqu'à l'âge de trois ans ; mais, à cette époque, elle fit une chute grave sur le côté droit, et depuis elle n'a jamais été bien. Depuis neuf ou dix ans on a remarqué une tumeur dans le côté droit de l'abdomen. Trois ans avant son admission à Middlesex, elle a été dans un autre hôpital qu'elle a quitté parce qu'on voulait lui faire une opération. La tumeur a graduellement augmenté de volume sans déterminer de douleur, mais pendant ce temps la petite malade devenait chétive et faible; quatre semaines avant son entrée ici, elle fut prise de scarlatine, et durant la convalescence ou pendant les derniers jours qui ont précédé son admission, la tumeur s'est accrue rapidement et il s'est produit parfois un peu de douleur dans l'abdomen. A son entrée, la face et les extrémités sont considérablement émaciés ; elle a l'air hagard, anxieux, et les conjonctives sont légèrement jaunes. L'abdomen est très-gros et offre une fluctuation manifeste ; mais ce qu'il y avait de remarquable, c'est que la percussion donnait de la résonnance dans les deux flancs, à l'épigastre et dans les deux hypochondres. La malade se plaignait de crises de dyspnée et de douleur intense dans l'abdomen. Pouls à 100 et faible ; pas de bruit anormal au cœur; respiration embarrassée et thoracique ; appétit bon, intestins réguliers, urines rares et chargée de bile. Le 3 septembre, la douleur abdominale et la dyspnée sont arrivées à un tel degré, que l'on pratique la paracentèse de l'abdomen à titre de palliatif et l'on retire 248 onces d'un liquide sale, brunâtre, qui ne fut malheureusement pas examiné au microscope ni à l'aide des réactifs chimiques. L'opération a eu pour effet immédiat d'apporter un grand soulagement à la douleur et à la dyspnée ; mais, au bout de trois jours, on remarqua que la tumeur augmentait de nouveau rapidement, et le 26 septembre, ses dimensions étaient plus considérables qu'avant l'opération, bien que la dyspnée ne fût pas tout à fait aussi alarmante. Le lendemain, la malade succomba à l'épuisement.

Autopsie. — En incisant les parois abdominales, il s'échappe environ 7 litres de sérosité jaune paille. La plus grande partie de la cavité abdominale, même jusqu'au pubis, était recouverte d'une membrane gélatineuse parfaitement adhérente faisant partie d'un énorme kyste hydatique, qui comprimait l'estomac et les intestins contre la face inférieure du diaphragme et du foie où ils se trouvaient massés ensemble ; leur surface péritonéale était considérablement injectée. Flottant dans le grand kyste abdominal se trouvait un kyste secondaire contenant environ une pinte de liquide et des débris apparents d'autres kystes. On trouva de même dans la cavité du grand kyste d'autres de plus petit volume. On constata, en outre, que ce grand kyste primitif se continuait avec un autre, gros comme une tête d'enfant, se projetant de la face inférieure du foie à laquelle il était fixé. En fait, les deux cavités ne constituaient qu'un seul kyste, offrant une partie rétrécie en forme de sablier, le canal de communication étant assez large pour admettre trois doigts et paraissant correspondre au foramen de Winslow. La vésicule biliaire était comprimée, vide et atrophiée. Fixée au bord antérieur du lobe gauche du foie par un mince pédoncule fibreux, se trouvait une autre tumeur, du volume d'un œuf d'oie, qui contenait un kyste hydatique rétracté, rempli d'une matière, semblable à du mastic, dans laquelle on rencontrait de nombreux crochets d'échinocoques. On trouva une troisième tumeur fixée à la face supérieure du lobe droit du foie, et solidement adhérente à la face inférieure du diaphragme, lequel était refoulé dans la cavité de la plèvre droite. Cette tumeur était tapissée d'un kyste contenant environ une pinte de sérosité jaune paille et dont la face interne était parsemée d'échinocoques. La plèvre droite renfermait à peu près une pinte de liquide semi-purulent, et les faces opposées de la plèvre, à la base du poumon droit, étaient recouvertes d'un dépôt récent de lymphe semi-organisée. Les deux cavités pleurales avaient leur capacité très-diminuée par l'élévation du diaphragme, et les deux poumons contenaient de nombreux tubercules miliaires éparpillés. Le cœur est petit, mais, sous tout autre rapport, normal. La rate est pâle et flasque. Les reins gros et congestionnés.

Dans les trois cas suivants d'hydatide du foie, la mort est survenue par suite de l'ouverture du kyste dans la plèvre ou le poumon. Le premier cas, qui s'est présenté pendant que j'étais directeur des autopsies à l'hôpital Middlesex, montre l'absence de tout symptôme, avec une volumineuse tumeur hydatique du foie, avant sa rupture dans la plèvre et aussi la difficulté du diagnostic que peut amener la coexistence de l'empyème, avec l'augmentation du volume du foie par hydatide.

OBS. XXXIX. — *Tumeur hydatique du foie, s'ouvrant dans la plèvre droite. Empyème. — Mort.*

Louise R., âgée de 17 ans, entra le 23 mars 1861 à l'hôpital Middlesex dans le service du docteur H. Thompson. Elle était domestique et n'avait cessé son travail que depuis une quinzaine, ayant jusque-là joui d'une bonne santé et ne se plaignant ni de douleur ni de malaise. Elle fut alors prise subitement d'une douleur aiguë dans la partie supérieure de l'abdomen et dans les deux côtés de la poitrine; cette douleur augmentait pendant l'inspiration et était accompagnée de toux, de dyspnée, de symptômes fébriles et d'une grande prostration. A son entrée, le pouls est à 112, petit et faible. Toux légère. Matité et absence de murmure respiratoire dans tout le côté droit de la poitrine, sauf dans l'espace sous-claviculaire. Matité également et respiration affaiblie à la base du poumon gauche. La matité hépatique sur la ligne droite mammaire s'étendait à près de 4 pouces au-dessous du rebord des côtes. Pas d'ictère ni d'ascite; mais l'urine contient de l'albumine. Fièvre hectique avec grande prostration, et mort le 8 avril, un mois après l'apparition du premier symptôme de maladie.

Autopsie. — Cœur normal. Le poumon gauche est partout et solidement adhérent; son lobe inférieur est hypérémié et un fragment de son tissu pris à la base s'enfonce dans l'eau; mais à la coupe il n'était pas granuleux et il était extraordinairement ferme et résistant. La cavité pleurale droite était remplie de pus dans lequel flottaient d'innombrables vésicules hydatiques du volume d'une tête d'épingle jusqu'à celui d'une orange. Le poumon droit est complétement affaissé et carnifié, excepté au sommet qui contenait un peu d'air. Le foie était très-déprimé, son bord inférieur dépassait le milieu de l'espace compris entre l'ombilic et le pubis. Du bord postérieur du lobe droit, partait un kyste aussi gros qu'une tête d'enfant et solidement fixé au diaphragme. Le foie n'était adhérent sur aucun autre point de sa surface. A la partie supérieure du kyste on voyait une rupture, produite à travers le diaphragme, d'un pouce et demi de diamètre, par laquelle le kyste communiquait avec la plèvre droite. L'intérieur du kyste était tapissé par une membrane hydatique, et rempli de pus et de vésicules, dont un grand nombre furent examinées sans qu'on y trouvât ni crochets, ni échinocoques. Pas d'autre tumeur hydatique, soit dans le foie, soit dans quelque autre organe. Le bassinet et les calices du rein droit et la partie supérieure de l'uretère droit étaient dilatés, probablement par suite de la pression exercée en bas par le foie déplacé; substance du rein droit très-atrophiée; rein gauche normal.

OBS. XL. — *Tumeur hydatique du foie, rupture dans la plèvre droite. Empyème. — Péricardite.*

Georges K., jardinier, âgé de cinquante-quatre ans, d'habitudes sobres, fut admis le 25 avril 1854 dans le service du docteur F. Hawkins à l'hôpital Middlesex. Il avait toujours joui d'une bonne santé, lorsque, quatre mois avant son entrée, il fut pris subitement de douleur dans tout l'abdomen, mais particulièrement dans l'hypochondre droit, et s'étendant de là à l'épaule droite. Vers la même époque, il devint légèrement ictérique. La douleur et l'ictère persistèrent, et au moment où on put l'examiner, le malade était devenu très-faible et très-émacié, et se plaignait d'une toux incessante. Le foie est très-gros et s'étend jusqu'à l'ombilic. Voussure considérable du côté droit de la poitrine, où la percussion donnait partout de la matité et où l'on n'entendait plus le murmure respiratoire, excepté en arrière et en haut près de la colonne. Le malade s'affaiblit de plus en plus et mourut le 10 mai.

Autopsie. — La cavité pleurale droite était remplie d'un liquide jaunâtre, trouble, semi-purulent, contenant des amas de matière gélatineuse, qu'on reconnut être des vésicules hydatides. Le poumon droit était comprimé et aplati contre la colonne vertébrale et était à sa base solidement fixé au diaphragme par des adhérences; il ne crépitait plus du tout, enfonçait dans l'eau et était complétement carnifié. Le foie, énormément gros, s'étendait jusqu'à l'ombilic et pesait 90 onces. Il était solidement adhérent au diaphragme. A la partie postérieure du lobe droit se trouvait une cavité grosse comme un œuf de cygne, tapissée par un kyste hydatique et renfermant dans son intérieur quelques kystes semblables. La paroi supérieure de cette cavité était constituée par le diaphragme, sur lequel se trouvait une large ouverture par où cette cavité communiquait avec la plèvre droite. Le foie était très-congestionné. Le péricarde était collé au cœur par des adhérences récentes. Le poumon gauche, la rate et les reins étaient sains.

OBS. XLI. — *Ancienne hydatide (?) du foie, communiquant avec la base du poumon droit. — Pneumonie lobulaire et gangrène du poumon.*

Robert J., âgé de soixante-douze ans, fut envoyé à l'hôpital des fiévreux de Londres, comme présentant un cas de fièvre. En l'examinant, on ne trouva chez lui aucune forme de fièvre idiopathique. Cet individu assura qu'il avait eu une mauvaise toux pendant deux mois et qu'il avait gardé le lit pendant deux jours. Son haleine exhalait une odeur très-manifestement gangréneuse; les crachats étaient verdâtres, sales, muco-purulents et extrêmement fétides. Râles bronchiques secs à la surface de la poitrine et à la base du poumon droit, légère matité avec augmentation de la résonnance vocale et gros râles humides, mais rien qui ressemble à la respiration caverneuse. Pouls à 96, 36 respirations. Il n'y eut pas de changement dans les signes physiques fournis par la poitrine, mais la langue devint sèche et brune; puis survint de la diarrhée et le patient alla en s'émaciant et s'affaiblissant graduellement jusqu'à sa mort, le 11 septembre.

A l'autopsie, on trouva une pneumonie lobulaire du lobe inférieur du poumon droit, et tout à fait à la base une portion, grosse comme une orange, frappée de gangrène. En cet endroit, le poumon adhérait solidement au diaphragme et ce dernier au foie, et le tissu affaissé du poumon gangréneux communiquait par plusieurs ouvertures avec une cavité située à la partie supérieure du lobe droit du foie et ayant trois pouces de diamètre. Cette cavité contenait beaucoup de substance calcaire et une certaine quantité de matière pultacée, grisâtre, très-fétide. Un examen attentif permit d'y constater l'absence de crochets d'échinocoques. Le reste du foie et les intestins étaient à l'état normal.

L'absence de crochets peut faire repousser l'idée que la tumeur du foie était à l'origine une hydatide. Mais quoique les crochets résistent pendant une période indéfinie aux changements qui surviennent dans l'intérieur du corps, ils ne sauraient résister à la putréfaction qui suit l'exposition à l'air libre, et cette dernière condition doit avoir existé dans ce cas pendant plusieurs semaines avant la mort. Un abcès ancien est la seule autre lésion qui aurait pu produire les apparences décrites plus haut, mais le sujet n'avait jamais présenté les symptômes d'abcès du foie.

Dans les deux cas suivants, de même que dans le cas XXXIX, la tumeur parut comprimer les uretères.

OBS. XLII. *Hydatide du foie. — Pyélite. — Pus dans l'urine. Mort subite.*

Ellen C., âgée de vingt et un ans, se présenta, en avril 1861, à ma consultation de l'hôpital Middlesex. Elle nous raconta que depuis dix-huit mois elle allait en s'affaiblissant et amaigrissant beaucoup, et que dernièrement elle avait été prise de dyspnée. Elle ne toussait pas, mais son père était mort de consomption. Elle avait eu également de la leucorrhée et de l'irrégularité dans ses époques. A l'examen de la poitrine, on trouve une voussure du côté droit, commençant au bord supérieur de la cinquième côte, ayant son maximum aux fausses côtes et diminuant ensuite graduellement. La matité hépatique sur la ligne mammaire droite, s'étendait à 3 pouces au-dessous du rebord des côtes, et sa longueur totale était de 6 pouces 1/2. La voussure au-dessous des côtes occupait l'hypochondre droit et l'épigastre et s'étendait jusqu'à l'hypochondre gauche; sensibilité légère, consistance élastique, presque fluctuante; la percussion donne au doigt la sensation de vibration hydatique. C'est à l'épigastre que ces caractères étaient le plus marqués. Les veines superficielles autour de l'épigastre et des hypochondres étaient très-développées. Les mouvements respiratoires étaient presque exclusivement limités au côté gauche de la poitrine. A droite, on n'entend plus le murmure respiratoire au-dessous de la quatrième côte en avant, ni au-dessous de l'angle inférieur de l'omoplate en arrière. Au-dessus de ces points, le murmure respiratoire était rude et l'expiration prolongée. A gauche, matité et absence du murmure respiratoire jusqu'à un 1/2 pouce en dedans de l'angle inférieur de l'omoplate. La malade ne put nous dire depuis combien de temps la tumeur existait. En réalité, elle ignorait qu'elle portât sur elle une grosseur anormale jusqu'à ce qu'on la lui eût montrée. Elle avait le teint un peu blême, mais elle n'avait jamais eu d'ictère ni de vomissements et ses fonctions intestinales se faisaient régulièrement; pas d'appétit. Outre la tumeur du côté droit, on pouvait sentir dans la région lombaire gauche un gonflement douloureux, apparemment le lobe gauche déplacé du foie; pus abondant dans l'urine.

La malade resta en observation pendant près de douze mois. Les dimensions de la tumeur ne changèrent pas beaucoup, mais en somme elles s'accrurent légèrement. De temps en temps la malade se plaignait d'une douleur intense dans la tumeur de la région lombaire gauche. A ces moments, l'urine était claire, ou presque, et le soulagement de la douleur était toujours suivi d'une sensation de quelque chose qui crève et de la réapparition du pus en grande quantité. L'urine fut souvent examinée au microscope mais on n'y découvrit ni pus, ni cylindres ou traces d'échinocoques.

Le traitement, qui consista à administrer des toniques et de l'iodure de potassium, et des applications extérieures de teinture d'iode, n'amenant pas de soulagement, la malade entra à l'hôpital le 14 janvier 1862, pour se faire ponctionner la tumeur de l'hypochondre droit. Après être restée six semaines à l'hôpital, elle refusa de se laisser opérer et partit sur sa demande.

Je n'ai plus revu la malade; mais je sais que le 6 septembre 1863 elle fut admise à University College Hospital dans le service de M. Hare, à qui je suis redevable des détails notés pendant le temps que la malade a été sous ses yeux. Vers la fin de 1862, elle avait ressenti dans la tumeur de l'hypochondre droit une douleur intermittente, cessant après quelques jours. On l'avait traitée pour cela à l'Hôpital des Femmes de Soho-Square. Les dimensions de la tumeur notées à University College Hospital montrèrent qu'elle avait considérablement augmenté. Bien que l'angle costal droit fût encore plus grand que le gauche, il y avait une voussure des côtes des deux côtés jusqu'au mamelon et la matité s'étendait jusqu'à la troisième côte à droite et jusqu'au troisième espace intercostal à gauche. La matité hépatique verticale avait 11 pouces 1/4 sur la ligne mammaire droite, 9 1/2 sur la ligne médiane et 9 3/4 sur la ligne mammaire gauche. On sentait à l'épigastre une fluctuation distincte sur un espace mesurant 4 pouces 1/2 transversalement et 2 1/2 verticalement; mais il n'y avait pas de frémissement hydatique, pas d'œdème des jambes. La malade était blême; son urine ne contenait pas de pigment biliaire, mais était encore chargée de pus. Elle avait encore des crises douloureuses dans la région du rein gauche, crises toujours soulagées par une sensation de déchirement et une évacuation abondante de pus dans l'urine. A son entrée, la sensibilité et la douleur étaient très-vives dans la région de la tumeur, près de l'ombilic. Cette douleur revenait de temps en temps, mais était toujours soulagée par les sangsues, les cataplasmes et la morphine. La malade eut aussi une crise de douleur et d'engourdissement dans l'aine gauche et le genou, accompagnée de gonflement des ganglions lymphatiques de l'aine et d'un léger œdème de la partie supérieure de la cuisse. Le 26 janvier 1864, elle ne ressentait plus de douleur, mais elle avait maigri et avait perdu des forces. Elle fut renvoyée le 9 février pour inconduite.

Après avoir quitté l'hôpital, la malade garda le lit et au bout de dix jours mourut d'une façon assez subite et inattendue. Une heure avant sa mort elle paraissait assez bien : il est assez probable que la mort fut occasionnée par la rupture d'un kyste hydatique.

OBS. XLIII. — *Tumeurs hydatiques du foie et du péritoine, comprimant les uretères et amenant la dégénération des reins.*

Marie Anne W..., âgée de quarante-cinq ans, fut admise le 15 décembre 1864 à l'hôpital Middlesex, dans le service du docteur H. Thompson et mourut le 5 janvier 1865. Pendant un an avant sa mort, elle avait souffert de maux de tête et avait éprouvé une altération des facultés mentales; sept semaines avant sa mort elle perdit un jour connaissance et il s'ensuivit une hémiplégie à droite, des évacuations involontaires et des eschares. Il n'y eut point de symptômes qu'on pût rapporter au foie.

Les artères de la base du cerveau étaient athéromateuses et il y avait un noyau apoplectique avec une plaque de ramollissement blanc dans le corps strié gauche. Le foie, la rate et le diaphragme étaient réunis par des bandes fibreuses. Entre les adhérences qui unissaient le foie et la rate se trouvait un kyste gros comme une noix, rempli d'une matière molle, analogue à du mastic et tapissée de fragments de membrane hydatique gélatineuse. Dans le lobe droit du foie se trouvait un autre kyste, du volume d'une petite noix de coco, en partie enclavé dans sa substance et en partie se projetant de sa face supérieure où il adhérait solidement au diaphragme. La paroi extérieure était en partie calcifiée et sa cavité était remplie de fragments de kystes secondaires gélatineux et de matière molle, pareille à du mastic. Les cellules hépatiques n'étaient pas altérées. Dans les replis mésentériques de l'intestin grêle se trouvaient trois kystes en partie calcifiés, du volume d'une noisette à celui d'une noix et contenant une matière semblable à du mastic et des vésicules secondaires. La plus grande partie du bassin est occupée par un autre gros kyste, situé derrière et au-dessus de l'utérus, qui était refoulé de façon à se montrer à la vulve. Ce kyste contenait un liquide clair et d'innombrables petits kystes de volume très-différent, de celui d'un pois à celui d'une noix, tous gélatineux et remplis d'un liquide clair. Un autre kyste, moins gros, était dans le côté droit du bassin. Les uretères étaient comprimés par ces kystes et les bassinets étaient un peu dilatés. Les reins étaient petits et granuleux et on distinguait difficilement la substance corticale des pyramides. Tous les kystes de l'abdomen contenaient des crochets d'échinocoques.

Dans le cas suivant, des kystes hydatiques secondaires se formèrent dans l'épiploon et la cavité péritonéale.

OBS. XLIV. — *Kystes hydatiques du foie et du péritoine. — Ascite et anasarque des extrémités inférieures. — Albuminurie. — Mort.*

Catherine C..., colporteuse, âgée de quarante-cinq ans, fut admise à l'hôpital Middlesex le 10 janvier 1865 et y resta jusqu'à sa mort, le 21 juin. Sauf une attaque de rhumatisme, elle avait joui d'une bonne santé jusqu'à un mois avant son entrée à l'hôpital. Elle fut prise, à cette époque, d'une violente douleur dans l'abdomen et les reins et en même temps l'abdomen et les jambes commencèrent à enfler. A l'hôpital, elle eut de l'ascite et une anasarque considérable des extrémités inférieures; l'urine contenait de l'albumine. On la traita par les diurétiques et les purgatifs et on piqua ses jambes.

A l'autopsie, on trouva les jambes très-œdémateuses, et l'abdomen fortement distendu. Les deux poumons étaient affectés d'œdème très-prononcé, et le poumon solidement adhérent et carnifié à la base.

La cavité péritonéale contenait plus de quatre litres et demi de sérosité claire, dans laquelle flottaient six kystes hydatiques presque transparents, avec des parois gélatineuses, tremblotantes, et dont le plus gros avait environ le volume d'un œuf de poule et le plus petit à peu près celui d'une noix. Le liquide dans lequel flottaient les kystes avait une densité de 1010 et ne contenait pas d'albumine; celui de la cavité péritonéale avait une densité de 1020, et était très-riche en albumine.

Le lobe gauche du foie était en partie atrophié, et, entre lui et la rate, solidement fixé par des adhérences à ces deux organes ainsi qu'à l'estomac, se trouvait un autre kyste, gros comme une tête de fœtus, contenant un peu de liquide clair et d'innombrables kystes plus petits, de volumes variés, et pressés les uns contre les autres. Dans le grand épiploon, il y avait trois ou quatre kystes semblables, gros comme des châtaignes, et, fixé après le rein droit, se trouvait un autre kyste gros comme une orange. On trouva des échinocoques dans les kystes les plus gros. Le volume des deux reins était très-augmenté; ces organes étaient graisseux.

L'observation XLV montre combien une hydatide du foie peut simuler un cancer.

OBS. XLV. — *Tumeur hydatique du foie simulant un cancer. — Évacuation d'hydatides par l'anus et rétablissement temporaire.*

Le 1er novembre 1871, je vis en consultation, avec le docteur Mackintosh, de Brompton road, M. C..., âgé de 33 ans, entrepreneur, mais antérieurement percepteur. On croit que sa maladie n'a commencé que trois ou quatre mois auparavant par une attaque de pleurésie à droite avec épanchement. Depuis lors, il a maigri, et deux semaines avant que je le visse, le ventre avait commencé à enfler. Il n'a jamais eu la syphilis; il n'a pas eu d'habitudes alcooliques et il n'y a pas de cancer dans la famille. Sur les 4/5 inférieurs du poumon droit, matité qui se continue avec celle du foie, absence du murmure respiratoire et des vibrations vocales. Le cœur est déplacé à gauche, mais il n'y a pas de voussure au côté droit et la mensuration des deux côtés ne donne pas de différence.

Ascite modérée. Le bord inférieur du lobe droit du foie, trois ou quatre pouces au-dessous des côtes, présente des nodosités distinctes et de la sensibilité à la pression. Parfois des vomissements, mais pas d'ictère.

Quatre jours après, les pieds se mirent à enfler et l'œdème augmenta rapidement; et le 8 novembre, lorsque je vis le malade une seconde fois, sa température était à 38°3 et il avait été pris de péricardite.

Je ne revis plus le malade car, après ma seconde visite, il fut transporté à Brighton, où, comme me l'apprit le docteur Mackintosh, il évacua par l'anus une grande quantité de kystes hydatiques; l'hydropisie disparut et l'amélioration fit de tels progrès qu'il se trouva en état de reprendre ses occupations à Londres. Il est mort cependant environ un an après, soigné par un autre médecin.

OBS. XLVI. — *Tumeur hydatique du foie. — Tumeurs hydatiques secondaires dans le canal vertébral. — Paraplégie.*

La préparation qui se rapporte à ce cas est au musée de l'hôpital Middlesex (V. 15), et les particularités suivantes sont extraites du catalogue :

« Vertèbres et moelle spinale de la région dorsale. Le canal et la dure-mère sont ouverts. La plèvre est séparée des côtes et des corps des vertèbres par deux kystes hydatiques, un de chaque côté. Les hydatides ont été ouvertes en sciant les lames des vertèbres; mais leurs parois persistent et la moelle épinière est à cet endroit bien plus petite que partout ailleurs.

» Le sujet était une femme de quarante ans qui avait été admise à l'hôpital pour une paraplégie avec rétention d'urine. Elle mourut avec une large eschare au sacrum, et on trouva la vessie enflammée. Il y avait aussi un volumineux kyste hydatique du foie. »

Dans le cas suivant, il paraît y avoir eu un commencement de guérison spontanée de la tumeur et l'observation est intéressante à cause de la manière dont se fait probablement la guérison d'une tumeur hydatique, lorsque le contenu en a été retiré à l'aide d'un petit trocart et de la canule (v. pp. 72 et 85).

OBS. XLVII. — *Hydatide volumineuse du foie, pleine d'hydatides secondaires, mais ne contenant pas de liquide.*

Ce foie a été pris sur un sujet, âgé de trente-six ans, qui fut admis à l'Hôpital des Fiévreux, le 2 décembre 1866, pour une variole hémorrhagique dont il mourut le 5 décembre. Il était trop mal pour qu'on pût le questionner sur ses antécédents.

Après sa mort, on trouva à la partie postérieure du lobe droit du foie une tumeur hydatique grosse comme une tête d'enfant. Les points les plus importants de ce cas, c'est que ce kyste se trouvait renfermer d'autres vésicules secondaires et qu'il ne contenait pas de liquide. Les vésicules secondaires étaient affaissées, mais montraient encore leur aspect naturel gélatineux. Elles n'étaient pas du tout opaques ni mêlées avec de la matière analogue à du mastic. Le kyste externe cependant présentait en plusieurs endroits un aspect athéromateux calcifié.

OBS. XLVIII. — *Hydatide volumineuse du foie guérissant spontanément par calcification du kyste et découverte après quarante-cinq ans.*

Le 10 février 1873, je fus prié par le docteur W. Steer Riding de voir M. W..., âgé de cinquante-six ans, pour une remarquable tumeur en connexion avec le foie. Cet organe ne remontait pas trop haut en avant ou en arrière, mais le bord inférieur du lobe droit descendait à deux pouces au-dessous de l'ombilic et on sentait que la portion de l'organe qui se trouvait au-dessous des côtes était dure comme un os, et lisse, et indolente. Le malade n'avait pas éprouvé de symptômes du fait de cette tumeur et il avait mené une vie active jusqu'au moment où un trouble pulmonaire peu sérieux amena le docteur Riding à découvrir cette tumeur dont le malade lui-même ignorait l'existence. Il se rappela cependant qu'étant enfant, au moins quarante-cinq ans auparavant, on l'avait conduit d'assez loin à Londres pour le montrer à Sir Astley Cooper et un autre chirurgien; qu'on disait à cette époque que son foie était quatre fois plus gros qu'à l'état normal et qu'il contenait probablement du liquide et qu'il avait été question d'y pratiquer une opération. On s'était finalement décidé à ne pas intervenir, et la tumeur avait ensuite graduellement diminué à mesure qu'il avait avancé en âge.

QUATRIÈME LEÇON.

AUGMENTATION DE VOLUME DU FOIE (SUITE).

Congestion. — Hépatite interstitielle. — Inflammation des voies biliaires
Obstruction du canal cholédoque.

MESSIEURS,

Dans les précédentes leçons, j'ai appelé votre attention sur les caractères distinctifs de quatre formes d'augmentation de volume du foie généralement non accompagnées de douleur. Il nous reste à examiner celles dans lesquelles l'élément douleur est le symptôme le plus saillant. Sept maladies sont dans ce cas : 1° la congestion du foie; 2° l'hépatite interstitielle; 3° l'inflammation des voies biliaires; 4° l'obstruction du canal cholédoque et la rétention biliaire; 5° les abcès pyoémiques; 6° les abcès des tropiques; 7° le cancer. On peut dire, d'une façon générale, que l'ictère, qui est un symptôme assez rare dans les formes d'augmentation de volume du foie non accompagnées de douleur, se présente avec plus ou moins d'intensité dans les formes dont nous allons maintenant nous occuper; l'abcès des tropiques est parmi ces dernières, la seule où la douleur manque le plus souvent. L'ascite est également un symptôme commun. Parmi les formes d'hypermégalie hépatique accompagnées de douleur, vient au premier rang la congestion du foie.

V. — CONGESTION DU FOIE (1).

Au point de vue de la pathogénie et du traitemeut de cet état morbide, il importe de se rappeler que la quantité de sang qui se trouve dans le foie varie considérablement à différents moments, sans cesser d'être à l'état physiologique, et même que ces variations normales peuvent sensiblement influencer le volume de l'organe. Ainsi l'alimentation est susceptible d'exercer une certaine influence sur la quantité de sang et le volume du foie qui se trouvent en effet augmentés à la suite des repas, surtout s'il y a eu ingestion copieuse d'aliments, ou s'il y a eu dans la nourriture excès de matières grasses, sucrées ou d'alcooliques. Quand nous parlons de congestion morbide du foie, nous comprenons un état

(1) Voir aussi, à propos de la congestion hépatique, la note de la page 142.

plus accentué que cela. On emploie trop souvent d'une façon très-vague le terme *congestion du foie* et on l'applique à des cas d'*indigestion* qui n'ont probablement pas grand'chose à voir avec le foie (1). La vraie congestion du foie se distingue par les caractères suivants.

Symptômes. — 1° L'augmentation de volume de l'organe est uniforme, pas plus grande dans un sens que dans l'autre, et rarement considérable. Le foie peut faire saillie d'un pouce ou un peu plus au-dessous du rebord costal sur la ligne mammaire droite. Dans la congestion veineuse par obstacle mécanique apporté à la circulation, l'augmentation de volume est ordinairement plus prononcée que dans la congestion active où l'engorgement commence dans les artères (2). Une autre particularité de cette augmentation de volume, c'est qu'elle est rarement permanente et que, après un certain temps, elle disparaît généralement. Même lorsque la cause de la congestion est la plus permanente, comme une obstruction mécanique de la circulation cardiaque par affection valvulaire du cœur, l'augmentation de volume fait place, au bout d'un certain temps, à un état opposé : la pression exercée par les veines hépatiques continuellement distendues amène l'atrophie des portions centrales des lobules et produit une espèce de foie granuleux, différent de la vraie cirrhose, où l'atrophie commence à la circonférence des lobules (3).

(1) Cette critique me paraît s'appliquer notamment à un travail assez important de Fleury (*Moniteur des hôpitaux*, 1852, et tirage à part), où sont réunis une vingtaine de cas dits de congestion du foie, mais qui pourraient la plupart être rapportés à la dyspepsie ou autres maladies, la congestion hépatique n'étant dans un certain nombre de ces cas qu'un épiphénomène ou un symptôme de troubles digestifs ou autres. Malgré ces restrictions, le mémoire dont je parle n'en est pas moins très-utile à consulter au point de vue des relations qu'ont entre eux ces phénomènes digestifs, hépatiques et nerveux. (N. D. T.)

(2) Monneret a fait des recherches très-intéressantes (*Archives générales de médecine*, 1861, t. I, p. 545) sur la quantité de liquide que le foie contient à l'état physiologique et celle qu'on peut y faire contenir grâce à une pression suffisante, sans cependant déterminer de déchirure. Il résulte des 16 expériences qu'il a pratiquées sur des foies sains, que, à l'état normal, avec son sang de combinaison, la glande hépatique pèse en moyenne 1602 grammes et 1269 quand elle a été privée de son sang, ce qui donnerait à peu près 330 grammes pour le poids du sang qu'elle renferme ordinairement. Mais si on l'injecte fortement avec de l'eau, on arrive à lui faire peser 2523 grammes, ce qui fait une différence de 921 grammes avec l'état physiologique.

Sans attacher à ces chiffres une précision des plus rigoureuses, on peut en déduire cependant que la glande hépatique, à son plus haut degré de congestion, est susceptible de présenter une augmentation de volume de plus de moitié. (N. D. T.)

(3) Virchow a donné le nom d'*atrophie rouge* à cette altération du foie résultant de la stase sanguine prolongée. Bien que cette dénomination ait été adoptée par Rindfleisch (*Histologie pathologique*, traduct. de Gross, p. 460), elle ne me paraît pas heureuse, et le terme *foie muscade*, assez généralement adopté, est infiniment préférable. Il faut toutefois faire remarquer que cette désignation ne peut s'appliquer qu'aux congestions passives, ou, pour parler plus exactement, à celles qui reconnaissent pour origine un trouble circulatoire par lésion cardiaque ou pulmonaire. En effet, dans les hyperémies actives, surtout si elles sont récentes, le foie se présente sur une coupe sous un

2° La surface de la portion du foie qui dépasse les côtes est lisse.

3° Le malade accuse une sensation de constriction ou de distension douloureuse dans la région du foie, et la pression au-dessous du rebord costal détermine une sensibilité plus ou moins marquée, mais rarement très-aiguë. La douleur et la sensation de malaise peuvent s'étendre jusqu'à l'épaule droite par suite des connexions qui existent entre le nerf sous-clavier et le phrénique, et elles augmentent presque toujours après les repas, ou par le décubitus sur le côté gauche. Dans ce dernier cas, on constate une sensation de tiraillement ou de pesanteur dans la région hépatique, ce qui fait que la plupart du temps le malade dort sur le dos ou sur le côté droit.

4° L'ictère survient dans la plupart des cas au bout de deux ou trois jours, mais il est rarement intense et il est rare aussi de voir la bile disparaître des déjections. Lorsqu'il y a un ictère prononcé avec selles dépourvues de bile, il est probable qu'il est lié à un catarrhe des voies biliaires concomitant avec la congestion hépatique.

5° Il y a ordinairement des nausées, perte de l'appétit, céphalalgie, langue chargée, goût amer dans la bouche, de la flatulence et autres symptômes de mauvaise digestion; souvent il y a des vomissements ou de la diarrhée, ou les deux. La même cause qui détermine une congestion du foie peut amener un état analogue de l'estomac et des intestins; une légère irritation suffit alors pour produire une inflammation catarrhale de la muqueuse de ces organes, dont les vomissements et la diarrhée sont les symptômes saillants. Avec ces troubles digestifs, il n'est pas rare de trouver de l'anémie, une langueur et un affaiblissement généraux, de l'émaciation, la dépression des esprits, la tendance à l'assoupissement et l'hypochondrie.

6° Il n'est pas rare de rencontrer plus ou moins de dyspnée, même dans des cas où la maladie primitive n'intéresse pas la poitrine, et bien des malades sont exténués par une toux sèche et fréquente. La dyspnée peut offrir assez d'intensité pour faire naître des soupçons sérieux d'affection

aspect uniformément rouge, au lieu de la disposition spéciale qu'offre le foie noix muscade.

Un autre caractère anatomique qui sert à distinguer ces deux formes de congestion, c'est que dans le premier cas (congestion alimentaire, alcoolique, palustre, etc.), l'afflux sanguin étant sous la dépendance de la veine porte, affecte surtout la périphérie du lobule, tandis que la stase d'origine cardio-pulmonaire porte sur la veine hépatique, par conséquent sur la partie centrale du lobule.

On a encore proposé le terme *foie cardiaque* pour remplacer celui de *foie muscade*. Si cette dénomination a l'avantage de préciser une donnée pathogénique de la lésion, elle a le défaut de paraître limiter cette dernière aux affections du cœur, tandis qu'en réalité le foie muscade a une origine aussi bien pulmonaire que cardiaque.

Je n'insiste pas davantage sur cette question, d'autant mieux que l'auteur y revient à propos des atrophies, dans la VIIIe leçon. (N. D. T.)

cardiaque ou pulmonaire, mais une bonne purgation en débarrasse souvent le malade complétement.

7° Il n'est pas rare de constater des signes d'obstruction de la circulation porte. Dans les cas aigus, il peut y avoir de la tension dans l'hypochondre gauche, et extension de la matité splénique; tandis que dans les cas de plus longue date il peut y avoir des hémorrhoïdes ou de l'ascite.

8° L'urine est ordinairement en petite quantité et fortement colorée; elle contient en outre plus ou moins de pigment biliaire, dépose souvent un sédiment abondant d'urates ou d'acide urique. L'albuminurie temporaire n'est pas rare (1).

9° Comme dans les autres formes d'augmentation de volume du foie, les circonstances dans lesquelles cet accroissement se produit aident efficacement au diagnostic de la nature réelle du cas.

La congestion hépatique peut être mécanique, active ou passive; voici les conditions principales dans lesquelles elle survient.

Étiologie. — A. *Congestion mécanique.* — Parmi les causes les plus communes de congestion hépatique dans ce pays, il faut signaler l'obstruction mécanique de la circulation dans la poitrine et particulièrement celle qui est liée à une affection valvulaire du cœur. Dans bien des cas de maladie cardiaque valvulaire, il vient un moment où les principaux symptômes sont ceux de congestion hépatique, et c'est surtout contre eux que doit être dirigé le traitement.

B. *Congestion active.* — Plusieurs causes contribuent à la produire :

a. Les *ingesta irritants*, sous forme d'alcool, de liqueurs fermentées, d'épices, ou une nourriture défectueuse soit par sa qualité trop substantielle ou sa quantité excessive, peuvent amener la congestion du foie. L'augmentation temporaire d'afflux sanguin dans le foie qui suit toujours le repas, est susceptible de présenter un degré morbide et de devenir permanente, si les ingesta ont habituellement un caractère irritant. La congestion du foie sous l'influence de ces causes surviendra plutôt chez les personnes faibles, qui mènent une existence indolente et sédentaire, que chez celles douées d'une robuste constitution et qui font pas mal d'exercice en plein air.

b. On reconnaît généralement qu'une *température élevée* est une cause de congestion du foie; mais elle n'est probablement capable d'amener

(1) Je ferai remarquer en passant qu'on a signalé l'augmentation de la quantité d'urée comme un des caractères de l'urine dans la congestion du foie et, en général, dans tous les états pathologiques de cet organe pendant la période d'hypérémie qui marque une de leurs phases. Je n'insiste pas davantage, pour le moment, sur la question des rapports de l'urée avec le foie, parce que M. Murchison la traite dans plusieurs passages de cet ouvrage, et notamment dans la XIVe leçon. (N. D. T.)

un pareil résultat que lorsqu'elle est aidée par l'action d'ingesta irritants. C'est à cette association de causes qu'il faut attribuer la fréquence de la congestion active du foie chez les Européens qui habitent les climats chauds (voyez leçon XVI).

c. Un *refroidissement* soudain ou prolongé peut déterminer la congestion du foie, surtout dans les climats chauds, chez les personnes qui ont trop bien vécu, ou après un exercice violent.

d. Malaria et poisons du sang. — Les individus qui ont eu des fièvres intermittentes ou qui habitent des pays à fièvre, sont très-disposés à être affectés de congestion hépatique susceptible de persister longtemps après que les symptômes fébriles ont disparu. Les militaires reviennent fréquemment de l'Inde avec un engorgement du foie lié à cette cause. Mais lorsqu'une augmentation de volume considérable et permanente succède à la fièvre intermittente ou rémittente, elle est plus probablement due à un dépôt cireux ou à une hépatite interstitielle qu'à une simple congestion (1). Il y a d'autres poisons du sang, outre la malaria, qui sont capables d'amener la congestion du foie : ainsi la fièvre jaune des tropiques et la fièvre à rechute de notre propre pays (2).

e. La congestion active du foie peut encore être d'origine traumatique et résulter de contusions, plaies, etc.

C. *Passive.* — La congestion passive du foie peut être l'effet des causes suivantes :

a. Suppression d'écoulements auxquels l'organisme est habitué, tels que les règles (3), ou les flux hémorrhoïdaires. J'ai souvent vu la guérison d'hémorrhoïdes être suivie de congestion du foie et même de cirrhose.

b. Constipation habituelle.

c. Torpeur du système de la veine porte par suite de paralysie des nerfs sympathiques ou par toute autre cause.

d. Exercice musculaire insuffisant.

Traitement. — Dans le traitement de la congestion hépatique, il faut se guider sur les règles suivantes :

(1) Voyez p. 36 et obs. X, et aussi Morehead, *Researches on Diseases in India*, 1860, p. 428; et Sir Ranald Martin, in *The Lancet*, 1865, t. II, p. 615.

(2) Parmi les poisons du sang susceptibles de produire un engorgement congestif du foie, on doit apporter une attention spéciale à la syphilis. Il n'est pas rare de trouver le foie et la rate augmentés de volume chez les enfants atteints de syphilis héréditaire, et ce qui prouve que ce n'est pas à un engorgement cireux qu'on a affaire, c'est la rapidité avec laquelle il disparaît maintes fois complétement sous l'influence du traitement, ou sans traitement (voyez *British med. Journal*, 1877, t. I, p. 170). On rencontre parfois un semblable engorgement chez les adultes, dans la syphilis secondaire, quelquefois accompagné d'ictère catarrhal (v. pp. 160, 164).

(3) D'après Niemeyer (*Traité de pathol. int.*, 8e éd., t. I, p. 748), un simple retard ou la prochaine arrivée de l'époque menstruelle suffirait pour déterminer, chez certaines femmes, une hyperémie fluxionnaire du foie. (N. D. T.)

1° Commencer dans tous les cas, si c'est possible, par éloigner la cause; ce que nous avons établi précédemment indique suffisamment les moyens à adopter dans ce but.

2° Dans la plupart des cas un peu intenses, il y aura avantage à recourir aux déplétions locales sous forme de sangsues ou de ventouses dans la région du foie, ou, ce qui est encore mieux, à l'application de quelques sangsues autour de l'anus. Si on juge que la déplétion soit inopportune, on peut faire appliquer des sinapismes sur la région hépatique. Quand on a retiré les sangsues ou les sinapismes, on doit mettre à leur place des cataplasmes de farine de lin ou de son. Des bains tièdes sont quelquefois utiles.

3° Le régime sera aussi doux que possible. On recommandera de ne prendre à la fois qu'une petite quantité de lait, de thé de bœuf, ou d'aliments farineux, et on interdira rigoureusement l'alcool, le vin, les liqueurs fermentées, les épices, la graisse et tous les aliments substantiels ou indigestes. Avec les habitudes actuelles de la pratique médicale, on fait souvent beaucoup de mal aux individus affectés de maladie cardiaque et de congestion hépatique en leur conseillant de fortes doses d'eau-de-vie.

4° Dans la plupart des cas, les purgatifs sont d'une grande utilité, à moins qu'il n'y ait une diarrhée spontanée, qu'il ne faut pas arrêter trop rapidement ou complétement. En fait, les purgatifs sont le meilleur moyen de faire cesser ces envies fréquentes d'aller à la garde-robe, mais sans résultat, dont se plaint le malade. Quant au choix à faire parmi les purgatifs, les salins sont les meilleurs, parce qu'ils augmentent l'exhalation aqueuse de la muqueuse intestinale; les sulfates de magnésie, de potasse et de soude, les sels de Sedlitz ou de Carlsbad, les eaux de Püllna ou de Friedrichshall. Ces sels doivent être pris dans un peu d'eau tiède, le matin à jeun. On peut aider leur effet par un peu de calomel, des pilules bleues ou du podophyllin, qui donnent d'abondantes selles bilieuses (1).

5° Lorsqu'on peut mettre la congestion sur le compte de l'irritation produite par les ingesta, on se trouvera bien de prescrire dès le début un émétique qui nettoiera l'estomac et le duodénum. La pression à laquelle le foie est soumis pendant l'acte du vomissement peut également aider à le débarrasser un peu du sang qu'il a en trop.

6° En présence de la persistance des symptômes de congestion — en-

(1) L'augmentation de l'excrétion biliaire dans ces cas, sous l'influence du calomel, n'est pas due à l'augmentation de la sécrétion biliaire dans le foie, mais probablement à ce que le mercure agit sur la partie supérieure de l'intestin grêle, de façon à le faire se débarrasser de la bile au lieu de l'y laisser se résorber (voir leçon IX). Si le calomel agissait en stimulant la sécrétion du foie, il serait nuisible dans les cas de congestion hépatique. Cette question est d'ailleurs discutée à nouveau dans la XVIe leçon.

gorgement et sensibilité du foie avec ictère, — et spécialement dans ces cas où il y a un trouble gastrique prononcé, on s'adressera de préférence aux alcalins et à leurs sels à acides végétaux. On les fera prendre deux ou trois fois par jour, peu de temps avant le repas. Les eaux minérales alcalines, telles que celles de Vichy (1), Vals et Ems, ou les sels effervescents artificiels de Vichy, seront substitués avec avantage aux préparations alcalines de la pharmacopée.

7° On s'est très-bien trouvé, dans ce pays aussi bien que dans l'Inde, du chlorure d'ammonium pour combattre la congestion hépatique (2). A la dose de 1gr,30 deux à trois fois par jour, il amène une bonne diaphorèse, augmente la quantité d'urine, diminue la congestion du système porte et soulage les douleurs qui proviennent du foie. On croit aussi qu'il stimule l'absorption, principalement dans le foie, et contribue ainsi à la résorption des abcès hépatiques. On peut le donner combiné aux acides ou aux alcalis.

8° Le docteur Maclean a recommandé l'ipécacuanha (3) comme un des meilleurs et des plus sûrs remèdes dans l'hyperémie aiguë du foie, qui dans les climats tropicaux est si souvent le précurseur de l'inflammation suppurative. Il croit que c'est un dépuratif du sang : l'ipécacuanha augmente les sécrétions hépatique et cutanée, et c'est pourquoi on ne peut douter qu'il ne soit efficace dans les cas dont il est ici question. Un fait important à noter, c'est que depuis que l'ipécacuanha est devenu d'un usage général dans le traitement de la dysentérie, dans l'Inde, on a remarqué que les abcès du foie étaient bien moins fréquents. De même que dans la dysentérie, il faut le donner à hautes doses (1 gr.,30 à 2 grammes) toutes les six ou douze heures, suivant l'intensité du cas. Un centigramme et demi d'émétique et un gramme de nitrate de potasse, donnés toutes les demi-heures jusqu'à soulagement du mal, paraissent agir de la même manière.

9° Lorsque les symptômes les plus pressants se sont dissipés, et qu'il reste surtout de l'anémie, de la faiblesse et de la dyspepsie, avec légère augmentation de la matité hépatique, avec ou sans hypochondrie, il faut

(1) Vichy jouit, sous ce rapport, d'une spécificité d'action universellement reconnue. L'efficacité de ses sources tient non pas seulement à leur richesse en sels alcalins, comme on s'est trop plu à le répéter, mais aussi aux autres principes connus ou inconnus qu'elles renferment et qui contribuent également à l'influence reconstituante en même temps que résolutive qu'elles exercent. Dans ces cas, de même que dans la grande majorité des cas de tout genre qu'on envoie à Vichy, c'est sur les voies digestives que l'action salutaire des eaux se fait sentir tout d'abord : le foie est beaucoup plus lent à témoigner de quelque effet bien marqué, mais le bénéfice qu'il en retire, tout en étant aussi assuré, en est peut-être plus durable. (N. D. T.)

(2) Bien que cette substance ait été depuis longtemps employée dans divers troubles hépatiques, c'est le docteur William Stewart, médecin militaire, qui a le premier fait connaître sa valeur dans le traitement de la congestion hépatique.

(3) Reynold's *System of Med.*, t. III, p. 337.

modifier le traitement. On se trouvera bien alors des acides minéraux et des toniques végétaux tels que le pissenlit, la noix vomique, ou la gentiane. La quinine et le fer sont particulièrement indiqués chez les malades qui ont eu les fièvres intermittentes; mais on ne doit les donner qu'avec grande précaution aux goutteux et aux individus habitués à bien vivre. Le régime doit également être plus tonique tout en ayant soin d'éviter tout élément d'irritation. Il faut proscrire les liqueurs fermentées, et si l'on permet du vin, que ce soit en petite quantité et coupé d'eau. Les vins du Rhin, le bordeaux et le sherry sec sont les meilleurs. Un exercice régulier en plein air doit être en même temps conseillé; s'il y a une grande faiblesse, l'équitation donnera les mêmes avantages que l'exercice, sans fatiguer le malade. Il faut veiller attentivement à l'état des intestins, et sous ce rapport il y aura profit à prescrire des eaux minérales dans lesquelles le fer est associé à un élément purgatif, ainsi les eaux d'Harrogate, de Cheltenham, de Leamington, de Hombourg et de Kissingen.

10° C'est dans l'état chronique dont j'ai parlé précédemment, qu'on se trouvera bien des bains nitro-chlorhydriques, tels que les préconise Sir Ranald Martin (1). On prépare le bain avec deux onces d'acide nitrique pour 9 litres d'eau (soit environ 1 pour 100), et on le chauffe à 35 ou 36°. On met les deux pieds dans le bain, on éponge alternativement la partie interne des jambes et des cuisses et le côté droit, dans la région du foie, et on enveloppe l'abdomen de flanelle trempée dans ce bain. Cette pratique doit avoir une demi-heure de durée et être faite matin et soir (2). Dans les cas rebelles, il y aura parfois avantage à employer la ceinture hydropathique ou à faire faire des onctions avec le liniment au biiodure de mercure.

Comme exemple de congestion du foie résultant d'obstacle mécanique à la circulation dans la poitrine, je vous signalerai le cas suivant.

OBS. XLIX. — *Rétrécissement mitral. — Hydropisie et congestion du foie. — Mort.*

Emma F., âgée de treize ans, fut admise le 24 octobre 1865 à l'hôpital Middlesex, pour une toux intense, une grande dyspnée et anasarque considérable des extrémités inférieures. La matité cardiaque occupe le double de sa

(1) *The Lancet*, 9 décembre 1865, p. 641.

(2) Le bain, préparé ainsi qu'il a été indiqué, peut servir pendant quelques jours, en ayant soin d'y ajouter tous les jours environ 4 grammes d'acide chlorhydrique et 2 grammes d'acide nitrique avec 1/2 litre d'eau pour compenser la déperdition. On chauffe dans un pot de terre à peu près le quart du liquide de façon à amener la totalité de la masse à la température de 35°,5 à 36°,6. Il faudrait se servir de baignoires en terre vernie ou en bois et maintenir les éponges et les serviettes dans l'eau froide pour empêcher l'acide de les brûler

surface normale, et on entend un bruit de souffle prolongé au sommet gauche. Il y avait tous les signes d'une bronchite généralisée ; et en outre les conjonctives et la peau étaient légèrement ictériques. La matité hépatique était très-étendue : elle mesurait plus de 5 pouces sur la ligne mammaire droite et descendait presque jusqu'à l'ombilic. La matité de la rate dépassait aussi ses limites normales. Sensibilité vive au-dessous des côtes droites. Langue chargée. Nausées fréquentes et parfois des vomissements; relâchement des intestins, 4 à 5 évacuations par jour, matières pâles malgré la présence de la bile. L'urine contenait un peu de pigment biliaire, mais pas d'albumine. Cinq ou six ans auparavant, cette malade avait eu une scarlatine, suivie de rhumatisme articulaire et d'hydropisie. Depuis, elle avait éprouvé de la dyspnée et des palpitations augmentant par le mouvement. C'est environ dix jours avant son entrée qu'elle commença à se plaindre de toux, de mal de tête et de vomissements, et à remarquer une enflure des malléoles qui ne fit que gagner.

Comme traitement, on administra des purgatifs et des diurétiques, et particulièrement le bitartrate de potasse et la teinture de digitale, et on appliqua des sangsues, des sinapismes et des cataplasmes de graine de lin sur l'hypochondre droit. Tout d'abord il y eut une amélioration manifeste de tous les symptômes; mais au bout d'une quinzaine de jours après son entrée, les signes d'obstruction de la circulation par lésion cardiaque s'aggravèrent : la dyspnée et l'hydropisie augmentèrent, les lèvres et la face devinrent livides; l'ictère s'accentua davantage, les vomissements devinrent plus fréquents, les matières contenaient moins de bile. Le pouls était très-rapide; le 10 novembre, c'est à peine si on pouvait le sentir. La malade succomba ce même jour à 11 heures du soir.

A l'*autopsie*, on trouva le cœur très-hypertrophié, pesant près de 400 grammes; valvule mitrale très-épaissie et ses bords adhérents de telle sorte que l'orifice était contracté et que sa circonférence ne mesurait que quinze lignes. Les deux poumons très-congestionnés et présentant les caractères anatomiques ordinaires de la bronchite, mais nulle part imperméables. Environ 1/2 litre de sérosité claire dans le péritoine. Le foie très-gros, pour l'âge du sujet, et pesant près de 4 livres; surface externe de l'organe lisse; à la coupe, on voit les veines hépatiques gorgées d'un sang noir, contrastant fortement avec la teinte jaune pâle du tissu hépatique ambiant. L'examen microscopique montre que la quantité d'huile existant dans les cellules hépatiques n'est pas augmentée. La rate pèse 6 onces 1/4, elle est ferme et rouge sombre à la coupe. Les pyramides des reins sont très-congestionnées, mais sauf cela le tissu rénal est normal. La muqueuse de la moitié pylorique de l'estomac présentait les caractères ordinaires de l'inflammation catarrhale.

Comme exemple de congestion du foie provenant d'autres causes, je puis vous rapporter le cas suivant.

OBS. L. — *Indigestion par excès habituels de nourriture. — Résidence dans les pays tropicaux. — Exposition au froid. — Congestion du foie.*

M. C., âgé de trente ans, très-adonné aux plaisirs de la table, me consulte en juin 1867, à son retour de l'Inde. Il a eu pendant plusieurs années de la constipation, de la flatulence, et une sensation de pesanteur et d'oppression dans la région du foie. Environ six semaines avant que je le visse, il fut pris de douleur au foie suivie de vomissement et d'ictère après avoir dormi sous une vérandah, exposé à l'air de la nuit, dans l'Inde. On lui appliqua des sangsues à la région du foie et on le renvoya immédiatement chez lui. Je le trouvai encore un peu ictérique; le foie était gros et mesurait 5 pouces sur la ligne droite mammaire; il était un peu sensible. Pas de vomissements; constipation, goût amer dans la bouche et nausées; selles peu colorées mais contenant de la bile; urine en petite quantité, foncée, contient du pigment biliaire et dépose beaucoup d'urates; elle devient très-foncée par addition d'acide nitrique après l'avoir chauffée. On le traita par les purgatifs salins et de temps en temps des pilules de coloquinte composée (40 centigr.), podophyllin (2 centigr.), et de l'extrait de jusquiame (13 centigr.); on lui fit prendre trois fois par jour un mélange effervescent de citrate de potasse; un bain tiède trois fois par semaine; de l'exercice, régime simple avec exclusion absolue d'alcool sous n'importe quelle forme. Au bout de dix jours, le malade était beaucoup mieux, l'ictère avait presque disparu et la matité hépatique avait diminué d'étendue. Au traitement précédent on substitua alors une mixture d'acide nitrique et d'infusion de gentiane composée, et deux ou trois semaines plus tard, le malade avait recouvré sa santé habituelle.

VI. — HÉPATITE INTERSTITIELLE (1).

Cette forme de foie gros est une suite ordinaire de l'hyperémie chronique. Voici ses caractères cliniques :

1° L'augmentation de volume est uniforme dans toutes les directions et peut-être plus grande que dans la congestion simple. Le foie peut atteindre en haut jusqu'au mamelon et en bas jusqu'à l'ombilic et même

(1) Entre la congestion et l'hépatite interstitielle, il me paraît bon de dire un mot d'un état morbide qui tient des deux maladies que je viens d'indiquer.

Dans la pratique courante, on désigne sous le nom d'ENGORGEMENT DU FOIE un ensemble symptomatique assez complexe, susceptible de présenter, dans le détail, des variations très-marquées, mais dont les lignes fondamentales persistent à travers la diversité des formes. Cet appareil pathologique ne se trouve pas décrit dans les ouvrages didactiques précisément parce que c'est un état multiforme, qui confine à plusieurs modalités bien définies et leur emprunte à chacune un ou plusieurs de leurs caractères. Si on examine, en effet, l'exposé le plus fidèle et le plus étendu qui en ait été fait (Durand-Fardel, *Traité des maladies chroniques*, t. II, p. 166), on n'a pas de peine à reconnaître dans cet engorgement du foie tantôt une hyperémie chronique simple ou compliquée, tantôt une hépatite interstitielle chronique localisée ou générale, ou encore une périhépatite diffuse. Dans quelques cas même de cet engorgement hépatique, on a eu affaire évidemment à une vraie cirrhose commençante.

S'il s'agissait d'une maladie bien nette, à lésions anatomiques bien définies, on ne saurait se contenter d'une description qui laisserait la porte ouverte à plusieurs états pathologiques assez différents. Mais si l'on remarque que ces derniers présentent de nombreux points de contact, que leur pathogénie en paraît souvent obscure et que dans la pratique il est maintes fois impossible, dans ce genre d'affections hépatiques, de

plus bas, mais son bord inférieur est souvent masqué par du météorisme ou de l'ascite.

2° Sa surface est lisse ou légèrement inégale, dense et résistante, et plus ou moins sensible. Parfois la sensibilité prend un caractère aigu par suite des attaques intercurrentes de périhépatite.

3° Les symptômes sont tout d'abord ceux d'une hyperémie active, que je vous ai déjà décrits, de sorte que parfois il peut être difficile de dire s'il y a simplement congestion ou s'il y a en outre de l'hépatite interstitielle.

4° Mais quand la maladie est plus prononcée, ses caractères saillants sont un teint blême ou légèrement ictérique, stigmates veineux sur les joues, des nausées et des vomiturititions surtout le matin en se levant, de la répugnance pour la nourriture solide, particulièrement au commencement de la journée, de la diarrhée alternant avec de la constipation, des hémorrhoïdes, les urines rares, foncées et chargées d'urates, dans quelques cas un peu d'albuminurie, de l'abattement, des sensations de défaillance et un désir très-accentué de stimulants. Parfois il y a un peu de fièvre.

5° Dans une période encore plus avancée, il y aura divers symptômes d'obstruction du système porte que je vous décrirai en détail lorsque nous étudierons dans une autre leçon la cirrhose, à propos des diminutions de volume du foie. La forme de foie gros que je suis en train de vous exposer est la maladie connue sous le nom de cirrhose, bien que lorsque les symptômes de cette affection sont très-prononcés, le foie soit plus ordinairement contracté. Contrairement à l'opinion exprimée par Todd (1), plusieurs observateurs, tels que Saunders, Bright (2), Budd, Frerichs (3) sont d'avis que dans la cirrhose la con-

pousser le diagnostic à un degré de précision qui pourrait être légitimement réclamé pour d'autres organes, on ne sera pas étonné de voir régner un peu de confusion dans ce qu'on est convenu d'appeler l'engorgement hépatique.

Il en est d'ailleurs pour le foie comme pour l'utérus. L'engorgement utérin joue dans la pratique gynécologique le même rôle que l'engorgement hépatique dans les affections chroniques de la partie supérieure de l'abdomen : il est évident que cet état morbide sert à désigner tantôt une hyperémie chronique, mécanique ou passive, tantôt une métrite ou une péri-métrite, toujours à forme chronique, et que parfois même ces manifestations coexistent avec un début de processus néoplasique dont elles sont la cause ou l'effet.

Ces réserves ne m'empêchent pas d'admettre qu'en somme on peut conserver la dénomination usuelle d'engorgement pour désigner cette forme d'augmentation de volume du foie accompagnée de phénomènes assez complexes, mais dont les plus saillants indiquent soit une hyperémie chronique ou un travail subinflammatoire également chronique affectant un territoire limité ou la totalité de l'organe. Seulement il faut faire des vœux pour que cette dénomination ne soit pas trop facilement adoptée en vue de s'épargner la recherche quelquefois pénible d'une détermination anatomique plus rigoureuse. (N. D. T.)

(1) *Clinic. lect. on Urinary Diseases and Dropsies*, 1857, p. 113.

(2) *Guy's Hosp. Rep.*, 1rst ser., t. I, p. 612.

(3) *Op. cit.*. éd. française, 2e éd.

traction du foie est parfois précédée par une période d'augmentation de volume, mais autant qu'on peut en juger par les auteurs, cette augmentation de volume serait exceptionnelle. Gee a rapporté deux cas de foie gros cirrhotique dans lesquels l'organe pesait une fois 100 onces et demi et l'autre fois 104 onces (1). Habershon a rencontré un cas d'induration inflammatoire du foie, dans lequel l'organe devint considérablement gros (2); et Duckworth a décrit une cirrhose hypertrophique (3). Mon expérience me porte à croire que dans une proportion considérable de cas de cirrhose, le foie est encore fort augmenté de volume (très-souvent par suite de la présence dans l'organe d'une quantité considérable de graisse) après que se sont produits l'ascite et autres symptômes d'obstruction porte, et à croire également que des malades meurent souvent dans cet état avec de l'ictère, des hémorrhagies et des symptômes d'intoxication du sang (le pronostic n'étant pas meilleur que si le foie était contracté). Comme confirmation de mon opinion, je puis citer les remarques qu'a faites de son côté le professeur Leudet (de Rouen), qui dit : « On est arrivé par l'anatomie pathologique à reconnaître que l'augmentation du volume de la glande n'était pas toujours l'indice d'une lésion récente du foie, d'un processus aigu encore curable » (4). C'est là la raison pour laquelle je vous ai parlé de cette maladie à cette place; mais j'aurai occasion de revenir sur ce sujet dans une prochaine leçon. Il serait intéressant de rechercher si, dans le cas où le malade vivrait assez longtemps, l'augmentation de volume finirait dans tous les cas par être suivie d'une rétraction cirrhotique marquée. M. Olivier admet que l'hypertrophie cirrhotique est une affection distincte de la rétraction cirrhotique (5). On ne peut douter cependant qu'elle se

(1) *Saint-Barthol. Hosp. Rep.*, 1869, t. V, p. 108.
(2) *Lettsomian Lectures*, 1872, p. 56.
(3) *Saint-Barthol. Hosp. Rep.*, t. X.
(4) *Clinique médicale, etc.*, 1874, p. 541.
(5) La question de la cirrhose hypertrophique a fait beaucoup de chemin depuis l'époque où M. Paul Olivier (de Rouen) a publié son mémoire. A ce moment, l'opinion la plus autorisée admettait que la cirrhose hypertrophique ne se distingue de la cirrhose vulgaire ou atrophique que par la marche du processus de prolifération qui dans le premier cas aurait une tendance toujours croissante, tandis que dans le second il manifesterait un arrêt dans son accroissement, avec rétraction consécutive du tissu connectif proliféré, d'où diminution du volume de l'organe. Les autres données, symptomatiques, étiologiques, etc., étaient considérées comme à peu de chose près identiques dans les deux formes de cirrhose.

Aujourd'hui, grâce à la détermination histologique plus précise des lésions spéciales à ces deux cirrhoses, on tend de plus en plus à les différencier. Voici, en quelques mots, où en est la question, grâce surtout aux travaux de Hanot (De la cirrhose hypertrophique avec ictère, *Thèses de Paris*, 1875; Des différentes formes de cirrhose, *Archiv. génér. de méd.*, 1876, t. II, p. 444), Hayem (*Archiv. de physiol.*, 1874), Charcot (*Leçons sur les maladies du foie, etc.*, pp. 204 à 218), Charcot et Gombault (*Archiv. de physiol.*, mars, juin et septembre 1876), Kelsch et Kiener (*Archiv. de

présente dans les mêmes conditions et donne lieu aux mêmes symptômes. Il semble donc probable que les mêmes causes peuvent amener tantôt l'augmentation et tantôt la diminution du volume du foie.

6° Voici quelles peuvent être les causes de l'hépatite interstitielle.

a. Dans la plupart des cas présentant les caractères cliniques que je vous ai décrits précédemment, vous reconnaîtrez que le malade avait l'habitude d'user largement des boissons alcooliques. Prenez bien garde d'être trompés sur ce point. Des malades vous diront, et même le croiront réellement, qu'ils ont mené une vie régulière et sobre, parce qu'ils n'ont jamais bu à la fois une quantité suffisante d'alcool pour obscurcir leur intelligence. Mais c'est l'habitude de boire fréquemment de petits coups de spiritueux, ou un verre de sherry, — parce qu'on suppose que cela dispose mieux pour le travail, — qui maintient le foie dans un état de congestion permanente et qui conduit le plus sûrement à la cirrhose. De plus, il ne faut pas juger la tolérance pour l'alcool chez un individu par celle d'un autre individu : telle personne prendra impunément ce qui amènera chez une autre une grave maladie.

b. La congestion du foie qui résulte d'une obstruction veineuse peut aussi conduire à une hépatite interstitielle présentant la plupart des caractères cliniques que je vous ai exposés (obs. LV), mais qui se distingue de la vraie hypertrophie cirrhotique par la présence d'une affection cardiaque ou pulmonaire chronique et des signes d'obstruction du système circulatoire. Dans des cas rares, j'ai vu le foie, par le fait de cette cause, non-seulement augmenté de volume, mais avec des nodosités.

c. L'hépatite interstitielle aboutissant à une augmentation de volume du foie peut aussi avoir une origine syphilitique, quoiqu'il soit plus

physiol., décembre 1876), Cornil (*Archiv. de physiol.*, 1874, et *Leçons sur les lésions anatomiques du foie*, p. 35), pour ne citer que les plus importants.

La cirrhose hypertrophique avec ictère affecte spécialement le réseau des canalicules biliaires, d'où le nom de *cirrhose biliaire* que le professeur Charcot lui a donné. Elle débute par un catarrhe des dernières divisions des conduits biliaires : avec ce catarrhe, qui explique l'ictère presque constant dont s'accompagne cette forme de cirrhose, on observe une inflammation des parois des canalicules; le processus se propage au tissu cellulaire environnant et attaque ainsi à la fois la région interlobulaire et l'intérieur du lobule lui-même. La lésion des canalicules consiste essentiellement en un développement de cellules épithéliales à leur intérieur et une espèce de prolifération par bourgeonnement ou autrement, la chose n'est pas encore jugée, de ces canalicules. De plus, quand on examine dans quel état se trouve le lobule, on remarque qu'il est envahi par la sclérose d'une façon irrégulière, généralement par un point qui, en s'agrandissant, forme un îlot, lequel, petit à petit, isole le lobule. On sait que dans la cirrhose commune ou *veineuse*, le processus de sclérose se fait sur un ou plusieurs lobules à la fois, mais assez régulièrement, tout autour de chaque lobule, d'où le nom de *cirrhose annulaire* sous lequel on le désigne parfois.

Cette note ne peut donner, sans doute, qu'une idée bien imparfaite de la question, mais les indications bibliographiques qui précèdent fourniront des documents très-suffisants. (N. D. T.)

ordinaire de voir dans ces cas le foie se rétracter tout d'abord. On reconnaîtra ces cas par les antécédents syphilitiques du sujet et parce

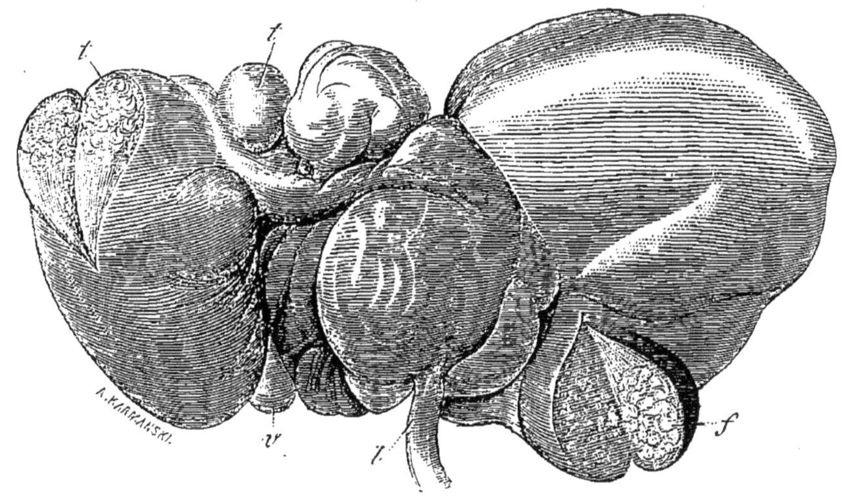

Fig. 18. — Hépatite syphilitique. Le foie est infiltré de nodules gommeux qui, par leur résorption, ont amené une déformation considérable et rendu le lobe droit plus petit que le gauche. (Lancereaux, *Traité d'Anat. Pathol.*, t. II.)

qu'il y a une plus grande disposition à la périhépatite grave, accompagnée de douleur et sensibilité vives. Le foie a aussi une plus grande

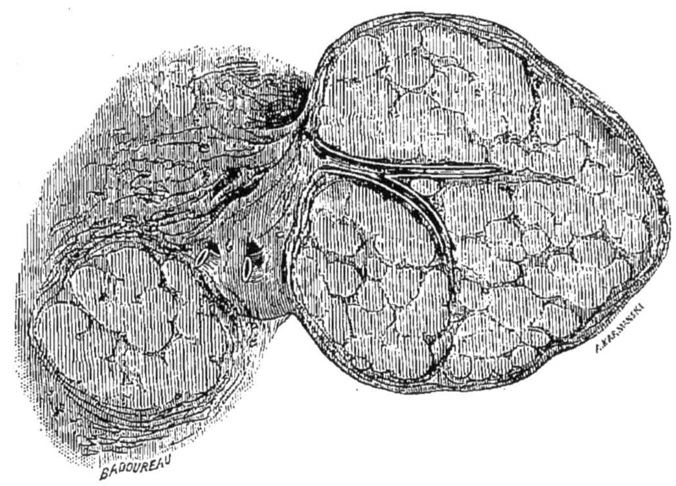

Fig. 19. — Coupe perpendiculaire, à gauche de la vésicule biliaire, du foie représenté dans la figure 18. Les nodules blanchâtres, ou gommes, sont infiltrés dans un tissu fibroïde. (Lancereaux, *cod. loc.*)

tendance à devenir inégal ou nodulé à cause des dépressions cicatricielles qui se forment à sa surface ou par suite de la saillie que produisent les gommes hypertrophiées et ramollies. Dans ce dernier cas, la maladie peut être prise pour un abcès (1) ou une hydatide, et en vérité, d'après ce qui a été observé dans le cas LVII et dans un autre rapporté par le Dr Moxon (2), où une gomme syphilitique du foie se ramollit et se transforma en un liquide puriforme qui se fit jour dans un conduit

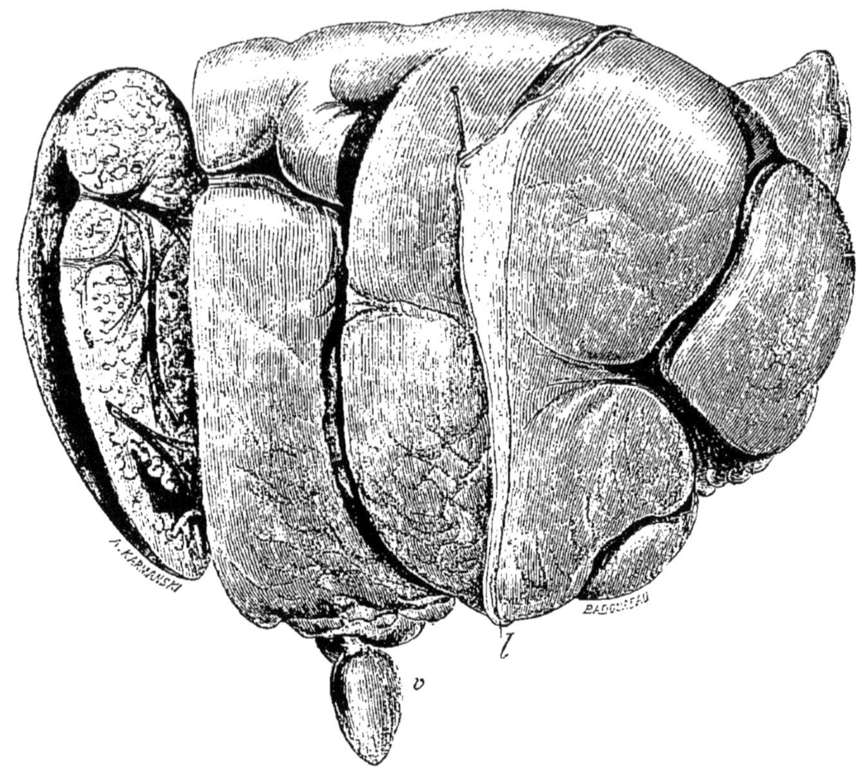

Fig. 20. — Hépatite syphilitique. La face antéro-supérieure du foie est labourée de profonds sillons cicatriciels. La surface de section est semée de bandes ou tractus blanchâtres fibroïdes. (Lancereaux, *eod. loc.*)

biliaire, il ne paraît pas improbable qu'une tumeur de ce genre puisse par hasard s'évacuer par l'estomac ou les intestins. Dans d'autres cas, il peut y avoir difficulté à distinguer la maladie en question du foie cireux avec périhépatite.

d. Enfin, un refroidissement, indépendamment des habitudes d'intempérance, semblerait suffire — mais rarement — à produire l'hépatite interstitielle avec augmentation du volume du foie comme résultat final. Le Dr Wilson Fox m'a communiqué les détails d'un cas de ce genre, où il y avait une élévation légère mais persistante de la température ; j'ai moi-même vu un ou deux cas semblables, dans lesquels, toutefois,

(1) Wilks, *Brit. Med. Journ.*, 1876, t. I, p. 239.
(2) *Pathol. Transact.*, t. XXIII, p. 153.

le diagnostic ne fut pas contrôlé, comme dans les cas du Dr Fox, par l'autopsie. Il est probable que dans ces cas quelque dyscrasie constitutionnelle prédispose à l'action spéciale du refroidissement (V. *Appendice* obs. CLXXVI).

Le traitement de l'hépatite interstitielle dans sa première période sera le même que pour la congestion; quant à celui qui convient dans la période avancée, j'en parlerai quand je traiterai de l'atrophie cirrhotique. Les cas d'origine syphilitique réclameront naturellement une médication spécifique, et spécialement le mercure et l'iodure de potassium.

Les quatre cas suivants sont des exemples de foie gros cirrhotique d'origine alcoolique : les trois premiers montrent les bons effets du traitement, et le quatrième les lésions trouvées après la mort.

OBS. LI. — *Foie gros et cirrhotique par cause alcoolique (et tellurique?) Ascite considérable. — Paracentèse. — Rétablissement.*

Le 5 janvier 1873, je vis en consultation avec le docteur A. Simpson, de Highgate, M. L., âgé de trente-cinq ans, planteur d'indigo, récemment de retour de l'Inde où il était né et où il avait vécu toute sa vie. M. L. avait été un bon vivant, fort adonné aux spiritueux; mais sauf quelques accès de fièvre intermittente, il avait joui d'une bonne santé jusqu'en juin 1872. Il commença alors à éprouver dans la région du foie une douleur intense, suivie d'ascite et de gonflement des jambes. La circonférence de l'abdomen à l'ombilic est de 37 pouces 1/2 le 5 janvier. il y a beaucoup de liquide dans le péritoine et un œdème des jambes considérable. Le foie est gros et fait une saillie de près de 4 pouces au-dessous des côtes droites; il est très-dur et présente des nodosités distinctes; l'urine a contenu de l'albumine, mais il n'y en a plus en ce moment; constipation; teint blême avec stigmates veineux.

En se basant sur ce que le malade avait pu se ressentir des suites de la cachexie paludéenne, on lui prescrivit du fer, de la quinine et de la strychnine, avec un laxatif tous les matins, composé de sulfate de magnésie et d'iodure de potassium. L'hydropisie néanmoins augmentait.

Le 13 janvier, la circonférence de l'abdomen mesurait 38 pouces 3/4; les jambes étaient également plus enflées; le pénis et le scrotum très-œdémateux. Le 26 janvier, la circonférence mesure 41 pouces; la respiration est gênée. On substitue à la quinine et au fer une mixture de digitale, de bitartrate de potasse et de genièvre et on continue les purgatifs. On pratique aussi sur l'abdomen des fomentations avec une forte infusion de digitale. Le 22 février, on remplace la mixture précédente par une autre composée de perchlorure de mercure et de digitale. Ce traitement amène une amélioration légère et temporaire, mais le 3 mars la circonférence atteint 42 pouces 1/2; signes d'épanchement dans le quart inférieur des deux plèvres; orthopnée; 30 onces d'urine seulement. On prescrit des pilules de podophyllin et une mixture de digitale, de squille et de genièvre. Le 5 mars, on retire par la paracentèse environ 9 litres de liquide; soulagement immédiat. L'ascite sembla tout d'abord se reformer et le 8 mars, la circonférence de l'abdomen était encore de 38 pouces; mais après cela, le gonflement de l'abdomen diminua lentement, et le 31 mars la circonférence ne mesurait plus que 32 pouces; plus de liquide dans les plèvres. Le foie descendait encore jusqu'à l'ombilic, il était dur et nodulé. On continua les purgatifs et on substitua à la mixture diurétique une pilule contenant 8 milligrammes d'iodure mercureux vert, à prendre trois fois par jour, et on frictionna la région du foie avec une pommade à l'iodure rouge de mercure. On continua pendant deux mois l'usage de l'iodure vert, la dose étant graduellement élevée à 32 milligrammes. Sous l'influence de ce traitement l'amélioration fit des progrès rapides. Le 29 avril, le malade était en état de faire quatre milles en voiture pour venir me voir. Le 30 mai, la circonférence était toujours de 32 pouces, mais il n'y avait plus d'ascite, ni d'œdème des jambes et le foie est un peu plus petit. On le mit alors à l'acide nitro-chlorhydrique, au quinquina et au pissenlit, avec des purgatifs et il partit pour le Devonshire. Depuis lors, l'hydropisie n'a pas reparu et l'amélioration a progressé rapidement; en novembre, le malade pesait plus qu'il n'avait jamais pesé en sa vie. Le 17 mars 1874, le foie dépassait à peine ses dimensions normales. En octobre 1874, il retourna à Tirhoot, dans l'Inde, et y resta jusqu'au mois d'avril suivant. La dernière fois que je l'ai vu, le 11 juin 1875, il se portait parfaitement bien, n'avait pas d'hydropisie et son foie avait un volume à peu près normal.

OBS. LII. — *Foie gros et cirrhotique. — Ascite. — Heureux effets du traitement.*

Le 29 mars 1873, je fus consulté par le capitaine M., âgé de 40 ans, appartenant à la marine royale, pour une augmentation de volume du foie et une ascite. C'était un petit homme chétif, qui avait longtemps navigué dans la mer des Indes et qui était adonné à l'eau-de-vie. Environ un an avant, étant en Chine, il commença à éprouver des douleurs au foie, à avoir mal au cœur le matin, et à être pris de diarrhée; à la fin de novembre 1872, l'abdomen se mit à grossir, si bien qu'au moment où il quitta la Chine, en février, sa circonférence mesurait 38 pouces, et les jambes étaient également enflées. Quand je le vis, sa circonférence était réduite à 32 pouces, mais l'ascite était encore considérable : la matité hépatique mesure sur la ligne mammaire droite 8 pouces, dont 4 au-dessous des côtes; la rate est dure et un peu sensible, très-grosse également; le cœur est sain, pas d'albuminurie. Face blême avec stigmates veineux.

On lui recommande de s'abstenir de stimulants; sel de Karlsbad tous les matins; pilule bleue, squille et digitale deux fois par jour; et mixture de fer et d'éther nitreux. Le 9 avril, frictions tous les soirs sur la région du foie avec une pommade à l'iodure rouge de mercure. Sous l'influence de ce traitement, le malade s'améliora lentement et le 15 avril il n'y avait plus de liquide dans le péritoine; circonférence de l'abdomen 29 pouces; le foie occupe 7 pouces 1/2 sur la ligne mammaire droite. L'été, il alla à Hombourg prendre les eaux pendant cinq semaines, et le 20 août le foie n'avait plus que 6 pouces 1/4 sur la ligne mammaire droite et le malade pouvait faire plusieurs milles à pied sans avoir d'œdème aux jambes. A partir de ce moment il se sentit très-bien jusqu'en octobre 1874; à cette époque reparut encore du malaise dans la région du foie, avec perte de l'appétit et diarrhée. En raison de ces symptômes, il demanda avis à un médecin qui lui prescrivit des astringents, de l'opium et du vin de Porto et au bout d'une quinzaine, l'abdomen se remit à grossir. Le 14 décembre il y a une ascite considérable avec développement des veines abdominales; la circonférence de l'abdomen est de 34 pouces 1/2; jambes œdémateuses, constipation, parfois efforts pour vomir. Le foie mesure 6 pouces. On supprima tout de suite le vin de Porto et on prescrivit les sels de Karlsbad tous les matins et une mixture de fer, de bitartrate de potasse et de digitale. Tout d'abord l'ascite augmenta et le 7 janvier la circonférence mesurait presque 37 pouces. On substitua à la préparation précédente une mixture de perchlorure de mercure et de digitale. Sous l'influence de ce traitement, un peu modifié de temps à autre, il se fit de nouveau une grande amélioration; l'urine devint très-abondante et le 6 mai la circonférence n'était plus que de 29 pouces; il n'y avait plus d'ascite; le foie mesurait sur la ligne mammaire droite 6 pouces dont deux au-dessous des côtes. Il fit une nouvelle saison à Hombourg pendant cinq semaines et à son retour le 14 juillet 1875, le malade paraissait en très-bonne santé, sans aucun signe d'hydropisie; mais le foie mesurait encore 6 pouces sur la ligne mammaire droite et était dur.

9 janvier 1877. Le capitaine M. continue à jouir d'une excellente santé et a demandé un commandement dans le Pacifique. Il a repris de l'embonpoint. La circonférence à l'ombilic est de 30 pouces; le foie est plus petit; la matité hépatique sur la ligne mammaire droite est de 5 pouces et demi.

OBS. LIII. — *Foie gros cirrhotique. — Ascite et albuminurie. — Cœur faible. Bons effets du traitement.*

Le 15 avril 1873, je fus consulté par M. James V., âgé de cinquante-six ans, pour une maladie de foie et une hydropisie. C'était un homme très-corpulent qui vivait bien et usait largement du vin et des spiritueux. Sept ans auparavant il avait eu une atteinte de congestion du foie et avait perdu pas mal de sang par l'anus. Pendant des années il avait eu de temps en temps un peu d'enflure aux jambes, et un mois avant que je le visse le ventre fut pris aussi d'enflure, après quoi celle des jambes augmenta rapidement. Pendant six mois avant que l'abdomen commençât à grossir, le malade avait souffert de la dyspepsie et était tombé dans le découragement. Le foie était très-gros (8 pouces sur la ligne mammaire droite), dur et inégal; ascite très-prononcée; circonférence, 48 pouces; tuméfaction énorme du pénis et du scrotum; œdème considérable des jambes avec nombreux et larges ulcères; l'urine contient 1/7 d'albumine et des cylindres hyalins, les bruits du cœur sont faibles, mais il n'y a pas de bruit de souffle.

En fait de stimulants, on s'en tint aux vins du Rhin ou de Bordeaux; on prescrivit une médecine noire au jalap tous les matins et une mixture de bitartrate de potasse, de squille et de digitale. Sous l'influence de ce traitement modifié de temps à autre et parfois avec un peu de fer, une grande amélioration ne tarda pas à se produire : l'urine devint abondante et libre d'albumine; l'ascite et l'hydropisie des jambes disparurent et le volume du foie diminua. Le 3 juin, la circonférence de l'abdomen n'était plus que de 40 pouces 1/2, et le 29 juillet 39 1/2. Le malade jouit ensuite pendant nombre de mois d'une bonne santé, allant et venant, et bien qu'il fût moins réservé qu'il aurait dû l'être. Il y eut de temps en temps réapparition de l'albuminurie, et une ou deux fois il y eut beaucoup de sucre dans l'urine dont la densité s'éleva à près de 1040; mais généralement l'urine ne contenait ni sucre ni albumine et sa densité se maintenait au-dessous de 1020. En juillet 1874, il y eut encore de l'ascite et la circonférence de l'abdomen remonta à 44 pouces, pour diminuer de nouveau sous l'influence du même traitement, et le 18 octobre la circonférence n'était plus que de 40 pouces. En janvier 1876, il y eut encore un peu d'ascite, mais temporaire, occasionnée probablement par quelque écart de régime. En août 1876, nouvelle réapparition de l'ascite et de l'hydropisie des jambes, mais cette fois avec plus d'intensité. Sous l'influence de l'élatérium et des diurétiques, ces phénomènes disparurent complétement, et vers le milieu d'octobre le malade était en état d'aller et de venir dans Londres, avec un bon appétit, et débarrassé de son hydropisie et de l'albuminurie; mais le foie continuait à rester gros et dur et atteignait encore presque à l'ombilic.

OBS. LIV. — *Foie gros, cirrhotique, lisse, simulant une dégénérescence cireuse. — Ascite. — Diarrhée persistante. — Mort.*

Élisabeth R..., âgée de quarante ans, fut admise à l'hôpital Saint-Thomas le 11 septembre 1875. Rien de remarquable dans les antécédents de famille. Elle s'est mariée et a eu cinq enfants qui ont entre seize et cinq ans; trois fausses couches, la première un an après son mariage (fœtus de trois mois), la dernière quatre mois avant son entrée. Ichthyose généralisée, mais pas d'antécédents syphilitiques. Elle n'a pas des habitudes très-sobres; vomissements en dehors des grossesses. Neuf mois avant son entrée, les vomissements devinrent plus fréquents; elle souffrit beaucoup dans l'estomac et dans le dos, elle eut une diarrhée persistante, de la toux, elle perdit l'appétit, maigrit, et son abdomen commença à enfler.

Elle resta à l'hôpital jusqu'au 25 octobre, et pendant ce temps son état fut comme suit : émaciation, stigmates veineux sur les joues, teinte ictérique des conjonctives, abdomen mesurant 39 pouces à l'ombilic; foie très-gros, mesurant 9 pouces sur la l. m. d.; son bord inférieur dur, tranchant et inégal, descend plus bas que l'ombilic; sa surface est lisse; un peu d'ascite, vomissements fréquents et diarrhée incessante. Pas de signe d'affection cardiaque, mais légère matité et souffle tubaire au sommet du poumon droit; température à 38°,3 habituellement le soir; épistaxis très-abondantes de temps en temps. Pas d'albuminurie. En quittant l'hôpital, elle paraissait mieux; elle n'avait plus d'ascite ni de diarrhée.

Un mois plus tard, l'abdomen se remit à grossir. Vers la fin de janvier

1876, la diarrhée reparut, et le 29 février la malade rentra à l'hôpital. Voici quel était son état. Elle est très-faible et très-émaciée; la circonférence à l'ombilic est de 37 pouces 1/2, le foie est très-gros, il a 9 pouces 1/2 sur la l. m. d. et s'étend du mamelon jusqu'au-dessous de l'ombilic; sa surface est dure et un peu sensible, généralement unie, mais on sent à l'épigastre une masse qui fait saillie; la rate est grosse, l'ascite modérée, la diarrhée constante (8 à 10 selles aqueuses, sans douleur, par jour); pas de vomissements, langue anormalement rouge et nette; pas d'appétit, teint blême et anémique; pas d'ictère prononcé, mais l'urine contient du pigment biliaire et 1/8 d'albumine; épistaxis presque constantes et grande fétidité de l'haleine. Pouls à 120, cœur sain.

On soumit la malade à la diète lactée et on lui fit prendre une mixture de bismuth et d'opium, et plus tard du pernitrate de fer; mais elle alla tous les jours en empirant. Le 2 mars, elle vomit environ 1/2 litre de sang noirâtre; l'ascite a un peu diminué, mais les épistaxis et la diarrhée persistent, et le 15 mars la malade succombe à l'épuisement.

Autopsie. — Trois litres de liquide ascitique dans le péritoine. Le foie, très-gros, pèse 74 onces, solidement adhérent au côlon transverse, à l'estomac, etc.; capsule considérablement épaissie, deux kystes loculaires pleins de liquide ascitique sur sa face supérieure; le bord inférieur est arrondi; à la coupe, structure typique de la cirrhose; pas de réaction amyloïde; rate pesant 12 onces 1/2, congestionnée. Reins fermes, mais ne donnant pas la réaction amyloïde. Poumon droit adhérent.

OBS. LV. — *Augmentation considérable du volume du foie et ascite consécutives à une lésion mitrale.*

Edwin F..., âgé de 11 ans, fut admis à l'hôpital Saint-Thomas le 3 novembre 1871. Bonne santé antérieure jusqu'en juillet dernier. A cette époque, il fut tenu au lit pendant plusieurs semaines par une fièvre rhumatismale très-intense; depuis il a souffert de palpitations et de dyspnée. A son entrée, le volume du cœur est très-augmenté : il mesure 3 pouces 1/2 transversalement et sa pointe bat entre la sixième et la septième côte en dehors du mamelon. On entend à la pointe un bruit de souffle systolique ressemblant à un sifflement bruyant, s'étendant jusqu'à l'angle inférieur de l'omoplate gauche et perceptible même sur toute la poitrine. Pouls à 108, petit et faible; parfois de la toux, mais les poumons sont sains; foie un peu gros, léger œdème des jambes, albumine (1/4) dans l'urine.

On lui prescrivit de la digitale et du fer, et le 9 novembre il y avait une amélioration considérable; urine sans albumine.

Le 14 décembre, étant encore à l'hôpital, il fut pris d'une seconde attaque de rhumatisme articulaire aigu qui se compliqua de péricardite et de pleuro-pneumonie. Pendant plusieurs semaines il fut extrêmement mal; la disparition de la péricardite et de la pneumonie fut suivie d'une aggravation des symptômes cardiaques. Le 22 janvier, la matité transversale du cœur atteint 4 pouces, la respiration est courte; beaucoup de malaise cardiaque et de palpitation; œdème considérable des jambes et un peu d'ascite, mais pas d'albuminurie. Les diurétiques et le fer ne furent pas d'une grande utilité. Le 18 mars, on piqua les deux jambes qui étaient énormément enflées, et il s'ensuivit un soulagement très-marqué. Le 1er avril, on pratiqua des fomentations sur l'abdomen avec une infusion de digitale quatre fois plus forte que celle de la Pharmacopée, et il en résulta une augmentation notable de la quantité d'urine et la diminution de l'hydropisie. Au bout de peu de jours cependant, l'hydropisie abdominale augmenta de nouveau jusqu'au 22 avril où la circonférence était de 33 pouces à l'ombilic; mais il n'y avait que peu ou pas d'œdème des jambes. Le foie était très-gros et s'étendait du mamelon droit à l'ombilic; surface lisse, dure et légèrement sensible, veines abdominales développées; pas d'ictère, beaucoup d'albumine dans l'urine; dyspnée inquiétante. On pratique la paracentèse de l'abdomen et on retire 172 onces de liquide; soulagement considérable et immédiat. L'albuminurie a enfin cessé, et grâce à l'usage de la digitale et autres diurétiques, des pilules bleues, des purgatifs et plus tard du fer, l'ascite ne se reproduisit pas; le volume du foie diminua un peu et les symptômes cardiaques s'améliorèrent. Le 5 août, le malade quitte l'hôpital débarrassé de son hydropisie, et la circonférence abdominale à l'ombilic ne mesurant plus que 25 pouces.

Il rentra à l'hôpital du 13 novembre au 5 décembre 1872 avec de l'albuminurie, un peu d'ascite, l'abdomen mesurant 27 pouces 3/4, mais sans œdème aux jambes. Sous l'influence des pilules bleues, de la digitale, des diurétiques, des purgatifs et du fer, l'albuminurie et l'ascite disparurent de nouveau complétement. En quittant l'hôpital, le jeune malade alla au bord de la mer. Le foie était encore gros.

Les observations LVI à LIX sont des exemples de foie gros syphilitique avec gommes.

Dans l'observation LVI, la nature syphilitique de la maladie de foie ne fut pas soupçonnée pendant la vie. La coïncidence d'une rate grosse, d'une diarrhée persistante, d'albuminurie très-marquée sans hydropisie générale, et d'une profonde anémie, firent penser que l'augmentation de volume du foie était due à une dégénérescence cireuse, et on attribuait l'ascite à la compression de la veine porte par les glandes lymphatiques engorgées de dépôt cireux. L'abondance excessive des règles était cependant la seule cause qu'on pût assigner à la dégénérescence cireuse.

OBS. LVI. — *Hépatite syphilitique et gommes du foie. — Rate cireuse. Ascite. — Diarrhée. — Ictère.*

Sarah B..., âgée de vingt-cinq ans, entra à l'hôpital Middlesex le 21 avril 1868 et y resta jusqu'au 2 juin, pour une anémie, un engorgement du foie et de la rate, albuminurie, ascite et diarrhée. Depuis la première apparition de ses règles, à l'âge de douze ans, où elle eut un flux très-abondant, elle a été affectée d'anémie et de chlorose et elle a été pire encore après son mariage en 1866. Elle n'a jamais été enceinte et, après enquête minutieuse, on ne peut rien découvrir chez elle qui indiquât une syphilis antérieure. Son père est mort à quarante ans, par accident, sa mère et une sœur sont mortes de consomption. Au commencement de 1866, son ventre se mit à grossir et elle fut prise de diarrhée. Au moment de son admission, la circonférence abdominale à l'ombilic est de 34 pouces 1/2. La matité hépatique sur la l. m. d. s'élève jusqu'au mamelon et mesure 4 pouces 1/4. La matité verticale de la rate est de 6 pouces; l'urine contient 1/5 d'albumine. Dix à douze garde-robes par jour. Cœur sain. Sous l'influence de l'acide nitrique et de l'opium, la diarrhée s'arrêta, il n'y eut plus que des traces d'albumine et l'ascite disparut, bien que l'abdomen eût encore 33 pouces de tour.

Sarah séjourna de nouveau à l'hôpital du 2 novembre au 1er décembre 1868; elle eut alors un peu d'ictère et d'ascite; le foie mesure 5 pouces sur la ligne mammaire droite; la rate dépasse les côtes de 5 pouces; 6 selles par jour. Pas d'albumine dans l'urine pendant tout ce temps, mais bruit systolique à la base du cœur. Nouvelle amélioration par le même traitement que précédemment.

Troisième séjour à l'hôpital, du 9 juillet au 10 août 1869. Encore de l'ascite et ictère léger. La matité du foie et celle de la rate est de 5 pouces au-dessous des côtes. Circonférence abdominale 35 pouces 1/2. L'urine contenait des traces d'albumine; 8 à 10 selles par jour; ménorrhagie; anasarque des jambes. Sous l'influence du même traitement, la diarrhée s'arrêta de nouveau et la malade reprit des forces et de la chair.

Quatrième séjour à l'hôpital, pour les mêmes symptômes, du 23 novembre 1869 au 8 janvier 1870. Circonférence de l'abdomen 36 pouces; 7 à 8 garde-robes; 1/20 d'albumine.

Peu de temps après avoir quitté l'hôpital, la diarrhée reparut et le ventre devint plus gros. La malade se présente plusieurs fois à la consultation et rentre une cinquième fois à l'hôpital le 17 mars 1870. La circonférence de l'abdomen est maintenant de 43 pouces et au niveau de l'ombilic on constate une saillie aussi grosse qu'une orange, sur laquelle les téguments sont rouges, amincis, luisants et sensibles; mais le reste de l'abdomen n'est pas sensible. Les veines superficielles du thorax et de l'abdomen sont très-développées. Pas d'appétit; flatulence marquée; trois ou quatre garde-robes par jour; parfois des efforts de vomissement. La dyspnée est considérable, 48 respirations, et thoraciques. Pouls à 108; pas de bruit de souffle au cœur. L'urine contenait largement moitié d'albumine, et un peu de pigment biliaire; pas de cylindres urinaires. Un peu d'œdème des jambes; chlorose très-prononcée. Pas d'ictère. Cette fois, tout traitement resta sans effet. La malade empira rapidement. Le 21 mars, elle rendit très-peu d'urine, fut agitée et battit la campagne; le 22, plus de connaissance; le 23, le pouls est intermittent et la diarrhée augmentée; le 24, la malade succombe.

Autopsie. — Pas de cicatrices apparentes à la vulve ou au vagin, mais cicatrice profonde sur la lèvre antérieure de l'utérus. Le péritoine contient 100 onces de sérosité jaune clair, avec quelques flocons de lymphe; toute la séreuse présentait les signes d'une péritonite récente, les vaisseaux étaient considérablement injectés et les intestins collés par une couche de lymphe jaunâtre. De solides adhérences existaient entre le foie et le diaphragme, et le rein droit, etc. Le foie est un peu petit; sa capsule est épaissie et sa face externe marquée par de nombreuses dépressions profondes, ressemblant à des cicatrices, et à la coupe on trouve qu'elles correspondent à des gommes syphilitiques dont quelques-unes sont aussi grosses que des cerises. Le tissu du foie est pâle et friable, graisseux, et ne donne pas la réaction amyloïde. Tissu fibreux en abondance dans la scissure porte, comprimant mais n'oblitérant pas la veine porte. Hypertrophie considérable du tissu connectif à l'intérieur du foie. Le ligament rond est très-épaissi. La rate pèse 30 onces 1/4; sa capsule est très-épaissie; son tissu est ferme et cireux, et donne la réaction amyloïde. Les reins sont gros et pâles, ils pèsent 7 onces chaque, et les petites artères donnent la réaction amyloïde. Pas d'ulcération et pas de réaction amyloïde aux intestins.

OBS. LVII. — *Foie gros syphilitique (gommes). — Gommes sur un bras. Périostite sur un tibia.*

Le 28 juillet 1875, je fus consulté par madame R., âgée de trente-sept ans, pour une tumeur du foie au sujet de laquelle différentes opinions avaient été émises par les nombreux médecins qu'elle avait vus. Quelques-uns avaient cru y voir une hydatide, d'autres un abcès, d'autres un cancer; et un médecin distingué avait diagnostiqué une tumeur adénoïde. Le foie était très-gros et s'étendait du mamelon à l'ombilic; une portion s'en projetait en bas et en avant : elle était molle et élastique, mais indolente, sa surface présentait des nodosités distinctes, dont une, située à l'épigastre, donnait beaucoup l'idée d'un cancer; ses parties les plus proéminentes étaient les plus molles. Il y avait de temps en temps de l'ictère accompagné parfois de selles décolorées. Point d'ascite; rate très-volumineuse, dépassant les côtes de 4 pouces. Pas d'albuminurie. Un peu d'œdème des jambes et tuméfaction sur le tibia gauche par périostite; rien au tibia droit. Température normale; appétit bon. Voici quels étaient ses antécédents. Sa mère était morte d'un cancer utérin. Elle s'était mariée à seize ans, et n'avait pas eu d'enfant. Fausse couche douteuse six semaines après son mariage; mais sauf cette exception, elle n'avait jamais été enceinte. Il y a plus de quatre ans, elle commença à avoir un écoulement vaginal pour lequel, sur l'avis d'un médecin, elle prit pas mal de mercure qui lui donna de la salivation. Il y a deux ans, elle remarqua d'abord une et puis deux petites grosseurs au-dessous des côtes droites en avant. Ces grosseurs avaient augmenté petit à petit tout d'abord, mais plus tard plus rapidement.

Bien qu'on ne supposât pas que la tumeur contînt du liquide, on se décida à lever tous les doutes à l'aide d'une ponction exploratrice. Celle-ci fut pratiquée, mais il ne s'écoula qu'un peu de sang. On prescrivit de l'acide nitrochlorhydrique, de la noix vomique et des purgatifs salins. Sous l'influence de ce traitement, la malade se sentit mieux et plus forte, et la tumeur n'augmentait plus. Le 31 octobre, vomissement d'un peu de sang et pendant plusieurs jours après, beaucoup de nausées et ictère intense. Vers cette époque, on constata pour la première fois sur les parties molles du bras gauche une grosseur du volume d'une moitié d'orange. Cette grosseur augmenta légèrement, devint rouge et molle au centre, et très-douloureuse, et c'est à ce sujet que je fus consulté de nouveau le 18 janvier 1876. On prescrivit de l'iodure de potassium, mais deux jours après la malade eut une hémorrhagie intestinale et stomacale très-abondante qui fit suspendre le traitement. La tumeur du bras augmenta, et le 7 février il s'y était formé, au centre, une eschare à peine un peu plus large qu'une pièce de 2 francs; la circonférence de la grosseur était toujours très-dure et sensible. On prescrivit de nouveau l'iodure de potassium (environ 20 centigrammes trois fois par jour). Le 28 février, l'eschare est en voie d'élimination; noyau distinct de périostite sur le tibia gauche; l'hémorrhagie n'a pas reparu. Le foie n'est pas plus gros qu'il y a six mois; la circonférence, sur le point le plus proéminent, est de 34 pouces 1/2. Appétit bon, mais distension douloureuse de l'estomac après les repas. Pas d'albumine dans l'urine. On prescrit 64 centigrammes d'iodure de potassium dans de la salsepareille, trois fois par jour. Sous l'influence de ce traitement, alterné de temps en temps avec de petites doses de bichlorure de mercure et de quinquina, l'état de la malade s'améliore considérablement. Le 27 mars, l'eschare s'est détachée du bras et l'ulcère est en voie de se cicatriser. L'ictère est moins intense; la circonférence, 33 pouces 3/4. Le 2 mai, l'ulcère du bras est tout à fait guéri, laissant une cicatrice profonde; vives douleurs de périostite dans le radius droit et les doigts, ainsi que dans le tibia droit. Le 1er juin, ces douleurs ont disparu; à peine un peu d'ictère; la malade se lève et va et vient. 19 juillet, la malade est sortie cinq ou six fois en voiture; elle reprend de l'embonpoint. Circonférence 35. Douleur intense de périostite au coude droit. 20 juillet : il a semblé à la malade que quelque chose se brisait au dedans d'elle, et elle a vomi une quantité de matière jaunâtre qu'on n'a pas conservée. A la suite de cela, nausées pendant plusieurs jours; mais après, l'amélioration reprend son cours. 26 septembre : le foie est manifestement plus petit; la circonférence n'est que de 33 pouces 1/2, bien que la malade ait pris beaucoup d'embonpoint. Le volume de la rate n'a pas diminué. Point d'ictère; appétit bon. La malade a encore des douleurs périostiques dans le radius droit qui l'empêchent de dormir.

13 janvier 1877. Mme R. est beaucoup mieux; elle a repris beaucoup d'embonpoint et peut aller et venir et remplir ses occupations dans la boutique de son mari qui est boulanger. Le foie est plus petit. Pas de douleurs périostiques, mais il s'est formé une exostose au radius droit. Les règles ont paru récemment, pour la première fois depuis deux ans.

OBS. LVIII. — *Foie gros syphilitique. — Gommes sur la jambe gauche.*

M. J., âgé de 47 ans environ, me consulta pour la première fois le 4 mai 1874. Seize ans auparavant, il a eu la syphilis. La maladie fut légère et il ne se rappelle pas avoir eu de symptômes constitutionnels. Six ans après, il se maria; sa femme n'eut ni enfant ni fausse couche. En 1871, il commença à sentir que son nez se bouchait, et bientôt après il constata à son nez un écoulement fétide mêlé parfois à des caillots de sang. Au bout de dix mois, il sortit de la narine droite un morceau d'os à peu près gros comme une pièce de dix sous, et l'écoulement cessa. Vers le même temps, il eut les gencives très-malades et perdit cinq dents. Peu après il alla mieux et resta ainsi jusqu'en novembre 1873, où un jour, après le lunch, il se sentit faiblir, il éprouva quelque douleur dans la région du foie, avec un peu d'ictère, et fut pendant cinq semaines sans pouvoir reprendre ses affaires. Depuis, il a eu de la flatulence et autres symptômes de dyspepsie et aussi d'hémorrhoïdes; mais quoiqu'il ait été dans l'habitude de boire pas mal de whisky, il n'a jamais eu de nausées ni de vomissements le matin et a toujours eu bon appétit au déjeuner. Dilatation des capillaires des joues, mais pas d'ictère. Foie très-gros, mesurant 8 pouces sur la l. m. d.; augmentation de volume uniforme, lisse, dure, sans douleur. Rate également un peu grosse. Pas d'ascite; langue anormalement nette et rouge; constipation habituelle; urine à 1024, chargée d'urates, mais sans albumine; pouls à 96, cœur normal.

On lui prescrivit de s'abstenir de stimulants, excepté un peu de Bordeaux coupé, de prendre tous les deux jours à jeun une dose de sel de Karlsbad et une mixture de bichlorure de mercure et de chlorure d'ammonium trois fois par jour. Sous l'influence de ce traitement, l'urine devint abondante et claire, les symptômes s'améliorèrent considérablement et le foie diminua de volume. Le 24 octobre il ne mesurait plus que 7 pouces 1/4 sur la l. m. d.; mais il y avait une petite ulcération douloureuse sur l'amygdale gauche et il y avait souvent le matin un peu d'épistaxis. Après cela, il prit de temps en temps de l'iodure de potassium, mais il se sentait toujours mieux quand il prenait du bichlorure de mercure. En décembre 1874, il remarqua pour la première fois une grosseur à mi-jambe, sur le tibia gauche, mais nullement adhérente à l'os. Elle prit peu à peu le volume d'un œuf et se ramollit; on l'ouvrit en mai 1875 et il n'en sortit qu'un peu de pus et beaucoup de sang en caillots. La plaie mit de nombreux mois à guérir, pendant lesquels le malade pouvait à peine marcher à cause d'une douleur dans l'articulation tibio-tarsienne gauche. Tout en guérissant, il restait une cicatrice profonde, recouverte par une croûte et entourée d'un cercle d'induration considérable. En février 1876, on montra cela à Sir James Paget qui le considéra comme une gomme syphilitique. Le foie est encore gros, mais ne mesure plus que 6 pouces 1/2 sur la l. m. d.; sa surface est lisse. Encore de la douleur dans l'articulation tibio-tarsienne gauche, ce qui empêche le malade de faire beaucoup d'exercice; mais l'appétit est bon et la digestion se fait bien. On lui prescrit du bichlorure de mercure et du quinquina, et en octobre 1876, j'apprends que sa santé s'est très-améliorée.

OBS. LIX. — *Foie syphilitique, hypertrophie fibreuse, gommes. — Ascite.*

Henriette R., âgée de vingt-huit ans, fut admise à l'hôpital Saint-Thomas le 1er février 1875. Rien à noter dans ses antécédents de famille. Elle a joui d'une bonne santé jusque trois ans avant son admission. Elle eut alors pendant quelques semaines une atteinte mal définie de douleur et de gonflement dans la partie inférieure de l'abdomen; mais après cela, elle alla tout à fait bien et se maria en janvier 1873. Une fausse couche, mais pas d'enfant vivant. Au commencement de 1874, elle se mit à éprouver une toux sèche, de la distension flatulente de l'abdomen et des envies de vomir pour des causes insignifiantes; mais pas de nausées le matin, habitudes de sobriété. En novembre 1874, l'abdomen commença à enfler et à devenir douloureux; et depuis lors, l'odeur ou la vue de la nourriture détermine chez elle des vomissements excessifs; la toux a augmenté; il n'y a plus d'appétit; émaciation; crises de douleur abdominale si intense qu'elle est parfois obligée de garder le lit une semaine.

A son entrée, on constate que la malade est émaciée; son air exprime la souffrance; point d'ictère ni de stigmates veineux sur les joues; douleur et sensibilité de l'abdomen qui mesure à l'ombilic 43 pouces 1/2. Ascite considérable; les veines abdominales ne sont que peu dilatées. On ne peut sentir ni le foie ni la rate; mais la limite supérieure de la matité hépatique atteint presque le mamelon. La langue est trop nette et trop rouge; fréquentes envies de vomir; constipation. L'urine contenait des phosphates, mais pas d'urates ni d'albumine. Pouls à 96, petit et faible; pointe du cœur remontée, mais pas de bruit anormal. Toux sèche, fréquente; respiration thoracique et un peu pénible, mais signes pulmonaires normaux. Léger œdème des jambes. Température à 37°,22.

On la traita par les purgatifs et les diurétiques, la digitale entre autres; mais comme il n'en résultait aucune amélioration, que la malade souffrait beaucoup et que sa respiration était de plus en plus gênée par la distension de l'abdomen, on pratiqua la paracentèse le 6 février et on retira plus de 9 litres et demi de sérosité jaune paille, d'une densité 1016. L'opération fut suivie d'un grand soulagement. Après qu'on eut enlevé le liquide, la limite supérieure de la matité hépatique atteignait encore près du mamelon. On pouvait sentir le bord inférieur du foie faisant saillie plus de trois pouces au-dessous des côtes sur la l. m. d., dur, marqué de dentelures et sensible, mais l'organe était lisse à sa surface. Circonférence 36 pouces. Le 10 février on prescrit de l'iodure de potassium et du citrate de potasse, avec de la digitale et une décoction de sommités de genêt, et le 20 février on substitua à ces médicaments une mixture de bichlorure de mercure, de squille et de digitale. Peu à peu, l'ascite se reforma et, le 24 février, la circonférence était de 43 pouces; urine en très-petite quantité. Nouvelle paracentèse; on retire 9 litres de liquide, densité 1015. L'opération a apporté un soulagement immédiat et a été suivie comme la première fois d'une grande augmentation dans la quantité d'urine. Du 3 au 13 mars, érysipèle de la face et du cuir chevelu, s'étendant à l'abdomen, pendant lequel le pouls s'éleva jusqu'à 160 et la température à 40°, avec langue sèche et beaucoup de délire. Après cela, extrême prostration, vastes abcès dont un contenait plus d'un demi-litre de pus, formés sous la peau dans diverses parties du corps; la circonférence de l'abdomen a été jusqu'à 45 pouces et demi. Le 2 avril on retire encore par la paracentèse 2 litres et demi, et le 9 plus de 12 litres de liquide à 1015. Mort par épuisement le 27 avril.

Autopsie. Le péritoine contenait 12 litres de sérosité. Foie gros, pesant 62 onces, solidement adhérent aux organes voisins; capsule épaissie; tissu induré par hépatite interstitielle; nombreuses gommes syphilitiques fermes, quelques-unes aussi grosses que des cerises, distribuées principalement le long de la veine porte et de ses branches, certaines formant saillie à la surface du foie. La veine porte, dans la scissure, est très-dilatée; la rate est ferme et pèse 14 onces. Pas de réaction amyloïde avec le foie, la rate ou les reins. Pleurésie récente des deux côtés; les deux poumons œdémateux.

VII. — INFLAMMATION CATARRHALE DES VOIES BILIAIRES.

Cet état pathologique est ordinairement accompagné de congestion hépatique plus ou moins marquée, et par suite, ses caractères cliniques sont ceux qui appartiennent à la congestion et que je n'ai pas besoin de rappeler, auxquels s'ajoutent ceux qui sont particuliers au catarrhe des voies biliaires et de la vésicule. Ainsi, nous trouvons :

1° Une augmentation du volume du foie, qui, de même que dans la congestion, est uniforme dans toutes les directions et rarement considérable, mais qui est parfois accompagnée d'augmentation de volume de la vésicule qui se présente alors sous forme d'une tumeur plus ou moins pyriforme, faisant saillie au bord antérieur (voir fig. 21, p. 169). Dans quelques cas, on ne peut constater aucun accroissement de volume.

2° La portion du foie faisant saillie au-dessus des côtes est lisse à la palpation.

3° Il y a tout d'abord une sensation de constriction et de distension dans l'hypochondre droit, avec sensibilité à la pression, particulièrement sur la vésicule quand elle est augmentée de volume. Quelquefois cependant il y a peu ou point de douleur ou de malaise. Le pouls est d'habitude d'une lenteur anormale.

4° Comme les conduits biliaires sont obstrués par la tuméfaction de leur muqueuse aussi bien que par les produits inflammatoires qui s'éliminent de leur surface libre, l'ictère au bout d'un jour ou deux est beaucoup plus intense que dans la congestion simple, et les matières ne contiennent pas de bile.

5° Ici encore, les circonstances sous l'influence desquelles la maladie survient, aident beaucoup à poser le diagnostic.

a. Dans une grande majorité des cas, la maladie est précédée de symptômes de catarrhe de l'estomac et du duodénum. L'inflammation, en réalité, débute sur la muqueuse du canal digestif et s'étend de là au canal cholédoque. Par suite, on notera tout d'abord langue épaisse, perte de l'appétit, flatulence, nausées ou vomissements, douleur ou sensibilité à l'épigastre, et quelquefois diarrhée; ces symptômes s'accompagnent souvent de fièvre légère. Au bout de peu de jours, ou plus longtemps après, l'ictère paraît, et la fièvre, si elle existe, peut tomber, bien que les troubles gastriques persistent. Les enfants sont très-sujets à l'inflammation des voies biliaires et chez eux elle résulte d'une nourriture indigeste ou en excès; et dans ce cas, l'ictère et les autres symptômes disparaissent habituellement au bout de dix ou vingt jours.

b. Le catarrhe des voies biliaires (comme le catarrhe des bronches) n'est pas rare chez des individus de constitution goutteuse, et j'ai plus d'une fois rencontré des cas de ce genre, où les vomissements fréquents, l'émaciation, l'ictère persistant pendant nombre de semaines, ont fait supposer un cancer, mais ont disparu rapidement sous l'influence des purgatifs, du colchique et des alcalins.

c. Le catarrhe des conduits biliaires est une des affections hépatiques qui peuvent être produites par la syphilis. L'ictère, qui n'est pas rare durant ce qu'on appelle la période secondaire, tient ordinairement à cette cause, et c'est surtout dans des cas de cette nature que peut survenir l'atrophie aiguë du foie.

d. L'inflammation des voies biliaires peut être consécutive à la congestion ou autres affections du foie, et dans ce cas ses symptômes peuvent être persistants. Il est probable que le catarrhe des conduits peut non-seulement déterminer la congestion du tissu hépatique, mais en être aussi bien le résultat. Dans le cas où la congestion du foie se développe sous l'influence des circonstances déjà mentionnées, et où, en sus des symptômes de la congestion simple, il y a un ictère prononcé, avec absence de bile dans les matières, on peut conclure qu'il y a catarrhe aussi bien que congestion de ces conduits. D'autres affections du foie, également, telles que la dégénérescence cireuse et la tumeur hydatique, peuvent accidentellement se compliquer de catarrhe des conduits; et c'est ainsi qu'on voit parfois survenir l'ictère dans des affections hépatiques où il est généralement absent. Dans une autre leçon (leçon VII), j'aurai l'occasion de vous rapporter un exemple d'augmentation de volume du foie par dépôt tuberculeux où l'ictère était vraisemblablement dû à l'inflammation du canal cholédoque.

e. L'inflammation des conduits biliaires et de la vésicule peut être déterminée par l'irritation de calculs ou autres corps étrangers. Dans ces circonstances, on la reconnaîtra d'après les antécédents de coliques hépatiques, qui cependant faisaient défaut chez un malade mort dernièrement dans nos salles (obs. LXV).

f. Certains poisons, tels que ceux de la pyoémie et le phosphore, seraient, d'après Virchow, susceptibles de provoquer le catarrhe des conduits biliaires (1). La cause de cette forme de catarrhe des voies biliaires, connue

(1) Virchow's *Archiv*, 1865, XXX, Ht 1.

sous le nom d'*ictère épidémique*, réside vraisemblablement dans quelque poison contenu dans l'air ou dans l'eau servant à la boisson.

On peut dire, d'une façon générale, que chez les personnes jeunes le catarrhe des voies biliaires est la cause la plus commune de l'ictère; en outre, chez les personnes d'âge moyen ou avancé, quand on a eu lieu d'exclure la syphilis ou la goutte, l'ictère est probablement dû à quelque autre cause que le catarrhe.

Traitement. — Les règles déjà exposées pour le traitement de la congestion du foie sont aussi applicables au catarrhe des conduits biliaires. Je n'ai que quelques remarques à ajouter :

1° Les sangsues et les ventouses sont moins nécessaires dans le catarrhe simple. Dans la plupart des cas, les sinapismes et les fomentations chaudes, combinés avec les purgatifs, les alcalins et le chlorure d'ammonium, suffisent pour subjuguer la maladie. L'opportunité des déplétions locales dépendra de l'intensité de la douleur et de la congestion existant dans chaque cas.

2° Lorsqu'il y a quelque raison de supposer que l'affection pourrait être de nature goutteuse, on se trouvera bien d'ajouter à la médication indiquée tout à l'heure du colchique et de l'iodure de potassium. Dans ces cas aussi, il sera nécessaire de régulariser la fonction digestive généralement troublée, sous peine de voir avant peu reparaître une nouvelle manifestation du côté du foie.

3° Dans le cas de syphilis, les remèdes les plus efficaces seront le bichlorure de mercure et le chlorure d'ammonium conjointement avec des purgatifs.

4° Il faut parfois modifier le traitement, en présence d'autres maladies du foie dont le catarrhe des voies biliaires n'est qu'une complication.

Lorsque je traiterai de l'ictère, j'aurai à revenir sur ce sujet du catarrhe des voies biliaires. Mais en attendant, je voudrais attirer votre attention sur les cas suivants d'engorgement douloureux du foie accompagné d'ictère, probablement dû au catarrhe des voies biliaires.

OBS. LX. — *Engorgement douloureux du foie avec ictère, dû à un catarrhe des voies biliaires.*

Elisabeth L., âgée de vingt et un ans, servante, fut admise à l'hôpital Middlesex le 7 décembre 1866. Pendant neuf mois, elle a été un peu faible et incapable d'entrer en place; elle a eu aussi quelques troubles gastriques. Dix jours avant son admission, à la cessation de sa dernière époque qui a eu sa durée ordinaire, elle a été prise de violentes nausées et de vomissements, mais sans diarrhée. Cinq jours après cela, elle commença à se plaindre de douleur et de sensibilité dans la région du foie, mais la douleur ne fut jamais bien vive. A peu près en même temps parut un ictère qui alla en s'accentuant davantage et fut accompagné de vives démangeaisons à la peau.

A son entrée, coloration profondément ictérique de toute la peau et des conjonctives; l'urine est très-foncée et donne les réactions caractéristiques du pigment biliaire; langue très-épaisse; pas d'appétit, mais les vomissements et la douleur dans le côté ont bien diminué. On constate que le bord inférieur du foie faisait une saillie d'environ un pouce au-dessous du rebord costal sur la l. m. d., et il y avait en cet endroit un peu de sensibilité à la pression. Un peu de constipation; selles argileuses, sans trace de pigment biliaire; peau un peu chaude, pouls à 100, température 37°,77. Respiration lente et libre. Bruits du cœur et des poumons normaux.

Comme traitement, on donna fréquemment des purgatifs salins (sulfate de magnésie) et parfois des pilules bleues le soir en se couchant, sans oublier les applications de sinapismes et de cataplasmes sur la région du foie.

Les purgations firent bon effet, et le 17 décembre les symptômes s'étaient considérablement améliorés; le pouls était tombé à 68; la langue était nette; ni nausée ni vomissement; appétit revenu; l'urine contient moins de pigment biliaire. Malgré cela la peau et les conjonctives ne changeaient pas, elles restaient encore profondément ictériques. Une mixture alcaline contenant du bicarbonate de soude, de l'éther chlorique et de la teinture d'orange fut substituée au sulfate de magnésie. On administra encore un purgatif de temps en temps et un bain tiède deux fois par semaine.

Le 20 décembre on constate enfin que la teinte ictérique commence à s'en aller; à partir de cette date, elle s'efface en effet graduellement, et le 7 janvier elle avait complétement disparu. On prescrivit alors une mixture tonique avec de l'acide nitrique et de la quinine, et le 22 janvier la malade quitta l'hôpital en bonne santé.

Les cas suivants sont rapportés comme exemples de catarrhe des voies biliaires survenant chez des goutteux.

OBS. LXI. — *Dyspepsie goutteuse. — Engorgement du foie et ictère catarrhal des conduits biliaires.*

Dans l'automne de 1865, je fus consulté par M. C. D., âgé de trente ans. Son père avait été martyr de la goutte, et un plus jeune frère en avait déjà souffert de très-bonne heure. C. D. n'avait jamais eu de goutte bien manifeste, mais il avait été longtemps sujet à des troubles gastriques caractérisés par des nausées et de la flatulence, et à des douleurs passagères dans les petites articulations. Environ trois semaines avant que je le visse, il avait été pris, environ une heure après le dîner, d'une douleur à l'épigastre, suivie de vomissement et de nausée. Quelques jours après parut l'ictère, qui devint de plus en plus marqué; les nausées continuèrent sans vomissement, et le malade maigrit beaucoup. A l'examen, je trouvai le bord inférieur du foie faisant saillie de plus d'un demi-pouce au-dessous du rebord costal sur la l. m. d., et légèrement sensible à la pression; ictère très-intense, teint olivâtre, vives démangeaisons à la peau et absence complète de bile dans les matières. Urine foncée comme du porter. Pouls à 60; pas d'appétit; nausées et flatulence toutes les fois que le malade prend quelque chose. Faiblesse extrême, amaigrissement, aspect extérieur, tout cela chez un homme âgé aurait certainement fait croire à l'existence d'une affection maligne de l'estomac ou du foie.

Le traitement consista en l'application de cataplasmes de moutarde et de graine de lin sur la région du foie, des bains tièdes, l'administration de pilules bleues et de purgatifs salins, et une mixture de citrate de potasse et de vin de colchique, enfin un régime composé de lait, thé de bœuf et quelques féculents.

Au bout de deux jours, les symptômes commencèrent à s'améliorer, et vers la fin de la troisième semaine, l'ictère avait complétement disparu et le malade avait recouvré sa santé habituelle.

OBS. LXII. — *Goutte. — Catarrhe des voies biliaires. — Ictère.*

Alfred B., trente-huit ans, coupeur de cuir, entra à l'hôpital Saint-Thomas le 17 novembre 1874. Six ans auparavant, il avait eu pendant douze mois une paralysie faciale à gauche. Il y a dix ans, son frère aîné, plus âgé de quatre ans, a eu la goutte, et le malade lui-même a l'habitude de boire beaucoup de bière. Cinq semaines avant son entrée, les poignets, les doigts, les malléoles et les genoux sont devenus gonflés et douloureux. Au bout de huit à dix jours, la douleur et l'enflure disparurent, mais la peau et les conjonctives devinrent très-jaunes ; il y eut de vives démangeaisons à la peau et quelques vomissements.

A son entrée, ictère intense. Foie un peu gros, mesurant 5 pouces sur la l. m. d. Le bord inférieur est lisse et indolent. Langue blanche; appétit modéré; météorisme très-prononcé après les repas; constipation; matières décolorées; pas de vomissement depuis une quinzaine. Urine limpide, mais chargée de pigment biliaire. Pouls à 108 ; cœur et poumons sains; température 38°,3.

On lui fit prendre trois fois par jour d'une mixture contenant du citrate de potasse, de l'iodure de potassium et du vin de colchique, et le soir de la rhubarbe composée alternant avec les pilules bleues, suivies le lendemain matin d'une médecine noire; diète lactée. Au bout de la semaine, il y eut de la bile dans les matières et l'ictère commença à s'effacer. Le 12 décembre, l'ictère avait complétement disparu, et deux jours plus tard le malade quittait l'hôpital en bonne santé.

Dans les deux cas suivants, le catarrhe des voies biliaires avec ictère parut être d'origine syphilitique.

OBS. LXIII. — *Syphilis constitutionnelle. — Ictère catarrhal.*

Edwin R., âgé de 25 ans, fut admis à l'hôpital Middlesex le 8 décembre 1868. Bonne santé antérieure. Il y a quatre mois, il eut des accidents syphili ti primitifs, suivis d'engorgement des ganglions inguinaux et de roséole. Quatr semaines avant son entrée, il commença à éprouver des nausées, de temps en temps des vomissements, une douleur dans l'omoplate, une sensation de pesanteur dans la tête, de l'amblyopie et un grand affaiblissement. Une semaine plus tard parut de l'ictère, de la diarrhée et beaucoup de flatulence.

A son entrée, grande faiblesse, ictère de la peau et des conjonctives, taches nombreuses cuivrées de psoriasis sur la peau. Langue blanche, appétit modéré; douleur dans l'abdomen et éructation de gaz après le repas. Les vomissements et la diarrhée ont cessé ; pas de bile dans les déjections. Foie gros, mesurant 6 pouces sur la l. m. d., et s'étendant de 2 pouces au-dessous des côtes ; surface lisse et légèrement sensible. Pouls à 84, régulier. Température à 37°,8. Densité de l'urine 1020; pas d'albumine, mais beaucoup de pigment biliaire. Prescription : pilules de coloquinte composée avec du podophyllin, potion au sulfate de magnésie et au séné, et mixture contenant du bitartrate de potasse et de l'éther nitreux.

Sous l'influence de ce traitement, les intestins et les reins reprirent leur libre cours fonctionnel, mais il ne se produisit pas d'amélioration réelle; le 16 décembre, l'ictère n'avait pas du tout diminué, l'urine était chargée de pigment biliaire et les matières argileuses. On fit alors prendre au malade la liqueur de bichlorure de mercure, 4 gram. trois fois par jour. Le 21 décembre, l'urine continuant à renfermer du pigment biliaire, on prescrit au malade un bain chaud et de la poudre de Dower en se couchant. Quelques jours après, l'ictère commença à s'effacer, et le 30 décembre il n'y avait plus qu'une trace de pigment biliaire dans l'urine, le volume du foie était diminué et l'ictère était presque disparu.

OBS. LXIV. — *Catarrhe des voies biliaires d'origine syphilitique (ou arsenicale?). — Ictère.*

Joséphine S., nourrice, âgée de vingt-neuf ans, fut admise à l'hôpital Middlesex le 30 mai 1871. Dans l'espace de trois ans elle a eu la petite vérole, la fièvre à rechute et la scarlatine. Elle est veuve et a eu quatre enfants, dont un mort-né et un autre n'a vécu qu'un mois. Elle nie avoir eu la syphilis ; mais il y a six semaines, elle a eu une ulcération à la gorge qui a duré quelques jours. Le 19 mai, elle remarqua sur les bras, le cou et la poitrine une éruption pour laquelle elle consulta, le 26, un médecin qui lui prescrivit une solution arsenicale dont elle eut à prendre 5 gouttes trois fois par jour. Le 27, après avoir pris sa quatrième dose du médicament, elle eut de fortes nausées, et le lendemain après le dîner, et aussi après la potion, elle vomit et alla quatre fois à la garde-robe. Elle cessa alors le médicament, mais le 29 elle eut de nouveaux vomissements et se plaignit de douleur et de sensibilité dans la région du foie, et vers le soir elle devint ictérique. Le matin de son admission, elle a encore vomi et eu un peu de diarrhée.

État à son entrée. — Ictère prononcé. Éruption de plaques écailleuses, cuivrées, sur les bras, le dos, le devant de la poitrine et le cou. Langue humide, avec enduit blanc et bords rouges ; soif intense ; pas d'appétit ; selles argileuses. Douleur sourde dans l'hypochondre droit, avec un peu de sensibilité au-dessous des côtes droites ; le foie dépasse les côtes d'environ un pouce sur la l. m. d, Densité de l'urine 1025; pigment biliaire abondant, mais pas d'albumine. Température 37°,77 à 38°,6. Pouls à 112; au niveau du troisième espace intercostal gauche on constate une rudesse manifeste du premier bruit du cœur.

On prescrit à la malade 38 centigrammes environ de calomel, de temps en temps la médecine noire, et une mixture alcaline effervescente et des cataplasmes de moutarde et graine de lin sur le côté droit, avec un régime de lait, pain et thé de bœuf. Le 3 juin, l'éruption a augmenté; la malade se plaint d'avoir mal à la gorge et on trouva une ulcération profonde sur l'amygdale droite. On la toucha avec le nitrate d'argent et on remplaça la mixture précédente par une autre contenant de l'iodure de potassium et du bicarbonate de potasse. Le 1er juin on constate un peu de bile dans les matières, mais il n'y eut pas d'amélioration sensible jusqu'au 8 juin où la bile s'écoula librement dans l'intestin. Le 9 juin, on ne trouve plus trace de pigment biliaire dans l'urine, et à la suite de cela l'ictère s'effaça rapidement. Le 4 juillet la malade est congédiée, parfaitement débarrassée de son ictère, guérie de son ulcération et n'ayant presque plus d'éruption.

Dans le cas suivant, la mort a été déterminée par l'urémie résultant de l'altération des reins; mais les symptômes hépatiques parurent se rattacher à une inflammation de la vésicule et des voies biliaires provoquée par des calculs hépatiques et qui était en voie de guérison avant la mort du malade.

OBS. LXV. — *Inflammation des voies biliaires produite par des calculs hépatiques. — Gangrène du pied. — Affection rénale. — Mort par urémie.*

Beaucoup d'entre vous se rappelleront un malade, J. K., âgé de quarante-neuf ans, qui resta à l'hôpital Middlesex du 27 octobre 1866 jusqu'à sa mort le 21 novembre. Il avait joui d'une bonne santé jusqu'en juin de cette année. A cette époque, il commença à perdre l'appétit, il était abattu, il éprouvait du malaise et de la flatulence après les repas. Vers la même époque il s'enfonça un clou rouillé dans le gros orteil gauche. Il s'en suivit un abcès qui s'ouvrit et continua à donner jusque peu de jours avant son admission. Malgré cela, il avait continué à travailler comme journalier jusque pendant ces trois dernières semaines. Pendant sa maladie, son poids avait baissé de 112 kilog. à 105. Le 20 octobre, il eut un violent frisson avec tremblement qui dura trois heures et fut suivi d'une douleur rongeante, constante et assez intense, avec sensibilité dans la région du foie, vomissement de liquide vert et amer, et céphalalgie. Deux jours après, ictère, démangeaisons et insomnie. En même temps que l'ictère parut, le gros orteil gauche devint noirâtre et l'ulcération s'étendit. Cet homme n'avait jamais éprouvé de symptôme de colique biliaire.

A son entrée, ictère assez intense de la peau et des conjonctives; démangeaisons sur tout le corps, douleur sourde dans la région du foie, qui était augmenté de volume d'une façon uniforme, matité de 5 pouces 1/2 sur la l. m. d. Il y avait aussi une sensibilité marquée en un point correspondant à la vésicule dont le volume était également accru; abdomen distendu, météorisme; tout ce que le malade prend est rejeté dans l'espace d'une demi-heure. Langue humide, jaunâtre et épaisse; constipation; selles couleur de l'argile. Urine foncée comme du porter et contenant une grande quantité de pigment biliaire, et aussi d'albumine avec des granulations et quelques cylindres graisseux. Sur le dos et à la plante du gros orteil se trouvaient de larges ulcères sanieux, les parties molles environnantes étant très-enflées et livides. Pouls à 72; peau fraîche. Il n'y a pas eu de frissons ni de transpirations. On traita le malade par des vésicatoires et des cataplasmes de moutarde et de graine de lin sur la région du foie et à l'intérieur par du bismuth, l'éther chlorique, les purgatifs, etc.

Pendant quelque temps, il parut y avoir une grande amélioration; l'ictère diminua et la bile reparut en quantité considérable dans les matières. Mais, vers le 12 novembre, les vomissements reprirent avec plus de violence et la prostration augmenta. Le 19 on trouva le pied gauche très-enflé; des lignes livides marquaient sur les jambes le trajet des lymphatiques. Le 20, on ouvre un abcès au-dessus du cou-de-pied gauche; il en sort du pus fétide et un peu de gaz. Le même jour surviennent des convulsions suivies de coma. Les attaques convulsives se succèdent avec rapidité, si bien que le malade en eut près de trente avant sa mort, qui eut lieu le lendemain 21 à 5 heures du soir.

Autopsie. — Cerveau normal, ainsi que ses membranes, sauf qu'il y avait à la base et dans les ventricules latéraux une quantité considérable de liquide qui contenait de l'urée. Reins gros et très-graisseux, dépôt granuleux dans leurs éléments sécrétoires. Foie gros, pesant 80 onces, cellules hépatiques chargées de graisse; lobules plus distincts qu'à l'état normal, donnant à la coupe un aspect granuleux. La vésicule contenait une concrétion noirâtre, aussi grosse qu'une noix et une foule de petits fragments de la même substance à forme irrégulière. Ils étaient en suspension dans une petite quantité de liquide vert foncé qui au microscope contenait quantité de corpuscules du pus. La muqueuse de la vésicule avait un aspect blanchâtre, tiraillé; le fond était très-injecté, granuleux et excorié. Les conduits biliaires contenaient un liquide visqueux semblable à celui de la vésicule, avec de fines particules de bile noire épaissie. On ne pouvait le faire sourdre dans le duodénum sans beaucoup de difficulté. Muqueuse de l'estomac et du duodénum très-injectée, avec de nombreuses petites ecchymoses, et sa surface recouverte d'une couche épaisse de mucus visqueux. Œdème considérable et congestion des deux poumons. Graisse en quantité déposée par tout le corps; toutes les parties molles profondément ictériques.

J'ai maintenant à appeler votre attention sur une autre forme d'augmentation de volume du foie, avec douleur et ictère.

VIII. — AUGMENTATION DE VOLUME PAR OBSTRUCTION DU CANAL CHOLÉDOQUE PAR DES CALCULS, DES TUMEURS, ETC.

L'obstruction du canal cholédoque peut produire l'augmentation de volume du foie de deux manières :

a. En causant la dilatation des voies biliaires par l'accumulation de la bile à leur intérieur. Il n'est pas rare de trouver les canaux plus larges que le doigt médius, et on connaît bien des cas où ce calibre a été dépassé;

b. En déterminant l'inflammation des voies biliaires associée à un état congestif plus ou moins prononcé et un développement exagéré du tissu connectif. Le foie est, dans ces cas, d'une teinte bilieuse très-marquée ou bien vert olive, et sa consistance est plus ferme. Il ne faut pas oublier cependant que si l'obstruction persiste assez longtemps, le foie peut finalement se rétracter en deçà de son volume normal, son tissu glandulaire s'atrophiant par la pression des conduits biliaires distendus et du tissu connectif de nouvelle formation. Au microscope, on trouve les cellules hépatiques atrophiées et contenant souvent une quantité anormale d'huile, et si la maladie a duré assez longtemps, elles peuvent être complétement détruites. On trouve en même temps dans les canalicules biliaires de la bile sous forme de cristaux irréguliers, brillants, rouge rubis, différents par leur forme des cristaux d'hématoïdine. L'hypermégalie primitive est ordinairement suivie d'atrophie au bout environ de trois à quatre mois, mais le temps varie suivant les cas.

Les caractères distinctifs de la forme de foie gros qu'on observe dans ces circonstances, sont les suivants :

1° L'augmentation de volume est rarement considérable, et sauf une exception importante, elle est uniforme dans tous les sens. L'exception dont je viens de parler est due à l'augmentation de volume de la vésicule biliaire qu'on peut sentir souvent sous forme d'une grosseur pyriforme faisant saillie au bord inférieur du foie. Cet accroissement de volume est déterminé d'abord par l'accumulation de la bile, mais souvent aussi par l'adjonction ou la substitution de produits inflammatoires. Le docteur Bright a rapporté un cas dans lequel la vésicule était tellement augmentée de volume qu'elle formait une tumeur ovale descendant presque jusqu'à la crête de l'ilium. Vous avez eu l'occasion d'observer une tumeur de même nature, quoique moins grosse, dans le cas de J. W... (V. obs. LXVI et fig. 21.)

2° Il y a ictère, et si c'est un calcul qui est la cause de l'obstruction, cet ictère, de même que la douleur dont je parlerai tout à l'heure, atteint tout d'abord son paroxysme, mais il persiste, et ordinairement avec une certaine intensité, tout le temps que le foie est engorgé, et en même temps les garde-robes sont complétement dépourvues de pigment biliaire. Dans les cas d'ictère persistant, où d'après la couleur des matières il est évident que la bile ne passe plus dans l'intestin depuis plusieurs semaines, on ne peut guère douter qu'il y ait obstruction du canal cholédoque; et si l'ictère a été précédé de douleur paroxystique, la cause de l'obstruction est probablement un calcul qui est engagé. Mais si l'ictère n'a pas été manifestement précédé de douleur paroxystique, il peut être difficile de dire si l'obstruction est due à une oblitération organique du canal, à son ouverture duodénale, par un ulcère ou une tumeur cancéreuse du duodénum, ou à une tumeur située sur quelque point du canal ou extérieure et le comprimant. Les règles qui devront vous guider dans ces cas trouveront mieux leur place quand je vous exposerai les différentes formes de l'ictère par obstruction du canal cholédoque.

3° La douleur et la sensibilité dans la région du foie et particulièrement au niveau de la vésicule grossie, existent dans la plupart des cas. La douleur la plus intense s'observe lorsqu'il y a une périhépatite ou un cancer du foie, ou lorsque le cholédoque est comprimé par une tumeur qui comprime en même temps et tiraille les plexus nerveux hépatiques. Si l'obstruction est due à un calcul engagé dans le canal, il y aura des antécédents de crises douloureuses paroxystiques, avec les autres phénomènes de colique biliaire; mais toute douleur peut avoir cessé quand vous êtes appelé à voir le malade.

4° Le diagnostic sera ordinairement aidé par la présence des symptômes particuliers aux diverses conditions morbides qui amènent l'obstruction du canal cholédoque et qui seront examinées dans la leçon consacrée à l'ictère.

Le traitement de cette forme d'augmentation de volume du foie ou plutôt de ses diverses causes, sera également exposé en traitant de l'ICTÈRE.

En attendant, je puis rappeler à votre souvenir le cas suivant que vous avez pu observer pendant plusieurs semaines et qui est un bon exemple d'augmentation de volume du foie et d'ictère probablement d'origine calculeuse, avec cette restriction cependant que l'âge du malade était bien au-dessous de celui auquel on rencontre ordinairement les calculs biliaires. L'augmentation de volume de la vésicule et bon nombre des autres symptômes semblèrent être l'effet de l'inflammation catarrhale des canaux biliaires et de la vésicule, déterminée par un calcul.

OBS. LXVI. — *Augmentation de volume du foie et dilatation de la vésicule due à l'obstruction du canal cholédoque par un calcul.*

John W., âgé de trente ans, tailleur de pierre, fut admis à l'hôpital Middlesex le 5 février 1867. Il avait toujours joui d'une bonne santé lorsque, il y a six mois, il fut pris de douleurs aiguës, paroxystiques dans l'abdomen. Pendant une semaine il aurait eu plusieurs paroxysmes par jour et aurait ensuite été débarrassé de toute crise pendant une semaine, et durant cet intervalle il aurait été capable de reprendre son travail. Ces crises n'étaient pas accompagnées de vomissement, mais la première fut suivie d'un ictère qui ne l'a jamais quitté. Les paroxysmes ont continué à reparaître pendant six semaines, mais après il n'en a plus eu; il s'était plaint cependant de flatulence, de démangeaisons à la peau, et il avait maigri. A son entrée, ictère général d'intensité modérée; l'urine est chargée de pigment biliaire, mais les matières n'en contiennent pas. La matité hépatique est un peu et uniformément étendue, elle mesure 5 pouces sur la l. m. d. On ne peut découvrir de tumeur correspondant à la vésicule, mais elle pouvait bien être masquée par la distension flatulente des intestins; pas d'ascite. La langue est humide et n'est que légèrement épaisse. Bon appétit; pas de vomissement; mais le malade est obligé d'apporter une grande attention au régime, parce qu'il est sujet à la flatulence et au malaise après le repas. Pouls à 72.

Environ une quinzaine après son entrée, le malade empira notablement, et le 20 février on constata que l'ictère était plus intense, l'urine plus foncée et la matité hépatique plus étendue, mesurant largement 5 pouces 1/2 sur la l. m. d. En outre, on trouvait maintenant, au niveau du point occupé par la vésicule, une tumeur distincte (voy. fig. 21) dépassant de 1 pouce 1/2 le bord du foie, mesurant 2 pouces 1/2 transversalement et sensible à la pression. La température s'était élevée à 40°,11 et le pouls à 96. La langue était un peu sèche, les matières complétement dépourvues de bile. Ces symptômes continuèrent, avec des vomissements de temps en temps, pendant plusieurs jours; mais le 25 février, la température avait baissé à 37°,33 et le 27 à 36°11. Le 1er mars, le pouls était au-dessous de 72, et la tumeur située dans la région de la vésicule avait disparu. Le 4 mars, les déjections contenaient beaucoup de bile et l'ictère était en train de s'effacer. Au commencement d'avril, l'ictère avait presque complétement disparu, et en mai le malade fut en état de reprendre son travail.

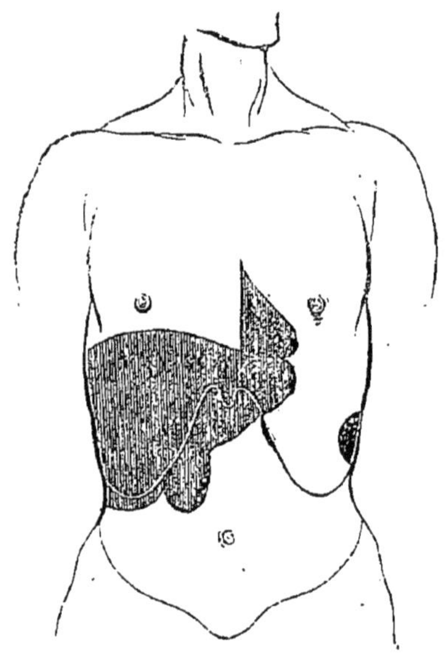

Fig. 21. — Aspect du foie augmenté de volume et de la tumeur dans le cas de J. W., le 20 février. — Comparez avec la figure 3, page 4.

On rechercha avec soin les calculs biliaires dans les matières pendant les dix jours qui suivirent le 24 février, mais on n'en trouva pas. Il se peut qu'un calcul ait été désagrégé, ou bien qu'il ait rétrogradé dans la vésicule. Durant la période aiguë, on traita le malade par les alcalins, l'ammoniaque, l'éther, la belladone et l'opium. Pendant la convalescence, la strychnine parut diminuer la flatulence, et la disparition de l'ictère fut aidée par les bains chauds et les diaphorétiques.

CINQUIÈME LEÇON.

AUGMENTATION DE VOLUME DU FOIE (SUITE).

Inflammation suppurative. — Abcès pyohémiques. — Abcès des tropiques.

MESSIEURS,

La première forme d'augmentation de volume du foie sur laquelle je désire attirer votre attention, c'est l'abcès pyohémique.

IX. — ABCÈS PYOHÉMIQUE.

Les abcès qui affectent souvent le foie dans le cours de la pyohémie sont, la plupart du temps, en nombre assez considérable mais d'un petit volume, et sous ces rapports ils se distinguent de l'abcès des pays chauds qui ordinairement est seul et atteint fréquemment un volume assez gros pour former une tumeur distincte. Les caractères cliniques reflètent dans leurs variations ces différences anatomiques ainsi que les diverses conditions dans lesquelles l'affection hépatique survient. Voici quels sont les caractères des abcès pyohémiques :

1° Le volume du foie est augmenté, ordinairement d'une façon modérée, mais parfois assez pour que le bord inférieur de l'organe atteigne l'ombilic.

2° L'augmentation de volume est uniforme en tout sens, et ne produit aucune voussure des côtes. Dans des cas exceptionnels on peut voir un abcès se développer plus que les autres et former une petite tumeur saillante à l'épigastre. Dans des cas encore plus rares, on sent à travers la paroi abdominale le bord inférieur du foie présenter l'aspect de nodosités dues à la présence de quelques petits abcès ou de dépôts inflammatoires le long de son bord libre.

3° On ne perçoit pas de fluctuation, car les abcès sont rarement assez gros pour qu'on y puisse constater ce signe. Ce n'est que dans les cas assez rares où un abcès prend assez de développement pour former une saillie à l'épigastre, ou bien quand une petite collection purulente s'enkyste entre le foie et la paroi abdominale (voy. obs. LXX), qu'on peut percevoir une sorte de fluctuation.

4° Il y a toujours de la douleur et de la sensibilité : on les note souvent parmi les premiers symptômes, et elles présentent ordinairement une forme aiguë, parce que quelques-uns de ces abcès se trouvent rapprochés de la surface de l'organe et que le processus inflammatoire se propage de là au péritoine qui le recouvre. La douleur augmente souvent par la toux ou par une longue inspiration, et par suite, dans cette affection, la respiration est fréquente, courte et surtout thoracique.

5° L'ictère existe dans la majorité des cas, largement dans les 4/5; mais quand il s'agit du diagnostic il ne faut pas oublier que cet élément peut manquer. L'intensité de l'ictère est variable. Dans la plupart des cas, il est dû à l'état pathologique du sang auquel on donne le nom de pyohémie : on sait en effet que les poisons sont susceptibles de déterminer l'ictère, qui est ordinairement alors peu intense, les matières étant encore colorées par la bile. Mais si l'inflammation était due à une ulcération des voies biliaires déterminée par la pression d'un calcul engagé, l'ictère pourrait être intense et les matières être dépourvues de pigment biliaire.

6° Les abcès pyohémiques du foie entravent rarement la circulation porte; par suite, on ne constate pas de développement des veines abdominales superficielles. S'il y a exceptionnellement de l'ascite, c'est qu'alors une grosse branche de la veine porte est en cause; parfois il y a un peu d'épanchement péritonéal par suite d'inflammation de la séreuse. La rate est ordinairement grosse, ce qui tient non pas à ce que la circulation est obstruée, mais bien à la tendance que présente cet organe à augmenter de volume sous l'influence des états morbides du sang, ainsi que cela arrive dans la plupart des maladies ayant leur origine dans un empoisonnement du sang.

7° Les symptômes constitutionnels sont importants pour le diagnostic : ce sont ceux de la fièvre dans sa forme hectique d'abord, et finalement dans sa forme typhoïde. Les frissons avec tremblement sont un élément sérieux de diagnostic, mais on ne doit pas oublier qu'ils ne constituent pas un symptôme nécessaire. Ils reparaissent d'abord à des intervalles si réguliers, que l'attaque simule une fièvre intermittente, et on commet fréquemment des erreurs de diagnostic parce qu'on ne se rappelle pas ce phénomène (obs. LXVIII). D'un autre côté, il ne faut pas perdre de vue que la migration d'un calcul biliaire peut parfaitement déterminer des frissons avec tremblements et même de la fièvre, sans inflammation consécutive du foie. La température présente des oscillations très-étendues : parfois elle est normale et d'autres fois elle s'élève à 40° et même à 41°,1. Dans des cas rares, il ne paraît y avoir aucune élévation de température, peut-être parce que les paroxysmes fébriles sont si courts qu'on ne les remarque pas (obs. LXXII). Les sueurs profuses durant le sommeil, manquent plus rarement que les frissons. De jour en jour la prostration et l'émaciation du malade augmentent, et il s'y joint souvent des vomissements et de la diarrhée. A mesure que la maladie avance surviennent les symptômes typhoïdes, tels que langue sèche et brune, agitation, délire, évacuations involontaires, etc.

8° La marche de la maladie est rapide; elle dure ordinairement de deux ou trois semaines à trois mois. Je n'ai jamais vu cette dernière limite dépassée; Leudet cependant mentionne un cas où elle a duré cinq mois (1). Cette marche rapide peut servir à distinguer les abcès pyohémiques du cancer dans lequel la durée de la maladie se prolonge ordinairement bien davantage.

9° Le diagnostic sera également facilité par la connaissance des causes sous l'influence desquelles la maladie survient d'habitude et dont voici les plus importantes :

a. Violences externes et opérations chirurgicales. — Lorsqu'à la suite d'une de ces circonstances on voit paraître les symptômes exposés précédemment, il n'y a pas de difficulté pour établir le diagnostic. La majorité des cas cependant que le médecin est appelé à rencontrer sont d'origine interne, et alors il y a quelque difficulté.

b. Ulcération de l'estomac ou de l'intestin. — J'ai vu parfois des abcès pyohémiques du foie venir compliquer l'ulcère simple de l'estomac : je vous rapporterai tout à l'heure les détails d'un cas où pareil fait s'est présenté. La même affection peut également survenir dans le cas d'ulcération intestinale; ainsi un ulcère de l'appendice vermiculaire, ou l'ulcération dysentérique du côlon, ou même l'ulcération cancéreuse de l'estomac ou de l'intestin. Les abcès pyohémiques du foie ne se rencontrent cependant que dans des cas exceptionnels d'ulcération intestinale, probablement par la même raison que l'infection purulente (pyohémie générale) ne se présente que dans des cas exceptionnels de traumatisme (voy. p. 184).

c. L'ulcération de la vésicule biliaire ou des voies biliaires est susceptible de donner lieu à des abcès pyohémiques du foie qui peuvent ainsi être une conséquence de la lithiase biliaire. Je vous rapporterai tantôt un cas où une attaque de colique hépatique fut de cette façon suivie d'inflammation du foie et de mort (obs. LXXI). On peut ajouter que lorsque le canal cholédoque est obstrué par un calcul ou par l'effet de toute autre cause, les conduits biliaires intra-hépatiques peuvent se dilater et présenter ainsi des cavités irrégulières remplies de pus (2), ou

(1) *Clinique médicale de l'Hôtel-Dieu de Rouen*, p. 33, 1874.

(2) Le docteur W. Legg a rapporté un cas intéressant où, par suite de la présence d'un calcul dans le canal cholédoque, tous les conduits biliaires se dilatèrent considérablement et il se forma dans le lobe gauche du foie un abcès qui fusa dans le péricarde et la plèvre gauche. (*Pathol. Transact.*, XXV, p. 133.)

se rompre et former de petits abcès, et dans tous ces cas il faut s'attendre à rencontrer la plupart des symptômes de l'hépatite pyohémique (1).

d. Dans une des leçons précédentes, je vous ai montré des cas où une hydatide suppurée parut être le point de départ d'abcès pyohémiques du foie (voy. pp. 116 et 122).

e. Enfin toute plaie, toute cavité en suppuration, située près ou sur la surface externe du corps ou à l'intérieur, surtout si elle est liée à une lésion osseuse ou si elle communique avec l'atmosphère, peut amener la pyohémie avec abcès secondaires dans le foie. Ainsi, j'ai rencontré plus d'une fois ces dépôts dans le foie dans des cas de vomiques tuberculeuses, d'endocardite ulcéreuse, de pyélite calculeuse, etc.

Lorsque les signes et les symptômes que j'ai déjà énumérés s'ajoutent à ceux des maladies que je viens de désigner, on doit tout de suite songer à la possibilité d'abcès pyohémiques. Mais l'affection primitive est parfois latente et les premiers symptômes sont ceux d'une inflammation du foie. Cependant, même alors, la probabilité d'abcès pyohémique doit se présenter d'elle-même dans la pratique anglaise, d'autant plus qu'à de très-rares exceptions près, c'est la seule forme d'abcès hépatiques qu'on rencontre dans ce pays chez les individus qui n'ont jamais habité les régions tropicales.

Traitement. — Dans les abcès pyohémiques du foie, l'art est à peu près impuissant à empêcher le résultat fatal et il ne peut que soulager les souffrances du malade.

1° Par les dispositions hygiéniques, par le traitement antiseptique des ulcérations et des plaies exposées à l'air, par l'évacuation du pus en décomposition retenu dans quelque partie du corps, on peut faire beaucoup pour prévenir la pyohémie générale dans les lésions chirurgicales; mais malheureusement, dans un grand nombre des cas d'abcès pyohémiques du foie que le médecin est appelé à voir, la maladie primitive est inattaquable.

2° Les déplétions sanguines, locales ou générales, sont contre-indiquées; cependant, si la douleur était très-aiguë, on soulagerait souvent le mal par l'application de quelques sangsues sur la région du foie (2).

(1) On a même dit que la dilatation des conduits en cavités suppurantes peut être le résultat d'une lésion de leurs parois, indépendante de l'obstruction. (V. Grainger Stewart, *Edinb. med. Journ.*, 1873, p. 631.)

(2) Je signalerai ici, à propos de la saignée locale, une opinion que j'ai omis de citer précédemment et qui aurait mieux trouvé sa place dans l'article consacré à la congestion. « Pour remplir l'*indication causale*, dit Niemeyer (*Traité de pathologie interne*, t. I, p. 756, 8e éd.), on a souvent ordonné des saignées locales dans la région du foie; mais cette pratique est aussi irrationnelle qu'inefficace, et Henoch dit fort judicieusement qu'il n'y a pas plus de raison pour poser les sangsues sur l'hypochondre droit que sur les poignets ou sur les malléoles. Par contre, l'application de sangsues au pourtour de l'anus, si les souffrances du malade sont assez vives pour justifier une intervention de

Les cataplasmes de moutarde et de graine de lin aideront au même objet.

3° Depuis la découverte de bactéries dans le sang des pyohémiques, on a beaucoup écrit sur l'administration des antiseptiques à l'intérieur; mais on attend encore les preuves qui établissent leur utilité. Le professeur Polli, de Milan, a préconisé les sulfites de potasse et de soude comme antidotes du poison pyohémique. Le pouvoir qu'ont ces subtances d'arrêter la putréfaction ou la fermentation en dehors de l'organisme a fait croire qu'elles peuvent l'exercer dans l'organisme même. Je les ai employées bien des fois, et j'ai le regret de dire que, dans ma pratique, à la dose de 1gr,30 à 2 grammes, répétée toutes les quatre heures, elles ont complétement échoué. Les sulfo-carbonates de chaux et de soude, et les injections sous-cutanées d'acide phénique ,ont aussi été essayés, mais sans en obtenir aucune efficacité durable.

4° La quinine et les acides minéraux m'ont paru être les médicaments le plus généralement avantageux. Ils soutiennent les forces du malade, conservent la langue humide, éloignent les paroxysmes et tendent à diminuer les sueurs profuses.

5° L'hydrate de chloral, l'opium ou la morphine seront nécessaires dans la plupart des cas pour soulager la douleur ou procurer du sommeil. S'il y a de fortes envies de vomir, l'injection sous-cutanée de morphine sera préférable à l'administration des opiacés par la bouche.

6° Il faut modifier souvent la médication de façon à combattre les vomissements et la diarrhée. Contre les premiers, les meilleurs médicaments sont la glace, le bismuth, l'acide cyanhydrique, les mixtures alcalines effervescentes et l'application sur l'épigastre de sinapismes ou d'un petit vésicatoire qu'on saupoudre, après le premier pansement, d'un grain de morphine. Quant à la diarrhée, vous l'attaquerez par les astringents minéraux et végétaux, et particulièrement par l'acétate de plomb et la morphine, ainsi que par les lavements et les suppositoires opiacés.

7° Le régime doit être aussi nourrissant que le comportent les forces digestives du malade : lait, thé de bœuf, et œufs donnés fréquemment,

ce genre, mérite d'être fortement recommandée. Appliquées là, les sangsues retirent le sang des anastomoses des racines de la veine porte, modèrent la pression sur les parois internes de ce vaisseau et diminuent par conséquent la quantité de sang qui se rend au foie. »

Je ne crois pas que la pratique banale des sangsues à la région du foie, dans le but d'agir directement sur l'organe même, soit près d'être abandonnée : aussi est-il bon de montrer, quand l'occasion s'en présente, qu'on a à sa disposition un moyen de faire subir à la glande hépatique une spoliation plus prompte et plus efficace. Il n'est que juste, d'ailleurs, de faire remarquer qu'à propos du traitement de la congestion, Murchison tout en indiquant les sangsues et les ventouses scarifiées appliquées sur la région du foie, leur préfère les sangsues appliquées au pourtour de l'anus. (N. D. T.)

mais par petite quantité à la fois. Dans beaucoup de cas il sera nécessaire de donner de petites doses de vin ou d'eau-de-vie convenablement dilués.

Je vais maintenant vous rapporter quelques cas à l'appui des remarques qui précèdent. Dans le premier, l'affection hépatique fut consécutive à un traumatisme.

OBS. LXVII. — *Traumatisme du crâne, suivi de pyohémie et d'abcès multiples du foie.*

Thomas D., âgé de vingt et un ans, fut admis le 16 août 1867 dans une des salles de chirurgie de l'hôpital Middlesex. Cet individu, par le fait d'une voiture qui lui était passée dessus, avait été atteint de plaies du cuir chevelu avec déchirures, de fracture de la 6e côte gauche et de contusion de l'épaule gauche. Il se rétablit si bien que le 3 septembre il était en état d'aller dans le jardin. Mais, ce même jour, il fut pris de frissons, suivis de symptômes fébriles, de céphalalgie et perte de l'appétit. Durant les deux jours suivants, il eut quelques accès de frissons et tremblements, pareils à ceux de la fièvre intermittente, suivis d'une transpiration modérée et de vomissements fréquents.

Il passa dans mon service, et lorsque je le vis pour la première fois, le 6 septembre, il avait tous les symptômes d'un empoisonnement du sang, mais sans aucune éruption à la peau. Pouls 120, respiration 36, température 39°,44. Alternatives de frissons et de transpirations. Air hébété et déprimé; grande lassitude; céphalalgie lancinante, mais intelligence tout à fait nette; grande prostration et tendance à la syncope quand le malade veut se tenir debout; fréquentes envies de vomir, sensibilité à l'épigastre et dans l'hypochondre droit. Langue humide, mais un peu chargée. On a maintenu le ventre libre par des purgations. Signes cardiaques et pulmonaires normaux. L'urine contenait un peu d'albumine avec quelques corpuscules sanguins et des cylindres épithéliaux. Une plaie de la région temporale gauche était recouverte d'une croûte dure, de dessous laquelle on put faire sourdre à peu près une cuillerée à café de pus sanieux mais non fétide. Bientôt après son admission, le malade fut pris d'une grande agitation et de délire; il n'y avait pas de paralysie, mais l'ouïe était extraordinairement fine. La langue devint sèche et brune, il y eut de fréquents vomissements avec tendance à la diarrhée. La sensibilité de l'épigastre et de l'hypochondre droit persistait, et la matité hépatique s'étendait et atteignait presque l'ombilic; surface du foie lisse. Teint blême, mais pas d'ictère manifeste.

Le malade fut traité principalement suivant la méthode préconisée pour la pyohémie par le professeur Polli, de Milan, par de fortes doses de sulfites. On donna le sulfite de soude à la dose de 90 centigr. toutes les quatre heures. Aucune amélioration ne fut obtenue et les symptômes indiqués plus haut persistèrent jusqu'à la mort qui eut lieu le 9 septembre à 9 heures 45 du soir.

Autopsie. — Un pouce carré d'os, correspondant à la plaie du cuir chevelu, était dénudé et décoloré. La surface de l'os était rugueuse. Il n'y avait point de fracture; mais entre sa face interne et la partie correspondante de la dure-mère, il y avait environ 4 grammes de pus. Les veines allant de là au sinus longitudinal contenaient des caillots pâles, mous, non adhérents. Foie très-gros, s'étendant jusqu'à l'ombilic et pesant 104 onces; tissu foncé et fortement injecté et criblé d'innombrables dépôts pyohémiques contenant du pus et de volumes très-divers, depuis une tête d'épingle jusqu'à celui d'une noix. Rate grosse, pesant 10 onces 1/2, couleur foncée, ferme, sans infarctus. Les deux reins très-gros, pesant ensemble 18 onces 1/4, leur surface lisse, capsule non adhérente; substance corticale considérablement hypertrophiée et profondément injectée, mais sans dépôts pyohémiques. La 6e côte gauche était fracturée à environ 2 pouces du cartilage; les fragments se recouvraient et étaient enveloppés d'un cal, mais il n'y avait pas trace de déchirure du poumon ni de pleurésie ancienne ou récente dans le voisinage. Traces légères de péricardite récente et nombreuses petites ecchymoses au-dessous du péricarde.

Dans le second cas, l'inflammation hépatique fut consécutive à un ulcère de l'estomac.

OBS. LXVIII. — *Abcès multiples du foie consécutif à un ulcère simple de l'estomac* (1).

John P., âgé de cinquante et un ans, fut admis le 6 octobre 1865 à l'hôpital des Fièvreux de Londres. Depuis six semaines, il se plaignait de douleur, de sensibilité et de flatulence dans l'abdomen après les repas, suivis parfois de vomissements. Il avait déjà éprouvé d'autres fois les mêmes symptômes, mais il s'était toujours rétabli. La matité hépatique est de 4 pouces 1/2 sur la ligne mammaire droite; pas d'ictère. Pouls à 84. On prescrivit du bismuth et la diète lactée. Trois jours après son admission, on remarqua que le malade avait tous les jours un accès fébrile à 1 heure de l'après-midi, et on apprit que vingt-deux ans auparavant (mais jamais depuis), il avait eu les fièvres dans le Kent. En conséquence, on lui administra de la quinine à haute dose. Elle n'eut cependant aucun effet sur les paroxysmes, qui devinrent au contraire plus intenses, plus irréguliers dans leur apparition, et furent suivis de sueurs profuses et de prostration considérable. La langue devint sèche et brune; la douleur et la sensibilité à l'épigastre augmentèrent fortement; intestins très-relâchés. Le 16 octobre, on constata que le malade était plus affaissé, très-émacié, et que la peau et les conjonctives avaient une teinte ictérique prononcée, bien que les matières renfermassent de la bile en abondance. La matité hépatique sur la ligne mammaire droite est maintenant de 5 pouces 1/2, mais l'augmentation de volume est uniforme et n'offre pas de nodosités. Sensibilité très-vive à la pression au-dessous du bord inférieur des côtes droites. Matité de la rate plus étendue. Pouls à 96, température 38°,33. Les symptômes indiqués plus haut s'aggravèrent graduellement. Il eut encore des paroxysmes irréguliers de tremblements, suivis de fièvre et de transpirations. Le 21 octobre, l'ictère était aussi intense, bien que la bile fût toujours présente dans

(1) J'ai rapporté un cas analogue dans les *Pathol. Transact.*, t. XVII, p. 146.

les garde-robes. Les idées se troublèrent un peu, et il y eut un peu de subdélirium; puis le malade s'affaissa graduellement et succomba le 24 octobre.

A *l'autopsie*, on trouva près du pylore, à la face postérieure et inférieure de l'estomac, un ulcère circulaire, à peu près large comme une pièce d'argent de cinq francs, à bords légèrement élevés et indurés, mais ne contenant aucun des éléments microscopiques du cancer. De la base de cet ulcère partait un petit trajet fistuleux aboutissant à un abcès presque aussi gros qu'une noix et situé sur la tête du pancréas. Foie uniformément gros, et pesant 81 onces; la moitié postérieure du lobe droit est parsemée de petits abcès du volume d'une tête d'épingle à celui d'un pois, contenant un pus jaune, épais; le tissu hépatique avoisinant est très-hyperémié. Pas d'inflammation du péritoine à la surface du foie. Rate grosse, foncée et ferme. Les autres organes sains.

Dans l'observation LXIX, l'hépatite pyohémique a été consécutive à une ulcération de l'appendice vermiculaire.

OBS. LXIX. — *Ulcération de l'appendice vermiculaire. Hépatite pyohémique.*

Richard S., âgé de quinze ans, fut admis à l'hôpital Middlesex le 19 octobre 1869. Il avait déjà été à l'hôpital du 30 avril au 25 mai dans le service du docteur Goodfellow, pour une affection fébrile mal définie accompagnée de douleur et de sensibilité dans la région lombaire droite. Le 29 septembre, entre une et deux heures de l'après-midi, il avait été pris subitement de vomissements bilieux, de douleur aiguë dans le côté droit de l'abdomen, et de fièvre. Les vomissements cessèrent au bout de 36 heures, mais les autres symptômes persistèrent jusqu'au 10 octobre. Ce jour-là il eut des frissons violents qui durèrent un quart d'heure. A partir de ce moment, il alla en empirant. Le 17 et le 18 octobre, les frissons reparurent.

A son entrée, on constate de l'émaciation. Les traits sont pincés et expriment la souffrance. Le malade se plaint souvent et indique comme le siége de son mal le côté droit de l'abdomen, qui est très-sensible, surtout au niveau du cæcum. Pas de tumeur appréciable; l'abdomen n'est pas du tout distendu, mais la respiration est surtout thoracique. Langue blanche, mais rouge et sèche à la pointe. Pas de selles depuis huit jours. Pouls 96, température 36°,66; mais le lendemain matin 38°,3. Bruits du cœur et des poumons normaux. Urine sans albumine. Le traitement consista en un lavement simple, des cataplasmes laudanisés sur l'abdomen et un grain d'opium d'abord toutes les 4 et ensuite toutes les 8 heures. Le lavement agit très-bien, mais ne soulagea pas la douleur, qui se calma par l'opium. L'état général du malade cependant ne s'améliorait pas. Pendant quelques jours il était mieux et pendant quelques autres il était plus mal. Le 15 novembre, le foie avait grossi, il était sensible; il mesurait 6 pouces sur la l. m. d.; la température était sujette à de grandes variations (de 37°,2 à 40°,7), mais il n'y avait ni frissons, ni ictère, ni albuminurie, ni sueurs profuses générales, bien que pendant le sommeil la face fût couverte de grosses gouttes de transpiration. Langue la plupart du temps sèche, rouge et extraordinairement nette; constipation; après la première évacuation ; malgré quelques lavements, il n'y eut pas de selle pendant dix jours. Le 10 novembre, on découvre des signes d'induration du tiers inférieur du poumon droit. Vers le 15 novembre, l'abdomen commença à augmenter de volume et le 24 il y avait des signes manifestes d'épanchement péritonéal, mais toujours pas de frissons, d'ictère, ni de retour des vomissements. Le 29 novembre, la douleur qui s'était calmée devint très-intense et parut venir du côté gauche de l'abdomen. Après cela, l'appétit disparut, la prostration augmenta, la température baissa et fut souvent au-dessous de la normale (le 3 décembre, 35°1) et le pouls de 84 à 92. Une eschare se forma au sacrum; le malade s'affaiblit de plus en plus et succomba le 11 décembre.

Autopsie. — Émaciation extrême. Un litre environ de liquide floconneux dans le péritoine. Intestins très-injectés et recouverts d'une couche de lymphe récente, abondante surtout sur le cæcum et sur le colon ascendant. La muqueuse du cæcum et du côlon n'a ni ulcération ni cicatrice. L'appendice vermiculaire est plus long qu'à l'état normal; ses deux pouces supérieurs sont perméables et sains, la moitié inférieure est épaissie, indurée, imperméable et adhérente au cæcum. On n'y trouve ni corps étranger ni concrétion. Les deux lobes du foie sont parsemés de nombreux petits abcès circonscrits, quelques-uns situés à la partie postérieure du lobe droit communiquant ensemble. Les glandes de la scissure du foie sont augmentées de volume et en suppuration. La vésicule est distendue par deux onces de liquide muqueux, ténu; pas de calculs, d'érosion, ni de rougeur de la muqueuse de la vésicule et des conduits. Pas d'ulcération de l'estomac ou de l'intestin. Induration granuleuse du lobe inférieur du poumon droit. Les autres organes sains.

Dans le cas suivant, un ulcère cancéreux de l'estomac parut être la cause excitante de l'affection hépatique. Ce cas offre un autre intérêt, c'est qu'il y avait une petite tumeur fluctuante à l'épigastre produite par une collection purulente circonscrite, située entre le foie et la paroi abdominale.

OBS. LXX. — *Ulcère cancéreux de l'estomac suivi d'abces pyohémiques du foie.*

En juin 1867, le docteur Rogers, de Dean-Street, me pria de voir un malade confié à ses soins. C'était un homme de quarante-cinq ans, dont le père était mort, croyait-on, d'un cancer. Depuis plusieurs mois il maigrissait, il souffrait après le repas et éprouvait d'autres symptômes dyspeptiques, mais pas de vomissements. Vers le 19 mai, son état empira et il se décida à consulter le docteur Rogers. Il commença alors à éprouver une douleur incessante dans le côté droit, des symptômes de fièvre, de la dyspnée et une toux sèche et fréquente, et le 23 mai, de même que le 28, il eut de fortes attaques de vomissements. Vers le 2 juin, on remarqua pour la première fois un léger gonflement à l'épigastre, et le malade devint un peu ictérique. Quand je le vis le 8 juin avec les docteurs Anstie et Rogers, l'ictère était très-prononcé, ainsi que l'émaciation et la prostration. Le pouls était rapide et faible, il y avait tendance aux transpirations nocturnes, mais pas de frissons. Langue humide;

nette et rouge; pas de vomissement ni de diarrhée, bile dans les garde-robes. Foie très-gros; tumeur à l'épigastre proéminente, très-douloureuse, à peu près du volume de la moitié d'une orange, extrêmement élastique et offrant les apparences de la fluctuation. On pratiqua une ponction exploratrice dans la tumeur, mais on n'en fit sortir que quelques gouttes de sang. L'émaciation et la prostration du malade firent des progrès de jour en jour; la langue devint sèche et brune, et l'ictère augmenta bien que les matières continuassent à renfermer du pigment biliaire. Le 24 juin il mourut d'épuisement. Pendant tout ce temps il n'y avait pas eu de frissons et seulement une légère transpiration pendant le sommeil.

A l'*autopsie*, on trouva que le foie avait presque deux fois son volume normal; signes de péritonite récente sur sa face externe; tissu glandulaire extrêmement congestionné et parsemé de dépôts inflammatoires (non cancéreux), dont les plus gros étaient du volume d'une noix, jaune-pâle, granuleux et très-friables, mais qui ne s'étaient pas encore ramollis à l'état de pus. Entre le lobe gauche et la paroi abdominale, il y avait environ une once de pus, circonscrit par de solides adhérences. Cela expliquait la tumeur fluctuante qu'on sentait pendant la vie. Le trocart capillaire avait probablement pénétré dans le foie à travers l'abcès, et c'est ainsi que la ponction n'avait pas donné issue à du pus. En ouvrant l'estomac, on trouva un ulcère à environ 2 pouces du pylore; les bords et la base de cet ulcère étaient indurés par des éléments que le microscope montra être cancéreux; la surface de l'ulcère était déchiquetée et fongueuse.

Dans le cas suivant, il s'agit d'une dame de vingt-trois ans, que je vis en consultation en novembre et décembre 1861 avec le docteur Young (de Sackville-Street). Il montre un exemple d'abcès pyohémiques du foie déterminés par des calculs biliaires.

OBS. LXXI. — *Crises de colique hépatique suivie d'abcès pyohémiques du foie.*

Le 30 novembre 1861, je fus appelé pour voir madame —, âgée de vingt-trois ans, mariée depuis quatre à cinq mois seulement. Deux ans auparavant, elle avait eu pendant plusieurs semaines un ictère, avec quelques crises intenses de colique hépatique. Dix jours avant que je la visse, l'ictère avait reparu, et pendant la même période elle s'était plainte de douleurs paroxystiques dans l'hypochondre droit, souvent accompagnées de vomissements. Quoique, malgré l'âge de la malade, ce fut bien réellement là un cas de calcul biliaire, cependant, tout en faisant la part d'un peu d'hystérie, les symptômes donnèrent à penser qu'il y avait quelque chose de plus. Le pouls était à 100, la région du foie était d'une sensibilité inaccoutumée, surtout au niveau de la vésicule. La matité hépatique dépassait ses limites normales, de même que la matité de la rate. L'ictère n'était pas très-prononcé et les matières, quoique très-pâles, n'étaient pas complétement dépourvues de pigment biliaire. On appliqua sur l'hypochondre droit des sangsues suivies de fomentations chaudes, et l'on prescrivit des doses répétées d'opium.

Pendant la première semaine de décembre, la malade eut des crises fréquentes de vomissements, et pendant la quatrième, elle fit une fausse couche à trois mois. A la suite de cela, elle empira. Elle eut des accès répétés de tremblements durant une demi-heure ou davantage et souvent suivis d'évacuation involontaire, par l'intestin, d'un liquide jaune clair. Elle eut également des paroxysmes fréquents et intenses d'efforts de vomissements, et sa douleur dans le côté droit devint si vive qu'elle ne pouvait faire une longue inspiration sans pousser des cris. La malade éprouvait constamment une certaine douleur et de la sensibilité dans la région du duodénum, mais la douleur intense était tout à fait paroxystique; parfois, mais pas toujours, les paroxysmes semblaient déterminés par les mouvements ou une longue inspiration. Le pouls oscillait entre 100 et 120. Les joues étaient rouges, mais il n'y avait pas de transpiration; soif vive; mais même les liquides étaient aussitôt rejetés par l'estomac. L'ictère diminua, les matières contenaient de la bile et à la fin parurent à peu près normales. Aucun traitement n'amena de l'amélioration. La malade s'émaciait rapidement et parfois avait du délire la nuit; vers la fin, la langue était sèche et brune; les lèvres et les dents étaient fuligineuses. La malade succomba le 23 décembre.

A l'*autopsie*, on trouva le foie gros et toute la substance des deux lobes parsemée d'un nombre immense d'abcès circonscrits, du volume d'un pois à celui d'une petite orange, et remplis d'un pus jaune, floconneux; la surface externe adhérait par une couche de lymphe récente au diaphragme et aux organes adjacents. Les canaux hépatique et cholédoque étaient perméables et contenaient de la bile. La vésicule était affaissée, ses tuniques très-épaissies, sa cavité à peine plus large qu'une noisette. On trouva un calcul, un peu plus gros qu'un pois, engagé au commencement du canal cystique; le point de la muqueuse en contact avec ce calcul était ulcéré et en partie sphacélé. Au delà, le canal cystique était oblitéré. La vésicule contenait une douzaine environ de calculs plus petits, mais pas de bile; son fond était solidement adhérent au duodénum, et entre ces deux viscères se trouvait une cavité close renfermant des calculs biliaires semblables en nombre et en volume à ceux trouvés dans la vésicule. Les surfaces muqueuses correspondantes du duodénum et de la vésicule étaient marquées par une cicatrice étendue. Ces apparences étaient probablement le résultat du passage direct des calculs à travers le fond de la vésicule dans l'intestin, dans la crise qui survint deux ans avant la mort. La muqueuse des trois premiers pouces du duodénum était considérablement injectée, mais non ulcérée. La face interne de l'estomac et des intestins ne présentait rien d'anormal. La rate avait quatre fois son volume normal. Outre une couche de lymphe récente, la capsule du foie présentait à certaines places un épaississement ancien et de solides adhérences. Les poumons étaient congestionnés, mais à cela près normaux.

Le cas suivant est remarquable par son caractère remarquablement latent et aussi par l'absence de fièvre. La coexistence de l'oblitération de la veine fémorale avec l'augmentation de volume et la sensibilité du foie, la présence de pigment biliaire dans l'urine et le teint blême de la peau, donnèrent l'idée que le malade pouvait être atteint d'une inflammation pyohémique du foie, et l'on posa ce diagnostic, malgré l'absence de frissons ou de transpirations, qui manquent plus d'une fois dans la pyohémie de cause interne. J'étais cependant peu disposé à voir une inflammation pyohémique du foie sans élévation de température durant cinq jours successifs, ce que ce cas montre possible.

OBS. LXXII. — *Calculs biliaires déterminant l'ulcération et la perforation du canal cystique. — Hépatite pyohémique et thrombose de la veine fémorale. — Absence de fièvre.*

Mary Ann S., âgée de cinquante-trois ans, fut admise à l'hôpital Middlesex le 13 avril 1869. Elle n'a jamais éprouvé de symptômes indiquant la présence de calculs biliaires, et, à part les maladies de l'enfance, elle avait toujours joui d'une bonne santé et avait pu travailler comme femme de journée jusque trois mois avant son admission. Elle commença alors à se plaindre d'une douleur atroce et de gonflement dans la jambe droite; elle perdit l'appétit et maigrit. Elle continua cependant d'aller comme elle put lorsque, dix jours avant son entrée, elle fut prise d'une douleur assez intense dans l'épigastre, de nausées, de vomissements, de soif, en même temps que la prostration augmentait.

A son admission, on constate que la malade est une personne assez forte, apathique, et qu'elle est dans une grande prostration. Agitation et insomnie la nuit, mais pas de céphalalgie ni de délire; mémoire bonne. Elle se plaint surtout de vomissements qui ne peuvent pas cesser, de façon qu'elle ne peut rien garder dans l'estomac. Soif vive; langue sèche et rouge partout. Sensibilité marquée à l'épigastre et au-dessous des côtes droites. Le foie s'étend à 2 pouces au-dessous des côtes, sur la ligne mammaire droite, où il mesure verticalement 5 pouces. Sa surface est lisse. Pas d'ascite ni d'augmentation de volume de la rate; garde-robes régulières. Pouls à 84, faible; signes du cœur et des poumons normaux. Peau fraîche; pas d'éruption; température 36°,6. L'urine contenait du pigment biliaire, mais pas d'albumine. La face est un peu blême, mais les conjonctives sont blanches. La cuisse droite et la jambe sont partout enflées; sensibilité vive sur tout le trajet de la veine fémorale.

Le traitement consiste principalement en lait et glace par la bouche, eau-de-vie et thé de bœuf par le rectum. Mais la malade continue à décliner. Le 16 avril parurent des hoquets avec des vomissements comme du marc de café, et du sang dans les garde-robes, qui étaient aqueuses. Mort le 18 avril.

Ni avant ni après son admission à l'hôpital, la malade n'avait eu ni frissons avec tremblements, ni transpirations; et durant tout le temps qu'elle fut soumise à notre observation, la température, prise deux fois par jour, ne s'éleva jamais au-dessus de 36°,66 dans l'aisselle et n'atteignit qu'une fois 37°,60 sous la langue.

Autopsie. — Deux pouces et demi de graisse aux parois abdominales. Les veines iliaque et fémorale droites sont complétement oblitérées, le caillot est décoloré et adhérent sur une étendue de 3 ou 4 pouces au bord du bassin, mais noir et non adhérent au-dessous de ce point. Foie adhérent au duodénum et au côlon; en l'enlevant, on déchira complétement la vésicule, d'où s'échappèrent une quantité de calculs polyédriques du volume d'un noyau de prune et couverts de pus. Ces calculs se trouvaient renfermés dans une cavité limitée par le foie et les parties environnantes, avec sa surface interne ulcérée et communiquant par une large ouverture avec le canal cystique. Au delà de ce point, le canal cystique était oblitéré par des adhérences, mais le canal hépatique était libre. Pas de bile dans la vésicule. Foie parsemé de nombreux dépôts inflammatoires, allant jusqu'au volume d'une cerise, et dont la plupart consistent en une substance ferme, transparente, grisâtre, ramollie; dans quelques-uns à l'état de fluide opaque, semblable à du pus. La substance la plus solide était constituée par des fibres cellules à prolongements, et le liquide jaune, de globules huileux mêlés à des granulations, mais pas de vrais corpuscules du pus. Les portions du foie environnantes, la rate et les reins étaient mous, probablement par suite de décomposition rapide. Cœur flasque; péricarde teinté de pigment sanguin. Poumons congestionnés et petites ecchymoses sous-pleurales.

Le cas LXXIII a été remarquable par le volume considérable et par l'absence de toute cause d'inflammation hépatique, sauf des tubercules ramollis dans les glandes du médiastin.

OBS. LXXIII. — *Abcès multiples du foie. — Tubercules ramollis dans les glandes du médiastin.*

Anne C., âgée de cinquante-sept ans, cuisinière, entra dans mon service à l'hôpital Middlesex, le 13 janvier 1868. Son père et sa mère ont vécu jusqu'à quatre-vingts ans, et sauf une hernie ombilicale et une grande disposition au vertige, elle a toujours joui d'une bonne santé jusqu'à la maladie actuelle, qui a débuté, une semaine avant Noël, par une douleur aiguë dans la région du foie, s'étendant en arrière jusqu'au côté gauche. Cette douleur fut accompagnée de symptômes fébriles, perte de l'appétit et du sommeil, et d'un gonflement avec constriction de la partie supérieure de l'abdomen, qui augmentait de jour en jour. Le 5 janvier, on remarqua que sa face et ses yeux étaient légèrement ictériques.

A son entrée, on constate que c'est une femme très-corpulente, dont la peau et les conjonctives présentaient une teinte légèrement ictérique et qui était si faible qu'elle avait de la peine à mouvoir sa masse volumineuse dans son lit. L'abdomen est énorme : il mesure 53 pouces à l'ombilic. Œdème modéré aux deux extrémités inférieures, mais pas de mouvement ondulatoire de liquide dans l'abdomen; la percussion donne un son clair dans les deux flancs. Le volume énorme de l'abdomen paraissait dû en partie à un énorme dépôt de graisse sous-cutané, et en partie à l'augmentation de volume du foie, qui mesurait 9 pouces sur la ligne mammaire droite et dépassait de 5 pouces le bord inférieur des côtes droites. Autant qu'on put en juger à travers des parois abdominales aussi épaisses, l'organe parut uniformément gros dans tous les sens, et sa surface était dure et unie. Il y avait une sensibilité marquée à la pression et une douleur lancinante qui, du point pressé, correspondait dans le dos. Langue sèche et rouge, soif vive; pas de vomissements; fonction intestinale régulière. Pouls à 108. Bruits du cœur très-faibles, mais pas de souffle. Respiration gênée et thoracique; râles sonores à la base des deux poumons. Urine couleur ambrée foncée, avec dépôt abondant d'urates; pas d'albumine. Intelligence intacte. Température à 36°,6.

Le lendemain de son entrée, on fit prendre à la malade 4 grammes de sulfate de magnésie, répétés trois fois par jour. Mais, après trois doses, les intestins furent si bien nettoyés, qu'on substitua, le 15 janvier, au sel de magnésie une mixture de gentiane et d'acide nitro-chlorhydrique. La diarrhée cependant persista; les déjections étaient aqueuses et brun sombre; la langue continua à être sèche, et la température s'éleva à 38°,55. Dans la nuit du 17 au 18 janvier, subdelirium très-marqué, et dans l'après-midi du 19 la malade succomba subitement par syncope en voulant sortir de son lit.

Autopsie. — La couche de graisse des parois abdominales mesure largement 4 pouces d'épaisseur. Le péritoine contenait 1 litre 1/2 de sérosité trouble, avec de petits flocons de lymphe. Le foie est énorme; son bord inférieur dépasse celui des côtes de 5 pouces; il pèse 256 onces et est parsemé partout d'innombrables petits abcès dont la saillie à la surface externe de l'organe lui communique un aspect grossièrement granuleux. Les portions de tissu hépatique qui restaient, se trouvaient dans un état avancé de dégénérescence graisseuse, mais il y avait à peine un quart de pouce de l'organe non affecté de dépôt purulent. Vésicule biliaire considérablement distendue par d'innombrables concrétions noires polygonales, depuis le volume d'une petite cerise jusqu'à celui d'un grain de sable. La plupart étaient petites et ressemblaient à des grains de poudre de guerre. A la coupe, on trouva que les plus gros étaient blancs à l'intérieur et composés de cholestérine. On ouvrit le canal cholédoque, et après un examen attentif, on ne trouva aucune ulcération sur la membrane muqueuse de la vésicule et de tous les conduits, ni sur celle de l'estomac ou des intestins. Pas de pus dans la veine porte, pas d'embolie de l'artère hépatique. Rate grosse et molle. Reins un peu gros et pâles, mais d'apparence normale. Trompe de Fallope droite, dilatée en un kyste du volume d'une orange, contenant un liquide ténu, foncé et avec quelques petites végétations attachées à sa membrane interne. Tumeur fibreuse, grosse comme une noix, dans les parois de l'utérus. Au sommet des deux poumons, il y avait d'anciennes cicatrices tuberculeuses, mais pas de caverne, et dans le médiastin antérieur, deux ou trois collections purulentes, formées par la suppuration des ganglions lymphatiques tuberculeux. Cœur pâle, flasque, facile à déchirer et dans un état avancé de dégénérescence graisseuse.

X. — HÉPATITE ET ABCÈS HÉPATIQUES DES PAYS TROPICAUX.

La pathologie des abcès tropicaux du foie a été une question des plus discutées et sur laquelle les opinions sont encore divisées. La coexistence fréquente des abcès tropicaux du foie avec la dysenterie a naturellement conduit les pathologistes à rendre ces deux lésions connexes, quelques-uns prétendant, comme Annesley, que la dysenterie est le résultat de l'hépatite, d'autres que l'hépatite est le résultat de la dysenterie, tandis qu'un troisième groupe, parmi lesquels Abercrombie, ont pensé que la coïncidence fréquente de ces deux maladies est purement accidentelle. La doctrine la plus généralement acceptée aujourd'hui dans notre pays est celle qu'a proposée, il y a une trentaine d'années, G. Budd, savoir que l'inflammation hépatique est le résultat de la résorption purulente qui se produit sur le côlon ulcéré, ce qui revient à dire que la pathogénie de l'abcès tropical est la même que celle des abcès pyohémiques de ce pays (1).

Il est si fréquent d'observer dans ce pays l'abcès du foie consécutivement à des ulcères des voies biliaires, de l'estomac, des intestins, ou sous l'influence d'autres sources de résorption purulente, qu'il serait extraordinaire que l'ulcération dysentérique du côlon n'aboutît jamais à un pareil résultat, comme quelques-uns l'ont prétendu. On observe, il est vrai, assez souvent dans l'Inde la dysenterie mortelle, avec ulcération, non accompagnée d'abcès hépatique ; mais cela ne prouve pas que l'abcès hépatique ne puisse parfois résulter de la dysenterie, pas plus que cet autre fait, qu'en Europe les abcès pyohémiques ne surviennent qu'exceptionnellement dans les cas d'ulcération intestinale ou sous l'influence des autres sources de résorption purulente déjà énumérées. Il faut quelque chose de plus qu'une plaie à l'air libre pour la production de dépôts pyohémiques : il faut que les matières produites par les plaies se trouvent dans un état particulier de décomposition. Les causes de cette décomposition peuvent être extrinsèques ou intrinsèques : mais là où il n'y a pas cette décomposition, il ne saurait y avoir de pyohémie.

Mais il y a un grand nombre d'abcès observés dans les régions tropicales, qu'on ne peut rapporter à la dysenterie, ni à une origine pyohémique, ni à une lésion traumatique. Ce fait, je l'ai établi, il y a plus de vingt ans (2), comme étant le résultat de mes observations sur les maladies de Burmah, et les faits qui ont été depuis publiés par Morehead (3), Bristowe (4), Frerichs (5), Maclean (6), et autres, me semblent parfaitement concluants là-dessus. Ces faits peuvent être rangés dans quatre catégories.

(1) *Diseases of the Liver*, 3e édit., p. 82,

(2) *Observ. on the Climate and Diseases of Burmah.* (*Edinb. med. and surg. Journ.*, 1854, pp. 245-7.)

(3) *Researches on diseases in India*, 1856, t. II, p. 10.

(4) *Pathol. Transact.*, t. IX, p. 250.

(5) *Op. cit.*, p. 368.

(5) Article SUPPURATIVE INFLAMM. OF LIVER in *Reynolds' System of Med.*, t. III, p. 324.

1° Il n'est pas rare, dans les régions tropicales, de rencontrer des cas d'abcès du foie suivis de guérison sans que le malade ait des symptômes de dysenterie avant, pendant ou après l'affection hépatique. Je vous donnerai tout à l'heure les détails d'un cas de ce genre (observation LXXIV).

2° Dans beaucoup de cas où il y a eu coïncidence d'abcès hépatique et de dysenterie, les symptômes de la première affection ont précédé ceux de la seconde. J'ai rapporté un cas de ce genre dans le huitième volume des *Pathological Transactions* (page 237), et d'autres analogues ont été relatés par Morehead, Waring et Bristowe (1).

On pourrait peut-être arguer que dans les cas compris dans les deux catégories précédentes, l'ulcération dysentérique existait réellement, mais que ses symptômes étaient latents. Le docteur Dickinson, par exemple, a rapporté un cas où une ulcération dysentérique étendue et un volumineux abcès du foie furent constatés après la mort sans que les symptômes observés durant la vie aient pu faire soupçonner l'une ou l'autre maladie (2). Mais bien qu'une explication semblable puisse s'appliquer à un petit nombre de cas exceptionnels, elle est évidemment inapplicable aux résultats des recherches faites par M. Waring qui a montré que sur 300 cas de mort par abcès hépatique dans l'Inde, 82 fois seulement, ou 27, 3 pour cent, l'hépatite avait été précédée de symptômes de dysenterie (3).

3° Les cas les plus concluants, toutefois, sont ceux dans lesquels le malade est mort d'abcès hépatique et où l'on n'a trouvé après la mort aucun signe d'ulcération dysentérique. Je vous donnerai tout à l'heure les détails d'un cas de ce genre dans lequel, il est important de le noter, il y a eu pendant la vie une diarrhée très-intense (observation LXXIV). Morehead a observé 21 cas de mort par abcès du foie, « sans aucun signe d'ulcération intestinale » (4), tandis que sur 204 cas d'abcès du foie réunis par Waring, 51, ou exactement un quart, ne présentaient ni ulcérations, ni cicatrices, ni érosions (5). Enfin, dans le Musée pathologique de Netley il y a 48 spécimens d'abcès tropicaux du foie, sur lesquels 34 ne furent compliqués d'aucune lésion intestinale (6).

Il est donc clair que, bien que l'ulcération intestinale dysentérique puisse parfois amener dans le foie des dépôts pyohémiques semblables à

(1) Le docteur James Finlayson a fait remarquer combien l'abcès hépatique peut conduire à la congestion et même à l'ulcération du côlon. (*Glasgow med. Journ.*, feb. 1873.)

(2) *Pathol. Transact.*, 1862, t. XIII, p. 120.

(3) *An Inquiry into the Statistics and Pathol. of Abcess of the Liver*. Trevandrum, 1854.

(4) *Op. cit.*, II, p. 12.

(5) *Op. cit.*

(6 Mac Lean, *op. cit.*, IV, p. 324.

ceux qu'on rencontre dans ce pays, bon nombre de cas d'abcès tropicaux sont indépendants d'une telle origine. On trouverait, je pense, peu de médecins dans l'Inde qui admettraient la validité de l'argument du docteur Moxon, à savoir qu'on trouverait une ulcération ou des cicatrices intestinales dans tous les cas d'abcès tropicaux du foie, si on examinait les intestins avec assez de soin (1).

4° L'anatomie pathologique vient, ce me semble, jeter encore quelque lumière sur l'étiologie de l'abcès hépatique. Les abcès du foie qu'on rencontre dans ce pays, et qui sont le résultat de la résorption qui s'opère sur une plaie ouverte, sont ordinairement, sinon toujours, petits mais nombreux. D'autre part, dans la plupart des cas d'abcès hépatiques observés dans les régions tropicales, il n'y a qu'un abcès, mais il prend de fortes dimensions; dans des cas exceptionnels, il y en a deux ou trois. Dans un cas que j'ai observé récemment, on retira, pendant la vie, par la ponction, 160 onces de pus. Les abcès du foie qui répondent à cette description sont presque inconnus dans ce climat et généralement dans les climats tempérés, sauf chez les individus qui ont été affectés de quelque traumatisme local du foie, ou qui ont fait une résidence dans les pays tropicaux, fait qui serait extraordinaire si leur cause était la même que celle qui donne lieu aux abcès multiples. Même quand on observe la dysenterie sous les climats tempérés, on ne la trouve pas associée à des abcès de cette nature. On sait, sur l'autorité du docteur Baly (2), que parmi plusieurs centaines de cas de dysenterie qui se sont présentés à la prison de Milbank, pas un ne s'est compliqué d'abcès hépatique. En Allemagne, Heubner assure que l'on constate parfois des abcès hépatiques après la dysenterie ; « ils sont toutefois multiples et d'origine embolique; » et il ajoute qu'il ne faut pas confondre ces abcès avec les abcès ordinaires des tropiques (3). Ces faits seuls suffisent pour montrer que les abcès tropicaux du foie sont indépendants de la dysenterie. Quant à expliquer

(1) *Pathol. Transact.*, 1873, XXIV, p. 116.

(2) « A propos de la relation étroite qui existe entre la dysenterie et l'inflammation suppurative du foie, on trouvera certainement remarquable que parmi les nombreuses centaines de cas de dysenterie qui se sont présentés à la prison de Milbank pendant ces sept dernières années, pas un n'ait été compliqué d'abcès hépatique. Les rapports médicaux de cet établissement, qui remontent jusqu'à l'année 1824, ne font même pas soupçonner que cette complication se soit jamais produite parmi les prisonniers. » Cependant, « dans cette dysenterie de la prison de Milbank, l'affection de la muqueuse, quant à son siége et à sa nature en même temps, a été identique à celle de la dysenterie observée dans l'Inde, à laquelle l'abcès hépatique est si fréquemment associé. » (*Gulstonian Lectures on Dysentery*, 1847.)

(3) Article DYSENTERIE, in Ziemssen's *Cyclop. of med.* Amer. ed. 1875, t. I, pp. 546, 556. Rokitanski également, dans ses autopsies de dysentériques, n'a jamais trouvé le foie manifestement malade; tandis qu'en France, Broussais, qui a rapporté 17 cas de mort par dysenterie, avec autopsie, ne signale qu'il ait rencontré un abcès du foie dans aucun de ces cas, bien que l'état de cet organe y soit fréquemment mentionné.

le volume considérable et l'unicité des abcès tropicaux par leur plus longue durée comparée à la marche rapide des abcès multiples qu'on rencontre dans la pyohémie (1), c'est mal envisager, ce me semble, l'histoire clinique de ces deux maladies ; dans les pays tropicaux, un énorme abcès peut se former en une quinzaine, mais dans ces régions aussi bien que sous les climats tempérés on trouvera des petit abcès multiples après une maladie qui a duré des mois.

C'est pour ces raisons que j'ai proposé de désigner le gros abcès solitaire si commun dans les pays chauds sous le nom d'*abcès tropical*, pour le distinguer de l'*abcès pyohémique*, qui est la forme communément observée dans ce pays.

Si je propose ces dénominations, je ne prétends pas pour cela que les petits abcès multiples soient inconnus dans les tropiques (2) ; mais, autant que j'ai pu m'en assurer, on ne rencontre jamais cette forme que liée à la dysenterie ou à quelque autre source de résorption purulente. Il ne faut pas oublier d'ailleurs qu'un seul large abcès, comme une hydatide suppurée du foie, par exemple, peut être une source d'infection et le point de départ de petits abcès secondaires. L'abcès tropical unique peut aussi coexister avec la dysenterie ; mais, étant donné le grand nombre de cas dans lesquels la dysenterie et l'abcès hépatique sont indépendants l'un de l'autre, il s'ensuit que lorsqu'ils coexistent, ils sont ou bien l'effet d'une cause commune qui, chez certaines personnes, produira chacune des maladies séparément, ou d'une concurrence de causes qui, individuellement, ne déterminent qu'une de ces maladies. Cette dernière vue est confirmée par ce fait que, dans les climats tempérés, un abcès volumineux ne se rencontre pas en connexion avec la dysenterie. En supposant, par exemple, ce qui est probablement la vérité, que la dysenterie résulte de l'absorption d'un poison qui pénètre dans l'organisme par l'air respiré ou par l'eau ingérée, et que l'hépatite puisse être déterminée par un refroidissement chez un individu dont le foie a été congestionné par une résidence dans un pays chaud, avec l'aide de l'intempérance, d'ingesta irritants et l'exposition à la malaria des fièvres tropicales (voir p. 135), on concevra aisément que dans un pays comme l'Inde, où toutes ces causes exercent si souvent leur action simultanément, on observe maintes fois des cas de dysenterie et d'hépatite réunies aussi bien qu'isolées.

(1) Moxon, *loc. cit.*

(2) Sur 300 cas d'abcès dans l'Inde réunis par Waring, le nombre des abcès n'est pas indiqué pour 12 cas. Sur les 288 restants, il n'y a eu qu'un abcès dans 177 cas, deux abcès dans 33, trois dans 11, quatre dans 17, cinq à dix dans 10 et plus de dix dans 40. (*An Inquiry into the Statistics and Pathology of some points connected with Abcess of the liver, as met with in the East Indias*. Trevandrum, 1854, p. 125.)

La distinction que j'ai établie tout à l'heure entre l'abcès pyohémique et l'abcès tropical est loin de n'avoir qu'un intérêt dogmatique : elle a une grande importance pour le pronostic et le traitement. L'abcès pyohémique est de beaucoup le plus sérieux et celui des deux qui entraîne le plus souvent la mort. Le danger réside dans l'empoisonnement du sang, et non dans la maladie locale, et il est bien rare, si même cela arrive, qu'on en guérisse. L'abcès tropical est une maladie locale dont on guérit assez souvent : l'abcès peut se vider de lui-même dans les poumons, l'estomac, l'intestin ou à l'extérieur, et permettre ainsi le rétablissement, terminaisons qui ne se présentent pas avec les abcès poyhémiques ; ou bien enfin, le chirurgien peut imiter un des modes de terminaison des abcès hépatiques en vidant l'abcès par une ouverture externe, pratique qui serait manifestement pis que sans utilité dans l'abcès pyohémique. Il s'ensuit donc qu'il y a quelque importance pratique à pouvoir distinguer pendant la vie l'abcès pyohémique de l'abcès tropical. J'ai exposé précédemment les caractères du premier : il me reste à vous parler du dernier.

Symptômes. A. *Dans la première période de la maladie*, les principaux phénomènes pathologiques qu'on observe sont ceux de la congestion hépatique, déjà décrits (voy. p. 134). Il y a des frissons suivis de fièvre, souvent d'un type rémittent, accompagnés de douleur et de sensibilité, ou plus fréquemment d'une sensation de pesanteur, de plénitude ou de malaise dans la région du foie et parfois de douleur dans l'épaule droite ; il y a de la gêne dans les mouvements respiratoires des côtes droites, une toux sèche, l'aire de la matité hépatique est uniformément augmentée et il y a un peu d'ictère. L'augmentation de volume, cependant, est moindre, en somme, et l'ictère plus rare que dans la congestion du foie résultant d'une affection cardiaque ou pulmonaire. Cela est dû à cette circonstance que les branches des veines porte et hépatique, qui sont gorgées dans le dernier cas, sont beaucoup plus volumineuses que celles de l'artère hépatique où siége principalement la congestion qui précède la formation de l'abcès. Mais dans bien des cas, il n'y a pas de signes locaux indiquant que le foie soit intéressé, et en réalité les seuls symptômes qu'on observe peuvent être ceux d'une fièvre intermittente ou rémittente, qu'on peut penser être paludéenne.

B. *Lorsque l'inflammation va jusqu'à la suppuration*, ce qui, à moins qu'elle ne se termine préalablement par résolution, arrive au bout de huit à douze jours, les symptômes sont comme suit :

1° Le volume du foie est augmenté, mais non plus uniformément. La limite normale de la matité hépatique est modifiée, et on constate une saillie en haut, en bas, en avant ou en dehors, suivant la direction que prend l'abcès dans chaque cas (voy. fig. 22, p. 198). Souvent il y a voussure des côtes, avec effacement des espaces intercostaux, ou bien il y a une saillie à l'épigastre, ou dans l'hypochondre droit, comme cela se présente dans les tumeurs hydatides.

2° Cette voussure ou tumeur est tendue, arrondie, lisse et exempte de toute inégalité. Toutefois dans la période avancée de cas exceptionnels, le bord du foie peut présenter des nodosités par suite du développement à sa surface de petits abcès pyohémiques secondaires.

3° On constate généralement de la fluctuation dans la tumeur, et elle y est plus ou moins distincte suivant la distance qui sépare l'abcès de la surface. Cependant la sensation de vibration qu'on peut souvent percevoir en percutant une tumeur hydatique (voy. p. 55), ne peut pas être obtenue sur un abcès à cause de la plus grande épaisseur de son contenu. Un autre caractère distinctif de l'abcès tropical, c'est que la fluctuation y est parfois entourée d'un cercle d'induration.

Mais bien que l'abcès tropical soit une cause d'augmentation de volume du foie, un abcès assez considérable, s'il est profondément situé, pourra ne donner lieu, en apparence, à aucune fluctuation, voussure, ou même augmentation de volume. C'est là un fait que je ne saurais trop fortement fixer dans votre mémoire.

4° La douleur et la sensibilité manquent souvent. Lorsqu'elle existe, la douleur est sourde, pesante, et n'a pas ce caractère aigu qu'on observe tout d'abord et si fréquemment dans les abcès pyohémiques. Cela tient à ce que cet abcès est ordinairement, dès le début, à l'intérieur du foie. La douleur ne devient aiguë, comme celle de la pleurésie, et la sensibilité vive, que lorsque la matière se rapproche de la surface du foie et détermine de la périhépatite ou presse sur les téguments. Aussi cette douleur aiguë marque souvent la dernière phase, plutôt que le début, de ce processus morbide. Quelques cas sont remarquablement latents, pour ce qui concerne la douleur, pendant toute leur durée ; tandis que dans d'autres, il ne se produit de la douleur que lorsque le malade fait une longue inspiration et qu'en même temps on exerce une pression au-dessous du rebord costal ou sur l'extrémité inférieure du sternum. Il n'est pas rare de constater une douleur sympathique dans l'épaule droite, surtout lorsque l'abcès est situé sur la surface convexe du lobe droit ; mais dans la plupart des cas elle manque. La présence de la douleur augmentera évidemment l'importance des autres symptômes, bien que son absence ne la diminuât pas.

5° L'ascite, l'œdème des extrémités, le développement des veines superficielles de l'abdomen et les hémorrhoïdes, ne sont pas des caractères distinctifs des abcès tropicaux, pas plus que de l'hydatide du foie. Leur présence dans certains cas rares est purement accidentelle et due à la compression exercée par la tumeur sur le tronc de la veine porte ou de la veine cave inférieure. Quelquefois on trouve du liquide dans le péritoine, ce qui est l'effet d'une péritonite.

6° On constate rarement une augmentation du volume de la rate dans les abcès tropicaux.

7° L'ictère est un symptôme plus rare dans l'abcès tropical que dans l'abcès pyohémique. On peut même dire qu'il est tout à fait exceptionnel, si l'on ne tient pas compte de cette légère teinte ictérique qu'on observe dans la première période de la maladie. Morehead n'a noté l'ictère que 5 fois sur plus de 120 cas (1). Lorsqu'il survient, il a, la plupart du temps, une origine mécanique et est dû à la concomitance du catarrhe des voies biliaires ou à la compression directe des gros conduits par l'abcès.

8° Les symptômes constitutionnels sont importants en ce qu'ils servent à distinguer l'abcès tropical de la tumeur hydatique, et aussi par ce fait qu'en l'absence de signes locaux, ce n'est que sur eux qu'on peut baser le diagnostic. Quand la suppuration s'est établie, on constate surtout une émaciation progressive et de la fièvre hectique. Si la fréquence du pouls est augmentée, elle n'est pas très-marquée; mais (à moins que l'abcès ne se soit enkysté et ne reste stationnaire), il y a presque toujours une élévation de température assez notable à quelque moment de la journée. Les frissons et les sueurs nocturnes sont moins accusés que dans les abcès pyohémiques. La langue se couvre d'un enduit grisâtre ou jaunâtre, et dans la période avancée, elle peut être extraordinairement sèche, rouge et couverte d'aphthes. La perte de l'appétit est un symptôme assez ordinaire, mais qui est loin d'être invariable. Les vomissements opiniâtres existent dans beaucoup de cas (2) et doivent toujours, dans une région tropicale, faire soupçonner un abcès du foie. On l'observera surtout quand l'abcès est sur le point de se vider dans l'estomac ou le duodénum, et l'épuisement de l'organisme qui en résulte peut être la cause immédiate de la mort. Dans quelques cas, il y a de la diarrhée ou même de la dysenterie. L'urine est chargée d'urates ou d'acide urique et contient beaucoup de pigment; l'urée est considérablement augmentée, mais lorsque le tissu hépatique a été en grande partie détruit, l'urée peut manquer (3). Une albuminurie temporaire, souvent très-marquée,

(1) *Resear. on Diseases in India*, 2e édit. 1860, p. 373.

(2) Voir docteur W. C. Mac Lean et Sir Joseph Fayrer, *British medical Journal*, 1874, t. II, 138, 401.

(3) Le docteur Brouardel dans ses remarquables recherches sur l'*Urée et le Foie* (*Archiv. de Physiol.*, 1876, p. 554 et Dubain, *Thèses de Paris*, 1876, n° 110, p. 23), a constaté une diminution très-notable dans la quantité d'urée excrétée chez une malade de son service affectée d'hépatite suppurée. Toutefois il pourrait y avoir à faire quelques réserves sur ce cas : mais je ne les exposerai que quand cette question sera traitée plus directement, c'est-à-dire dans la XIVe leçon. (N. D. T.)

n'est pas rare. Très-souvent, il y a une sorte de toux sèche, et la respiration est accélérée, surtout quand l'abcès est sur le point de perforer le diaphragme, et alors aussi on peut entendre un bruit de frottement à la base du poumon droit.

Toutefois, il importe de se rappeler qu'un abcès tropical du foie peut être tellement latent qu'il ne se révèle ni par des signes locaux, ni par des symptômes constitutionnels. Plus d'une fois les seuls symptômes constatés sont de l'affaiblissement et une fièvre paroxystique qu'on peut croire d'origine tellurique, mais dont on soupçonne la nature réelle quand on voit qu'elle résiste à de fortes doses de quinine. Dans quelques cas, comme nous aurons occasion de le voir bientôt, il n'y a même pas de fièvre.

9° La durée de l'abcès tropical a une certaine importance au point de vue du diagnostic. Quoiqu'il puisse se terminer par la mort ou se frayer une issue dans quelque direction, dans l'espace de trois semaines à partir de l'apparition des symptômes, cependant la marche de la maladie est en somme moins rapide que celle de l'abcès pyohémique. Très-souvent il persiste deux, trois et même six mois, et il n'est pas rare de voir un petit abcès tropical avec des parois épaisses organisées rester des mois et des années à l'état stationnaire, pour grossir et se rompre ensuite. C'est ainsi qu'on peut s'expliquer quelques cas observés dans notre pays, où de vastes abcès se sont formés chez certaines personnes plusieurs années après leur retour de l'Inde; tandis que d'autres sont peut-être ce que Sir James Pajet appellerait des abcès résidueux (1), c'est-à-dire des abcès formés dans ou autour des résidus d'une inflammation antérieure.

10° Les circonstances dans lesquelles survient l'abcès tropical peuvent parfois aider beaucoup le diagnostic :

a. Sa fréquence dans certaines régions des tropiques, et particulièrement dans l'Inde et la Chine, et son extrême rareté dans les climats tempérés, sauf chez les personnes qui ont été dans les pays chauds. Dans les Indes occidentales, chose assez curieuse, il est relativement rare.

b. On le rencontre surtout entre vingt et quarante-cinq ans.

c. Il est très-commun chez les personnes d'habitudes indolentes et qui ont été gros mangeurs ou qui ont abusé de l'alcool. Sur 40 cas dans lesquels Waring a noté les habitudes, 67,5 pour cent étaient marqués par l'intempérance.

d. La concomitance de la dysenterie.

11° Les maladies qu'on peut le plus aisément confondre avec l'abcès

(1) On Residual Abcesses, *Saint-Barthol. Hosp. Reports*, 1869, V, 73. (Ce mémoire a été compris dans les *Leçons de Clinique chirurg.* trad. par Petit, p. 395, 1877.)

tropical, sont la tumeur hydatique, l'engorgement inflammatoire de la vésicule biliaire, les abcès pyohémiques et l'abcès des parois abdominales (voy. p. 13).

a. L'hydatide du foie est la tumeur qu'on peut le plus facilement prendre pour un abcès. Dans les deux cas, il peut y avoir une saillie à la surface du contour général de l'organe, avec fluctuation et parfois voussure des côtes, ou tumeur semi-globulaire à l'épigastre. On distinguera l'abcès tropical de l'hydatide surtout par la présence de la douleur, par sa marche plus rapide, par ses symptômes constitutionnels et par les circonstances sous l'influence desquelles il survient. Il ne faut pas perdre de vue cependant qu'une hydatide peut suppurer ou se convertir en un abcès. Tout au plus peut-on commettre, en pareil cas, une erreur de diagnostic si le malade, comme cela arrive souvent, a ignoré l'existence de sa tumeur hydatique avant l'invasion des symptômes aigus qu'a provoqués son inflammation. Une ponction exploratrice lèvera généralement tous les doutes, tandis que le traitement est le même dans les deux cas.

b. Les circonstances dans lesquelles une augmentation de volume de la vésicule peut simuler un abcès hépatique, et les caractères au moyen desquels on le reconnaîtra seront examinés dans une prochaine leçon. Je ferai cependant remarquer ici qu'un abcès volumineux en connexion avec le foie, constaté chez une personne qui n'a jamais quitté ce pays, est dans la plupart des cas ou bien une hydatide suppurée ou une inflammation de la vésicule.

c. Les symptômes généraux de l'abcès tropical et de l'abcès pyohémique peuvent être identiques. Pour les distinguer, il faut se guider principalement sur la forme de la tumeur, les circonstances dans lesquelles la maladie est survenue (voy. pp. 172 et 191), et la plus grande tendance qu'a l'abcès pyohémique à produire l'ictère et les symptômes de l'empoisonnement du sang.

Traitement. — A. *Avant la suppuration.* Jusqu'à une époque relativement récente, les deux moyens employés ordinairement contre l'abcès tropical étaient la saignée générale et le mercure. Pour ce qui est de la saignée, il n'est pas douteux que si l'on a affaire à des Européens pléthoriques, mais récemment arrivés dans les pays tropicaux, et chez lesquels la maladie se présente souvent sous sa forme aiguë, avec un pouls plein et fort et une température élevée, elle allége fréquemment les douleurs et abat la fièvre ; mais il n'est pas prouvé qu'elle prévienne la suppuration, quelques-uns même prétendent qu'elle l'avance : tous ses bons effets seront d'ailleurs aussi bien obtenus à l'aide de quelques sangsues appliquées sur la région du foie ou à l'anus. On peut en dire autant du mercure. Poussé jusqu'à la salivation, il aurait plutôt pour effet de favoriser la suppuration que de l'empêcher, et il augmentera certainement la disposition à la cachexie miasmatique et à l'anémie : on ne doit donc pas l'employer, sauf comme purgatif. Les règles pour le traitement de la première période de l'hépatite tropicale sont les mêmes que celles développées dans la leçon précédente pour la congestion du foie (p. 138) ; les médicaments sur lesquels on pourra le plus compter sont le chlorure d'ammonium et l'ipécacuanha à hautes doses. La disposition à la diarrhée ou à la dysenterie exige qu'on soit plus réservé sur l'emploi des purgatifs que dans les congestions hépatiques ordinaires de ce pays.

B. *Après la suppuration.* — Dans l'abcès tropical du foie, non-seulement on peut espérer prévenir la suppuration par un traitement approprié, mais même après qu'elle s'est établie, le cas est loin d'être nécessairement fatal comme quand il s'agit d'un abcès pyohémique. Toutefois le traitement qui convenait à la période antérieure à la suppuration n'est plus applicable quand celle-ci est établie.

1° On peut encore faire des fomentations chaudes et appliquer des cataplasmes sur la région du foie, et s'il survient quelque douleur aiguë, bien que cela indique généralement une période avancée de la maladie, quelques sangsues souvent soulageront.

2° On doit soutenir les forces du malade par des acides minéraux et des toniques végétaux, et en particulier par l'acide sulfurique ou nitrique et la quinine.

3° L'opium est, dans la plupart des cas, nécessaire pour calmer la douleur, procurer du sommeil ou adoucir la fatigue de la toux.

4° Il n'est plus utile de recourir aux purgatifs. S'il y a de la constipation, on donnera de temps à autre un léger laxatif; mais le plus ordinairement il y a diarrhée ou dysenterie, ce qui nécessite l'emploi des astringents végétaux et minéraux avec des lavements ou des suppositoires opiacés.

5° Le régime devra être plus tonique que celui permis pendant la période de congestion; et si la circulation est languissante, il sera utile de prescrire un peu de vin ou d'eau-de-vie.

6° Dans les abcès multiples, qui doivent être regardés comme une manifestation locale d'une maladie générale, il est clair qu'on ne retirera aucun bien de l'intervention chirurgicale : mais si l'on n'a affaire qu'à un seul abcès volumineux, les symptômes généraux étant ici le résultat de la maladie locale, il peut parfaitement y avoir utilité à évacuer le pus. Il n'y a pas de doute qu'un vaste abcès du foie peut s'enkyster et se rétracter, et arriver à ce qu'on appelle la guérison spontanée, indépendamment de la rupture; mais le fait est si rare qu'on ne saurait faire fond là-dessus. Un autre mode de terminaison favorable, c'est l'évacuation spontanée de l'abcès par les bronches, par l'intestin, ou en dehors à travers la paroi abdominale; mais ces modes de terminaison ont leurs inconvénients et il arrive souvent que le malade succombe à l'épuisement occasionné par la fièvre, la pneumonie ou la diarrhée, pour ne rien dire de la menace continuelle de mort qu'ils tiennent suspendue par la possibilité de la rupture de l'abcès dans le péricarde, la plèvre ou le péritoine. Dans une forte proportion de cas, cependant, le malade meurt pendant que l'abcès est encore dans le foie (1). Dans ces conditions, l'avantage qu'il y a à hâter l'évacuation du pus ressort de lui-même.

Vous trouverez néanmoins que l'opinion des médecins est divisée sur cette question importante. Le docteur Budd, dans son éminent ouvrage sur les *Maladies du foie*, regarde les dangers de l'opération si nombreux et si grands, qu'il vaut mieux ne pas intervenir et laisser l'abcès s'ouvrir de lui-même (2). Quelques auteurs, comme Frerichs (3) et Morehead (4), conseillent d'ouvrir l'abcès seulement dans certains cas; tandis que d'autres, tels que le docteur Murray, ancien inspecteur général des hôpitaux au Bengale, le docteur Cameron, et sir Ranald Martin (6), sont d'avis « que si l'on a des raisons valables pour croire qu'il existe un abcès du foie, il n'y a pas un jour à perdre pour l'évacuer par la ponction, et qu'on est justifié, en même temps que c'est une question de sécurité, à s'efforcer de l'atteindre avec un trocart quand il est profondément situé, tout en évitant la vésicule et les grosses veines (7). » Le docteur Cameron va même si loin qu'il recommande d'explorer le foie avec un trocart toutes les fois qu'on soupçonne l'existence d'un abcès, bien qu'elle ne soit pas certaine, et il a publié des cas où on ne trouva pas de pus et où cependant l'état du malade s'améliora au lieu de s'aggraver consécutivement à l'exploration. Au milieu d'opinions aussi contradictoires, il n'y a d'autre moyen de se former un jugement qu'à peser d'un côté les dangers de l'opération, et de l'autre ceux de la non-intervention.

Les objections principales qui s'élèvent contre l'opération sont les suivantes :

a. Le pus peut fuser dans le péritoine et déterminer une péritonite

(1) Sur 300 cas de mort par abcès hépatique réunis par M. Waring, au moment de la mort l'abcès n'avait pas dépassé les limites du foie dans 169 cas; dans 48, il fut ouvert par l'opération; dans 42, il s'est ouvert spontanément dans le poumon droit ou la cavité thoracique; 15 fois dans le péritoine, 8 dans l'estomac ou le côlon, 3 dans la veine hépatique, etc. (*Op. cit.*)

(2) *Op. cit.*, 3e édit., 1857, p. 124.

(3) *Op. cit.*, p. 397.

(4) *Res. on Diseases in India*, 2e édit., 1860, p. 410.

(5) *The Lancet*, 6 et 13 juin, et 8 août 1863.

(6) *The Lancet*, 20 et 27 août 1864.

(7) Cameron, *the Lancet*, 6 juin 1863, p. 931.

mortelle. Dans la plupart des cas cependant, lorsque l'abcès est rapproché de la surface, il pourrait y avoir des adhérences qui empêcheraient l'entrée du pus dans le péritoine. Morehead dit que l'absence d'adhérences est tout à fait exceptionnelle (3 fois sur 76 cas de mort). De plus, si on le désire, il est toujours possible de provoquer des adhérences.

b. L'air pénétrera dans l'abcès et y rallumera l'inflammation, d'où pyohémie. C'est là évidemment une source de danger; mais il est tout aussi bien à craindre si l'abcès s'ouvre spontanément dans l'intestin, dans une bronche ou extérieurement. En outre, on peut dans une grande mesure le prévenir par l'emploi des antiseptiques.

c. La lésion déterminée par la ponction peut produire une hémorrhagie et allumer une inflammation dans le tissu hépatique. Autant que j'ai pu m'en convaincre, cette objection est fondée sur des considérations théoriques plutôt que sur l'observation actuelle. J'ai eu plusieurs fois l'occasion de confirmer l'opinion exprimée par le docteur Cameron, savoir qu'on peut plonger un trocart capillaire dans le foie sans aucun mauvais résultat et sans même qu'on puisse découvrir trace de ponction quand la mort survient peu de temps après (voir observation LXXXII).

d. L'opération peut hâter la terminaison fatale par la gangrène des tissus autour de la plaie qui pénètre dans le foie (1). Cet accident a été observé principalement quand l'ouverture a été faite dans un espace intercostal, et il survient aussi bien, comme Morehead l'a montré, quand l'ouverture se produit spontanément ou quand elle est pratiquée artificiellement (2). La gangrène est très-probablement liée à la carie ou à la nécrose des côtes qui existe presque toujours dans ces cas et qui probablement ne se présenterait pas si l'abcès était ouvert avant que les côtes ne fussent intéressées. On pourrait encore éviter ce danger en pratiquant l'ouverture au-dessous des côtes et en employant les antiseptiques.

Voici maintenant les principaux dangers de la non-intervention.

a. L'abcès devient de jour en jour plus considérable, une portion de plus en plus grande de tissu hépatique est détruite, et finalement la glande peut être réduite à un simple sac contenant du pus pendant que les autres organes sont comprimés et que les côtes sont érodées.

b. Le malade peut mourir subitement par rupture de l'abcès dans le péricarde, le péritoine ou la plèvre. J'ai vu, il n'y a pas longtemps, un malade avec un abcès du foie commençant à faire saillie à l'épigastre. Je proposai la paracentèse; mais comme on ne considérait pas le cas comme urgent, l'opération fut remise. Deux jours après, le malade mourut tout à fait subitement. L'abcès, au lieu de s'ouvrir dans le côlon, avait fusé dans le péritoine.

(1) Mac Lean, *the Lancet*, 1863, 18 juillet.
(2) *Op. cit.*, p. 410.

c. La majorité des individus atteints d'abcès du foie meurent d'épuisement par suite de la fièvre hectique ou de la diarrhée, soit pendant que l'abcès est encore dans le foie, soit après qu'il s'est rompu.

On a invoqué la statistique pour prouver l'inutilité de l'intervention chirurgicale. Sur 81 des cas réunis par M. Waring où l'abcès fut ouvert, 15 seulement (ou 18,5 0/0) guérirent, et 8 sur les 24 cas de Morehead, c'est-à-dire 1/3. Mais dans bon nombre de ces cas la mort fut causée, non par l'opération, mais probablement parce qu'on l'avait trop différée, ou à la négligence des précautions convenables; sans compter que plusieurs des cas de Waring portaient sur des abcès multiples pour lesquels l'opération n'était évidemment pas indiquée. D'un autre côté, sur les 203 cas réunis par Rouis, où l'abcès ne fut pas ouvert, 162 ou 80 0/0 moururent (1).

Après avoir donc pesé rigoureusement les dangers de l'opération d'un côté et les dangers de l'expectation de l'autre, je n'hésite pas à vous recommander d'évacuer le pus, avec les précautions convenables, dans un grand nombre de cas d'abcès tropical du foie. L'opération ne peut pas être exempte de dangers; mais compter dans ces cas sur la nature, comme on dit, c'est compter sur la mort. Voici d'ailleurs quelques règles qui pourront vous guider pour prendre une détermination :

a. Dans tous les cas où il y a une tumeur fluctuante visible, opérez tout de suite.

b. Dans les cas où existent les symptômes d'abcès du foie, avec une tumeur distincte dépassant le contour normal du foie, ou produisant une voussure des côtes, quoiqu'il n'y ait pas de fluctuation, il sera bon d'opérer.

c. Lorsque les symptômes d'abcès coexistent avec une augmentation uniforme du volume du foie, mais sans tumeur ou voussure distincte, s'il y a de l'œdème local, ou effacement d'un espace intercostal, ou douleur localisée en un endroit lorsqu'on y exerce de la pression ou lorsque le malade fait une large inspiration, il sera bon également d'opérer.

d. S'il n'y a pas de signes locaux d'abcès, mais si les symptômes constitutionnels ne laissent que peu de doute sur son existence, et s'ils sont graves, on fera bien de pratiquer une ou plusieurs ponctions exploratrices avec l'aspirateur (voir obs. LXXXII). Même si on n'atteint pas l'abcès, la soustraction d'une petite quantité de sang du foie amène parfois un grand soulagement.

e. Lorsque par suite de la présence de l'ictère ou autres symptômes, on a tout lieu de craindre que les abcès soient nombreux, il vaudra mieux s'abstenir de toute opération.

Quand on est décidé à opérer, voici comment on peut procéder :

(1) Frerichs, *op. cit.*, p. 387.

a. S'il y a une saillie distincte, avec rougeur inflammatoire de la peau, et si l'abcès est petit, on peut ouvrir avec le bistouri.

b. Dans d'autres circonstances, un petit trocart est préférable, et il faut l'introduire partout où il y a la plus légère plénitude, de l'œdème superficiel ou de la sensibilité.

c. Quand l'abcès est petit, ne contenant pas plus de dix à douze onces, on peut l'évacuer complétement et y maintenir pendant quelques jours un tube à drainage. Après l'ablation du tube, on lui substitue une simple compresse imbibée d'huile phéniquée.

d. Dans tous les cas où l'on pratique une ouverture à l'extérieur, on doit employer très-rigoureusement les moyens antiseptiques recommandés par le professeur Lister, et lorsque l'abcès est très-volumineux, on hâtera souvent la guérison en pratiquant une contre-ouverture et en faisant passer un tube à drainage à travers les deux ouvertures.

e. Si l'abcès est très-volumineux, il vaudra mieux l'évacuer par portions successives, à de courts intervalles, en ayant bien soin d'éviter chaque fois la pénétration de l'air; but pour lequel la seringue de Bowditch ou l'aspirateur de Dieulafoy sont très-bien adaptés (1).

f. Dans les cas exceptionnels où il n'existe pas d'adhérences, il sera prudent d'en provoquer la formation par l'application locale de potasse caustique avant de pratiquer la ponction; mais si on ponctionne dans un espace intercostal, cette précaution n'est pas nécessaire.

Le premier des cas suivants est un excellent exemple d'abcès tropical du foie indépendant de la dysenterie, bien que, après la formation du pus, la diarrhée ait été un des principaux symptômes. Il est à regretter que l'abcès n'ait pas été ponctionné; mais, il y a vingt-trois ans, on pratiquait rarement cette opération.

OBS. LXXIV. — *Abcès tropical du foie. — Pas d'ulcération intestinale dysentérique.*

H. C., âgé de trente-trois ans, soldat au 2e fusiliers européens du Bengale, entra dans mon service à l'hôpital militaire de Promé, le 12 novembre 1853. Habitudes très-déréglées, plusieurs attaques antérieures de fièvre et de congestion du foie; peu de temps avant son entrée, il a été exposé presque continuellement pendant trois semaines à l'humidité sur le pont des steamers, pendant le trajet de Calcutta à Rangoon et depuis Rangoon sur le Irrawaddi jusqu'à Promé. Il n'a jamais eu de dysenterie. Il a commencé à avoir la fièvre et à se plaindre de douleur dans le côté droit, pendant la première semaine d'octobre, pendant le trajet de Calcutta. Mais son état ne l'empêcha pas de rester

(1) Je renvoie le lecteur à un cas intéressant rapporté par le professeur Mac Lean, C. B., où la guérison fut obtenue après l'évacuation de 108 onces de pus à l'aide de l'aspirateur. (*The Lancet*, 1873, t. II, 39.)

sa tâche jusque peu de jours avant son entrée, où la douleur du côté empira sérieusement.

A son entrée, le pouls est à 112; la peau est chaude. Vive douleur dans la région du foie, s'étendant jusqu'à l'épaule, et augmentant pendant la toux ou une longue inspiration; grande sensibilité à la pression sur l'épigastre et au-dessous des côtes droites. La matité hépatique mesure six pouces sur la ligne mammaire droite. En arrière et en haut, les limites de la matité hépatique sont normales et l'augmentation de volume paraît ne porter que sur le bord inférieur. Pas de fluctuation, pas d'ictère ni d'ascite; mais le mouvement des côtes pendant la respiration est moins marqué à droite qu'à gauche, et la toux est fréquente. Langue humide, épaisse et blanche; souvent des vomissements. Un jour ou deux avant l'admission, il y avait eu un peu de relâchement, mais en ce moment il y a de la constipation; un peu d'ardeur dans le canal pendant la miction; urine fortement colorée, densité 1027, pas d'albumine, mais dépôts d'acide urique.

On applique des ventouses scarifiées sur la région du foie, de façon à retirer 8 onces de sang, et pendant la première semaine de son admission, on lui administre du calomel et de l'opium, et plus tard de l'acide nitro-chlorhydrique, de la quinine, des opiacés et du vin.

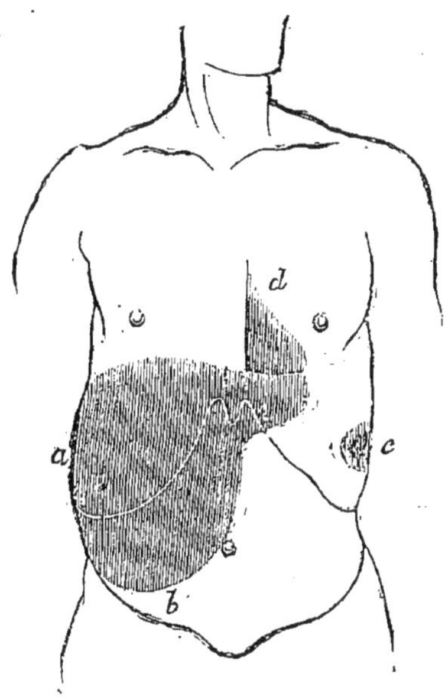

La figure 22 montre l'étendue de la matité hépatique et la voussure des côtes chez H. C. le 2 décembre 1853.

Le 18 novembre survient de la diarrhée, avec sueurs profuses la nuit, mais pas de frissons. Les vomissements continuent. La langue devient nette, très-rouge et présente des fissures profondes. La toux ainsi que les brûlements pendant la miction ont cessé, mais les vomissements et la diarrhée ont persisté malgré les médicaments. Le 20 novembre, la langue est sèche et brune; émaciation considérable, mais relativement cessation des douleurs jusqu'au 26, où survient une douleur aiguë, traversant la région du foie et s'étendant jusqu'à l'épaule droite. Le lendemain, cette crise avait cessé, et après cela il n'y eut plus que quelques évacuations par le haut et par le bas, mais les symptômes furent surtout ceux de la fièvre hectique avec prostration croissante jusqu'au 1er décembre. On remarqua alors au-dessous des côtes droites, un peu à droite de la ligne mammaire, une voussure distincte, unie, arrondie, avec une fluctuation obscure au centre. La matité hépatique sur la ligne mammaire droite est maintenant de huit pouces, l'augmentation portant sur l'extension en bas de l'aire de la matité. Il y a aussi une voussure considérable des dernières côtes droites. Le malade n'éprouve plus de souffrance, les évacuations ont cessé; mais les joues se creusent, présentent une rougeur hectique; la fièvre et les sueurs nocturnes persistent, la langue est sèche et brune et les dents sont fuligineuses. Le 8 décembre, la prostration est extrême; le lendemain délire, et à 9 heures 30 du soir, le malade succombe.

A l'autopsie, dix heures après la mort, on trouve un énorme abcès dans le lobe droit du foie, contenant 4 litres et demi de pus teinté de rouge et composé de corpuscules de pus avec des globules huileux et des cellules hépatiques en voie de désorganisation. Les parois de l'abcès étaient constituées par le tissu hépatique tapissé de produits inflammatoires; ces parois étaient très-amincies en deux endroits, l'un situé au-dessous du rebord costal et correspondant à la tumeur observée pendant la vie, et l'autre en arrière près la scissure médiane. L'estomac et l'intestin ne présentaient aucune trace de cicatrice ou d'ulcération récente. La rate, les poumons et le cœur sont normaux. Anciennes adhérences entre les surfaces opposées de la plèvre gauche; les cavités du cœur, surtout à droite, contenaient une grande quantité de fibrine décolorée.

L'observation LXXV est un autre exemple d'abcès tropical indépendant de la dysenterie. La mort fut causée par l'apparition de la pyohémie et d'abcès secondaires sur l'ouverture. Les bons effets qui suivirent immédiatement l'opération font regretter qu'on n'ait pas évacué le pus par portions successives avec un trocart capillaire et qu'on n'ait pas mis en pratique plus complétement la méthode antiseptique.

OBS. LXXV. — *Abcès tropical du foie indépendant de la dysenterie. — Large ouverture. — Abcès secondaires et diarrhée. — Mort par épuisement.*

Foogeek Kitche, âgé de trente-neuf ans, jongleur japonais, fut admis à l'hôpital Middlesex le 5 janvier 1871. Il a quitté le Japon 16 mois auparavant pour aller à Madras, où il resta un mois et but beaucoup de genièvre. Il n'a jamais eu de dysenterie et a toujours joui d'une bonne santé jusque trois mois après son débarquement en Angleterre, en juillet 1870. Il commença alors à se plaindre de faiblesse, perte de l'appétit, transpirations nocturnes, et parfois douleur dans le côté droit, et depuis lors amaigrissement progressif. Un mois avant son entrée à l'hôpital, il fut obligé de cesser son travail; il remarqua alors pour la première fois un gonflement au-dessous des côtes droites qui augmenta rapidement.

A son entrée, il était émacié et se plaignait de douleur et de gonflement dans le côté droit. A l'épigastre et dans l'hypochondre droit on constate une tumeur faisant saillie à la surface du foie et du volume d'une noix de coco. Cette tumeur produisait une légère inversion des dernières côtes, donnait de la matité à la percussion, était lisse, très-élastique, mais sans présenter de vibration, et n'était que très-peu sensible même en la manipulant librement. La matité hépatique sur la ligne mammaire droite, comprenant la tumeur, est de

5 pouces 1/2. En arrière, le foie ne dépasse pas sa limite normale. La langue est humide et chargée, l'appétit modéré; pas d'envie de vomir; soif vive, pas d'ictère, fonctions intestinales régulières. Pouls à 80; cœur et poumons à l'état normal. Température 38°,47; les transpirations nocturnes persistent, urine à 1030, chargée d'urates, mais sans albumine. On prescrit de la quinine et de l'acide nitrique.

9 janvier. L'affaiblissement est plus marqué, ainsi que la douleur ressentie dans la tumeur; cette dernière a grossi. Il faut de la morphine pour amener le sommeil. Pas de frissons, mais toujours d'abondantes transpirations la nuit. Le pouls a varié de 68 à 84, et la température de 37°,22 le matin à 39°,44 le soir. Après une ponction exploratrice préparatoire, on enfonce un gros trocart dans la tumeur, et on en fait sortir 30 onces de pus épais teinté de rouge. On lave la cavité avec la solution de chlorure de zinc (64 centig. par once), et on laisse la canule à demeure, recouverte d'un linge imbibé d'huile phéniquée et d'étoupes cardées.

13 janvier. L'opération a produit un grand soulagement. Le malade a pu dormir sans morphine et la température est devenue normale le soir aussi bien que le matin. La nuit dernière cependant les transpirations ont reparu, et aujourd'hui le pouls est à 96 et la température à 37°,9. Écoulement de matière très-modéré; en retirant la canule, il s'échappe 10 onces de pus non fétide. On lave de nouveau la cavité avec une solution de chlorure de zinc et on substitue à la canule un tube élastique.

20 janvier. Pendant la dernière semaine, le malade, quoique faible, s'est senti beaucoup mieux. L'évacuation continue à se faire librement par l'ouverture. Le pouls a varié entre 60 et 84, et la température n'a jamais été au-dessus de la normale. L'appétit a été excellent; le malade a mangé de la viande, des œufs et bu du porter. Aujourd'hui, l'écoulement est pour la première fois un peu fétide et le malade ne se sent pas tout à fait aussi bien. On supprime le porter et on recommande de laver la cavité tous les jours avec une solution faible d'acide phénique.

27 janvier. Le malade est plus faible, mais l'appétit a continué à être bon; pas de frisson, très-peu de transpiration. L'écoulement se fait toujours librement et n'est pas fétide. La température a été normale, sauf pendant quelques heures, le 21 janvier, où elle s'est élevée à 38°,33; le 23 janvier, quatre selles relâchées, et depuis le 24 apparition d'une toux assez gênante. Hier soir, pendant qu'on commençait à laver la cavité, le malade a été pris d'une vive douleur dans la région du foie et de sueur profuse durant l'espace d'une heure; il n'est sorti de la cavité qu'un peu de matière rougeâtre, mais ce matin l'écoulement se fait librement et la matière est fortement teintée de bile. Pouls à 64, température 36°. On enlève le tube de caoutchouc et on introduit dans l'ouverture un linge trempé dans de l'huile phéniquée.

1er février. Très-peu d'écoulement par la plaie; le 29 janvier, il était fétide, mais aujourd'hui il est plus abondant. Le malade se plaint de temps en temps d'une douleur assez intense dans la région du foie; les transpirations nocturnes ont reparu. Pas de frissons. La température a été normale jusqu'aujourd'hui où elle atteint 38°,3. Le ventre est relâché, et le malade continue à maigrir.

Le malade s'est affaibli rapidement. Les sueurs nocturnes et la diarrhée ont résisté au traitement. La température a varié de 37°,2 à 39°,3 ; mais on n'a jamais constaté de frissons, et le pouls s'est maintenu à 120. Pas d'albumine dans l'urine. Mort le 4 février.

Autopsie. — Le lobe droit du foie était fixé à l'abdomen par des adhérences molles sur une étendue d'environ 3 pouces et demi de diamètre et plus solidement fixé au diaphragme au-dessus et en arrière du point où l'abcès était rapproché de la surface extérieure; mais la plus grande partie de la surface du foie ne présentait pas trace d'inflammation ancienne ou récente. La poche de l'abcès était manifestement rétractée, car elle n'aurait pas tenu plus de 16 onces de liquide. Ses parois étaient très-épaisses et composées d'une couche fibreuse externe, très-solide, de quelques lignes d'épaisseur, et d'une couche interne de matière plus molle, criblée de trous. Dans ce qui restait de tissu hépatique se trouvaient quelques abcès, du volume d'une cerise à celui d'une noix, sans parois épaisses et évidemment de formation tout à fait récente. La base du poumon droit était collée au diaphragme par une couche de lymphe peu résistante, et la plèvre droite contenait environ une once de liquide floconneux. La rate était saine, les reins congestionnés; le gros intestin ne présentait pas trace de cicatrices, d'épaississement ou autre signe de dysenterie ancienne; mais dans le cæcum et le côlon ascendant, la muqueuse était très-injectée et les replis étaient couverts de larges plaques d'exsudation granuleuse; on en trouvait deux également dans l'iléon, juste au-dessus de la valvule.

Dans l'observation LXXVI, l'abcès s'est vidé à travers le poumon droit, et le malade s'est rapidement rétabli. C'est un bon exemple de la direction la plus favorable que l'abcès puisse prendre.

OBS. LXXVI. — *Abcès du foie évacué par le poumon droit. Rétablissement.*

Le 2 mai 1874, je fus consulté par le docteur L..., âgé de trente-cinq ans environ. Il était de retour depuis huit semaines de la Côte d'Or (Afrique), où il avait eu de la fièvre et mal dans le côté droit. En remettant les pieds en Angleterre, il s'était senti tout à fait bien et depuis il allait et venait. Trois semaines après son arrivée ici, un soir, en allant au spectacle, il eut un frisson avec tremblement, et depuis lors la fièvre l'a obligé à garder le lit. La température a monté jusqu'à 40°,55. Il y a eu d'abord un délire violent et en dernier lieu de copieuses transpirations nocturnes, mais les frissons n'ont pas reparu. A ma visite, je constate une grande prostration; le pouls est à 108, la température à 38°,8; 48 respirations. La matité hépatique atteint jusqu'au mamelon droit; elle ne descendait pas trop bas, mais il y avait une voussure distincte des derniers cartilages costaux droits. Toux sèche et fréquente; crépitation à la base des deux poumons; violent point de côté à droite; langue couverte d'un enduit épais, jaunâtre; constipation à peu près habituelle depuis le commencement de la maladie, urine foncée et chargées d'urates.

Je prescris 1 gr. 25 de chlorure d'ammonium, environ 1 gr. de bicarbonate de potasse et 5 gouttes de teinture d'opium; des pilules de coloquinte et calomel, 65 centigrammes de sulfate de quinine pendant la transpiration; du lait, du thé de bœuf et du bordeaux.

Le 6 au matin, le malade se mit à cracher, en toussant, du pus brun rougeâtre et d'un goût fade, et dans l'espace de vingt-quatre heures il en rendit ainsi environ un litre. L'haleine avait une odeur semblable à celle du pus. Une mixture de quinine et d'acides minéraux fut alors substituée à la médication précédente.

Presque immédiatement après que l'abcès se fut vidé par le poumon, la fièvre, la température et la respiration baissèrent; les sueurs noctures diminuèrent et l'état général s'améliora. L'expectoration de pus persista pendant une dizaine de jours. Le 11 mai, la température s'éleva pendant quelques heures à 40°, mais après elle redevint normale; et le 2 juin, le malade était si bien rétabli qu'il se sentit capable d'aller en Écosse. Il n'eut pas de rechute, et seize mois après, 25 septembre 1875, il était bien portant et fort, et en l'examinant on ne pouvait trouver trace de son ancienne maladie, sauf un léger obscurcissement du murmure respiratoire à la base du poumon droit. Novembre 1876, le docteur L... est toujours très-bien.

Dans l'observation LXXVII, l'abcès s'ouvrit à travers le diaphragme, mais se termina par la mort.

OBS. LXXVII. — *Abcès hépatique s'ouvrant à travers le diaphragme. Abcès secondaire du poumon.*

Je vous présente ici une pièce que j'ai recueillie il y a quelques années sur un sujet âgé de trente-quatre ans, mort à l'hôpital Middlesex, et qui montre la rupture d'un abcès à travers le diaphragme. Dans ce cas, le malade avait eu la dysenterie plusieurs années auparavant, dans l'Inde et à Malte. Les symptômes, durant les neuf jours passés à l'hôpital avant sa mort, avaient été une fièvre hectique, de l'émaciation, de la dyspnée, de la toux et une expectoration purulente, avec un gonflement douloureux du foie produisant une voussure des côtes. La matité hépatique ne descendait pas plus bas que deux pouces au-dessous du rebord costal sur la ligne mammaire droite, mais en haut elle arrivait jusqu'au 3e espace intercostal. La surface du foie était unie, mais l'augmentation de volume ne portait pas sur tout l'organe uniformément. La langue était d'une rougeur inaccoutumée; pas de vomissements, d'ictère, ni de diarrhée, mais l'abdomen était sensible partout et il y avait des signes manifestes d'un épanchement péritonéal.

A l'autopsie, on trouva dans le péritoine 1 litre 1/2 à 2 litres de sérosité. Le foie adhérait solidement au diaphragme et aux parois abdominales, et présentait à la partie supérieure du lobe droit un abcès gros comme une noix de coco, et qui avait perforé le diaphragme de façon à avoir pour limite en haut la base du poumon droit. L'abcès était enkysté dans une capsule de tissu aréolaire dense et contenait du pus jaune avec de gros flocons fibrineux. Dans le lobe inférieur du poumon droit se trouvait un autre abcès, du volume d'une grosse orange, distinct du précédent et contenant du pus rougeâtre. Le côlon descendant et la courbure sigmoïde étaient très-contractés; leurs tuniques étaient épaissies; la muqueuse était couleur d'ardoise, mais ne présentait ni ulcérations récentes ni cicatrices distinctes.

Dans les deux cas suivants, l'abcès s'ouvrit dans l'intestin, probablement dans le côlon. Mais la cavité s'était remplie de nouveau et encore évacuée en nombre de fois. Je ne me rappelle pas avoir vu dans les auteurs des faits analogues; mais, d'après mon expérience, je suis porté à croire que ce doit être un résultat assez commun de la rupture d'un large abcès hépatique dans l'intestin. Sur neuf cas où l'abcès a paru s'ouvrir dans l'intestin et sur lesquels j'ai conservé des notes, six fois les choses se sont passées de la même façon; et dans un dixième cas, l'abcès s'ouvrit d'abord dans l'intestin et ensuite dans le poumon.

OBS. LXXVIII. — *Abcès du foie s'ouvrant dans l'intestin. — La poche se remplit de nouveau fréquemment de pus. — Mort par diarrhée et épuisement.*

Le 25 mai 1871, je fus consulté par M. K., âgé de 50 ans, à son retour de Ceylan, où il avait résidé pendant vingt-cinq ans. Il avait souffert pendant neuf mois d'une diarrhée bilieuse et de vomissements de temps en temps. Il se plaignait d'une douleur intense au foie, lequel était sensible et un peu augmenté de volume. Il y avait en même temps perte de l'appétit, fièvre, sueurs nocturnes, des frissons de temps à autre, de la prostration et émaciation. Je vis ensuite ce malade de temps en temps jusqu'à sa mort en février 1875. Le traitement améliora tout d'abord son état, mais le 9 avril 1872, après plusieurs semaines de grande souffrance, un abcès s'ouvrit et il rendit en une fois environ trois litres et demi de pus par l'intestin et presque autant en douze fois pendant la quinzaine suivante. A partir de ce moment, il ne fut jamais bien. Il eut constamment de la diarrhée; toutefois, de temps en temps, trois ou quatre fois dans le cours d'une année, cette diarrhée s'arrêtait pendant dix ou quatorze jours, et alors il avait des frissons, de la fièvre, de la douleur au foie avec augmentation de volume; tous ces symptômes disparaissaient dès qu'il se faisait une abondante évacuation de pus par l'intestin. Une fois, à la suite de frissons et de fièvre, il vomit quelques onces de pus et de sang. La langue et la bouche à la fin devinrent rouges et aphtheuses, de sorte qu'il ne put prendre que peu de nourriture, et la mort par épuisement vint mettre un terme à ses souffrances. Il n'y eut pas d'autopsie.

OBS. LXXIX. — *Abcès tropical du foie s'ouvrant dans l'intestin. — Rechutes fréquentes. — Saillie superficielle. — Large ouverture. — Rétablissement.*

M. N., âgé de quarante-quatre ans, me fut adressé le 7 avril 1873, par le docteur R. J. Black (de Canonbury). Il était de retour depuis le 14 novembre dernier de la Chine et du Japon où il n'avait pas été très-sobre. Étant en route pour l'Angleterre, se trouvant à Aden, il avait été d'abord pris de symptômes de congestion hépatique aiguë; mais il n'avait pas été obligé de prendre le lit jusqu'au 20 décembre. Vers cette époque parut un gonflement douloureux au-dessous des côtes droites, et il eut aussi des frissons et des sueurs nocturnes. Le gonflement continua à augmenter jusqu'au commencement de février, où il se fit une évacuation abondante de pus par l'intestin. La tumeur disparut et les symptômes généraux s'améliorèrent. Lorsque je le vis, il était maigre et faible, mais il n'éprouvait ni douleur ni fièvre et le foie n'était pas gros.

Trois ou quatre jours après m'avoir vu, il fut repris de frissons et de fièvre, et de douleurs à la région hépatique où se voyait une certaine voussure des cartilages costaux droits et de l'épigastre. Quand je le revis le 22 avril, bien que les symptômes les plus aigus eussent disparu, il restait de la voussure et il y avait des transpirations la nuit. Après cela, il s'améliora cependant beaucoup, la tumeur diminua aussi, et pendant une quinzaine il fut en état d'aller à ses affaires dans la Cité; mais le 24 mai, il fut encore repris de frissons et de fièvre, suivis d'une réapparition de la tumeur douloureuse à la même place qu'auparavant. La tumeur augmenta, devint molle et fluctuante au centre, pendant que le malade avait d'abondantes sueurs nocturnes et maigrissait et s'affaiblissait tous les jours davantage.

Le 25 juin, M. de Morgan fit une large ouverture dans la tumeur et en fit sortir environ un litre d'un pus rouge brique. La cavité fut lavée avec une solution de chlorure de zinc (64 centigrammes par once), et on y introduisit un tube élastique qui y fut fixé : c'est ainsi qu'on put laver tous les jours la cavité avec une solution plus faible de chlorure de zinc (20 centigrammes par once); l'extrémité du tube était couverte d'étoupes cardées. Le 30 juin, on retira le tube et on pansa la plaie avec un linge imbibé d'huile phéniquée. L'opération fut suivie d'un soulagement immédiat : la fièvre et la douleur cessèrent tout d'abord, et dans l'espace d'une semaine, les sueurs nocturnes avaient également cessé. L'appétit était bon, et le malade commençait à reprendre des forces et de la chair. Il eut quelques rechutes de fièvre dans la suite, mais en définitive il se rétablit très-bien, et en janvier 1875 il jouissait d'une santé excellente et vaquait à ses affaires.

L'observation LXXX est un exemple d'abcès hépatique volumineux chez un individu qui n'avait jamais quitté l'Angleterre. Il y eut cependant des doutes pour savoir si l'abcès avait pris son origine dans le foie ou dans le tissu aréolaire périrénal. Il y avait une ulcération du côlon : mais d'après la marche de la maladie et les résultats de l'autopsie, il est probable qu'elle fut postérieure à l'abcès hépatique. La pièce fut présentée par moi à la Société pathologique, et le cas se trouve rapporté dans le huitième volume des *Transactions* de cette Société.

OBS. LXXX. — *Abcès volumineux du foie s'ouvrant dans le côlon ascendant.*

J. P., âgé de quarante ans, fut admis le 18 avril 1856 à Saint-Mary's Hospital, dans le service du docteur Sibson.

Il assurait avoir toujours joui d'une bonne santé et que, bien qu'il eût l'habitude de consommer pas mal de bière, il n'avait cependant jamais été adonné aux spiritueux et qu'il était en somme un homme sobre. Il n'avait jamais quitté le pays. Environ un mois avant son entrée, il prit froid et fut saisi d'une douleur aiguë qui traversait l'hypochondre droit et qui devint le lendemain si violente qu'elle l'empêcha de travailler. Il se mit au lit et y resta jusqu'à son entrée à l'hôpital, la douleur dans le côté droit persistant sans rémission, sauf quand on administrait de l'opium.

Après son admission, on constata une grande plénitude dans les régions hypochondriaque et lombaire droites; on avait la sensation d'une masse résistante s'étendant en bas jusqu'à la crête de l'ilion et en avant jusqu'à 3 pouces de la ligne blanche. Cet espace était partout mat à la percussion, et la matité se continuait avec celle du foie; le bord supérieur de la matité hépatique n'était pas élevé, et les dimensions du lobe gauche paraissaient normales; la tumeur était de consistance pâteuse et présentait une fluctuation vague. Langue chargée; un peu de constipation; urine évacuée trois ou quatre fois par jour et acide; densité à 1020; pouls à 108, faible.

On appliqua des cataplasmes sur la tumeur et on prescrivit de l'iodure de potassium (13 centigrammes trois fois par jour), quelques laxatifs, des opiacés et des stimulants.

Le 24 avril survint un érysipèle de la face qui dura quatre à cinq jours. Le 26 avril, pendant le cours de l'érysipèle, le malade fut saisi d'une violente diarrhée, qui cessa en grande partie au bout de quatre à cinq jours, après lesquels il se sentit bien mieux; l'appétit avait augmenté, la douleur avait disparu, le gonflement et la matité avaient diminué beaucoup, et les besoins d'uriner moins fréquents. L'amélioration continua jusqu'au 11 mai, jour où eut lieu un retour de la douleur et de la diarrhée, avec selles purulentes. Le point douloureux était situé à deux pouces environ au-dessous du rebord costal sur la ligne mammaire droite. Les matières étaient couleur de peau de buffle clair et très-fétides. Cette diarrhée résista à tout traitement, et bientôt les forces du malade commencèrent à se perdre. Il se produisit vers le soir des exacerbations fébriles et d'abondantes transpirations la nuit. Le pouls oscillait entre 100 et 125 et était très-faible; la langue devint sèche et brune, et le malade déclina graduellement jusqu'à sa mort, le 27 mai, à dix heures du soir. Quatre jours avant sa mort, on remarqua que la tumeur du côté droit avait considérablement diminué, la matité dans la région lombaire droite ne dépassant pas en avant une ligne perpendiculaire menée des côtes au milieu de la crête de l'ilion.

Autopsie quarante et une heures après la mort. — Adhérences étendues des viscères abdominaux et autres indices de péritonite entièrement limitée au côté droit, le péritoine étant normal du côté gauche. Ces adhérences des viscères dans le côté droit rendait cet examen extrêmement difficile; tout le bord antérieur du lobe droit du foie adhérait solidement à la surface péritonéale des parois abdominales, tandis que la face inférieure du bord antérieur, ainsi que la vésicule biliaire, était fixée au côlon transverse. Le tissu du foie était pâle. Dans la partie inférieure du lobe droit se trouvait un abcès aussi gros que les deux poings et contenant une certaine quantité de matière féculente liquide, de couleur jaune clair. Cet abcès englobait presque toute cette portion du lobe qui est à droite de la scissure de la vésicule et s'étendait jusqu'à 1/2 pouce près de sa face supérieure. Les 2/3 supérieurs des parois de l'abcès étaient formés par le tissu hépatique, rugueux et déchiqueté, sans aucune membrane limitante; la partie inférieure était complétée par le rein, la couche antérieure du fascia lombaire et environ 3 pouces de côlon ascendant et transverse. Cette portion du côlon communiquait librement avec la cavité de l'abcès. Sa paroi supérieure, adjacente à l'abcès, présentait un aspect cribriforme; tout ce qui en restait étant constitué par quelques brides étroites dirigées transversalement et faciles à déchirer. Ulcération étendue de la portion adjacente du côlon ascendant et légère ulcération des plaques de Peyer dans l'iléon. Reins anémiques, rate molle et friable. Organes thoraciques sains, cavités gauches du cœur contenant du sang, les droites vides.

Le cas suivant est un bon exemple de l'heureux résultat que peut avoir l'évacuation de l'abcès.

OBS. LXXXI. — *Abcès tropical du foie. — Ponction avec un gros trocart. Rétablissement.*

M. C. D., âgé de vingt-trois ans, me consulta le 11 juin 1867. Il était arrivé la veille de Calcutta et me racontait ainsi ses antécédents. Il avait habité Calcutta pendant environ trois ans, y avait vécu largement et n'avait jamais eu la dysenterie. Vers la fin du mois de mars dernier, il avait été pris de fièvre et de prostration qui avait rapidement augmenté. Il n'avait pas eu de douleur dans le côté, ni de diarrhée, ni d'ictère; mais vers le 12 avril parut, au-dessous des côtes droites, une tumeur dont le volume s'accrut rapidement jusqu'au 19. On l'ouvrit alors avec un gros trocart et il s'en écoula plus d'un demi-litre de liquide. La canule fut placée à demeure et le malade fut embarqué ainsi pour l'Europe dans un tel état de prostration qu'il comptait fort peu sur un rétablissement. Son état cependant s'améliora lentement pendant le voyage et la canule fut retirée à Aden, environ quinze jours après. Je constatai une ouverture avec des granulations saillantes, à mi-chemin à peu près entre l'ombilic et les côtes et deux pouces à droite de la ligne médiane, et par laquelle s'échappait environ huit grammes par jour de pus délié. Le malade était faible et anémique, mais à part cela ne semblait pas avoir de mal. On le traita par les acides minéraux, la quinine et le fer, et dans l'espace de trois mois, il avait récupéré ses forces et sa santé habituelle. Il n'y avait plus alors apparence d'augmentation de volume du foie et l'ouverture avait été fermée d'une façon permanente.

Sauf une attaque de goutte en janvier, maladie dont il avait souffert antérieurement et dont son père était mort, le malade resta en bonne santé jusqu'à son retour dans l'Inde, en février 1868.

L'observation LXXXII est un exemple d'abcès tropical du foie sans signes locaux, et elle montre aussi que le foie peut être l'objet de ponctions exploratrices avec un instrument fin sans qu'il en résulte d'accident fâcheux.

OBS. LXXXII. — *Abcès hépatique profondément situé. — Ponctions exploratrices sans résultat. — Pleuro-pneumonie. — Mort.*

M. C. B., âgé de quarante-deux ans, me consulta le 22 mars 1873. Il était depuis peu de retour de l'Inde, où il avait résidé pendant neuf ans, et où il avait joui d'une très-bonne santé jusqu'au 3 janvier dernier. Il fut à ce moment pris de fièvre dengue, suivie d'une attaque de dysenterie aiguë qui était complétement terminée le 25 janvier. Depuis lors cependant, il s'est plaint de faiblesse, de malaise dans l'hypochondre droit, d'un peu de transpiration pendant son sommeil, de frissons qui lui couraient dans le bas du dos, et d'une pulsation qu'il entendait dans l'oreille droite quand il était couché et qui le tenait éveillé. Il éprouvait aussi une sensation de lourdeur à l'épigastre après les repas. Un peu de constipation. Urines foncées et chargées d'urates; pouls à 108. Le lobe droit du foie est un peu gros, il mesure 5 pouces sur la l. m. d. On prescrit 1 gr. 3 de chlorure d'ammonium trois fois par jour; de temps à autre un purgatif composé de rhubarbe et de pilules bleues; frictions sur la région du foie avec l'iodure rouge de mercure; éviter les stimulants. Je revis le malade le 31 mars; il se trouvait bien mieux et se plaignait surtout de dyspepsie atonique pour laquelle je lui ordonnai de l'acide nitro-chlorhydrique, avec de la quinine et de la pepsine. Après cela, il alla beaucoup mieux et se maria. Il revint me trouver le 8 mai, et me dit que cinq jours auparavant, pendant une période de vent d'est froid, il avait été pris de *fièvre intermittente;* frissons et tremblements intenses chaque après-midi, suivis de grande chaleur et d'abondante transpiration. Depuis lors, il avait perdu l'appétit. L'urine était de nouveau chargée d'urates et contenait une trace d'albumine; constipation. Je prescrivis un évacuant composé de calomel et de rhubarbe, une potion alcaline effervescente et 1 gramme de quinine pendant le stade de chaleur. Ces fortes doses de quinine, continuées à la dose de 32 centigrammes d'abord et puis de 65, trois fois par jour, ne purent arrêter les paroxysmes de la fièvre qui reparut tous les jours une fois et même plus souvent, et à des heures irrégulières. Un examen attentif du malade montra qu'en réalité la fièvre ne le quittait jamais complétement, le pouls variant entre 84 et 108 et la température entre 37°,7 et 38°,8. L'urine était toujours chargée d'urates et contenait des traces d'albumine; il y avait d'abondantes transpirations nocturnes et le malade maigrissait et s'affaiblissait de jour en jour. Quoiqu'il n'y eût pas de voussure locale, ni d'œdème, ni de sensibilité à la région du foie, il sembla que la présence d'un abcès hépatique pouvait seule rendre compte des symptômes observés, et il fut résolu qu'on explorerait le foie. En conséquence, l 27 mars, M. de Morgan enfonça un petit trocart à une profondeur de troi pouces dans le côté droit de l'épigastre, où le foie paraissait un peu gros, et le 12 juin on fit deux autres ponctions à une profondeur de 4 à 5 pouces, une en avant et un peu au-dessus de la première, et l'autre en arrière, entre la huitième et la neuvième côte, et on appliqua l'aspirateur. Deux fois il ne s'écoula que quelques gouttes de sang. Les ponctions ne furent suivies ni d'aucune douleur ni d'aucune aggravation de l'état général; mais le malade alla en s'affaiblissant tous les jours. Le 20 juin parurent des symptômes de pleuro-pneumonie du lobe inférieur du poumon gauche; à partir de ce moment, les frissons et les transpirations cessèrent, la matité hépatique sur la ligne mammaire droite s'éloigna d'un pouce du mamelon, et la prostration augmenta rapidement jusqu'à la mort qui fut précédée d'une légère hémoptysie le 28 juin.

L'autopsie fut pratiquée par le docteur H. W. Hubbard, qui avait soigné le malade depuis le 12 mai. — Abcès contenant environ 10 onces de pus jaune épais à la partie supérieure et postérieure du lobe droit du foie, à un demi-pouce de la surface. Le reste du foie congestionné, mais, à part cela, sain. Pas le plus léger signe de péritonite ou d'extravasation dans la région des ponctions, ni rien qui indiquât où elles avaient été faites. La face supérieure du foie correspondant à l'abcès, et la base du poumon droit, adhérentes au diaphragme par un dépôt de lymphe récente. Pneumonie étendue du lobe inférieur du poumon droit. L'abcès était encore confiné au foie, et la diminution de la matité hépatique observée durant la vie, tenait à ce que le foie proéminait moins en avant et s'allongeait vers le poumon.

Mon but principal en attirant votre attention sur le cas suivant, c'est de vous montrer que l'absence d'élévation de température a conduit tout d'abord à une erreur de diagnostic. Malgré les antécédents de dysenterie et de diarrhée et l'évidence des troubles gastrique et hépatique immédiatement avant l'invasion des accidents aigus, l'intensité et le caractère paroxystique de la tumeur, associé à la sensibilité et la tuméfaction obscure dans la région de la vésicule biliaire, mais sans coexistence de fièvre, indiquaient qu'un calcul engagé dans le canal cystique était la cause probable des accidents. La marche de la maladie, cependant, faisaient supposer que l'on devait avoir affaire à un abcès, qui finalement se fit jour par l'intestin. Le siége précis de l'abcès est resté un peu douteux. Le fait que la douleur partait d'abord de la partie inférieure de l'abdomen, et l'évacuation presque instantanée de matière par le rectum après la sensation de rupture, permettent de supposer qu'il se trouvait dans le voisinage du rectum. En outre, les antécédents de dysenterie, les troubles hépatiques immédiatement avant les accidents aigus, et cette circonstance qu'il y avait un gonflement mal distinct, avec sensibilité, dans la région du foie et qui disparut après l'évacuation de la matière, étaient en faveur d'un abcès hépatique. La supposition d'un abcès de la vésicule, consécutif à l'obstruction du canal cystique par un calcul, était rendue improbable par ce fait que l'abcès s'était vidé de lui-même, sans que rien démontrât l'existence antérieure de quelque obstruction (ictère), bien qu'il soit possible qu'une vésicule enflammée et distendue par du pus se vide spontanément dans le côlon. Mais quel qu'ait été le siége de l'abcès, l'intérêt de ce cas réside dans le même fait, à savoir qu'il existait dans l'abdomen un abcès qui a déterminé pendant un certain nombre de jours une violente douleur, mais aucun des symptômes généraux habituels de la fièvre. La cessation des symptômes, lors de la seconde crise, sans aucune évacuation apparente de matière, tenait probablement à ce que l'évacuation avait été moins soudaine et à ce que le pus avait été masqué par les matières fécales.

OBS. LXXXIII. — *Abcès hépatique (?), sans élévation de température.*

Le 18 février 1875, je fus appelé en consultation avec le docteur Collyer (de Enfield) pour voir M. A., âgé de quarante ans. M. A. avait habité la Chine pendant bon nombre d'années, mais depuis les cinq dernières années, il résidait à Londres ou dans les environs. En 1865, il eut la dysenterie en Chine, et depuis lors il a été affecté de diarrhée dysentérique chronique, de trois à cinq selles par jour, contenant souvent du sang et du mucus, et parfois accompagnées de ténesme. L'appétit s'est maintenu assez bon et son apparence extérieure était assez satisfaisante. Neuf semaines avant ma visite, il commença à perdre l'appétit, à avoir des nausées et de temps en temps des vomissements; il devint blême; ses intestins fonctionnaient comme d'habitude. Il continua cependant à aller et venir jusque cinq jours avant ma visite; il fut alors pris d'une violente douleur dans le ventre. Cette douleur augmenta graduellement jusqu'au 17 février. Ce jour-là, il eut dans la nuit une crise telle qu'il se roula plusieurs heures presque à l'agonie, et ne fut calmé que par des doses fortes et répétées d'opium. La douleur parut d'abord se rapporter à la partie inférieure de l'abdomen; mais lorsque je vis le malade, elle était limitée à la région de la vésicule où l'on sentait une proéminence distincte quoique mal définie, à peu près du volume d'une orange. En même temps que la douleur, il y avait eu fréquemment des frissons et des efforts de vomissements, mais l'examen thermométrique répété ne fit reconnaître aucune élévation de température; il n'y avait pas non plus de transpirations. Au moment de ma visite, la température était à 37°,5, le pouls à 76; langue couverte d'un enduit épais, jaunâtre; météorisme très-marqué.

On prescrivit au malade le repos, des cataplasmes chauds sur l'abdomen, une boisson effervescente à base de soude avec 15 gouttes de solution d'opium toutes les quatre heures tant que la douleur conservera son intensité.

Le traitement ne donna qu'un faible soulagement. Le malade continua à souffrir beaucoup jusqu'au 21 soir, où se trouvant dans un fauteuil auprès du feu, il sentit comme si quelque chose s'ouvrait dans la région de la vésicule, et en même temps il rendit par le rectum un demi-litre de matière jaune. Le docteur Collyer et son assistant, qui l'examinèrent au microscope, reconnurent que c'était du véritable pus. Il s'en écoula encore beaucoup le lendemain et un peu moins le 23; mais dès la première évacuation la douleur disparut. Le 24, le malade n'évacua qu'un peu de sang et de mucus; ensuite les garde-robes devinrent plus naturelles; l'appétit reparut; le gonflement et la sensibilité disparurent, et le malade alla bien jusqu'au 8 mars, où la douleur revint avec des paroxysmes aussi intenses qu'auparavant, mais toujours sans élévation de température. Le 13 mars, à une seconde visite, le pouls était à 68 et la température 37°,3. Encore des paroxysmes de douleur violente et des efforts de vomissement; sensibilité et tuméfaction obscure dans la région de la vésicule. La douleur persista encore pendant cinq à six jours et alors se dissipa, cette fois sans évacuation apparente de matière. Le 1er avril, le malade vint me voir à la ville et ne se plaignit à ce moment de rien autre chose que de sa diarrhée habituelle qui vers le 14 avril avait considérablement diminué sous l'influence de la créosote et de l'opium.

Quel que fût le siége de l'abcès dans le cas précédent, on ne peut douter que, dans le cas suivant, un abcès énorme existait dans le foie et augmentait rapidement de volume, sans qu'il y eût élévation de la température. Sous ce rapport, le cas est sans doute exceptionnel, mais je suis porté à croire qu'il est loin d'être unique. À la même époque où je suivais ce malade, j'en ai vu un autre chez lequel on a pu faire la même remarque. Il est difficile d'expliquer l'absence de fièvre, quand il y a une suppuration étendue, à moins d'admettre que le processus morbide dont il s'agit ici a pour résultat de détruire un organe qui contribue en partie à maintenir la chaleur animale; et cependant nous savons que la température est élevée dans la plupart des abcès volumineux du foie. Mais, quelle que soit l'explication, la possibilité d'un gros abcès existant dans le foie sans élévation de la température, est un fait d'une grande importance clinique. Le cas est encore intéressant en ce qu'il montre l'origine des abcès secondaires dans l'inflammation des petites branches de la veine porte.

OBS. LXXXIV. — *Abcès tropical du foie. — Antécédents de la maladie remontant à trois ans et demi. — Absence de fièvre. — Paracentèse. — Mort.*

Le lieutenant M., âgé de vingt-cinq ans, me consulta le 1er décembre 1873. En novembre 1868, il alla pour la première fois dans l'Inde. En 1869 et 1870, il eut plusieurs accès de fièvre intermittente, et en 1871-1872, il eut des atteintes répétées de congestion du foie; mais ce n'est qu'à partir de décembre 1872, à la suite d'exposition au soleil, qu'il commença à trouver que sa santé était compromise. Alors le foie augmenta de volume et devint douloureux; le malade perdit l'appétit, eut des envies de vomir, de la constipation, de l'ictère et de l'insomnie, et au bout de quelques semaines, des accès de frissons suivis de transpiration. Après trois mois, les symptômes les plus aigus se dissipèrent, mais il resta très-faible et le lobe gauche du foie était toujours gros et douloureux. En avril 1873, il quitta l'Inde, en congé de maladie, et arriva en juin en Angleterre. Il continua à aller mieux jusqu'en novembre où il fut pris de douleur dans le lobe droit du foie, douleur qui augmentait par le décubitus sur le côté gauche; en même temps il perdit l'appétit et tomba dans une grande prostration. Quand je le vis, le foie mesurait 6 pouces sur la ligne mammaire droite, mais il n'y avait pas de signe de fluctuation, ni d'envies de vomir, ni de diarrhée. Pouls à 108; grande pâleur. On lui prescrivit quelques purgatifs salins, de fortes doses de chlorure d'ammonium et quelques doses de pilules bleues de temps à autre. Sous l'influence de ce traitement, le malade s'améliora rapidement : il n'y avait pas lieu de le revoir. Mais il eut une crise semblable, toujours au foie, à peu près une fois par mois. Dans une de ces crises, il garda le lit pendant six semaines, eut d'abondantes transpirations chaque nuit, et perdit près de 20 livres de son poids. Quand la crise était passée, le malade se relevait assez vite, et pouvait même accomplir une rude besogne, mais avec le retour de la crise, la prostration reparaissait. Durant ces crises, le foie était toujours gros et l'urine devenait très-foncée et trouble; mais dans les intervalles, elle était pâle et claire. Il n'y avait pas de frissons avec les crises. En août 1875, il retourna dans l'Inde, mais les crises continuèrent à revenir; dans les intervalles, il avait quelquefois la diarrhée. Il fut de nouveau renvoyé en Angleterre, en congé de maladie, dans le mois de mars 1876. Le 27 avril, je le vis pour la seconde fois dans une de ses crises. Il était dans une prostration considérable et d'une grande pâleur. Foie gros, 6 pouces sur la ligne mammaire droite; sensibilité marquée sur les fausses côtes droites, en arrière, mais pas de voussure ni de fluctuation. Température normale; pas d'ictère. Quatre jours auparavant, il était si bien qu'il avait été capable de faire une marche de 24 kilomètres, et deux jours après (29 avril), il paraissait de même tout à fait bien et le foie n'avait plus que 5 pouces, son bord supérieur en avant s'élevant encore un pouce trop haut. Le 12 mai, il eut une autre crise; beaucoup de douleur au foie, qui redevint gros; soif vive; constipation opiniâtre, urine chargée de sédiment pareil à de la brique pilée; pouls à 100, insomnie, mais pas d'élévation de température, pas de sueurs nocturnes, de tremblements ou d'envies de vomir. Au bout d'environ une quinzaine de jours, une tumeur fluctuante commença à paraître dans la région lombaire droite; cette tumeur augmenta rapidement. Le malade tomba dans la consomption; il souffrait tellement qu'il ne pouvait plus dormir; il avait la langue sèche et rouge. Le 30 mai survient la diarrhée, cinq à six selles par jour; mais pendant tout ce temps la température ne s'est pas élevée au-dessus de la normale, même sous la langue; pas de tremblements et à peine quelque transpiration.

Le 9 juin, il fut admis à l'hôpital Saint-Thomas. Prostration considérable, pouls à 122, température entre 36°,8 et 37°,3; respirations 30; la matité hépatique en avant s'étendait du mamelon jusqu'à un pouce au-dessous des côtes = 7 pouces; le bord inférieur est très-sensible. Dans la région du rein droit était une tumeur proéminente, fluctuante, mesurant 8 pouces sur 9, très-sensible. La circonférence de l'abdomen sur cette tumeur est de 19 pouces 1/2 du côté droit et 15 3/4 du côté gauche. Souffrance vive et pas de repos. Langue chargée et rouge; intestins relâchés. Urine trouble et contenant de l'albumine.

Le 7 juin, on retire de l'abcès, à l'aide de l'aspirateur, 18 onces de pus épais rouge-brun. Pas de soulagement consécutif.

Le 8 juin, pouls à 124, température 36°,8 à 37°; langue sèche, rouge et luisante; 5 ou 6 selles relâchées. On retire à l'aide d'une seringue aspiratrice 17 onces de pus semblable au premier.

10 juin, pas d'amélioration; pouls 124 à 150; température 36°,7 à 37°,4. On incise la tumeur, et il en sort un demi-litre de pus. On lave la cavité avec une solution de chlorure de zinc au trentième et on fixe un tube à drainage dans la plaie sur laquelle on applique un pansement antiseptique.

Cette opération fut suivie d'un grand soulagement, mais la diarrhée persista. Le 12 juin, le malade commença à avoir de fréquentes envie de vomir; le 13, hoquets incessants; le 16, la respiration s'accélère; la langue est sèche et luisante, et finalement aphtheuse; perte totale de l'appétit; albumine et urates dans l'urine et prostration croissante de jour en jour jusqu'à sa mort le 19 juin. Après l'opération, la température n'a jamais dépassé 37°,5. Les principaux médicaments employés furent de fortes doses de quinine, d'opium, de bismuth et de stimulants.

Autopsie. — Pas de traces de péritonite récente, mais adhérences générales sur la face inférieure du foie et la face supérieure du lobe droit. Le bord inférieur du lobe droit du foie ne s'étend pas au delà du rebord costal en avant; mais en arrière, se projetant de sa face inférieure, se trouvait une large poche d'abcès, s'étendant en haut jusqu'au bord inférieur de la septième côte et en bas jusqu'à la crête de l'ilion, appuyée sur la face antérieure du rein droit et fixée en avant par une couche mince d'adhérences péritonéales. Immédiatement adjacent à cet abcès, mais plus avant dans la substance du foie, se trouvait un autre abcès, irrégulier, d'environ un pouce et demi de diamètre, communiquant d'un côté, par un trajet fistuleux, avec la grande poche, et de l'autre, par une étroite ouverture (en apparence récente), avec le col de la vésicule biliaire. Cet abcès contenait quelques petits calculs, et dans la vésicule il y avait une douzaine de calculs biliaires noirs, gros comme des pois et un peu de pus ténu. On trouva à travers le foie plusieurs abcès plus petits, l'un près l'extrémité antérieure du ligament falciforme qui était presque rompu et était couvert d'une couche de lymphe récente; un autre, gros comme une pomme, près la face supérieure du lobe gauche; et sur la face inférieure du lobe gauche, près le bord antérieur, une cicatrice arrondie déprimée. En pratiquant des coupes dans le foie, on voyait aussi nombre de plaques jaune pâle, à contour irrégulier, de 6 à 18 lignes de diamètre, entourées (quelques-unes, mais pas toutes), d'une zone étroite congestionnée. Les lobules étaient distincts sur les plaques pâles, quoique çà et là le contour fût un peu vague. Cette apparence semblait due à une anémie locale; mais quelques-unes de ces plaques étaient ramollies au centre. A l'examen microscopique, le docteur Greenfield trouva que tous les vaisseaux, dans les parties pâles, étaient remplis de coagula. Les branches de la veine porte étaient remplies de caillots adhérents, et leurs tuniques épaissies et infiltrées de leucocytes qui étaient aussi accumulés autour d'elles. Les branches de l'artère hépatique donnaient la réaction de la dégénérescence amyloïde. Les cellules hépatiques étaient gonflées et remplies de matière granuleuse ou graisseuse. Un grand nombre paraissaient sur le point de se rompre. Les vaisseaux hépatiques étaient remplis de caillots, mais les tuniques n'étaient pas épaissies. Le foie pesait 111 onces. Nombreuses petites cicatrices rondes et ovales d'anciennes ulcérations sur le côlon et le rectum, et aussi à la partie inférieure de l'iléon; parois de l'intestin non épaissies. Quelques ganglions lymphatiques, dans la scissure du foie, gros et ramollis au centre avec du pus. Reins un peu gros, mous et flasques; substance corticale tuméfiée; réaction amyloïde des glomérules de Malpighi. La rate pèse 11 onces, elle est ferme, mais présente la dégénérescence cireuse à sa première période. Plaques de pneumonie récente dans le lobe inférieur des deux poumons; cœur à l'état normal.

SIXIÈME LEÇON

AUGMENTATION DU VOLUME DU FOIE (SUITE).

MESSIEURS,

La nouvelle forme d'augmentation de volume du foie dont j'ai à vous exposer maintenant les caractères cliniques et le traitement, est celle qui est déterminée par un dépôt cancéreux.

IX. — CANCER DU FOIE.

On peut reconnaître le cancer du foie aux caractères cliniques suivants :

Symptômes. — 1° *Le volume du foie est augmenté* et plus d'une fois dans de fortes proportions, de manière que l'organe remplit une grande partie de la cavité abdominale. On a vu un foie cancéreux peser jusqu'à 384 onces, c'est-à-dire sept fois le poids normal (1). L'augmentation du volume est progressive, et dans les formes plus molles de cancer elle peut être si rapide qu'on constate un accroissement chaque semaine. D'autre part, il ne faut pas oublier que le foie peut être cancéreux dans une grande étendue sans que l'augmentation de volume soit appréciable pendant la vie. Le foie peut avoir été originairement petit et l'addition de produit cancéreux ne pas lui faire dépasser le rebord costal ; ou bien le bord inférieur du foie peut être recouvert par l'intestin. Vous n'oublierez pas le cas de Mary T..., femme de cinquante-quatre ans, très-grasse, qui mourut récemment à l'hôpital d'une apoplexie consécutive à un ramollissement blanc du cerveau (avec hémiplégie), et dont on trouva le foie, d'une façon très-inattendue, parsemé de gros nodules cancéreux, bien que l'organe ne dépassât pas le rebord costal, et qu'il n'y eût pas eu pendant la vie de symptôme d'affection hépatique. On a fait pareille observation dans deux autres cas que je vous raconterai en détail (obs. XCV et XCVI). J'ai vu un foie cancéreux qui ne pesait que 27 onces.

2° *L'augmentation de volume est généralement irrégulière*, par suite de la présence d'excroissances nodulaires de cancer qui se projettent de la surface ou du bord du foie, et sont souvent appréciables à la palpation

(1) Budd, *op. cit.*, 3e éd., p. 107, et *Pathol. Transact.*, XVIII, p. 145.

et quelquefois même visibles à travers les parois abdominales. Le dépôt cancéreux forme parfois une excroissance volumineuse ou une tumeur en un point particulier de l'organe. Le docteur Bright a rapporté quelques cas remarquables dans lesquels la tumeur était limitée au lobe gauche et se projetait en bas dans l'abdomen ou en haut dans le côté gauche de la poitrine (1); et la pièce que je vous montre ici, prise sur un sujet mort dans mon service à l'hôpital des Fiévreux, offre un autre exemple de la même particularité (obs. XCIV). Le plus ordinairement, on rencontre un certain nombre d'excroissances nodulaires, à peu près grosses comme des cerises ou de petites oranges, qui font saillie à la surface du foie opposée aux parois abdominales (voir fig. 23). Il faut bien se garder de prendre pour ces excroissances les ventres contractés des muscles droits (voir p. 13). Il faut également se rappeler que la forme nodulaire n'est pas, comme on pourrait le croire d'après certaines descriptions, un caractère essentiel du cancer du foie. Dans certains cas, le cancer n'est pas disposé dans cet organe sous forme de nodules isolés, mais se trouve infiltré dans le tissu hépatique de telle façon que malgré une augmentation considérable du volume de l'organe, ses limites normales ne sont que peu modifiées; et même quand le cancer affecte la forme nodulaire, la portion du foie qui dépasse les côtes est parfois tout unie (obs. LXXXVI et LXXXVIII).

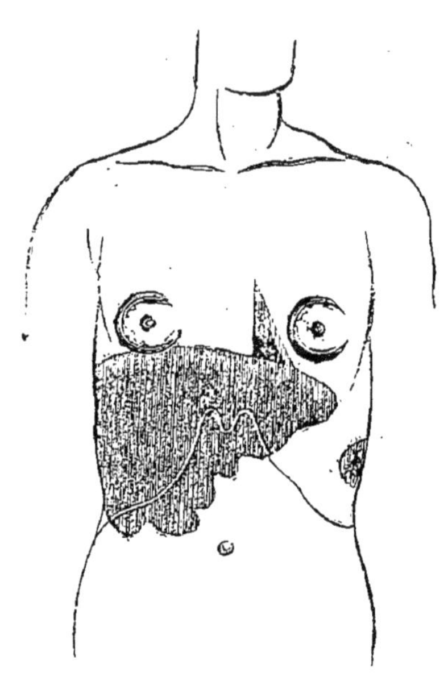

Fig. 23. — Cette figure montre l'étendue de la matité hépatique chez Anna H..., (obs. LXXXV) et la forme nodulée du bord inférieur du foie.

3° Le foie donne, à la palpation, une sensation de *dureté*, de *résistance*, et n'offre nulle part de la fluctuation. Dans des cas rares, quelques noyaux cancéreux peuvent être tellement ramollis qu'ils présentent une fluctuatiou vague. Parfois les excroissances se développent et augmentent de volume pendant que le patient est sous notre observation. Cette circonstance, ou la sensation d'une dépression au centre des excroissances, rendront évidente leur nature cancéreuse.

4° *Un foie cancéreux est très-souvent douloureux* et sensible à la pres-

(2) *Abdom. Tum.*, Syd. Soc. ed., pp. 261 et 308.

sion, et la douleur s'irradie dans l'épaule, dans le dos et les lombes. Il peut n'y avoir tout d'abord qu'une sensation de pesanteur et de malaise dans l'hypochondre droit; mais au bout d'un certain temps, il se manifeste une sensibilité des plus vives et des douleurs lancinantes paroxystiques qui arrachent le malade à son sommeil. La douleur et la sensibilité sont surtout intenses dans les cas où le développement de la tumeur est rapide ainsi que dans ceux où il y a inflammation du péritoine superposé, ce qui arrive souvent. La sensibilité est ordinairement plus marquée sur les nodules proéminents. Mais on rencontre de nombreux cas de cancer du foie dans lesquels il n'y a que peu ou même pas de douleur du commencement jusqu'à la fin. J'ai donné des soins, il n'y a pas longtemps, à trois malades qui présentaient cette particularité.

5° *L'ictère existe dans un grand nombre de cas*, et une fois produit, il disparaît rarement. La coexistence d'un foie gros avec un ictère persistant doit toujours faire naître le soupçon de cancer. Dans des cas rares, l'ictère est indépendant d'une obstruction des voies biliaires; le plus souvent il résulte de la compression ou de l'oblitération de ces conduits par une masse cancéreuse du foie ou par l'augmentation de volume des ganglions lymphatiques de la scissure porte. Si les conduits ne se trouvent pas comprimés de la sorte, la presque totalité du tissu glandulaire peut être détruite sans qu'il en résulte d'ictère. Sur 91 cas de cancer du foie réunis par Frerichs, 52 fois la mort est arrivée sans qu'on eût constaté d'ictère.

6° *Dans plus de la moitié des cas de cancer hépatique, il se produit de l'ascite* avant la terminaison fatale. Le plus souvent, l'ascite accompagne l'ictère, ou bien chacun de ces symptômes peut exister isolément (voir obs. LXXXV, LXXXVI et LXXXVII). Quand il est abondant, l'épanchement est dû ordinairement à une simple hydropisie due à la compression ou à l'obstruction exercée par la matière cancéreuse sur le tronc ou les grosses branches de la veine porte; mais il est d'habitude peu considérable, comparé à celui qu'on observe dans la cirrhose, bien que parfois il se produise avec une rapidité qu'on constate rarement dans la cirrhose. Étant donné l'obstruction si fréquente du tronc ou des branches de la veine porte par la matière cancéreuse, il est remarquable qu'elle n'atteigne pas également les branches de la veine hépatique. Très-souvent de petites collections de liquide sont le résultat d'une péritonite chronique qui a pris naissance à la surface du foie; j'ai même vu une collection de ce genre s'enkyster au-dessus du foie et embarrasser sérieusement le diagnostic. Parfois, comme dans les cas XCIII et XCIV, du sang s'échappe dans le péritoine par suite de la rupture de masses cancéreuses du foie ramollies ou fongueuses.

7° Les veines superficielles de l'abdomen ne sont développées que dans les cas relativement rares où la circulation porte est sérieusement obstruée.

8° La rate est rarement grosse, et ce fait constitue un caractère important pour distinguer le foie cancéreux du foie amyloïde ou cirrhotique.

9° *Les symptômes généraux* sont tout d'abord surtout des troubles digestifs, tels que nausées, flatulence et constipation, et parfois des crises de vomissements ou de diarrhée, avec des douleurs *aching* (1) dans les muscles et dans les articulations et une émaciation progressive. Il n'est pas rare d'observer une sorte de toux sèche. Lorsque la marche du cancer est rapide, il peut y avoir un certain degré de fièvre (obs. XCI). L'urine est toujours en petite quantité, très-colorée et dépose en abondance des urates et du pigment foncé, à moins que le malade n'ait été épuisé par les vomissements ou la diarrhée. Avant que la maladie date de longtemps, le malade présente à un degré prononcé les signes de la cachexie cancéreuse, anémie extrême, coloration terreuse chlorotique des téguments (à moins qu'il y ait de l'ictère), et un affaiblissement et une émaciation qui augmentent rapidement. Ces symptômes sont toujours aggravés par la coexistence de cancer de l'estomac. Comme règle, les symptômes généraux précèdent de quelque temps à la fois la douleur et l'ictère, et pendant longtemps ils peuvent être les seuls indices de la maladie, s'il n'y a pas augmentation de volume du foie, de douleur, d'ictère ou d'ascite. Une amélioration temporaire au point de vue du poids du corps et des forces n'est cependant pas incompatible avec le cancer du foie.

10° Le cancer du foie est, dans la plupart des cas (largement les trois quarts) consécutif au cancer de quelque autre organe, tel que l'estomac, l'utérus, la mamelle, le rectum ou les vertèbres (2). Dans plus d'un tiers des cas, il est consécutif au cancer de l'estomac (3). Les symptômes de cancer dans ces divers organes aideront donc au diagnostic. Même quand le cancer affecte primitivement le foie, d'autres organes tels que les ganglions cœliaques, médiastins, inguinaux et cervicaux, et les poumons, sont sujets à être envahis également, ce qui jette une nouvelle lumière sur la maladie primitive (voir obs. LXXXVII). Le diagnostic est encore considérablement aidé dans bien des cas par la présence d'une petite masse d'induration cancéreuse dans la paroi abdominale autour de l'ombilic.

(1) J'ai renoncé à traduire le terme *aching* qui, de l'aveu de personnes très-compétentes, n'a pas son équivalent dans notre langne. L'épithète *aching*, ajoutée au mot douleur, indique à la fois continuité avec rémission et battement, comme le vulgaire mal de tête ou encore le mal de dent peuvent en donner l'idée. — Je regrette d'avoir laissé, par mégarde, passer une ou deux fois l'occasion de signaler ce terme. (N. D. T.)

(2) La variété nodulaire est plus ordinairement secondaire.

(3) D'après Sir W. Jenner (*Brit. Med. Journ.*, 1869, I, p. 205) le cancer se propage du foie à l'estomac plus souvent que de ce dernier au foie; mais d'après mon expérience, ce serait le contraire.

11° *Le cancer du foie a toujours une marche rapide.* Le cancer médullaire se développe souvent avec une rapidité considérable (1), et entraîne la mort dans l'espace de quelques semaines ou de quelques mois; et bien qu'on dise que le squirrhe dure parfois deux ans (2), il est rare qu'il se prolonge au delà de douze mois. Le seul fait qu'une augmentation de volume du foie durerait depuis beaucoup plus de temps que je ne viens d'indiquer, serait un argument contre sa nature cancéreuse.

12° Les circonstances dans lesquelles la maladie s'est produite viennent souvent en aide au diagnostic.

a. L'âge du malade est quelquefois utile pour le diagnostic. Il est extrêmement rare de voir quelqu'un atteint d'un cancer primitif du foie avant trente-cinq à quarante ans. Le cancer secondaire du foie peut, il est vrai, se présenter à tout âge, mais alors l'affection primitive indiquera la nature du cas.

b. Dans une forte porportion de cas, on trouve aisément des antécédents de cancer dans la famille. Dans le cours de ma pratique, j'ai vu deux sœurs mourir d'un cancer du foie, l'une dans l'espace d'une quinzaine, et l'autre en peu de mois.

c. Dans une forte proportion de cas on trouvera, qu'il y ait des antécédents de famille ou non, que les premiers symptômes de la maladie ont été précédés de chagrin ou d'anxiété prolongés.

Diagnostic différentiel. — Les affections qu'on peut le plus aisément prendre pour un cancer du foie sont la dégénérescence cireuse, l'hépatite interstitielle ou cirrhose, le foie syphilitique, le catarrhe des voies biliaires, un calcul engagé, l'hydatide multiloculaire et l'abcès pyohémique (p. 232). L'observation XCII montre également qu'il est parfaitement possible de prendre un cancer du foie pour une hydatide même simple.

a. La forme de cancer infiltré, sans bosselures, peut être confondue avec la *dégénérescence cireuse :* dans les deux cas, l'augmentation de volume du foie se présente sous un aspect lisse, uniforme et très-dur; mais dans la lésion cireuse, la marche de la maladie est lente, il y a absence de douleur ou de cachexie cancéreuse, il y a aussi en même temps une augmentation de volume de la rate, avec albuminurie, et des antécédents de syphilis constitutionnelle, carie osseuse, ou suppuration intarissable de quelque plaie; en outre, dans le cancer, la rate n'est pas augmentée de volume, il n'y a pas d'albuminurie, mais la marche de la maladie est rapide et il y a de la douleur, de la cachexie et souvent des signes de cancer d'un autre organe. Les cas rares où il y a coexistence

(1) Dans un cas, le docteur Farre a calculé qu'en dix jours le foie avait augmenté d'environ cinq livres. (*Morbid Anatomy of the Liver*, p. 28.)

(2) Budd, *op. cit.*, 3e éd., p. 413.

de cirrhose et de dégénérescence cireuse (v. pp. 30 et 45) peuvent être confondus avec le cancer nodulaire. On peut en effet avoir affaire d'un côté et d'autre à un foie gros, dur et nodulé, avec ascite. Les caractères distinctifs sont les mêmes qu'entre la forme unie de la lésion cireuse et le cancer.

b. Dans la *cirrhose*, le foie peut être gros, nodulé et sensible, et il peut y avoir également ictère et ascite (v. p. 143). On la distinguera du foie cancéreux à l'aide des commémoratifs, tels que les habitudes antérieures du malade, ses antécédents de dyspepsie alcoolique avec envies de vomir le matin et les stigmates veineux sur les joues.

c. Le foie *syphilitique* — soit l'hépatite interstitielle avec gommes saillantes, ou bien la dégénérescence cireuse dentelée de profondes cicatrices, peut être pris pour un cancer (v. p. 153). Dans les deux maladies, le foie peut être gros, nodulé, sensible, avec ictère, ascite et douleur intense; mais la lésion syphilitique se reconnaîtra à l'âge relativement jeune du malade, par ses antécédents et l'existence d'autres signes de syphilis.

d. L'*ictère par catarrhe des voies biliaires*, quand il persiste pendant plusieurs mois et qu'il s'associe, comme cela peut arriver, à des nausées, des efforts de vomissements et de l'émaciation, peut être pris pour un cancer (v. p. 160). Il est vrai que dans le catarrhe des voies biliaires, il y a peu ou point de douleur, et rarement le volume du foie est considérable. Cependant, si l'ictère survient pour la première fois chez un individu âgé qui n'est atteint ni de goutte, ni de syphilis constitutionnelle (v. p. 161), et qu'il soit persistant, il est très-probablement dû à un cancer du foie ou du voisinage, malgré l'absence de douleurs, de vomissements, et de tout signe physique de tumeur; dans tous les cas d'ailleurs, cette idée serait corroborée par des antécédents d'affection maligne dans la famille.

e. Un calcul engagé dans le canal cholédoque peut être pris pour un cancer du foie. Dans les deux cas, il peut y avoir un ictère très-prononcé, avec paroxysmes de douleur intense, vomissements, émaciation et affaiblissement. Mais dans le cancer, l'émaciation et l'atteinte portée à la santé précèdent de quelque temps la douleur et l'ictère; en outre, s'il s'agit d'un calcul, le malade a dû être dans son état de santé habituel jusqu'au moment de sa crise subite de colique biliaire, et très-souvent il y a des antécédents de crises semblables. L'ascite survenant ne pourrait d'ailleurs pas s'expliquer par la présence seulement de calculs. Dans une autre leçon, j'aurai l'occasion de vous montrer qu'il n'est pas rare de voir les calculs biliaires suivis de cancer de la vésicule et du foie (v. aussi obs. LXXXIX).

Parfois les symptômes montreront assez clairement que le malade est atteint de quelque affection maligne, bien qu'on soit dans l'incertitude quant au siége de la maladie, pour savoir par exemple si c'est le foie qui est pris ou quelque organe voisin tel que l'estomac ou l'épiploon, mais c'est là une difficulté de faible importance quant au pronostic ou au traitement.

f. Une tumeur hydatique multiloculaire du foie peut présenter tous les caractères cliniques du cancer, savoir une tumeur dure et nodulaire, un ictère intense et persistant, de l'ascite, de l'œdème des jambes, une émaciation et une prostration rapidement croissantes. Le vomissement est un symptôme ordinaire dans le cancer, mais on l'a rarement observé dans l'hydatide multiloculaire; en outre, dans cette dernière maladie il y a presque invariablement une augmentation considérable du volume de la rate, complication que Frerichs n'a notée que 12 fois sur les 91 cas de cancer du foie. Une lésion qui durerait depuis beaucoup plus de douze mois éloignerait l'idée de cancer; mais bien qu'on ait vu des cas d'hydatide multiloculaire durer des années, dans la plupart des cas, sa marche est aussi rapide que celle du cancer. Il s'ensuit qu'un diagnostic rigoureux entre ces deux affections pourrait être dans bien des cas impossible; mais comme l'hydatide multiloculaire est très-rare, on n'aura pas souvent à s'en embarrasser au point de vue du diagnostic (voir leçon VII).

Traitement. — Le traitement du cancer du foie doit être entièrement palliatif. On ne connaît pas de médicament qui puisse en arrêter ou retarder la marche. Le mercure, l'iode, l'arsenic et la sanguinaire du Canada, qui ont été successivement préconisés dans ce but, ont été reconnus pis qu'inutiles. Dans aucune des nombreuses maladies du foie dans lesquelles il est de mode d'administrer du mercure, ce médicament n'a été plus nuisible que dans le cancer. Le traitement doit se borner à soutenir les forces du malade et la nutrition par une nourriture appropriée, à combattre les troubles gastriques, soulager la douleur et procurer du sommeil.

1° Les *aliments* doivent être substantiels, mais en petite quantité et digestibles; ils doivent contenir une forte proportion de principes azotés et relativement peu de principes sucrés ou gras qui passent pour augmenter la besogne dont le foie est chargé. Les stimulants alcooliques seront souvent nécessaires dans la période avancée de la maladie, mais on ne doit les prescrire qu'avec modération et convenablement dilués. Il ne faut pas oublier qu'un excès de nourriture ou de stimulants peut entretenir la maladie au lieu de nourrir le malade. Dans les cas désespérés où l'affection primitive est un cancer de l'estomac, le régime doit consister principalement en lait, et soupes et gelées de viande.

2° Divers médicaments seront souvent nécessaires pour parer aux troubles digestifs. Contre les vomissements, le bismuth, l'acide cyanhydrique, l'eau de chaux, la créosote, la noix vomique, ou la glace, auront leur utilité, de même que parfois l'application sur l'épigastre de sinapismes et d'un petit vésicatoire; dans ce dernier cas, il est quelquefois avantageux de saupoudrer le derme mis à nu avec environ deux centigrammes de morphine. L'emploi des vésicatoires pour tout autre objet ne fera guère de bien et pourra affaiblir le malade sans compter la souffrance inutile qu'elle lui inflige. La flatulence sera soulagée par les éthers et les huiles essentielles, mais mieux encore par des médicaments tels que le charbon, la créosote ou l'acide phénique, qui absorbent les gaz, ou, en arrêtant les décompositions, s'opposent à leur formation. Une dose de 10 à 30 gouttes d'une solution aqueuse saturée d'acide phénique, avec quelques gouttes d'éther chlorique dans de l'eau de menthe poivrée, est parfois un remède très-efficace contre ce symptôme. Il y a souvent de la constipation; mais il faut se garder de la combattre avec de l'huile de ricin ou des purgatifs énergiques : l'une donnera des nausées au malade, les autres l'affaibliront en produisant d'abondantes évacuations aqueuses. 25 à 30 centigrammes de rhubarbe composée en pilules, avec 64 milligrammes de pilules bleues, et autant d'extrait de jusquiame produiront ordinairement le résultat voulu d'une façon satisfaisante et avec sécurité. On peut encore évacuer de temps en temps les intestins avec un simple lavement. La poudre de réglisse composée de la Pharmacopée prussienne pourra être également employée dans le même but.

3° Tôt ou tard, dans la plupart des cas, les calmants seront nécessaires pour soulager la souffrance ou procurer le sommeil. L'hydrate de chloral, la belladone, la ciguë ou le chanvre indien donneront souvent à ce point de vue de bons résultats, et on peut commencer par avoir recours à eux. Mais dans la plupart des cas, il faudra finir par s'adresser à une des diverses préparations d'opium ou de morphine. La solution de biméconate de morphine, qui a la même énergie que le laudanum, a moins de tendance à déranger l'estomac et à produire de la constipation que la plupart des autres formes sous lesquelles l'opium est administré. Ces inconvénients de l'opium seront dans une grande mesure évités par l'injection sous-cutanée de morphine. Dans nombre de cas, j'ai vu obtenir un grand soulagement à l'aide d'une pilule argentée contenant une goutte de créosote, 16 milligrammes d'extrait de noix vomique et de 10 à 32 milligrammes de morphine, deux à trois fois par jour. Enfin, les cataplasmes et les fomentations chaudes, avec ou sans quelques sangsues, pourront se trouver indiqués s'il survient de la périhépatite.

Les cas suivants qui, sauf trois exceptions, ont été sous votre observation, viennent à l'appui des remarques que je viens de vous présenter sur le cancer du foie.

OBS. LXXXV. — *Cancer du foie et de l'ovaire. — Ictère, mais point d'ascite.*

Anna C., âgée de 50 ans, cuisinière, bien bâtie et un peu forte, mariée et ayant eu un enfant, fut admise le 28 juillet 1863 à Middlesex Hospital. Elle raconte que depuis bon nombre d'années elle est sujette à des crises biliaires (vomissements et céphalalgie), mais que, depuis deux avant son entrée, elles étaient devenues bien moins fréquentes et intenses, et qu'elle avait joui d'une bonne santé jusqu'il y a environ dix semaines où elle fut prise comme subitement d'une douleur à l'épigastre, dans l'hypochondre droit et dans les deux épaules, accompagnée d'un grand accablement et suivie le lendemain de diarrhée qui dura une semaine. Un mois avant son entrée, la douleur avait notablement augmenté et on avait remarqué que l'urine était d'une couleur foncée, brun verdâtre. Une semaine plus tard, la peau devint ictérique, et depuis la malade s'est plainte de démangeaisons. Dès le début, elle a maigri.

Voici quels furent les symptômes observés pendant que la malade fut sous nos yeux. La peau, les conjonctives et la sérosité d'un vésicatoire étaient d'une couleur orangé clair, et il y avait de vives démangeaisons à la surface de toute la peau. La langue, d'abord nette, se couvrit ensuite d'un léger enduit blanchâtre. Tout d'abord, il n'y eut pas de vomissements, mais souvent des nausées et une sensation de distension et d'oppression après le repas. Appétit très-mauvais. Pas trace de bile dans les matières, qui étaient pultacées, couleur argileuse et très-fétides. Douleur intense dans les épaules, à l'épigastre et dans l'hypochondre droit; elle fut beaucoup plus vive quelques jours avant l'entrée de la malade que plus tard. Le foie est très-gros, la matité hépatique s'étend, sur la ligne mammaire droite, à partir d'un demi-pouce au-dessous du mamelon jusqu'à un pouce et demi au-dessous des côtes, et mesure 6 pouces 1/4; la portion du foie qui est au-dessous des côtes est dure, sensible et distinctement nodulée (fig. 23, p. 215). Point d'ascite. Urine en faible quantité, à peu près la moitié de la quantité normale, densité 1030, acide, foncée comme du porter, et laissant déposer des urates en abondance; elle contenait quantité de pigment biliaire, mais point d'acides biliaires (par le réactif de Harley) et point d'albumine. Le pouls est à 60. Les signes cardiaques et pulmonaires sont normaux, sauf qu'on entend parfois quelques craquements à la base du poumon droit. Le 6 août et encore le 15, on constate que la malade a vomi après sa médecine. Le 29 août, la douleur était considérablement augmentée ainsi que la sensibilité de l'abdomen; il y avait des vomissements et les traits étaient pincés. Sous l'influence du traitement, ces symptômes s'amendèrent un peu, mais les vomissements reparurent de temps en temps, tandis que l'affaiblissement et la prostration augmentaient rapidement. Le 28 septembre, les vomissements devinrent incessants, et à partir de ce moment la malade déclina graduellement jusqu'à sa mort le 3 octobre.

Le traitement consista en bismuth, acide cyanhydrique et opiacés, sinapismes à l'épigastre et alimentation substantielle mais digestible.

Autopsie. — Corps bien nourri, couche épaisse de graisse partout sous la peau, dans l'épiploon et autour des reins. Tous les tissus sont pénétrés profondément par la bile. Pas de liquide dans le péritoine, ni trace de péritonite récente. La muqueuse de l'estomac et des intestins est normale, mais les matières renfermées dans l'intestin ne présentaient pas de trace de bile et on ne pouvait pas, en pressant sur la vésicule, en faire passer dans le duodénum. Le foie est très-gros et pèse 97 onces; son lobe droit mesure 13 pouces d'avant en arrière; sa surface est parsemée de nodules saillants, d'un blanc jaunâtre, modérément fermes, variant du volume d'un pois à celui d'une noix, et bon nombre d'entre eux déprimés au centre. A la coupe, on voyait à l'intérieur du foie des masses semblables. L'une d'elles, du volume d'une grosse orange, occupait toute l'épaisseur du lobe droit en avant, s'étendant en arrière jusqu'à la scissure transverse, et en contact avec la face supérieure de la vésicule. Ces masses donnaient à la coupe un suc crémeux qui renfermait des « cellules du cancer » caractérisques; quelques-unes étaient ramollies au centre en une pulpe jaune, et là les cellules du cancer contenaient beaucoup d'huile, et il y avait nombre de cellules contenant un composé granuleux. Les lobules hépatiques, entre les masses cancéreuses, avaient un aspect particulier : le tiers central de chaque lobule présentait une coloration vert olive foncé et les cellules hépatiques qu'ils renfermaient avaient beaucoup de pigment biliaire. Les deux tiers extérieurs étaient jaune pâle, et là les cellules hépatiques étaient chargées d'huile. On trouva dans le tissu glandulaire quelques cristaux étoilés de tyrosine. La vésicule ne contenait pas de bile, mais était remplie de calculs à facettes. Les conduits hépatiques étaient considérablement dilatés, mais le canal cholédoque traversait une masse de tissu aréolaire dense et de ganglions engorgés dans la scissure porte, au milieu desquels on ne pouvait plus suivre son trajet. La capsule du foie était en maints endroits adhérente à l'aide de solides bandes fibreuses.

Utérus normal. L'ovaire gauche est du volume d'une noix, un peu mou et nodulé; il contenait un peu de sang noir semi-liquide, et son tissu était mou et jaune et exsudait un suc crémeux renfermant des cellules du cancer. Un noyau cancéreux, gros comme un pois, faisait saillie à la surface de l'ovaire. Les ganglions mésentériques et lombaires ne présentaient point d'aspect anormal.

Les poumons et le cœur étaient sains, sauf un peu de congestion pulmonaire et des plaques athéromateuses sur la valvule mitrale et le commencement de l'aorte. Pas de dépôt cancéreux dans la rate ni dans les reins.

OBS. LXXXVI. — *Cancer de l'utérus et du foie. — Ascite, mais pas d'ictère.*

Le 18 octobre 1866, Charlotte D., âgée de 56 ans, fut transférée du service d'accouchements où elle était restée deux mois pour un cancer de l'utérus, dans mon service, à l'hôpital Middlesex. Elle était mariée et avait eu neuf enfants. Les règles avaient cessé à l'âge de quarante-neuf ans. Trois ans auparavant, elle avait eu une attaque qui parut être causée par des calculs biliaires, douleur spasmodique subite dans le côté droit avec vomissements et ictère léger, et depuis lors elle avait éprouvé une sensation de malaise et de plénitude au-dessous des côtes droites. Un an avant son entrée, elle remarqua pour la première fois un écoulement vaginal peu abondant mais très-fétide et persistant, et depuis lors elle se plaignit de constipation, de douleur pendant la défécation et de quelque difficulté pour uriner. A deux reprises, une fois neuf mois, l'autre fois trois mois avant que je visse cette malade, elle eut une hémorrhagie assez abondante qui dura une quinzaine. Deux mois avant son entrée, elle remarqua que son ventre enflait et elle commença à vomir après le repas. Elle maigrissait depuis un an, mais rapidement depuis trois mois.

A son entrée, la malade est faible et émaciée, son air exprime la souffrance. Ulcération et induration étendue du col de l'utérus et de la partie supérieure du vagin, avec écoulement fétide. L'abdomen est considérablement distendu, mesure 35 pouces 3/4 à l'ombilic et présente tous les signes de la présence de liquide dans le péritoine. Le foie est très-gros, il mesure 6 pouces 1/2 sur la ligne mammaire droite, et dépasse largement de 2 pouces le rebord costal; la portion qu'on peut palper est dure et sensible, mais on n'y perçoit point de nodosités. Les veines superficielles de l'abdomen sont un peu développées, mais il n'y a pas d'ictère. La langue est humide et un peu épaisse; les vomissements ont cessé, mais il n'y a pas eu de selle depuis plusieurs jours. L'urine est chargée d'urates, mais ne contient pas d'albumine. Pas d'anasarque au tronc ni aux extrémités. Pouls à 108 et faible; pas de dyspnée. Signes cardiaques et pulmonaires normaux, sauf un peu de matité et une crépitation fine à la fin de l'inspiration à la base du poumon droit.

La malade fut traitée par le bismuth et l'éther chlorique, des injections sous-cutanées de morphine, de légers laxatifs et un régime substantiel avec un peu d'eau-de-vie. Les vomissements ne reparurent pas; mais tous les soirs elle était affectée de douleur intense dans l'abdomen, douleur qui n'était que partiellement calmée par les injections de morphine. Le volume du ventre augmenta graduellement, la prostration devint de plus en plus grande jusqu'à la mort, qui eut lieu le 30 octobre.

Autopsie. — Plusieurs litres de sérosité trouble dans le péritoine; flocons de lymphe molle, principalement sur le fond de l'utérus et dans les culs-de-sac en avant et en arrière. Col de l'utérus entièrement détruit par une ulcération cancéreuse qui s'étendait aussi sur 1 pouce et demi de la paroi antérieure du vagin. Les deux tiers inférieurs de l'utérus sont infiltrés de matière cancéreuse. Les ganglions lombaires sont un peu engorgés par dépôt cancéreux; dans la scissure porte, masse de ganglions cancéreux engorgés comprimant la veine porte. Foie énorme, pesant 115 onces, portion opposée aux parois abdominale et thoracique mesurant 7 pouces; tissu parsemé partout de nombreux noyaux de cancer isolés, du volume d'un pois à celui d'une noix, mais aucun ne faisant saillie à la surface de l'organe, ce qui explique que la portion du foie dépassant les côtes parut complétement lisse et unie. A la coupe, nombre de noyaux ramollis au centre en un liquide séreux et floconneux. Au microscope, les nodules paraissent consister, à la circonférence aussi bien qu'au centre, principalement en éléments nucléaires, avec très-peu de cellules; le tissu hépatique compris entre les nodules n'est pas infiltré de cancer. La muqueuse de l'estomac et de l'intestin est saine, mais on trouve de petits noyaux cancéreux, quelques-uns aussi gros qu'une cerise, éparpillés à travers le lobe inférieur du poumon droit.

Bien qu'on n'ait pu pratiquer l'autopsie, dans le cas suivant, le diagnostic, comme je l'ai souvent fait remarquer dans les salles, était suffisamment clair.

OBS. LXXXVII. — *Cancer du foie, des poumons et des ganglions cervicaux. — Ictère et ascite.*

John B., âgé de quarante-sept ans, vacher, fut admis le 24 août 1866 à l'hôpital Middlesex. Douze ans avant son admission, il avait été obligé de garder le lit une semaine pour un rhumatisme; et deux ans avant, il avait été affecté pendant deux mois d'une douleur intense à l'épigastre, plus vive ordinairement après les repas. Sauf ces exceptions, il avait joui d'une bonne santé jusque huit semaines avant de venir à l'hôpital. Il fut pris alors, assez soudainement et pendant qu'il travaillait, d'une violente douleur dans la région du foie et de l'estomac, qui n'a jamais cessé, bien qu'elle ait été à certains moments plus forte que dans d'autres. Huit jours après, il remarqua que ses garde-robes étaient décolorées et que l'urine était très-foncée, et six jours plus tard les conjonctives et la peau également étaient ictériques.

A son entrée, le malade est faible et émacié et est profondément ictérique sur toute la surface du corps. Il accuse une douleur intense dans la région du foie, venant par paroxysmes qui dureraient pendant plusieurs heures, seraient quelquefois accompagnés de vomissements et souvent l'empêchaient de dormir. Le foie est gros; il mesure 5 pouces 1/2 sur la ligne mammaire droite; à l'épigastre, on le sent dur et vaguement nodulé; il est très-sensible. On ne trouve pas de tumeur dans la région de la vésicule. Il n'y avait ni ascite, ni augmentation de volume des veines abdominales ni de la rate. La langue est couverte d'un enduit crémeux; il y a de la constipation; les matières ont la couleur de l'argile et sont très-fétides; l'urine a la couleur du porter et contient quantité de pigment biliaire, mais pas d'albumine; pouls à 96; signes cardiaques et pulmonaires normaux; pas d'hydropisie.

Traitement. — Acides minéraux et gentiane, potions calmantes avec la teinture de jusquiame et laxatifs doux.

Le 28 août, le malade remarque pour la première fois sur le côté gauche du cou, immédiatement au-dessus de la clavicule, une tumeur grosse comme un œuf de poule, dure, nodulée et un peu sensible. Cette tumeur augmente de volume et devient bientôt le siége d'une vive douleur, comme celle du foie. Le malade se plaignait souvent aussi d'une douleur intense dans le bas du dos, mais l'épine ne présentait pas de sensibilité. Le chanvre indien et la jusquiame ne purent calmer ces douleurs, et, le 9 septembre, on eut recours à des injections sous-cutanées de morphine, d'abord avec un excellent résultat. C'est le 5 septembre qu'on constata pour la première fois de l'ascite qui, dès lors, ne fit qu'augmenter, si bien que, le 24 septembre, les deux pieds et la moitié inférieure des deux jambes étaient enflés et œdémateux. La tumeur du cou remplit maintenant tout le triangle inférieur; et à sa circonférence se trouvent quelques glandes engorgées et mobiles tout à fait distinctes de la masse générale. Le malade vomit quelquefois après le déjeuner et devient tous les jours plus maigre et plus faible. Le 1er octobre, il vomit presque tout ce qu'il avale. Pouls à 80, faible et intermittent. L'ascite et la tumeur du cou continuent à augmenter. Le foie paraît plus gros et les nodules y sont plus distincts; les douleurs ne sont calmées que par les injections de morphine qu'on répète deux fois par jour. Pas de toux; la respiration est lente et aisée, mais au milieu du poumon gauche, en arrière, on trouve une matité marquée sur un espace de trois à quatre pouces carrés, avec absence du murmure vésiculaire, mais pas de frottement ni de crépitation. Le 5 octobre. le bras gauche et la main sont œdémateux; le malade vomit une matière qui au premier abord ressemblait à de la levûre et qui contenait des sarcines en abondance. On lui prescrivit toutes les six heures une mixture contenant 10 gouttes d'éther chlorique et 4 grammes d'une solution aqueuse saturée d'acide phénique, avec de l'eau de menthe.

Le malade est maintenant si faible qu'il ne peut évidemment vivre de nombreux jours; mais sa femme vient et insiste pour l'emmener à la campagne.

OBS. LXXXVIII. — *Cancer primitif du foie infiltré. — Augmentation considérable de volume, mais surface unie. — Pas d'ictère ni d'ascite.*

Le 5 janvier 1876, Anne G., âgée de quarante-deux ans, fut envoyée à l'Hôpital Samaritain, parce qu'on la croyait atteinte d'une maladie des ovaires. Le 7 janvier, elle fut transférée à l'hôpital Saint-Thomas. Pas d'antécédents d'affection maligne dans sa famille. Elle a eu huit enfants et a fait trois fausses couches. Les règles ont cessé il y a cinq ans, après la naissance du dernier enfant. Elle a perdu l'œil gauche, il y a trois ans et demi, à la suite d'un coup. Il y a six mois, au milieu d'une très-bonne santé apparente, elle remarqua pour la première fois, au-dessous des côtes droites, une tumeur qui peu à peu remplit l'abdomen; en même temps, elle maigrissait et perdait ses forces. Depuis deux mois elle souffre beaucoup dans le ventre, et depuis cinq jours elle constate que les jambes et les cuisses sont enflées.

A son entrée, grande émaciation. Le ventre est considérablement gros, et fait immédiatement au-dessous des côtes une voussure prononcée. L'augmentation de volume est plus grande à la partie supérieure qu'à la partie inférieure; téguments tendus et luisants; la circonférence est de 33 pouces 1/2 au niveau de l'ombilic, et 33 pouces à mi-chemin de l'ombilic au sternum; 8 pouces 1/4 du cartilage xyphoïde à l'ombilic, et 6 1/2 de l'ombilic au pubis. Pas de signe d'épanchement dans le péritoine; la tumeur est évidemment formée par un foie très-gros dont on peut sentir le bord inférieur des deux côtés, 2 pouces 1/2 au-dessous du niveau de l'ombilic; le bord du lobe droit est plus arrondi que celui du lobe gauche, et les deux sont séparés par une profonde dentelure qui va jusqu'au-dessus de l'ombilic. Le bord supérieur du foie ne s'élève pas trop haut dans la poitrine; la matité hépatique totale est de 11 pouces sur la ligne mammaire droite et autant sur la ligne médiane. La surface de la tumeur est légèrement ondulée, mais on n'y sent pas d'excroissances et elle n'est pas sensible; la surface est tendue, mais un peu élastique. La malade se plaint beaucoup d'une constriction constante dans sa tumeur, plus marquée après les repas et qui l'empêche de dormir; elle a parfois des crises de douleur intense lui donnant la sensation de quelque chose qui « raclerait ou couperait. » Langue chargée; pas d'appétit; pas de vomissements; constipation; pas d'ictère; densité de l'urine 1026, grande quantité d'urates; pas d'albumine; pouls à 96; quelques râles bronchiques secs à la surface des poumons.

L'affaiblissement augmente graduellement, puis surviennent des vomissements et la malade meurt le 13 janvier.

Autopsie. — Foie énorme, correspondant à la tumeur observée durant la vie; poids 198 onces; configuration normale; pas d'adhérences; surface unie; le lobe gauche est aussi gros qu'un lobe droit à l'état normal; scissure centrale considérablement exagérée. Le volume du foie est dû à une infiltration cancéreuse étendue du lobe gauche et à un développement considérable du lobe droit. A la coupe on voit quelques nodules isolés, de grosseur variable, depuis une tête d'épingle jusqu'à 1 pouce de diamètre; mais aucun ne faisait saillie à la surface. Pas de cancer dans d'autres parties du corps. La rate pèse 7 onces, foncée et molle; poumons congestionnés. En pratiquant une coupe dans le tissu infiltré du foie, on le trouve pâle comme celui d'un foie gras, les contours des acini sont cependant distincts. Le microscope montra que c'était la structure ordinaire du cancer encéphaloïde.

Les deux cas suivants sont remarquables par le mode de début. Dans l'obs. LXXXIX, la maladie a paru débuter dans la vésicule et les voies biliaires, et a présenté tout d'abord l'allure de colique biliaire et de calcul plutôt que de cancer; tandis que dans l'obs. XC, où la maladie a peut-être débuté dans le rein droit, un des premiers symptômes a été l'ascite.

OBS. LXXXIX. — *Cancer de la vésicule, des conduits biliaires, du foie, etc. débutant par une douleur violente, pareille à celle de la colique biliaire. — Ictère. — Pas d'ascite.*

Anne G., âgée de soixante-trois ans, fut admise à l'hôpital Saint-Thomas le 19 novembre 1875. Pas d'antécédents d'affection maligne dans la famille. Elle a eu sept enfants, qui sont tous morts de consomption, comme son mari. Elle a été habituellement sobre. Elle a été affectée pendant un an ou deux de flatulence, mais, sauf cela, elle a ordinairement joui d'une bonne santé jusque trois semaines avant son admission. A cette époque, se trouvant à laver, elle fut prise un jour subitement d'une douleur aiguë, lancinante, au-dessous des côtes droites en avant. La douleur était si intense, qu'elle ne put qu'à peine rentrer à la maison. Elle persista, sous forme de paroxysmes, et fut accompagnée de frissons, mais sans vomissements. Au bout de quatre jours, elle cessa, mais un ou deux jours plus tard la malade se vit profondément ictérique, et elle eut beaucoup de nausées. En interrogeant ensuite la malade, on apprend que deux ou trois mois avant cette crise, ses forces avaient déjà commencé à faiblir, mais qu'elle avait continué ses occupations habituelles et qu'elle ne croyait pas avoir maigri.

A son entrée, on constate un ictère très-prononcé, vives démangeaisons; pigment biliaire abondant dans l'urine et absent dans les garde-robes; matité hépatique non augmentée; voussure légère et un peu de sensibilité correspondant à la vésicule biliaire; pas d'ascite; pas de tumeur abdominale appréciable. Langue nette; bon appétit; pouls à 70.

Quatre jours après son entrée, elle a eu une crise de douleur violente au foie, qui a duré une demi-heure. Ces attaques revinrent d'abord à des intervalles de quelques jours, et puis plus souvent; elles n'étaient pas accompagnées de vomissements. De jour en jour la malade maigrit et s'affaiblit; elle perdit l'appétit et eut beaucoup de nausées. Le foie augmenta graduellement de volume, si bien que, le 22 janvier, il mesurait 7 pouces sur la ligne mammaire droite. On ne pouvait pas sentir d'inégalités sur sa surface; pas de tumeur appréciable nulle part, mais toujours sensibilité vive au niveau de la vésicule biliaire; point d'ascite. Mort par épuisement le 26 janvier.

Autopsie. — Pas de liquide dans le péritoine. Côlon et duodénum attirés en haut et adhérents à une masse cancéreuse irrégulière se projetant du foie, occupant la place de la vésicule, infiltrant la partie adjacente du foie et s'étendant en bas de façon à recouvrir la tête du pancréas. Immédiatement au-dessus du pancréas, autre masse cancéreuse due à l'infiltration des ganglions dans cette région. Duodénum rétréci au niveau de son adhérence à la masse cancéreuse, mais sa muqueuse normale ainsi que celle du côlon. Vésicule biliaire rétractée; parois épaisses de 1/4 de pouce, infiltrées de cancer; surface interne inégale, comme hérissée et très-vasculaire; petit orifice rond entouré de granulations au fond de la vésicule, là où elle était adhérente à la paroi abdominale; canal cystique oblitéré. Les parois du canal hépatique et du cholédoque ont de 1/4 à 1/2 pouce d'épaisseur, par suite de l'infiltration cancéreuse, cette infiltration s'étendant à la fois en bas vers les intestins et en haut dans 4 pouces d'épaisseur de la substance du foie, où le canal se trouve oblitéré et enclavé dans un tissu dur de nouvelle formation. Il n'y a pas de calculs. En faisant des coupes dans le foie, on trouve les conduits biliaires considérablement dilatés en arrière du point de leur coarctation, formant des dilatations sacciformes, remplies d'un liquide glaireux incolore. Nombreux nodules de nouvelle formation éparpillés à travers la substance du foie. Au centre de nombre d'entre eux se trouvait un petit orifice par lequel on pouvait, en pressant, faire sourdre une goutte de liquide glaireux, comme s'ils avaient été formés par l'infiltration des parois des canaux biliaires. La veine porte n'était pas obstruée. Poids du foie 75 onces, rate 6 onces 1/2. Dégénérescence graisseuse commençante des reins; dans le lobe supérieur du poumon droit, néo-formation circonscrite, du volume d'une noix; lobe inférieur parsemé de nouvelles formations, du volume d'une tête d'épingle jusqu'à celui d'un pois.

OBS. XC. — *Cancer du rein droit, du foie, de la rate et des poumons. — Ascite, premier symptôme de la maladie.*

John M., âgé de trente-sept ans, fut admis à l'hôpital Saint-Thomas le 9 mars 1875. Pas d'affection maligne apparente dans la famille. Habitudes de tempérance. Pas d'antécédents syphilitiques; santé générale bonne. Depuis trois à quatre mois avant Noël de 1874, il éprouve de temps en temps une sensation de plénitude et de constriction dans l'abdomen, mais il n'y a guère fait attention. Le 28 décembre, il a eu une crise de constriction plus forte que d'habitude, et depuis, cette sensation est devenue plus constante et se trouve plus intense après les repas. L'appétit continue à être bon; pas de nausées ni de vomissements; pas d'émaciation appréciable; il a continué à travailler en qualité de poseur de plaques jusqu'au 28 février. Il fut alors pris subitement d'une constriction et d'une douleur violentes dans l'abdomen. Il ne put prendre de nourriture et fut obligé de quitter son travail et de se mettre au lit. Depuis ce moment, son ventre a continué de grossir et il est survenu un peu d'ictère.

A son entrée, il est blême et anémique; les conjonctives sont un peu jaunes. Il se plaint toujours beaucoup de constriction dans l'abdomen et de dyspnée, quand il fait quelque effort. La circonférence à l'ombilic est de 36 pouces; ascite modérée, léger œdème des jambes. Foie très-gros : sa matité commence à 1/4 de pouce au-dessous du mamelon droit et s'étend jusqu'à 3 pouces au-dessous du rebord costal, total 7 pouces sur la l. m. d.; augmentation de volume uniforme, surface unie, dure et indolente; le lobe gauche est également très-gros. Matité de la rate augmentée; on sent que le bord inférieur de la rate dépasse de 1 pouce et demi le rebord costal. Veines abdominales un peu grosses. Langue un peu nette, bon appétit, pas de vomissements, un peu de constipation. Le malade se plaint beaucoup de la constriction douloureuse de l'abdomen après les repas. Pouls à 78, cœur et poumons normaux. Urine 1017, pas d'albumine, mais du pigment biliaire; température 37°,2.

Le traitement consista d'abord en bichlorure de mercure et en quinquina, avec des évacuants; en même temps, frictions mercurielles et belladonées sur l'abdomen, et parfois de la morphine pour calmer la douleur et procurer du sommeil. Le 12 mars, on découvrit deux petites excroissances à la surface du foie, l'une juste au-dessous du cartilage xyphoïde et l'autre sur le lobe gauche. Le 31 mars, on substitue au sel de mercure une mixture de noix vomique et d'acide. Le 12 avril, le malade a récupéré 9 livres de son poids en 10 jours et 12 livres depuis son admission; mais cette augmentation était probablement due à une plus grande accumulation de liquide dans l'abdomen, qui mesurait maintenant 40 pouces. Les parois de l'abdomen sont amincies et la surface externe est luisante; un peu plus d'œdème des jambes; ictère à peine appréciable; 19 avril, on retire à l'aide de l'aspirateur 3 litres et demi de liquide, ce qui réduit la circonférence de l'abdomen à 35 pouces et lui procure un grand soulagement. Le liquide s'accumule de nouveau rapidement; douleur intense dans l'abdomen, de temps en temps des épistaxis. Le 28 avril, la circonférence est revenue à 40 pouces, le malade pèse 16 livres de plus qu'à son entrée. Le 7 mai, on fait la paracentèse et on retire plus de 8 litres de sérosité. A la suite de l'opération, on put voir que le foie formait une grosse tumeur proéminente, entre le sternum et l'ombilic, dure et nodulée. La douleur fut encore une fois soulagée par l'opération, mais l'épuisement augmenta et le malade succomba le 13 mai.

Autopsie. — Quatre litres de sérosité dans le péritoine. Le foie est très-volumineux : il pèse 161 onces; parsemé de noyaux cancéreux dont un certain nombre font saillie à la surface. Veine porte très-dilatée et, en suivant son trajet dans le foie, on trouve des masses cancéreuses moulées sur les contours des veines et accompagnant leurs branches, sans être adhérentes à leurs parois. Le canal cystique est libre. La rate pèse 17 onces et demie, contient quelques masses cancéreuses. Le rein droit, entièrement détruit, n'est plus qu'une poche de cancer ramolli en voie de désorganisation. Vaisseaux du rein droit comprimés par des nodules cancéreux du foie et veines extrêmement dilatées. Rein gauche très-gros, mais sain. Estomac et pancréas sains. Poumons congestionnés et parsemés de masses cancéreuses.

Le cas sur lequel je vais maintenant attirer votre attention a été remarquable non-seulement par l'âge relativement jeune du malade et la marche rapide de la maladie, mais plus particulièrement à cause de la fièvre qui en a marqué le cours. On sait peu de chose sur l'état de la température dans le cancer. Wunderlich fait à ce sujet les observations suivantes : « C'est une particularité des cas de cancer, que les températures élevées sont comparativement rares, et que la température s'y maintient généralement à l'état normal, ou même au-dessous, ce qui néanmoins n'exclut pas les hautes températures, qui sont l'effet de complications intercurrentes ou l'indice d'une terminaison prochaine. Mais les températures fébriles de longue durée sont au moins rares chez les cancéreux. » A l'appui de cette opinion, le docteur Woodman, le traducteur du traité de Wunderlich, cite des cas observés par les docteurs Finlayson, Da Costa et E. B. Baxter, et ajoute : « Les quelques observations que j'ai faites moi-même sur le cancer du foie, de l'utérus et du sein, avant que le marasme ait envahi le malade, ne montrent que de très-légères élévations de température, ou pas du tout; jamais au-dessus de 38°,3, à moins de quelque complication; tandis que j'ai rencontré des températures au-dessous de la normale avec un pouls rapide, dans quelques cas de cancer avancé avec émaciation (1). »

Mon expérience s'accorde avec les opinions que je viens de citer et, je crois, avec celles de la plupart des observateurs : dans le cancer, à moins qu'il y ait quelque complication inflammatoire, la température est à l'état normal ou à peu près (2), et, par conséquent, dans le cas d'affection interne mal définie, une élévation continue de la température éloignerait l'idée d'un cancer. Mais le cas que je vais rapporter prouve que cette règle n'est pas absolue. De plus, dans ce cas, l'âge du malade,

(1) *On the Temperature in Diseases*, by Wunderlich, Sydenham Society's Translation, 1871, pp. 429, 430.

(2) Depuis que ce cas s'est présenté, j'en ai rencontré un second, chez une dame de cinquante-six ans, affectée de cancer primitif du foie sans complication et avec une température de 38°,8.

24 ans, excluait un cancer du foie; tandis que non-seulement la fièvre, mais les frissons, et la lésion antérieure et l'augmentation de volume du testicule, la marche rapide et les symptômes cérébraux, tout concourait à faire diagnostiquer une inflammation pyohémique plutôt qu'un cancer du foie.

OBS. XCI. — *Cancer aigu du foie avec fièvre chez un homme de vingt-quatre ans.*

James C., âgé de vingt-quatre ans, charpentier, admis à l'hôpital Saint-Thomas le 6 novembre 1872. Pas d'antécédent d'affection maligne dans sa famille, bonne santé antérieure. Six mois avant son entrée, il se donna un effort en tournant une grue. Le testicule gauche enfla et devint sensible, mais la santé générale n'en parut pas atteinte. Il y a six semaines, il commença à se plaindre de douleurs dans le côté droit de l'abdomen et à maigrir et à perdre de ses forces. Bientôt après un médecin découvrit dans l'hypochondre droit une tumeur qui augmenta rapidement. Point de frissons, mais deux fois, durant le sommeil, transpiration abondante.

Au moment de son entrée, émaciation, rougeur hectique sur les joues, température 38°,5, vive douleur dans la région du foie et dyspnée. Du côté droit de l'abdomen, voussure distincte se continuant en apparence avec le foie, dont le bord inférieur s'étend presque jusqu'au bassin et dont la limite supérieure de la matité atteint jusqu'à 1 pouce et demi au-dessous du mamelon; surface de la tumeur ferme, unie et modérément sensible, ictère appréciable de la peau et des conjonctives; pas d'ascite, ni de développement des veines abdominales. Langue humide, un peu épaisse; pas d'appétit, soif vive, pas de vomissements, ventre libre, mais sans relâchement, bile dans les matières. Urine 1018, urates en abondance, un peu de pigment biliaire et trace d'albumine. Décubitus sur le côté droit. Respirations 32, thoraciques; un peu de toux, mais sans expectoration; râles sibilants à la surface des deux poumons, mais surtout à droite; murmure respiratoire faible et un peu de diminution de la résonnance à la percussion. Pouls à 120. Bruits du cœur normaux. Testicule gauche deux fois aussi gros que le droit, dur, mais non sensible.

Le malade est soumis au régime lacté et à une mixture saline effervescente. Potions à la morphine, injections sous-cutanées de morphine et cataplasmes laudanisés pour calmer la douleur; mais le mal continue à progresser rapidement. Le 8 novembre, pouls à 134. Le malade a vomi, la nuit passée, une matière bilieuse verte sans mélange d'aliments; l'ictère est maintenant très-prononcé. Le foie a augmenté encore de volume, il dépasse davantage les côtes et sa matité s'étend jusqu'à 1/4 de pouce du mamelon; surface unie et résistante. Langue rouge et sèche, garde-robes régulières. Grande prostration et parfois du délire. Pas de tremblements ni de sueurs nocturnes. Pouls à 120. Bruit systolique à la base du cœur, se propageant vers les clavicules et le cou. 13 novembre, le délire, l'ictère et le volume du foie ont augmenté. La tumeur au-dessous des côtes est plus élastique, mais il n'y a pas de fluctuation distincte. Hier, tremblement prononcé, suivi de chaleur et de transpiration. 15 novembre, prostration plus grande, mais plus de frissons. Peau sèche. Encore du délire. L'affaiblissement augmente rapidement et le malade succombe le 16 novembre.

Voici le tableau de la température observée :

		MATIN.	SOIR.
Novembre	6	»	38°,44
—	7	38°,39	39°,44
—	8	37°.2	38°,55
—	9	36°,9	38°,44
—	10	37°,2	37°,77
—	11	37°,77	39°,44
—	15	38°,88	»

Autopsie. — Foie très-gros; avant de l'enlever, il mesure 12 pouces et demi verticalement. Toute sa substance était parsemée de nombreuses masses de dépôt cancéreux, extrêmement vasculaires et de volume variable, depuis un pois jusqu'à une noix. Bon nombre de ces masses se trouvent à la surface de l'organe, mais ne font pas de saillie. Elles n'étaient pas ramollies. A la coupe, elles fournissent un suc laiteux contenant de nombreuses cellules, avec de gros noyaux, comme on en trouve ordinairement dans le cancer. Une masse de ganglions cancéreux existait dans le voisinage du rein gauche et s'étendait le long des vaisseaux jusqu'au testicule gauche, qui contenait aussi une tumeur vasculaire du volume d'une cerise. Les deux poumons renfermaient également de nombreuses tumeurs semblables à celles du foie. Pas de signe d'inflammation récente sur aucune partie du corps. Cœur sain.

Le principal intérêt du cas suivant réside dans le fait qu'un large kyste contenant un liquide sanguin s'est développé dans un foie cancéreux, probablement par suite de l'obstruction d'un des conduits intra-hépatiques. Ce kyste formait une tumeur proéminente au-dessus du foie et fut plusieurs fois ponctionné pendant la vie, pour soulager la dyspnée. Si ce kyste s'était formé dans la première période de la maladie, — et j'ai rencontré un cas où cela a paru probable, — on aurait pu prendre l'affection principale pour une hydatide. Ici les signes collatéraux indiquaient un cancer d'une façon non équivoque; et la seule question était de savoir si la collection liquide située au-dessus du foie était un kyste ayant la glande hépatique pour origine ou si elle s'était développée dans une cavité entre le foie et le diaphragme, circonscrite par des adhérences péritonéales, comme on en observe parfois en connexion avec la cirrhose, etc. (voir obs. XCIV et CIX).

OBS. XCII. — *Cancer du foie. — Ascite et ictère. — Large kyste se projetant de la face supérieure du foie.*

Le 9 octobre 1873, M. F., âgé de cinquante ans, me fut adressé par le docteur Dobie, de Chester. Ce monsieur vivait bien d'habitude, mais n'était pas intempérant. Sa santé avait été bonne jusque trois mois auparavant, où il commença à avoir mal dans la région du foie et à l'épaule droite, et depuis il avait maigri et perdu de ses forces; il était affecté de constipation, de flatulence, et dernièrement son ventre avait commencé à grossir; il toussait et avait de la dyspnée quand il se fatiguait.

En l'examinant, je constate une ascite considérable; circonférence de l'abdomen 42 pouces. Pas d'œdème des jambes. Pas d'ictère marqué, mais aspect blême de la cirrhose. On ne peut apprécier les dimensions du foie. Pouls à 108. Bruits du cœur normaux. Urine foncée et chargée d'urates, mais pas d'albumine.

Traitement : purgatifs et diurétiques, comprenant du chlorure d'ammonium, de la digitale et des pilules bleues, puis différentes préparations de fer. Tout d'abord, amélioration considérable, ascite diminuée, et alors on constate que le foie et la rate sont fort augmentés de volume et que le foie est sensible. Le 5 novembre, on découvre une tumeur grosse comme une forte orange, dans le côté droit de l'épigastre, probablement due à une collection liquide distincte de celle du péritoine. Cette tumeur augmenta et amena de la flatulence et de la dyspnée après les repas. Le 12 novembre, le foie est encore plus gros et nodulé à sa surface. Le 13, après le dîner, pendant que le malade se baissait pour retirer ses bas, il fut pris d'une dyspnée alarmante et me fit mander. Je le trouvai livide. Sa tumeur de l'épigastre était plus volumineuse. Je la ponctionnai avec un trocart capillaire, mais il n'en sortit qu'environ 8 grammes de sérosité floconneuse sanguinolente, contenant de nombreuses cellules avec de gros noyaux (cellules cancéreuses). La dyspnée disparut peu à peu, et le 15 novembre le malade se trouvait en état de retourner à Chester.

Le 25 novembre, il eut une autre crise violente de dyspnée, et le docteur Dobie retira du kyste de l'épigastre 30 onces de liquide rouge, densité 1020, contenant de nombreux corpuscules sanguins. L'opération fut suivie d'un grand soulagement quant à la respiration; mais le liquide se reproduisit et, le 5 décembre, on en retira encore 47 onces. L'ascite augmentait en même temps, bien que lentement, et la douleur au foie persistait. Dans les premiers jours de décembre, les jambes commencèrent à enfler, il se manifesta un ictère très-prononcé, avec anorexie complète. Le malade s'affaiblit graduellement et succomba le 1er janvier.

Autopsie. — Quatre litres de liquide jaune, trouble, contenant des flocons de lymphe, dans le péritoine. Foie très-volumineux, les deux lobes infiltrés considérablement de cancer ramolli. Se projetant de la surface convexe du lobe droit et évidemment originaire du foie, se trouvait un gros kyste contenant un liquide sanguinolent et qui a été ponctionné plusieurs fois pendant la vie. La rate n'est pas grosse; ce qui l'a fait paraître volumineuse pendant la vie, c'est le lobe gauche du foie, qui s'étendait au loin en bas et à gauche. Les autres organes sont sains.

La préparation que je vous montre maintenant a été prise sur un sujet mort à l'hôpital Middlesex pendant que j'étais directeur des autopsies et fut présentée à la Société pathologique (*Transactions*, t. XIII, p. 100). Elle montre un rare mode de terminaison fatale du cancer du foie (1).

(1) Pour d'autres cas, voyez Frerichs, *op. cit.*, p. 676; Murchison, *Pathol. Transact.*

OBS. XCIII. — *Cancer primitif du foie. — Mort par hémorrhagie péritonéale.*

Patrick S..., âgé de cinquante ans, fut soigné en août 1861 par le docteur Greenhow comme malade externe de l'hôpital Middlesex. Il avait été autrefois très-intempérant, ayant l'habitude de boire pas mal de spiritueux. Depuis plusieurs mois il maigrissait et se plaignait de temps en temps de nausées et autres symptômes dyspeptiques et de douleurs à l'épigastre. Le docteur Greenhow reconnut que le foie était gros et distinctement nodulé au-dessous du rebord costal droit, ainsi que l'aspect particulier caractéristique de la cachexie cancéreuse. Point d'ictère et peu ou point d'ascite; rien qui pût indiquer une terminaison fatale immédiate.

Le 26 août, le malade fut amené à l'hôpital et admis dans le service du docteur Goodfellow, parce que son état avait subitement empiré depuis deux jours. A son entrée, grande prostration et aspect cachectique, ictère prononcé de la peau, des conjonctives et de l'urine; perte complète de l'appétit, vomissements incessants, douleur intense et sensibilité dans la région du foie, qui était très-volumineux, dur et nodulé; abdomen très-distendu et fluctuant; pouls rapide, petit.

Il n'y eut pas d'amélioration et, le lendemain de son admission, le malade vomit une grande quantité d'un liquide noirâtre et analogue à du sang.

Pendant la nuit du 27, collapsus qui dure jusqu'à la mort du malade, le 28 août à deux heures de l'après-midi.

Autopsie. — Emaciation modérée; ictère prononcé des conjonctives et de la peau et des tissus en général, y compris les organes internes et les os. 6 à 7 litres de sérosité sanguinolente, rouge foncé, dans la cavité péritonéale; sur la face supérieure du lobe droit du foie, vers son extrémité droite, entre le foie et le diaphragme, coagulum sanguin, noirâtre, du poids de 140 grammes. La tunique séreuse des intestins, qui baignait dans le liquide sanguin, ne présentait pas d'injection anormale, ni de dépôt de lymphe. Le foie pesait 72 onces; lobe droit relativement très-gros et mesurant six pouces transversalement, tandis que le lobe gauche était très-atrophié et ne semblait qu'une simple dépendance de l'autre, ne mesurant qu'un pouce et demi transversalement. La plus grande partie du lobe gauche avait un aspect granuleux à la surface et présentait à la coupe l'apparence caractéristique de la cirrhose. Correspondant au lobe carré se trouvait une masse arrondie, à peu près comme une forte noix, attachée par un étroit pédicule, et pareillement composée de tissu glandulaire cirrhotique. Toute la surface du lobe droit était couverte de nodules proéminents, variant du volume d'un pois à celui d'une grosse cerise, le plus gros étant très-élastique ou presque fluctuant; ils étaient surtout développés près le bord antérieur du lobe droit sur sa face supérieure. Le coagulum qui se trouvait à la surface du lobe droit était adhé-

t. XIII, p. 102; voyez également Budd, *Diseases of the Liver*, 3e éd., p. 396. Dans le cas de Frerichs, l'hémorrhagie sembla débuter trois jours avant la mort, et les lésions du foie parurent semblables à celles que j'ai décrites ci-dessus.

rent en un point, près l'extrémité droite de l'organe, correspondant à un des nodules ramollis, qui était rompu. Le tissu du lobe droit était extrêmement dense, et, à la coupe, paraissait constitué par deux éléments anormaux : une trame de tissu gris, ferme, ayant l'aspect du squirrhe, infiltrée d'un suc crémeux jaunâtre et contenant de nombreuses cavités jusqu'au volume d'une cerise, remplies d'une substance molle, pulpeuse, jaune clair. Le lobe droit paraissait constitué en entier par ces éléments anormaux et présentait à peine en quelque endroit trace de tissu glandulaire normal ou de conduits biliaires. Le tissu squirrheux s'était étendu un peu sur le bord antérieur du lobe gauche.

En examinant au microscope le suc obtenu en raclant les portions squirrheuses les plus denses, on trouva qu'il contenait une multitude de cellules arrondies, elliptiques et fusiformes, de 1/800 de pouce de diamètre, avec un et quelquefois deux gros noyaux du volume de 1/3 de la cellule. Nombre de ces cellules renfermaient des granulations de pigment brunâtre. Dans les portions ramollies, on découvrit de semblables cellules, mélangées avec une grande quantité de matière huileuse et pigmentaire, à l'intérieur et à l'extérieur des cellules.

Les autres organes abdominaux sont sains. Cœur normal. Sommets des deux poumons condensés et affaissés, et contenant des masses calcaires enkystées, jusqu'au volume d'un pois.

Dans l'observation XCIV, la cause immédiate de la mort fut aussi probablement une hémorrhagie péritonéale. La pièce que je vous présente paraît être un exemple de cette rare forme de maladie décrite par Bright et autres comme un *fongus hématode* du foie, où la production pathologique fait une saillie considérable à la surface de l'organe. La transition entre les cellules sécrétoires du foie et les grosses cellules de la tumeur, déterminée par moi et le docteur Cayley, est également un point d'un grand intérêt pathologique.

OBS. XCIV. — *Tumeur cancéreuse (fongus hématode) se projetant de la face supérieure du foie. — Hémorrhagie dans le péritoine.*

Luke T..., âgé de cinquante-sept ans, fut envoyé à l'hôpital des Fiévreux de Londres le 20 janvier 1868, comme paraissant atteint de fièvre. Il n'a pas d'amis et ne peut fournir de renseignement sur ses antécédents. A son entrée, il a l'air appesanti, hébété, et ses idées sont brouillées. Émaciation considérable; pouls entre 76 et 88; grande faiblesse. Langue sèche et brune; intestin un peu relâché; abdomen légèrement distendu par des gaz, mais également par du liquide épanché dans le péritoine. Matité hépatique paraît normale. De temps à autre, de la toux avec une expectoration spumeuse, ténue; légère matité à la surface des deux poumons en arrière, avec crépitation un peu fine, mais pas de souffle tubaire. Pas de sueurs nocturnes, ni d'ictère, ni d'hydropisie, ni d'albumine dans l'urine.

Traitement- — Ammoniaque et, plus tard, fer et acides minéraux; thé de bœuf, lait et eau-de-vie. Les symptômes empirèrent de plus en plus; l'émaciation et l'ascite augmentèrent; fréquent subdelirium avec marmottement;

le 2 février, léger ictère, mais les évacuations contiennent encore de la bile. Pouls rarement au-dessus de 80. Faiblesse plus grande de jour en jour, mais pas de nouveau symptôme important. Mort le 16 février.

Autopsie. — Trois à quatre litres de liquide brunâtre sanguinolent dans le péritoine. Le foie était séparé du diaphragme en avant et de la paroi abdominale antérieure, sur une étendue de deux à trois pouces, par un espace rempli de ce liquide sanguinolent; ligament suspenseur allongé proportionnellement. Le foie pèse soixante-quatre onces; capsule légèrement épaissie et opaque, mais surface unie. A la coupe, le foie paraît plus dense et plus résistant qu'à l'état normal. A la partie supérieure et postérieure du lobe droit se trouvait une tumeur arrondie, grosse comme le poing : elle s'était creusé une cavité dans le diaphragme, auquel elle adhérait si fortement qu'on en laissa un fragment en enlevant le foie. Cette tumeur était de consistance pulpeuse et était recouverte par la capsule du foie épaissie, qui se réfléchissait sur elle, et à la face interne de laquelle on pouvait racler cette matière pulpeuse avec le manche d'un scalpel. A la coupe on vit qu'il n'y avait qu'une mince ligne de séparation entre cette matière et le tissu dense du reste du foie. La substance pulpeuse pouvait être déchirée avec la plus grande facilité; elle était très-vasculaire, de sorte qu'elle était évidemment la source du sang épanché dans le péritoine. Au microscope, on la trouva formée de cellules à gros noyaux, de 1/500 de pouce de diamètre, ou environ trois fois celui des cellules glandulaires hépatiques. Les cellules étaient arrondies, pyriformes ou à queue, et chacune contenait un et quelquefois deux noyaux, avec quantité de fines granulations; quelques-unes étaient remplies de globules huileux, d'autres contenaient des granulations pigmentaires brunes, exactement semblables à celles qu'on voit dans les cellules hépatiques. Le long de ces grosses cellules, qui étaient de beaucoup les plus nombreuses, s'en trouvaient d'autres plus petites et qu'on ne pouvait distinguer des cellules sécrétoires trouvées dans d'autres parties du foie (fig. 24).

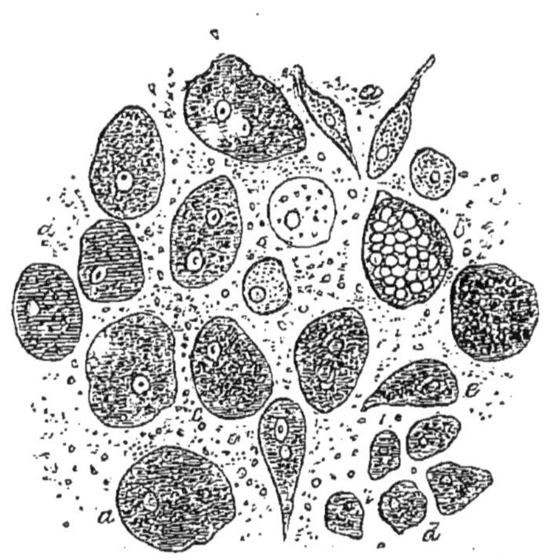

Fig. 24. — Examen microscopique de la tumeur du foie de l'OBS. XCIV.

a, Grosses cellules à noyaux, de formes diverses; quelques-unes ont deux noyaux; *b*, cellules semblables contenant des globules huileux; *c*, grosse cellule contenant du pigment biliaire; *d*, cellules ressemblant sous tous les rapports à l'épithélium glandulaire du foie; *e*, formes de transition entre ces dernières et les grosses cellules.

Estomac et intestins sains; parois du cœur amincies et molles; poumons adhérents solidement et très-congestionnés dans les parties dépendantes. Rien à remarquer dans les autres organes (1).

(1) J'ai pensé qu'il serait intéressant de donner, à propos de la figure précédente,

L'observation XCV est un exemple de cancer intéressant le foie sans produire de symptôme ou de signe qui pût en faire soupçonner l'existence pendant la vie. Une des capsules surrénales était également dé-

une autre forme de tumeur épithéliale du foie. Je ferai remarquer que cette dernière figure (fig. 25 et 26) se trouve interprétée différemment dans une autre publication du même auteur. En effet, dans son *Atlas d'anatomie pathologique* (planche 10), Lance-

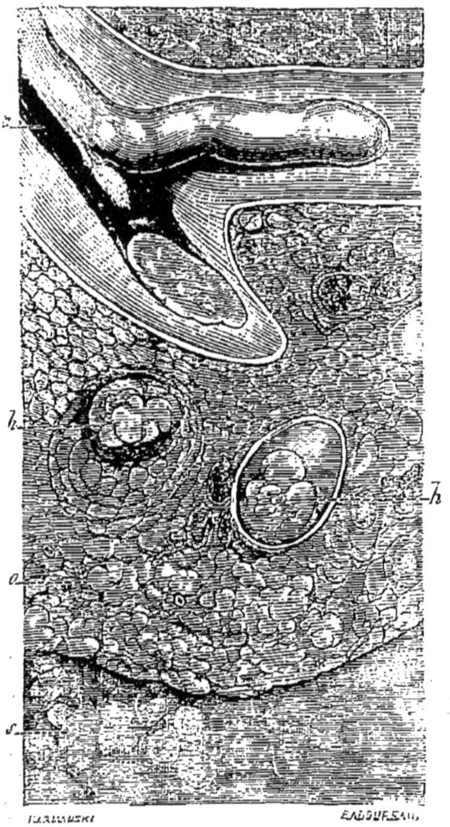

Fig. 25. — Surface extérieure et coupe d'un foie atteint d'épithéliome glandulaire.

a, Masses blanchâtres ou grisâtres formées par la prolifération des cellules hépatiques; *bb*, *c*, veines obstruées par le tissu pathologique.

Lancereaux, *Traité d'anat. pathol.*, t. I.

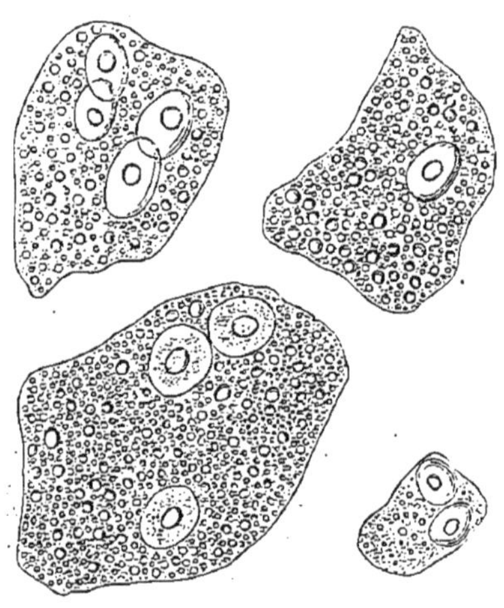

Fig. 26. — Cellules hépatiques provenant du foie ci-contre. Ces cellules, considérablement hypertrophiées, présentent une multiplication manifeste de leurs noyaux. Grossissement, 450. Empruntée au même ouvrage.

reaux la donne comme un spécimen d'adénome hépatique. Depuis, il a reconnu son erreur et a donné à cette tumeur sa vraie désignation dans son *Traité d'anatomie pathologique*, t. I. On ne voit pas bien cependant comment Kelsch et Kiener (*Archives de physiologie*, 1876, p. 627) ont pu trouver dans cette lésion, ainsi que dans quatre ou cinq cas de tumeurs semblables que Lancereaux avait antérieurement décrits sous le nom d'adénome du foie (*Société de biologie*, 1864), une altération appartenant à l'hépatite parenchymateuse. (N. D. T.)

truite par le cancer, et cependant il n'y avait ni vomissements ni coloration bronzée de la peau. Il est maintenant bien connu que les capsules surrénales peuvent être détruites par le cancer sans qu'il en résulte les symptômes de la maladie d'Addison, de sorte que ces symptômes doivent être attribués moins à la destruction de ces capsules qu'au processus morbide par lequel elle s'effectue.

OBS. XCV. — *Cancer des vertèbres, d'une capsule surrénale, du foie et du poumon. — Pas de symptôme d'affection hépatique.*

Alfred T., âgé de cinquante-cinq ans, fut admis le 28 juin 1868, dans mon service, à l'hôpital Middlesex. Il était très-faible et très-émacié, et pas très-suivi dans ses réponses. Il y a dix-sept ans, il a contracté la syphilis, accompagnée de symptômes constitutionnels, mais sa maladie actuelle n'a commencé qu'il y a trois mois, par une douleur intense dans l'épine, avec émaciation et faiblesse.

Voici quels symptômes il nous présenta successivement : émaciation et débilité progressives et aspect chloro-anémique de la face ; mais pas de coloration ictérique ni bronzée de la peau, pas de décoloration de la muqueuse buccale ni de transpirations. Douleur persistante et sensibilité à la pression sur les apophyses épineuses des troisième et quatrième vertèbres lombaires, mais pas de signe de tumeur ou de paraplégie, excepté de la rétention d'urine pendant les deux ou trois dernières semaines de la vie. Langue sèche, rouge et fissurée ; pas de vomissements ; alternative de constipation et de diarrhée. Abdomen distendu et tympanique, avec sensibilité légère en pressant profondément à gauche de l'ombilic : quelques jours avant la mort, l'enflure de l'abdomen disparut et on pouvait sentir l'aorte descendant le long de la colonne, mais pas de tumeur appréciable. La matité hépatique est de 4 pouces sur la l. m. d. Il n'y a jamais eu de sensibilité ni de sensation de bosselure dans la région du foie, ni d'ascite. Le pouls a varié de 84 à 120, toujours petit et faible ; matité cardiaque diminuée ; jamais de toux ni d'expectoration, et, au moment de l'admission, on ne constatait aucun trouble pulmonaire appréciable. Urine alcaline, contenant des phosphates, mais pas d'albumine ni de pigment biliaire. Température tantôt normale, tantôt à peine au-dessus. L'intelligence était obscurcie, il y avait tendance au subdelirium avec marmottement, plus accentuée vers le moment de la mort, qui eut lieu le 22 mars.

Autopsie. — Tumeur cancéreuse molle des corps des troisième et quatrième vertèbres lombaires, faisant une saillie d'un demi-pouce de la surface, surtout à gauche, où elle envahissait le tissu du muscle psoas, et s'étendant à peu près jusqu'à moitié chemin du canal spinal, qui, aussi bien que les apophyses épineuses, paraissait normal. Engorgement cancéreux des ganglions bronchiques et lombaires ; masse de cancer ramolli, du volume d'une grosse noix, comprimant une grosse branche de l'artère pulmonaire dans la partie supérieure du lobe inférieur du poumon droit. Le foie n'est pas augmenté de volume et son bord inférieur ne dépasse pas le rebord costal, mais il contenait de douze à vingt nodules cancéreux isolés, gros comme un pois et jusqu'à une noix ; plusieurs étaient excavés au centre. Un de ces nodules se trouvait dans une portion du foie solidement adhérente à la capsule surrénale droite ; ce dernier organe, considérablement grossi et converti en une masse cancéreuse dure, de 2 pouces et demi de diamètre. La capsule surrénale gauche, les reins et le cerveau n'offraient rien d'anormal.

J'ai observé le fait suivant à l'époque où j'étais chirurgien interne à l'Infirmerie royale d'Édimbourg. C'est un exemple d'une forme rare de cancer intéressant le foie, mais sans déterminer de symptôme d'affection hépatique.

OBS. XCVI. — *Cancer mélanotique du pénis, des ganglions lymphatiques, du foie, de la plèvre, etc.*

James L., âgé de cinquante-quatre ans, sommellier, fut admis le 4 février 1851 à l'Infirmerie royale d'Édimbourg. C'était un homme robuste et de haute taille ; cheveux brun foncé ; globe de l'œil très-proéminent, sclérotique bleuâtre. Il était affecté d'une tumeur située à la face inférieure et externe du prépuce et s'étendant à une grande partie de son bord libre. Cette tumeur, grosse comme une châtaigne, de couleur brun foncé, presque noire, présentait une surface nodulée, et couverte d'un écoulement puriforme, fétide, jaune sale. Lorsqu'on la piquait avec une épingle, elle saignait abondamment, et elle était le siége d'une douleur aiguë, surtout pendant et quelques instants après la miction. Elle avait mis deux ans à se développer et avait commencé par une petite verrue noire, située à la face interne du prépuce, à un pouce environ de son bord libre. Cette verrue resta pendant six mois stationnaire, mais après augmenta plus rapidement. En ramenant le prépuce en arrière, ce qu'on ne faisait qu'avec une certaine difficulté, on découvrait sur la surface du gland quelques excroissances verruqueuses d'un noir bleuâtre, de volume variable depuis une tête d'épingle jusqu'à la moitié d'un pois. Dans les deux aînes était une tumeur du volume d'un œuf de poule, qui apparut pour la première fois trois mois avant son entrée.

Depuis trois mois le malade se plaint de dyspnée et de toux, et en examinant la poitrine, le côté gauche présentait une voussure uniforme se traduisant par un pouce de circonférence de plus à gauche qu'à droite ; il y avait aussi de ce côté une matité marquée à la percussion, une expansion imparfaite et l'absence de murmure respiratoire et de frémissement vocal. La pointe du cœur est déplacée vers le bord gauche du sternum. Signes physiques fournis par le poumon droit normaux. Pouls à 90, très-faible.

Après cela, le malade empira rapidement ; il perdit tout goût pour la nourriture et tomba dans une grande prostration. Les crises de dyspnée devinrent plus fréquentes et plus intenses, durant quelquefois pendant plusieurs heures, en même temps qu'on constatait à la base du poumon droit de la matité et l'absence du murmure respiratoire. La tumeur du pénis et le gonflement des deux aînes augmentaient un peu. Pas d'ictère ni d'ascite ; pas de douleur au foie ni augmentation de volume de l'organe.

Le 26 mars au matin, il eut une crise de dyspnée d'une intensité inaccoutumée; le pouls est à 84 et presque imperceptible; les extrémités sont froides, la face est livide et les globes oculaires plus proéminents. Ces symptômes persistèrent jusqu'à la mort, le soir du 27.

Autopsie. — La tumeur du pénis présentait à la coupe une surface noire unie, donnant un suc abondant semblable à de l'encre. Ganglions lombaires, inguinaux et fémoraux engorgés et infiltrés de matière noire, et quelques-uns entièrement convertis en un liquide noir, pulpeux. Les lymphatiques du cordon spermatique contenaient un ou deux petits nodules mélanotiques. Tout le long de l'aorte abdominale se trouvait une chaîne de ganglions augmentés de volume. Plusieurs montraient à la coupe une substance noire, pulpeuse, tandis que d'autres, qui n'étaient qu'à peine grossis, présentaient leur tissu glandulaire normal, avec des points noirâtres circonscrits. Les lymphatiques hypogastriques et sacrés étaient normaux.

Plèvre gauche distendue par plusieurs litres de liquide teinté de sang et de pigment noir, ce qui refoulait la pointe du cœur vers le côté droit. On trouvait répandus sur toute la plèvre pariétale et pulmonaire des amas de dépôt noir, de volume très-variable, depuis le plus petit point appréciable, jusqu'à un demi-pouce de diamètre, et pour la plupart présentant un contour circulaire; les plus gros de ces nodules faisaient une saillie de 1/6 de pouce de la surface de la plèvre; les plus petits ne dépassaient pas sensiblement la surface, offrant un aspect ponctué assez semblable à l'ombre d'un dessin. Les gros nodules étaient presque noirs, tandis que les dépôts punctiformes avaient une teinte noire brunâtre, plus ou moins teintée de pourpre. La plupart des nodules étaient couverts par la couche épithéliale de la plèvre; mais à la partie postérieure de la cavité, où ils étaient confluents et agglomérés en masses pressées, la séreuse manquait à certains endroits et l'ensemble des nodules présentait une surface irrégulière, pulpeuse, et donnaient à la pression une grande quantité d'un suc noirâtre très-analogue à de la sépia liquide. Le poumon gauche est comprimé et carnifié. Au point où la plèvre se réfléchit de la racine du poumon sur les côtes se trouvait une couche de sang récemment extravasé, en quelques endroits d'un demi-pouce d'épaisseur. La plèvre droite contenait quelques onces de liquide semblable à celui qui était dans la gauche, et sa surface présentait des nodules de dépôt ayant même aspect, mais moins étendus. Quelques nodules noirs circonscrits se trouvaient enclavés dans la substance du poumon droit; les plus gros avaient le volume d'une cerise. Autour d'eux le tissu pulmonaire était normal et crépitant. Les ganglions bronchiques étaient tous noirs, mais pas beaucoup augmentés de volume; les ganglions du médiastin postérieur étaient considérablement plus volumineux qu'à l'état normal, et un groupe de ces ganglions, faisant une masse du volume d'une orange, était situé à l'angle de bifurcation de la trachée, en avant de l'œsophage. Les ganglions cervicaux profonds contenaient du pigment noir.

Entre la tunique muqueuse et la tunique musculeuse de l'œsophage se trouvaient un ou deux nodules arrondis, gros comme un grain d'orge, contenant du pigment noir; le reste du canal alimentaire et les glandes mésentériques sont normaux. On voyait à la surface du foie environ une douzaine de nodules de dépôt noir, d'à peu près un tiers de pouce de diamètre, de nombreux amas semblables, enclavés dans la substance de l'organe, dont le volume n'était que légèrement augmenté. Dans la rate, on ne trouvait qu'un seul amas de dépôt noir du volume d'un pois. Les reins contenaient dans leur substance corticale quelques nodules mélanotiques du volume d'un gros grain de plomb. Entre la couche muqueuse et la couche musculeuse de la vessie et de l'urèthre se trouvaient quelques nodules noirs, gros comme des grains d'orge.

Examen chimique de la matière mélanotique. — L'analyse suivante de la matière pigmentaire fut faite par le docteur James Drummond : « Elle était insoluble dans l'eau, l'alcool et l'éther. Traitée par l'acide chlorhydrique, l'acide nitrique et l'acide sulfurique, elle se dissolvait ; la solution était presque incolore. Si on faisait passer du chlore à travers cette matière en suspension dans l'eau, elle blanchissait à un certain degré, mais non entièrement. Bouillie avec de la potasse, elle s'y dissolvait en dégageant de l'ammoniaque. L'analyse ultime donna le résultat suivant :

Carbone	67,01
Hydrogène	6,45
Azote	11,45
Oxygène	8,36
Cendres	6,73
	100,00

» Les cendres consistaient, en grande partie, en peroxyde de fer. »

Examen microscopique de la matière mélanotique. — Le suc noirâtre provenant de la tumeur du pénis contenait une grande quantité de matière granuleuse, de couleur de sienne brune ; les granulations étaient solides et anguleuses et réfractaient fortement la lumière ; l'acide acétique n'avait pas d'action sur elles, mais l'acide nitrique concentré les rendait beaucoup plus brillantes. Quelques cellules à noyaux se trouvaient mélangées avec ces granulations ; ces cellules avaient un contour circulaire ou ovale et un diamètre de 1/500 de pouce ; quelques-unes étaient plus allongées et une ou deux offraient une apparence de queue. La plupart étaient chargées de granulations colorées qui masquaient complétement toute apparence de noyau. Dans quelques cellules cependant, qui ne contenaient que peu ou pas de ces granulations colorées, on pouvait découvrir un et quelquefois deux noyaux, avec un ou deux nucléoles distincts. Si on déchirait avec des aiguilles quelque petite particule de la tumeur pour l'examiner ensuite, on trouvait qu'elle était constituée par une trame de tissu filamenteux fin, à travers les mailles infiltrées duquel se trouvaient les éléments du suc noirâtre décrit tout à l'heure. Les dépôts mélanotiques dans la plèvre et dans les ganglions lombaires et inguinaux furent soumis à un examen microscopique attentif et on trouva que tous avaient une structure semblable à celle de la tumeur du pénis.

SEPTIÈME LEÇON

AUGMENTATION DE VOLUME DU FOIE (SUITE).

Sarcome à cellules fusiformes. — Myxome. — Épithélioma. — Cysto-sarcome. — Hydatide multiloculaire. — Kystes simples. — Tubercule. — Tumeurs lymphatiques. — Xanthelasma. — Augmentation de volume de la vésicule biliaire.

Messieurs,

Je me propose de vous exposer dans cette leçon certaines maladies qui ont pour effet de produire une augmentation de volume du foie, mais que l'on a relativement de rares occasions de rencontrer, et sur l'histoire clinique et les caractères diagnostiques desquels nous n'avons encore qu'une connaissance imparfaite.

XII. — SARCOME A CELLULES FUSIFORMES DU FOIE.

Le cas suivant est un exemple d'une forme de foie gros qui n'a pas encore été décrite jusqu'à présent (1873) (1). Il sert à montrer l'importance clinique qu'il y a à distinguer les caractères anatomiques des différentes lésions groupées encore trop généralement sous la dénomination commune de *cancer*. Jusqu'à ces dernières années, cette maladie aurait été, au point de vue anatomo-pathologique, considérée comme une variété de cancer. Aujourd'hui, les pathologistes s'accordent à la distinguer, sous ce rapport, du cancer, et on verra, d'autre part, qu'au point de vue clinique ce cas était bien différent de ceux où l'on a affaire à un vrai cancer du foie.

1° Il n'y avait pas de signe de ce qu'on appelle la cachexie cancéreuse. Le malade n'eut jamais l'air d'un homme atteint d'une affection maligne; quatre mois avant sa mort, son poids était exactement le même qu'il avait été douze mois auparavant, quoique l'affection hépatique eût progressé tout ce temps, et il continua à aller et venir et à suivre ses occupations jusque deux ou trois semaines avant sa mort, dont la cause fut obscure.

2° Étant donné le volume de la tumeur, il y avait bien moins de douleur qu'on n'aurait dû en attendre si c'eût été un vrai cancer. Les crises

(1) Ce cas a été communiqué à la *Pathological Society*, le 21 janvier 1873.

douloureuses dans le côté droit, intenses, mais rares et passagères, ressemblaient à ce que pouvait produire le calcul trouvé, après la mort, dans le rein droit, plutôt qu'à une affection hépatique. Pendant un certain temps, le malade se plaignit d'une douleur brûlante au foie, mais plusieurs mois avant la mort, elle avait cessé complétement, et, en dernier lieu, ce dont le malade souffrait le plus, c'était de la constriction due au volume de la tumeur.

3° Il n'y avait ni ictère ni ascite.

4° La similitude de structure entre la tumeur du globe de l'œil et celle du foie indiquait une origine constitutionnelle; mais l'intervalle entre les lésions primitives et les lésions secondaires fut beaucoup plus considérable que dans le vrai cancer, à moins de supposer, ce qui est également incompatible avec l'idée de cancer, que la maladie a occupé le foie pendant huit à neuf ans sans donner lieu à des symptômes, jusqu'au momen où elle a produit une tumeur appréciable.

5° Le cancer primitif du foie est rare à l'âge relativement jeune qu'avait mon malade.

Il reste à voir si ces caractères cliniques persisteront dans d'autres cas de tumeur du foie présentant la même structure anatomique.

Il y a lieu de regretter que l'examen cadavérique n'ait pas été plus complet et, en particulier, qu'il n'ait pu rendre compte de la mort, en quelque sorte subite, du malade.

OBS. XCVII. — *Sarcome à cellules fusiformes du foie.*

M. L. N..., âgé de trente ans, vint me consulter pour la première fois le 9 octobre 1871. Il me raconta que, dix-huit mois auparavant, il avait été pris d'une douleur aiguë entre les côtes droites et l'os des iles. La douleur survint sous forme de paroxysmes intenses, mais cessa au bout de deux jours. Elle ne fut ni accompagnée de vomissements, ni suivie d'ictère. Neuf mois après, il eut une semblable crise, qui eut à peu près la même durée. Depuis deux mois il maigrissait, et un mois avant que je le visse, le docteur Brown, de Whitchurch, avait constaté que le volume du foie avait considérablement augmenté, et depuis, ce volume s'était encore accru beaucoup. C'était un homme d'habitudes très-sobres; il n'avait jamais eu la syphilis. A l'examen, je trouvai une tumeur remplissant le côté droit de l'abdomen jusqu'à la distance de deux pouces en dedans du pubis, se continuant en haut avec le foie, dont la matité s'élevait jusqu'au mamelon en avant, mais pas trop haut en arrière. Dans les deux flancs, en arrière de la tumeur, la percussion donnait un son tympanique. La tumeur déterminait une proéminence appréciable dans le côté droit de l'abdomen, et les dernières côtes droites formaient une voussure considérable. La circonférence de l'abdomen à l'ombilic donnait seize pouces 1/4 à droite et 15 3/4 à gauche; la circonférence de la poitrine, deux pouces au-dessous du mamelon, était de dix-sept pouces à droite et seize 1/2 à gauche.

La surface de la tumeur était inégale par suite de la présence de plusieurs proéminences semi-globulaires; sa consistance était pâteuse, surtout sur les points les plus saillants, mais nulle part on ne sentait de la fluctuation, de la vibration ou de l'élasticité, ou de la sensibilité à la pression. Le malade éprouvait dans sa tumeur une douleur donnant la sensation d'une brûlure, assez fréquente, et qui l'empêchait souvent de dormir; il se plaignait aussi de pesanteur après les repas; mais il n'avait ni nausées ni vomissements. Son appétit était bon, ses fonctions intestinales régulières, et il n'avait pas perdu de ses forces. Il était capable de faire 8 à 10 kilomètres tous les jours sans fatigue. L'urine déposait des urates en abondance et devenait presque noire par l'addition d'acide nitrique après ébullition; mais elle ne contenait pas d'albumine et ne donnait pas la réaction ordinaire du pigment biliaire avec l'acide nitrique. Le cœur était refoulé en haut, on sentait sa pointe entre la quatrième et la cinquième côte, juste au-dessous du mamelon.

Plusieurs médecins, qui avaient été déjà consultés pour cette tumeur, étaient d'avis que c'était une hydatide. Mais plusieurs circonstances infirmaient cette manière de voir : 1° l'absence de toute fluctuation ou élasticité sur les points proéminents de sa surface; 2° son développement rapide; 3° la douleur brûlante; 4° antécédent de tumeur maligne du globe de l'œil, excisée le 2 avril 1862 par M. Hulke. D'un autre côté, il semblait évident que si, d'après sa consistance, cette tumeur était un cancer, ce devait être une forme molle, à développement rapide, et cette opinion était encore en désaccord avec 1° l'apparence de bonne santé et l'état des forces du malade; 2° avec son bon appétit et ses digestions, qui n'étaient que légèrement troublées; 3° ses antécédents de famille : son père et sa mère vivaient encore et se portaient bien, et aucun membre de la famille n'avait été atteint de cancer; 4° son âge; 5° le long intervalle de bonne santé entre l'excision du globe de l'œil et le commencement de l'affection hépatique. Je fis part au malade que, à mon avis, la tumeur était quelque chose de plus solide qu'une hydatide et que la paracentèse ne donnerait aucun bon résultat. Comme la tumeur paraissait être de nature peu ordinaire, j'écrivis à M. Hulke pour savoir au juste de quelle nature était la tumeur du globe oculaire qu'il avait opérée en 1862. N'étant pas satisfait de mon opinion, le malade alla le même jour demander avis à Sir W. Gull, qui déclara que la tumeur n'était pas une hydatide et que c'était probablement un cancer. Par le même courrier qui apportait ma lettre, M. Hulke en reçut une autre de Sir W. Gull ayant le même objet.

M. Hulke avait heureusement conservé beaucoup de notes et des dessins au microscope de la tumeur oculaire. Pendant les deux ans qui précédèrent la consultation du malade en mars 1862 chez M. Hulke, le champ visuel de l'œil gauche avait progressivement diminué et, depuis trois mois, il y avait perte complète de la vue. Il n'y eut pas tout d'abord de signes extérieurs, mais pendant un mois il y eut de la rougeur et de l'œdème des conjonctives et une douleur intense. Quand il consulta M. Hulke, ce malade avait bonne mine, sauf que le globe oculaire gauche était distendu et dur, et la pupille largement dilatée et sans mouvement; l'iris était décoloré et refoulé en avant, et au fond de l'œil, du côté temporal, on pouvait voir une tumeur solide, couleur de buffle, avançant presque jusqu'au cristallin et recouverte par la rétine et la choroïde. Après l'énucléation, on trouva une tumeur dans la choroïde à la place notée pendant la vie. Elle était grisâtre, et à la coupe elle exsudait un suc jaunâtre, visqueux plutôt que crémeux. Elle était constituée principalement par de petites fibres-cellules fusiformes à noyaux (fig. 27), dont les prolongements s'entremêlaient en un lacis embrouillé, dont les mailles étaient remplies d'une matière albuminoïde hyaline. M. Hulke ajouta que, d'après les idées qui régnaient à ce moment, la tumeur fut considérée comme un cancer médullaire, mais que sa structure était caractéristique de ce qu'on appelle aujourd'hui, suivant la désignation donnée par Virchow, un sarcome à cellules fusiformes.

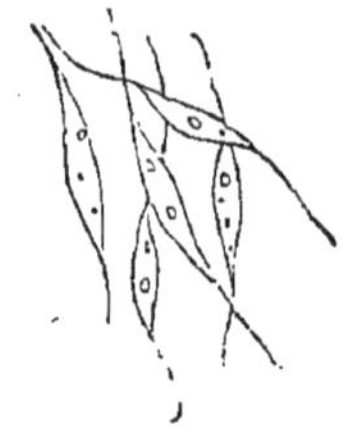
Fig. 27. — Groupe de cellules fusiformes de la tumeur de la choroïde, 1. X. 240, d'après un dessin de M. Hulke.

Le malade guérit rapidement et il n'y eut pas apparence de retour de la maladie dans la cicatrice.

Après avoir reçu ces détails de M. Hulke, j'écrivis au médecin ordinaire du malade, le docteur Brown, de Whitchurch, lui exprimant l'opinion que la tumeur du foie, de même que celle de l'œil, était probablement un sarcome à cellules fusiformes, et que ce cas présentait un intérêt exceptionnel.

Le malade continua ses occupations de tapissier, et je n'entendis plus parler de lui jusqu'au 16 juin 1872, où il revint à Londres me consulter. Le volume de la tumeur avait augmenté, la circonférence à l'ombilic étant de trente-quatre pouces au lieu de trente-deux et le bord supérieur de la matité hépatique en avant s'étant élevé jusqu'au-dessus du mamelon. Elle s'étendait, à travers la ligne médiane, jusqu'à la région lombaire gauche. En bien des endroits, surtout les plus proéminents, on la sentait beaucoup plus tendue et élastique qu'auparavant, mais il n'y avait nulle part de fluctuation ou de vibrations distinctes. Au commencement d'avril, le malade avait éprouvé une troisième crise de douleur spasmodique intense au-dessous des côtes droites, mais elle cessa sous l'influence du chloral et des injections sous-cutanées de morphine. Il se trouvait maintenant tout à fait débarrassé de la douleur brûlante dont il s'était plaint huit mois auparavant. Tant qu'il restait tranquille, il ne ressentait aucun mal, mais dès qu'il se donnait beaucoup de mouvement ou qu'il se penchait sur son travail, il éprouvait beaucoup de douleur au-dessous des côtes droites. Il se plaignait également de dyspnée quand il faisait quelques efforts, et d'une sensation de plénitude après le repas. Toutefois, le malade ne me parut nullement plus mal que la première fois que je l'avais vu, et son poids était exactement le même que douze mois auparavant. Sa langue était nette et l'appétit bon. Pas d'ictère, pas d'ascite et pas de développement des veines abdominales. Il continuait toujours son travail et pouvait marcher une heure sans fatigue.

Bien que les circonstances s'accordassent en ce moment un peu mieux avec la possibilité d'une hydatide, mon opinion resta la même et j'en fis part au malade; mais comme il était très-désireux qu'on lui fît quelque chose, on lui dit qu'une ponction exploratrice ne pouvait pas avoir de mauvais résultat pour lui et qu'elle lèverait tous les doutes sur la nature du mal. Je lui proposai toutefois d'avoir, au préalable, une consultation avec Sir W. Jenner; en conséquence, ce dernier vit le malade avec moi le 12 juin, reconnut les difficultés du cas et émit l'avis de les résoudre par la paracentèse. On introduisit donc un petit trocart dans la portion la plus élastique de la tumeur, au-dessous des côtes droites. Il ne s'échappa que quelques gouttes de sang qui, examinées au microscope, ne montrèrent rien autre chose que des corpuscules sanguins. La ponction ne fut suivie d'aucun mauvais effet, et au bout de peu de jours le malade retourna chez lui et reprit ses affaires qu'il continua à suivre jusqu'au 8 octobre, la tumeur augmentant lentement. Le 8 octobre, il eut une crise intense de douleur spasmodique sur toute la surface de la tumeur; elle céda à l'application de sachets d'eau chaude et à des doses répétées d'hydrate de chloral. Il continua cependant à éprouver une sensation de constriction due à la présence de la tumeur, et, ne s'en trouvant pas soulagé, il quitta sa maison le 16 octobre pour essayer de l'hydropathie. Il avait déjà consulté, au sujet de sa maladie, un grand nombre de médecins soit de Londres, soit de la province; il avait même demandé avis à une somnambule. Il mourut le 25 octobre aux bains turcs de Bristol. Tout ce que je pus apprendre sur les symptômes qui avaient précédé sa mort, c'est qu'il avait souffert, trente-six heures avant, d'une douleur intense sur la tumeur à droite de l'ombilic, et qu'il avait été parfois soulagé par les injections sous-cutanées de morphine. Cette douleur ne fut pas accompagnée de vomissements.

L'autopsie fut pratiquée par le docteur T. D. Nicholson, de l'établissement des bains turcs à Bristol : c'est lui qui m'a adressé les détails ci-dessous ainsi que des fragments des tissus malades pour les examiner.

Le péritoine était adhérent en plusieurs endroits à la surface du foie augmenté de volume, mais il n'y avait pas de lymphe récente. Se projetant de la surface antérieure de chaque lobe du foie se trouvait une tumeur arrondie, molle, apparemment kystique, d'environ deux pouces de diamètre, et pressant contre la paroi abdominale. De la face inférieure du foie, et intimement liée avec lui, partait une masse énorme de tissu morbide, composée d'espèces de kystes de volume variable, depuis celui d'une cerise jusqu'à celui d'une tête d'enfant (fig. 28). Cette masse, en y comprenant le foie, pesait 20 livres et une once. Les petites tumeurs de la face supérieure du foie contenaient une matière foncée, grisâtre et gélatineuse; le contenu des grosses masses de la face inférieure était de couleur plus claire et de consistance pultacée. Quelques-uns des ganglions lombaires étaient aussi gros qu'une fève et contenaient une

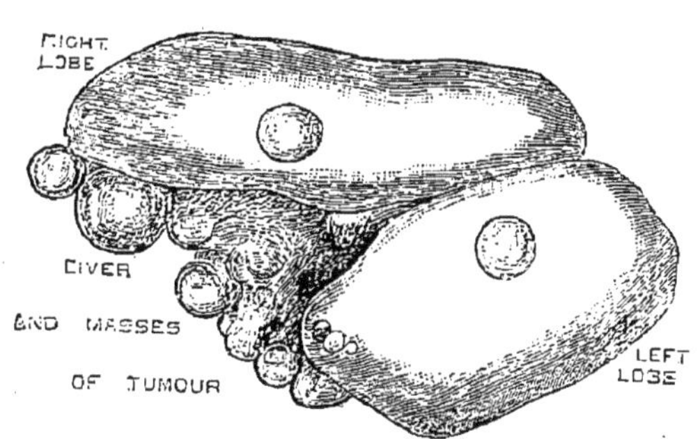

Fig. 28. — Tumeurs faisant saillie à la surface du foie (d'après un croquis du Dr Nicholson).

matière molle, grisâtre. La rate et les reins étaient sains, sauf que le rein droit renfermait un calcul foncé, rugueux, gros à peu près comme la moitié d'une noix. Le cœur et les poumons étaient à l'état normal.

Les fragments de la tumeur qui me furent envoyés furent communiqués à M. Henry Arnott pour l'examen microscopique. Après l'avoir durcie dans une solution d'acide chromique, on trouva que la substance gélatineuse dont se composaient les tumeurs était un exemple typique de sarcome à cellules fusiformes, comme on pourra le voir par le dessin exécuté par M. Arnott (fig. 29).

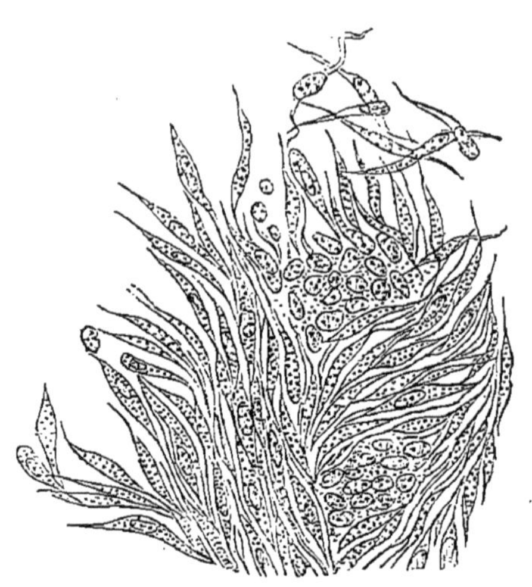

Fig. 29. — Coupe de la tumeur du foie, grossissement 220 (d'après un dessin de Henry Arnott).

XIII. — MYXOME DU FOIE.

Les caractères cliniques de cette tumeur du foie ne sont pas encore suffisamment connus. M. Nunn a rapporté un cas dans lequel une tumeur de cette nature, aussi grosse qu'une tête de fœtus à terme, occupait la partie postérieure du lobe droit du foie et partait de sa face supérieure, où elle était étroitement adhérente à la face inférieure du diaphragme. Il s'agissait d'une femme de trente-huit ans qui, dans l'espace des douze mois qui avaient précédé sa mort, avait été opérée deux fois pour un mixome du sein avec récidive (1).

XIV. — ÉPITHÉLIOMA DU FOIE.

Dans le 25e volume des *Pathological Transactions*, le docteur Greenfield a décrit un cas d'épithélioma primitif du foie, constitué par des cellules cylindriques. Ce fait a été observé sur une femme de trente-trois ans, qui présenta les mêmes phénomènes que s'il se fût agi d'un cancer. Il est possible que dans bien des cas de *cancer* du foie, la production morbide ait une structure anatomique semblable à celle dont il est ici question.

XV. — CYSTOSARCOME DU FOIE.

Naunyn a rapporté un cas dans lequel on trouva le foie parsemé de petites tumeurs ayant une structure semblable à celle du cystosarcome

(1) *Pathol. Transact.*, 1872 t. XXIV, p. 120.

de la mamelle. Le foie, qui était de forme et de volume normaux, fut pris sur une femme de soixante-deux ans qui avait été longtemps dans le service du professeur Frerichs et qui avait présenté du marasme comme symptôme principal (1).

XVI. — TUMEUR HYDATIQUE MULTILOCULAIRE OU ALVÉOLAIRE.

C'est là une très-rare forme de tumeur ; je n'en connais que dix-huit cas environ, dont aucun n'a été observé dans notre pays. Elle est constituée par de nombreuses petites hydatides contenues dans des cavités éparpillées à travers un tissu fibreux, dur, presque cartilagineux, et non enveloppées dans un kyste primitif, comme dans le cas d'hydatide ordinaire. Les caractères cliniques diffèrent considérablement de ceux d'une tumeur hydatique ordinaire du foie. Elle forme une tumeur arrondie, d'un volume variant depuis celui d'un œuf de poule jusqu'à deux fois celui d'une tête d'adulte, et se trouve, dans la plupart des cas, située dans le lobe droit (2). Si elle est peu volumineuse et profondément située, elle peut n'être pas appréciable pendant la vie. Dans la plupart des cas, on peut la sentir, ou bien elle détermine une voussure distincte. La tumeur n'est pas lisse, fluctuante, élastique et indolente, mais bosselée, dure, et même cartilagineuse et sensible. Dans presque tous les cas, il y a une augmentation considérable du volume de la rate et un ictère intense apparaissant de bonne heure. L'ascite est un peu moins commune que l'ictère, et dans bien des cas il y a de l'œdème des jambes à une période avancée de la maladie. Une émaciation et une prostration progressives et des troubles de la digestion (mais pas de vomissements) sont des symptômes constants, et vers la fin il n'est pas rare de voir survenir des atteintes de péritonite partielle ou des hémorrhagies. Dans beaucoup de cas, la tumeur finit par suppurer au centre et amène les symptômes d'une fièvre hectique. L'affection avec laquelle on confondrait le plus aisément l'hydatide multiloculaire, c'est le cancer, et comme ce dernier, elle suit parfois une marche rapide, ne durant, par exemple, que quelques mois (v. p. 220) ; mais, dans d'autres cas, on l'a vue persister pendant dix ans et plus avant de déterminer la mort. Le traitement en usage pour la tumeur hydatique ordinaire est évidemment inapplicable ici, et nos efforts doivent se borner à amender les symptômes à mesure qu'ils se présentent (3).

(1) *Reichert und Du Bois Reymond Archiv*, 1866.

(2) D'après Haffter (*Archiv der Heilkunde*, IV Heft, 1875), qui se base sur l'étude de vingt observations, l'hydatide multiloculaire affecterait aussi bien le lobe gauche que le lobe droit. Je ne signale cette divergence qu'en raison des conséquences que cela pourrait avoir au point de vue du diagnostic différentiel. (N. D. T.)

(3) On trouvera une étude plus complète des tumeurs hydatiques multiloculaires dans les deux mémoires suivants : *De la tumeur hydatique alvéolaire*, par le Dr J. Carrière.

XVII. — KYSTES SIMPLES DU FOIE.

Quelques auteurs ont décrit de simples kystes du foie contenant un liquide clair, aqueux, ou un mucus épais. Ils sont ordinairement très-nombreux et peu volumineux, les plus gros ne dépassant pas le volume d'une noisette ; ils coexistent parfois avec des kystes semblables dans les reins (1). Toutefois je ne connais pas de cas où des kystes de cette nature aient suffisamment grossi ou aient suppuré de façon à ce qu'on pût les distinguer pendant la vie. Dans le cas suivant, la nature exacte de la maladie fut obscure. Pendant la vie, on diagnostiqua une hydatide suppurée. Il était clair qu'il y avait de la suppuration quelque part. Un empyème circonscrit était en contradiction avec les antécédents et avec ce fait que la fluctuation était au-dessous et non au-dessus de la partie ferme du foie.

On ne pouvait songer à un abcès tropical, le malade n'ayant jamais quitté l'Angleterre et n'ayant jamais été affecté de dysenterie; d'un autre côté, l'inflammation pyohémique ne produit jamais une collection purulente aussi volumineuse que celle à laquelle on avait affaire. Quant à une suppuration en dehors du foie, on n'en pouvait trouver de cause, une affection spinale ou un ulcère de l'estomac par exemple. En somme, on arriva à admettre l'hydatide par exclusion de toutes les autres causes, et la constatation de kystes, à l'autopsie, parut tout d'abord confirmer le diagnostic porté pendant la vie. Mais comme on ne trouva, dans le contenu de ces kystes, aucune trace de membrane d'hydatide, cette opinion était à peine soutenable, car, même dans une hydatide stérile on aurait retrouvé quelque trace de l'hydatide mère. L'hydatide étant inadmissible, nous sommes réduits à considérer le cas comme un abcès primitif ou un kyste suppuré, et en présence de cette difficulté, il est fort regrettable que les intestins n'aient pas été examinés attentivement. Pour ce qui est de l'abcès, il y a à opposer non-seulement les objections que j'ai déjà présentées, mais encore ce fait que l'aspect de la paroi d'un de ces kystes n'indiquait certainement pas trace d'inflammation récente, et il semble presque inconcevable que trois abcès puissent se former dans le foie, en contact immédiat les uns avec les autres, la paroi de l'un faisant partie de la paroi de l'autre, et que l'un de ces abcès puisse faire saillie à la surface du foie comme un kyste, sans qu'il se manifeste aucune inflammation du péritoine superposé. D'autre part, bien que les gros kystes ne soient pas rares dans les reins, ils n'ont pas encore été décrits, que je

Paris, 1868; et *Étude chirurgicale sur la tumeur à échinocoque multiloculaire du foie*, par le Dr Ducellier. Paris, 1868.

(1) Frerichs, *op. cit.*, p. 571.

sache, dans le foie. A quelque point de vue qu'on se place pour ce cas, les symptômes produits par la rupture d'un des kystes dans le péritoine, et particulièrement l'absence de fièvre, sont intéressants.

OBS. XCVIII. — *Kystes suppurés dans le foie. — Rupture d'un kyste dans le péritoine. — Péritonite aiguë. — Abcès pyohémiques dans le foie et dans les poumons.*

Henriette C., âgée de quarante-trois ans, fut admise à l'hôpital Saint-Thomas le 18 juin 1875. Son père, âgé de soixante-quinze ans, et sa mère, de soixante-seize, se portent bien. Une sœur de sa mère est morte phthisique; elle a eu trois frères et cinq sœurs, âgés de trente-quatre à cinquante-cinq ans, tous bien portants, sauf un frère qui a la poitrine délicate. Elle est mariée et a eu cinq enfants, dont deux sont morts en bas âge. Étant encore enfant, la malade a eu une violente inflammation pulmonaire qui l'a laissée délicate et très-disposée à prendre froid. A l'âge de trente ans, elle a eu une éruption écailleuse sur le corps; cette éruption disparut au bout de huit semaines. Elle n'a jamais quitté l'Angleterre. La maladie actuelle débuta vers le 20 avril par la perte de l'appétit et des forces, de l'émaciation, de l'insomnie, de la soif et, de temps en temps, des maux de cœur. Au bout d'une quinzaine, elle ressentit pour la première fois de la douleur dans la région du foie et dans l'épaule droite; cette douleur n'était pas constante ni intense, sauf quand elle était couchée sur le côté droit ou se donnait du mouvement. Quatre semaines avant son admission, elle empira : la soif devint vive, la peau chaude et sèche le jour et en transpiration profuse la nuit; l'émaciation fit des progrès rapides.

A son entrée, on constate une prostration et une émaciation considérables; rougeur hectique sur les joues; sueurs profuses la nuit ou toutes les fois que la malade s'endort. Température 38°,88 à 40°; pouls à 108; bruits du cœur normaux. La langue est d'une rougeur et d'une sécheresse anormales; pas d'appétit; soif; ventre libre. Douleur vive encore dans le côté droit, et bien plus intense au moindre mouvement. On constate dans le côté droit de l'abdomen une tumeur proéminente dépassant en bas l'ombilic de 1 pouce et formant une saillie distincte entre l'ombilic et les côtes droites qui ne manifestent pas de voussure. Matité à la percussion, continue avec celle du foie, qui atteint à 1/4 de pouce au-dessous du mamelon droit; la matité totale sur la ligne mammaire droite est de 10 pouces. La surface de la tumeur est lisse, sensible, molle et élastique, avec une vibration comme provenant d'un liquide. Pas de signe évident de liquide dans le péritoine; pas de développement des veines abdominales, ni d'ictère, ni d'œdème des jambes. En arrière, la matité hépatique s'étend de 2 pouces environ au-dessus du niveau normal. L'urine ne contient ni albumine, ni bile. La malade dort mal.

Traitement. — Quinine, acides minéraux et 120 grammes d'eau-de-vie. Le 19 juin, on fit une ponction exploratrice avec un trocart capillaire au-dessous des côtes droites : il en résulta quelques gouttes d'un pus épais jaune. Quelques heures plus tard, on introduisit un gros trocart au même endroit; mais il n'en sortit que 4 grammes d'un pus jaune épais. On fixa la canule d'argent après la plaie, qu'on recouvrit d'étoupes. L'opération fut suivie d'un grand soulagement; mais, le 21, la malade eut un tremblement qui dura 12 minutes et qui fut suivi d'une sensation de collapsus, en même temps qu'on constatait du frottement et des râles humides en avant du poumon droit. Un tube élastique fut substitué à la canule d'argent. Du pus épais continua à couler lentement par le tube, mais on n'y découvrit à aucun moment trace d'échinocoque. Le 23, le bord supérieur de la matité hépatique était descendu d'un bon pouce au-dessous du mamelon. Second léger tremblement. Le 24, météorisme, mais pas de sensibilité. Fréquents efforts de vomissements. Température 37°,2, pouls à 128; prostration plus grande. Malgré l'emploi des opiacés, ces symptômes persistèrent avec, de temps en temps, le hoquet. Le 28 juin, sensation de collapsus profond; la malade a cru qu'elle mourait, mais elle en est revenue. Le 30 juin, on note que le bord supérieur de la matité hépatique est descendu à 1 pouce 1/2 du mamelon, tandis que le bord inférieur de la tumeur avait remonté de telle sorte que la matité totale sur la l. m. d. n'était plus que de 7 pouces 1/2. Le 3 juillet, elle fut réduite à 6 pouces 1/2; on ne trouvait pas de signe de liquide dans la tumeur, mais il y avait évidemment du liquide dans le péritoine. L'abdomen n'était pas sensible et la température était normale. Puis, la malade s'affaiblit graduellement, il survint de temps en temps du délire, des aphthes apparurent sur la langue, et l'œdème des pieds augmenta. Le 9 juillet, elle eut une légère attaque de convulsion et le 12 elle succomba. A partir du 24 juin, la température ne fut jamais élevée, elle était plutôt au-dessous de la normale, une fois même à 35°,55.

Autopsie. — Intestins considérablement distendus par des gaz. Côlon transverse fixé le long de son bord antérieur à la paroi abdominale par des adhérences assez solides, de manière à former une sorte de cloison divisant la cavité péritonéale en une portion supérieure et une inférieure. La portion inférieure contenait environ trois litres et demi d'une sérosité trouble, mêlée avec une grande quantité de pus jaune, épais, grumeleux qui tapissait et adhérait aux anses de l'intestin grêle. Le liquide n'avait pas l'aspect d'une exsudation péritonéale ordinaire, mais semblait être un mélange de cette dernière avec du pus épais. La face antérieure du foie est en connexion avec la paroi abdominale par de molles adhérences; celles qui correspondaient à l'ouverture extérieure étaient fermes et fibreuses. Le bord inférieur du foie était assez solidement adhérent au côlon, qui le débordait légèrement, le bord du foie ne dépassant pas beaucoup sa limite normale. Entre les adhérences qui unissaient la courbure hépatique du côlon à la paroi abdominale et à la face inférieure du foie, se trouvait une cavité irrégulière d'un certain volume, remplie d'un pus épais, grumeleux, et communiquant avec la partie inférieure de la cavité péritonéale par un sinus oblique longeant les couches d'adhérence. Plusieurs abcès circonscrits, à peu près du volume d'une bille, se voyaient à la surface du foie, mais on ne vit aucun kyste avant d'avoir enlevé l'organe. Quand on l'eut enlevé, on constata que la plus grande partie du lobe droit était élastique et fluctuante, et que la face supérieure était convexe et refoulait le diaphragme très-haut. Sur la face inférieure du lobe droit, près le bord antérieur, se trouvait un kyste affaissé, à peu près gros comme une orange, avec une paroi unie, fibreuse, épaisse, qui communiquait, par deux petits orifices situés à sa face inférieure, avec la cavité-abcès dont je parlais tout à l'heure, formée par des adhérences à la face inférieure du foie. C'était cette cavité-abcès qui avait probablement été ouverte pendant la vie. Plus en arrière dans le foie et contigu au kyste affaissé, s'en trouvait un autre à peu près de même volume et se projetant de sa surface; et au-dessus de celui-ci, il y en avait encore un autre plus gros, faisant saillie à la face supérieure du lobe droit, mais couvert par une mince couche de tissu hépatique. Ces deux kystes contenaient un liquide épais, puriforme, grumeleux; leur surface interne était irrégulière et déchiquetée, et le plus gros s'ouvrait dans une sorte de tissu caverneux formé apparemment par des abcès multiples ayant affecté la substance du foie. Dans aucun des kystes on ne put trouver trace de membrane hydatide, d'échinocoque ou de crochet, soit à l'œil nu, soit au microscope. La vésicule biliaire contenait de la bile liquide normale. La rate pesait 6 onces, elle était ferme et foncée. Les reins un peu petits, mais leur tissu normal. Les intestins ne furent pas examinés avec soin. Cœur petit, mais sain. La plèvre droite contenait 14 onces de sérosité un peu trouble. La surface du poumon droit était inégale par suite de dépôt de lymphe récente, et il y avait quelques petits infarctus pyohémiques dans les lobes moyen et inférieur. Deux ou trois infarctus semblables dans le lobe inférieur du poumon gauche.

XVIII. — TUBERCULES DU FOIE.

Il peut y avoir parfois augmentation de volume du foie par dépôt tuberculeux. Cette question du tubercule du foie mérite encore de nouvelles investigations. Rokitanski parle de tubercules hépatiques se présentant « sous forme de granulations miliaires crues, semi-transparentes, grises, dans lequel cas elles sont plus spécialement le produit de la tuberculose aiguë (1) ». Frerichs signale aussi qu'on peut rencontrer dans le foie des nodules de tubercule jaune susceptibles de se ramollir et de passer à l'état de vomiques; tandis que d'autres observateurs ont constaté des coarctations et des dilatations des canalicules biliaires par suite de dépôt tuberculeux dans leurs parois (2). L'augmentation de volume du foie survenant dans le cours de la tuberculose généralisée, peut être déterminée par un dépôt tuberculeux, de même qu'elle est produite par un dépôt de matière cireuse ou de graisse (3).

(1) *Pathological Anatomy*, Syd. Soc. Transl., t. II, p. 149.
(2) Frerichs, *op. cit.*, p. 561.
(3) Se basant sur le résultat de 200 autopsies, Thaon (*Bullet. de la Soc. anat.*, 1872, p. 542) admet que, chez l'adulte, dans la phthisie pulmonaire chronique, quelle que soit la forme des lésions pulmonaires, on trouve huit fois sur dix, dans le foie, des granulations miliaires très-petites, très-transparentes et par cela même très-difficiles à

Il n'y a pas de symptômes à l'aide desquels on puisse distinguer, pendant la vie, le foie gros par tuberculisation, et le reconnaîtrait-on, que le pronostic ni le traitement n'en seraient matériellement modifiés. Dans le cas suivant, le foie était infiltré de tubercules miliaires très-fins; l'ictère fut probablement dû à un catarrhe concomitant des voies biliaires, qui était en train de céder avant la mort du malade.

OBS. XCIX. — *Tuberculose généralisée. — Augmentation de volume du foie par dépôt tuberculeux. — Ictère catarrhal. — Embolie de la rate.*

Marie C., âgée de quarante ans, fut admise à l'hôpital Middlesex dans mon service, le 17 décembre 1867. Son père et sa mère sont morts tous deux, à l'âge de cinquante ans, d'une affection de poitrine, et de ses onze frères ou sœurs, tous, sauf un, sont morts; mais la malade ne sait de quelle maladie. Elle est dans un état de prostration extrême, et ses idées sont même un peu confuses. Autant qu'on peut en juger par les renseignements qu'elle fournit, elle aurait, il y a six mois, perdu l'appétit, et aurait été prise de vomissements environ une demi-heure après chaque repas. Deux ou trois mois après, elle devint ictérique. Elle n'avait été affectée ni de toux, ni d'hémoptysie, de tremblements ou sueurs nocturnes, mais elle avait, dès le début, perdu des forces et maigri.

A son entrée, on constate un ictère, d'une intensité modérée, de la peau et des conjonctives; l'urine donne la réaction du pigment biliaire, dépôt abondant d'urates, mais pas d'albumine. Pas de démangeaisons à la peau. Langue sèche et brune, sauf sur les bords, qui étaient extrêmement rouges. La malade nous assure que, jusqu'au moment de son admission, elle vomissait presque tout une demi-heure environ après l'avoir pris; mais, à partir de ce moment, elle n'a plus vomi. Elle a eu, quelques instants après son entrée, une selle : les matières étaient moulées et de couleur bilieuse foncée. La matité hépatique est augmentée : elle mesure 5 pouces sur la l. m. d. et dépasse d'un bon pouce le rebord costal; la portion qui est au-dessous des côtes est unie et légèrement sensible. Pouls à 120, petit et faible; léger bruit de souffle systolique à la pointe du cœur, à gauche; température 37°,8. Rien qui attire l'attention du côté des poumons, qui, vu l'état de faiblesse de la malade, ne furent pas examinés. Large eschare superficielle au sacrum.

Traitement. — Bismuth, éther chlorique et stimulants, mais la prostration augmenta rapidement; un peu de délire avec marmottement, miction et défécation involontaires; mort le 23 décembre.

constater. Lorsqu'elles sont confluentes, elles déterminent une augmentation de volume et une certaine dureté de l'organe et lui donnent les caractères de la cirrhose hypertrophique. Les granulations tuberculeuses peuvent coexister avec l'état graisseux, amyloïde ou muscade de l'organe.

D'autre part, le Dr Banks a observé (*Brit. med. Journal*, 1877, t. II, p. 926) des dépôts tuberculeux dans le foie d'un enfant de dix ans mort avec une ascite énorme et un développement considérable des veines superficielles de l'abdomen. Le fait a été communiqué avec les pièces à la *Pathological Society* de Dublin. (N. D. T.)

Autopsie. — Un demi-litre de sérosité claire dans le péritoine. Foie très-gros, pesant 77 onces; capsule non épaissie ni adhérente; surface généralement adhérente, mais marquée par de nombreuses petites dépressions et élévations; le tissu glandulaire est opaque et d'un jaune pâle, exactement comme celui d'un foie graisseux, dont il diffère cependant par sa consistance remarquablement ferme et résistante. A la coupe, on pouvait exprimer des canaux biliaires divisés un peu de bile ténue, aqueuse; plusieurs de ces conduits présentaient de petites dilatations. La vésicule contenait un peu de liquide semblable, ainsi que de nombreuses petites concrétions noires, en forme de gravier. Au microscope, le docteur Cayley constata que l'augmentation de volume du foie était due à la présence de nombreux tubercules miliaires parsemés à travers le tissu glandulaire, entre les lobules, et présentant tous les caractères anatomiques des tubercules gris, dont quelques-uns étaient visibles à l'œil nu, sous forme de petites pointes grises. La muqueuse de l'estomac est pâle, mais celle du duodénum, immédiatement au-dessous du pylore, et sur une étendue de 8 pouces environ, est très-injectée, tuméfiée et parsemée de nombreuses petites saillies granuleuses, dues probablement à des glandes solitaires grossies. La membrane enveloppante du canal cholédoque est également très-rouge et la muqueuse légèrement tuméfiée, mais le canal n'est pas obstrué. Trois petits ulcères tuberculeux à la partie inférieure de l'iléon. Les deux poumons sont parsemés de nombreux tubercules miliaires gris, et, près des deux sommets, on trouve une petite plaque de tubercule gris ancien. Le bord de l'une des valves de la valvule mitrale est très-épaissi. Pas de lymphe à la base du cerveau, et pas de tubercules dans la pie-mère, mais sérosité abondante sous l'arachnoïde et dans les ventricules cérébraux; dans la cavité de l'arachnoïde, sur les deux hémisphères, se trouvait une mince couche de sang extravasé. Dans l'utérus, une tumeur fibreuse aussi grosse qu'une noix de coco; la place de l'ovaire droit était occupée par une tumeur aussi grosse qu'une orange, en partie solide et en partie réduite à l'état de matière molle et caséeuse. La trompe de Fallope droite était aussi grosse que le doigt et remplie d'une substance molle comme du mastic. Sa membrane d'enveloppe était inégale et ulcérée, pareillement à celle des bassinets dans la pyélite tuberculeuse. Rate grosse, pesant 15 onces et demi, très-molle et parsemée de nombreux abcès du volume d'un pois à celui d'une noisette, et contenant du pus épais, jaune; elle contient également plusieurs dépôts solides qui présentent les caractères d'infarctus récents. La substance corticale des deux reins est parsemée de fines granulations jaunes tuberculeuses.

XIX. — AUGMENTATION DE VOLUME DU FOIE PAR TUMEURS LYMPHATIQUES.

Dans la leucémie, et dans les cas où il y a une tendance générale à l'augmentation de volume du système lymphatique, indépendante de la leucémie, on peut trouver le foie parsemé de nouvelles formations, quelquefois fines et d'un blanc grisâtre, assez semblables aux tubercules miliaires, d'autres fois jaune opaque et aussi grosses que des cerises.

Anatomiquement, ces formations ressemblent à du tissu lymphatique, et on croit qu'elles se développent en connexion avec le système lymphatique. Lorsqu'elles sont très-nombreuses, elles peuvent déterminer une augmentation de volume du foie. Par suite, dans tout cas de leucémie, ou d'augmentation générale de volume du système lymphatique, le volume du foie peut être accru par l'effet soit de cette cause, soit d'une simple hypertrophie (v. p. 53); mais il n'y aura lieu d'intervenir thérapeutiquement que pour s'occuper de l'état général (1).

XX. — AUGMENTATION DE VOLUME DU FOIE AVEC XANTHELASMA.

Le cas suivant est un exemple bien caractérisé de l'affection décrite, pour la première fois, par le docteur Addison et Sir W. Gull, dans le septième volume de la deuxième série des *Guy's Hospital Reports*, sous le nom de *vitiligoïdea*, et que M. Erasmus Wilson a plus tard désignée sous le nom de *xanthelasma*. Dans le dix-neuvième volume des *Pathological Transactions* se trouvent rapportés deux cas par le docteur Hilton Fagge, qui a écrit ce qui suit dans l'exposé sommaire de nos connaissances sur cette question : « La nature de la modification que subit le foie dans cette affection est, jusqu'à présent, entièrement inconnue. Je ne connais pas de cas de vitiligoïdea où l'on ait pratiqué l'examen cadavérique. Le foie paraît être considérablement et uniformément augmenté de volume. On n'a pas senti à sa surface de saillies ni de nodules (p. 443). »

Des plaques de vitiligoïdea plana, comme il en existait dans le cas suivant, se rencontrent parfois sur les paupières, en dehors de l'ictère ou de quelque autre affection manifeste du foie; ou bien encore, cette maladie peut être héréditaire parfois, ainsi que l'a indiqué le docteur Church (1); mais cela ne diminue pas l'intérêt de ce fait, que, dans beaucoup de cas, la maladie cutanée est liée à l'ictère et à l'augmentation de volume du foie, présentant des caractères cliniques particuliers (2).

(1) Comme exemples de cet état morbide, je renvoie aux cas publiés par moi dans les *Patholog. Transact.*, t. XX, pp. 192, 193; t. XXI, p. 372.

(2) *Saint-Barthol. Hosp. Reports*, t. X.

(3) Quant à la fréquence relative de la coïncidence du xanthelasma avec des troubles du côté du foie, elle n'a pu encore être établie d'une façon bien précise, d'abord parce que le nombre de faits connus de xanthelasma n'est peut-être pas encore assez considérable, et puis parce que nombre des cas qu'on a rencontrés ont été envisagés par les observateurs plutôt au point de vue local ou dermatologique, qu'au point de vue des relations de cette lésion avec d'autres états morbides. Dans un travail récent de M. Larraidy (*Thèses de Paris*, 1877, n° 471), l'auteur s'est préoccupé des rapports qui peuvent exister entre la lésion cutanée et l'état du foie et a montré que quatre fois sur les cinq cas inédits qu'il relate, cet organe avait été plus ou moins sérieusement affecté antérieurement à l'apparition du xanthelasma. Dans aucun de ces cas cependant il n'y a eu d'autopsie, et par suite on n'a pu préciser la nature de l'altération hépatique.

Cela ne donne que plus d'intérêt au fait rapporté plus loin par Murchison et dans

L'ictère, comme le remarque le docteur Fagge, est ordinairement d'une espèce à part. Il a cela de particulier, qu'il est très-chronique et persistant, durant des mois et même des années, et que, malgré qu'il soit d'une teinte très-accentuée, il est dans la plupart des cas (mais non invariablement) indépendant d'une obstruction complète du canal hépatique, puisqu'on trouve ordinairement de la bile en quantité suffisante dans les évacuations alvines. L'augmentation de volume du foie se distingue en ce qu'elle est considérable et uniforme, et que la surface de l'organe est ferme, unie et un peu sensible.

Dans le cas suivant, on constata que l'augmentation de volume était due à une formation excessive de tissu fibroïde, et on crut avoir affaire à une hépatite interstitielle, comme j'en ai montré des exemples dans une précédente leçon (p. 142). Partout, le long des vaisseaux portes et entre les lobules, le foie était envahi par un dépôt dense, ferme, constitué par du tissu fibreux et par des masses de corpuscules fins ou noyaux. Le tissu glandulaire du foie était découpé, par ce dépôt dense, en plaques circonscrites ou îlots, comme cela se voit sur un foie cirrhotique. L'opinion d'après laquelle il s'agissait dans ce cas d'une cirrhose, était confirmée par les excès alcooliques du malade. Mais, d'un autre côté, l'ictère était plus intense et plus persistant qu'il ne l'est d'habitude dans la cirrhose, et il n'est pas fait mention d'intempérance dans la plupart des cas publiés de foie gros avec vitiligoïdea concomitant.

La cause de l'ictère n'était pas très-apparente : la présence de la bile dans les selles semblait montrer qu'il était indépendant de quelque obstruction des gros conduits biliaires, en même temps que sa durée et l'absence de symptômes d'empoisonnement du sang, jusqu'un peu avant la mort, éloignaient l'idée de le rattacher à un état morbide du sang. Toutefois, le vitiligoïdea indiquait par lui-même un désordre marqué de la nutrition, de telle sorte que l'ictère peut bien avoir été produit par le pigment biliaire, qui, dans son processus incessant de résorption, n'a pas été complétement transformé en pigment urinaire et autres matériaux, formes sous lesquelles il est éliminé de l'organisme dans les conditions physiologiques; ou bien encore, il peut être attribué à une occlusion partielle des conduits biliaires, produite par la compression des glandes de la scissure hépatique engorgées.

Le cas de Angelo S... est le premier où l'on ait pu examiner avec soin, après la mort, la forme du foie gros associée avec le xanthelasma (1). Les mêmes lésions ont été ultérieurement constatées, dans un autre cas,

lequel l'investigation cadavérique a permis de constater le genre de lésion du foie qui avait été accompagnée de xanthelasma. (N. D. T.)

(1) Le cas a été publié dans les *Pathol. Transact.*, 1869, t. XX, p. 187.

par le docteur Hilton Fagge (1). Mais on est maintenant arrivé à cette conclusion, que des affections hépatiques très-différentes peuvent amener le développement du xanthelasma. Dans une autre leçon, je vous rapporterai un cas dans lequel ce dernier fut produit par une obstruction prolongée du canal cholédoque due à un calcul. Le docteur Pye Smith a publié un cas analogue (2); les docteurs Wickham Legg et Duckworth l'ont observé dans un cas d'ictère dû à une obstruction du canal hépatique par une hydatide (3), et le docteur Moxon l'a vu consécutivement à l'obstruction de ce conduit par un simple rétrécissement (4). Il paraîtrait que cet état particulier de la peau pourrait se développer dans quelque cas d'ictère que ce soit, s'il est assez prolongé.

OBS. C. — *Augmentation de volume du foie par hépatite interstitielle. — Ictère. — Xanthelasma.*

Angelo S., âgé de quarante et un ans, marchand de papier, fut admis à l'hôpital Middlesex le 14 juillet 1868. Son père et sa mère sont morts, mais il ne peut nous donner de renseignement sur la cause de leur mort. Pendant nombre d'années, il a été très-adonné à l'intempérance, buvant largement du rhum, de l'eau-de-vie et du gin. Depuis quatre à cinq ans, il est affecté de mauvaises digestions et vomit de temps en temps, surtout le matin. Deux ans avant son admission, les vomissements étaient devenus plus fréquents et survenaient toujours directement après le repas. Vers la même époque, le malade était devenu faible et languissant; il avait perdu l'appétit et avait remarqué que son ventre enflait. Six mois après parut l'ictère, qui depuis n'a pas cessé. Douze mois avant son admission, il commença à éprouver de la douleur dans la région du foie et entre les épaules; six mois avant, il remarqua pour la première fois des plaques pâles, décolorées, sur les paupières. Durant ces derniers mois, il eut de temps en temps des épistaxis et rendit un peu de sang par l'anus, bien qu'il ne fût pas certain d'avoir des hémorrhoïdes. Les matières fécales avaient toujours présenté un caractère jaune bilieux.

A son entrée, le malade est faible et émacié; il est obligé de garder le lit. Toute la surface du corps et les conjonctives sont profondément ictériques. Sur les deux paupières des deux yeux on constatait des plaques couleur crème pâle, contrastant fortement avec la teinte jaune foncé environnante. La paupière inférieure de l'œil droit est presque tout entière envahie par cette décoloration, et, sur les autres paupières, les plaques variaient comme grandeur depuis une tête d'épingle jusqu'à un demi-pouce de diamètre. Ces plaques donnaient au toucher une sensation lisse, satinée; les bords en étaient nettement limités, et elles paraissaient s'élever légèrement au-dessus de la surface environnante, mais il n'en était pas ainsi, en réalité. Pas de plaques décolorées

(1) *Ibid.*, 1873, t. XXIV, p. 242.
(2) *Ibid.*, t. XXIV, p. 250.
(3) *Ibid.*, t. XXV, p. 155 et *Saint-Barthol. Hosp. Rep.*, t. X, p. 60.
(4) *Ibid.*, t. XXIV, p. 129.

sur les gencives et pas de proéminences tuberculeuses sur les mains ou ailleurs. Le devant de la poitrine et du cou était également parsemé de larges plaques de décoloration brunâtre, empiétant les unes sur les autres et plus foncées que la peau jaune qui les entoure, et squameuses à la surface comme le pityriasis. Plaques circulaires circonscrites, de même nature et un peu moins larges qu'une pièce de 1 franc, sur les deux avant-bras, près des poignets. Ces plaques brunes étaient le siége d'une vive démangeaison, dont la peau était généralement exempte. Abdomen très-distendu, principalement par suite de l'augmentation de volume du foie; circonférence à l'ombilic, 33 pouces et demi et 35 et demi, au niveau du bord inférieur des côtes. La matité hépatique verticale mesure 6 pouces sur la ligne médiane antérieure, 9 pouces sur la ligne mammaire droite et 10 pouces sur la ligne axillaire, où elle atteignait en bas jusqu'à la crête de l'ilion. Le foie était constamment douloureux et la portion qui débordait au-dessous des côtes était lisse, dense et légèrement sensible. Le bord inférieur, tranchant et dur. Rate très-grosse; on sent distinctement son bord inférieur, qui dépasse de trois pouces le bord inférieur des côtes gauches. Point d'ascite et point de développement des veines abdominales superficielles. Langue humide et chargée d'un enduit blanc. Encore, de temps en temps, des vomissements alimentaires. Ventre libre, selles moulées et convenablement colorées de pigment biliaire. L'urine contient beaucoup de pigment biliaire et des traces d'albumine, mais ni sucre ni leucine, ni tyrosine; densité 1012. Pouls à 84; matité cardiaque légèrement augmentée; bruit de souffle systolique perçu distinctement sur le troisième cartilage costal gauche. Submatité avec respiration faible sur la partie inférieure et postérieure du poumon droit.

Après l'entrée du malade, les vomissements augmentèrent, mais ils furent calmés momentanément par des pilules contenant de la créosote et de la morphine; ils continuèrent cependant à revenir jusqu'à la mort, et, le 23 et le 24 août, le malade vomit une quantité considérable de liquide sanguinolent. Il eut aussi, à diverses reprises, de la diarrhée, les matières continuant à renfermer de la bile et parfois un peu de sang rouge. Le foie était toujours très-douloureux et très-sensible, mais il ne survint aucune modification appréciable dans son volume tant que le malade resta en observation, et bien que, ce dernier continuant à maigrir, l'augmentation du volume du foie fût devenue beaucoup plus apparente. On pouvait distinguer nettement son bord, à travers les parois abdominales, monter et descendre avec les mouvements de la respiration. L'ictère devint plus foncé et prit une teinte un peu bronzée, mais les conjonctives perdirent de leur couleur ictérique, et quant aux plaques pâles sur les paupières, il ne s'y produisit ni augmentation ni altération. On rechercha plusieurs fois dans l'urine la présence de la leucine et de la tyrosine, mais on n'en trouva pas. Ordinairement, mais pas toujours, elle contenait trace d'albumine. Le malade tomba dans un état d'émaciation et d'épuisement considérable. Vers la fin du mois d'août, il commença à être affecté de hocquets, d'agitation et de délire. Lorsqu'il était le moins du monde contrarié, il poussait des cris de toute sa force, si bien qu'on fut obligé de le transporter dans la salle des délirants. Le 4 septembre, des aphthes parurent sur la voûte du palais; la diarrhée reparut; le malade laissait aller sous lui. Le 19 septembre, la langue et les dents se recouvrirent de fuliginosités, et, le 20, le malade succomba.

Autopsie. — On pratiqua des coupes, à l'aide du couteau de Valentin, à travers les plaques couleur crème des paupières *in situ*. On trouva que la coloration était due à un dépôt, dans les mailles du derme, d'une grande quantité de granules huileux à la fois isolés et réunis en masses, et toujours très-abondants dans le voisinage des follicules pileux, qui, sous les autres rapports, paraissaient normaux. Coloré avec du carmin, on distinguait un noyau au centre des amas huileux. Les cellules épidermiques n'étaient pas affectées. La matière huileuse était en telle quantité dans le derme, qu'elle jaillissait sous forme de liquide laiteux quand on pratiquait une coupe sous l'eau.

Quelques onces de liquide dans le péritoine. Foie très-gros, son bord inférieur dépasse l'ombilic; il pesait 80 onces 3/4, surface externe lisse, capsule épaissie et en nombre d'endroits fixée aux parties environnantes par de solides adhérences anciennes; tissu ferme et présentant à la coupe une surface unie, dense, couleur pâle grisâtre, avec très-peu d'apparence de tissu glandulaire, mais une grande augmentation apparente de l'élément fibreux. Çà et là se trouvaient des îlots plus foncés, d'une teinte ictérique, qui semblaient être des restes de tissu glandulaire. Au microscope, on trouva que la substance la plus dense, qui formait la majeure partie du foie, consistait en éléments nucléaires et fibroïdes dans les canaux portes et entre les lobules; l'élément nucléaire était particulièrement abondant; des groupes de noyaux arrondis, ou corps ressemblant à des corpuscules lymphatiques, étaient amassés autour des capillaires, entre les lobules. Dans certaines parties du tissu dense, c'était l'élément nucléaire, et dans d'autres, l'élément fibroïde qui prédominait. A certaines places, les noyaux avaient la forme de grains d'avoine ou de trèfle, et paraissaient passer à l'état de fibres; toutefois, cet aspect était tout à fait exceptionnel. On constata que les portions jaunes du foie étaient formées de lobules hépatiques dont les cellules étaient chargées d'huile et de pigment biliaire.

On trouva de la bile verte dans le duodénum et on pouvait aisément, en pressant sur la vésicule, en faire sortir de la bile et la faire passer dans l'intestin, le long du canal cystique et cholédoque. Les ganglions lymphatiques de la scissure du foie, et le long des artères iliaques, étaient très-volumineux et ictériques. Volume de la rate très-augmenté : elle pèse 23 onces; la capsule est très-épaissie, et dans son intérieur on trouve de nombreux dépôts opaques, jaunes, emboliques, allant jusqu'au volume d'un gros pois. Sur la paroi postérieure de l'estomac, à quelques pouces du pylore, on voyait un ulcère simple, plus large qu'une pièce d'argent de 5 francs, dont la base était formée par le tissu du pancréas; sa surface avait l'aspect luisant d'une cicatrice et les bords étaient un peu plissés. Les deux reins étaient gros : ils pesaient ensemble 10 onces 3/4; le droit contenait de nombreux dépôts emboliques jaune opaque, dont un aussi gros qu'une noix; le rein gauche contenait deux ou trois dépôts semblables, mais plus petits. Le cœur n'était pas hypertrophié; il pesait 11 onces 1/4; les valvules aortiques étaient suffisantes, mais deux d'entre elles étaient réunies et leur point d'attache à l'aorte partiellement séparé, de sorte qu'elles ne semblaient former qu'une valve. Quelques petites végétations rugueuses sur leur surface ventriculaire.

XXI. — AUGMENTATION DE VOLUME DE LA VÉSICULE.

Le volume de la vésicule biliaire peut être accru par suite de diverses causes, de manière à former une tumeur fixée au foie et appréciable à travers les parois abdominales. Les causes, les symptômes et le traitement de cet état morbide feront l'objet d'une leçon ultérieure. (Voir leçon XIII.)

HUITIÈME LEÇON

DIMINUTION DE VOLUME DU FOIE.

Atrophie simple. — Atrophie aiguë ou jaune. — Atrophie chronique. — (Cirrhose. — Induration simple et syphilitique. — Atrophie rouge).

Messieurs,

Dans les leçons précédentes, je vous ai montré d'abord les limites normales de la matité hépatique et ensuite les principales causes sous l'influence desquelles se produit une augmentation de volume, apparente ou réelle, du foie, ainsi que les moyens de les reconnaître. Nous allons examiner maintenant les différentes causes qui peuvent amener une diminution d'étendue de la matité hépatique et leurs caractères distinctifs. Mais vous ne devez pas oublier, tout d'abord, que l'aire de la matité hépatique peut souvent paraître diminuée bien que l'organe conserve en réalité son poids et son volume normaux.

PSEUDO-RÉTRACTIONS DU FOIE.

Les principales conditions susceptibles d'amener une *diminution apparente du volume du foie* sont les suivantes :

1° **La distension tympanique des intestins**, particulièrement celle du côlon transverse et de l'estomac, peut empêcher de sentir le bord inférieur du foie et diminuer l'étendue de la matité hépatique de différentes manières :

a. Une portion de l'estomac ou de l'intestin distendus par du gaz peut venir s'interposer entre la surface du foie et les parois abdominales.

b. Lorsque le bord inférieur du foie est mince, et lorsqu'il y a une excessive distension tympanitique des intestins sous-jacents poussant le foie en avant et déterminant la tension des parois abdominales, le bord inférieur du foie peut ne pas être senti à la palpation et sa matité à la percussion être imperceptible.

c. Quand la tympanite est excessive, le diamètre antéro-postérieur de la cavité abdominale est augmenté et la portion inférieure du foie peut être relevée de telle façon qu'il y ait une moindre surface hépatique en contact avec les parois abdominales.

Dans telle ou telle des circonstances précédentes, la matité hépatique normale peut être diminuée, ou même disparaître complétement, de telle sorte qu'au son fourni par la percussion du poumon succède immédiatement celui dû aux intestins. Le foie peut ainsi paraître considérablement diminué, sans que son volume ait changé en réalité. Vous trouverez un cas remarquable de ce genre rapporté par le docteur Bright, où, en ouvrant le sujet, on ne vit tout d'abord ni le foie ni le côlon, mais à leur place on trouva les circonvolutions de l'intestin grêle qui s'étaient logées tout à fait en avant du foie; le côlon et l'épiploon repliés en arrière du foie pressaient sur cet organe et y avaient produit des sillons profonds sur sa face antérieure (1). On doit toujours soupçonner que la diminution de volume du foie n'est qu'apparente quand elle s'accompagne des circonstances suivantes :

a. Le fait seul de la présence d'une distension tympanique des intestins doit suggérer des réserves, pour conclure, d'une diminution dans l'aire de la matité hépatique, à l'existence d'une atrophie réelle du foie. La même réserve est nécessaire quand il y a ascite. Le liquide épanché refoule en haut tous les intestins, qui peuvent n'être que modérément distendus par les gaz, mais qui peuvent en arriver ainsi à produire le même résultat qu'une tympanite plus étendue; et cette erreur a une importance d'autant plus grande que l'ascite est une conséquence ordinaire de l'atrophie réelle du foie.

b. Une matité hépatique dont l'étendue varie à différents moments est un signe de fausse atrophie du foie, très-utile pour le diagnostic. La matité hépatique variera dans son étendue suivant la quantité de gaz existant dans l'estomac et les intestins, ou de liquide dans le péritoine. Le diagnostic sera donc facilité par des examens fréquemment répétés et particulièrement par des examens pratiqués avant le repas et après que les intestins auront été balayés par un purgatif.

c. La variation dans l'étendue de la matité hépatique à divers endroits n'est pas rare dans les cas de fausse atrophie du foie. La distension tympanitique de l'estomac et des intestins peut diminuer ou masquer la matité hépatique sur la ligne médiane ou sur la ligne mammaire droite, mais il n'est guère vraisemblable qu'elle l'influence sur la ligne axillaire ou sur la ligne dorsale. Parfois aussi, l'espace où la matité hépatique est obscurcie peut être encore plus circonscrit, comme, par exemple, quand une anse intestinale s'interpose entre le foie et la paroi abdominale.

d. L'absence des autres signes ou symptômes d'affection hépatique

(1) *Abdominal Tumours*, Syd. Soc., ed. p. 259.

réelle. Il ne faut pas perdre de vue la possibilité d'une ascite indépendante de toute maladie de foie.

2° **L'accumulation de gaz**, générale ou partielle **dans la cavité péritonéale**, comme en peut déterminer une perforation stomacale ou intestinale, est susceptible d'obscurcir à un degré plus ou moins marqué la matité hépatique; mais ordinairement la nature de ces cas sera suffisamment éclaircie par :

a. La forme arquée de la distension tympanitique des parois abdominales; et par :

b. Les symptômes de péritonite par perforation.

3° **Le tissu hépatique peut être extraordinairement mou**, de telle sorte que l'organe peut revenir sur lui-même et s'affaisser contre la colonne vertébrale et la partie postérieure de l'abdomen, et par suite se trouver plus ou moins recouvert en avant par l'estomac et les intestins, sans que ces organes soient normalement distendus par des gaz. Je vous ai déjà fait remarquer, que dans la dégénérescence graisseuse, l'augmentation de volume peut paraître, par le fait de cette cause, plus considérable, une portion du foie plus grande qu'à l'état normal se trouvant juxtaposée à la paroi abdominale (p. 46); mais si le foie revient de plus en plus sur lui-même, de façon à laisser s'interposer l'intestin, le contraire peut arriver. Enfin, dans l'atrophie aiguë du foie, l'organe n'est pas seulement réduit de volume, mais il peut être tellement mou, qu'il s'affaisse contre la colonne, tout indice de foie disparaissant en avant, sur la paroi abdominale, de telle sorte que l'organe peut paraître plus petit qu'il n'est réellement.

En ne perdant pas de vue ces sources d'erreur qui sont peut-être mieux susceptibles de tromper que celles qui concernent des cas d'augmentation de volume (v. p. 6), nous pouvons passer à l'examen des causes de l'atrophie réelle du foie.

L'atrophie du foie peut être divisée en trois catégories :

I. *Atrophie simple;*

II. *Atrophie aiguë;*

III. *Atrophie chronique*, catégorie dans laquelle je comprendrai l'affection désignée ordinairement sous le nom de *cirrhose*, d'*induration simple* et d'*atrophie rouge*.

Je vais tâcher maintenant de vous exposer les caractères cliniques et le traitement approprié de ces diverses formes d'atrophie.

I. — ATROPHIE SIMPLE.

On entend par atrophie simple une diminution dans le volume du foie indépendante de toute altération dans sa structure. Les lobules sont seuls diminués de volume et peuvent être assez petits pour qu'on ait de la peine à les distinguer ; le tissu présente à la coupe, un aspect uni et souvent une teinte uniforme. Dans cet état, le foie peut être réduit à moins de la moitié de son poids et de son volume normaux. Bien que cette condition du foie ne soit pas d'une importance pratique considérable, il n'est pas rare de la rencontrer à un degré plus ou moins prononcé, et l'ignorance de sa nature et de ses caractères peut mener à des erreurs de diagnostic. Voici donc à quels signes vous reconnaîtrez cette forme d'atrophie :

1° Les circonstances dans lesquelles elle survient. Il y en a deux principales, qui sont l'âge avancé et l'inanition.

a. Age avancé. — L'atrophie simple a été quelquefois décrite comme *atrophie sénile.* A mesure qu'on avance en âge, les divers tissus et organes présentent une tendance soit à la dégénérescente, soit à l'usure. Chez certaines personnes, ce sont les diverses formes de la dégénérescente (graisseuse, calcaire, etc.) qui prédominent, tandis que, chez d'autres, on observe une simple *usure.* Dans ce dernier cas, la force qui s'opposait à l'usure de l'organisme pendant l'enfance et la jeunesse, et qui maintenait la balance dans la vigueur de l'âge mûr, fait défaut maintenant, et l'usure, dès lors, l'emporte sur l'accroissement. Considérant le rôle important que joue le foie dans la nutrition générale, il n'est pas surprenant que sa diminution de volume chez les vieillards soit en avance sur celle de l'organisme en général, si bien que, dans l'atrophie sénile, on voit parfois le poids et le volume de la glande hépatique réduits de moitié.

b. L'inanition peut aussi amener l'atrophie simple, par défaut d'apport nutritif qui compense l'usure incessante de l'économie. Si vous vous rappelez l'augmentation dans le volume du foie qu'amène chaque repas (v. p. 134), vous comprendrez aisément comment, dans les cas d'inanition, le foie s'use souvent hors de proportion avec le reste du corps. Il est difficile d'expliquer pourquoi telle maladie consomptive amènera chez certaines personnes une usure, un dépérissement du foie, et chez d'autres une accumulation de quantité de graisse dans cet organe (v. p. 49). L'inanition peut survenir de deux façons, soit par une nourriture insuffisante, ou bien par une assimilation défectueuse des matériaux nutritifs. Par suite, vous rencontrerez très-fréquemment l'atrophie simple du foie chez les personnes qui ont succombé à un rétrécissement du pylore, ou de l'œsophage, ou du cardia. Je vous rapporterai tout à l'heure l'histoire d'un malade, âgé de cinquante-quatre ans, affecté de tumeur cancéreuse de l'extrémité inférieure de l'œsophage, chez lequel l'aire de la matité hépatique normale était réduite de moitié et dont le foie ne pesait, après la mort, que 32 onces, au lieu de 54, poids moyen à cet âge (obs. CI). Vous vous rappellerez également le cas de Samuel N., âgé de soixante-trois ans, qui mourut d'un cancer de l'œsophage entourant le sommet du poumon gauche, et dont le foie était très-petit et ne pesait que 42 onces; et le cas d'Élisa P., âgée de quarante-huit ans, qui mourut d'un cancer du pharynx, et dont le foie ne pesait que 35 onces. Dans tous ces cas, on put constater de l'atrophie simple.

c. La *compression* par un corset trop serré, par un épanchement pleurétique ou péricardique, par des exsudations péritonéales circonscrites, ou par l'augmentation de volume des portions de l'intestin les plus rapprochées du foie, peut également amener l'atrophie simple du foie. Dans ces circonstances, cependant, l'atrophie est ordinairement partielle et n'a qu'une mince importance clinique, à moins que les canaux biliaires ou de gros vaisseaux sanguins n'aient été soumis à cette compression.

2° Il y a absence de tout signe d'affection ou de trouble hépatique. En même temps qu'il y a diminution dans le volume du foie, il y a en même temps, sans doute, diminution de son pouvoir fonctionnel, mais il reste encore une quantité suffisante de tissu glandulaire pour le travail moindre qu'il a à accomplir. Il faut toutefois se garder de prendre pour des symptômes de maladie du foie, ceux de l'affection primitive sous la dépendance de laquelle se trouve l'atrophie.

L'atrophie simple du foie ne nécessite pas d'autre traitement que celui qui convient aux conditions qui la font naître.

Le cas suivant servira à graver dans votre mémoire les caractères cliniques et anatomo-pathologiques de l'atrophie simple du foie. Le cas est intéressant également comme exemple de coexistence de dépôt cancéreux et tuberculeux, dont d'autres cas ont été rapportés par M. Sibley (1), le docteur Bristowe (2) et moi-même (3). Il est difficile d'expliquer ces cas par les vues théoriques qu'on avance ordinairement, à savoir que le tubercule et le cancer dépendent d'une diathèse particulière réglant la nature de l'exsudation, car alors la diathèse doit varier dans différentes parties du même corps.

OBS. CI. — *Coexistence de rétrécissement cancéreux de l'œsophage avec tubercules récents des poumons. — Atrophie simple du foie.*

Auguste T..., âgé de cinquante-quatre ans, tailleur, fut admis à l'hôpital Middlesex le 24 juillet 1863; taille moyenne, maigre apparence naturellement; habitudes d'intempérance prononcées, large consommation de gin; malgré cela, toujours bonne santé jusque quatre semaines environ avant son

(1) *Med. chir. Trans.*, t. XLII, p. 149.
(2) *Transact. Pathol. Soc.*, t. X, p. 284.
(3) *Ibid.*, t. XV, p. 104.

admission, où il commença à avoir des maux de cœur immédiatement après le repas, quelquefois même avant qu'il pût croire que la nourriture avait été avalée. Il n'avait jamais remarqué de sang dans les vomissements, mais il avait rapidement maigri et perdu de ses forces.

A son entrée, il est très-émacié; traits exprimant l'anxiété; la nourriture solide peut encore être avalée, mais elle est ordinairement rejetée, soit immédiatement, soit dans l'espace de quelques minutes; le malade rend aussi de temps en temps de grandes quantités de liquide clair, acide. Il se plaignait de douleurs entre les épaules; mais il n'y avait pas de sensibilité de l'épine et pas de bruits anormaux dans aucun des deux poumons. L'abdomen n'était sensible nulle part, et dans aucune partie de cette région on ne pouvait percevoir trace de tumeur. Matité hépatique très-peu étendue : 2 pouces 1/2 sur la ligne mammaire droite. Matité de la rate normale. Point d'ascite ni d'ictère. Langue chargée; constipation. Pouls à 61, faible; pas de bruit anormal au cœur; pas d'anasarque, pas d'albumine dans l'urine.

Rien ne put calmer les vomissements; le malade alla en s'émaciant et s'affaiblissant de plus en plus, pendant que la matité hépatique se réduisait à deux pouces. Le 30 août, les vomissements se calmèrent, mais cela était dû à ce que le malade ne prenait presque plus de nourriture. Il succomba le 7 septembre. A aucun moment de sa maladie il ne fut affecté de toux. On n'examina plus la poitrine à partir du 24 juillet.

Autopsie. — Absence complète de graisse au-dessous des téguments et à travers le corps. L'œsophage, 1 pouce 1/2 au-dessus du cardia, a son calibre pas plus gros qu'une plume d'oie, sur une étendue d'un demi-pouce environ. Une tumeur dure, grosse comme la moitié d'une noix, était solidement fixée à la portion rétrécie et formait une partie de sa paroi postérieure. La portion correspondante de la membrane muqueuse présentait un aspect ridé comme celui d'une cicatrice. La substance de la tumeur était dense, fibreuse, blanche et légèrement translucide, et parsemée de points jaunes plus mous, plus opaques. Elle donnait, en la raclant, un suc opaque. Au microscope, les portions les plus denses de la tumeur contenaient de nombreuses *cellules cancéreuses*, de volume variable, jusqu'à 1/450 de pouce de diamètre. Elles étaient arrondies, elliptiques et à prolongements, et renfermaient un ou deux gros noyaux d'un diamètre trois fois moindre que celui de la cellule. Quelques cellules avaient dans leur intérieur des cellules plus petites. Dans les portions plus molles de la tumeur, les cellules n'étaient pas bien définies et étaient mélangées à quantité de matière huileuse et granuleuse. Les ganglions bronchiques, ni les lymphatiques dans le voisinage de la tumeur, n'étaient engorgés. Estomac petit, mais, sauf cela, normal. Le foie présentait les caractères ordinaires de l'atrophie simple : il ne pesait que trente-deux onces; sa surface externe était unie; la seule modification qu'on observait sur une coupe, c'est que le volume des acini était réduit de moitié. Les cellules hépatiques étaient petites et contenaient à peine un peu d'huile, mais, à part cela, normales. La rate ne pesait que trois onces. Les reins étaient également petits et anémiques, mais, sous tout autre rapport, normaux.

Les deux poumons étaient très-petits, le droit pesant 9 onces 3/4 et le gauche 8 3/4. Les sommets des deux poumons étaient fermement adhérents aux parois thoraciques et marqués de cicatrices à l'extérieur. Quelques dépôts crétacés, aussi gros que des pois, ainsi qu'une ou deux petites cavités à parois épaisses et contenant du pus, furent découverts en pratiquant une coupe dans les cicatrices. On trouva, éparpillées à travers les lobes supérieurs des deux poumons, nombre de granulations grises translucides, isolées et réunies par groupes, du volume d'une noisette et présentant tous les caractères macroscopiques et microscopiques des tubercules miliaires. Le cœur pesait seulement 6 onces 3/4, et était dépourvu de graisse, mais, à part cela, normal.

II. — ATROPHIE JAUNE OU AIGUË. — ICTÈRE GRAVE, TYPHOIDE OU HÉMORRHAGIQUE (1).

L'ictère grave est une maladie rare, mais remarquable, dans laquelle le foie s'atrophie rapidement, en même temps que se manifestent de l'ictère et des symptômes cérébraux, où ce qui reste du foie, à l'autopsie, est extrêmement mou et jaune, sans apparence de lobules, et où les cellules hépatiques sont, en grande partie ou en totalité, réduites à l'état de matière granuleuse et de globules huileux. La rareté de cette maladie est telle, à Londres, que bien qu'autrefois il suffît qu'un malade présentât la langue brune et du délire pour le faire admettre à l'hôpital des Fiévreux de Londres, sur plus de 25 700 cas admis dans l'espace de neuf ans, je crois qu'il ne s'est présenté qu'un seul exemple de la maladie : c'est celui que je vais vous raconter tout à l'heure. Cette affection est cependant une des plus intéressantes qui puissent retenir votre attention; vous la reconnaîtrez aux caractères cliniques suivants :

1° On note, dans beaucoup de cas, des symptômes prémonitoires, mais ils sont ordinairement légers et variables dans leur nature, et ils sont quelquefois absents. Les plus communs sont ceux du catarrhe gastro-entérique, tels qu'une langue chargée, des nausées, perte de l'appétit, parfois des vomissements, de l'irrégularité dans les fonctions intestinales, diarrhée ou constipation, et appareil fébrile léger. D'autres fois, le malade ne se plaint que de douleurs rhumatoïdes, de malaise dans la région du cœur ou de l'estomac, ou d'une sensation de malaise indéfinissable. Ces symptômes peuvent durer trois ou quatre jours, ou autant de semaines, sans que pour cela il y ait généralement grand mal, et

(1) On tend aujourd'hui de plus en plus à considérer l'atrophie aiguë du foie non comme une entité pathologique distincte, mais comme un syndrome commun à plusieurs états morbides de cet organe. Aussi M. Rendu qui, dans son très-remarquable article FOIE (PATHOLOGIE) du *Dictionnaire encyclopédique des sciences médicales*, fait de l'ictère grave, dans les affections hépatiques, en quelque sorte le pendant de l'asystolie dans les affections cardiaques, l'étudie-t-il à part et comme une préface à la pathologie spéciale du foie. (N. D. T.)

même il arrive parfois que le malade n'éprouve aucun malaise jusqu'à l'apparition de symptômes d'un caractère plus prononcé.

2° L'ictère existe invariablement, et est ordinairement le premier symptôme qui attire l'attention sur le malade. L'ictère est cependant rarement intense et est quelquefois limité à la partie supérieure du corps. De même que l'ictère de la pyohémie (v. p. 171), il paraît dû à l'état morbide du sang et est indépendant de toute obstruction des voies biliaires, et la bile ne manque jamais dans les matières. (Voyez la ONZIÈME LEÇON.)

3° Une diminution rapide dans l'aire de la matité hépatique est un des traits les plus caractéristiques de cette maladie. Dans l'espace de huit à dix jours, un tiers et même plus de la moitié du foie peut disparaître (v. fig. 30). Bright a rapporté un cas où le foie ne pesait, après la mort, que 19 onces, et, dans le seul cas dont j'aurai à vous faire part, il était de 28 onces. Il ne faudrait cependant pas en conclure que la diminution de l'étendue de la matité hépatique est nécessaire pour le diagnostic de l'atrophie aiguë. Il peut arriver que le volume du foie ait été augmenté par une maladie antérieure (obs. CIII); mais indépendamment de cela, on a observé un nombre considérable de cas où l'on a trouvé, au début de ce processus morbide et même consécutivement, le volume du foie considérablement augmenté. Liebermeister(1) et Trousseau (2) rapportent des cas de ce genre, et de semblables observations ont été faites par Sieveking (3), Moxon (4), Tuckwell (5), etc. Mais, même dans ces cas, l'augmentation de volume préliminaire est suivie, si la maladie se prolonge suffisamment, d'une diminution rapide dans le volume du foie. On a prétendu, dans ces derniers temps, que l'atrophie est dans ces cas un processus chronique, bien que les symptômes ne se mani-

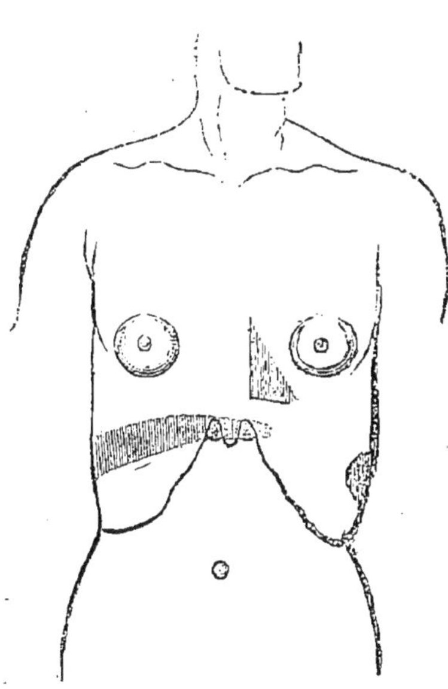

Fig. 30. — Étendue de la matité hépatique chez Marie-Anne M... (obs. CII), la veille de sa mort.

(1) *Virchow's Jahresbericht*, 1870, t. II, p. 165.
(2) *Clinique médic.*, t. III, p. 284, 3e édit.
(3) *The Lancet*, 1872, t. II, p. 224.
(4) *Pathol. Transact.*, t. XXIII.
(5) *Barthol. Hosp. Rep.*, t. X.

festent qu'à l'explosion finale; mais cette opinion est en contradiction avec ce que nous connaissons de l'étiologie de cette affection, et aussi avec ce fait, que l'on peut s'assurer par la percussion que l'atrophie suit son cours pendant la vie. L'examen attentif du foie après la mort montre que l'atrophie est due à un processus destructif qui commence à la périphérie des lobules et se dirige vers le centre : il en résulte que les cellules glandulaires disparaissent, et qu'à leur place on ne trouve que de la matière granuleuse et de l'huile. On peut croire, en somme, que la maladie n'est ni plus ni moins qu'une dégénérescence graisseuse aiguë du foie, consécutive à un processus inflammatoire diffus; car, avant que les cellules glandulaires soient détruites, on constate souvent qu'elles sont distendues par une matière granuleuse et huileuse. Pendant la vie, l'atrophie du foie peut paraître plus grande qu'elle n'est en réalité, parce que la glande n'est pas seulement réduite de volume, mais aussi ramollie, de sorte qu'elle revient sur elle-même et s'affaisse contre la colonne vertébrale; l'espace correspondant à la glande, en avant, se trouvant occupé par les intestins qui contiennent des gaz.

4° Il existe, dans la plupart des cas, de la douleur à l'épigastre et dans la région du foie. Cette douleur se produit souvent spontanément et presque toujours peut être provoquée par la pression, même quand le malade est presque sans connaissance. Toutefois, on observe rarement une distension tympanitique de l'abdomen, à moins qu'il y ait, comme dans l'observation CII, une péritonite concomitante, dans lequel cas la douleur et la sensibilité peuvent être aiguës. Les douleurs musculaires et arthritiques sont également assez fréquentes, et parfois les articulations semblent se tuméfier; d'autres malades accusent de la suffocation ou une dyspnée, sans que l'état du cœur ou des poumons puisse l'expliquer.

5° Des vomissements surviennent dans la plupart des cas, les matières vomies consistant en ingesta mêlés à du mucus ou de la bile, mais souvent aussi contenant beaucoup de sang et ressemblant aux vomissements noirs de la fièvre jaune. On s'accorde à dire qu'il y a ordinairement de la constipation; toutefois, dans l'observation que je vous rapporterai tout à l'heure, il y a eu une diarrhée assez intense : dans le premier cas, les selles sont souvent pâles; mais, dans d'autres cas, elles contiennent de la bile. Dans la période avancée, il n'est pas rare de les trouver mélangées de sang et très-fétides.

6° L'aire de la matité splénique est ordinairement augmentée, sauf dans le cas où le système porte a été drainé par la diarrhée, ou par une hémorrhagie de l'estomac ou des intestins.

7° Les symptômes cérébraux de l'*état typhoïde* constituent une des particularités les plus frappantes et les plus fréquentes de l'atrophie aiguë. Règle générale, ils apparaissent en même temps que l'ictère, mais parfois pas avant deux ou trois semaines après la manifestation de l'ictère, ce dernier ayant tout d'abord les caractères de ce qu'on appelle l'ictère catarrhal. On constate d'abord de la céphalalgie, de l'abattement, de l'irritabilité et une grande agitation. A cet état succèdent du subdelirium avec marmottement, des tremblements musculaires, des soubresauts, de la rigidité musculaire et de la carphologie, rétention ou incontinence d'urines, évacuation involontaire des matières fécales, stupeur, coma et convulsions. On a dit que ces symptômes étaient quelquefois liés à une dégénérescence graisseuse du tissu cérébral; mais, de même que les symptômes analogues observés dans le *typhus fever* et dans l'état typhoïde en général, et dont je vous ai entretenus dans une autre circonstance (1), ils me paraissent résulter probablement de la circulation à travers le cerveau d'un sang empoisonné par l'accumulation de l'urée et autres produits de la métamorphose des tissus, que les reins sont chargés d'éliminer.

8° L'atrophie aiguë du foie n'est pas accompagnée d'appareil fébrile. Le pouls varie. Dans les cas qui s'annoncent par du catarrhe gastro-entérique, le pouls est ordinairement accéléré tout d'abord, mais revient ensuite à l'état normal, ou au-dessous, dès que l'ictère apparaît, pour s'élever de nouveau quand surviennent les symptômes cérébraux, sa fréquence variant souvent à différentes heures de la journée. Dans l'obs. CII, il est monté à 144, mais il y avait une péritonite. Dans la première période de la maladie, la température peut être légèrement élevée, mais elle excède rarement de beaucoup 38°,3. Mais lorsque les symptômes sont très-prononcés, la température n'est ordinairement pas élevée et elle est parfois au-dessous de la normale. Dans l'observation CIII, elle a baissé jusqu'à 35°,27, et Duckworth a observé un fait semblable (2). La température de 38°,3, notée dans l'observation CII, peu avant la mort, était probablement due à la péritonite. Cette absence d'appareil fébrile est de la plus grande importance pour distinguer l'atrophie aiguë du foie des autres maladies caractérisées par l'état typhoïde. Après l'apparition des symptômes cérébraux, la langue est presque invariablement sèche et brune, et les dents s'encroûtent de fuliginosités, exactement comme dans les cas graves de la fièvre typhoïde.

9° L'urine subit des changements importants. La quantité n'est pas changée matériellement; elle a une réaction acide, et sa pesanteur spécifique varie entre 1012 et 1024. Sa couleur est ordinairement foncée, mais la réaction ordinaire du pigment biliaire peut être légère ou mal

(1) *Sur la pathologie et le traitement de l'état typhoïde dans différentes maladies.* Résumé d'une leçon, in *Brit. Med. Journ.*, 4 janvier 1868.

(2) *Barthol. Hosp. Rep.*, t. VII. Bright et Alison ont depuis longtemps observé que la peau était fraîche.

distincte. Elle contient souvent de l'albumine ou même du sang; mais après qu'on l'a débarrassée du pigment biliaire, elle ne donne pas, avec le réactif de Pettenkofer, la réaction des acides biliaires. Les modifications les plus remarquables consistent surtout dans une diminution considérable ou même la disparition totale de l'urée et de l'acide urique, et aussi des chlorures, des sulfates et des phosphates terreux, et la substitution de deux nouvelles substances d'une nature particulière, la leucine et la tyrosine. Ces substances sont des produits de la métamorphose de la matière azotée intermédiaire entre les substances protéiques (albumine et fibrine) à une extrémité, et les principes moins complexes (urée, acide urique, créatine, etc.) à l'autre, comme le montrent les formules suivantes :

Albuminoïdes......... = $C^{72}H^{112}Az^{18}SO^{23}$.
Tyrosine............. = $C^9H^{11}AzO^3$.
Leucine.............. = $C^6H^{13}AzO^2$.
Acide urique......... = $C^5H^4Az^4O^3$.
Urée................. = CH^4Az^2O.

La leucine et la tyrosine, sous les formes cristallines représentées dans les figures ci-jointes (fig. 31, 32 et 33) se rencontrent dans les tissus du foie, de la rate et des reins, dans les cas d'atrophie aiguë, et elles sont également éliminées en grande quantité par l'urine, dont elles se séparent, par le repos, sous forme d'un dépôt distinct; on peut encore

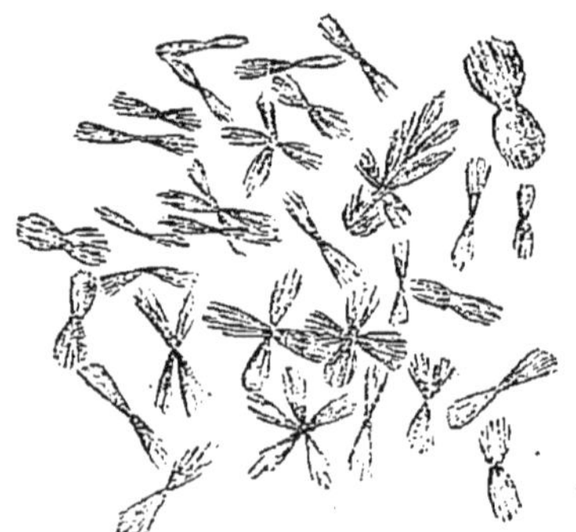

Fig. 31. — Cristaux microscopiques de tyrosine, de forme aciculaire, réunis en faisceaux ou en groupes étoilés.

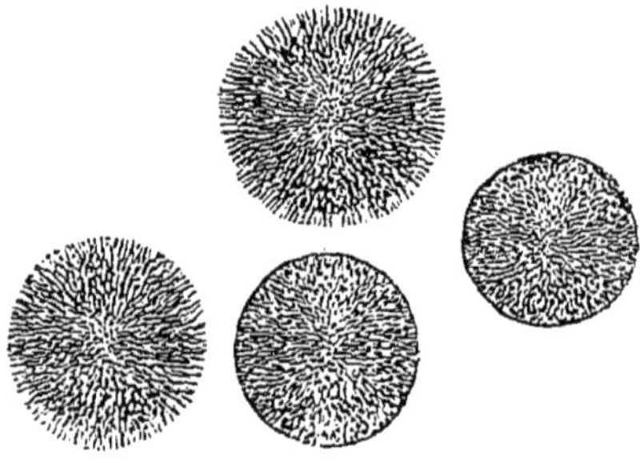

Fig. 32. — Masses globulaires microscopiques formées de cristaux aciculés de tyrosine.

les obtenir en évaporant quelques gouttes d'urine (1). La constatation de ces substances cristallines dans l'urine, en un cas d'ictère, faciliterait

(1) *Réactif pour la leucine et la tyrosine.* — A. Pour la leucine : Concentrez l'urine et dissolvez-la dans l'alcool. Évaporez la solution alcoolique et dissolvez dans l'eau d'où la leucine se précipite sous forme de globules sphériques. — B. Pour la tyrosine:

le diagnostic de l'atrophie aiguë du foie[1]; mais de ce qu'on ne peut constater leur présence, il ne faudrait pas se croire en droit d'exclure le diagnostic de l'atrophie aiguë. Ainsi, elles manquaient dans l'observation CII, du moins ne se trouvaient-elles pas dans l'urine en quantité suffisante pour révéler leur présence par la simple évaporation; on les rencontra cependant en abondance dans le foie et les reins après la mort. Il est vrai que, dans ce cas, la mort fut hâtée par une péritonite aiguë. Si le malade avait vécu un peu plus longtemps, on aurait probablement trouvé de la leucine et de la tyrosine dans l'urine.

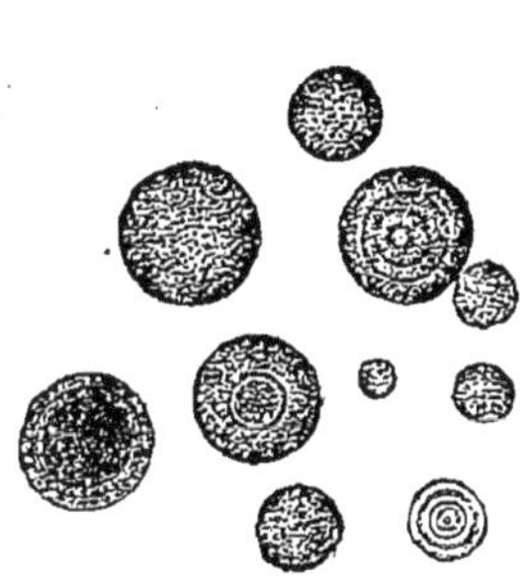

Fig. 33. —. Leucine sous forme de masses cristallines laminées microscopiques.

10° Les hémorrhagies sont très-communes et particulièrement les hémorrhagies stomacale, intestinale ou nasale. Il y a souvent d'abondants vomissements de sang. On voit souvent paraître sur la peau des pétéchies, du purpura, des vergetures; dans des cas plus rares, il y a métrorrhagie. Après la mort, on trouve des ecchymoses sur plusieurs points du corps. C'est à cause de la fréquence de ces hémorrhagies, que la maladie a été parfois désignée sous le nom d'ictère hémorrhagique.

11° Les femmes enceintes qui constituent une forte proportion des cas de cette affection, avortent presque invariablement ou font une fausse couche avant de mourir.

12° Les circonstances sous l'influence desquelles se produit l'atrophie aiguë du foie, ne constituent pas la partie la moins intéressante de son histoire clinique. L'étiologie de cette maladie appelle de nouvelles investigations : mais je vous exposerai ce qu'il y a de mieux connu sur la question.

Parmi les causes prédisposantes, nous avons :

a. L'âge. — La plupart des personnes atteintes de cette affection sont au-dessous de l'âge moyen. Sur 31 cas réunis par Frerichs, 26 étaient au-dessous de trente; mais tous, sauf 2, étaient au-dessous de quarante. Sur 4 cas que j'ai rencontrés, il y avait 2 femmes, l'une âgée de dix-neuf ans et l'autre de 30,[1] et 2 hommes, l'un de vingt-quatre et l'autre de

1° *Réactif de Hoffmann.* On ajoute au liquide suspect une solution de nitrate de protoxyde de mercure, presque neutre. S'il y a de la tyrosine, il se produit un précipité rougeâtre et le liquide qui surnage est de couleur rose foncé. — 2° *Réactif de Frerichs.* Ajoutez au liquide suspect une solution d'acétate de plomb, jusqu'à ce qu'il n'y ait plus de précipité de produit. On filtre et on fait passer dans le liquide un courant d'hydrogène sulfuré. On sépare le sulfure de plomb par filtration et on concentre par évaporation. S'il y a de la tyrosine, elle cristallisera sous forme de longues aiguilles blanches.

soixante-deux ans. Dans un 5e cas (obs. CIII) se rapportant à un homme de soixante-six ans, la maladie était consécutive à l'obstruction des voies biliaires. Tous les écrivains s'accordent sur la rareté de cette affection chez les enfants. Ni Niemeyer, ni Frerichs, ni Trousseau, n'en ont rencontré de cas dans la première période de la vie. West, dans une pratique très-étendue, n'a observé la maladie qu'une seule fois, sur une jeune fille de 4 ans et demi ; mais Duckworth (1) etTuckwell (2) en ont rapporté trois autres cas.

b. Sexe. — La maladie est beaucoup plus fréquente chez les femmes que chez les hommes. Sur les 31 cas réunis par Frerichs, 22 étaient des femmes.

c. La *grossesse* doit être regardée comme une cause prédisposante, car sur les 22 femmes indiquées par Frerichs, la moitié furent atteintes de la maladie pendant leur grossesse. C'est du 3e au 6e mois que la maladie se montre le plus communément. Il paraîtrait que, dans l'état de grossesse, cette affection s'associerait plus fréquemment à l'albuminurie et à la dégénérescence graisseuse des reins.

d. On a constaté, dans un nombre considérable de cas, que les malades affectés de cet état pathologique avaient antérieurement mené une vie déréglée (*intempérance et excès vénériens*). Leudet croit que la maladie prend parfois sa source dans l'absorption de grandes quantités d'alcool non dilué (3).

e. La *syphilis constitutionnelle* a paru, dans quelques cas, agir comme cause prédisposante. La plupart des auteurs qui ont traité de la syphilis ont noté la fréquence de l'ictère vers le commencement de ce qu'on appelle la *période secondaire ;* dans la plupart des cas, les symptômes constitutionnels sont légers et l'ictère disparaît vite (v. p. 160); mais de temps en temps, ce qui paraît n'être d'abord qu'un léger ictère catarrhal, prend rapidement la forme et manifeste les symptômes de l'atrophie aiguë (4).

Causes excitantes. — Parmi les causes qui paraissent agir plus directement comme excitantes, je signalerai les suivantes :

a. Les *influences nerveuses*, telles que des émotions fortes, et particulièrement l'anxiété, la peur, le chagrin. Sir Thomas Watson, dans ses leçons (5), dit que l'on connaît quantité de cas où l'ictère est survenu dans de telles circonstances, et il ajoute que ces cas sont souvent mortels ;

(1) *Loc. cit.*
(2) *Loc. cit.*
(3) *Clinique médicale*, Paris, 1874, p. 67.
(4) *Voyez* Lebert *in Virchow's Archiv*, 1854, 1855 ; Andrew *in Pathol., Transact.*, t. XVII, p. 158, et Fagge, *ibid.*, t. XVIII, p. 138.
(5) *Lectures on the practice of Physic*, 5e éd., t. II, p. 682.

qu'il y a des symptômes du côté de la tête, des convulsions, du délire ou du coma, qui viennent s'ajouter à l'ictère. Dans ces cas, une impression subie par le système nerveux peut être transmise directement au foie et troubler sa nutrition, ou, plus probablement peut-être, provoque-t-elle tout d'abord des modifications morbides dans l'état du sang.

b. Malaria. Il y a d'autres cas où la maladie est résultée en apparence de quelque infection tellurique, agissant probablement par l'intermédiaire du sang et du système nerveux. Graves (1), Budd (2) et autres ont rapporté des cas où une affection qui était indubitablement celle dont il s'agit ici s'est présentée chez plusieurs individus habitant dans la même maison, ou bien sous la forme épidémique, dans certaines localités (voyez leçon XI); et quand on considère quelle affection rare est l'atrophie aiguë, il est impossible de ne pas admettre que dans ce cas il doit y avoir eu quelque cause locale à laquelle tous les malades ont été sujets.

c. On sait que le poison sanguin du *typhus fever* et des affections analogues sont susceptibles de déterminer l'atrophie aiguë du foie (3). L'ictère est une complication très-rare du *typhus fever* et de la scarlatine, mais dans plus d'un cas où il s'est montré (4), j'ai trouvé des cristaux de leucine et de tyrosine dans le tissu du foie et des reins. Dans ces cas, le foie était atteint de dégénérescence graisseuse mais sans atrophie marquée. La plupart des auteurs qui ont écrit sur la fièvre jaune des tropiques, ont noté la dégénération graisseuse du foie comme l'une de ses lésions les plus caractéristiques et l'on sait du reste que dans cette maladie il y a une élimination insuffisante d'urée; mais il faut de nouvelles observations pour établir la présence ou l'absence de la leucine ou de la tyrosine dans l'urine et dans les tissus des reins et du foie.

d. Le *phosphore* produit parfois des symptômes du côté du foie, ainsi que des modifications de structure de cet organe très-analogues, sinon identiques, à celles de l'atrophie aiguë du foie (voir leçon XI.)

e. Enfin, il se peut que dans quelques cas l'atrophie aiguë ait sa source, comme l'ont dit Budd (5) et Trousseau (6), dans un *poison spécial* engendré dans le corps lui-même par une digestion ou une assimilation défectueuse. Les influences nerveuses dont je parlais tout à l'heure peuvent évidemment contribuer au développement de ce principe toxique. Il est probable également que l'atrophie aiguë se surajoute à d'autres maladies du foie. D'après Trousseau, « l'ictère malin n'est jamais causé par

(1) *Clinical Lectures*, 2e éd., t. II, p. 255.
(2) *Op. cit.*, 3e éd., p. 255, 270.
(3) *Voyez* Frerichs, *op. cit.*, p. 263.
(4) *Treatise on Continued Fevers of Great Britain*, 2e éd., p. 210.
(5) *Op. cit.*, p. 265.
(6) *Loc. cit.*, p. 289.

l'obstruction des voies biliaires » (1); mais cette assertion est contredite par ce qui a été observé dans le cas CIII. Pendant que régnait une épidémie d'ictère catarrhal, on a remarqué souvent que, tandis que la majorité des malades se rétablissaient sans voir survenir de mauvais symptômes, quelques-uns, sans qu'on s'en aperçût tout d'abord, étaient atteints à la suite d'atrophie aiguë. On a fait une semblable remarque pour l'ictère catarrhal d'origine syphilitique.

Il serait curieux en vérité que toutes ces causes prissent pour objectif le foie en vue de sa destruction. Mais, dans une des leçons suivantes, je vous montrerai que le foie est loin d'être le seul organe qui subisse ce processus de *désintégration*, et que, en réalité, la maladie connue sous le nom de *atrophie aiguë du foie* est plus probablement une maladie générale que locale (voir leçon XI).

Traitement. — Dans l'atrophie aiguë du foie, tous les traitements ont jusqu'à présent échoué. Du moment que les symptômes cérébraux sont survenus, la maladie est, dans la plupart des cas, mortelle, bien qu'il y ait des cas parfaitement authentiques où des malades se sont rétablis après avoir été presque dans le coma. Il peut donc y avoir quelque utilité à mentionner les moyens thérapeutiques qui ont paru les plus avantageux, ou que notre connaissance de la maladie nous paraît indiquer.

1° *Purgatifs.* — Dans quelques cas qui ont été observés en Irlande, dans la même maison où certains malades sont morts, d'autres ont guéri par des purgatifs énergiques, avec application de sangsues et vésicatoires sur la tête (2). Même dans les cas terminés par la mort, il y a eu souvent une amélioration temporaire, après une bonne purgation. Le docteur Budd dit aussi que, dans quelques cas, il s'est très-bien trouvé d'une combinaison de sulfate de magnésie (4 gr.), carbonate de magnésie (1 gramme) et esprit aromatique d'ammoniaque (2 gr.), à prendre trois fois par jour.

2° Quand les symptômes cérébraux sont survenus, tous les moyens susceptibles de faciliter l'élimination de l'urée, de l'acide urique, ou autre produits de la dénutrition des tissus, méritent d'être essayés : c'est peut-être de cette façon que les purgatifs ont produit de bons effets, et on pourra également espérer un bon résultat de l'emploi des bains tièdes, des bains d'air chaud, des diaphorétiques, des diurétiques et du colchique.

3° S'il se produit une hémorrhagie intense de l'estomac ou d'autres muqueuses, on prescrira la glace et les astringents.

4° C'est dans les premières périodes de la maladie, avant l'apparition

(1) *Loc. cit.*, p. 287.
(2) Voir les cas publiés par le Dr W. Griffin (de Limerick), in *Dubl. Journ. of Med. and chem. Science*, 1834, et par le Dr Hanlon *in* Graves, *loc. cit.*

des symptômes cérébraux que l'on peut espérer le meilleur résultat du traitement. La distraction que procure la société, l'espoir d'un rétablissement, le changement de résidence, les anodins pour amener un sommeil bienfaisant, surveiller l'état de l'estomac et des intestins, l'ammoniaque et les alcalins avec l'infusion de gentiane ou quelque autre amer végétal, tels sont les moyens qui paraissent le mieux appropriés pour prévenir ces terribles accidents cérébraux dont si peu guérissent.

Le foie que je vous montre ici a été pris sur un sujet mort, il y a quelques années, au *London Fever Hospital*, et qui présenta les symptômes d'atrophie aiguë d'une façon typique, sauf qu'on ne trouva ni leucine ni tyrosine dans l'urine émise la veille de la mort.

On rencontra cependant ces substances après la mort, dans le tissu du foie et des reins et le premier de ces organes présenta tous les caractères anatomiques particuliers à la maladie. Il est juste cependant d'ajouter que le docteur Cayley et moi n'avons pu réussir à trouver la leucine ou la tyrosine dans le foie et les reins à l'état frais, bien qu'on ait constaté la présence de ces substances en grande quantité dans ces mêmes organes après quelques jours d'immersion dans l'esprit de vin.

OBS. CII. — *Atrophie aiguë du foie. — Péritonite aiguë. — Leucine et tyrosine dans le foie et dans les reins, mais non dans l'urine.*

Marie-Anne M., couturière, âgée de dix-neuf ans, fut admise à l'hopital des Fiévreux de Londres, le 13 février 1868 au soir, et vue par moi le lendemain matin. Elle n'était pas mariée. Son père était Allemand, mais elle était née et avait été élevée à Londres. D'après sa sœur, elle n'avait rien eu qui pût affecter son moral, et ses époques avaient été régulières. Pas d'accidents syphilitiques. Il n'y avait pas eu d'autre cas de maladie dans la maison d'où elle venait. Elle s'était très-bien portée jusqu'au milieu de janvier. Alors elle commença à perdre l'appétit, à avoir des nausées et, au bout d'une dizaine de jours, elle remarqua que sa peau était un peu jaune. Une semaine avant son admission elle prit le lit, se plaignant de douleur dans la région de l'estomac, augmentée par le moindre mouvement, mais sans vomissements. Depuis environ une quinzaine, il y avait un peu de diarrhée, trois à quatre garde-robes par jour, d'abord jaunes et ensuite vertes. Trois jours avant son entrée, elle commença à avoir un peu de délire.

Le lendemain de son entrée, voici quel était son état : jeune fille bien nourrie; ictère intense de la peau et des conjonctives. Elle a à peine sa connaissance et ne peut donner aucun renseignement sur son compte. Depuis le moment où elle est entrée, elle a été très-agitée et dans le délire, poussant souvent de hauts cris. Pupilles très-dilatées, mais égales. Pas d'éruption à la peau, qui est sèche et chaude, la température étant de 38° 3 dans l'aisselle. Pouls à 116 et faible. Signes cardiaques et pulmonaires normaux. Langue sèche et brune; depuis son entrée, fréquents vomissements de liquide brun foncé, contenant évidemment du sang. Il y a eu plusieurs selles, et d'après le rapport de la garde, qui a vu les matières noirâtres, aqueuses et très-odorantes, elles contenaient probablement du sang. Abdomen modérément distendu et tympanitique : la pression ne paraît pas y déterminer de douleur, mais la respiration est thoracique et il y a un frémissement ondulatoire comme s'il y avait du liquide, quand on frappe légèrement sur les deux flancs. La matité hépatique est considérablement diminuée : elle n'excède pas 1 pouce 1/4 sur la ligne mammaire droite et son bord inférieur est à deux bons pouces au-dessus du rebord costal (v. fig. 30, p. 268). Il y a eu pendant la vie incontinence d'urine, mais la vessie maintenant se remplit.

On retire par le cathétérisme environ 1 litre d'urine qui présentait les caractères suivants : acide, densité 1015, couleur brun foncé verdâtre, mais ne donnant que faiblement la réaction du pigment biliaire. Pas de changement par la chaleur, mais l'addition d'acide nitrique, après ébullition, la rend trouble et très-noire. On n'y peut produire du nitrate d'urée qu'en très-petite quantité; mais pas de cristaux de leucine ni de tyrosine, soit dans le dépôt formé par le repos, soit après évaporation de quelques gouttes d'urine sur un verre de montre. Malheureusement on jeta l'urine avant de la soumettre à une analyse plus approfondie.

Traitement. — Mixture contenant de l'acide nitrique, de l'éther nitreux et du nitrate de potasse; lait, thé de bœuf et 120 grammes de gin. La malade empira rapidement, bien qu'elle fût moins bruyante, qu'elle eût moins de délire, et qu'elle parût dormir pas mal par intervalles. La diarrhée persista; il y eut incontinence des matières fécales, qui étaient toujours liquides et très-fétides, mais d'une couleur jaune clair. Le soir du 14, pouls à 144, respirations 32 et thoraciques; température axillaire 38°2. Elle mourut sans convulsions le lendemain matin à 7 h. 5, cinq jours après la première apparition des symptômes cérébraux.

Autopsie. — Corps bien nourri. Lividité pourpre des téguments et teinte ictérique prononcée de la peau et de tous les tissus. Pas de cicatrices aux organes génitaux ou dans l'aine. 1 litre et demi à 2 litres de sérosité trouble dans le péritoine. Injection fine et considérable de la séreuse de l'intestin grêle et particulièrement de celle du duodénum. Le péritoine du foie et des intestins est couvert également, en de nombreux endroits, d'une mince couche de lymphe récente, qu'on peut facilement détacher. Estomac et intestins distendus par des gaz; foie complétement caché au-dessous des côtes droites; il n'y a pas plus d'un pouce de l'organe opposé à la paroi thoracique. Le foie est très-petit; son plus grand diamètre mesure six pouces et demi, et le diamètre antéro-postérieur du lobe droit seulement 5 pouces; l'organe ne pesait que 28 onces, c'est-à-dire exactement la moitié du poids normal chez une jeune fille de cet âge. Il est flasque; sa surface externe est ridée, mais il n'y a pas d'inégalités en forme de grains ou de nodules; tissu très-friable et de consistance presque pulpeuse, et présentant en quelques endroits une couleur jaune rhubarbe assez uniforme, et en d'autres la même couleur jaune, mais entremêlée de rouge. Au microscope, on trouva une grande quantité de matière huileuse et granuleuse libre, avec des masses globuleuses de leucine et des faisceaux d'aiguilles de tyrosine, et aussi, surtout à ce qui correspondait au centre des lobules, des cellules glandulaires entières d'un gros volume et chargées de globules huileux et de pigment jaune verdâtre foncé. Les voies biliaires sont partout libres, non dilatées ; leur membrane interne n'était pas teintée de bile, bien que la vésicule contînt une cuiller à thé de bile visqueuse vert foncé, qu'on pouvait faire sortir par le canal cystique. Le contenu des intestins consistait partout en une matière pulpeuse jaunâtre, très-pâle; pas d'ulcération nulle part sur la muqueuse intestinale. Rate d'un volume normal, un peu molle. Les deux reins sont un peu gros, extrêmement mous et teintés de pigment biliaire; l'épithélium rénal contenait une grande quantité de matière granuleuse fine ; on découvrit dans le tissu rénal des cristaux de leucine et de tyrosine. Vessie vide, utérus non fécondé. Congestion hypostatique très-marquée des deux poumons. Le péricarde contenait plus d'une once de sérosité jaune; cœur sain, sang noir et liquide. Sauf une plus grande proportion de sérosité dans les ventricules latéraux et au-dessous de l'arachnoïde, ni le cerveau ni ses membranes ne présentaient rien d'anormal.

OBS. CIII. — *Ictère par lithiase biliaire, suivi d'atrophie aiguë du foie avec dépôts puriformes.*

James H..., âgé de soixante-six ans, fut admis à l'hôpital Middlesex le 11 octobre 1870. Sa profession de tailleur lui avait fait mener une vie sédentaire. Il vivait bien et était un fort buveur de bière, mais il n'avait jamais été réellement intempérant. Sauf une légère toux et, de temps en temps, des symptômes de mauvaise digestion et trois attaques de goutte dans le gros orteil, il avait joui d'une bonne santé, jusque sept semaines avant son admission : il fut alors subitement pris, dans la nuit, de douleur violente à l'épigastre et dans l'hypochondre droit, de vomissements fréquents, de tremblements et de sueurs froides. Le lendemain, il était ictérique. L'ictère disparut au bout de quelques jours; mais la douleur et les envies de vomir continuèrent à revenir à de fréquents intervalles, et, une semaine avant son admission, il eut une crise violente suivie d'ictère, qui persista.

A son entrée, l'ictère était le symptôme le plus saillant présenté par ce malade; beaucoup de pigment biliaire dans l'urine, mais pas du tout dans les garde-robes. Le foie est gros : il mesure 5 pouces 1/2 sur la ligne mammaire droite. Sauf l'ictère, l'aspect du malade était celui d'un homme bien portant pour son âge. Pouls à 60; peau fraîche; langue chargée; il a vomi une fois les aliments; on lui administre une médecine pour déblayer ses intestins. Pas d'albumine dans l'urine. Le lendemain, 12 octobre, l'état du malade était complétement changé : la fièvre s'était établie; pouls à 96°, température 38°,4. Le malade a un air lourd et hébété; il ne se plaint d'aucune douleur. 14 octobre, langue sèche et brune en bas, au milieu; l'ictère et les vomissements persistent. Pas de tremblements ni de transpirations. 16 octobre, langue sèche partout; soif vive; constipation; hoquets fréquents; lourdeur et tendance à l'assoupissement, mais pas de délire. Pouls à 92, température 38°,6; pas de tremblements ni de transpirations. 17 octobre, pouls à 68, température 36°,2 le matin et 38°,6 le soir Beaucoup de pigment biliaire dans l'urine et cristaux de leucine et de tyrosine également, mais pas d'albumine. 18 octobre, pouls 84 à 120, température 37°,8 à 39°,5. Hoquets très-fréquents. Urines involontaires. 19 octobre, la stupeur a augmenté. L'urine contenait encore de la tyrosine, mais pas d'albumine. Le foie paraissait diminuer de volume et n'excédait pas 4 pouces sur la ligne mammaire droite. 22 octobre, pouls à 80 le matin, et 140 le soir; température à 35°,5 le matin et 38°,9 le soir; moins de hoquet; abdomen distendu et tympanitique; ictère encore très-prononcé, mais les matières contiennent de la bile maintenant. Toute la journée, il est dans un état de lourdeur et de somnolence, mais vers le soir survient de l'agitation, de la carphologie. Les mains tremblent; parfois du délire. 26 octobre, pouls à 100, température à 38°,44. L'urine contenait encore de la tyrosine et une proportion notable d'urée, mais pas d'albumine. Octobre 27, — pouls à 96, température 36°,88 à 37°,77. Délire violent; le malade essaie plusieurs fois, dans la nuit, de quitter son lit. Toujours pas de tremblements ni de transpirations. L'urine contient une trace d'albumine. Octobre 28, pouls à 128, température à 39°55. Novembre 2, pouls à 80, température 36°. La nuit dernière, la température est descendue à 35°,27 et, pendant ces deux jours, elle n'a, à aucun moment, dépassé 36°,77. Le malade est toujours très-agité, mais beaucoup plus faible; il est maintenant presque sans connaissance, avec, de temps en temps, délire et marmottement. La matité hépatique sur la ligne mammaire droite n'est que de 3 pouces 1/2. Ictère manifestement moins marqué; bile dans les garde-robes. Urine abondante, contenant très-peu de pigment biliaire, mais une quantité très-notable de tyrosine et environ 1/12 d'albumine. 3 novembre, on sent difficilement le pouls, température 37°. 4 novembre, on sent à peine le pouls, température 35°,5; voix faible, articulation des mots impossible; perte complète de la connaissance, agitation et plaintes. Langue sèche et brune. Urine rare, contenant 1/12 d'albumine, et beaucoup de leucine et de tyrosine, mais une très-faible proportion d'urée; ictère moins marqué; teinte terreuse, pas de taches de purpura. Au commencement de la nuit suivante, délire aigu, suivi, après quelques heures, d'une grande agitation. Le 5 novembre, à cinq heures du matin, le malade est tout à fait tranquille, mais sa respiration est accélérée (48 par minute). Mort à onze heures et demie du matin, précédée de légères convulsions.

Autopsie. — Corps amaigri; léger ictère de la peau et des tissus; pas de taches de purpura; pas de péritonite ancienne ou récente. Surface du foie unie; pas d'épaississement de la capsule. Foie gros et lourd, pesant 94 onces, mais apposé contre les parois thoraciques et abdominales sur pas plus de trois pouces d'étendue; l'organe était mou et revenu sur lui-même, et recouvert par le poumon droit beaucoup plus qu'à l'état normal. Sur une coupe, on voit de nombreuses plaques d'un liquide jaune opaque ayant, à l'œil nu, tous les caractères du pus, contenu dans des cavités à parois bien définies et qui étaient apparemment des conduits biliaires dilatés. Ces cavités variaient du volume d'un pois à celui d'une petite cerise. Au microscope, on trouva que le liquide jaune contenait un petit nombre de corpuscules du pus, mais qu'il était constitué principalement par de la matière huileuse. Le tissu hépatique très-mou, couleur jaune rhubarbe. En bien des points on n'y pouvait retrouver trace du contour des lobules, et les cellules glandulaires y étaient remplacées par de l'huile, de la matière granuleuse et des noyaux. On ne trouva tout d'abord pas de leucine ni de tyrosine dans le foie, mais après qu'on l'eut immergé quelque temps dans l'esprit de vin, on y découvrit de nombreux cristaux de tyrosine. La vésicule biliaire contenait plus de vingt calculs polyédriques, à peu près gros comme des pois. Le canal cystique était tellement dilaté, qu'il pouvait admettre le petit doigt. Le canal hépatique et le canal cholédoque étaient aussi très-dilatés; on pouvait y introduire l'extrémité de l'index. Ulcération de trois ou quatre lignes autour de l'orifice duodénal du canal cholédoque ; duodénum contenant de la bile, qu'on pouvait y faire arriver par pression sur la vésicule. Tous les conduits intra-hépatiques étaient dilatés, et le canal hépatique contenait trois calculs plus gros que ceux de la vésicule, chacun gros comme la moitié d'une cerise. Pas de calculs biliaires dans les intestins. Rate grosse et molle, pesant 7 onces 3/4. Reins congestionnés, chacun pesant 6 onces et demie; tous les deux étaient marqués par des dépressions sur leur surface, semblables à d'anciennes cicatrices, et il y avait quelques petits kystes dans la substance corticale du rein droit; les deux reins contenaient aussi quelques petits amas de pus jaune opaque; sous les autres rapports, ils paraissaient normaux. Cœur, 14 onces; valvules normales. Poumons congestionnés en arrière, sauf cela, sains.

Les symptômes éprouvés par le malade ne permettaient pas de douter que sa maladie n'eût commencé par le passage de calculs biliaires, mais il était également clair qu'il y avait quelque autre cause que les calculs, pour expliquer la persistance de l'ictère longtemps après que les matières contenaient de la bile, et pour rendre compte aussi de l'appareil fébrile et des symptômes cérébraux et typhoïdes qui accompagnaient l'ictère.

L'ictère, avec fièvre et symptômes cérébraux, — et la bile continuant de passer dans les garde-robes, — est dû à l'une des trois causes suivantes :

1° Un poison spécifique, tel que celui de la fièvre jaune, la fièvre à rechute ou le typhus.

2° Les abcès pyohémiques du foie.

3° L'atrophie aiguë du foie.

Quant à la première cause, il était évident que le malade n'était atteint d'aucune de ces affections aiguës spécifiques, de sorte que la question à décider, c'était de savoir si l'on avait affaire à un abcès pyohémique ou à une atrophie aiguë du foie. En faveur du premier, on avait : *a*, le volume considérable du foie, et *b*, ce fait, que les calculs biliaires sont susceptibles de déterminer l'ulcération des voies biliaires, avec inflammation pyohémique secondaire du foie. Contre l'idée d'abcès, on pouvait faire valoir : *a*, l'absence de frissons ou de transpiration abondante pendant toute la maladie, bien que ces deux symptômes soient parfois absents dans la pyohémie provenant de cause interne; et *b*, ce fait, que le foie diminuait de volume, au lieu d'augmenter, à mesure que la maladie avançait. L'atrophie aiguë avait contre elle : *a*, le volume considérable du foie, et *b*, la marche relativement chronique de la maladie. Mais deux faits militaient puissamment en sa faveur : c'était, d'une part, la diminution de volume du foie à mesure que la maladie avançait, et, de l'autre, la présence de la leucine et de la tyrosine, et la diminution de l'urée dans l'urine. On émit donc cette opinion que le foie avait augmenté de volume par suite de l'obstruction calculeuse des voies biliaires, et que l'atrophie du foie s'était produite consécutivement et s'était continuée après que l'obstruction s'était dissipée. Frerichs fait allusion à des cas semblables dans le passage suivant de son ouvrage :

« Dans les cas où la stase biliaire persiste pendant plusieurs mois, elle donne lieu à une atrophie de la glande, qui, en bien des points, ressemble à l'atrophie aiguë. Le foie diminue de volume et se ramollit; les cellules du parenchyme, qui sont infiltrées de bile, se désagrégent et se réduisent à l'état de débris finement granuleux, mélangés avec des gouttelettes d'huile et des particules de pigment; en même temps, on peut y déceler la présence d'une grande quantité de leucine et de tyrosine (1). »

Dans le cas que je viens de vous rapporter, il est à remarquer que le processus atrophique continua après que l'obstruction eut disparu.

Toutefois l'autopsie, dans ce cas, fit découvrir non-seulement l'atrophie du tissu hépatique, mais aussi des dépôts puriformes dans le foie. Il est vrai que ces collections étaient composées principalement de matière huileuse, bien que l'ulcération de l'orifice duodénal du canal cholédoque, les grandes variations observées dans la température pendant la vie et la présence de quelques petits dépôts de pus dans les reins, tout indiquât que le malade était atteint d'une inflammation pyohémique, aussi bien que d'une atrophie aiguë du foie.

III. — ATROPHIE CHRONIQUE.

Sous cette désignation, il y a à examiner plusieurs maladies qui, par leur étiologie et leurs caractères anatomiques, sont essentiellement distinctes, mais qui présentent souvent des symptômes tellement semblables, qu'il peut être impossible, pendant la vie, de les distinguer entre elles.

Les maladies auxquelles je fais allusion sont les suivantes :

I. La cirrhose, appelée aussi « *foie des buveurs de gin* », dans laquelle

(1) *Op. cit.*, p. 281.

le volume du foie se trouve réduit, par suite de l'atrophie ou de la destruction lente du tissu glandulaire, mais dans laquelle aussi le tissu fibreux est augmenté, de telle sorte que l'organe est extraordinairement dense et ferme. La surface externe présente aussi un caractère granuleux et nodulé, qui a valu à cette lésion le nom de foie « *hobnailed* », littéralement : *garni de clous à grosse tête*. A la coupe, la glande présente des bandes fibreuses solides, comprenant les restes des vaisseaux et des conduits

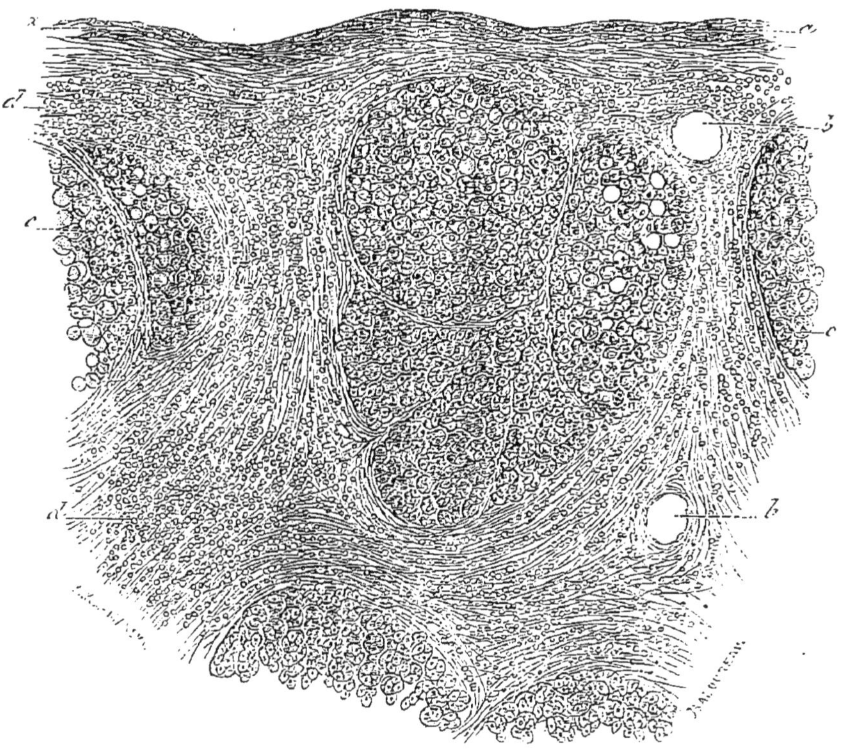

Fig. 34. — Coupe microscopique perpendiculaire à la surface d'un foie atteint de cirrhose ou hépatite proliférative.

a, Capsule de Glisson épaissie ; *b*, vaisseaux ; *c*, lobule hépatique ; *d*, jeunes cellules et tissu fibroïde. (Grossissement d'après une préparation de M. Pierret.)

Emprunté au *Traité d'anatomie pathologique* de Lancereaux, t. I.

biliaires et entourant des îlots de tissu glandulaire jaune (1). La capsule est aussi quelquefois épaissie et adhérente aux parties environnantes.

(1) La couleur jaune est due à la grande quantité de pigment jaune contenu dans les cellules glandulaires. C'est de ce caractère qu'est dérivé le terme cirrhose (κιῤῥός, jaune roux), et l'extension de ce terme à des maladies d'autres organes, tels que les poumons et les reins, qui ressemblent à la cirrhose du foie non par la couleur jaune, mais par la condensation fibroïde du tissu, est manifestement mal appropriée.

Dans une précédente leçon, je vous ai fait remarquer que la rétraction du foie est très-souvent précédée d'une augmentation considérable de volume. La vraie cirrhose peut presque invariablement être rapportée à l'abus des spiritueux concentrés, et surtout à l'habitude de les boire à jeun, et, par suite, elle est très-commune dans les pays et dans les villes où règne une pareille habitude (Obs. CXI) (1).

II. **L'hypérémie** résultant de la gêne apportée à la circulation par les affections cardiaques ou pulmonaires, amène tout d'abord l'augmentation de volume du foie (voy. pp. 136, 140); mais, au bout d'un certain temps, l'augmentation de volume est suivie d'un état opposé, d'atrophie. En même temps, le foie devient ferme, résistant, finement granuleux, et présente un aspect qu'on a souvent pris pour de la cirrhose; mais les dépressions correspondent au centre des lobules, tandis que, dans la véritable cirrhose, elles sont à la circonférence. L'atrophie est due à la pression exercée par les veinules intra-lobulaires distendues, sur les cellules glandulaires environnantes. Ces cellules disparaissent, de sorte que la partie centrale des lobules se déprime, tandis que les portions occupées par les branches de la veine porte font saillie, comme de fines granulations. Au bout d'un certain temps, l'atrophie s'étend à la circonférence des grosses branches de la veine hépatique, de façon à produire des dépressions étendues, et il se développe, autour des vaisseaux, du nouveau tissu connectif, qui donne à l'organe un plus haut degré de fermeté et qui obstrue ou oblitère plus ou moins complétement les petites branches de la veine porte. Cet état du foie n'est pas rare dans les cas d'affection valvulaire datant de longtemps (Obs. CXIV) (2).

III. Une **atrophie molle** du foie, où l'organe présente aussi une surface externe granuleuse ou nodulée, ressemblant à ce qu'on voit dans la vraie cirrhose, mais où il n'y a pas hypertrophie du tissu fibreux, de telle sorte que le foie, au lieu d'être extraordinairement dense, est plus mou qu'à l'état normal. Dans quelques-uns de ces cas, sinon dans tous, il n'y a pas d'antécédents d'intempérance (voyez obs. CXII).

IV. La **péri-hépatite atrophique**, c'est-à-dire une atrophie du foie résultant d'attaques fréquentes de péri-hépatite ou d'inflammation de la

(1) J'engage vivement ceux qu'intéresserait l'étude de la cirrhose, à lire les pages que le professeur Charcot lui a consacrées dans son livre (*Leçons sur les maladies du foie*, Paris, A. Delahaye, 1877, pp. 223 à 253); la question s'y trouve exposée, surtout au point de vue de l'anatomie pathologique, avec une clarté et une précision incomparables. (N. D. T.)

(2) Il a déjà été question de cet état du foie à l'article CONGESTION, p. 133. L'atrophie dont parle ici Murchison est toujours précédée d'augmentation de volume du foie, tandis que ce dernier fait est exceptionnel — si tant est qu'il soit bien réel — dans le processus de la cirrhose vraie. En d'autres termes, le foie cardiaque ou le foie muscade peut subir à la longue un certain degré d'atrophie cirrhotique, mais, dans la cirrhose vraie, l'atrophie est un caractère fondamental, essentiel. (N. D. T.)

capsule. Dans ces cas, la capsule devient considérablement épaissie et est souvent fixée aux parties voisines par des brides solides. Ces bandes fibreuses passent également de la capsule épaissie dans l'intérieur du foie, qui, à la coupe, présente souvent une surface dense, unie, avec le contour des lobules plus ou moins effacé. Cet état du foie a été décrit par quelques auteurs sous le nom d'*induration simple*, et est commun surtout chez les individus qui ont été affectés de syphilis constitutionnelle; on l'observe aussi parfois dans les cas d'affection valvulaire du cœur datant de longtemps, dans la fièvre intermittente, et lié à l'inflammation de la plèvre droite, à l'ulcération de la muqueuse de l'estomac et à diverses maladies du tissu glandulaire du foie lui-même. Dans ces cas, l'inflammation se propage à la capsule du foie à travers le diaphragme, le long du ligament coronaire ou du tissu glandulaire sous-jacent. Quand la maladie a une origine syphilitique, la surface du foie rétracté est souvent marquée de dépressions pareilles à des cicatrices, ou de scissures profondes, donnant à l'organe un aspect lobulaire, et on trouve des tumeurs gommeuses à l'intérieur de la glande. Dans d'autres circonstances, la surface externe est unie et ne présente jamais l'aspect « *garni de clous à grosse tête* » de la vraie cirrhose. Parfois le tissu fibroïde développé dans la scissure porte, par suite de processus inflammatoire, détermine la rétraction des conduits biliaires ou de la veine porte.

V. Il y a, enfin, l'atrophie chronique de Frerichs ou l'atrophie rouge de Rokitanski. Ici, il n'y a pas de nodulation ou de granulation à la surface externe, et il n'y a pas nécessairement d'épaississement ou d'adhérences de la capsule; mais le tissu glandulaire contient une grande quantité de sang et présente à la coupe une couleur brun foncé ou rouge bleuâtre, une consistance un peu ferme et un aspect homogène, avec peu ou pas de trace de division en lobules. Les cellules glandulaires sont souvent plus petites qu'à l'état normal et chargées de granules de pigment brun. L'atrophie de la glande est générale, bien que son épaisseur l'emporte souvent sur les autres dimensions; parfois, il y a un cercle de tissu hépatique atrophié le long du bord de l'organe. On a vu le foie, en entier, ne peser que 24 onces; mais le caractère anatomique le plus important, c'est la destruction des ramifications de la veine porte, dont les branches se terminent en ampoules, de sorte que l'organe ne peut être finement injecté par la veine porte. On observe parfois cette forme d'atrophie en connexion avec les ulcérations simples et cancéreuses de l'estomac et des intestins, ou chez des individus qui ont longtemps ou souvent été affectés de fièvres intermittentes ou rémittentes; dans ce dernier cas, il y a souvent un dépôt de pigment noir dans les capillaires du foie.

Toutes ces maladies ont un caractère anatomique commun : c'est la destruction, à un degré plus ou moins considérable, des dernières ramifications intra-hépatiques de la veine porte. C'est à cette cause qu'il faut attribuer les symptômes cliniques par lesquels elles ont entre elles une ressemblance si étroite pendant la vie. Les symptômes prédominants, dans toutes ces maladies, sont ceux d'une obstruction de la circulation porte. Il y aura donc utilité à vous décrire d'abord les symptômes typiques qu'on observe dans un cas de vraie cirrhose, et ensuite de signaler les circonstances qui peuvent distinguer cette affection des diverses autres formes d'atrophie chronique.

Voici donc quels sont les caractères cliniques de la cirrhose. Comme c'est une maladie chronique, son cours s'étend ordinairement sur plusieurs années et peut, avec avantage, être divisé en deux périodes : celle qui précède, et celle qui suit la destruction des petites branches de la veine porte.

A. **Première période**. — A son début, la maladie est ordinairement insidieuse.

1° Les premiers symptômes sont ceux de la dyspepsie alcoolique, tels que des efforts pour vomir, le matin, et une sensation particulière de défaillance qui éveille un besoin impérieux de spiritueux, perte de l'appétit pour la nourriture solide, langue chargée, goût amer, flatulence et gêne après le repas, alternative de diarrhée et de constipation, hémorrhoïdes, urine foncée, souvent troublée par la présence d'urates, et contenant parfois du pigment biliaire, langueur et abattement. L'intensité de ces symptômes varie à divers moments, et, par intervalles, le malade paraît tout à fait bien.

2° Au bout d'un certain temps, le malade maigrit et devient blême, et des stigmates veineux se développent sur les pommettes; il se produit souvent une douleur sourde, accompagnée d'un peu de sensibilité, dans l'hypochondre droit; la douleur s'irradie quelquefois jusque dans l'épaule.

3° Je vous ai déjà fait remarquer qu'à ces divers symptômes s'ajoute souvent une augmentation considérable de volume du foie (v. p. 143).

4° La maladie commence aussi parfois d'une façon plus aiguë, par des symptômes fébriles, de la douleur dans la région hépatique, des vomissements, de l'ictère et de la diarrhée. Mais, dans ces cas, il est probable qu'il y a eu antérieurement quelque état chronique, et les symptômes aigus ont été consécutifs à quelque écart de régime, quelque abus inaccoutumé de stimulants, ou bien à un refroidissement. (Voyez l'Appendice.)

5° Comme antécédents, il y a des excès de boissons (vin et spiritueux), et particulièrement l'habitude de *nipping*, c'est-à-dire de boire à dose très-petite mais très-fréquemment répétée. Le malade prend rarement assez de stimulants pour affecter le cerveau, et souvent il s'indigne, si l'on a l'air de croire qu'il a excédé les limites d'une consommation modérée; mais rappelez-vous ce que je vous ai dit dans une leçon précédente (p. 145), que ce qui est une quantité modérée pour l'un, peut produire une maladie sérieuse chez un autre.

B. **Seconde période.** — Les symptômes de cette période sont ordinairement bien marqués et sont principalement dus à l'obstruction de la circulation porte.

1° L'*étendue de la matité hépatique est diminuée* (v. fig. 35); elle peut être réduite à la moitié de son étendue normale, ou même moins. L'atrophie est ordinairement plus marquée dans le lobe gauche, dont la matité peut entièrement disparaître. La matité du lobe droit peut également être réduite plus que ne paraîtrait le comporter l'état du foie dans le même moment; cela tient à ce que le bord inférieur de l'organe est remonté en haut par la pression du liquide péritonéal ou des gaz intestinaux, ce qui a pour effet d'augmenter le diamètre antéro-postérieur de l'abdomen et de diminuer l'étendue du foie qui se trouve apposé aux parois abdominales. Il ne faut pas oublier cependant que l'hépatite interstitielle, qui mène à la rétraction cirrhotique, peut déterminer tous les signes de l'obstruction porte, quoique le foie soit considérablement augmenté de volume (v. p. p. 143 et 148).

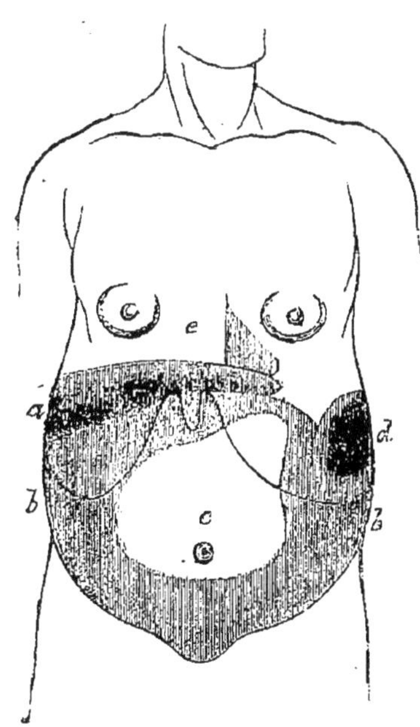

Fig. 35. — Schéma de la matité hépatique et ascitique chez Thomas B..., affecté de cirrhose (obs. CIV, p. 299).
a, Matité du foie atrophié; *b*, épanchement péritonéal déterminant la voussure des flancs; *c*, intestins distendus par des gaz; *d*, rate augmentée de volume; *e*, cœur.

2° L'*aspect nodulé*, ou « *garni de clous à grosse tête* », de la surface du foie, peut être senti quelquefois à travers les parois abdominales et aider au diagnostic. Plus ordinairement, il se trouve que, lorsque l'irrégularité de la surface suffirait à établir le diagnostic, l'organe est si petit que son bord inférieur est caché par les côtes ou masqué par du liquide péritonéal. Dans les cas où le foie est augmenté de volume (v. pp. 30 et 143), sa surface extérieure peut être marquée de gros nodules séparés par de profondes scissures, et faciles à distinguer à travers les parois abdominales, et, comme je vous l'ai déjà montré (p. 219), simuler alors un cancer. Pour ce qui est du diagnostic, il est nécessaire de ne pas oublier que le caractère nodulé du foie peut être congénital ou résulter de l'oblitération de grosses branches de la veine porte. Dans le dernier cas, la surface du foie présente de profondes scissures produites par l'atrophie du tissu glandulaire qui était sous la dépendance circulatoire du vaisseau oblitéré.

3° *Ascite.* Une hydropisie du péritoine, sans douleur ou sensibilité dans l'abdomen, est un des résultats les plus ordinaires de l'obstruction porte; on l'observe dans la cirrhose plus fréquemment que dans toute autre affection du foie. Le liquide épanché est une sérosité jaune clair, ayant une densité de 1012 à 1016, contenant une grande quantité d'albumine, mais pas de sang ni de produits inflammatoires. Par suite de la distension des veines qui ramènent le sang du péritoine, le sérum sanguin transsude à travers les parois des vaisseaux dans la cavité péritonéale. Une fois épanché, le liquide persiste et augmente graduellement. Lorsque la quantité en est considérable, elle peut comprimer la veine cave inférieure et les veines iliaques, et amener ainsi un œdème secondaire des jambes. Mais c'est là une particularité de l'hydropisie provenant d'obstruction porte non compliquée, que l'ascite précède toute autre hydropisie se produisant ailleurs et reste toujours prédominante. Une ascite trop considérable peut aussi entraver l'action du diaphragme et devenir une gêne sérieuse pour la respiration, mais on la distinguera de l'ascite d'origine cardiaque en ce que la dyspnée suit et ne précède jamais l'ascite.

Frerichs n'a noté l'ascite que 24 fois sur 36 cas de cirrhose : les individus affectés de cirrhose peuvent mourir de différentes façons sans avoir vu survenir de l'ascite, mais elle manque rarement dans la période avancée de la maladie.

4° L'*augmentation de volume de la rate* qui se traduit par une extension de la matité fournie par cet organe, est une autre conséquence ordinaire de l'obstruction mécanique de la circulation intra-hépatique, moins commune, cependant, qu'on ne l'imaginerait au premier abord. On la rencontre dans à peu près la moitié des cas. On peut parfois attribuer son absence à l'épaississement fibreux ou à la calcification de la capsule, qui entrave la dilatation des vaisseaux qu'elle contient, et, d'autres fois, à un drainage excessif de la muqueuse gastro-intestinale, causé par la diarrhée ou une hémorrhagie.

5° Le *développement des veines abdominales superficielles*, surtout du côté droit et entre le sternum et l'ombilic, est encore un résultat de l'entrave apportée à la circulation porte; on l'observe ordinairement dans la cirrhose avancée. Quand la veine porte est obstruée, par suite des anastomoses entre la veine mésentérique inférieure et l'hypogastrique, par l'hémorrhoïdale inférieure, le sang revient au cœur en partie par les veines hypogastriques. Il faut se rappeler, cependant, que ce développement des veines abdominales peut se présenter dans toute ascite considérable et de longue durée, par suite de la pression exercée par le liquide sur la veine cave inférieure. Dans ce cas, cependant, il y a aussi d'ordinaire, des varices des extrémités.

6° Il n'est pas rare de voir survenir des *hémorrhoïdes* sous l'influence de la même cause qui détermine le développement des veines abdominales: elles précèdent même souvent les autres signes de l'obstruction porte. Les hémorrhoïdes, dans un grand nombre de cas, sont dues à l'obstruction de la circulation porte, et mettez-vous bien dans la tête que l'oubli de ce fait a trop souvent conduit à des résultats fâcheux, et même mortels. Le sang qui vient du rectum doit passer à travers le foie, et l'écoulement passager de sang par les hémorrhoïdes est une espèce de soupape de sûreté qui débarrasse les radicules engorgées de la veine porte. Enlevez cette soupape de sûreté en opérant les hémorrhoïdes, et vous risquez d'augmenter l'état morbide du foie et de provoquer de l'ascite ou de l'hématémèse (1).

7° Il se fait de temps en temps des *hémorrhagies* par la muqueuse stomacale ou la muqueuse intestinale qui sont parfois très-abondantes et mortelles, même avant qu'il y ait de l'ascite. Dans quelques cas, elles sont pendant quelque temps suivies d'un grand soulagement. Les capillaires de la muqueuse se rompent par suite de leur extrême distension par le sang, la circulation collatérale ne se trouvant pas suffisamment développée. Les épistaxis, le purpura, le saignement des gencives, les ecchymoses autour des scarifications, et autres hémorrhagies, qui sont évidemment indépendantes d'une cause mécanique et sont probablement le résultat de quelque état morbide du sang, ne sont pas rares dans la période avancée de la cirrhose et sont toujours d'un fâcheux présage.

8° Le *catarrhe de l'estomac et des intestins* se présente souvent aussi dans le cours de la cirrhose, la muqueuse congestionnée étant poussée à l'inflammation par des causes qui, autrement, resteraient inertes. Quand il survient, il est marqué par de la sensibilité à l'abdomen, du malaise et des vomissements après le repas, une diarrhée opiniâtre, et plus ou moins de fièvre. En pareil cas, on trouve souvent, après la mort, les caractères anatomiques typiques de l'inflammation catarrhale, avec érosions hémor-

(1) Lorsque troublés par des circonstances fâcheuses, les intestins me tourmentent trop, les écoulements de sang soulagent le mal de tête et sont pour l'organisme comme des espèces de soupapes de sûreté. J'étais presque décidé à me laisser opérer par M. Syme la dernière fois que je me suis trouvé en Angleterre; mais un vieil ami me dit que son père avait été opéré par le célèbre John Hunter et qu'il en était mort à l'âge de quarante ans. Cet avis me sauva, car cette incommodité a été ma soupape de sûreté. » *The Last Journals of David Livingstone*, 1874, t. III, p. 124.

rhagiques de la muqueuse stomacale, lésions qu'une personne peu expérimentée pourrait prendre souvent pour l'effet de quelque poison irritant. De même que les hémorrhagies, les crises de diarrhée, dans le cours de la cirrhose, sont souvent salutaires et ne doivent pas être arrêtées trop vite. J'ai vu plus d'une fois l'ascite se produire par suite de l'emploi intempestif des astringents. Quand il y a coexistence de dégénération cireuse avec la cirrhose, il peut y avoir une diarrhée profuse et opiniâtre, les intestins se trouvant envahis par la lésion cireuse.

9° *La douleur* dans la région du foie n'est pas un symptôme saillant de la vraie cirrhose. Dans la première période de la maladie, il y a parfois une douleur sourde, avec un peu de sensibilité dans l'hypochondre droit, par suite de la congestion; et, dans tout le cours de la maladie, il peut y avoir une douleur aiguë et de la sensibilité, mais d'une façon temporaire et résultant d'attaques de péri-hépatite intercurrente; dans les intervalles de ces attaques, il n'y a que peu de mal ou de sensibilité dans la région hépatique.

10° *L'ictère prononcé* est un symptôme rare dans la cirrhose: quand il est persistant, c'est un mauvais signe. Dans la première période de la maladie, il peut y avoir un ictère par congestion; mais lorsque l'ictère se montre ultérieurement, il est généralement le résultat de quelque complication, telle que le catarrhe des voies biliaires, ou l'engorgement des ganglions de la scissure du foie, qui compriment le canal hépatique. L'ictère persistant peut aussi se montrer dans la période avancée de la maladie et être accompagné d'hémorrhagies, de sécheresse et coloration brune de la langue, de fétidité de l'haleine et d'agitation. Ces symptômes sont toujours de mauvais présage, même s'il n'y a pas d'ascite; ils sont souvent suivis d'accidents cérébraux. Toutefois, le docteur Fagge a observé (1) un cas de cirrhose avec ictère persistant pendant sept ans, dans lequel le malade mourut finalement d'hématémèse (voy. aussi l'obs. C, p. 257).

Mais, bien que l'ictère prononcé soit rare dans la cirrhose, il y a peu de malades qui, pendant tout le cours de la maladie, ne présentent un teint blême persistant, avec une aréole foncée autour des yeux, et cependant les matières continuent à renfermer de la bile et l'urine ne contient que peu ou point de pigment biliaire. Il faut prendre garde à ne pas confondre avec cette apparence blême l'aspect bronzé que subit la face par l'exposition au soleil dans les climats chauds, ou avec la teinte de cire que donne parfois l'anémie. La combinaison de cet air blême avec les traits affaissés et les stigmates veineux des joues, constitue la physionomie caractéristique de la cirrhose.

(1) *Guy's Hosp. Reports*, 1855, t. XX.

11° Les *fonctions digestives* sont quelquefois dans un état assez normal; mais plus communément il y a perte de l'appétit, avec flatulence et constipation, mal au cœur le matin, ou les symptômes de gastro-entérite que j'ai déjà signalés.

12° *L'urine* est presque invariablement en très-petite quantité, très-colorée et acide, et dépose en abondance des urates rouge vif, rouge foncé ou brunâtres. Même lorsqu'il n'y a pas d'ictère, elle contient toujours en abondance un pigment se rapprochant beaucoup, par sa composition, du pigment biliaire. Ces caractères sont tellement constants que l'élimination d'urine pâle, restant claire après le refroidissement, serait un argument puissant contre l'origine hépatique d'un cas donné d'ascite. Il y a quelquefois de l'albuminurie, par suite de maladie de Bright concomitante; mais rappelez-vous qu'une grande quantité de liquide dans le péritoine peut déterminer la présence de l'albumine dans l'urine, indépendamment de toute affection rénale, l'albumine disparaissant quand, sous l'influence de la paracentèse, disparaît la pression exercée sur les veines rénales (1).

13° Les *symptômes cérébraux*, tels que la tendance à l'assoupissement, le délire, le coma et les convulsions, surviennent fréquemment dans la période avancée de la cirrhose. Ils sont souvent associés à l'ictère et aux hémorrhagies, et sont une contre-indication à la paracentèse, parce qu'ils s'aggravent généralement par la soustraction du liquide.

14° Dans tous les cas, les progrès de la maladie sont marqués par une *émaciation* et un *affaiblissement progressifs*. Par suite de l'obstruc-

(1) Il me paraît intéressant de rappeler encore deux particularités que peut présenter l'urine dans le cas de cirrhose, savoir : 1° la diminution parfois très-notable de la quantité d'urée, et 2° la présence du sucre.

La diminution de l'urée tient, comme cela a déjà été indiqué, à la destruction d'une portion plus ou moins considérable de la glande, dont la fonction désassimilatrice se trouve dès lors atténuée en proportion, d'où production moindre d'urée. Cette particularité ne mérite ici qu'une mention, attendu que les rapports du foie avec l'urée sont discutés en détail dans une des dernières leçons de cet ouvrage.

Quant à la glycosurie, le mécanisme est facile à saisir. Le foie étant chargé d'emmagasiner ou de transformer le sucre qu'il reçoit des voies digestives, on conçoit que quand la circulation porte est obstruée, comme dans le cas de cirrhose avancée, la glucose ne peut arriver jusqu'aux cellules hépatiques, atrophiées d'ailleurs ou détruites en grande partie, et il se déverse par les voies de la circulation veineuse supplémentaire dans la grande circulation où il se trouve tout de suite en excès et dès lors passe dans les urines. Couturier a rapporté dans sa thèse inaugurale deux faits de ce genre; Colrat en a également observé un ou deux; enfin un autre a été publié par le professeur Lépine (de Lyon). Chez un de ces malades cirrhotiques, on a pu à volonté faire disparaître, ou diminuer, et reparaître la glycosurie en variant l'alimentation à ce point de vue.

Ces faits n'intéressent pas seulement la physiologie pathologique, mais aussi la clinique. On comprend en effet que dans des cas où le diagnostic présente des difficultés sérieuses, la constatation de la diminution de l'urée et de la glycosurie peut devenir un renseignement des plus précieux. (N. D. T.)

tion de la veine porte, l'absorption des matériaux nutritifs dans l'intestin est diminuée et ensuite suspendue, tandis que les fonctions du foie et de la rate dans la sanguification se trouvent plus ou moins atteintes. Dans beaucoup de cas, le malade meurt d'épuisement, l'intelligence se conservant jusqu'au bout. D'autres fois, la mort survient par pneumonie, par œdème pulmonaire, ou par péritonite aiguë; ou bien elle est précédée d'ictère et des symptômes déjà signalés d'intoxication générale du sang.

15° Le diagnostic de la cirrhose vraie se trouvera aidé par la connaissance des circonstances dans lesquelles elle survient :

Étiologie. — *a. Age.* La cirrhose affecte principalement les adultes, entre trente-cinq et soixante ans. Elle est extrêmement rare au-dessous de vingt-cinq ans, mais on l'a constatée même chez de jeunes enfants. L'obs. CXI est un exemple de cirrhose chez un enfant de neuf ans (1).

b. Sexe. On croit généralement que cette affection est plus commune chez les hommes que chez les femmes; mais, d'après mon expérience, il n'y aurait pas, à Londres, une grande différence sous ce rapport.

c. Habitudes. Dans tous les cas, il y a des antécédents d'intempérance, excès de spiritueux, et spécialement l'habitude de boire des spiritueux ou du vin fort sans les étendre d'eau et à jeun (2). Il est très-rare que la vraie cirrhose provienne d'une autre cause, car bien qu'on la rencontre parfois chez de jeunes enfants (3) (et même, dit-on, chez quelques animaux, tels que le bétail et le porc), il se peut que, dans beaucoup de ces cas, la maladie soit une des autres formes de l'atrophie chronique sur laquelle j'ai appelé votre attention. Chez les jeunes enfants, la cirrhose est quelquefois due à une syphilis héréditaire, tandis que l'observation CXI montre que les exceptions apparentes peuvent confirmer la règle, et que, même dans le jeune âge, la cirrhose peut résulter d'abus alcooliques.

d. Profession. D'après ce qui a déjà été dit, il n'est pas surprenant que la maladie soit fréquente, surtout parmi les débitants et les matelots. Quant à l'opinion émise par une haute autorité, d'après laquelle la cirrhose serait rare dans les hautes classes de la société, elle est tout à fait contraire au résultat de mon expérience.

e. Goutte. On rencontre très-souvent la cirrhose en connexion avec la

(1) Thomas Barlow a communiqué au *Meeting* annuel de l'Association médicale Britannique, en 1877, un cas de cirrhose observé chez un enfant de dix-huit mois. (N. D. T.)

(2) Le professeur Leudet (de Rouen) a présenté dans sa *Clinique médicale* (pages 35 à 68) une étude remarquable de l'influence pathogénique des excès alcooliques sur la production non pas seulement de la cirrhose atrophique, mais de l'hépatite interstitielle en général. Les nombreuses recherches de l'auteur sur cette question lui donnent une autorité incontestée. (N. D. T.)

(3) Voyez l'Appendice; voyez aussi Frerichs, *op. cit.*; et Dr Griffiths, *Pathol. Transact.*, t. XXVII, p. 186.

goutte. L'état du foie déterminé par la goutte le rend très-susceptible à l'action de l'alcool, même à faible dose (1).

Les caractères cliniques des autres formes d'atrophie chronique sont semblables à ceux de la cirrhose vraie, tels que je viens de les décrire; mais je puis vous signaler maintenant les circonstances qui, durant la vie, pourront vous les faire distinguer, bien que cela ne puisse influencer sensiblement ni le pronostic ni le traitement.

II. La rétraction qui résulte de l'obstruction mécanique de la circulation diffère de la vraie cirrhose sous les rapports suivants :

1° Il y a des antécédents et des signes physiques actuels d'affection grave du cœur ou des poumons.

2° La dyspnée précède l'ascite.

3° Bien que l'ascite puisse l'emporter comme intensité sur les hydropisies existant ailleurs, elle est précédée d'un œdème des jambes qui persiste (voy. obs. LV, p. 152).

4° L'existence de la cirrhose vraie sera encore plus improbable s'il n'y a pas eu antérieurement excès de spiritueux ni de dyspepsie alcoolique.

III. L'atrophie du foie dans laquelle cet organe offre une surface externe nodulée pareille à celle de la cirrhose vraie, mais dans laquelle il n'y a pas hyperplasie du tissu fibreux, et où la consistance du tissu hépatique est par conséquent normale, ou plus molle, au lieu d'être extraordinairement dense, ne peut être distinguée de la cirrhose par aucun caractère clinique que je connaisse. Dans l'observation CXII qui est un exemple de cette forme de maladie, nous voyons que le malade n'était pas un buveur de spiritueux, de telle sorte que ce caractère négatif peut être de quelque utilité dans le diagnostic.

IV. Ce qu'on appelle *induration simple du foie*, qui résulte d'attaques répétées de péri-hépatite, diffère de la cirrhose vraie par les caractères suivants :

1° Quand on peut sentir le bord du foie, on le trouve ordinairement uni et dur; mais il faut faire une exception en faveur des cas qui ont une origine syphilitique, et où, comme on l'a déjà montré, la surface du foie peut se trouver marquée par des nodules saillants séparés par de profondes scissures.

2° La douleur et la sensibilité dans la région du foie sont plus intenses et plus constantes que dans la cirrhose vraie.

(1) A ces causes, il faudrait ajouter, d'après le Dr Ollivier (*Arch. génér. de méd.*, mai 1873), la grossesse, qui serait susceptible d'amener la cirrhose par la congestion hépatique évidente qu'elle détermine : cet auteur en a observé 4 cas. (N. D. T.)

3° Les stigmates veineux sur les joues et les maux de cœur, le matin, de la dyspepsie alcoolique manquent souvent.

4° Les conditions sous l'influence desquelles l'induration simple paraît survenir sont importantes à connaître pour le diagnostic. Ainsi, il y a :

a. Des antécédents syphilitiques évidents, ou

b. des antécédents de péritonite locale ou générale, d'ulcération de l'estomac ou d'inflammation de la plèvre droite.

c. Pas d'antécédents d'excès de spiritueux.

d. On rencontre parfois l'induration simple dans des cas d'affection valvulaire du cœur, conjointement avec la seconde forme d'atrophie chronique dont j'ai déjà parlé.

V. Au lit du malade, il sera toujours difficile et souvent impossible de distinguer l'*atrophie rouge* (v. p. 284) de la cirrhose ou de l'induration simple. De même que dans ces affections, la maladie suit une marche chronique, il y a une grande diminution dans l'aire de la matité hépatique et on constate les symptômes de l'obstruction porte, savoir l'ascite, l'augmentation de volume de la rate, etc. Une diarrhée intense est chose commune, mais il y a rarement de l'ictère. La surface du foie, quand on peut la sentir, diffère de celle de la cirrhose en ce qu'elle est unie; mais les principaux indices de son existence sont les circonstances qui ont précédé les symptômes de l'obstruction porte :

a. Il n'y a pas d'antécédents d'abus alcooliques.

b. Il n'y a pas de dyspnée ou d'affection valvulaire du cœur.

c. Il n'y a pas eu nécessairement de péri-hépatite antérieure.

d. Dans bien des cas, il y a eu auparavant des accès de fièvre intermittente ou rémittente.

e. Dans d'autres cas, on reconnaîtra que le malade a eu une ulcération dysentérique ou autre du canal intestinal.

Traitement de la cirrhose. — A. Si la présence des symptômes que je vous ai exposés vous donne lieu de soupçonner une cirrhose *à son début*, les indications pour le traitement seront les mêmes que celles que je vous ai déjà fait connaître à propos de la congestion du foie. Je vous renvoie donc pour les détails aux remarques que je vous ai présentées sur ce sujet et je ne ferai ici que vous signaler les principes généraux qui devront vous servir de guide.

1° La première et la principale chose à faire, c'est de couper court aux habitudes d'intempérance du malade. Il est malheureusement souvent très-difficile d'y arriver. Le malade promettra d'obéir, mais son penchant pour les stimulants est invincible. Si on permet les alcooliques, on doit en limiter la dose à un demi-litre de vin du Rhin ou de Bordeaux par vingt-quatre heures, et ces vins doivent même être coupés d'eau de seltz. Mais les demi-mesures réussissent rarement et il vaut mieux recommander une abstention totale. C'est un préjugé très-répandu que de croire qu'il peut y avoir un inconvénient à supprimer d'emblée une quantité immodérée de stimulants, et autant que l'expérience me permet de le dire, ce préjugé est une erreur, à moins qu'il n'y ait une dégénérescence graisseuse du cœur ; du reste, ce besoin irrésistible de stimulants qu'on observe chez certains malades sera souvent calmé par l'administration de quelque infusion amère à laquelle on ajoutera de l'ammoniaque et du gingembre.

2° Il est très-important de surveiller le régime. Il doit consister principalement en lait, œufs, matières amylacées, du poisson blanc bien cuit, de la volaille, du gibier et de la viande de boucherie. Tous les mets trop substantiels, sucrés ou gras, les épices, les aliments indigestes de toute sorte, doivent être rigoureusement interdits.

3° On doit toujours prescrire un exercice régulier fait en plein air.

4° On doit maintenir le ventre libre et régulier par des purgatifs salins, tels que les sulfates de magnésie, de soude ou de potasse, le bitartrate de potasse, les sels de Karlsbad ou de Cheltenham, ou les eaux minérales de Püllna ou de Friedrichshall. Ces médicaments seront administrés tous les jours, pendant deux ou trois semaines : on en obtiendra le meilleur effet en les faisant prendre tiédis, et le matin à jeun. Leur action sera souvent aidée par l'administration, de temps en temps, d'un peu de calomel, de pilules bleues ou de podophyllin, avec de la coloquinte ou de la rhubarbe.

Lorsque le foie est gros, il y a souvent avantage à administrer l'iodure ou le bromure de potassium ou le chlorure d'ammonium (p. 139) ou le chlorure de mercure, en même temps qu'on fait faire des onctions sur l'hypochondre droit avec de l'iode ou de l'iodure de mercure. On obtient souvent de bons résultats en administrant du proto-iodure de mercure à la dose de trois à six centigrammes trois fois par jour. Si ces médicaments ne réussissent pas à réduire le volume du foie, on doit essayer des acides minéraux et des toniques amers et des bains à l'acide nitro-chlorhydrique (v. p. 140).

B. Dans la *seconde période* de la maladie, il n'y a pas de médication qui soit capable de rétablir la portion du foie qui a été détruite, ou d'avoir raison de l'obstruction de la circulation porte. Tout ce qu'on peut faire c'est de combattre les effets de la maladie, de diminuer l'engorgement des radicules de la veine-porte, et de soutenir les forces du malade par les moyens appropriés, avec l'espoir que la marche du processus morbide pourra être enrayée et qu'à la longue il s'établira une circulation collatérale par laquelle le sang de la veine-porte atteindra le côté droit du cœur (1).

1° Vous devez encore être guidés par les mêmes règles de traitement que dans la première période, pour ce qui concerne les alcooliques, le régime, les purgatifs, etc. Vous devez vous garder d'arrêter les diarrhées qui se présentent spontanément, à moins qu'elles ne soient excessives.

2° Il faut prescrire de temps en temps des toniques, tels que l'acide nitro-chlorhydrique, la gentiane, la noix vomique, la strychnine, la cascarille, pour améliorer l'appétit, faciliter la digestion et relever les forces.

3° L'ascite réclamera souvent aussi un traitement. Les meilleurs moyens à employer, sont :

a. Les purgatifs, et parmi ces médicaments, on doit choisir de préférence ceux qui activent le plus l'exhalation aqueuse de la muqueuse intestinale : ainsi, les purgatifs salins et les eaux minérales que j'ai déjà indiqués, la poudre de jalap composée et la gomme-gutte. Un excellent purgatif, c'est un électuaire préparé avec la poudre de jalap composée et la confection de séné. Ces purgatifs doivent toujours être administrés le matin à jeun, de façon à ne pas balayer la nourriture qui a été digérée mais non assimilée. On ne doit prescrire les drastiques qu'avec quelque prudence, l'élatérium et l'huile de croton, par exemple, car une entérite rebelle est un des résultats naturels de la maladie, et elle détermine quelquefois la mort, par suite d'épuisement.

b. En même temps qu'on prescrit les purgatifs, on a recours aux diurétiques, et on peut essayer différentes combinaisons de ces médicaments. Ainsi, vous pouvez donner l'acétate ou le bitartrate de potasse, ou l'iodure de potassium, ou le chlorure d'ammonium, ou le benzoate d'ammoniaque, en combinaison avec l'éther nitreux, la digitale et la décoction de sommités fraîches de genêt. Le bichlorure de mercure avec la digitale, ou les pilules de digitale composées (contenant pilules bleues, squille et digitale) ont parfois un bon résultat. La digitale jouit

(1) Lorsque la veine porte est obstruée, il peut s'établir une circulation collatérale par quatre voies différentes :

1° Le sang des veines mésentériques inférieures peut être amené aux veines hypogastriques par les veines hémorrhoïdales inférieures et gagner de là le cœur ;

2° Par le développement de certaines branches de la veine porte qui, suivant les replis du ligament falciforme, vont du foie aux parois abdominales et là s'anastomosent avec les veines épigastrique et mammaire interne ;

3° Par le développement des branches de la veine porte et des veines de la capsule du foie qui aboutissent dans les veines diaphragmatiques et œsophagiennes ;

4° Par les vaisseaux de nouvelle formation développés dans les adhérences qui se font entre le foie et le diaphragme et les parois abdominales. Dans la cirrhose avancée, il n'est pas rare de voir une grosse veine naître brusquement juste au-dessous des fausses côtes droites et se diriger vers la poitrine à l'état de varice.

d'une longue et juste réputation, mais elle est bien plus efficace dans l'hydropisie d'origine cardiaque, que dans l'hydropisie d'origine hépatique. On pourra aussi obtenir parfois de la diurèse par des fomentations, sur l'abdomen et les reins, avec une infusion de digitale quatre fois plus forte que celle de la Pharmacopée. Je vous ferai remarquer, en même temps, que le copahu réussit parfois à déterminer la diurèse et à dissiper l'hydropisie hépatique, alors que tous les autres diurétiques ont échoué. La meilleure préparation est la résine, qu'on peut donner à la dose de 1 gramme, trois fois par jour (1). Il n'y a pas de doute qu'en agissant sur les reins, nous n'arrivions parfois (comme dans l'obs. CLXII, Leçon XII), à diminuer l'ascite, ou retarder ses progrès. Mais quand l'ascite est déjà considérable, les diurétiques ne l'influencent guère, et ils sont même impuissants à augmenter la quantité d'urine.

c. Les toniques, tels que la quinine et le fer, semblent parfois dissiper l'hydropisie d'origine hépatique, après que tous les moyens les plus communément employés ont échoué. Pour le docteur Bristowe (2), ce sont les seuls médicaments qui aient réussi entre ses mains; et bien que mon expérience ne s'accorde pas tout à fait avec cela, j'ai vu de bons résultats accompagner l'emploi d'une combinaison de teinture de perchlorure de fer avec la digitale, ou de tartrate de fer et de potasse avec la digitale.

d. Les collections liquides de l'abdomen sont parfois rapidement résorbées, après que l'abdomen a été maintenu quelque temps recouvert d'un linge enduit d'un liniment hydrargyrique, auquel on fera bien d'ajouter de la belladone, s'il y a beaucoup de douleur; mais la résorption s'obtiendra plus probablement avec une collection d'origine inflammatoire, qu'avec une collection provenant d'obstruction porte.

e. Malgré l'emploi de ces divers médicaments, on voit trop souvent l'ascite augmenter lentement, et tôt ou tard le ventre prend un tel volume, que la respiration en est sérieusement gênée et qu'on se trouve dans la nécessité de recourir à la paracentèse. Il peut y avoir lieu de répéter fréquemment la ponction, mais la règle communément adoptée, c'est de différer l'opération autant que possible, jusqu'à ce qu'il y ait danger de voir la respiration sérieusement entravée par la pression du liquide. On prétend que, comme le liquide se reforme rapidement, la répétition fréquente de l'opération doit augmenter l'épuisement du malade, par la grande quantité d'albumine que l'épanchement soustrait au sang. Mais il y a d'excellentes raisons pour revenir sur cette règle.

(1) On mélange bien la résine avec deux fois son poids de poudre d'amandes composée et on ajoute une once d'eau, de manière à former une émulsion. Voyez *The Lancet*, feb. 27, 1869; *Transact. Clinic. Soc.*, 1869, t. III, p. 26; et *Guy's Hosp. Rep.*, 1876, t. XXI.

(2) *Transact. Clinic. Soc.*, t. II, p. 12.

L'opération, quand on la retarde jusqu'au dernier moment, est souvent suivie de dépérissement rapide, accompagné de symptômes typhoïdes. D'un autre côté, les avantages d'une ponction pratiquée de bonne heure sont que, en faisant cesser la pression, on favorise l'établissement d'une circulation collatérale à travers les portions plus saines du foie aussi bien qu'à travers les veines des parois abdominales. Ensuite, on rétablit les fonctions des organes importants, qui ont été entravées ou empêchées par la pression. Non-seulement les poumons se trouvent soulagés, mais en faisant cesser la pression des veines porte et rénales, on favorise l'assimilation, ainsi que l'excrétion urinaire. J'ai vu des hémorrhagies intestinales, dans le cours de la cirrhose, s'arrêter par le fait de la paracentèse, et il est d'observation usuelle que des malades affectés d'ascite considérable, qui, malgré l'emploi des plus puissants diurétiques, continuent à rendre très-peu d'urine, chargée d'albumine, rendront, à la suite de la paracentèse, une grande quantité d'urine sans albumine, et cela sans le secours des médicaments. Enfin, les diurétiques et les autres médicaments qui, tant que l'abdomen est distendu par du liquide, ne produisent nul effet, probablement parce qu'ils ne sont pas absorbés, agiront souvent très-bien après la paracentèse et retarderont ainsi, ou même empêcheront la réaccumulation de liquide dans le péritoine. Par conséquent, dès que l'abdomen est devenu modérément distendu par le liquide, et que les médicaments que je vous ai indiqués ne produisent plus l'effet voulu, il n'y a plus de temps à perdre : il faut avoir recours à la paracentèse. Même si le liquide se reforme rapidement, vous ne devez pas désespérer. Dans l'observation CXV, la malade fut ponctionnée quatre fois, et, après la quatrième ponction, le liquide ne se reproduisit plus. Il n'y a pas longtemps, le docteur Lyons, de Dublin, a publié un cas de cirrhose dans lequel le malade fut ponctionné trente-six fois, à des intervalles de trois semaines à un mois, 16 à 18 litres de liquide lui étant retirés chaque fois : un an après la dernière ponction, l'ascite restait stationnaire (2). Quand il s'agit de pratiquer l'opération, il y a une ou deux particularités auxquelles je vous conseille de faire attention. D'abord, je vous engage à vous servir d'un trocart de bien plus petit calibre que celui qu'on emploie d'habitude, et aplati plutôt qu'arrondi. La plaie qui en résulte se ferme sans difficulté. Deuxièmement, il vaut mieux ne pas chercher à épuiser complétement le liquide à chaque opération; la pression qu'on est obligé d'exercer pour arriver à ce résultat, n'est pas toujours sans danger, et tous les

(1) Pour des remarques additionnelles concernant les avantages de la ponction pratiquée de bonne heure dans l'ascite, consultez un mémoire du Dr John MacCrea, *Dubl. Journ. of med. Sc.*, Aug. 1873; et aussi *Brit. Med. Journ.*, 1873, t. I, pp. 185, 250.

(2) *Brit. Med. Journ.*, 1873, I, p. 185.

bons effets de l'opération peuvent être obtenus, quoiqu'il reste encore un litre à un litre et demi de liquide. A ce propos, j'appellerai votre attention sur quelques intéressantes observations du professeur Leudet, (de Rouen) (1), qui préconise l'emploi d'un trocart explorateur, pour retirer le liquide. Dans deux cas qu'il a publiés, l'instrument fut introduit dans une dilatation de la cicatrice ombilicale. Ce procédé a les avantages suivants : les téguments, au niveau de la ponction, sont très-minces, l'ouverture se ferme rapidement, et l'instrument ne pénètre pas dans la cavité péritonéale.

f. Quand il y a un œdème très-prononcé des jambes, en même temps que de l'ascite, l'un et l'autre peuvent être soulagés par l'acupuncture des jambes, ou en pratiquant une incision à travers la peau, dans le tissu aréolaire, environ un pouce au-dessus de la malléole interne de chaque jambe; après l'incision, on applique des cataplasmes. Cette pratique a été recommandée, il y a déjà bien des années, par un médecin distingué de l'hôpital Saint-Thomas, le Dr Mead. La quantité de sérosité dont on parvient, soit par les piqûres, soit par l'incision, à débarrasser le malade, est surprenante.

4° Les attaques intercurrentes de péri-hépatite peuvent réclamer l'emploi de déplétions locales, de cataplasmes et d'opium.

5° Pour la gastrite, on aura recours aux sinapismes et aux vésicatoires à l'épigastre, avec de la glace et de l'eau de chaux, ou du bismuth et de l'acide cyanhydrique à l'intérieur. Comme régime, du lait et des aliments amylacés, et quand les vomissements sont intenses, il faut s'en tenir au lait seul. Le vin et les spiritueux qu'on prend souvent en pareille circonstance, et qui peuvent donner un soulagement passager, font toujours du mal. Si on juge leur emploi absolument nécessaire, il vaut mieux les administrer en lavement. Après que tous les autres moyens ont échoué, 25 à 30 centigrammes de calomel réussiront parfois à arrêter tout de suite les vomissements.

6° Dans l'entérite, il peut être nécessaire d'appliquer quelques sangsues autour de l'anus, et d'administrer les astringents minéraux et végétaux avec l'opium, et en particulier l'acétate de plomb avec la morphine; mais on serait malavisé, si l'on arrêtait les évacuations trop vite ou trop complétement.

7° S'il se produit quelque abondante hémorrhagie stomacale ou intestinale, on prescrira de la glace, l'ergot de seigle, une combinaison de purgatifs salins et d'astringents, telle qu'une mixture contenant du sulfate de magnésie, du tannin et de l'acide sulfurique, et l'application de sangsues autour de l'anus.

(1) Leudet, *Clinique médicale*, Paris, 1874, p. 557.

8° La flatulence est souvent la source d'un si grand malaise, elle augmente tellement la dyspnée provenant de l'ascite, qu'il faut s'occuper de son traitement. On la combattra souvent avec succès par les divers éthers, par les huiles essentielles de menthe poivrée, d'anis ou de cajeput, par le charbon végétal, ou par le galbanum et l'assa fœtida. Mais comme elle pourrait être due à la décomposition provenant de l'insuffisance ou de l'altération de la bile, les médicaments qui réussiront le mieux, en pareil cas, sont ceux qui, tels que la créosote, la térébenthine ou l'acide phénique, seront capables d'arrêter la décomposition (voyez pp. 220, 221).

9° Lorsque surviennent des accidents cérébraux et autres signes d'empoisonnement du sang, aucun traitement n'aura probablement d'action; mais j'ai vu une amélioration considérable, quoique temporaire, résulter de l'emploi du calomel et des purgatifs salins, en même temps que de vésicatoires sur le cuir chevelu.

Les règles que je viens de vous exposer pour le traitement de la cirrhose sont applicables aux autres formes de l'atrophie chronique du foie, avec les modifications suivantes :

a. Dans l'atrophie du foie résultant d'affection cardiaque, le traitement des symptômes de l'obstruction porte doit être subsidiaire à celui de l'affection thoracique primitive, qui est la plus importante. Les diurétiques seront les médicaments les plus efficaces pour dissiper l'hydropisie, et surtout les pilules de digitale composées (pilules bleues, squille et digitale); quant aux stimulants alcooliques, bien qu'ils soient plus nécessaires dans ce cas que dans la cirrhose vraie, il ne faudra les prescrire qu'avec prudence (voyez p. 138).

b. Dans les cas où il y a des antécédents syphilitiques manifestes, et où il y a quelque raison de croire à l'existence d'une péri-hépatite syphilitique, on peut compter sur l'utilité du mercure et de l'iodure de potassium.

Je vais maintenant vous rapporter quelques cas d'atrophie chronique du foie, à l'appui des remarques que je vous ai présentées sur sa pathologie et son traitement. Le premier est un bon exemple de cirrhose vraie par abus de spiritueux.

OBS. CIV. — *Abus de spiritueux. — Symptômes d'obstruction porte. — Foie dense, fibreux, granuleux. — Cirrhose vraie.*

Thomas B., âgé de 52 ans, boucher, fut admis à l'hopital Middlesex le 30 avril 1867. Son père et sa mère ont vécu jusqu'à un âge avancé. Il a eu un frère et une sœur morts de consomption. C'était un homme gros et fort, et il avait toujours joui d'une bonne santé jusque il y a environ deux ans. A cette époque, il commença à éprouver de la flatulence; pendant l'année dernière, il s'est plaint aussi d'avoir la respiration courte, le sommeil troublé, de sentir des frissons, et de temps en temps des palpitations. Il avait remarqué également que son ventre et ses jambes enflaient un peu. Il crut que cette enflure avait disparu au bout de deux ou trois semaines, mais, il y a environ quatre mois, elle a reparu et depuis elle a augmenté considérablement. Il dit qu'elle a d'abord reparu dans la jambe gauche, mais il se peut qu'elle ne fût pas plus marquée là qu'ailleurs, seulement son attention a été attirée davantage là-dessus à cause d'une phlyctène qui parut sur la malléole gauche. Il n'avait jamais eu d'hémorrhoïdes, mais à diverses reprises, durant ces deux dernières années, il a vomi une cuillerée à thé de sang noir. Il a toujours eu des habitudes d'intempérance; il s'adonnait largement, à la fois, aux spiritueux et à la bière.

A son entrée, le malade a un aspect blême, émacié, avec une teinte légèrement ictérique de la peau et des conjonctives, et des stigmates veineux sur les joues. Œdème considérable des extrémités inférieures et du scrotum, et évidence d'accumulation considérable de liquide dans le péritoine, l'ombilic se trouvant presque effacé et la circonférence de l'abdomen atteignant 46 pouces. Il y avait aussi un développement considérable des veines sous-cutanées de l'abdomen, surtout du côté droit. Matité hépatique diminuée sur la ligne mammaire droite, où elle est au-dessous de 3 pouces (v. fig. 35 p. 286); matité de la rate augmentée, elle mesure verticalement 4 pouces. Pas d'ictère, sauf la légère teinte ictérique des conjonctives, que j'ai déjà signalée. Pas de sensibilité de l'abdomen, ni de vomissements; langue humide avec un enduit blanc; constipation très-prononcée, quelquefois pas d'exonération pendant toute une semaine; impulsion du cœur faible, mais matité et bruits normaux. Pouls à 120. On entend des râles crépitants fins sur la moitié inférieure des deux poumons, en arrière et en avant, mais pas de matité franche ni de souffle tubaire; 36 respirations. Urine acide, pas d'albumine, mais réaction nette manifestant le pigment biliaire; densité 1032.

Le malade fut traité par les purgatifs et les diurétiques, mais il ne se produisit pas d'amélioration dans son état; au contraire, l'œdème des jambes augmenta et, le 17 mai, la circonférence de l'abdomen à l'ombilic était de 47 pouces et demi: mais l'œdème n'avait gagné ni la tête, ni le cou, ni la poitrine, ni les bras. La dyspnée augmenta; expectoration muqueuse avec d'abondantes stries de sang rutilant. Urine en très-petite quantité, mais sans albumine jusqu'au 17 mai. Le malade alla en s'affaiblissant graduellement et, le soir du 18, il empira subitement : pouls très-rapide (136) et irrégulier; grande agitation et délire intense; langue sèche et brune; intestins relâchés. La dyspnée n'avait cependant pas augmenté, il n'y avait pas de lividité de la face et aucune altération dans les signes physiques des poumons. Le malade resta dans cet état jusqu'à sa mort, le lendemain à 11 heures du matin.

A l'*autopsie*, grande lividité et bouffissure de la face et du cou; teinte brunâtre des téguments le long du trajet des veines sous-cutanées. Cœur en bon état; pas d'apparence de pleurésie ni de pneumonie, mais les deux poumons sont congestionnés et œdémateux; le péritoine contenait un certain nombre de litres de sérosité jaune-paille légèrement trouble. Malgré l'absence d'albuminurie, les deux reins étaient très-augmentés de volume, le droit pesant 9 onces et le gauche 9 onces 1/4; capsules non-adhérentes et surfaces unies; substance corticale hypertrophiée, flasque et molle, et parsemée de nombreuses petites taches ecchymotiques brunes; l'épithélium rénal était chargé de fines granulations, mais contenait un peu d'huile. Rate grosse et molle, pesant 7 onces.

Foie très-petit et tout à fait caché derrière les côtes; il mesurait 9 pouces de gauche à droite; le diamètre antéro-postérieur du lobe droit était de 6 pouces et demi, et celui du lobe gauche était de 5 pouces. L'organe pesait 1240 grammes. Surface externe nodulée et granuleuse, présentant les caractères typiques de la cirrhose. Capsule non épaissie, ni adhérente; tissu beaucoup plus dense et offrant à la coupe des îlots de substance glandulaire jaune clair, dont les cellules contenaient beaucoup d'huile, entourés de larges bandes de tissu blanc, résistant, contenant des conduits biliaires et des vaisseaux hépatiques. Vésicule biliaire distendue par 4 onces de bile ténue, aqueuse, verdâtre, dans laquelle se trouvaient un grand nombre de concrétions noires de bile épaissie; quelques-unes également dans le canal cystique, le canal hépatique et le cholédoque. Les matières fécales contenues dans les intestins étaient colorées en jaune.

L'observation CV est un autre exemple de cirrhose vraie par abus des spiritueux. Les symptômes cérébraux furent déterminés par une complication rénale. Les crises d'ictère dont fut atteint le malade furent probablement dues à un catarrhe des voies biliaires. Elles étaient chaque fois précédées, pendant quelques jours, de vomissements, ce qui indiquait un état antérieur d'irritation de l'estomac et du duodénum. L'ictère était, dans ce cas, indépendant de la cirrhose, puisqu'il avait presque disparu avant la mort, quoique les symptômes de l'obstruction porte eussent augmenté.

OBS. CV. — *Excès alcooliques. — Cirrhose hépatique. — Néphrite. — Convulsions épileptiformes et mort par urémie.*

Derby H., âgé de quarante-cinq ans, fut admis à l'hôpital Middlesex le 15 octobre 1867. Cet homme était débitant et, depuis six ou sept ans, il avait l'habitude de boire de grandes quantités de gin; pendant les six derniers mois, il avait été souvent en état d'ébriété. Environ deux ans avant son entrée, il commença à être affecté de vomissements suivis, après quelques jours, d'ictère passager, mais non accompagnés de coliques. Un an avant son entrée, les vomissements devinrent beaucoup plus fréquents et pressants, surtout le matin, et furent accompagnés de diarrhée et d'une douleur persistante dans la région du foie et d'ictère léger; les matières vomies contenaient souvent du sang. Il fut aussi plusieurs fois pris d'épistaxis, une fois d'une façon si intense, qu'il fut amené à l'hôpital Charing Cross, où l'on tamponna ses narines. Six semaines avant son entrée, il eut un accès violent de convulsions épileptiformes, dans lesquelles il se fit à la langue une morsure profonde. Dans les trois semaines suivantes, il eut quatre attaques semblables, dont la dernière fut suivie de jaunisse et d'un état ressemblant au délirium tremens, qui persista jusqu'au moment de son entrée à l'hôpital.

A son entrée, le malade a les idées très-confuses, l'air hébété; il est dans une profonde stupeur. Les conjonctives et toute la surface du corps ont une teinte ictérique assez marquée; œdème léger des extrémités inférieures. Langue sèche et brune, avec une ulcération profonde sur le bord gauche, résultant de la morsure. Les matières contenaient de la bile. Il n'y avait plus ni diarrhée ni vomissement, mais il y avait une sensibilité évidente à la pression, au-dessous des côtes droites. On ne pouvait sentir le foie, et la matité hépatique, sur la ligne mammaire droite, était diminuée; elle n'était plus que de 3 pouces. Au bord des côtes cependant, au niveau de la place occupée par la vésicule, on pouvait sentir une tumeur distincte, arrondie, à peu près grosse comme un œuf de poule. L'abdomen était très-distendu par de la tympanite et mesurait à l'ombilic 32 pouces trois quarts. Pas de signe appréciable d'ascite, mais matité de la rate augmentée et développement des veines sous-cutanées de l'abdomen. Pouls à 84, faible, mais régulier; matité cardiaque, légèrement augmentée vers la gauche, mesurant transversalement 2 pouces et demi; bruits faibles mais pas de souffle. Pas de dyspnée ni de toux, signes physiques pulmonaires normaux. Urine très-foncée, comme du porter; densité 1020; elle contenait du pigment biliaire en abondance et une trace d'albumine; au microscope, on y vit quelques corpuscules sanguins, mais pas de cylindres urinaires. Température 38°4.

Ce malade fut traité par les laxatifs, les sudorifiques, les diurétiques et un régime simple sans stimulants. On lui fit prendre aussi quelques bains, et on lui fit appliquer des sinapismes à la nuque, ainsi que sur la région du foie. Ce traitement fut suivi, au bout de deux ou trois jours, d'une certaine amélioration et au bout de dix jours, le malade était en état d'aller et de venir par les salles. L'ictère et le météorisme étaient considérablement diminués; la tumeur, au niveau de la vésicule avait disparu; la langue était humide et nette, l'appétit était revenu et la température était normale. Toutefois l'urine contenait encore une trace d'albumine (1/20) et la mémoire du malade était encore confuse quant aux dates. Sauf une tuméfaction inflammatoire douloureuse du méat de l'oreille gauche, un peu de mal dans la région lombaire, une crise de vomissements et d'épistaxis légère le 22 novembre, et une réapparition de la stupeur avec sécheresse de la langue pendant la dernière semaine de novembre, cette amélioration persista jusqu'au 12 décembre. A peu près à cette date, il commença à se sentir beaucoup plus faible, avec beaucoup d'agitation et de délire la nuit. L'abdomen se remit à grossir, mesurant à l'ombilic 35 pouces 1/4. Il y avait maintenant — on ne pouvait s'y méprendre — un peu de liquide dans le péritoine. Il y avait aussi un œdème considérable des extrémités inférieures et un bruit de souffle systolique distinct à la base du cœur. La quantité d'albumine dans l'urine n'était pas cependant augmentée, la température n'était que de 35°,5 et l'ictère était à peine marqué. On lui administra de l'acétate d'ammoniaque avec de l'acétate de potasse, de la teinture de digitale et la décoction de sommités de genêts avec des laxatifs doux; plus tard, de la poudre de jalap composée et de l'huile de croton, et des cataplasmes de moutarde et de graine de lin sur les lombes. L'ascite cependant augmenta graduellement, au point que l'abdomen mesura 40 pouces; mais dès que le malade garda le lit, l'œdème des jambes disparut presque, et on ne vit trace d'hydropisie ni sur la face ni sur aucun point de la partie supérieure du corps. Les veines de l'abdomen grossirent, l'urine devint rare et foncée, contenant un peu plus d'albumine (1/6) avec des éléments sanguins et épithéliaux. Langue sèche et brune; incontinence des matières fécales et de l'urine. Température toujours un peu au-dessous de la normale. Pendant les trois ou quatre derniers jours, beaucoup de délire incohérent et bruyant, avec des tiraillements spasmodiques dans les extrémités, mais pas de convulsions générales. Mort le 23 décembre.

Résultats de l'autopsie. — Ictère léger des téguments; quelques litres de sérosité claire, couleur paille, dans le péritoine. Foie très-petit, ne mesurant transversalement que 9 pouces, et 6 d'arrière en avant, dans le lobe droit; 3 pouces 1/4 dans sa plus grande épaisseur; poids 1250 grammes; surface externe grossièrement granuleuse; tissu hépatique extrêmement dense et consistant en bandes résistantes de tissu fibreux renfermant des conduits biliaires et des vaisseaux oblitérés, et entourant des îlots de substance glandulaire jaune, dont les cellules étaient remplies de pigment jaune et d'huile. Rate grosse, ferme, pesant 7 onces. Pancréas très-gros, et induré par le fait d'une proportion inaccoutumée de tissu fibreux. Inflammation catarrhale excessivement intense, avec érosions hémorrhagiques de la muqueuse stomacale. Les deux reins gros, pesant ensemble 14 onces; les capsules se détachent facilement; surface unie; substance corticale hypertrophiée; injection marquée des glomérules dans les pyramides et dans les corps de Malpighi; tubes du rein gorgés d'épithélium granuleux. Hypertrophie considérable du ventricule gauche du cœur, végétation du volume d'un grain de chènevis sur la face ventriculaire des valvules aortiques. Congestion hypostatique des deux poumons et adhérences anciennes à la surface du poumon gauche. Quantité de liquide sous-arachnoïdien contenant de l'urée, et dans les ventricules latéraux.

Dans le cas suivant, il y avait toute raison de croire, d'après l'ensemble des circonstances, que l'atrophie du foie était due à une vraie cirrhose; mais les seules indications d'obstruction porte étaient d'abondantes hématémèses, des hémorrhoïdes et une légère augmentation de volume de la rate. Dans quelques cas cependant, j'ai vu mourir subitement d'hématémèse des gens qui auparavant étaient en assez bonne santé pour remplir leur tâche journalière et à l'autopsie desquels on a trouvé une cirrhose hépatique très-prononcée. Le traitement, bien qu'il ait réussi dans le cas suivant, n'est pas celui que je vous recommanderais en semblable occurrence (p. 298).

OBS. CVI. — *Excès de spiritueux. — Foie rétracté. — Hématémèse abondante. — Delirium tremens.*

Eliza D., âgée de vingt-neuf ans, dans une bonne position, fut admise à l'hôpital Middlesex le 5 février 1867. Mariée depuis 5 ans et mère de deux enfants. Depuis son mariage, et peut-être avant, elle avait constamment été adonnée aux spiritueux. Cela l'avait menée à une séparation de son mari. Depuis longtemps elle a l'habitude de s'enivrer deux ou trois fois par semaine. Malgré cela, elle n'a éprouvé encore ni douleur ni vomissements après les repas.

Le matin de son entrée, après une nuit agitée, la malade a vomi, chez elle, du mucus strié de sang, et une heure après, elle vomit une grande quantité de sang pur; le médecin qui fut appelé à ce moment dit qu'il y en avait au moins un litre. On lui administra de la glace et de l'eau-de-vie; mais elle a vomi encore plus de sang; en essayant de se lever, elle est tombée sans connaissance, et c'est dans l'après-midi de ce jour qu'on l'a amenée à l'hôpital.

A son entrée, on constate que le teint est blême; il n'y a cependant pas d'ictère marqué. Sensibilité à l'épigastre; matité hépatique diminuée, ne mesurant pas même trois pouces sur la ligne mammaire droite; matité de la rate augmentée. Quelques petites hémorrhoïdes au pourtour de l'anus, mais ni ascite, ni développement des veines abdominales. Trace d'albumine dans l'urine; léger souffle systolique au cœur, mais matité et impulsion cardiaques non augmentées; signes physiques pulmonaires normaux; pas d'œdème des jambes.

La malade fut traitée par l'acide gallique et l'opium, de la glace et du lait, mais pas d'alcooliques. Pendant plusieurs jours les vomissements continuèrent, mais, sauf le jour de son entrée, les matières vomies ne contenaient plus de sang. Pas de garde-robe pendant cinq jours, à partir de son entrée : des lavements finirent par amener une grande quantité de matières semblables à du goudron. Plusieurs jours après son admission, la malade fut affectée de délirium tremens; mais, le 11 février, il avait complétement disparu et elle pouvait prendre de la nourriture sans la rendre. Les vomissements ne reparurent pas et, le 16 février, elle fut congédiée.

L'intérêt présenté par le cas CVII consiste en ce que le malade parut jouir d'une bonne santé jusqu'au moment où il fut pris subitement d'hématémèse abondante, qui fut rapidement suivie d'ascite et de mort.

OBS. CVII. — *Cirrhose. — Hématémèse persistante, premier symptôme notable. — Ascite.*

Thomas B..., âgé de cinquante-trois ans, batelier, entra à l'hôpital Saint-Thomas le 18 avril 1874. Son père est vivant, il a près de soixante-dix ans et se porte bien. Sa mère est morte à quarante-trois ans. Il était fils unique; jusqu'à l'âge de quarante-trois ans, il a été, à différentes reprises, dans les pays tropicaux et a été affecté de dysentérie, de fièvres intermittentes et de douleur dans la région du foie. Il n'avait pas mené une vie sobre, mais sauf de temps en temps de la constipation et un peu de distension de l'abdomen, il avait toujours joui d'une bonne santé. Le matin du 24 mars, de bonne heure, il vomit plusieurs pintes de sang noir. Le lendemain il vomit encore une grande quantité de sang, et depuis lors, jusqu'à son entrée, il a continué à vomir de la nourriture et du mucus nuit et jour. L'abdomen a grossi rapidement; constipation, mais pas de douleur. Les jambes ont commencé à enfler quelques jours avant son entrée.

Il entre à l'hôpital parce que son hémorrhagie a reparu. Teint blême, développement des veines superficielles des joues, mais conjonctives blanches. Léger œdème des jambes. L'abdomen est considérablement distendu par du liquide épanché dans le péritoine; il mesure 40 pouces et 1/2 à l'ombilic; il n'est pas sensible. Veines abdominales très-développées. La matité hépatique commence à 1/2 pouce au-dessous du mamelon droit; on ne peut sentir le bord inférieur du foie. Vomissements constants; la nourriture est rendue à l'instant; beaucoup de sang aussi dans les vomissements, en partie sous forme de coagulum, en partie mêlé à du mucus visqueux; les évacuations alvines se rétablissent avec l'aide de médecines; elles sont noires et très-fétides. Langue pâle, dépourvue d'épithélium, fissurée et sèche au centre. Éructations abondantes. Urine rare, à 1035, très-colorée et chargée d'urates. Pouls à 104, régulier, mais faible; cœur refoulé en haut; pas de bruit anormal. Toux fréquente, quelques râles bronchiques. Sommeil très-agité. Température 36°,5.

On prescrivit 65 centigrammes de calomel, suivi de citrate de magnésie, et une mixture de bismuth et de soude, avec du lait et de l'eau gazeuse. Plus tard, on lui donna des alcooliques à petite dose et on essaya des injections sous-cutanées d'ergotine, pour arrêter l'hémorrhagie. Cependant l'hémorrhagie persistait par l'estomac et les intestins. Le patient alla en s'affaiblissant et s'anémiant de jour en jour. Le matin du 24 avril, il était extrêmement bas; la température n'était que de 35°,7. Il succombait à onze heures du soir.

Autopsie. — Environ dix litres de sérosité dans le péritoine; ce dernier est généralement épaissi. De nombreuses adhérences fixent solidement le foie au diaphragme, à l'estomac et autres parties. La rate est grosse et adhérente également. Les capsules de la rate et du foie, et l'épiploon ainsi que le mésentère, sont très-épaissis. Foie très-petit : après avoir enlevé la capsule, on constate que sa surface est nodulée. A la coupe, on voit des bandes fibreuses résistantes séparer des îlots de tissu glandulaire. Dans le côlon, matière noire semblable à du goudron. Cœur et reins normaux. Poumons adhérents à la base et œdémateux. Cerveau anémique.

Nombre d'entre vous ont suivi avec beaucoup d'intérêt le cas que je vais vous rapporter maintenant, et il est à regretter que nous n'ayons pu examiner l'état du foie après la mort, d'autant plus que la cause de l'atrophie était entourée d'une grande obscurité. Cependant les signes d'obstruction de la circulation porte étaient bien marqués et cette circonstance de l'hématémèse précédant les autres signes d'obstruction, pendant plusieurs années, est intéressante par rapport à ce qui a été observé dans les observations CVI et CVII.

OBS. CVIII. — *Atrophie chronique du foie. — Ascite. Hématémèse et selles sanglantes.*

James T..., âgé de trente-huit ans, fut admis à l'hôpital Middlesex le 20 août 1866. Pendant six ans il a été charretier chez un brasseur, et a été habitué à boire beaucoup d'ale, mais pas de spiritueux. Avant cela, il avait travaillé dans une ferme et s'était un peu grisé avec de l'alcool sous diverses formes. Il n'a jamais été affecté de fièvre intermittente ou rhumatismale; mais à l'âge de dix-huit ans il a été tenu un an par la toux et l'affaiblissement et on lui a dit à l'Infirmerie de Reading qu'il était atteint de consomption. Il se rétablit cependant et se maintint en bonne santé jusque huit ans avant son entrée à l'hôpital. A cette époque il reçut un coup de pied de cheval dans le côté droit. Il ne fit guère attention à cela sur le moment et continua son travail encore pendant cinq à six semaines. Puis, soit pour cette cause, soit pour une autre, il commença à éprouver dans l'épigastre beaucoup de douleur et une forte constriction; en même temps il avait de la constipation. Il prit quelques évacuants qui opérèrent, mais le lendemain il vomit une grande quantité de sang caillé et pendant une semaine, il continua à rendre du sang par l'anus. Il en résulta un grand affaiblissement, mais la douleur avait disparu et il retourna à son travail. Après cela, il eut une atteinte semblable à peu près une fois par an, avec cette seule différence que la quantité de sang perdue n'était plus aussi considérable que la première fois. A chaque reprise, le vomissement de sang a été précédé pendant plusieurs jours d'un grand mal de tête, de nausées et de douleur dans l'abdomen. La dernière attaque est arrivée quatre mois avant son admission. Au printemps de 1865, il a été pendant plusieurs semaines dans un hôpital métropolitain pour une hémorrhagie. Peu après avoir quitté cet hôpital, en avril 1865, son ventre commença à enfler et puis ses jambes. Il prit du *thé de genêt* et la tuméfaction disparut, mais un mois avant son entrée, elle reparut de nouveau.

A son entrée, le malade était émacié et blême, mais les conjonctives étaient blanches. Abdomen considérablement distendu par du liquide péritonéal; veines des parois abdominales grosses et apparentes plus que de coutume; mais nulle part de la sensibilité, sauf à la pression sur l'hypochondre droit. On ne pouvait pas sentir le foie, et la matité hépatique, sur la ligne mammaire droite, ne mesurait que 2 pouces et demi, observation qui fut plus tard confirmée après la paracentèse. Langue un peu chargée; constipation; un peu de flatulence après les repas. Appétit bon. Bruit de souffle anémique au-dessus du sternum; matité cardiaque normale. Respirations 20, et aisées; quelques râles crépitants fins à la base des deux poumons. Plus de 1100 grammes d'urine par jour, foncée, mais ne contenant ni albumine ni pigment biliaire. Œdème modéré des deux jambes.

Le traitement consista en purgatifs et en diurétiques et, pendant quelque temps, du bromure de potassium à la dose de 32 centigrammes, trois fois par jour. Régime substantiel, mais pas d'alcooliques. Il y eut d'abord une amélioration considérable et la circonférence de l'abdomen fut réduite de deux pouces; mais, vers le milieu de septembre, le gonflement reparut de nouveau et, le 28, l'abdomen mesurait 42 pouces, ses téguments étaient tendus et luisants et il n'y avait plus qu'un demi-litre d'urine par jour. Respirations 32, et très-gênées. Le 30 septembre, le malade souffrit beaucoup dans l'abdomen et, pendant la nuit suivante, il commença à avoir des évacuations alvines contenant beaucoup de sang noir. Le 6 octobre, il y avait encore de la diarrhée avec selles sanglantes; l'abdomen mesurait 44 pouces; les jambes aussi étaient enflées; orthopnée considérable. On pratiqua la paracentèse et on retira près de neuf litres d'un liquide clair, couleur paille, alcalin, densité 1012, contenant des chlorures en abondance et de l'albumine. L'opération apporta un grand soulagement à la respiration; l'hydropisie des jambes diminua; l'urine remonta à 1 litre et le sang disparut des garde-robes. Deux jours, cependant, ne s'étaient pas écoulés, que le gonflement reprenait de nouveau : le 15 octobre l'abdomen mesurait 42 pouces, l'œdème pulmonaire s'était étendu, la dyspnée et la toux étaient très-intenses. Le 21 octobre, les vomissements reparurent : il y avait beaucoup de sang; les garde-robes contenaient aussi du sang. Ces symptômes continuèrent jusqu'au 24 octobre. A cette date, le malade voulut quitter l'hôpital. Il fut emmené à Egham, où il mourut le même soir. Ses amis n'autorisèrent pas l'examen du cadavre.

Dans le cas CIX, bien que le foie fût, en réalité, très-atrophié, il parut pendant la vie être augmenté de volume, parce qu'il se trouvait refoulé, en bas par un épanchement de liquide situé entre le diaphragme et la face supérieure du foie.

OBS. CIX. — *Foie petit, cirrhotique, refoulé en bas et simulant un cancer. — Ascite et ictère.*

Agnès F..., âgée de trente-deux ans, célibataire, couturière, fut admise à l'hôpital Middlesex le 29 mai 1869. Environ un an avant son admission, elle commença à perdre l'appétit, à éprouver de la faiblesse et de la langueur, des douleurs dans l'abdomen et une sensation de plénitude après les repas. Au bout de quatre mois, elle eut, outre ces symptômes, des nausées, des éructations d'un liquide acide et spumeux. Quatre semaines avant son entrée, un médecin, qu'elle avait fait mander pour une plaie de l'avant-bras, trouva qu'elle avait une « hydropisie de l'estomac ». D'après le témoignage de ses amis, il y avait peu de doute qu'elle n'eût fait de fréquents excès de spiritueux.

A son entrée, elle était faible et amaigrie; œdème considérable des extrémités inférieures; cavité péritonéale distendue par du liquide; circonférence de l'abdomen à l'ombilic, 36 pouces et demi. Veines superficielles de l'abdomen développées. A la palpation, on sentait distinctement, trois pouces au-dessous des côtes, sur la ligne mammaire droite, le bord inférieur de ce qui paraissait être un foie induré. Le contact du doigt sur ce point y déterminait toujours de la douleur. Il y avait aussi de la matité à la percussion, sur la ligne mammaire droite, sur une étendue de 4 pouces au-dessus du bord inférieur des côtes. Ictère marqué de la peau et des conjonctives; langue sèche en bas et au milieu; appétit mauvais; soif vive; pas d'effort de vomissements; ventre libre, les matières contiennent largement de la bile. Pouls à 84, respirations 18. Cœur et poumons paraissant sains. Température normale; pas de frissons ni de transpiration. La malade dort mal; elle a l'air de regarder dans le vide et parfois elle bat la campagne. Densité de l'urine 1023, contenant des urates et du pigment biliaire en abondance et une faible quantité d'albumine. Plaie à la tempe gauche avec des bords œdémateux, et ayant un mauvais aspect; ecchymose à la joue gauche.

A la suite de son admission, la malade continua à empirer. L'ictère diminua, mais l'ascite augmenta jusqu'au 14 juillet, où la circonférence à l'ombilic éatit de 45 pouces et demi. Pendant la dernière semaine de juin, elle commença à vomir la nourriture et à souffrir assez vivement dans l'abdomen pour qu'on ait dû lui faire de fréquentes injections sous-cutanées de morphine. Le délire et l'agitation continuèrent et le pouls s'éleva à 120, mais la température était toujours normale. La malade alla en s'affaiblissant graduellement et mourut le 22 juillet.

Autopsie.— Le péritoine contenait nombre de litres de sérosité claire et jaune, dont une certaine quantité s'était amassée entre le diaphragme et la face supérieure du foie. Il parut probable que cette disposition existait ainsi durant la vie, car il n'y avait pas d'autre explication possible de ce fait que le foie avait été, à différentes reprises, senti à 3 pouces au-dessous des côtes et que cependant il était très-petit, car il ne pesait que 1040 grammes, longueur 9 pouces, largeur 7. C'était un exemple parfait de cirrhose vraie. Rate légèrement grosse, molle et congestionnée. Muqueuse de l'estomac très-congestionnée. Poumons, cœur et reins normaux.

Après l'opération de la paracentèse, le liquide continue souvent à couler par l'ouverture, pendant nombre de jours, et le malade meurt d'épuisement ou par l'invasion d'une péritonite. Dans le cas suivant, la tentative faite pour fermer l'ouverture a paru amener la péritonite. Ces dangers seront évités par l'emploi d'un petit trocart aplati, au lieu du gros instrument arrondi dont on se sert communément (v. p. 297).

OBS. CX. — *Excès alcooliques. — Cirrhose hépatique. — Ascite. — Paracentèse. — Ouverture béante; tentatives pour la fermer suivies de péritonite.*

John L..., agent de propriétés, âgé de 47 ans, entra à l'hôpital Middlesex le 30 décembre 1868. Depuis l'âge de 16 ans jusqu'il y a trois ans, il a eu l'habitude de boire, en moyenne, plus d'un quart de litre de spiritueux par jour, sans compter la bière. Il n'a cessé l'abus des spiritueux que parce qu'ils lui faisaient rendre la nourriture. Il eut alors meilleure santé jusqu'au 9 septembre. A cette date, il reçut un coup de pied de cheval dans les parties, à la suite duquel il fut obligé de rester 2 mois et demi à l'hôpital, avec un abcès au scrotum suivi d'érysipèle aux jambes. Quand il fut rétabli, il commença à éprouver de la douleur dans les deux hypochondres, et, trois semaines avant son admission, le ventre se mit à enfler; plus récemment, les jambes aussi furent prises d'enflure.

A son entrée, aspect chétif et blême, veines étoilées sur les joues, mais pas d'ictère conjonctival. Œdème considérable des jambes, du pénis et du scrotum. Quantité de liquide dans le péritoine; circonférence de l'abdomen, 3 pouces au-dessous de l'ombilic, 46 pouces. Le malade se plaint beaucoup d'une sensation de constriction dans l'abdomen. Veines abdominales développées. Matité hépatique, 3 pouces 1/4 sur la ligne mammaire droite; pas d'augmentation appréciable du volume de la rate. Langue trop rouge; appétit assez bon; pas de vomissements; intestins réguliers; pouls à 104, faible; signes fournis par le cœur, normaux. Râles sibilants et expiration prolongée aux deux poumons. Trace d'albumine et aussi de pigment biliaire dans l'urine; incontinence presque complète. Deux eschares au sacrum.

Le malade souffrait tellement de la distension de son ventre que, le 1er janvier, on pratiqua la paracentèse et on retira huit litres de sérosité claire, couleur paille. L'opération fut suivie d'un grand soulagement; mais le liquide continua à couler par l'ouverture en telle quantité que, le 4 janvier, sur le conseil de mon collègue en chirurgie M. Moore, on la ferma à l'aide d'une aiguille et une suture entortillée. Le lendemain matin, le malade se plaignit de nausées et de douleur dans l'abdomen, qui était sensible également. Dans le cours de la journée, il eut de fréquents vomissements et tous les symptômes d'une péritonite aiguë, qui persistèrent jusqu'à sa mort, le 5 janvier au soir.

Autopsie. — Plus de six litres de sérosité trouble, floconneuse, dans le péritoine. Vascularité accentuée et lymphe plastique récente, dans le voisinage de la piqûre. Foie petit et complétement caché derrière les côtes, mais très-dense et pesant près de 2 kilos : exemple typique de cirrhose vraie. Rate adhérente et capsule épaissie. Les deux poumons emphysémateux, congestionnés en arrière, et tubes bronchiques pleins de muco-pus. Côté droit du cœur un peu dilaté. Reins congestionnés, mais, à part cela, sains.

L'observation CXI a présenté ce côté intéressant qu'elle nous a offert un exemple de cirrhose vraie chez un enfant de neuf ans, et aussi que, malgré son âge, le petit malade était adonné à la boisson. Le diagnostic a été embarrassant par ce fait qu'on n'a connu les habitudes de l'enfant qu'après sa mort, que la température s'élevait de temps en temps le soir, qu'il y avait des antécédents de tubercules dans la famille et par une légère crépitation au sommet du poumon gauche, qu'on avait constatée dès l'entrée du malade à l'hôpital. On a argué souvent, de ce que la cirrhose s'observe chez les enfants, que l'affection n'est pas due à l'abus de l'alcool; mais ici, de même que dans un autre cas que j'ai eu récemment à soigner, on a trouvé que ce qui paraissait au premier abord être une exception, n'a fait que confirmer la règle. Il faut signaler également que Wunderlich a observé deux cas typiques de cirrhose chez deux sœurs, âgées de onze et douze ans, qu'une enquête attentive montra être des buveuses de petits verres (1). Cheadle a aussi rapporté récemment un cas de cirrhose extrêmement intense chez un jeune homme de dix-huit ans qui avait l'habitude de boire de grandes quantités de gin (2). Enfin le docteur Wilks a eu, il n'y a pas longtemps, dans son service à

(1) Niemeyer, *Traite de Pathol. interne*, t. I.
(2) *Brit. med. Journ.*, 1871, II, p. 545.

Guy's Hospital, une fillette de huit ans atteinte d'atrophie du foie, avec grosses granulations (*garni de clous à grosse tête*) : elle avait été adonnée à la boisson, prenant jusqu'à un quart de litre de gin par jour (1). Il est possible que la plus grande activité du foie dans les premiers âges de la vie rende cet organe plus susceptible d'être affecté par l'alcool que chez les adultes.

OBS. CXI. — *Cirrhose vraie chez un garçon de neuf ans. Ascite. — Paracentèse.*

Henry N..., âgé de neuf ans, est admis à l'hôpital Saint-Thomas le 5 septembre 1875. Son père est vivant et en bonne santé ; sa mère est morte phthisique et plusieurs frères et sœurs sont morts en bas âge. Autant que l'enfant peut l'assurer, il a toujours eu une bonne santé jusque deux mois avant son entrée. Pendant tout le mois de juillet, il a été affecté de mal au cœur et d'efforts pour vomir tous les matins. Le 1er août, on l'avait envoyé au bord de la mer, mais le mal au cœur persista et le ventre commença à enfler. Au bout de seize jours, il retourna chez lui ; le malaise cessa alors, mais l'enflure augmenta. Dès le début, il avait maigri et il y avait eu un peu de constipation.

Après la mort de l'enfant, on sut que son père tenait un petit débit de boissons, et que l'enfant avait l'habitude de boire de grandes quantités de vin et d'eau, spécialement entre les repas. Étant même à l'hôpital, il prit des alcooliques avec un empressement tout à fait inaccoutumé chez un enfant.

A son entrée, le petit malade était émacié, mais l'abdomen était très-gros, par suite d'épanchement péritonéal : circonférence à l'ombilic, 32 pouces 1/2. Le ventre n'est pas sensible. On ne pouvait pas sentir le bord inférieur du foie ; le bord supérieur n'est pas trop haut. La rate est très-grosse. L'extrémité inférieure est de quatre pouces au-dessous des côtes. Pas d'ictère ; pas d'œdème des jambes, ni d'albuminurie, pas de signes de syphilis constitutionnelle ; bruits du cœur normaux. Température de temps en temps jusqu'à 38°,1. Appétit et sommeil bons. Langue normale.

L'enfant fut d'abord traité par le sirop d'iodure de fer à l'intérieur et des badigeonnages de teinture d'iode sur l'abdomen. Le 8 et le 9 septembre, la température s'éleva, le soir, à 39°,3 et 39°,7, mais ordinairement elle était au-dessous de 37°,7. Le 18 septembre, la circonférence à l'ombilic avait augmenté jusqu'à 34 pouces 1/4. On substitua alors du citrate d'ammoniaque au fer, et on appliqua sur l'abdomen un emplâtre mercuriel, tandis qu'on tenait l'intestin libre. Sous l'influence de ce traitement, l'ascite diminua rapidement et, le 15 octobre, il n'en restait plus trace. La circonférence à l'ombilic n'était plus que de vingt-quatre pouces, et, sauf que la rate restait grosse et que la faiblesse persistait, l'enfant semblait bien. On le traita alors par l'iodure de potassium et le fer, la digitale et l'huile de foie de morue. Une ou deux fois il eut mal au cœur le matin, et, le 24 octobre, le ventre sembla grossir de nouveau : la circonférence était de 25 pouces 1/2. A partir de ce moment, l'enflure augmenta rapidement : le 10 novembre, la circonférence était de

(1) Dr Hilton Fagge, *Guy's Hosp. Rep.*, 1875, 3e sér., t. XX.

34 pouces 1/2; langue sèche et rouge. Bile dans l'urine. Digitale et iodure de potassium, avec évacuants, sans effet. Le 12 novembre, circonférence 37 pouces 1/2; téguments de l'abdomen lisses et luisants. Pouls à 120; respirations 60, embarrassées. On retira par la paracentèse près de huit litres d'une sérosité claire, couleur paille, et on prescrivit au malade des pilules bleues, de la squille et de la digitale, ainsi que des diurétiques salins. Le liquide se reforma rapidement et, le 24 novembre, la circonférence était de trente-huit pouces; douleur dans l'abdomen et vomissements de temps en temps; œdème considérable des jambes; dyspnée et prostration extrêmes. Deuxième paracentèse : huit litres de liquide, soulagement temporaire. Le lendemain, le malade se plaint d'une vive douleur dans l'abdomen et de nausées; l'abdomen se remplissait de nouveau. A sept heures du soir, plus de connaissance, et à onze heures vingt, mort.

Autopsie. — Près de 3 litres et demi de liquide ascitique opaque, contenant quelques flocons de lymphe. Péritoine généralement très-injecté. Le grand épiploon forme une masse adhérente aux intestins adjacents; mésentère épaissi et œdémateux. Pas de tubercule. Foie petit; il pesait 610 grammes, le poids normal à cet âge étant de 900 grammes; la surface externe présentait le caractère typique « aspect garni de clous à grosse tête » de la cirrhose; nombreuses petites proéminences, irrégulières, jaunâtres, séparées par des dépressions gris-violacé. Tissu très-dur, résistant et ressemblant à du cuir. A la coupe, on voit des îlots jaunâtres de tissu glandulaire entourés de bandes fibreuses. La vésicule contenait de la bile normale. Rate grosse, pesant 280 grammes, rouge foncé, ferme. Muqueuse de l'estomac épaissie, profondément injectée, et avec beaucoup de mucus visqueux adhérent. Partie inférieure de l'iléon congestionnée. Plaques de Peyer et glandes solitaires du gros intestin un peu augmentées de volume. Reins gros et congestionnés, mais tissu normal. Cœur et poumons normaux, sauf un peu de congestion hypostatique des deux poumons et de petites ecchymoses dans le tissu sous-pleural.

Les deux foies que je vous présente maintenant, me paraissent rendre compte de certaines différences d'opinion qui existent encore relativement à la pathologie de la cirrhose. L'un a été pris sur un sujet dont je vous ai retracé l'histoire et que je vous ai présenté comme un bon exemple de cirrhose vraie (obs. CIV), l'autre sur un sujet dont je vais, tout à l'heure, vous rapporter le cas (obs. CXII).

D'un côté, il est établi que, dans la cirrhose, il y a augmentation du tissu fibreux, résultant d'un processus inflammatoire chronique, et que le tissu glandulaire s'atrophie par la pression qu'exerce sur lui ce tissu fibreux, ou par suite de la transformation des cellules glandulaires en fibres cellules; tandis que, d'un autre côté, on prétend que le tissu glandulaire est simplement atrophié, et que le tissu fibreux n'est pas absolument, mais relativement augmenté. La première opinion est soutenue par le Dr Budd dans son ouvrage sur les *Maladies du Foie* (1), et

(1) 3e éd., p. 136.

la dernière a été mise en avant par le Dr Beale (1) et adoptée par Sir Thomas Watson, dans la dernière édition (la 5e) de ses *Leçons* classiques. Une troisième catégorie d'auteurs, parmi lesquels on peut citer Förster, croient qu'il y a deux formes de cirrhose granuleuse, l'une dans laquelle le tissu fibreux est augmenté et l'autre dans laquelle il ne l'est pas, et c'est là l'opinion que je vous ai déjà exposée (v. pp. 283, 292). Dans l'un de ces deux foies, le tissu est extrêmement dense et l'élément fibreux paraît considérablement augmenté, non-seulement à l'œil nu, mais au microscope. Dans le second foie, au contraire, bien que l'atrophie soit extrême, si bien que le poids de l'organe n'est qu'un peu plus de la moitié du premier, le tissu est extrêmement mou et friable, et il ne paraît pas, soit à l'œil nu, soit au microscope, que l'élément fibreux y soit augmenté. Si l'augmentation de la densité et l'augmentation apparente du tissu fibreux, dans le premier cas, étaient dues à la disparition d'une portion de l'élément glandulaire, il serait difficile d'expliquer pourquoi, dans le second cas, bien que l'atrophie soit plus prononcée que dans le premier, la consistance de l'organe est moindre qu'à l'état normal, et il n'y a pas augmentation apparente de l'élément fibreux. Les deux malades qui sont en question ici, ont présenté, durant leur vie, les phénomènes ordinaires d'obstruction porte qu'on rencontre dans la cirrhose; mais il y avait entre eux cette différence, c'est que le malade dont le foie contenait le plus de tissu fibreux dense, avait été adonné à l'intempérance, tandis qu'il n'y avait pas de pareils antécédents chez le second. Je ne puis vous fournir d'éclaircissement sur l'étiologie de la maladie chez ce dernier, mais l'absence d'excès alcooliques, qu'on rencontre presque toujours dans le cas de foie cirrhotique avec tissu fibreux dense, m'a paru digne d'être notée.

OBS. CXII. — *Pas d'excès alcooliques antérieurs. — Symptômes d'obstruction porte. — Foie mou, atrophié, granuleux. — Fausse cirrhose.*

Marie O., âgée de soixante-huit ans, fut admise à l'hôpital Middlesex, le 1er avril 1867. Sa santé a été toujours bonne, sauf à l'âge de quarante-cinq ans; elle a été obligée de garder le lit six semaines pour ce qu'elle a cru être une fièvre rhumatismale. Depuis, elle n'a eu ni dyspepsie, ni palpitations; elle a toujours été sobre. Sa maladie actuelle a commencé, six semaines avant l'entrée à l'hôpital, par des vomissements et de la diarrhée : tout ce qu'elle prenait, elle le rendait dans l'espace de dix minutes. Ces symptômes persistèrent, et au bout de trois semaines, la malade remarqua, pour la première fois, qu'elle était légèrement ictérique, et, vers la même époque, elle rendit par le vagin une grande quantité de sang.

A son entrée, la malade est maigre et très-faible; arc sénile très-marqué,

(1) *Archives of Medicine*, t. I, p. 125.

ictère prononcé de la peau, des conjonctives et de l'urine. Pouls à 108, très-irrégulier; pulsation visible d'un grand nombre d'artères, qu'on sentait rigides et tortueuses; impulsion du cœur forte et irrégulière, matité cardiaque légèrement augmentée, mais pas de bruit de souffle appréciable. Respirations 28, un peu pénibles. Gros râles humides à la base des deux poumons. Abdomen considérablement distendu et tympanitique, mesurant 33 pouces de circonférence à l'ombilic; veines sous-cutanées de l'abdomen normales. Œdème considérable des deux extrémités inférieures, mais pas d'albuminurie. Langue humide et blanche. Les garde-robes rendues après l'entrée à l'hôpital étaient brun foncé et contenaient de la bile en abondance.

Le 6 avril, les vomissements et la diarrhée ont cessé, mais il y a des signes assez manifestes d'épanchement péritonéal; les veines sous-cutanées de l'abdomen sont un peu grosses; circonférence à l'ombilic, 35 pouces, mais elle n'a jamais dépassé ce chiffre.

A partir de ce moment, la malade a toujours été très-bas, mais sans que l'abdomen augmentât de volume, et sans qu'il se produisît aucune autre modification jusqu'au 30 avril. Alors les vomissements reparurent, mais non la diarrhée. Plus du tout d'appétit, langue sèche et brune; la malade décline de plus en plus et succombe le 13 mai, après avoir été vingt-quatre heures sans connaissance.

A l'autopsie, on trouve les deux reins contractés et granuleux, avec de nombreux kystes dans la substance corticale. Hypertrophie considérable du ventricule gauche du cœur et athérome de l'aorte, mais valvules saines. Poumons légèrement emphysémateux, sauf cela, à l'état normal. Environ 4 litres et demi de sérosité claire, couleur paille, dans le péritoine. Les intestins étaient épaissis (par suite de macération), et il y avait une légère ecchymose à la muqueuse du cœcum; mais, à part cela, ils étaient à l'état normal. Volume de la rate ordinaire. Petite tumeur fibreuse dans l'utérus, sans autre altération.

Foie extrêmement petit, ne pesant que 720 grammes et mesurant 7 pouces 75 de gauche à droite, et 5 pouces 5 d'avant en arrière dans le lobe droit et 4,75 dans le gauche. La capsule n'était pas du tout épaissie et n'était pas adhérente; mais la surface externe était grossièrement nodulée et granuleuse, exactement comme dans la cirrhose. Tout le pourtour de l'organe, et particulièrement en avant, avait l'air de flotter par suite de la résorption complète du tissu glandulaire entre les deux faces supérieure et inférieure. Au bord antérieur du lobe droit, ce cercle de raréfaction atteignait presque un pouce de largeur. A la coupe, l'élément fibreux ne paraissait pas augmenté, au contraire, la consistance de l'organe était extrêmement molle. La surface de la coupe avait une coloration brun-jaunâtre et l'aspect grossièrement granuleux, par suite de l'agglomération des lobules en petites masses; contour des lobules mal défini; au microscope, on trouve quantité de cellules glandulaires, mais chargées d'huile; pas de leucine ni de tyrosine. Le cercle raréfié présentait à la coupe un aspect gris, lisse, et était constitué en grande partie par du tissu fibrillaire et des vaisseaux, avec, par-ci, par-là, quelques cellules glandulaires vides; sur ce cercle, faisaient saillie quelques nodules isolés, gros comme des pois, de tissu hépatique brun-jaunâtre.

L'observation CXIII est un cas d'atrophie chronique du foie par péri-hépatite. L'aspect de l'organe était semblable à ce qu'on voit souvent dans la syphilis constitutionnelle, bien que rien n'indiquât positivement que le malade eût eu la syphilis. Le foie était très-petit; il n'y avait cependant pas d'indice d'obstruction porte. Mais chez un autre malade, dont j'ai fait l'autopsie il y a quelques années, il y avait un semblable état du foie, avec une ascite considérable et la rate pesait 760 grammes; pendant les trois jours qui précédèrent sa mort, il y eut d'abondantes évacuations par le haut et par le bas, avec beaucoup de sang dans les matières vomies et dans les garde-robes.

OBS. CXIII. — *Atrophie chronique du foie par péri-hépatite. Ulcère simple de l'estomac.*

Le foie et l'estomac que je vous présente, furent pris par moi sur le cadavre d'une femme âgée de quarante-quatre ans, qui mourut, il y a déjà quelques années à l'hôpital Middlesex dans le service du docteur Thompson. Elle fut admise le 19 mars et mourut le 15 avril 1861. Six mois avant son entrée, elle commença à maigrir, à avoir des nausées et à perdre l'appétit; six semaines avant son admission, parurent des vomissements et de la douleur après le repas. Les symptômes constatés pendant le séjour de la malade à l'hôpital furent une grande émaciation, de la sensibilité dans la région du foie, dont la matité, sur la ligne mammaire droite, mesurait moins de deux pouces, de la douleur et des vomissements après le repas, et de la constipation. Pas d'ictère, pas d'ascite et pas d'albuminurie; bruits du cœur normaux.

Le foie pesait 860 grammes; il était très-petit, 9 pouces dans sa plus grande longueur, 6 pouces dans le sens antéro-postérieur et 2 pouces maximum d'épaisseur. Capsule épaissie et fixée au diaphragme et aux côtes par de nombreuses bandes fibreuses, longues et fines. Face externe marquée par des dépressions étendues, semblables à des cicatrices; on trouva, répandues à travers sa substance, de nombreuses gommes fibroïdes, fermes, grosses comme des pois, et constituées par du tissu fibrillaire avec de la matière huileuse et granuleuse. Le tissu glandulaire qui restait paraissait normal. L'extrémité pylorique de l'estomac était épaissie et rétrécie par d'apparentes cicatrices d'anciens ulcères. A deux pouces du pylore se trouvait un ulcère récent, presqu'aussi large qu'une pièce de 50 centimes. Rate non volumineuse, dégénérescence cireuse des reins au début. Quelques petites plaques de pneumonie lobulaire récente dans les deux poumons; base du poumon droit fixée au diaphragme par des adhérences solides. On ne put découvrir de cicatrices ni sur la vulve, ni aux aines, ni sur les tibias.

Dans l'observation CXIV, l'atrophie du foie parut être consécutive à une affection thoracique (1).

(1) Voyez aussi le cas de Marie T..., rapporté dans la leçon XII.

OBS. CXIV. — *Bronchite et dilatation des bronches. — Affections des valvules aortiques. — Atrophie du foie. — Ascite considérable.*

Le foie que je vous présente n'a guère plus de la moitié de son volume normal; il pesait 950 grammes seulement. Sa face externe est finement granuleuse; elle est marquée de nombreuses petites dépressions, correspondant au centre des lobules. La capsule est très-épaissie en bien des points et était adhérente aux parties environnantes, et il y avait augmentation du tissu fibreux dans l'intérieur de l'organe. Avant de l'immerger dans l'alcool, la surface de la coupe présentait l'aspect d'une muscade.

Ce foie fut pris sur un sujet âgé de quarante ans, qui avait été dans cet hôpital (Middlesex), une première fois, du 27 juin au 16 juillet 1860, et, une seconde fois, du 13 novembre 1860, jusqu'à sa mort, le 5 janvier 1861. Il il prenait habituellement des spiritueux, mais pas avec excès. Sa maladie commença, environ un an avant sa mort, par de la toux, de la dyspnée, et autres signes de bronchite. Au bout de trois mois, ses jambes enflèrent d'abord, et puis le ventre également; mais au moment de sa première entrée à l'hôpital, l'hydropisie des jambes était comparativement légère, bien que l'abdomen fût considérablement distendu par l'ascite. Le malade se plaignait beaucoup d'avoir mal au-dessous des côtes droites; la matité hépatique était diminuée. Il n'y avait pas d'albuminurie, mais on constatait un bruit de souffle systolique, à la base du cœur.

Après la mort, on trouva les tubes bronchiques très-épaissis, et dilatés; en une foule de points, le tissu pulmonaire était dans un état de dégénération fibroïde. Le poumon droit était adhérent, et inséparable de la paroi thoracique. Cavités droites du cœur dilatées; insuffisance des valvules aortiques. Deux des valves étaient réunies en une, et toutes étaient fortement athéromateuses.

Le cas suivant a été publié par moi, il y a quelques années, dans les *Pathological Transactions*, t. VII, p. 238. C'est un exemple intéressant d'atrophie chronique du foie, avec concomitance de rate très-grosse et de leucocythémie. Bien que l'organe ait été décrit, dans le temps, comme se trouvant « dans une phase avancée de cirrhose », les adhérences solides du foie, de l'épiploon et de la rate, la capsule épaissie de la rate, et l'oblitération du canal cystique, tout indiquait que la cause probable de l'atrophie était une péritonite chronique. Il n'y avait pas d'antécédents d'intempérance. Toutefois, la circonstance remarquable qui me fait vous relater ce cas, c'est qu'à quatre reprises différentes on retira de l'abdomen par la paracentèse de grandes quantités de liquide et que la malade vécut encore près de deux ans, sans que le liquide se reproduisît.

OBS. CXV. — *Atrophie chronique du foie et ascite. — Paracentèse. — Pas de reproduction du liquide après la quatrième ponction. — Augmentation de volume de la rate et leucocythémie. — Mort par ulcération de la bouche et nécrose maxillaire et vertébrale.*

Il s'agit dans ce cas d'une femme, qui était née, et qui avait toujours habité à Londres. Elle avait des habitudes sobres, et était très-délicate. Ses règles ne parurent pas avant l'âge de vingt ans et au bout de onze ans de mariage elle n'avait eu ni enfants ni fausse couche. En 1850, étant âgée de trente et un ans, elle remarqua, pour la première fois, une grosseur au-dessous des côtes droites, mais elle ne s'en trouva guère gênée, jusqu'à la fin de 1853, où tout le ventre se mit à grossir, et, le 12 avril 1854 elle fut admise à l'Hôpital des Femmes, Soho square, dans le service du docteur Tanner.

Elle éprouvait alors des symptômes d'affection hépatique et d'ascite, et mesurait 43 pouces 3/4 à la circonférence, et 18 1/2 du cartilage xyphoïde au pubis. Pendant son séjour à l'hôpital, elle fut traitée par l'iodure de potassium, les frictions mercurielles et les purgatifs, et l'abdomen fut ponctionné quatre fois. Le 17 avril, on retira environ 10 litres de liquide clair, le 19 mai 11 litres, le 16 juin 12 litres, et le 7 juillet 11 litres passés, en tout, plus de 44 litres. Après la quatrième ponction, l'abdomen ne se remplit plus, et la malade quitta l'hôpital considérablement améliorée dans son état général et avec l'abdomen d'un volume normal.

L'ascite ne reparut pas, mais, quelques mois après, la malade commença à se plaindre d'une ulcération de la bouche et de la gorge, donnant un écoulement très-fétide. Plusieurs de ses dents tombèrent, et en octobre 1865, une portion des lames alvéolaires du maxillaire inférieur s'exfolièrent. Elle eut aussi plusieurs fortes atteintes d'épistaxis, et de saignement des gencives. Le 12 mars 1856, elle entra dans mon service. Elle était alors extrêmement faible, et obligée de garder le lit. Elle avait une vaste ulcération dans la gorge et le long du bord des gencives, mais la voix était naturelle. Elle assura qu'elle n'avait jamais eu la syphilis, ni pris de mercure à l'intérieur. Tout le côté gauche de l'abdomen était rempli par une tumeur solide, s'étendant en avant jusqu'à 2 pouces et demi en dedans de l'ombilic, mais il n'y a pas d'ascite; la matité hépatique est diminuée, elle n'excède pas 2 pouces et demi sur la ligne mammaire droite.

L'ulcération de la bouche a gagné rapidement; d'autres dents et d'autres fragments osseux du maxillaire inférieur se sont détachés; le corps d'une des vertèbres cervicales se trouve dénudé; et la dysphagie était si grande qu'à la fin même les liquides étaient rejetés par les narines.

Après la mort, on trouva un peu moins d'un demi-litre de sérosité claire dans la cavité abdominale; l'épiploon était solidement adhérent à la paroi abdominale. Le foie était très-petit et ne pesait pas tout à fait 1000 grammes. La surface externe était solidement adhérente aux parties environnantes et l'on constata que l'organe se trouvait dans « une phase avancée de cirrhose ». Il y avait de la bile dans les conduits biliaires ainsi que dans les intestins, mais pas dans la vésicule. Canal cystique oblitéré; les vaisseaux et le canal hépathique, dans la scissure porte, passaient à travers une masse de tissu fibreux résistant. Vésicule biliaire affaissée. Sa muqueuse est complétement blanche et incrustée de petits fragments de matière terreuse dont quelques-uns étaient très-adhérents. Cette substance était composée surtout de carbonate de chaux; elle faisait effervescence avec les acides et l'examen microscopique montra qu'elle consistait en particules cristallines arrondies, de volume variable, depuis 1/400 de pouce jusqu'à un degré presque infini de petitesse; quelques-unes paraissaient être des cristaux aciculés, s'irradiant et unis par leur centre (voyez fig. 36).

La rate pesait 1900 grammes et mesurait 11 pouces 3/4 sur 4. Sa capsule était très-épaissie, indurée et adhérente aux parties environnantes; tissu splénique résistant, de couleur brun-rougeâtre, et parsemé de nombreux points plus clairs, semblables à des grains de sagou. Le sang pris dans toutes les

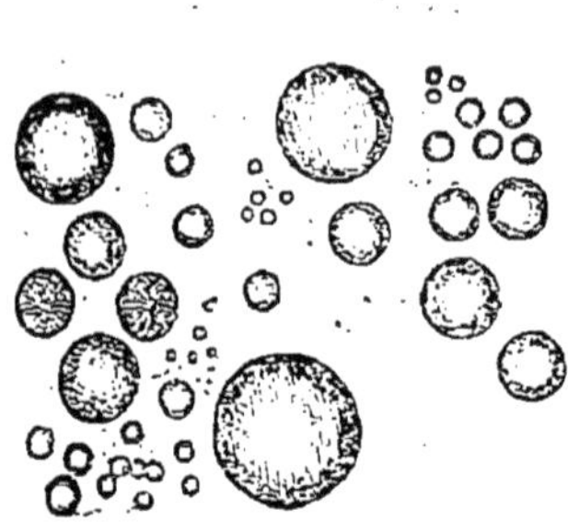

Fig. 36. — Petites masses cristallines de carbonates de chaux adhérentes à la vésicule biliaire dans l'observation CXV. Grossissement 180 diamètres.

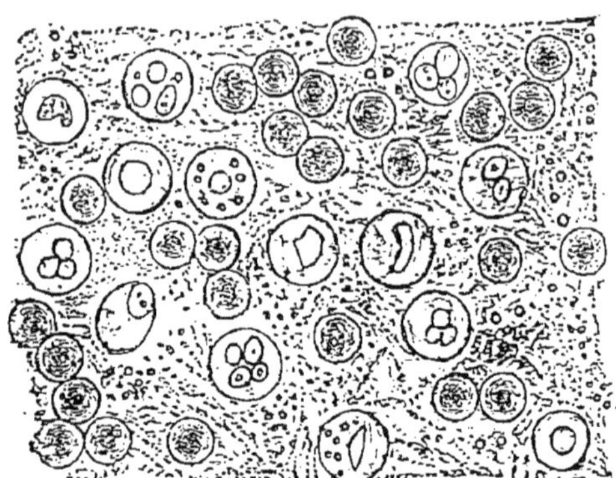

Fig. 37. — Aspect du sang examiné au microscope dans l'observation CXV. Grossissement 400 diamètres.

parties du corps présentait les apparences décrites par Virchow dans les cas de leucocythémie. Il y avait une grande augmentation des corpuscules blancs qui par l'addition d'acide acétique faible, montrant un noyau simple, double ou quadruple. Quelques-uns de ces noyaux étaient en forme de croissant et un grand nombre d'entre eux paraissaient déprimés au centre comme de petits corpuscules rouges. Quelques cellules, outre les noyaux, contenaient un petit nombre de petits globules huileux, et il y avait aussi une quantité considérable de matière granuleuse libre et de globules huileux. Les corpuscules rouges montraient une tendance inaccoutumée à s'agglomérer comme dans certains cas de leucocythémie (voir fig. 37.)

Cœur, poumons et reins normaux.

NEUVIÈME LEÇON.

ICTÈRE.

Définition. — Diagnostic des causes. — Pseudo-ictère. — Phénomènes de l'ictère : 1° localisation, etc.; 2° sécrétions; 3° goût amer; 4° troubles de la digestion; 5° prurit; 6° éruptions cutanées; 7° température; 8° pouls; 9° hémorrhagies; 10° débilité générale et anémie; 11° vision jaune; 12° symptômes cérébraux. — Théorie de l'ictère.

Messieurs.

On donne le nom d'ictère à la coloration en jaune des téguments et des conjonctives, et des tissus et des sécrétions en général, par suite de leur imprégnation de pigment biliaire. J'aime mieux le mot *jaunisse*, pour désigner cet état, que le terme technique *ictère* (1). Ce dernier vient d'un mot grec qui veut dire *grive dorée*, oiseau à plumage doré, qui, d'après une croyance des anciens, était frappé de mort quand il était vu par une personne ayant la jaunisse; mais du même coup, le malade guérissait.

Peu de symptômes morbides sont dus à des causes aussi variées que l'ictère, et il n'y en a pas dont il soit plus difficile ou plus important de déterminer la cause. Le médecin est trop facilement satisfait quand il a constaté que son malade est affecté d'ictère, et qu'il lui a administré les médicaments qui sont censés exercer une action spéciale sur le foie, sans trop s'inquiéter d'approfondir la question ; et cependant, le pronostic et tout le traitement du cas en présence duquel on se trouve, doivent dépendre non de l'ictère, mais de sa cause. La difficulté du sujet est encore augmentée par ce fait que ceux qui y ont apporté le plus d'attention, ne s'inquiètent pas du tout du mode de production de l'ictère dans un grand nombre de cas. Je vais donc m'efforcer de vous expliquer les diverses causes de l'ictère, la façon dont elles agissent et comment vous pourrez les distinguer. Mais tout d'abord, il sera bon de vous entretenir de ce qu'on peut appeler l'ictère faux, et vous décrire certains phénomènes liés à l'ictère, quelle qu'en soit la cause.

(1) Malgré la critique, fort juste au point de vue étymologique, que Murchison fait du terme ictère, je l'ai employé presque partout, parce que chez nous c'est le terme consacré et que le mot *jaunisse* n'est usité que dans le langage familier. (N. D. T.)

PSEUDO-ICTÈRE.

Tout d'abord, il faut que vous soyez tout à fait certains que vous avez affaire à l'ictère, avant de chercher à en pénétrer la cause. D'une façon générale, vous n'éprouverez pas grande difficulté pour le diagnostic : vous n'aurez qu'à regarder le malade pour savoir de quoi il s'agit. Il y a cependant certains états qu'on peut prendre aisément pour les formes les plus légères de l'ictère, et il faut absolument que vous soyez fixés sur ces causes d'erreur.

1° Il y a le teint jaune verdâtre présenté par les chloro-anémiques, et qui est dû à un état morbide du sang. On le distingue par :

a. La blancheur perlée des conjonctives et la pâleur des lèvres et de la langue ;

b. D'autres symptômes d'anémie, tels qu'un pouls faible, un bruit de souffle au cou, un bruit de souffle systolique à la base du cœur, sans autre signe d'affection cardiaque ;

c. Chez les femmes, l'aménorrhée, ou quelque autre signe de troubles du côté de l'utérus ;

d. L'absence de pigment biliaire dans l'urine.

2° Il existe un aspect particulier de la peau, aspect cireux, ou jaune grisâtre, ou jaune limon, qui caractérise la présence de quelque affection organique interne, et spécialement le cancer. On le distingue de l'ictère par :

a. L'absence de teinte jaune des conjonctives ;

b. L'absence de pigment biliaire dans l'urine ;

c. La présence d'autres symptômes ou signes locaux d'affection viscérale, ou, dans le cas de cancer, de la cachexie cancéreuse.

3° Une teinte jaune terreux se rencontre assez souvent chez les individus qui ont été longtemps ou souvent atteints des fièvres intermittentes, et parfois aussi chez ceux qui ont été empoisonnés par le plomb ou qui sont affectés de rein granuleux. Cet état se reconnaîtra par :

a. L'absence de toute teinte jaune des conjonctives ;

b. L'absence de pigment biliaire dans l'urine ;

c. Les antécédents de fièvre intermittente ou de séjour dans des régions à fièvres endémiques ;

d. L'intoxication saturnine, avec le liséré bleu gingival, ou des atteintes antérieures de colique de plomb ou de paralysie saturnine ;

e. Les autres symptômes du rein granuleux, savoir : urine abondante et de faible densité, contenant de temps en temps un peu d'albumine, l'hypertrophie du ventricule gauche du cœur indépendante d'affection valvulaire, artères saillantes, etc.

4° Une teinte jaunâtre des conjonctives peut être produite par de la graisse sous-conjonctivale. On la distingue par ces circonstances :

a. La teinte jaune n'est pas uniforme ;

b. L'absence d'ictère de la peau et de pigment biliaire dans l'urine.

5° Dans un grand nombre des cas qu'on a décrits sous le nom d'*ictère des nouveau-nés*, la teinte jaune qui se produit le 3ᵉ ou le 4ᵉ jour après la naissance, n'est pas due à de l'ictère, mais simplement à des modifications survenues dans l'état du sang de la peau hyperhémiée, la rougeur intense des nouveau-nés se transformant, comme font les contusions, à travers les nuances du jaune, en la couleur chair caractéristique (1). Toutefois, les jeunes enfants peuvent être affectés d'ictère vrai, ainsi que je vous le montrerai tout à l'heure. Le pseudo-ictère en diffère par :

a. La coloration normale des conjonctives ;

b. L'absence de pigment biliaire dans l'urine ;

c. L'affaiblissement graduel et la disparition de la teinte jaunâtre au bout de peu de jours ;

d. L'enfant se porte très-bien et a le ventre libre.

6° On ne confondra guère la maladie d'Addison avec l'ictère ; elle se distingue de ce dernier par :

a. La coloration plus foncée ou plus terreuse en général, et plus sombre en certains points, tels que la face, le cou, les mains, l'aréole des seins, l'aisselle, le pénis, le scrotum, etc. ;

b. La présence d'autres symptômes de la maladie d'Addison, et particulièrement l'existence d'une anémie extrême et de vomissements ;

c. La blancheur des conjonctives ;

d. L'absence de pigment biliaire dans l'urine.

7° Les personnes qui ont longtemps habité les pays chauds, ou exposées ordinairement au soleil, peuvent avoir un teint bronzé de la face qui diffère de l'ictère en ce que :

a. La peau de la poitrine et des autres parties du corps a sa teinte normale ;

b. Les conjonctives sont blanches ;

c. Il n'y a pas de pigment biliaire dans l'urine.

8° D'autres pigments sont susceptibles de communiquer à l'urine une coloration qu'on peut confondre avec celle du pigment biliaire ; ainsi, par exemple, ceux qu'on observe fréquemment dans des maladies qui entravent la fonction respiratoire. Mais on peut toujours reconnaître le pigment biliaire par ce fait que l'urine tache le linge en jaune, et mieux encore en traitant ce liquide par l'acide nitrique. Si vous versez un peu d'urine contenant du pigment biliaire sur une assiette blanche ou sur une feuille de papier à écrire et si vous laissez tomber dessus une goutte ou deux d'acide nitrique, vous verrez se produire immédiatement autour du

(1) West, *Maladies des enfants*, trad. française de Archambault.

point où est tombé l'acide, un jeu de couleurs passant du brun au jaune sale par le vert, le bleu, le violet et le rouge (1).

9° Enfin ceux d'entre vous qui entreront au service de l'État ne doivent pas oublier que l'ictère a été simulé avec succès par des soldats ou des marins désireux d'obtenir un congé. La teinte jaune de la peau a été simulée en la badigeonnant avec une infusion de safran, de curcuma, de rhubarbe, de fleurs de genêt ou de suie, tandis qu'on rehaussait la couleur de l'urine en prenant de la rhubarbe ou de la santonine (2). Mais dans l'ictère simulé, vous trouverez que :

a. Les conjonctives sont blanches ;

b. Le pigment biliaire ne peut être découvert dans l'urine par l'acide nitrique ;

c. Le savon et l'eau, ou mieux encore une solution faible de chlorure de chaux enlèveront la couleur jaune de la peau ;

d. Si l'urine est colorée par l'usage de la santonine à l'intérieur, elle deviendra rouge sang sous l'influence des alcalis caustiques ou de leurs carbonates.

Je désire maintenant attirer votre attention sur :

Certains phénomènes et symptômes qui accompagnent l'ictère quelle que soit sa pathogénie.

I. *Localisation et intensité de l'ictère*. — La plupart des organes et des tissus s'imprègnent de pigment biliaire. C'est d'abord dans le sang que ce dernier s'accumule, et c'est ainsi que la teinte jaune pénètre dans tous les points du corps traversés par le sang, même le cerveau, les os et le fœtus dans la matrice. Les muqueuses cependant ne sont que légèrement colorées, bien que la langue soit souvent nettement jaune. Le tissu du cerveau et de la moelle ne s'imprègne réellement pas de pigment biliaire : la teinte jaune qu'il présente à la coupe est due à l'exsudation de sérum ictérique par les extrémités des vaisseaux sectionnés. Enfin, même dans les cas d'ictère intense, il est remarquable de voir, étant donné ce que nous savons des lois de la diffusion osmotique, que les humeurs de l'œil ainsi que le cristallin ne sont pas pénétrés par le pigment biliaire :

(1) D'après Frerichs, cette réaction peut échouer si le pigment biliaire a subi quelque transformation dans l'urine, et cela dans des cas où les autres symptômes de l'ictère sont indiscutables. Lorsque cela arrive, l'urine est, à un moment, d'une couleur brune ou rouge brun, et devient rouge par l'addition d'acide nitrique ; à un autre moment, elle est d'un rouge intense, qui se change, par l'acide nitrique, en un rouge sombre bleuâtre (*Op. cit.*, trad. franç., 2e éd., p. 103). J'ai fait la même remarque dans des cas rares, où l'ictère résultait d'une intoxication du sang, et j'ai souvent constaté que l'urine présentait ces caractères dans des cas où il n'y avait pas d'ictère, mais un trouble évident dans les fonctions ou dans la structure du foie.

(2) Gavin, *On Feigned and Fictitious Diseases*, 1843, p. 389.

quelques observateurs y ont bien signalé une teinte jaune, mais c'était certainement exceptionnel (1).

L'intensité de l'ictère varie dans les différents tissus de l'organisme. Quand l'ictère dépend d'une obstruction du canal cholédoque, le foie lui-même est l'organe le plus profondément coloré, il présente souvent une teinte olive foncé; mais lorsqu'il n'y a pas obstacle au cours de la bile dans l'intestin, le foie peut n'être pas plus empreint de pigment que les autres organes.

Après le foie, c'est la peau qui devient le plus jaune; mais avant qu'elle ne soit envahie, on observe déjà ordinairement une teinte jaune sur les conjonctives. Il faut qu'il y ait, pour ainsi dire, une certaine concentration de pigment biliaire pour que la peau se colore en jaune; de sorte que dans les cas plus légers, ou plus passagers, il peut arriver que les conjonctives seules soient affectées.

La coloration de la peau varie du jaune soufre pâle ou jaune limon, jusqu'à la teinte bronze ou olive en passant par le jaune citron. La teinte varie suivant la cause et la durée de la maladie. Quand la cause est une obstruction des voies biliaires, la coloration est d'abord légère et augmente d'intensité à mesure que la maladie se prolonge. Quand l'ictère est indépendant d'une obstruction dans le cours de la bile, la coloration est rarement très-intense, à quelque moment que ce soit, et cependant ce sont là souvent les cas les plus sérieux. L'ictère présente parfois une teinte verdâtre ou presque noire, ce qui tient à ce que le pigment biliaire qui est résorbé est altéré et foncé, ou à ce que la face était déjà livide par suite d'une artérialisation imparfaite du sang, la coloration verte résultant du mélange du bleu de la lividité avec la teinte jaune normale de l'ictère; dans tous les cas, le pronostic est défavorable. La coloration varie aussi avec l'âge, la constitution et la proportion de graisse contenue dans l'organisme.

Elle est plus intense chez les gens âgés, chez les gens ridés, chez ceux qui ont le teint foncé, que chez les individus au teint clair, jeunes, et gras. Chez la même personne, également, la cause restant identique, la teinte variera d'un jour à l'autre suivant le régime, la quantité de bile sécrétée par le foie et la rapidité avec laquelle elle est transformée dans le sang, et l'activité des intestins et des reins. Enfin, il est important de se rappeler, en vue du traitement, que la coloration de la peau persiste souvent pendant quelque temps après que la cause de l'ictère a été écartée, et que dès lors on peut en hâter la disparition par les diurétiques et les bains chauds.

2° Les *sécrétions* sont teintées de pigment biliaire, mais les unes plus

(1) Voyez Moxon, *The Lancet*, 1873, t. I, p. 130.

que d'autres. Ainsi, l'urine, qui est l'émonctoire principal du pigment biliaire dans l'ictère, prend une couleur jaune safran, brun verdâtre, ou noir brunâtre, suivant la quantité de pigment qu'elle renferme. L'urine devient ordinairement jaune avant qu'il y ait la moindre coloration à la peau ni même aux conjonctives, et il peut arriver, quand la cause de l'ictère est passagère, que tout le pigment soit éliminé par l'urine sans qu'aucune coloration se manifeste à la peau. D'un autre côté, quand une fois la peau devient jaune, elle peut rester ainsi pendant quelque temps après que la cause de l'ictère a été écartée, et après que le pigment biliaire a complétement ou presque complétement disparu de l'urine. On a également trouvé des acides biliaires dans l'urine de certains ictériques, mais si le cas est de quelque durée, ils disparaissent ordininairement.

Les précipités qui se forment dans les urines ictériques contiennent souvent des granulations anguleuses de pigment noir brunâtre, de même que de l'épithélium rénal et des cylindres urinaires. Les cylindres sans albuminurie sont, d'après le docteur James Finlayson (1), extrêmement communs, et paraissent dus à l'ictère lui-même et non à des maladies spéciales qui les produiraient.

D'autres sécrétions, dans l'ictère, contiennent aussi bien que l'urine du pigment biliaire.

Les glandes de la peau éliminent ordinairement le pigment, et parfois en quantité telle, que le linge en est teint en jaune; mais la proportion qui s'élimine par cette voie est faible, comparée à celle qui passe par les reins.

Le docteur Bright (2) et autres ont rapporté des cas où la sécrétion des glandes mammaires était imprégnée de pigment biliaire; mais les cas de ce genre ne sont pas communs. Heberden, de son côté, a vu une femme atteinte d'ictère intense, allaiter son enfant pendant six semaines sans lui donner sa maladie, ni sans troubler la santé du nourrisson. On a signalé des cas encore plus rares, où la salive ou les larmes étaient pareillement affectées. Il est assez remarquable toutefois que, malgré l'opinion contraire de Fourcroy (3) et du docteur Osborne, de Dublin (4), le pigment biliaire ne soit pas éliminé, dans les cas d'ictère, par la muqueuse des voies respiratoires ou du tube digestif. Cette question a une certaine importance pratique, car si ces muqueuses se comportaient autrement, les garde-robes pourraient contenir du pigment biliaire,

(1) *Brit. and For. med.-chir. Rev.*, janvier 1876. — Voir aussi un article du même auteur dans le *Glasgow med. Journ.*, janvier 1874, et un travail de Nothnagel sur cette question des cylindres urinaires dans l'ictère. *Deutch. Arch. fur klin. Med.*, Band XII. (N. D. T.)

(2) *Gu'ys Hosp. Rep.*, 1e sér. I, p. 623; et Budd, *op. cit.*, 3e éd., p. 470.

(3) Frerichs, *op. cit.*, p. 108.

(4) *Dublin Journ. of med.*, février 1853.

même dans les cas où il y a obstruction complète de la vésicule biliaire. Mais lorsqu'une de ces muqueuses se trouve enflammée et détermine une exsudation albumineuse ou fibrineuse du sang, ces sécrétions altérées peuvent contenir du pigment biliaire. Ainsi, quand la pneunomie coexiste avec l'ictère, il y a souvent du pigment biliaire dans les crachats, ce qui tient à des modifications du pigment sanguin et indépendamment de la bile. On peut même, dans les cas d'ictère, découvrir du pigment biliaire dans les exsudats inflammatoires, de même que dans la sérosité d'un vésicatoire, avant qu'il soit appréciable soit sur la peau, soit dans l'urine. La même observation doit vraisemblablement s'appliquer à ces cas rares où on a trouvé la salive jaune. Dans les cas si souvent cités de Huxham (1) et de Budd (2), il y avait une salivation mercurielle : or, dans cette condition, la salive n'est pas normale et contient beaucoup d'albumine.

3° Les personnes ictériques accusent assez fréquemment un *goût amer*. Quelquefois, ce phénomène paraît dû à des éructations de matières bilieuses venant de l'estomac; mais lorsque les voies biliaires sont obstruées, cette explication n'est plus possible. Cela dénote alors la présence dans le sang des acides biliaires, car le pigment biliaire n'a pas de goût, tandis que l'acide taurocholique est extrêmement amer. Un fait qui montre que ce goût amer n'est pas dû à la présence de pigment biliaire dans le sang, c'est que les personnes qui ont un simple trouble du foie sans ictère s'en plaignent constamment.

4° *Troubles de la digestion.* — Les principaux troubles digestifs résultant de l'absence de bile dans les intestins, sont la flatulence, la constipation et une altération des garde-robes. La bile possède un puissant pouvoir antiseptique; aussi, quand elle vient à manquer, les matières contenues dans l'intestin se décomposent, des gaz s'accumulent dans l'intestin et déterminent une distension tympanique de l'abdomen, et les matières fécales acquièrent une odeur putride. C'est aussi à cause de l'absence de pigment biliaire que les matières présentent une coloration marron grisâtre ou argileuse. La bile paraît être aussi le stimulant naturel de l'action péristaltique de l'intestin : aussi, lorsqu'elle manque, y a-t-il ordinairement constipation. D'autre part, les matières fécales putrides agissent quelquefois sur l'intestin comme un irritant et déterminent de la diarrhée. La putridité et la décoloration des matières, ainsi que la constipation, ne s'observent que dans les cas où il y a obstruction complète des voies biliaires. Lorsque les conduits sont libres ou que l'obstruction est incomplète, et que la bile pénètre encore dans

(1) *Opera physico-medica*, t. III, p. 12.
(2) Budd, *op. cit.*, p. 469.

l'intestin, les matières peuvent n'être que peu altérées et leur évacuation se faire régulièrement.

Quand la bile ne pénètre pas dans l'intestin, la digestion de la graisse est entravée. Les ictériques n'aiment pas la graisse et ne l'assimilent pas, les parties grasses des aliments se trouvant éliminées avec les garde-robes. Le même phénomène se produit encore plus remarquablement quand il y a également obstacle à la pénétration de la sécrétion pancréatique dans l'intestin; mais Bright et Owen Rees (1) ont montré que dans la plupart des cas d'ictère opiniâtre, quand il y a obstruction complète des voies biliaires, on peut découvrir dans les matières fécales une quantité inaccoutumée de graisse. Dans l'obstruction prolongée des voies biliaires, il y a aussi, comme l'ont montré le docteur Wickham Legg (2) et von Wittich, un arrêt complet de la fonction glycogénique du foie, ce qui expliquerait en partie l'émaciation qui se produit en pareille circonstance. Il résulte donc que dans tous les cas d'ictère par obstruction biliaire, la nutrition générale est en souffrance. L'émaciation peut être lente, mais elle est ordinairement progressive, jusqu'à ce que le tissu adipeux ait disparu de l'économie, et alors le poids du corps peut rester stationnaire. On a rapporté, il est vrai, des cas où des malades ont vécu pendant plusieurs années avec de l'ictère et où il y a eu relativement peu de dépérissement; mais ces cas sont exceptionnels.

5° Le *prurit* dans l'ictère, sans aucune éruption à la peau, est souvent un symptôme très-rebelle et désolant. Il précède parfois l'ictère, et c'est aussi un symptôme ordinaire de trouble hépatique non accompagné d'ictère. Graves a vu une fois le prurit précéder l'ictère de dix jours, et une autre fois de deux mois : dans les deux cas, il cessa dès l'apparition de l'ictère. Plus ordinairement on le constate tout d'abord au début de l'ictère (observ. CXXVII); quelquefois il va et vient, et d'autres fois, il persiste tant que dure l'ictère, plus intense ordinairement la nuit, au point d'empêcher de dormir. Vous avez en ce moment l'occasion de constater chez William M. à quel degré ce symptôme peut tourmenter les malades (obs. CXXVII). Cet homme a été affecté d'ictère par obstruction du canal cholédoque datant déjà d'un certain nombre de mois, et a souffert tout le temps de démangeaisons intenses qui, malgré l'opium, malgré les injections sous-cutanées de morphine et les calmants de toute espèce, lui ont fait passer de bien tristes nuits. Le bicarbonate de potasse est le seul médicament qui ait paru le soulager. On observe rarement le prurit dans l'ictère indépendant d'obstruction des voies biliaires. On ignore quel est l'élément de la bile qui provoque ce prurit; mais de ce qu'il précède parfois l'ictère et qu'il se présente

(1) *Guy's Hosp. Rep.* 1e sér., t. I, p. 610, 1836.
(2) *Barthol. Hosp. Rep.*, t. IX, 1873; et *Brit. med. Journ.* Aug. 26, 1876.

souvent dans des troubles hépatiques indépendants de l'ictère, on pourrait conclure qu'il n'est pas déterminé par le pigment biliaire.

6° *Éruptions cutanées.* — L'urticaire, le lichen et autres éruptions cutanées, et quelquefois des furoncles et des anthrax, se manifestent parfois en connexion avec l'ictère. Graves (1) rapporte huit à neuf cas de personnes atteintes de rhumatisme aigu qui devinrent subitement ictériques par complication d'hépatite (congestion du foie) et où l'ictère fut suivi d'urticaire. Je n'ai pas observé par moi-même une semblable séquence de maladie, bien qu'un malade actuellement dans mon service (voir leçon XI) ait été atteint d'une congestion hépatique avec ictère, laquelle se manifesta peu après qu'il fût rétabli d'une attaque de rhumatisme aigu avec péricardite. Dans ce cas, je n'ai pas constaté d'urticaire.

Il faut que j'attire maintenant votre attention sur un état morbide très-remarquable de la peau, nommé *vitiligoïdea* ou *xanthelasma*, qu'on observe de temps en temps lié à l'ictère, et que je vous ai signalé dans une leçon précédente (p. 255). Cet état a été décrit pour la première fois par les Drs Addison et Sir William Gull, dans un mémoire qui leur est commun, et publié dans les *Guy's Hospital Reports* (2). Depuis, de nombreux exemples intéressants de cette maladie ont été, dans ces dernières années, présentés à la *Pathological Society* (3). La maladie se présente sous deux formes, soit seule, soit combinée. Dans l'une (*vitiligoïdea plana*), la peau des paupières, de la paume des mains et de la face palmaire des doigts, ainsi que la muqueuse des gencives, présentent des plaques opaques, blanches, dont la surface et les bords sont légèrement élevés et contrastent fortement avec les parties jaunes — ou rouges pour les gencives — environnantes. Ces plaques ne sont pas du tout indurées, mais la sensibilité y est augmentée; en examinant attentivement l'épiderme qui les recouvre, on constate qu'il est sain et que l'aspect présenté par ces plaques est dû à un dépôt huileux dans la substance du derme, très-abondant dans le voisinage des follicules pileux (voyez p. 259). L'autre forme (*vitiligoïdea tuberosa*) consiste en tubercules éparpillés, de volume divers, quelques-uns aussi larges qu'un pois, avec des papules brillantes et décolorées. Les plus gros tubercules sont tendus et luisants, et ressemblent assez à du molluscum; mais quand on les pique, il n'en sort que du sang, et, au microscope, on constate qu'ils consistent en un dépôt fibreux dur, formé dans

(1) *Clinique médicale.* Trad. Jaccoud, t. I, p. 571, 1re éd.

(2) *Guy's Hosp. Rep.* 2e sér., t. VII, 1851, p. 265.

(3) Le Dr Pavy en a également rapporté un cas dans les *Proceedings of the Royal med. and chir. Soc.*, 12 juin 1866. Voyez aussi un mémoire de Hutchinson, dans les *Med.-chir. Transact.*, 1871, t. LIV, p. 171.

la peau, et infiltré d'un liquide opalin contenant des granulations graisseuses. Ils sont de couleur jaunâtre fortement teintée de rose; on y voit quelques capillaires veineux qui se ramifient à la surface, et ils sont accompagnés d'un degré modéré d'irritation, de sorte que leur pointe paraît souvent rouge et enflammée. Ils sont très-nombreux à la face et aux oreilles, à la face interne de l'avant-bras, et surtout autour des épaules et des genoux, où ils sont souvent confluents. Je vous ai déjà fait remarquer que le xanthelasma peut se présenter dans l'ictère rebelle, presque sans cause, et qu'on l'observe aussi en dehors de l'ictère (1).

7° La *température* du corps dans l'ictère par obstruction des voies biliaires, est ordinairement, pourvu qu'il n'y ait pas une cause concomitante de fièvre, légèrement au-dessous de la normale; cet abaissement est dû à la diminution d'activité des processus chimiques dont le foie est le siége.

8° *Lenteur du pouls.* — Un résultat ordinaire de l'ictère non fébrile, c'est le ralentissement de l'action du cœur et la diminution de la tension artérielle. Le pouls peut tomber à 50, à 40 et même à 20, quelquefois aussi, il est irrégulier. Cette lenteur du pouls se constate surtout quand le malade est couché; s'il se tient debout, la circulation s'accélère; elle est aussi activée lorsque à l'ictère vient se joindre un appareil fébrile : mais quand c'est la fièvre qui précède, le pouls tombe naturellement dès qu'apparaît l'ictère. Par suite, dans l'ictère, il faut moins compter sur la fréquence du pouls, comme indice de fièvre, que dans les circonstances ordinaires et il faut se fier principalement à la température. La lenteur du pouls n'est pas un symptôme invariable dans l'ictère; elle est surtout habituelle dans l'ictère simple ou catarrhal, bien qu'elle ne soit pas limitée à cette forme. On ne sait pas encore bien pourquoi elle existe dans certains cas et manque dans d'autres. L'explication naturelle serait qu'elle est produite par un des éléments de la bile qui n'existe pas dans le sang dans tous les cas d'ictère. Certaines expériences de Röhrig (2), celles de Wickham Legg (3), de Feltz et Ritter (de Nancy) (4), ont montré que les sels à acides biliaires exercent une action spécifique paralysante sur les ganglions du cœur et ralentissent son action, tandis que le pigment biliaire ne produit pas

(1) Il est digne de remarque que, dans au moins deux cas, on a observé une semblable éruption en dehors de tout ictère; mais il y avait eu diabète, et ce fait prend un intérêt considérable eu égard à la part importante qu'a le foie dans la pathologie du diabète. (Voyez Addison et Gull, dans les *Guy's Hosp. Rep.*, 2e sér. t. II, p. 268; et Bristowe, dans les *Pathol. Transact.*, t. XVII, p. 414.)

(2) *Arch. für Heilkunde*, Aug., 1863, p. 385.

(3) *Proceed. Roy. Soc.*, 1876, n° 169.

(4) *The Lancet*, juin 24, 1876.

un pareil effet. La lenteur du pouls, dans l'ictère, peut donc indiquer la présence dans le sang d'acides biliaires non transformés, bien qu'on ait objecté à cela qu'on ne peut, dans quelque forme d'ictère que ce soit, trouver d'acides biliaires dans l'urine, malgré leur diffusibilité. J'ajouterai que j'ai vu maintes fois le pouls tomber à 36 ou à 40 dans des cas de troubles hépatiques sans ictère.

9° *Hémorrhagies.* — Dans tous les cas où l'ictère persiste un long temps, le sang s'appauvrit par une diminution dans la proportion des globules rouges et de la fibrine : il en résulte une tendance aux hémorrhagies des muqueuses. Dans les cas d'ictère de longue durée, par obstruction mécanique, d'abondantes hémorrhagies stomacale ou intestinale sont plus d'une fois la cause immédiate de la mort. Cette disposition aux hémorrhagies, il est vrai, s'observe particulièrement en concomitance avec des symptômes cérébraux et autres signes indiquant une intoxication du sang, dans des cas d'ictère où il n'y a pas obstruction des voies biliaires; mais on la rencontre aussi dans des cas d'ictère mécanique de longue durée, où le tissu glandulaire de l'organe a en grande partie disparu. J'ai déjà attiré votre attention (pp. 272 et 288) sur la fréquence des hémorrhagies dans des cas d'atrophie aiguë et de cirrhose du foie, où le cours de la bile dans l'intestin est libre.

10° *Affaiblissement général et anémie.* — L'amoindrissement de la nutrition et l'appauvrissement du sang, amènent ordinairement un état général d'affaiblissement et d'épuisement, auxquels viennent s'ajouter de l'hypochondrie et de l'irritabilité. Quand la durée se prolonge, le nombre des globules rouges diminue considérablement, et par suite il y a de l'anémie.

11° *Xanthopsis* ou *vision en jaune.* — Dans quelques cas d'ictère, tous les objets blancs paraissent jaunes au malade. Ce symptôme est extrêmement rare; Frerichs et d'autres observateurs expérimentés ne l'ont jamais rencontré. On ne s'accorde pas complétement sur le mode de production de cette vision en jaune. Si les humeurs de l'œil s'imprégnaient de pigment biliaire, on devrait constater la vision en jaune dans tous les cas d'ictère; mais je vous ai déjà dit que, même dans l'ictère intense, la règle est que ces humeurs, de même que le cristallin, ne sont pas envahies par la bile. Dans plusieurs cas de xanthopsis, Sir Thomas Watson a constaté une distension des vaisseaux de la conjonctive, et il cite un cas du Dr Elliotson où la vision en jaune était limitée à un œil couvert de vaisseaux variqueux; il en conclut que c'est seulement quand les vaisseaux de l'œil sont assez gros pour laisser passer les globules sanguins, que le pigment sanguin peut les traverser pour aller teindre les humeurs de l'œil (1). Maintenant vous vous rappellerez que William M.

(1) *Lectures on the Principles and Pract. of Physic*, 5e éd., t. II, p. 677.

(obs. CXXVII) nous a présenté un développement considérable des vaisseaux de la conjonctive, et qu'il a pendant peu de temps vu les objets en jaune; mais que, bien que la xanthopsis n'ait pas duré longtemps, l'augmentation de volume des vaisseaux a persisté. Le fait que la vision en jaune présente souvent un caractère intermittent sans qu'il se produise de modification dans l'ictère, qu'elle manque souvent quand il y a un ictère intense de la cornée et des autres tissus de l'œil (Frerichs), et cet autre fait qu'on l'a constatée dans le typhus fever sans qu'il y eût ictère, et qu'on l'a trouvée associée à d'autres troubles de la vision, tels que la nyctalopie, l'ont fait regarder par beaucoup d'auteurs comme un symptôme purement nerveux. L'ophthalmoscope est probablement à même d'éclaircir les doutes qui existent au sujet de ce curieux symptôme. Il ne faut pas oublier qu'on observe parfois la vision en jaune après l'usage de la santonine; ce phénomène se dissipe d'ailleurs aussitôt que la matière colorante est éliminée du sang par les reins. Il serait intéressant de savoir si la santonine pénètre dans les humeurs de l'œil.

12° On voit parfois survenir dans l'ictère des *Symptômes cérébraux* tels que du délire aigu, de la stupeur, du coma, des convulsions, des tremblements musculaires, des soubresauts, de la carphologie, la paralysie des sphincters, la sécheresse et la coloration brune de la langue, et autres signes de l'*état typhoïde.* On les rencontre le plus fréquemment dans les cas où il n'y a pas obstruction des voies biliaires, mais ils peuvent aussi se présenter dans des cas d'obstruction déjà ancienne, alors que la totalité ou la plus grande partie du tissu glandulaire a été détruite. On a différemment expliqué leur pathogénie. Dans des cas exceptionnels, ils sont dus à l'inflammation de la partie supérieure des méninges cérébrales; mais on ne trouve généralement, après la mort, aucune lésion du cerveau ou de ses membranes qui les explique. Ils doivent donc être l'effet de quelque altération du sang. On les attribue communément à l'empoisonnement du sang par la bile, et on a fait beaucoup d'expériences sur les animaux pour montrer que la bile, ou les acides biliaires (1), sont un poison mortel. Que des chiens meurent à la suite d'injection dans leur tissu cellulaire de bile d'autres chiens, cela n'a rien d'extraordinaire, et s'explique autrement, qu'en admettant que les principes essentiels de la bile sont un poison. L'injection de mucus, provenant d'un autre chien, produirait probablement un résultat semblable, et toute bile contient du mucus.

Frerichs et d'autres observateurs ont injecté de la bile pure, dépourvue de mucus, dans les grosses veines d'un chien, sans voir survenir de symptômes cérébraux ou de suites fâcheuses, sauf que la mort a été

(1) Voyez, par exemple, Harley, *On Jaundice*, p. 39.

déterminée dans quelques cas par l'entrée de l'air dans les veines (1). L'opération a même été maintes fois répétée sur le même animal, sans déterminer de trouble durable. Mais il n'est guère nécessaire, pour éclaircir la question, d'avoir recours aux expériences sur les animaux, car dans toute ces expériences, il y a des causes d'erreur. Vous avez pu vous convaincre surabondamment dans les salles que le sang et les tissus de l'organisme peuvent, chez l'homme, être saturés de bile pendant des mois — je pourrais ajouter : et pendant des années — sans qu'il en résulte de symptômes cérébraux. Ceux qui ont suivi le cas de William M. (obs. CXXVII), qui a été affecté pendant nombre de mois d'occlusion permanente des voies biliaires, croiront difficilement que la bile ou quelqu'un de ses principes soit un poison mortel.

Un médecin américain, le docteur Austin Flint *jun.*, a essayé de montrer que, dans l'ictère, les symptômes cérébraux sont dus à la rétention de la cholestérine dans le sang, qu'il a désignée sous le nom de *cholestérémie*. La cholestérine est une matière grasse cristalline et un des constituants de cette substance complexe qui s'appelle la bile. Le docteur Flint la considère comme un produit excrémentitiel du tissu nerveux, dont l'élimination hors de l'organisme est une des fonctions du foie (2). Arrivée dans l'intestin, la cholestérine se transforme, d'après lui, en *stercorine*; aussi ne la trouve-t-on pas dans les fœces, mais quand elle est retenue dans le sang, il croit qu'elle agit comme un poison, de même que l'urée. Mais si la non-excrétion de tous les éléments de la bile ne donne pas lieu à des symptômes cérébraux, on comprend difficilement comment ces symptômes pourraient résulter de la rétention de la cholestérine seule. Dans les cas, par exemple, d'occlusion permanente du canal cholédoque, la cholestérine ne passe pas du foie dans l'intestin, elle ne s'accumule pas dans les voies biliaires, et elle ne produit pas de symptômes cérébraux si elle est retenue dans le sang. On a en outre rapporté des cas d'occlusion permanente du canal cholédoque, suivie d'une destruction presque complète du tissu glandulaire du foie, et où, par suite, cet organe était incapable d'éliminer aucun des éléments de la bile qui pouvaient se trouver préformés dans le sang, et où cependant l'on n'a pas constaté de symptômes cérébraux. C'est sur ces cas que s'est appuyé le docteur Budd pour prétendre que, lorsque des symptômes cérébraux surviennent dans l'ictère, ils sont dus à quelque substance particulièrement nocive qui se développe, *par suite de décomposition*, dans la substance glandulaire du foie (3). On n'a cependant jamais rencontré cette substance nocive.

(1) Frerichs, *loc. cit.*

(2) *American Journ. of med. scien.*, octobre 1862; et *Recherches expérim. sur une nouvelle fonction du foie*, Paris, 1868.

(3) *Diseases of liver*, 3e éd., p. 270, 475.

Les symptômes cérébraux observés dans l'ictère ressemblent à ceux produits par nombre de poisons du sang connus, mais le principe toxique est, dans ce cas, plus probablement engendré dans le sang et dans les tissus en général, que dans le foie en particulier. Le foie n'est pas simplement un organe excréteur : il exerce certainement une influence importante sur les métamorphoses de la matière qui se passent dans le sang et dans les tissus, et bien que la nature précise de ces changements ne soit pas suffisamment connue, il y a lieu de croire que le foie joue un certain rôle dans la production de l'urée et de l'acide urique. Quand, par exemple, les fonctions du foie sont arrêtées, il en résulte que l'urée n'est pas élaborée, mais il se produit des substances telles que la leucine et la tyrosine, et peut-être d'autres que nous ne connaissons encore qu'imparfaitement, qui sont par leur composition intermédiaires entre l'urée et la protéine (v. p. 271); tandis que les matériaux qui devraient être éliminés de l'organisme sous forme d'urée et d'acide urique s'accumulent dans le sang. Dans l'atrophie jaune aiguë et dans la fièvre jaune des tropiques, l'apparition des symptômes cérébraux est marquée par une diminution extraordinaire de l'urée dans l'urine. La pathogénie des symptômes cérébraux dans l'ictère est probablement très-analogue à ce qu'est la pathogénie de l'état typhoïde dans les maladies en général, telle que j'ai essayé précédemment de vous la montrer (1). Mais nous aurons l'occasion de revenir sur cette question, quand nous aurons étudié la théorie de l'ictère.

THÉORIE DE L'ICTÈRE

Tous les cas d'ictère peuvent être rangés dans une des deux catégories suivantes :

1° *Cas dans lesquels il y a obstacle mécanique au passage de la bile dans le duodénum*, et où par suite la bile est retenue dans les voies biliaires, et de là, absorbée dans le sang.

2° *Cas où il n'y a pas obstacle au cours de la bile hors du foie.*

Ces deux formes d'ictère ont été depuis longtemps reconnues ; mais on a considérablement différé et on diffère encore d'opinion quant au mode de production de l'ictère dans la seconde catégorie de cas, et cependant ce sont peut-être ceux qu'on rencontre le plus fréquemment dans la pratique.

Lorsqu'il existe quelque obstruction au cours de la bile à travers le canal hépatique ou le cholédoque, la façon dont l'ictère se produit est assez claire. Les conduits biliaires et la vésicule se remplissent de bile

(1) Voyez : Résumé d'une leçon clinique sur la pathologie et le traitement de l'état typhoïde dans différentes maladies, *Brit. med. Journ.*, 4 janvier 1868.

qui est résorbée dans le sang par les lymphatiques et les veines. Ce fait a été suffisamment démontré au commencement de ce siècle par les expériences du docteur Saunders (1) qui depuis ont été confirmées par d'autres observateurs. Si on applique une ligature sur le canal hépatique d'un chien et qu'on tue l'animal au bout de deux heures, on voit que les lymphatiques des parois des voies biliaires, qui sont très-nombreux, sont distendus par un liquide jaune. Le contenu du canal thoracique est également jaune, et de même les ganglions lymphatiques environnants. Chez les malades qui succombent avec une obstruction des voies biliaires, on trouve souvent aussi de la bile dans les lymphatiques du foie. D'autre part, le sérum sanguin pris dans la veine hépatique deux heures après la ligature du canal hépatique chez le chien, contient beaucoup plus de pigment biliaire que le sérum de la veine jugulaire (2). Cette plus grande proportion de pigment biliaire dans le sang des veines hépatiques que dans le sang de la circulation générale, montre que la bile, dans les cas d'obstruction de la vésicule, peut être aussi absorbée directement par les veines. A la vérité, comme nous allons le voir, il y a lieu de croire que même quand il n'y a pas d'obstruction, la bile passe d'une façon incessante de la vésicule et des voies biliaires dans la circulation, en vertu de la loi de la diffusion des liquides à travers les membranes animales. Dans les circonstances ordinaires, il n'en résulte pas de l'ictère, parce que la bile est tout de suite transformée dans le sang, et qu'elle influence à son tour les métamorphoses des autres substances dont les produits sont éliminés par l'urine. Mais lorsqu'il y a distension des voies biliaires par suite d'obstruction, l'étendue de la surface par où se fait la diffusion et la pression qu'elle subit, se trouvent augmentées et il en résulte qu'il pénètre dans le sang plus de bile qu'il n'en peut transformer pour être éliminée par l'urine. Même dans les cas d'obstruction, cependant, l'intensité de l'ictère ou la quantité de bile non transformée qui se trouve accumulée dans le sang, variera avec la quantité de bile sécrétée par le foie, la rapidité avec laquelle elle est éliminée par les reins et l'activité des oxydations dont le sang est le milieu.

Mais, dans une forte proportion de cas, il n'y a pas obstacle mécanique à l'issue de la bile hors du foie, et dès lors l'explication de l'ictère est moins aisée. Boerhaave et Morgagni ont, il y a longtemps, émis l'idée que dans ces cas l'ictère était le résultat d'un *arrêt dans la sécrétion biliaire*. Ils prétendaient que le foie a pour fonction simplement de séparer les éléments de la bile qui se trouvent déjà formés dans le sang, et

(1) *Treatise on the Structure, economy and diseases of the Liver, and on Bile and Biliary concretions*, 3e éd. 1803.

(2) Le Dr W. Legg assure qu'il a répété récemment cette expérience sur un chien, sans succès, *Saint-Barthol. Hosp. Rep.*, t. IX, 1873.

que lorsqu'une circonstance quelconque vient empêcher cette fonction du foie, le sang retient les matériaux de la bile, et il en résulte l'ictère. Bien que cette opinion ait été vigoureusement combattue chez nous, au commencement de ce siècle, par le docteur Saunders qui soutenait « que dans quelque cas d'ictère que ce soit, la bile doit être sécrétée et transportée dans les vaisseaux sanguins » (1), elle est aujourd'hui généralement adoptée. Ainsi, le docteur Budd dit dans son livre : « Dans ces cas, l'explication la plus plausible des faits, c'est que le pigment biliaire existe dans le sang, et que par suite du défaut d'action des cellules glandulaires, il ne passe pas dans le foie comme cela devrait être » (2). Toutefois, il faut ajouter que le docteur Budd fait une exception spéciale pour ce qui concerne les acides biliaires (3). « Les plus habiles chimistes, dit-il, qui ont analysé récemment le sang de la veine porte n'ont pu y découvrir les acides biliaires et en ont conclu que eux au moins sont formés dans le foie » (4). Cette opinion d'après laquelle le foie fabrique les acides biliaires tandis qu'il excrète simplement le pigment biliaire, est également adoptée par le docteur Harley dans son essai sur l'ictère (5).

Il me semble cependant qu'on peut faire de graves objections à cette théorie en vertu de laquelle le pigment biliaire se forme dans le sang et est simplement excrété par le foie. En voici quelques-unes :

1° Bien que le pigment biliaire paraisse provenir des matières colorantes contenues dans le sang et qu'il puisse être produit par le sang

(1) *Op. cit.*, p. 107.
(2) *Op. cit.*, p. 468.
(3) La bile est une substance très-complexe. Voici sa composition d'après Gorup-Besanez :

Eau	822.7	à	908.1
Matière solide	177.3	à	91.3
Sels à acides biliaires	107.9	à	56.5
Graisse et cholestérine	47.3	à	30.9
Mucus et pigment	23.9	à	14.5
Cendres	10.8	à	6.3

On a trouvé dans la bile deux acides qui ont été désignés par Lehmann sous le nom d'acide taurocholique et glycocholique. D'après ce chimiste, ces acides sont formés par la copulation de l'acide cholique avec la taurine d'un côté et la glycine (sucre de gélatine) de l'autre, et ils se trouvent dans la bile à l'état de combinaison avec la soude comme base. La composition de l'acide glycocholique est $C^{26}H^{43}AzO^{6}$, et celle de l'acide taurocholique est $C^{26}H^{45}AzO^{7}S$. On a trouvé deux modifications du pigment biliaire, savoir un pigment brun nommé cholépyrrhine, bilifulvine ou bilirubine, et un pigment vert nommé biliverdine. La cholépyrrhine est susceptible de se transformer en biliverdine. On sait peu de chose de la nature chimique de ces substances : ce sont probablement d'autres modifications de la matière pigmentaire résultant, aussi bien que celles que j'ai mentionnées, de la transformation ou de l'oxydation d'une substance primitive. (Voyez aussi leçon XIV.)
(4) *Op. cit.*, pp. 40, 467.
(5) *Jaundice, its Pathology and Treatment*. London. 1863.

sous l'influence d'agents chimiques et même se manifester dans des extravasations sous forme de produit pathologique (1), on n'a pas encore montré d'une façon satisfaisante que le pigment biliaire existe, comme tel, préformé dans le sang chez les sujets non atteints d'ictère. Frerichs le conteste d'ailleurs formellement. Lehmann, qui a étudié avec un grand soin les modifications subies par le sang dans son passage à travers le foie, n'a jamais pu trouver la matière colorante de la bile dans le sang de la veine porte, et il en conclut qu'elle doit être formée dans le foie, aussi bien que les acides biliaires (2). On a obtenu un résultat semblable avec le sang de l'artère hépatique. Il est évident que si le pigment biliaire existe réellement dans le sang à l'état physiologique, la quantité doit en être très-petite; et si l'on se rappelle que la quantité de bile formée dans le foie est d'environ un litre par jour, et que cependant l'ictère n'est pas un état normal, il paraît impossible que tout le pigment biliaire sécrété par le foie puisse être formé dans le sang; et il n'est pas probable qu'une partie se produise dans le sang et l'autre dans le foie.

2° La découverte par quelques observateurs d'une petite quantité de pigment biliaire dans du sang qui paraissait normal, ne prouve pas qu'il avait été formé dans le sang, car on peut admettre qu'il avait été produit par le foie et qu'il y avait été résorbé. Il est probable, en vérité, comme je vais essayer de vous le démontrer, que le pigment biliaire est constamment résorbé par le sang et qu'il se modifie soit pendant l'acte de la résorption, soit immédiatement après. S'il en est ainsi, il se peut parfaitement qu'il en reste dans le sang quelques particules non modifiées sans que cela suffise pour déterminer un ictère manifeste.

3° Si les matières constituantes de la bile étaient formées dans le sang, un ictère intense devrait être la conséquence immédiate de l'extirpation du foie chez les animaux inférieurs, de même que l'urée s'accumule dans le sang après l'ablation des reins. Mais il n'en est nullement ainsi, et Müller, Kunde, Lehmann et Moleschott ont à maintes reprises extirpé le foie chez les grenouilles, sans trouver trace soit d'acides biliaires ou de matière colorante de la bile dans le sang, l'urine ou le tissu musculaire (3).

4° Il arrive souvent que par l'effet de diverses maladies, telles que la dégénérescence graisseuse ou cireuse, le cancer, la cirrhose, le tissu

(1) Voyez Virchow, *Pathol. cellul.*, trad. par P. Picard; et Kuhne, *Lehrbuch der physiologischen Chemie*, Leipzig, 1866, p. 98. Les analyses des pigments biliaires communiquées à la Société Royale par le Dr Thudichum, tendent à montrer qu'ils n'ont pas de relation avec l'hématine, comme on le supposait auparavant. (*Proceed. Roy. Soc.* 1867, t. XVI, p. 220.)

(2) *Physiolog. Chemist*,, Dr Day's. *translat.*. t, II, p. 87.

(3) Carpenter's *Human Physiology*, 7th éd., p. 434.

glandulaire soit en grande partie ou entièrement détruit; il ne se sécrète alors plus de bile, et cependant il n'y a pas toujours d'ictère. Haspel a rapporté plusieurs cas de ce genre, où la vésicule après la mort ne contenait plus qu'un peu de mucus blanchâtre (1). Frerichs relate également un cas de dégénérescence graisseuse du foie où le contenu des intestins était décoloré, la vésicule vide et les voies biliaires tapissées d'un mucus grisâtre, et malgré cela la peau avait la pâleur de la craie et l'urine ne contenait pas de pigment biliaire (2). Le docteur Budd a fait de semblables observations dans des cas de dégénérescence cireuse ou cancéreuse du foie (3); j'ai moi-même observé plusieurs cas de même nature. Si la bile se forme dans le sang en circulation, il est difficile d'expliquer ce qu'elle devient dans ces cas.

Ces considérations rendent très-douteux qu'on puisse attribuer avec raison n'importe quelle forme d'ictère à la suppression des fonctions du foie. Il reste donc à examiner si l'on peut trouver une explication satisfaisante de ces cas d'ictère où il n'y a pas obstacle au passage de la bile du foie dans le duodénum.

Le professeur Frerichs a proposé une solution pour cette difficulté. Suivant cet observateur distingué, une grande proportion des acides biliaires incolores formés dans le foie est puisée directement par le sang dans les veines hépatiques ou bien est prise dans l'intestin. Dans les circonstances ordinaires, ces acides biliaires s'oxydent et contribuent à la formation de la grande quantité de taurine qu'on trouve à l'état normal dans les poumons, ainsi que des pigments éliminés par l'urine; mais ces métamorphoses normales sont susceptibles de subir des intermittences sous l'influence des agents nerveux ou des poisons du sang, et alors les acides biliaires n'étant pas suffisamment oxydés, sont convertis en pigment biliaire dans le sang et il en résulte de l'ictère (4). Cette opinion s'appuie sur deux expériences qui tendent à prouver : 1° qu'on peut obtenir artificiellement le pigment biliaire à l'aide des acides biliaires, par l'action de l'acide sulfurique concentré, et 2° que les acides biliaires incolores, injectés dans les veines d'un chien, se convertissent dans le sang de cet animal en pigment biliaire. Ces données expérimentales, aussi bien que les conclusions qu'on en a tirées, sont encore fort discutées. Elles ont été combattues par Kuhne (5), Hoppe, Harley (6), etc., mais

(1) *Maladies de l'Algérie*, t. I, p. 262.
(2) *Op. cit.*, éd. franç., p. 79.
(3) *Op. cit.*, pp. 329, 411.
(4) *Op. cit.*, p. 79.
(5) Virchow's *Archiv.*, t. XIV, septembre 1858, et Beale's, *Archives of Medicine*, t. I, p. 342.
(6) *Pathology and Treatment of Jaundice*, 1863.

appuyées par Staedeler (1), Neukomm, Folwarczny, Röhrig (2), etc. On a prétendu d'un côté que les acides biliaires, dans ces expériences, sont décomposés dans le sang, et d'un autre côté que de quelque manière qu'ils arrivent dans le sang ils sont éliminés par les reins sans subir de décomposition. La plupart des observateurs semblent s'accorder avec Frerichs, et son opinion est confirmée par cette circonstance qu'on ne retrouve dans l'urine nulle partie de cette quantité d'acides biliaires sécrétés par le foie et ensuite résorbés. Mais il importe peu de trancher la question pour expliquer les cas d'ictère où il n'y a pas obstacle au cours de la bile et hors du foie, d'autant plus qu'il y a de bonnes raisons pour admettre que non-seulement dans l'ictère, mais même à l'état physiologique, une portion du pigment biliaire, aussi bien que des acides biliaires formés dans le foie, est résorbée dans le sang (3).

1° La quantité de pigment biliaire éliminée par les garde-robes n'est qu'une fraction de la quantité qui est sécrétée par le foie (4). Voici ce que dit le docteur Carpenter à propos des principes constituants de la bile (5) : « Plus on descend dans le tube intestinal, et moins on en rencontre » ; il dit encore : « Une partie de la quantité de bile qui est versée dans le canal intestinal est certainement résorbée, ses principes constituants étant destinés à être oxydés et à être éliminés, pour la plupart, par les voies respiratoires ; et c'est probablement de cette portion résorbée de la bile que provient le soufre de l'urine. » D'après Bence Jones également : « La matière colorante de la bile subit des modifications dans l'intestin, et, à l'état physiologique, une partie est entraînée dans le sang et les tissus, et finalement est éliminée sous forme de matière colorante de l'urine » (6). C'est la connaissance de cette circonstance qui donne la seule explication satisfaisante de la différence remarquable d'opinion qui existe dans le monde médical, relativement au mercure et autres substances qui sont censés exercer une action spécifique sur le foie, en y activant la sécrétion de la bile. Le praticien donne une prise de calomel, constate dans les garde-robes une augmentation de la bile, et en conclut que le foie a été stimulé, que sa sécrétion a augmenté; mais alors vient le physiologiste, qui lie le canal cholédoque, pratique une fistule à la vésicule biliaire et qui, après avoir à son tour admi-

(1) Voyez ma préface à la traduction anglaise de Frerichs, pp. 15 et 16.

(2) *Archiv. für Heilkunde*, aug. 1863, p. 385.

(3) Il peut paraître improbable que le foie sécrète à l'aide du sang de la veine porte un principe qui doit ensuite être absorbé par les branches du même vaisseau. Mais on a peut-être trop aisément supposé, d'après le calibre comparativement gros de la veine porte, qu'elle fournit tous les matériaux de la bile. (V. XIVe leçon.)

(4) Le lecteur trouvera de plus amples explications sur ce sujet dans les *Leçons Crooniennes* de l'auteur sur les *Troubles fonctionnels du foie*. (V. leçon XIV.)

(5) Carpenter's *Principles of Human Physiology*, 5e éd., pp. 102, 353, 374.

(6) *Saint-George's Hospital Reports*, t. I, p. 192.

nistré le calomel, trouve que la quantité de bile qui s'écoule par la fistule n'est nullement augmentée, et même est diminuée (1). Le mercure et les purgatifs de la même catégorie produisent des selles bilieuses, probablement en irritant la partie supérieure de l'intestin et en balayant la bile avant qu'elle ait eu le temps d'être absorbée. Certains aliments produiront souvent le même effet. Le calomel est d'une utilité incontestable dans la congestion du foie; mais s'il agissait, comme on le prétend généralement, en stimulant le foie et augmentant sa sécrétion, il faudrait s'attendre à voir, sous son influence, la congestion augmenter plutôt que diminuer. Il est possible, toutefois, que l'irritation du duodénum par les purgatifs se propage à la vésicule et l'excite à se contracter, et alors l'évacuation de la vésicule pourrait expliquer en partie l'augmentation de la quantité de bile dans les selles.

2° D'après ce que nous savons de la diffusion des fluides à travers les membranes animales, on comprend que la bile ne puisse rester longtemps en contact avec la muqueuse de la vésicule, des voies biliaires et de l'intestin, sans qu'il en passe dans le sang une portion (comprenant le pigment dissous). En réalité, il s'établit, entre le liquide contenu dans l'intestin et le sang, un courant incessant, dont on ignorait l'existence jusqu'à ces dernières années, et dont on s'occupe trop peu même maintenant (2). « On sait actuellement, dit le docteur Parkes dans ses *Leçons gulstoniennes sur le processus fébrile*, qu'il existe, à des degrés divers, un courant incessant de fluide entre le sang et le canal alimentaire, ainsi qu'une résorption aussi rapide. La quantité de fluide qui circule ainsi et est absorbée dans les vingt-quatre heures est presque incroyable, et constitue par elle-même une circulation secondaire ou intermédiaire, dont Harvey n'a jamais eu l'idée. La quantité seule de suc gastrique qui traverse l'estomac en un jour, et est ensuite résorbée, s'élevait, dans le cas examiné par Grünewaldt (3), à près de 23 pintes impériales. En mettant la quantité à 6 litres, nous serons certainement au-dessous de la réalité. Le pancréas, d'après Kroeger, produit 6 litres 1/4 dans les vingt-quatre heures, et les glandes salivaires au moins 1 litre et demi dans le même espace de temps. La quantité de bile est, probablement, de plus de 1 litre. La quantité de liquide fourni par la muqueuse intestinale

(1) *Influence des préparations mercurielles sur la sécrétion de la bile*, par le Dr George Scott *in* Beale's *Archiv. of medic.*, t. I, p. 209.

(2) Ainsi les superpurgations, dans le choléra, sont probablement le résultat d'un arrêt dans ce courant intestinal ou d'une diminution du pouvoir d'absorption plutôt que d'une augmentation de l'exhalation à la surface de la muqueuse intestinale. De nombreux faits semblent prouver que dans le choléra le pouvoir d'absorption est considérablement affaibli, sinon aboli.

(3) On trouvera un résumé de ce cas, d'après le mémoire latin de Grünewaldt, rapporté par moi dans les *Archives of medicine* de Beale, t. I, p. 270.

ne peut être estimée, mais elle doit être énorme. En somme, la totalité du liquide qui est déversé dans le canal intestinal dépasse de beaucoup la quantité de sang contenue dans l'organisme. En d'autres termes, chaque portion du sang peut et même doit passer plusieurs fois, par vingt-quatre heures, dans le canal alimentaire. L'effet de ce courant incessant de liquides doit être de favoriser les métamorphoses qu'ils subissent : la même substance, plus ou moins modifiée, semble être rejetée et reprise tour à tour jusqu'à ce qu'elle soit devenue apte à la réparation des tissus ou arrivée à l'état de déchet (1). »

C'est dans le cours de cette circulation osmotique que les principes constituants de la bile sont empruntés au sang et sont transformés, dans le processus de l'absorption, en produits qui sont éliminés par les poumons et les reins (2), tout en concourant à l'assimilation des matériaux nutritifs provenant de l'alimentation. Nous avons alors une explication des cas d'ictère où il n'y a pas obstacle au cours de la bile hors du foie. Dans les conditions normales, la totalité de la bile qui est absorbée est transformée tout de suite, de sorte qu'on ne peut trouver dans le sang, ni dans l'urine, des acides biliaires, pas plus que du pigment biliaire, et par suite, il n'y a pas d'ictère. Mais dans certains états morbides, la bile absorbée ne subit pas ses transformations normales ; elle circule alors dans le sang, et imprègne la peau et les tissus. Les états morbides qui, à notre connaissance, amènent le mieux ce résultat, sont précisément ceux dans lesquels on peut s'attendre à des transformations anormales dans le sang. Ainsi :

1° Certains poisons, tels que ceux de la fièvre jaune, la fièvre à rechute, la pyohémie, et plus rarement ceux de la fièvre rémittente, du typhus, de la scarlatine ; de même le poison des serpents, le chloroforme, etc.

2° Les influences nerveuses, telles qu'une frayeur subite, une colère violente, un chagrin profond ou prolongé, et la commotion du cerveau.

3° Un apport insuffisant d'oxygène, comme cela arrive dans certains cas de pneumonie ou chez des gens qui vivent dans des logements confinés et encombrés.

4° Une sécrétion excessive de bile, surtout s'il s'y joint de la constipation. Dans ce cas, à moins qu'on ne se débarrasse de la bile par une purgation, la quantité absorbée peut être trop grande pour subir ses métamorphoses normales, et la présence, dans le sang, de bile non transformée, détermine l'ictère (3).

(1) *Med. Times and Gazette*, 7 avril 1855, p. 333.

(2) Dans diverses maladies du foie, on voit, sans qu'il y ait ictère ni pigment biliaire dans l'urine, ce liquide devenir très-foncé, quelquefois noir, par l'ébullition et addition d'acide nitrique.

(3) Il est à remarquer que Murchison ne dit rien de la théorie du professeur Gubler relative à l'ictère dit *hémaphéique*. Or, bien que la théorie de l'ictère sans obstruction,

D'après les idées que j'ai exposées, la seule différence pathologique existant entre l'ictère par obstruction et l'ictère sans obstruction des voies biliaires, c'est que, dans le premier cas, nulle portion de la bile sécrétée par le foie ne peut s'éliminer de l'organisme par les selles : par suite, toute celle qui est formée après que la vésicule et les canaux biliaires sont remplis, est résorbée dans le sang, et conséquemment la quantité qui se trouve ainsi absorbée est trop considérable pour pouvoir

telle que Murchison vient de l'exposer, paraisse complétement différente de celle émise par le savant professeur de thérapeutique, il est facile de voir que, au fond, elles ont pratiquement bien des points de commun.

Je vais tâcher de rappeler aussi sommairement que possible les principaux traits de la théorie de Gubler, déjà vieille de vingt ans.

A l'état physiologique, le foie transforme l'hémoglobine provenant de la destruction des globules en pigment biliaire. Mais si cette destruction des globules vient, par le fait d'une cause pathologique, à augmenter considérablement, comme cela s'observe dans certaines intoxications, l'intoxication saturnine par exemple, le foie n'est plus capable de transformer en pigment biliaire toute cette hémoglobine qui dès lors passe dans la circulation où elle peut subir diverses transformations, et de là dans l'urine et enfin dans les tissus, si les émonctoires ne suffisent pas à l'éliminer. Voilà l'origine la moins contestée de l'ictère hémaphéique, celle qui a été le point de départ de la théorie de Gubler. De même si, par l'effet d'une altération quelconque de sa substance, dégénérescence graisseuse ou amyloïde, cancer, cirrhose, etc., l'activité fonctionnelle du foie est entravée, la métamorphose de l'hémoglobine en pigment biliaire ne se fera qu'incomplétement, et elle pourra dès lors passer dans l'urine sous forme d'hémaphéine, et enfin infiltrer les tissus. Telle est la seconde source de l'ictère hémaphéique.

A proprement parler, l'*hémaphéine* n'existe pas comme substance nettement définie, ou du moins on n'en connaît pas la composition exacte ; Gubler comprend sous ce nom la série de pigments provenant de la destruction de l'hémoglobine. Ces pigments présentent entre eux quelques différences, peu profondes d'ailleurs, et qui tiennent vraisemblablement au degré de transformation plus ou moins avancé de l'hémoglobine; mais ils ont des caractères chimiques communs qui permettent de les reconnaître aisément et de les distinguer des pigments biliaires proprement dits, et par suite de distinguer aussi l'ictère hémaphéique de l'ictère biliaire.

L'ictère hémaphéique se distingne de l'ictère biliaire par les caractères suivants :

La coloration des téguments est d'un jaune terne plutôt que doré ou verdâtre.

Il n'y a pas de démangeaisons à la peau.

Le sérum sanguin ou les sérosités épanchées donnent avec l'acide nitrique une coloration brune, tandis que dans l'ictère biliphéique le précipité a une teinte verdâtre, ou vert-bleuâtre, ou gris-bleuâtre.

L'urine est rouge plus ou moins foncé, comme du thé très-fort, mais sans teinte dorée ni reflets verdâtres quand on l'agite. Elle laisse sur le linge une teinte rougeâtre, rouge saumon, au lieu de la tache jaune verdâtre produite par l'urine bilieuse. L'acide nitrique la colore en rouge sombre, rouge acajou, mais sans précipité de résine biliaire. La teinture d'iode est généralement sans action sur l'urine hémaphéique, tandis qu'elle colore en vert l'urine qui renferme du pigment biliaire.

Je regrette de m'en tenir à ces quelques lignes, car la question de l'ictère hémaphéique mériterait certainement beaucoup plus de développements que n'en comporte une simple note.

On trouvera des documents plus étendus sur ce sujet dans les publications suivantes : Gubler, *Comptes rendus de la Société méd. des hôp.*, 1857 ; Evar. Michel, *Thèses de Paris*, 1868; Laborde, *Thèse de concours pour l'agrégation*, 1869; Rousseau, *Thèses de Paris*, 1875; Rendu, article FOIE du *Dictionnaire encyclop. des Sc. méd.;* Dreyfus-Brisac, *Thèses de Paris*, 1878. (N. D. T.)

subir ses métamorphoses normales. Dans le dernier cas, au contraire, la bile passe dans l'intestin par lequel elle s'élimine, comme d'habitude; mais celle qui est absorbée, bien que n'excédant pas en quantité celle qui est absorbée à l'état normal, reste dans le sang sans y être transformée (1). Comme on peut s'y attendre, l'ictère est beaucoup plus intense dans le premier cas que dans le second, bien que, lorsque l'obstruction dure depuis longtemps, l'ictère devienne souvent plus pâle, non pas que l'obstruction disparaisse ou diminue, mais parce qu'il se fait une certaine destruction du tissu glandulaire du foie et qu'il ne se forme relativement que peu de bile; tandis que dans le cas où il n'y a pas obstruction des canaux biliaires, l'intensité de l'ictère variera suivant la quantité de bile qui est absorbée et le degré de trouble dans les métamorphoses dont le sang est le siége.

Enfin, nous pouvons nous demander quelle explication la théorie de l'ictère que je viens d'exposer donne des symptômes cérébraux qu'on rencontre dans certains cas et que j'ai examinés précédemment (p. 329.) D'après ce qui a été établi, il est très-probable que la pénétration de la bile dans le sang est nécessaire pour accomplir ces transformations d'où naissent les matériaux des principes solides de l'urine. Quoi qu'il en soit, il paraît certain que lorsque la substance glandulaire du foie est détruite, comme dans l'atrophie aiguë et dans certains cas d'obstruction datant de longtemps, ces transformations ne s'exécutent qu'imparfaitement. L'urée ne se forme pas en quantité suffisante, et les substances telles que la leucine et la tyrosine, de composition intermédiaire entre l'urée et les composés protéiques (v. p. 271), s'accumulent dans le sang et les tissus et passent dans l'urine. C'est dans ces circonstances que surviennent

(1) D'après le Dr Moxon et le Dr Hilton Fagge, « cette théorie d'après laquelle l'ictère est dans tous les cas dû à une résorption, ne peut tenir devant ce fait que, dans l'ictère, les voies biliaires contiennent presque toujours non pas de la bile, mais un mucus à peu près incolore. Cela se voit non-seulement dans l'atrophie jaune aiguë du foie, mais aussi quand les conduits sont obstrués d'une façon permanente par des tumeurs cancéreuses, des calculs biliaires, etc. » (*Transact. Pathol. Soc.*, 1873, t. XXIV, p. 129; et *Guy's Hospital Reports*, 1875, t. XX). Cet argument a été combattu de la façon suivante par Wickham Legg : « La présence d'un liquide incolore dans la vésicule et les voies biliaires était autrefois considérée comme une preuve évidente que le foie avait cessé de sécréter de la bile. Un auteur récent (W. Moxon) est, il est vrai, encore pleinement de cette opinion; mais, à mon avis, c'est plutôt le contraire qui me paraît évident. Il ne faudrait pas oublier que ce sont les gros conduits biliaires qu'on a vus remplis de ce liquide incolore et qu'on ne dit rien de l'état des conduits plus petits et des canalicules interlobulaires et capillaires. Ces derniers continuent à recevoir la bile que leur fournissent les cellules hépatiques, mais la bile n'atteint pas les gros canaux biliaires parce que la communication des canalicules avec les conduits plus volumineux est empêchée, soit par des bouchons de ce liquide épaissi, ou par de la gravelle biliaire. Dans un cas que j'ai récemment examiné à l'hôpital Saint-Barthélemy, les gros conduits étaient parfaitement incolores; mais en pressant doucement sur le foie, on faisait sourdre des petits conduits un liquide jaune. Un examen attentif permettait aussi de voir que ces conduits étaient colorés en jaune. » (*Brit. Med. Journ.*, 1874.)

les accidents cérébraux dans ce que l'on appelle la *suppression biliaire*. La seule présence de la bile dans le sang, comme je vous l'ai déjà montré (p. 329), ne pourra les expliquer, et en vérité dans ces cas où les symptômes cérébraux peuvent le mieux survenir, l'ictère est généralement moins intense qu'il ne l'est souvent quand les symptômes en question manquent.

Nous réserverons pour les leçons suivantes l'examen détaillé des diverses causes de l'ictère et des moyens de les distinguer.

DIXIÈME LEÇON.

ICTÈRE (SUITE).

Classification des causes de l'ictère. — Ictère par obstruction du canal cholédoque.

MESSIEURS,

Après les remarques préliminaires que je vous ai présentées, dans la leçon précédente, sur l'ictère en général, nous pouvons maintenant étudier les différentes causes et les moyens de les reconnaître.

Tous les cas d'ictère peuvent, comme je vous l'ai dit, être rangés dans deux catégories :

A. *Ictère résultant d'obstruction du canal cholédoque;*

B. *Ictère indépendant de toute obstruction du canal.*

Le tableau suivant permettra de voir les nombreuses causes qui entrent dans chacune de ces catégories.

TABLEAU SYNOPTIQUE DES CAUSES DE L'ICTÈRE.

A. — Ictère par obstruction mécanique du canal cholédoque.

I. — Obstruction par corps étrangers dans l'intérieur du canal.

1° Calculs biliaires et bile épaissie;
2° Hydatides et distomes;
3° Corps étrangers provenant des intestins.

II. — Obstruction par tuméfaction inflammatoire du duodénum ou de la muqueuse du canal, avec exsudation dans son intérieur.

III. — Obstruction par rétrécissement ou oblitération du canal cholédoque.

1° Absence ou obstruction congénitales du canal;
2° Rétrécissement par péri-hépatite;
3° Obturation de l'orifice du canal par suite d'un ulcère du duodénum;
4° Rétrécissement par cicatrisation d'ulcères des voies biliaires;
5° Rétrécissement spasmodique.

IV. — Obstruction par tumeurs obturant l'orifice du conduit ou se développant dans son intérieur.

V. — Obstruction par pression externe sur le canal.

1° Tumeurs provenant du foie lui-même;
2° Augmentation de volume des ganglions de la scissure du foie;
3° Tumeur de l'estomac;
4° Tumeur du pancréas;
5° Tumeur du rein;
6° Tumeur rétro-péritonéale ou épiploïque;
7° Anévrysme abdominal;
8° Accumulation de matières fécales dans l'intestin;
9° Grossesse;
10° Tumeurs utérines et ovariennes.

B. — Ictère indépendant d'obstruction mécanique du canal cholédoque.

I. — Poisons du sang mettant obstacle aux métamorphoses normales de la bile.

1° Les poisons des diverses fièvres spécifiques :

a. *Fièvre jaune* — b. *fièvres intermittente et rémittente* — c. *fièvre à rechute* — d. *typhus* — e. *fièvre typhoïde.* — f. *scarlatine* — g. *ictère épidémique.*

2° Poisons animaux :

a. *Pyohémie* — b. *poisons des serpents.*

3° Poisons minéraux :

a. *Phosphore* — b. *mercure* — c. *cuivre* — d. *antimoine*, etc.
4° Chloroforme et éther.
5° Atrophie aiguë du foie (?).
6° Cirrhose et autres formes de l'atrophie chronique du foie.

II. — Troubles de l'innervation mettant obstacle aux métamorphoses normales de la bile.

1° Fortes émotions, frayeur, anxiété, etc.
2° Commotion cérébrale.

III. — Oxygénation insuffisante du sang mettant obstacle aux métamorphoses normales de la bile.

IV. — Sécrétion excessive de bile dont il est absorbé plus qu'il n'en peut être métamorphosé.

Congestion du foie :

a. *Mécanique* — b. *active* — c. *passive*.

V. — Absorption trop considérable de bile par le sang par suite de constipation habituelle ou prolongée.

Je vais maintenant m'efforcer de vous faire connaître les caractères au moyen desquels vous pourrez distinguer les diverses formes d'ictère que je vous ai indiquées dans ce tableau.

A. — ICTÈRE PAR OBSTRUCTION MÉCANIQUE DU CANAL CHOLÉDOQUE.

I. — Obstruction par corps étranger à l'intérieur du canal.

1° *Calculs biliaires* ou *bile épaissie*.

Les calculs biliaires sont au nombre des causes les plus fréquentes d'ictère par obstruction. Il arrive très-ordinairement qu'on trouve, après la mort, la vésicule biliaire pleine de concrétions, pareilles aux spécimens que je vous montre ici, sans qu'il y ait eu, pendant la vie, de symptômes pouvant faire supposer leur existence. Les calculs ne déterminent de l'ictère et autres symptômes que lorsqu'ils pénètrent dans les voies biliaires, et les symptômes les plus caractéristiques sont ceux qui sont produits par le *passage des concrétions le long du canal cholédoque*. Dans la plupart des cas où se manifestent des symptômes de calculs, il y a quelque concrétion distincte ou un calcul ; mais de semblables symptômes peuvent parfois être déterminés par ce qu'on appelle de la *bile épaissie*, ou par de la gravelle biliaire. Vous n'aurez pas souvent l'occasion de constater cela dans les autopsies, bien que ce soit un fait d'une certaine importance clinique, d'autant plus qu'il rend compte de quelques-uns de ces cas où l'on constate les symptômes de calculs biliaires, sans qu'on en rencontre dans les matières. Vous trouverez toutefois un cas, rapporté par le Dr Handfield Jones dans le tome V des *Pathological Transactions* (p. 150), où une femme mourut avec un ictère généralisé, peu de temps après s'être fracturé la cuisse dans une chute et chez laquelle l'extrémité inférieure du canal cholédoque fut trouvée oblitérée « par une matière sablonneuse, qui n'était autre que du pigment biliaire. » Vous savez aussi que tous les phénomènes de la colique néphrétique peuvent être produits par le passage de sable urique.

Symptômes et diagnostic. — L'ictère provenant de calculs biliaires n'est généralement pas difficile à diagnostiquer.

1° La migration d'un calcul dans le canal cholédoque détermine, à moins qu'il ne soit très-petit, une *douleur* connue sous le nom de colique biliaire. Le malade est souvent averti de l'attaque par une sensation de nausée, accompagnée d'une flatulence très-marquée, d'une excitabilité nerveuse inaccoutumée, de bâillements et de frissons. La crise survient ordinairement peu après le principal repas (1) ou après quelque effort musculaire violent ou une secousse. Très-souvent le malade est pris subitement de douleur violente, mais plus ordinairement la douleur est modérée à son début, et elle augmente graduellement d'intensité. La douleur part de l'épigastre et s'irradie aux deux hypochondres, à l'épine, à l'épaule droite, aux deux épaules, ou encore à l'épaule gauche seule et au cou, mais jamais en bas (2). Elle est généralement de deux sortes : une douleur sourde, *aching* et constante; et une douleur aiguë, une vraie torture, qui va et vient sous forme de paroxysmes; les malades traduisent le caractère de cette dernière douleur, en disant qu'il leur semble qu'on leur enfonce une vrille, qu'on leur déchire les chairs, qu'on les brûle ou qu'on les serre violemment. Cette douleur est souvent un tel supplice, que le malade se courbe en deux, le menton appuyé contre les genoux ployés; il change à chaque instant de place, dans le but d'obtenir du soulagement. Les femmes qui ont eu beaucoup d'enfants vous diront que les douleurs de l'accouchement ne sont rien à côté de celles de la crise biliaire (3). Parfois, chez les personnes très-nerveuses, la douleur détermine des convulsions épileptiformes. Les paroxysmes, s'ils sont fréquents et prolongés, amènent une grande lassitude : le malade est épuisé, la face est pâle, le pouls lent, tout le corps est couvert d'une sueur froide; parfois il y a un collapsus profond, qui, dans des cas rares, a été mortel.

(1) Voici la définition que donne Cullen de la colique biliaire : « *Icterus cum dolore in regione epigastrica, acuto, post pastum aucto et cum dejectione concretionum biliosarum.* »

(2) Je ne puis confirmer l'assertion de Trousseau, que la douleur, bien qu'elle monte plus généralement, descend dans l'abdomen, simulant parfois la colique néphrétique (*op. cit.*, t. III, p. 216, 3e édit.).

(3) Au point de vue pratique, il peut paraître oiseux d'être bien fixé sur la façon dont se produit cette douleur qui marque le passage ou l'engagement des calculs. Il est cependant assez évident que l'on pourra instituer un traitement bien plus rationnel si on sait au juste à quoi la rapporter, si on en connaît le mécanisme intime.

Or, dans l'espèce, on a donné plusieurs explications assez différentes de la colique

Enfin j'ai vu, dans trois cas, la crise se terminer par un coma suivi de mort (1). Au début, la douleur peut être soulagée par la pression; mais, quand elle a duré longtemps, il y a toujours une certaine sensibilité au fond de la vésicule, qui persiste après que le paroxysme a cédé et qui est un signe diagnostique assez précieux. Cette sensibilité peut, à l'occasion, être aiguë s'il s'est produit un peu d'inflammation de la vésicule. Trousseau a fait remarquer qu'une crise de colique hépatique est quelquefois suivie de névralgie intercostale, qui se reconnaît par la sensibilité manifestée au niveau de quelques-unes des apophyses épineuses dorsales (2). Enfin, il est établi que, dans des cas rares, on trouve des calculs biliaires dans les matières fécales, sans qu'il y ait eu de symptômes de colique biliaire (3). Le Dr Fagge rapporte aussi le cas d'un homme qui mourut d'une hernie et qui avait eu auparavant un ictère non accompagné de douleurs : sa vésicule biliaire contenait de nombreux calculs, et le canal cholédoque était dilaté suffisamment pour admettre le doigt (4).

2° Les *frissons*, souvent intenses, revenant à intervalles irréguliers, mais parfois périodiquement, presque avec l'exactitude d'un accès de fièvre intermittente, ne sont pas rares dans les cas très-prononcés et prolongés : on les attribue à une distension exagérée de la vésicule et des voies biliaires. A propos de ce symptôme, je signalerai une pièce remarquable du musée du Collége royal des chirurgiens (5). C'est un gros calcul ovale solidement pris dans l'extrémité du canal cholédoque et dont

hépatique. Les uns l'ont attribuée à l'érosion de la muqueuse déterminée par le passage de calculs à arêtes saillantes; d'autres à la distension exagérée du canal biliaire par le calcul engagé, distension qui a naturellement pour effet de tirailler les filets nerveux. Bien que ces explications soient acceptables pour certains cas, la plupart des auteurs attribuent la généralité des cas de colique biliaire à la contraction spasmodique du canal sur le corps étranger, véritable contraction expulsive que Trousseau assimile à celle des muscles uréthraux quand un calcul est engagé dans le canal urinaire. Cette divergence d'opinion tient à ce qu'on a longtemps contesté l'existence de fibres musculaires lisses dans les conduits biliaires de l'homme. Mais aujourd'hui, la présence de l'élément musculaire dans la paroi de ces canaux, est un fait acquis, de même que son rôle actif dans la migration des concrétions biliaires.

On trouvera dans un travail du Dr Audigé (*Thèses de Paris*, 1874, n° 22), des recherches critiques et expérimentales très-intéressantes sur cette question du spasme des voies biliaires (N. D. T.).

(1) Dans le 1er, il s'agissait d'une dame de soixante-seize ans dont l'urine contenait beaucoup d'albumine; 2e cas, dame de quatre-vingt-quatre ans, à urine très-albumineuse; elle guérit de la 1re attaque de coma, mais six mois après rechute de colique biliaire, suivie de coma qui fut mortel. Le 3e se rapportait à une femme hindoue âgée de cinquante ans, dont on ne put se procurer l'urine.

(2) *Op. cit.*, t. II, p. 379, 3e édit.

(3) Un cas de ce genre est rapporté par le Dr Sénac, de Vichy (*Du traitement des coliques hépatiques*, Paris, 1870, p. 46).

(4) *Guy's Hospital Reports*, 1875, t. XX.

(5) Cette préparation fait partie de la collection de M. John Howship et est cataloguée sous le n° 1459, *Pathological Series*.

une portion fait saillie dans le duodénum à travers l'orifice dilaté du canal. Cette pièce a été prise sur une très-forte femme, âgée de 70 ans, qui, pendant près de six mois, avait été sujette à des douleurs spasmodiques de l'estomac, survenant avec des frissons, comme si c'eût été un accès de fièvre, qui duraient une demi-heure ou une heure et étaient suivies de sueurs abondantes. Ce ne fut que pendant le dernier mois de la vie que parurent l'ictère et des vomissements. Trois jours avant la mort, elle fut prise d'une crise extraordinairement violente de frissons et de douleur, qui persistèrent, avec à peine quelque rémission, jusqu'à la mort. Dans le cas CXVII, bien qu'il n'y eût pas de frissons bien marqués, il y eut une périodicité remarquable dans les attaques.

3° Les *vomissements* accompagnent les paroxysmes dans la plupart des cas et sont souvent fréquents et violents : le malade rend tout ce que son estomac renferme et aussi de grandes quantités de liquide acide. Les vomissements bilieux indiquent que le canal cholédoque est encore libre. Les efforts de vomissements sont ordinairement suivis d'un soulagement temporaire de la douleur. Très-souvent il y a des hoquets répétés.

4° Quand ces symptômes ont duré douze ou vingt-quatre heures, l'*ictère* paraît habituellement, et si l'obstruction du canal biliaire persiste pendant quelques jours, l'ictère devient intense, l'urine se charge de pigment biliaire qui lui donne une teinte d'acajou, et les garde-robes n'en contiennent plus. Au début du paroxysme, avant l'apparition de l'ictère, le malade rend souvent une grande quantité d'urine nerveuse, limpide, et on voit parfois reparaître par moments ce genre d'urine pendant la durée de l'ictère, bien que celle rendue immédiatement avant et après contienne de la bile en abondance (1). On peut dire que l'apparition de l'ictère fixe le diagnostic sur la nature d'une colique abdominale, mais il n'est pas invariablement présent dans tous les cas de colique hépatique. Si le calcul arrive à passer dans l'intestin dans l'espace de vingt-quatre heures, ou s'il ne dépasse pas le canal cystique, ou encore s'il est tellement anguleux qu'il puisse laisser passer la bile, on peut parfaitement observer les coliques hépatiques sans ictère. On voit beaucoup de malades se plaindre de crises répétées de prétendue gastralgie ou crampes d'estomac, sans ictère; mais plus tard on reconnaît que ces attaques n'étaient autre chose que des coliques hépatiques. Un fait qui, dans ces cas, aide le diagnostic, c'est que la crise de douleur est suivie d'une très-

(1) Dans ses expériences sur la ligature du canal cholédoque chez le chien, Audigé (*op. cit.*, p. 54 à 57) a constaté la présence de la bile dans l'urine 3 heures après l'opération chez trois sujets sur quatre. L'un de ces animaux a survécu vingt jours à l'opération et n'est pas mort de péritonite.

Je ne fais pas allusion à ces expériences pour établir une comparaison avec l'obstruction calculeuse chez l'homme, mais simplement pour indiquer une donnée expérimentale qui peut être susceptible d'application utile. (N. D. T.)

légère coloration des conjonctives, ou par la présence de pigment biliaire dans l'urine. Dans l'observation CXVII, le malade eut tous les jours pendant quatre mois, de violentes coliques biliaires avant que l'ictère parût, la pierre se trouvant retenue tout ce temps dans le canal cystique à cause de sa grosseur. Trousseau signale un cas où des crises de coliques hépatiques se produisirent à maintes reprises pendant quatre ans, et ce n'est qu'au bout de ce temps qu'on vit pour la première fois paraître l'ictère. On sait aussi très-bien qu'on a trouvé de petits calculs biliaires dans les selles d'individus qui n'ont jamais eu d'ictère (1); mais de tels cas sont certainement exceptionnels, aussi je ne puis comprendre que sur les 45 cas observés par Wolff, 25 aient présenté tout le cortége symptomatique de la colique biliaire sans ictère, et avec calculs dans leurs évacuations (2). La durée de l'ictère variera avec le nombre et la grosseur des calculs, mais ordinairement elle ne dépasse pas quelques jours à quelques semaines. Il n'est pas fréquent de voir un calcul amener un ictère permanent, car s'il réussit à franchir le canal cystique où sa présence ne pourra produire d'ictère, il arrivera à franchir également le canal cholédoque qui est plus large. On trouve parfois cependant des cas, ainsi dans l'obs. CXVII, où un ictère permanent et même mortel a été causé par un calcul arrêté dans le cholédoque (3). Mais bien que l'ictère calculeux soit dans la plupart des cas temporaire, il présente cette particularité qu'il est susceptible de reparaître avec les autres symptômes précédemment énumérés, à intervalles irréguliers, ce qui tient à ce que tous les calculs qui se trouvent dans la vésicule ne s'échappent pas à la première attaque, ou bien à ce qu'il s'en forme de nouveau à la place de ceux qui quittent les voies biliaires. Le diagnostic sera donc facilité par la connaissance qu'on aura d'une semblable attaque antérieure. Le seul fait d'une personne d'âge moyen ou avancé, ayant eu plusieurs ictères bien marqués, séparés par des intermissions bien distinctes, suffirait pour admettre comme cause probable des calculs biliaires. Il faut vous rappeler en même temps que lorsqu'un gros calcul s'est frayé un chemin à travers les voies naturelles de la bile, celles-ci resteront dilatées d'une façon permanente, de sorte que de plus petits calculs pourront les traverser ensuite sans déterminer d'ictère ni de douleur. D'après Sir Thomas Watson, il y a des gens qui se débarrassent ainsi de quantité de calculs pendant le cours de leur existence.

(1) Trousseau, *op. cit.*, t. III, p. 219.

(2) Virchow's *Archiv*, t. XX, 1861.

(3) Le Dr Handfield Jones rapporte dans les *Pathological Transactions* (t. V, p. 146), un cas d'ictère suivi de mort, dans lequel le canal hépatique et le cholédoque étaient obstrués par de gros calculs; et le Dr J. Wale Hicks en rapporte un autre où le canal cystique et une partie du cholédoque étaient occupés par un gros calcul biliaire qui faisait également saillie dans la vésicule biliaire (t. XV, p. 126.).

5° *L'ictère calculeux n'est ordinairement pas accompagné de fièvre*; il n'y a pas augmentation de la température, et la fréquence du pouls est plus souvent au-dessous qu'au dessus de la normale. Il n'est pas rare cependant d'observer, pendant les paroxysmes de la douleur, une plus grande fréquence du pouls et une élévation passagère de la température, même quand le malade a des frissons et qu'il se sent les extrémités froides. De même, si la pression du calcul a amené l'inflammation ou l'ulcération des voies biliaires, il peut y avoir de la fièvre qui persiste ou qui vient avec intermittences, après que la douleur a cessé; et, dans ces circonstances, de nouvelles crises douloureuses sont souvent suivies d'une fièvre temporaire se terminant par des sueurs. Il arrive de temps en temps qu'un calcul engagé dans les voies biliaires provoque un paroxysme de fièvre intermittente, avec peu ou pas de douleur. Ces paroxysmes peuvent être plus ou moins périodiques et se prolonger pendant plusieurs mois sans indiquer pour cela nécessairement une hépatite pyohémique (v. p. 172) : le malade finit en effet par guérir. Charcot a attribué ces attaques à un poison septique provenant de transformations chimiques qui se produisent dans la bile, à l'intérieur des canaux biliaires dilatés et enflammés (1); mais elles sont plus probablement dues à la simple irritation produite par le calcul et sont analogues aux paroxysmes fébriles déterminés par le passage d'un cathéter le long de l'urèthre.

Quand les crises de colique biliaire sont passées, l'urine dépose ordinairement de l'acide urique ou des urates en abondance.

6° Si l'obstruction du canal cholédoque persiste pendant plusieurs jours, on trouvera souvent une augmentation légère et uniforme du volume du foie, avec une tumeur piriforme sensible, correspondant à la vésicule, résultant de la grande dilatation des voies biliaires par la bile qui s'y est accumulée, ainsi que je vous l'ai expliqué dans une précédente leçon (p. 166).

7° Le diagnostic des calculs biliaires se trouvera facilité si l'on se rappelle les circonstances dans lesquelles on les rencontre le plus souvent.

a. Sexe. — Les calculs biliaires sont plus fréquents chez les femmes que chez les hommes (3 pour 2).

b. Age. — On les rencontre principalement chez des gens d'un âge moyen ou avancé. Sur 395 cas réunis par Hein, 15 seulement étaient au-dessous de 25 ans et 3 seulement au-dessous de 20 ans. La disposition à la formation des calculs augmente probablement avec l'âge, mais il n'en est pas de même de la disposition aux coliques biliaires. D'après le Dr Sénac (2), de Vichy, qui s'est particulièrement occupé de ce sujet, les coliques hépatiques commencent le plus fréquemment vers l'âge de 35 ans et sont relativement rares après 50 ans. Rappelez-vous cependant qu'on

(1) *Le Progrès médical*, août 1876.
(2) *Op. cit.*, p. 56.

rencontre parfois des calculs dans les premiers âges. Dans une précédente leçon, je vous ai rapporté un cas où on en observa à l'âge de 23 ans (obs., LXXI, p. 179); on en a même constaté quelques rares cas chez des enfants (1), et même des enfants en bas âge. Dans le premier volume du *Northern Journal of Medicine* (p. 240), vous trouverez un cas d'ictère suivi de mort chez un nouveau-né, et dû à l'obstruction du canal cholédoque par « un bouchon de bile épaissie, indurée et semblable à un morceau de corde ». Il y a bien des années, Lieutaud a rapporté le cas d'un enfant âgé de 25 jours, chez lequel un calcul biliaire obstruait complétement les orifices des canaux hépatique et pancréatique (2).

c. Climat. — Dans les climats chauds, malgré la disposition aux troubles hépatiques, les calculs biliaires sont très-rares.

d. Habitudes. — Les calculs biliaires sont particulièrement communs chez les gens forts, qui consomment de grandes quantités d'aliments substantiels, sucrés et gras, ainsi que de boissons alcooliques, et qui en même temps mènent une vie sédentaire.

e. Position sociale. — Il résulte de ce que je viens de dire que les calculs biliaires sont beaucoup plus communs dans les classes moyennes ou élevées que parmi les ouvriers et les pauvres.

f. Antécédents morbides. — Dans une très-forte proportion des cas de calculs biliaires, on trouvera dans l'histoire antérieure du malade ou dans sa famille, de la goutte, de l'asthme, de la gravelle urinaire, de la névralgie, de la migraine ou de l'urticaire. C'est un point sur lequel j'ai insisté dans mes leçons sur les troubles fonctionnels du foie et sur lequel l'expérience étendue du Dr Sénac est tout à fait d'accord avec la mienne.

g. Hérédité. — Par suite de la concomitance fréquente de la goutte et des maladies qui s'y rapportent, avec les calculs biliaires, il n'y a pas lieu de s'étonner que ces derniers soient dans bien des cas héréditaires. On rencontre en effet constamment différents membres d'une même famille qui ont été affectés de coliques biliaires.

h. Causes excitantes des coliques biliaires. — Les calculs se trouvant déjà dans la vésicule biliaire, il suffit souvent, pour déterminer une colique, d'une surcharge de l'estomac, de l'arrivée de l'époque menstruelle, une crise d'indigestion, un effort soudain, une chute, une course à cheval sur une mauvaise route, ou quelque forte émotion morale.

8° La preuve la plus concluante que l'ictère est dû à la présence de calculs, c'est la constatation de calculs dans les matières fécales. Il n'y a pas un simple intérêt de curiosité pour le malade de voir ses calculs, cela

(1) Trousseau signale le cas d'une fillette de neuf ans.
(2) *Mémoires de l'Acad. roy. de Médec.*, 1847, t. III, p. 264.

est souvent de quelque utilité pour le pronostic. Si en effet on constate qu'un calcul volumineux a franchi les voies biliaires, il est possible que le malade n'ait plus d'autres crises : mais si le calcul présente des facettes, tel que celui que je vous montre, il est probable qu'il y en a encore plusieurs autres ou un grand nombre. Mais même quand vous aurez constaté tous les symptômes décrits ci-dessus, vous pourrez ne pas trouver de calcul dans les matières. Cela peut tenir soit à ce que la concrétion se désagrége dans l'intestin, ou à ce qu'elle rétrograde dans la vésicule, au lieu de passer dans le duodénum, ou à l'obstruction du canal par de la bile épaissie et graveleuse plutôt que par une vraie concrétion; mais cela tient aussi trop souvent à des recherches insuffisantes ou mal conduites. On croit généralement que les calculs biliaires sont plus légers que l'eau et que si on verse par conséquent de l'eau sur les matières fécales, tous les calculs qui s'y trouvent surnageront. Mais Sir Thomas Watson, qui a recommandé cette méthode dans les premières éditions de ses Leçons, ajoute : « Je n'ai réussi qu'une seule fois à recueillir ainsi une concrétion dans les garde-robes d'un malade chez lequel les symptômes présents me l'avaient fait rechercher.» Cependant, dans une édition plus récente, il dit que trois autres malades sachant comment il fallait procéder, avaient découvert eux-mêmes dans leurs évacuations alvines cette cause et cette explication palpable de leurs souffrances antérieures (1). La vérité, c'est que la plupart des calculs sont, avant d'être desséchés, plus denses que l'eau, dans laquelle ils ne peuvent surnager : par suite, le seul procédé sur lequel on puisse compter et que vous avez pu voir mettre en pratique dans nos salles, consiste à passer toutes les évacuations à travers une mousseline ou un tamis. Il arrive parfois qu'on ne parvient pas à trouver de calcul parce qu'on ne continue pas les recherches assez longtemps. Trousseau rapporte le cas d'une « malade qui ne rendait des calculs par les garde-robes que du troisième au cinquième jour à partir de la fin de l'attaque » (2). Je puis ajouter qu'un médecin allemand, Wolff, qui s'est donné la peine d'examiner les garde-robes quelquefois pendant des mois à la suite d'une crise de colique, a toujours réussi à trouver des calculs dans les 45 cas de colique biliaire qu'il a eu l'occasion d'observer dans sa pratique durant une période de quarante-trois ans (3).

2° *Hydatides, distomes et lombrics dans les voies biliaires.*

Les tumeurs hydatiques du foie, comme je vous l'ai déjà dit (v. p. 65), s'ouvrent parfois dans les voies biliaires. Si la tumeur ne contient pas de kystes secondaires, son contenu liquide peut être évacué par cette voie

(1) *Lectures on Pract. of Phys.*, 2e éd., II, 527 et 3e éd., II, 555.
(2) *Op. cit.*, t. III, p. 212.
(3) Virchow's *Archiv*, t. XX, 1861, pt. 1.

dans le duodénum et le malade se rétablir sans offrir aucun symptôme marqué. Mais dans la plupart des cas il y a des kystes secondaires qui pénètrent dans les voies biliaires, les obstruent et produisent tous les symptômes de l'ictère par obstacle au cours de la bile. Dans une des premières leçons, je vous ai rapporté des cas où les choses se sont passées ainsi (obs. XXXII à XXXIV, p. 114). De plus, le passage de vésicules hydatiques à travers les voies biliaires est susceptible de déterminer des crises de douleur, des frissons, des vomissements, et en somme tous les symptômes des coliques biliaires calculeuses. Ce fait s'est présenté notamment d'une façon remarquable dans l'observation XXXIV. On distinguera cependant ces cas de ceux où l'on a affaire à une affection calculeuse :

1° Par les signes physiques indiquant une augmentation de volume du foie produite par des hydatides et que je vous ai exposés (p. 54) en même temps qu'on constatera peut-être un affaissement de la tumeur dès l'apparition de la douleur.

2° Par la présence, dans la plupart des cas, de symptômes de fièvre persistante, avec accélération du pouls et élévation de la température, ajoutés à ceux de la colique biliaire. Quand l'hydatide s'ouvre dans les voies biliaires, non-seulement la vésicule pénètre dans le canal biliaire, mais la bile pénètre de son côté dans le kyste, y détermine par suite de l'inflammation et de la suppuration, ce qui produit la fièvre. Cependant si des vésicules continuent, comme dans l'obs. XXXIV, à traverser les voies biliaires longtemps après la rupture de la tumeur, il peut y avoir des coliques biliaires sans fièvre.

3° Le diagnostic sera complété par la découverte de vésicules hydatiques dans les évacuations alvines, ainsi que cela a eu lieu dans le cas XXXIV (p. 118).

Dans ces cas rares sur lesquels j'ai déjà appelé votre attention (p. 65), où une tumeur paraît se développer d'emblée dans les voies biliaires, le diagnostic sera probablement impossible.

Dans des cas extrêmement rares, on a rencontré le *distome du foie*, si fréquent chez les moutons, dans les voies biliaires chez l'homme; mais il ne paraît pas que sa présence doive nécessairement les obstruer et déterminer de l'ictère. Dans son grand ouvrage sur les entozoaires, Davaine rapporte le cas d'une petite fille de huit ans qui succomba, à l'hôpital de Milan, par suite de diarrhée, de marasme et de convulsions, et à l'autopsie de laquelle on trouva une poche contenant cinq distomes près la terminaison du canal cholédoque. Cette malade avait présenté tous les symptômes de la colique biliaire, mais pas d'ictère (1). Il y a

(1) *Traité des Entozoaires*, 1860, p. 252.

quelques années, mourut à l'hôpital Middlesex un homme dans la vésicule biliaire duquel on trouva un distome. La muqueuse de la vésicule était complètement blanche, mais le docteur Budd qui rapporte le cas, ne dit pas s'il y avait en même temps obstruction du canal cholédoque ou ictère (1). Chez le mouton, le distome amène la dilatation et le catarrhe des voies biliaires, avec atrophie du tissu glandulaire et anémie profonde, mais rarement de l'ictère. Le diagnostic des distomes dans les voies biliaires chez l'homme ne pourrait être établi que par la constatation du parasite soit dans les vomissements, soit dans les garde-robes.

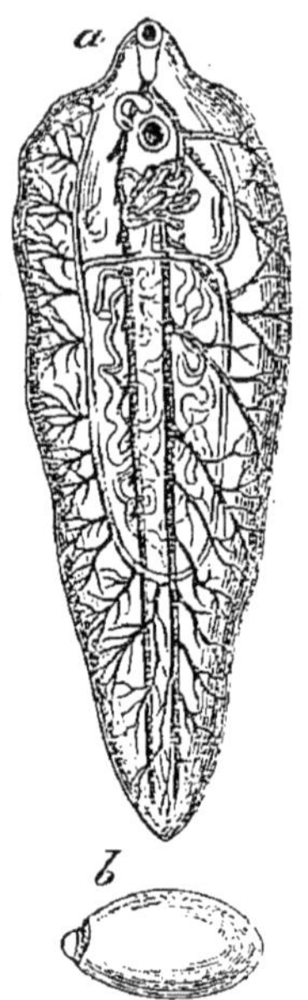

Fig. 38.
a. Distome hépatique.
b, œuf grossi 107 fois et traité par la potasse caustique (Davaine).
Emprunté au *Traité d'Anatomie pathologique* de Lancereaux, t. I.

On connaît également un certain nombre de cas où des lombrics ont pénétré dans les voies biliaires et ont provoqué de l'ictère, avec des coliques biliaires, des vomissements et tous les symptômes des calculs (2). J'ai vu il y a quelques années, au musée de l'Hôpital général de Vienne, une pièce (n° 1312) montrant le canal cholédoque dilaté au point qu'il était aussi gros que le pouce d'un adulte et obstrué par une forte masse de lombrics. Dans plusieurs cas il s'est produit des convulsions mortelles. Il est également digne de remarque que dans bon nombre de ces cas, les intestins contenaient beaucoup de ces vers, et qu'il en avait été rejeté antérieurement soit par les vomissements, soit par l'anus. Ce n'est que par la constatation de ces circonstances qu'on peut arriver à établir le diagnostic de la cause de l'ictère.

3° *Corps étrangers provenant des intestins.*

On a vu des corps étrangers tels que des noyaux de cerise et des grains de groseille pénétrer de l'intestin dans les voies biliaires et donner lieu à de l'ictère. Mais dans les rares cas où cela est arrivé, il est probable que le canal cholédoque avait déjà été dilaté par le passage d'un calcul. On rapporte quelques faits curieux où un noyau de prune,

(1) *Diseases of the Liver*, 3e éd., p. 494.

(2) Frerichs, *op. cit.*, p. 787; Morehead, *Diseases of India*, 1e éd. 1856, t. II, p. 482; Davaine, *op. cit.*, p. 156; et particulièrement Bonfils : Des lésions et des phénomènes pathologiques déterminés par la présence des Vers ascarides lombricoïdes dans les canaux biliaires, *Archives générales de Médecine*, juin 1858, p. 661; et Vinay : Observation d'ictère généralisé tenant à la présence de lombrics dans les voies biliaires, *Lyon médical*, 1869, t. I, p. 251.

une aiguille, un lombric desséché, ou un fragment de distome ont servi de noyau à un calcul biliaire.

II. — Ictère par obstruction due à la tuméfaction inflammatoire du duodénum ou de la muqueuse du canal cholédoque, avec exsudation dans son intérieur.

Quand une muqueuse s'enflamme, elle se tuméfie par suite de la plus grande quantité de sang contenu dans ses vaisseaux et de l'infiltration œdémateuse du tissu sous-muqueux; en même temps la sécrétion qui se fait à sa surface est augmentée en quantité et modifiée dans sa nature. Si ces phénomènes se passent dans une muqueuse tapissant un conduit étroit comme le canal cholédoque, on comprend aisément que sa lumière en soit oblitérée, et en réalité c'est souvent ce qui arrive. L'inflammation catarrhale est une des causes les plus communes d'ictère mécanique et c'est certainement la cause la plus commune d'ictère chez les personnes jeunes. On peut rapporter à cette cause la plupart des cas décrits sous le nom d'*ictère simple :* j'en ai exposé complétement les symptômes et l'étiologie dans une autre leçon (p. 159). Dans un grand nombre de cas, comme je vous l'ai dit, l'inflammation commence dans le duodénum, et s'étend au canal cholédoque, et on trouve quelquefois l'orifice duodénal de ce canal réellement obturé par la muqueuse duodénale tuméfiée ou par un bouchon de mucus visqueux, sans que l'inflammation se soit étendue plus loin dans le canal.

En diagnostiquant les causes de l'ictère, il est important de se rappeler que l'inflammation des voies biliaires peut être déterminée par des calculs, et qu'ainsi les symptômes de ces deux causes d'ictère peuvent coexister; ou bien il est encore possible que l'inflammation des voies biliaires soit produite par des calculs qui n'ont jamais donné lieu à des coliques biliaires. Dans le cas de J. K. (obs. LXV, p. 165), l'inflammation des voies biliaires parut être provoquée par des calculs biliaires qu'on trouva dans la vésicule et dans les canaux, et cependant l'enquête la plus attentive ne fit découvrir aucun antécédent de colique biliaire. La douleur paroxystique est provoquée par le cheminement du calcul le long du canal. Des concrétions qui restent fixées dans la vésicule peuvent aussi déterminer l'inflammation de sa muqueuse; cette phlegmasie pourra s'étendre aux voies biliaires, mais sans donner lieu pour cela à des coliques hépatiques.

Enfin, il ne faut pas oublier que le canal cholédoque peut être aisément obturé par un gonflement catarrhal qui, de même que dans le cas d'œdème de la glotte, ne pourrait pas être retrouvé après la mort.

III. — Ictère par obstacle au cours de la bile dû au rétrécissement ou à l'oblitération du canal.

1° *Absence ou oblitération congénitales du canal.*

Je vous ai déjà dit que dans la majorité des cas d'ictère des nouveau-nés, la couleur jaune de la peau n'est pas du tout de l'ictère (p. 320). Cependant ces enfants peuvent être affectés d'un véritable ictère qui est parfois un symptôme sérieux. Il peut dépendre, comme nous l'avons vu, d'une obturation du canal par de la bile épaissie (p. 350), et dans ce cas on peut espérer que l'obstruction se dissipera et que l'enfant guérira. Il peut encore dépendre d'un défaut d'oxygénation du sang qui empêche la bile de subir ses métamorphoses normales. D'autres fois il a sa source dans une pyohémie, ou une péritonite, ou une phlébite de la veine ombilicale; et enfin il peut être dû à une oblitération congénitale ou à l'absence du canal biliaire, qui se trouve représenté par un peu de tissu aréolaire entre l'artère hépatique et la veine porte. Dans ces cas, la vésicule est extrêmement petite et affaissée; quelquefois elle manque, mais l'orifice duodénal du canal pancréatique n'en existe pas moins. On trouvera des cas de ce genre rapportés par le docteur Campbell dans le *Northern Journal of medicine*, 1844, par le docteur Wilks, dans le 13e volume des *Pathological Transactions* (p. 119), par le docteur West dans son éminent ouvrage sur les *Maladies des enfants* (5e éd., p. 605), et plus récemment par le docteur Binz, de Bonn, dans les *Archives* de Virchow (1). Dans un certain nombre de ces cas, il y a eu évidence de péri-hépatite intra-utérine, et chose curieuse, malgré la rareté du vice de conformation dont il s'agit, bon nombre d'auteurs en ont signalé plusieurs cas dans une même famille. Aussi y aurait-il utilité à s'enquérir si ces vices de conformation ne résulteraient pas parfois d'une péri-hépatite par syphilis héréditaire (2).

(1) Zur Kenntniss des tödtlichen Icterus der Neugebornen aus Obliteration der Gallengänge, *Archiv f. Path. Anat. und Physiol.*, 1866, t. XXXV, p. 360. On trouvera l'indication d'autres travaux sur ce sujet dans l'ouvrage de West précédemment cité, et aussi dans le *Glasgow Med. Journ.*, janvier 1876, p. 11.

(2) Quel est le degré réel de fréquence de l'ictère syphilitique chez les nouveau-nés? Pour arriver à une solution aussi exacte que possible de cette question, il faut faire remarquer tout d'abord qu'il ne suffit pas de constater un ictère chez un syphilitique pour l'attribuer *ipso facto* à la maladie spécifique.

Les syphilitiques sont en effet soumis à une foule d'autres causes d'ictère plus efficaces que leur diathèse : il importe donc, avant de qualifier un ictère de syphilitique, de s'assurer — et en pareil cas il n'y a guère que l'anatomie pathologique qui soit en mesure de se prononcer — que l'état du foie justifie cette pathogénie.

Voici maintenant quelques données statistiques que le professeur Parrot a bien voulu me communiquer. Je n'ai pas besoin d'ajouter quelle valeur donne à ce document la compétence tout à fait spéciale de ce savant maître, qui a fait de la syphilis infantile une étude des plus approfondies.

Sur 100 et quelques cas de syphilis infantile suivis d'autopsie, M. Parrot n'a constaté

J'ai observé un cas de ce genre, il y a un petit nombre d'années, chez un malade soigné à domicile, du ressort de l'hôpital Middlesex (voir plus loin obs. CXXI).

On peut reconnaître l'ictère provenant de cette source aux caractères suivants :

a. L'ictère paraît dans les quelques jours qui suivent la naissance et augmente graduellement d'intensité. Les conjonctives sont jaunes aussi bien que la peau.

b. Les matières intestinales sont décolorées, et l'urine laisse une teinte jaune sur les langes.

c. Dans la plupart des cas, on a observé des hémorrhagies ombilicales (souvent mortelles), intestinales, sous-cutanées et dans d'autres parties du corps, comme dans le cas CXXI.

d. Tout d'abord, l'enfant peut paraître fort et bien portant, mais l'atrophie progressive ne tarde pas à l'envahir, souvent avec des vomissements et de la diarrhée, et la mort s'ensuit généralement dans l'espace de quelques mois. Dans un des cas du docteur Campbell et dans un autre du docteur West, l'enfant vécut six mois.

2° *Rétrécissement des canaux biliaires par péri-hépatite.*

Dans la péri-hépatite, la lymphe qui est exsudée s'organise au bout d'un certain temps, amène l'épaississement de la capsule et produit de solides bandes fibreuses qui lient le foie aux parties environnantes. De temps en temps il arrive que du tissu aréolaire de nouvelle formation se développe de cette façon dans la scissure porte et exerce une constriction sur les canaux biliaires et parfois aussi sur la veine porte, et le résultat, c'est d'un côté l'ictère et de l'autre l'ascite avec les autres signes de l'obstruction porte que j'ai déjà exposés (v. pp. 285 à 291). Vous trouverez un cas de ce genre rapporté par Frerichs (1). Il sera souvent difficile de reconnaître pendant la vie cette cause d'ictère, mais les caractères suivants peuvent quelquefois aider le diagnostic.

1° Existence antérieure de quelque cause habituelle de péri-hépatite, telle qu'un ulcère simple de l'estomac, une inflammation de la plèvre droite, une péritonite généralisée, d'autres affections du foie et surtout la syphilis constitutionnelle.

l'ictère vrai que 4 fois, et sur ces 4 cas, un seul pouvait être légitimement attribué à la syphilis hépatique, les autres rentrant dans les causes ordinaires d'ictère. Si à ces 100 cas autopsiés, on ajoute 50 autres cas de syphilis infantile indubitable, manifestée par du pemphigus et autres lésions aussi caractéristiques, mais terminés par la guérison, et dans lesquels on n'a pas observé l'ictère, on a ainsi un total de 150 cas au moins, sur lesquels on n'a donc constaté l'ictère que 4 fois, dont 1 seul réellement justifiable de la syphilis. (N. D. T.)

(1) *Op. cit.*, p. 152.

2° Des symptômes antérieurs de péri-hépatite, et plus particulièrement une douleur aiguë et de la sensibilité dans l'hypochondre droit avec plus ou moins de fièvre.

3° Concomitance des symptômes d'atrophie aiguë du foie et de signes d'obstruction porte (v. p. 285).

4° L'absence de coliques biliaires antérieures ou d'indices de cancer.

5° Le fait que l'ictère est permanent, au lieu d'être intermittent.

3° *Oblitération de l'orifice du canal cholédoque par suite d'un ulcère du duodénum.*

C'est là une autre cause d'ictère mécanique dont le diagnostic pendant la vie est souvent très-difficile. Les ulcères simples, tels que ceux de l'estomac, se produisent parfois dans le duodénum et peuvent comme eux finir par hémorrhagie ou par perforation. Il arrive parfois qu'un de ces ulcères est situé à la partie du duodénum correspondant à l'orifice du canal qui est alors obstrué par des produits inflammatoires susceptibles d'organisation, et dans ce cas l'obstruction est permanente. Il peut se produire un semblable résultat si l'extrémité du canal se trouve comprise dans la cicatrice d'un ulcère duodénal, ainsi que cela est arrivé dans le cas de James B... mort à l'hôpital Middlesex (obs. CXXII). Dans le diagnostic de cette cause d'obstruction, il faut se guider sur les circonstances suivantes :

1° L'ictère et les autres signes d'obstruction du canal cholédoque sont précédés par les symptômes d'ulcère du duodénum, tels que la douleur ressentie seulement deux ou trois heures après les repas, lorsque la nourriture passe de l'estomac dans le duodénum, avec peut-être de temps en temps quelque hémorrhagie subite et abondante par l'estomac ou l'intestin. Ces symptômes toutefois sont souvent absents dans certain cas d'ulcère du duodénum, cette affection étant susceptible d'avoir une marche si latente que son existence peut n'être pas soupçonnée jusqu'au moment où se fait la perforation fatale (1).

2° Dans tout cas d'ictère persistant et intense avec disparition complète de la bile dans les garde-robes, la seule absence de tous symptômes avant ceux d'obstruction du canal biliaire tandis que rien n'indique la présence d'une tumeur, qu'il n'y a ni ascite, ni cachexie cancéreuse, ni antécédents de colique biliaire, donnera quelque probabilité à l'idée

(1) Dans le 9e volume des *Pathological Transactions* (p. 197), j'ai rapporté le cas d'un homme fort, très-bien développé, qui mourut subitement de péritonite par suite d'un ulcère perforant du duodénum et qui jusqu'au moment de cette fatale attaque avait joui d'une excellente santé, et n'avait jamais eu de vomissement ni même de douleurs après les repas. Le Dr Budd a rapporté de semblables cas dans ses *Lectures on Diseases of the Stomach* (p. 149) et d'autres auteurs en ont également signalé.

d'une obstruction par ulcère duodénal. Il y a toutefois une cause d'erreur dans ce fait qu'un ulcère du duodénum situé près l'orifice du cholédoque, a pu dans certains cas déterminer des crises de douleur spasmodique abdominale suivies d'ictère. En pareil cas, il serait impossible d'établir un diagnostic différentiel absolu avec les calculs biliaires; car bien que l'apparition des paroxysmes immédiatement après des écarts de régime manifestes, ou en même temps que les symptômes de l'ulcère du duodénum que je vous ai déjà indiqués, pourrait faire reconnaître la cause probable, l'ulcère du duodénum n'en est pas moins, comme je viens de vous le dire, une affection souvent remarquablement latente. Les cas de ce genre sont heureusement si rares que le diagnostic n'a guère à s'en inquiéter.

4° Rétrécissement par cicatrisation d'ulcérations dans les voies biliaires.

Le rétrécissement, ou l'oblitération du canal cholédoque, peut être le résultat de la cicatrisation d'ulcères situés sur sa face interne et produits par la pression et l'irritation des calculs, ou indépendants des calculs, et l'obstacle au cours de la bile détermine l'apparition de l'ictère. Lorsqu'un calcul s'engage dans le canal cholédoque, il peut déterminer des adhérences et une oblitération permanente de la portion du canal située au dessous. D'autres fois, le calcul franchit le canal après y avoir produit une ulcération dont la cicatrisation amène un rétrécissement du canal. Parfois, l'ulcération du canal, ainsi que la cicatrisation qui en résulte, paraît être indépendante des calculs biliaires (1). La plupart des auteurs qui ont écrit sur l'ictère ont admis le rétrécissement du canal biliaire comme cause possible; vous en trouverez deux cas rapportés dans les *Pathological Transactions* l'un par le docteur Bristowe (2) et l'autre par M. Holmes (3). Dans le premier, le rétrécissement était situé sur le conduit du lobe gauche, et dans l'autre il affectait le canal hépatique, avant sa jonction avec le canal cystique. Dans les deux cas, le rétrécissement ressemblait exactement à un rétrécissement de l'urèthre et était accompagné d'épaississement des parois, avec des marques manifestes de cicatrisation. Dans les deux, il y avait une dilatation considérable des

(1) On rencontre parfois l'ulcération des voies biliaires, indépendante des calculs biliaires, chez des sujets morts de fièvre typhoïde. Dans mon ouvrage sur *les Fièvres continues de la Grande-Bretagne* (2e éd., p. 564, 630), j'ai rapporté un cas de fièvre typhoïde où un ulcère perforant de la vésicule détermina une péritonite mortelle. Frerichs (*op. cit.*, p. 763) signale un cas rapporté par Dance, dans lequel on trouva le canal cholédoque ulcéré, indépendamment de tout calcul biliaire ou de fièvre spécifique.

(2) T. IX, p. 22.

(3) T. XI, p. 130.

conduits hépatiques, en dedans du rétrécissement, et il y avait également ictère. Dans aucun cas on ne trouva de calcul, et dans celui de M. Holmes il n'y avait nul antécédent de colique biliaire ni ictère antérieur.

Quelques mots sur les caractères distinctifs de cet ictère :

1° Dans un grand nombre de cas, on découvrira qu'il y a déjà eu passage de calculs. Dans tous les cas où les symptômes de calculs biliaires sont suivis d'ictère permanent sans douleur, on peut soupçonner que, ou bien un calcul est fortement fixé dans le canal, ou bien ce calcul a produit un rétrécissement organique ou une oblitération du canal.

2° Quand l'ulcération du canal biliaire est indépendante de calculs, le diagnostic sera ordinairement très-douteux. Les symptômes de l'ulcération du canal biliaire n'ont pas encore été indiqués et analysés avec assez de soin; mais vous vous rappellerez que cette lésion donne quelquefois lieu à la pyohémie, avec abcès multiples dans le foie, (voyez pp. 172, 349); et, indépendamment de la pyohémie, il est probable que, comme dans le cas de M. Holmes, que je citais plus haut, l'ulcération sera annoncée par des frissons et des tremblements, et accompagnée de douleur ou de malaise dans la région du foie, ainsi que de pyrexie avec de grandes variations de température. D'après ces symptômes, j'ai diagnostiqué l'ulcération des voies biliaires dans un ou deux cas d'ictère, mais je n'ai pas eu occasion de vérifier le diagnostic.

5° *Rétrécissement spasmodique du canal cholédoque.*

Quand le canal cholédoque se rétrécit ou s'oblitère, par l'effet d'une des quatre causes que je viens de signaler, l'ictère est profond et permanent, il y a une émaciation progressive et, tôt ou tard, la mort en est le résultat. Mais on avait pensé autrefois (1), qu'un ictère temporaire pouvait être l'effet d'un rétrécissement spasmodique du canal, constituant ce qu'on a appelé l'*ictère spasmodique;* et, dès lors on pouvait expliquer ainsi tous les cas d'ictère où l'autopsie n'avait permis de découvrir aucun obstacle mécanique au cours de la bile. La contractilité des canaux biliaires a été démontrée expérimentalement, en les irritant mécaniquement ou en les galvanisant, sur un animal qu'on vient de sacrifier; et il est fort possible que, pendant la vie, le passage d'une bile irritante cause une irritation spasmodique du canal avec douleur intense, de la même façon que le spasme de l'intestin est censé produire la colique, et le spasme des bronches l'asthme. Toutefois, il est fort

(1) Voyez, exemple, de l'ouvrage de Saunders *Treatise on the Structure, economy and diseases of the Liver, and on Bile and biliary concretions*, 3e éd. 1803, p. 100, et Sir Thomas Watson, *op. cit.*, 3e éd., t. II, p. 557.

douteux que l'ictère résulte jamais d'une contraction spasmodique de ce genre. Je vous ai déjà dit que même l'obstruction mécanique du canal met un jour ou davantage pour produire l'ictère des téguments, et il est difficile d'admettre qu'un ictère spasmodique, indépendant de toute obstruction mécanique, pourrait durer assez longtemps pour amener un semblable résultat. Je vous ai également expliqué comment l'obstruction catarrhale du canal biliaire peut cesser avec la mort, et comment l'ictère peut se produire indépendamment de tout obstacle au cours de la bile, de telle sorte qu'il n'est nullement nécessaire de recourir à la théorie du spasme, pour expliquer ces cas où l'on n'a constaté après la mort aucune obstruction mécanique du canal biliaire.

IV. — Obstruction par des tumeurs obturant l'orifice du canal ou se développant dans son intérieur.

Le canal cholédoque, ou son orifice, est susceptible d'être obstrué par des tumeurs cancéreuses et autres provenant du duodénum, ainsi que par celles du pancréas, de la vésicule biliaire ou des parties adjacentes, pénétrant dans la partie du duodénum où s'ouvre le canal ou même dans un point quelconque du canal (1); ou, dans des cas rares, par des tumeurs originaires des parois mêmes des canaux biliaires. Dans le cas CXXIV, il y avait une tumeur cancéreuse de la tête du pancréas, mais la cause de l'ictère était une tumeur indépendante de la première et sise dans le canal. Un autre cas d'ictère dû à l'obstruction du canal cholédoque par une tumeur développée dans ses parois, est rapporté par le Dr Bristowe (2). L'observation CXXVI est un exemple de cancer du pancréas envahissant, dans son développement, la vésicule et le canal cholédoque; vous trouverez rapportés par Frerichs, deux cas semblables dans lesquels le cancer avait envahi le duodénum et obstrué l'orifice du canal cholédoque (3). Voici les principaux caractères sur lesquels vous devez vous appuyer, pour établir le diagnostic de cette cause d'ictère.

1° Avant que l'ictère paraisse, le malade accuse ordinairement pendant plusieurs semaines ou plus longtemps, une douleur plus ou moins intense et quelquefois lancinante, dans la région du duodénum. Cette douleur persiste après l'apparition de l'ictère et augmente ordinairement d'intensité deux ou trois heures après le repas.

2° Dans la plupart des cas, il y a des nausées et une tendance aux vomissements, surtout après le repas.

(1) Dans les *Pathological Transactions* (t. XXIV, p. 103), le Dr Sydney Coupland a rapporté un cas où un ulcère cancéreux du duodénum, juste au-dessous du pylore, envahissait la vésicule biliaire et pénétrait de là dans le canal cystique et le canal hépatique et avait amené l'ictère sans intéresser le canal cholédoque.

(2) *Patholog. Transact.*, t. IX, p. 220.

(3) *Op. cit.*, obs. VI et VII.

3° On constate parfois une hémorrhagie stomacale ou intestinale quand il existe une ulcération cancéreuse du duodénum.

4° Dans quelques cas, on peut sentir plus ou moins distinctement une tumeur dure et sensible, en pratiquant un examen très-attentif à travers les parois abdominales.

5° L'ictère une fois paru, augmente graduellement d'intensité et persiste jusqu'à la mort, qui arrive — il est important de l'ajouter — dans la plupart des cas, dans les quatre à cinq mois qui suivent l'apparition de l'ictère. Le fait seul d'un ictère qui durerait six mois serait un argument contre l'existence d'une tumeur cancéreuse prenant sa source dans les parois du canal ou empiétant sur le canal. Cette règle souffre pourtant des exceptions, comme nous le verrons dans le cas de William M. (obs. CXXVII).

6° Avant et après l'apparition de l'ictère, on constatera une émaciation et un affaiblissement progressifs, ainsi que les autres phénomènes de la cachexie cancéreuse. Le diagnostic peut encore être aidé par des indices de cancer dans d'autres parties du corps, ou par des antécédents de cancer dans la famille.

V. — Obstruction par pression extérieure sur le canal.

Diverses tumeurs et autres états morbides de l'abdomen sont susceptibles de comprimer les voies biliaires de façon à y interrompre le cours de la bile et produire l'ictère. La durée de l'ictère ainsi que le pronostic dépendront de la nature de la cause de compression dans chaque cas.

1° *Tumeurs provenant de la substance même du foie.*

Les lésions du tissu glandulaire hépatique, même quand elles sont très-avancées, ne produisent généralement pas d'ictère. Nous avons vu que ce tissu pouvait être complétement ou presque complétement détruit sans qu'il en résultât d'ictère. Les tumeurs du foie qui font saillie à la surface de l'organe peuvent cependant, comme les autres tumeurs, comprimer les voies biliaires et mettre obstacle au cours de la bile, et c'est ainsi qu'on peut voir survenir l'ictère dans le cancer du foie (1), dans le cas d'hydatides (2), d'abcès tropical, et autres cas, où il manque en général. Le diagnostic de la cause de l'ictère, dans ces cas, doit être basé sur la présence des signes de l'affection primitive du foie que je vous ai exposés dans les leçons précédentes.

2° *Augmentation de volume des ganglions lymphatiques de la scissure du foie.*

Les ganglions lymphatiques de la scissure du foie, lorsqu'ils sont

(1) Voir un cas de Bristowe dans le 9e vol. des *Pathol. Transact.*, p. 223, obs. IV.
(2) Dans l'hydatide multiloculaire du foie, l'ictère existe généralement.

augmentés de volume par l'effet de cancer, de dégénérescence cireuse, de lymphome (1), de tuberculisation, peuvent comprimer les voies biliaires et en rétrécir ou même obstruer le calibre, d'où ictère (2). Dans une grande partie des cas de dégénérescence cireuse ou cancéreuse du foie, où l'on observe l'ictère, c'est de cette façon qu'il s'est produit. Je puis, comme exemple, vous rappeler le cas de Hannach C. (obs. LXXXV, p. 223), qui mourut d'un cancer du foie et de l'ovaire et dont l'ictère était dû à la compression du canal cholédoque par une masse de ganglions engorgés et de tissu aréolaire dense dans la scissure porte. De même, dans les cas de cancer primitif de l'estomac, on trouve souvent de la matière cancéreuse infiltrée dans le petit épiploon qui peut ainsi comprimer le canal cholédoque et déterminer de l'ictère. On reconnaîtra, pendant la vie, la cause de l'obstruction du canal, dans ces cas surtout :

1° Par les signes et les symptômes de l'affection cireuse ou cancéreuse du foie que je vous ai exposés ailleurs, ou du cancer de l'estomac, ou de la tuberculose généralisée, ou du lymphome;

2° Par la coexistence d'ascite dans la plupart des cas, ce qui tient à la compression exercée sur la veine porte aussi bien que sur le canal cholédoque (v. obs. LXXXVII, p. 225).

3° *Tumeur de l'estomac.*

Une tumeur cancéreuse de l'extrémité pylorique de l'estomac peut déterminer de l'ictère par simple compression du canal cholédoque. Plus ordinairement, le canal se trouve comprimé par des dépôts secondaires dans le petit épiploon ou dans les ganglions de la scissure porte. On peut en pareil cas diagnostiquer la cause de l'ictère :

1° Parce qu'il est précédé et accompagné des symptômes habituels du cancer du pylore, et plus particulièrement par de la douleur et des vomissements après le repas, des vomissements de matières semblables à du marc de café, et une émaciation rapide (3);

2° Par la situation de la tumeur, et par ce fait qu'elle est souvent accompagnée d'une distension stomacale considérable, facile à distinguer à travers les parois abdominales.

4° *Tumeur du pancréas.*

Une tumeur du pancréas peut non-seulement, comme nous l'avons vu, envahir le duodénum et obturer l'orifice du canal cholédoque, ou pénétrer dans le canal et l'obstruer en divers points de son trajet; mais, si elle est

(1) J'ai rapporté (*Pathol. Transact.*, t. XX), le cas d'une petite fille de treize ans, atteinte d'un ictère persistant dû à la compression du canal cholédoque par des ganglions lymphomateux dans la scissure porte.

(2) Voir un cas de Handfield Jones dans les *Pathol. Transact.*, t. V, p. 149.

(3) Voir un cas de Bristowe dans les *Pathol. Transact.*, t. IX, p. 225, obs. VII.

volumineuse, elle peut encore comprimer le canal du dehors de manière à produire une coarctation ou une oblitération de son calibre. Les symptômes de cette forme d'obstruction biliaire ne diffèrent pas beaucoup de ceux d'une obstruction par tumeur cancéreuse du duodénum (v. p. 360) :

1° Douleur rapportée à la place occupée par le pancréas;

2° Nausées et tendance aux vomissements;

3° Tumeur dure, distincte, souvent appréciable au siége du mal;

4° Ictère permanent jusqu'à la mort;

5° Emaciation rapide et autres indices de cachexie cancéreuse;

6° Dans certains cas, passage par les garde-robes d'une grande quantité de matière grasse (v. p. 325).

Les phénomènes d'obstruction du canal biliaire par une tumeur cancéreuse du pancréas peuvent être très-bien simulés par un abcès du pancréas consécutif à un ulcère simple du duodénum qui englobe et obstrue l'orifice du canal biliaire de la façon que je vous ai indiquée précédemment (v. p. 357). Telle me paraît avoir été la marche des accidents dans un cas rapporté par G. Harley (1).

5° *Tumeurs des reins.*

Une augmentation considérable du volume des reins peut, d'après Copland (2), produire l'ictère par la pression que la tumeur exercerait sur le canal cholédoque : mais il doit être extrêmement rare que l'ictère survienne de ce fait là, car je n'ai pu en découvrir un seul exemple dans les *Pathological Transactions*, ou ailleurs, et j'ai vu souvent les reins très-gros par l'effet de diverses causes sans qu'il en résultât d'ictère. Dans une autre leçon, j'ai appelé votre attention sur un cas où il y avait une énorme tumeur kystique du rein droit (obs. VIII, p. 25), contenant au moins 6 litres de liquide; je puis vous montrer ici une tumeur cancéreuse du rein gauche, prise sur un enfant de huit ans, et qui pesait près de 15 kilos et remplissait presque la totalité de l'abdomen (3). Dans aucun de ces cas il n'y eut d'ictère. J'ai cependant rencontré plus d'un cas où le rein droit était considérablement augmenté de volume par le fait d'un cancer, et où l'ictère avait été déterminé par des dépôts secondaires dans les glandes lymphatiques de la scissure porte.

Le diagnostic de l'ictère par compression du canal cholédoque par un rein augmenté de volume doit être basé sur les caractères cliniques propres à l'affection rénale en question, dont je me suis occupé dans la première leçon (p. 12).

(1) *Pathol. Transact.*, t. XIII, p. 119.

(2) *Dictionary of Medicine*, t. II, p. 302.

(3) Le Dr Vanderbyl a rapporté les détails de ce cas dans les *Pathol. Transact.*, t. VII, p. 268.

6° *Tumeur rétro-péritonéale* ou *épiploïque*.

Une tumeur prenant son origine derrière le péritoine et se développant dans le sens des parois abdominales, peut finir par englober et comprimer le canal cholédoque et déterminer de l'ictère; et une tumeur — cancéreuse, colloïde ou tuberculeuse — provenant de l'épiploon est susceptible d'amener le même résultat (1). Les canaux biliaires, pris dans la masse morbide, sont comprimés, rétrécis, et même complétement oblitérés. Ces tumeurs sont ordinairement cancéreuses, et tant qu'elles sont assez volumineuses pour comprimer le canal biliaire, leur existence est assez évidente. La principale difficulté, dans ce diagnostic, sera de préciser le lieu d'origine de la tumeur. Ainsi, il peut être difficile de distinguer une tumeur épiploïque située dans le voisinage du foie et comprimant le canal cholédoque, d'une tumeur même du foie; et le fait est que pour résoudre la question, nous ne pouvons nous baser que sur l'histoire de la maladie et son mode de développement. Malheureusement, il importe peu, au point de vue du pronostic et du traitement, de localiser le point précis où la tumeur a pris naissance. On ne connaît pas en effet de traitement qui puisse empêcher, ni même longtemps retarder le dénouement fatal.

7° *Anévrysme abdominal*.

Dans des cas très-rares d'anévrysme de l'aorte abdominale, la tumeur, si elle est très-volumineuse, peut comprimer le canal cholédoque et produire l'ictère. Ainsi, le docteur Hutton a rapporté un cas où la tumeur s'étendait depuis la crête de l'ilium jusqu'à l'extrémité inférieure de l'omoplate et elle détermina de l'ictère; vous trouverez le fait rapporté dans l'ouvrage classique de Stokes sur les Maladies du Cœur et de l'Aorte (2). L'ictère est moins rare dans le cas d'anévrysme de certaines branches de l'aorte abdominale, et il est surtout susceptible de se produire avec l'anévrysme de l'artère hépatique. Frerichs a réuni de diverses sources quatre cas (3) d'anévrysme de l'artère hépatique, d'après lesquels il paraîtrait que, bien que ce soit une lésion rare, elle a ses caractères bien définis pendant la vie. Ils consistent principalement en :

1° Symptômes de digestion duodénale imparfaite, douleur dans le duodénum et dans son voisinage survenant deux à trois heures après le repas.

(1) Voir un cas de cancer du petit épiploon dans les *Pathol. Transact.*, t. IX, p. 225, et un autre de cancer colloïde du petit épiploon, *ibid.*, t. XVII, p. 136, tous deux du Dr Bristowe.

(2) *The Diseases of the Heart and Aorta*, 1854, p. 633.

(3) Frerichs, *op. cit.*, p. 695. Frerichs compte cinq cas, mais l'un d'eux, cité d'après Stokes comme ayant été observé par le Dr Beatty, était un anévrysme de l'aorte et non de l'artère hépatique.

2° Paroxysmes de douleur névralgique aiguë dans la région du foie, simulant la colique biliaire et due sans doute à la pression exercée par l'anévrysme sur les plexus hépatiques nerveux.

3° Ictère persistant par compression du canal cholédoque.

4° Hématémèses et hémorrhagies intestinales et par suite anémie profonde.

5° Tumeur dans l'hypochondre droit, par laquelle le foie peut être refoulé en haut. On aurait une plus grande certitude sur la nature du cas si on constatait sur cette tumeur une pulsation ou un bruit de souffle simple ou double. Dans un cas, cependant, rapporté par Stokes, il n'y avait pas de pulsation.

Dans trois des cas réunis par Frerichs, l'anévrysme se rompit avant la mort, deux fois dans la cavité abdominale et une fois dans la vésicule.

On a observé de semblables symptômes dans des cas d'anévrysmes de l'artère mésentérique supérieure, bien que dans cette forme d'anévrysme l'ictère soit moins commun et les hémorrhagies peut-être plus communes. Il n'y eut pas d'ictère chez le sujet sur lequel j'ai pris cette pièce, il y a quelques années, à l'hôpital Middlesex : c'était un homme de quarante-deux ans, qui mourut le 27 septembre 1860, d'hémorrhagie profuse par l'estomac et l'intestin, par suite de la rupture dans le duodénum d'un anévrysme de l'artère mésentérique supérieure. Il n'y avait pas non plus d'ictère dans aucun des trois cas d'anévrysme de l'artère mésentérique supérieure rapportés dans les *Pathological Transactions* (1). Toutefois, le docteur J. A. Wilson a rapporté dans les *Medico-Chirurgical Transactions* (2), deux cas d'anévrysme de l'artère mésentérique supérieure, dans un desquels il se produisit d'abondants vomissements de sang, tandis que dans l'autre il y avait eu de l'ictère par pression sur l'appareil biliaire pendant la vie. Le docteur W. T. Gairdner rapporte également un cas très-intéressant d'ictère produit par un anévrysme de l'artère mésentérique supérieure qui s'ouvrit dans le duodénum 22 mois avant la mort et détermina des hématémèses répétées et très-abondantes, accompagnées de symptômes ressemblant beaucoup à ceux de l'ulcère de l'estomac. Gairdner conclut de ce cas « que la concomitance de l'ictère avec des symptômes indiquant une digestion duodénale imparfaite (cardialgie, douleur et vomissement quelque temps après le repas) pourrait dans tous les cas faire fortement soupçonner l'existence d'une tumeur comprimant les canaux excréteurs du foie et du pancréas près leur extrémité duodénale; que la coexistence de ces symptômes avec un point douloureux fixe ou de l'oppression à l'épigastre, de la pulsation dans la même

(1) Cas de J. W. Ogle, t. VIII, p. 168; cas de Holmes, t. IX, p. 172; et cas de Wilks, t. XI, p. 44.

(2) T. XXIV, p. 221.

région et l'hématémèse, indiqueraient très-probablement une tumeur anévrysmale, même en l'absence de signes plus évidents » (1).

8° *Accumulation de matières fécales dans l'intestin.*

Des amas considérables de matières fécales durcies peuvent aussi comprimer le canal cholédoque de manière à produire de l'ictère et donner lieu à de graves erreurs de diagnostic, les scybales durcies pouvant être prises pour des nodules de cancer. Le docteur Bright a rapporté quelques cas d'accumulation de matières fécales dans le côlon, pris pour un foie gros ou pour quelque tumeur maligne; dans un de ces cas il y eut un ictère qui disparut après qu'on eut évacué largement les intestins (2). Frerichs rapporte également un cas où une augmentation de volume de l'abdomen par accumulation de matière fécale, fut d'abord attribuée à une grossesse, et plus tard, quand on vit apparaître un profond ictère, à une augmentation de volume du foie; mais les purgatifs dissipèrent en même temps chez la malade l'inquiétude d'une affection du foie et l'espoir d'avoir un enfant (3). De semblables erreurs de diagnostic sont d'autant plus faciles à commettre qu'on peut rencontrer une grande accumulation de matières fécales, bien que les intestins fonctionnent régulièrement et même soient relâchés. On peut les éviter cependant en faisant bien attention aux règles suivantes :

1° En palpant avec beaucoup de soin, la consistance pâteuse et le contour irrégulier des masses fécales les distingueront le plus souvent de toutes les autres tumeurs abdominales.

2° Dans tous les cas douteux, l'emploi judicieux des purgatifs et des lavements débarrassera le malade et de sa tumeur et de son ictère.

9° *Utérus dans l'état de grossesse.*

On a fréquemment cité des cas où la présence d'un utérus gravide, souvent avec de la constipation, a produit un ictère; on reconnaîtra la nature de ce dernier par son apparition à une période avancée de la grossesse et sa disparition après l'accouchement.

10° *Tumeurs utérines et ovariennes.*

On a vu, mais rarement, des tumeurs de l'utérus ou de l'ovaire comprimer le canal biliaire et produire l'ictère. Il suffit ici de signaler le fait, car le diagnostic de ces maladies avec les autres causes d'obstruction du canal biliaire peut rarement présenter des difficultés.

(1) *Clinical Medicine*, 1862, p. 504.
(2) *Abdominal Tumours*, Syden. Soc. Ed., p. 243.
(3) *Op. cit.*, p. 66.

Pronostic de l'ictère par obstruction.

Le pronostic de l'ictère par obstruction du canal cholédoque dépendra principalement de la cause de l'obstruction. Si la cause est une maladie qui par elle-même est mortelle, comme le cancer, l'ictère sera d'une importance secondaire quant au pronostic. Le pronostic de l'ictère lui-même variera d'ailleurs suivant que l'obstruction est ou n'est pas de nature à être enlevée. Dans les deux cas, il y a lieu de se demander combien de temps une personne peut vivre avec une obstruction du canal cholédoque. Pendant plusieurs mois, on peut ne pas en éprouver grand inconvénient; mais habituellement la mort s'en suit par épuisement dans l'espace de dix-huit mois : la terminaison fatale est souvent précédée et hâtée par des hémorrhagies intestinales ou des symptômes cérébraux. Il est également intéressant de savoir combien de temps un calcul peut rester engagé dans les voies biliaires pour finir cependant par les franchir, de manière que l'ictère disparaît et que le malade se rétablit. Il est remarquable de constater combien il y a peu d'observations susceptibles de répondre à cette question d'une façon satisfaisante. Il y a quelques années, je fus consulté par un monsieur âgé de cinquante-six ans, affecté depuis 20 mois d'un ictère intense par suite d'un calcul engagé, et qui finit alors par guérir complétement. Le docteur Ramskill a récemment rapporté le cas d'un homme qui resta ictérique pendant deux ans et demi, également par l'effet d'un calcul engagé (1); de son côté, le docteur Budd a vu un homme affecté d'ictère pendant quatre ans par suite d'oblitération du canal cholédoque, autant qu'on put en juger, et qui, au bout de ce temps, était encore pas mal fort et bien musclé (2). Mais l'observation CXVIII semble montrer que l'ictère calculeux, après avoir persisté sans discontinuer pendant près de six ans, peut complétement disparaître. A ce propos, il est intéressant de faire remarquer que lorsqu'on lie le canal cholédoque sur un animal, la bile finit, au bout d'un certain temps, par se frayer un chemin dans les intestins en dehors de la ligature (3).

Traitement de l'ictère par obstruction.

On a fait observer, avec juste raison, qu'il n'y a pas de maladie où l'on ait préconisé, comme efficaces, des remèdes plus dépourvus de toute

(1) *The Lancet*, 11 mars 1876. Le malade guérit et pendant 18 mois se trouva très-bien et sans ictère, sauf une attaque passagère après une colique hépatique, et mourut finalement d'hépatite pyohémique.

(2) *Diseases of Liver*, 3e éd., 1857, p. 233.

(3) B. Brodie, *Quarterly Journ. of Science*, 1823, t. XIV; et W. Legg, *Barthol. Hosp. Rep.*, t. IX, 1873.

valeur et plus absurdes que dans l'ictère. Le malade guérit, et c'est le dernier médicament essayé, — que ce soit le pissenlit ou le jaune d'œuf, — qui est censé avoir opéré la cure. Tout traitement n'est rationnel et efficace que s'il est dirigé contre la cause de l'ictère.

Le traitement de l'ictère par obstruction des voies biliaires, peut être divisé en :

A. Moyens ayant pour but de faire cesser l'obstruction.

B. Moyens ayant principalement pour but de combattre les mauvais effets de l'obstruction.

A. Les moyens à adopter pour faire cesser l'obstruction doivent dépendre de la nature de cette dernière. Quelques-unes des causes de l'obstruction sont susceptibles d'être écartées, tandis que d'autres ne le sont pas. Il faut donc passer successivement en revue les diverses causes d'obstruction, en commençant par les calculs.

a. CALCULS BILIAIRES.

Je vais vous indiquer quels sont les meilleurs moyens pour faciliter le passage du calcul, et empêcher qu'il ne s'arrête, car plus il séjourne dans les voies biliaires, et plus il y a des risques pour qu'il produise l'ulcération et le rétrécissement des conduits, et qu'il y reste fixé d'une façon permanente. Nous verrons ensuite s'il y a des médicaments qui aient le pouvoir d'empêcher la formation de nouvelles concrétions ou de dissoudre celles qui existent déjà dans la vésicule ou dans les conduits biliaires.

I. — **Moyens ayant pour but de faciliter le passage des calculs.**

1° Lorsque, d'après les symptômes que je vous ai exposés, il y a lieu de croire qu'un calcul est en train de traverser les voies biliaires, il sera bon de faire mettre, quand on le pourra, le malade au *bain*, et, dans tous les cas, d'appliquer la chaleur localement, sous forme de *fomentations* chaudes et de cataplasmes.

2° Si on éveille une vive sensibilité en pressant sur la vésicule biliaire, et si la crise dure depuis longtemps, on obtiendra souvent un grand soulagement en faisant appliquer quelques *sangsues* sur la région de la vésicule biliaire.

3° En même temps que ces moyens seront mis en pratique, il faudra avoir recours à l'*opium* ou à la *morphine*, à doses répétées. A cause des vomissements, il vaut mieux les prescrire sous forme pilulaire. On peut donner toutes les deux heures un grain d'opium (64 milligrammes), ou 1/4 de grain de morphine, jusqu'à ce que la douleur disparaisse ; ou bien, ce qui est préférable, à cause de la rapidité de l'effet, on peut injecter sous la peau du bras 1/2 grain de morphine, et répéter l'opération de temps en temps, suivant l'effet produit. Quand le malade est hors de la portée du médecin, la morphine peut être administrée sous forme de suppositoire.

4° La *belladone* est également susceptible d'apporter un grand soulagement, et est spécialement utile dans les cas où, pour quelque raison, l'opium est contre-indiqué. On peut donner, toutes les deux heures, un demi-grain d'extrait ; ou bien, prescrire un suppositoire contenant 1/2 grain de morphine et un grain d'extrait de belladone, ou encore, faire une injection sous-cutanée de 1 milligramme d'atropine avec 1 milligramme et demi de morphine, toutes les deux heures, jusqu'à ce que la douleur cesse. Un liniment de belladone et chloroforme en fomentation, sur la région du foie, est souvent un très-bon calmant.

5° Le *chloroforme* et *l'éther*, administrés par l'estomac, ou mieux en inhalation, ont eu, maintes fois, un excellent résultat ; ils ont cet avantage que, tout en soulageant la douleur, diminuant le spasme et jouissant d'une grande rapidité d'action, ils ne mettent pas obstacle, de même que pour l'utérus dans l'accouchement, à la contraction musculaire qui, probablement, aide à la propulsion du calcul (1).

6° On obtient quelquefois un soulagement immédiat, en faisant boire quantité d'eau chaude, contenant de 8 à 16 grammes de bicarbonate de soude par litre. D'après le docteur Prout, qui a le premier recommandé ce mode de traitement, « les *alcalins* combattent les symptômes morbides produits par l'acidité de l'estomac, tandis que l'eau chaude agit comme une fomentation sur le siége de la douleur. Les premières doses d'eau sont ordinairement rejetées presque immédiatement ; il n'en faut pas moins continuer à en faire prendre, et on ne tardera pas à constater que la douleur diminue et que l'eau est supportée. Un autre avantage de ce mode de traitement, c'est que l'eau fait cesser les efforts de vomissements, généralement très-pénibles, et même dangereux lorsque l'estomac ne renferme rien sur quoi il puisse réagir. Ces moyens n'empêchent pas d'avoir recours à l'opium, qu'on prescrit sous la forme qui paraît la plus avantageuse ; dans quelques cas même, il y a utilité à ajouter quelques gouttes de laudanum à la solution alcaline, quand elle a été rejetée une ou deux fois (2). »

7° Les vomissements alimentaires n'ont pas besoin d'être arrêtés ; mais lorsque les efforts pour vomir sont fréquents, intenses et pénibles, leur

(1) L'administration presque simultanée — par exemple à dix ou quinze minutes d'intervalle — de l'opium et du chloroforme, ce dernier sous forme d'inhalation, me paraît extrêmement avantageuse dans les cas où l'on sait, par les antécédents du malade, avoir affaire à une crise de longue durée, parce que leur action ainsi associée se prolonge, même à dose relativement faible, pendant beaucoup plus de temps que si on donnait ces médicaments à de longs intervalles l'un de l'autre. (N. D. T.)

(2) *On the Nature and Treat. of Stomach and urin. Diseases*, 3e éd., 1840, p. 263.

persistance aurait des effets trop déprimants, sans compter que le danger de rupture de la vésicule ou des conduits distendus augmenterait ; il faut dès lors tâcher de les faire cesser à l'aide des boissons effervescentes, de l'acide cyanhydrique, de la glace. D'un autre côté, quand l'ictère persiste et que les symptômes de colique biliaire ont cessé depuis longtemps, un émétique peut dégager le calcul arrêté et favoriser sa propulsion.

8° Les *purgatifs* sont d'une bien petite utilité pour chasser le calcul, et épuisent les malades ; cependant, quand le paroxysme de la douleur est passé, les purgatifs salins et mercuriels sont ordinairement indiqués pour contre-balancer l'effet de l'opium, qui constipe d'habitude, et pour diminuer la congestion du foie.

9° *L'antimoine* a été, il y a longtemps, recommandé par Bright pour faire cesser le spasme ; mais on doit en user avec précaution, parce qu'il peut augmenter la disposition au vomissement et, par suite, l'épuisement, qui est le principal danger du malade.

II. — Moyens pour dissoudre les calculs biliaires ou prévenir leur formation.

1° On a attribué à certains médicaments la propriété de prévenir la formation de nouveaux calculs, ou même de dissoudre ceux qui existent déjà dans la vésicule. Une combinaison d'éther (3 parties) et de térébenthine (2 parties), proposée par Durande, médecin à Dijon, a longtemps joui de cette réputation sur le continent. Dans ces dernières années, un autre médecin français, le docteur Bouchut, a attribué la même vertu au chloroforme administré à l'intérieur (1). Mais, bien que le chloroforme et l'éther dissolvent réellement, hors de l'organisme, la cholestérine, qui est le principal élément constituant des calculs biliaires, ils ne peuvent, quand on les administre à l'intérieur, arriver jusqu'à la vésicule ou aux canaux biliaires dans un état de concentration suffisant pour y remplir cet objet : quant aux bons effets qui ont pu résulter de leur emploi, il faut les attribuer à leurs propriétés anti-spasmodiques et anti-flatulentes.

2° Il se peut, cependant, que les calculs se dissolvent. On rencontre parfois des concrétions dont les surfaces présentent des signes évidents d'érosion. Les médicaments qui sont réputés jouir de cette proprieté au plus haut degré sont les purgatifs salins, les alcalins et les diluants. Vous ferez donc bien d'administrer à ceux de vos malades qui ont eu des calculs biliaires, les sels de soude et de potasse, tels que le sulfate, le tartrate, le phosphate et le bicarbonate, le sulfate de magnésie ou le chlorure d'ammonium, fortement dilués, ou, ce qui est encore mieux, quand ils le peuvent, les envoyer aux eaux salines et alcalines de Karlsbad, Ma-

(1) Voyez aussi Dr Barclay, *Brit. med. Journ.*, 1870, 15 janvier.

rienbad, Homburg, Vichy, Contréxeville, etc. L'efficacité évidente des eaux minérales et des alcalins pour dissoudre les calculs est encore à démontrer; il n'en est pas moins vrai qu'elles améliorent l'état général, atténuent la disposition à la dyspepsie acide et à la goutte, combattent avantageusement la congestion du foie, et amènent des modifications telles dans la composition de la bile, qu'ils diminuent les chances de formation de nouveaux calculs. Ainsi, on a constaté qu'il suffit de faire boire à des chiens, pourvus de fistule biliaire, de grandes quantités d'eau pour voir augmenter la quantité d'eau de la bile; et il est évident que la proportion de soude contenue dans la bile augmentera, si on l'administre à l'intérieur. Étant donné la fréquence avec laquelle surviennent les attaques de colique hépatique, durant le cours, ou immédiatement à la suite d'une cure minérale, celle-ci paraît bien déterminer une crise dans la maladie et favoriser l'expulsion des calculs (1).

3° Dans tous les cas, il sera nécessaire de veiller à l'état de la digestion et à la santé générale. De petites doses de pilules bleues ont quelquefois un excellent effet. D'après Golding Bird, aucune médication ne fait autant de bien : « Ce remède paraît augmenter la quantité de bile et, en même temps, la rendre plus saine ; certainement il améliore, maintes fois, l'état général d'une façon frappante (2). » Cette assertion est complétement en harmonie avec le résultat de ma propre expérience.

(1) Parmi les diverses stations minérales indiquées plus haut, Vichy est incontestablement celle qui s'adapte le mieux à la grande généralité des cas d'obstruction calculeuse des voies biliaires. L'action thérapeutique de ses sources est peut-être un peu complexe dans ces cas, mais elle n'en est pas moins manifeste. L'effet le plus immédiat paraît être de réveiller la contractilité des fibres musculaires qui constituent un des éléments les plus importants des canaux biliaires, et par suite, de provoquer des mouvements d'expulsion. C'est donc une excitation qui est le phénomène primitif de l'absorption de ces eaux, et c'est vraisemblablement cette excitation qui détermine si souvent, au bout de quelques jours, une crise de colique hépatique.

Cette crise, on le comprend, produit chez le malade de la déception et du découragement : il venait pour se guérir de ses crises, et il en a une plus violente que les autres : dès lors il se persuade qu'il ne guérira jamais.

Il y a des médecins qui redoutent l'arrivée de cette crise pendant le traitement thermal et qui font tout ce qu'ils peuvent pour l'éviter. D'autres, au contraire, la désirent, comme une crise salutaire, et cherchent à la provoquer par un traitement énergique. Il me paraît plus sage de ne la redouter, ni de la provoquer. S'il y a cependant quelques doutes sur la réalité de l'obstruction calculeuse, comme il est bien certain qu'aujourd'hui, dans l'état actuel de la science, nul traitement n'est capable de *dissoudre* les calculs, il est plutôt à désirer qu'il se produise pendant le traitement thermal une crise biliaire qui lève tous les doutes. Je ne crois pas cependant qu'il y ait nécessité d'avoir recours aux fortes doses, qui ont déterminé parfois, dans ces circonstances, des accidents aigus et très-graves.

L'influence des eaux de Vichy, dans l'obstruction calculeuse biliaire, se manifeste d'une façon bien plus précieuse par la modification lente, mais assez durable, qu'elle imprime à la bile, modification dont la nature intime ne nous est pas suffisamment connue, mais en vertu de laquelle ce liquide a ultérieurement moins de tendance à produire la lithiase. (N. D. T.)

(2) *Op. cit.*, p 387.

4° Enfin il sera nécessaire de combattre chez le malade les habitudes que l'expérience a montré favoriser la formation des calculs. Se lever de bonne heure, faire beaucoup d'exercice en plein air, dormir dans une chambre bien aérée, vivre sobrement, boire peu ou pas de vin et éviter les aliments trop succulents, gras ou sucrés ainsi que les diverses bières : voilà ce qu'il faudra lui conseiller.

b. HYDATIDES, DISTOMES, ET AUTRES CORPS ÉTRANGERS DANS LES VOIES BILIAIRES.

Ces causes d'obstruction des voies biliaires doivent être traitées suivant les mêmes principes que s'il s'agissait des calculs biliaires, par les antispasmodiques et les calmants. L'ouverture du kyste dans les voies biliaires est ordinairement précédée d'une péritonite plus ou moins marquée et suivie de l'inflammation de l'hydatide, qui exigent le repos le plus absolu, des sangsues, des fomentations chaudes et des opiacés (voyez obs. XXXII à XXXIV, p. 114).

c. INFLAMMATION DES VOIES BILIAIRES.

Le traitement de l'obstruction du canal cholédoque par inflammation de la muqueuse avec exsudation dans l'intérieur du canal, a été exposé dans une leçon précédente (voyez p. 161).

d. RÉTRÉCISSEMENT ORGANIQUE ET TUMEURS DU CANAL CHOLÉDOQUE.

Il n'y a pas de traitement qui soit susceptible d'avoir quelque effet sur les diverses formes de l'obstruction organique biliaire provenant du rétrécissement ou de l'oblitération du canal ou de tumeurs développées dans son intérieur. L'obstruction est invincible et l'ictère est permanent. Dans les cas cependant où il y aura des antécédents de péri-hépatite syphilitique, le mercure et l'iodure de potassium méritent d'être essayés.

e. PRESSION EXTÉRIEURE SUR LE CANAL CHOLÉDOQUE.

Quand l'obstruction est due à une pression externe sur le canal, le traitement devra varier suivant la nature de la cause de compression. Quelques-unes de ces causes peuvent être écartées, mais d'autres pas. Quand la pression est due à un abcès, ou à une hydatide du foie ou à un kyste de l'ovaire, l'obstruction cessera par l'évacuation du contenu de la tumeur; mais la compression exercée par des nodules cancéreux se projetant du foie par de gros ganglions cancéreux dans la scissure porte, des tumeurs de l'estomac, du pancréas, du rein, de l'épiploon, de l'utérus et par des anévrysmes abdominaux, ne peut être influencée par le traitement. Si les symptômes indiquent une dégénérescence cireuse ou tuberculeuse des glandes de la scissure du foie, comme cause de compression, on pourrait peut-être obtenir l'amélioration par l'emploi de l'iodure de potassium, du fer, de l'acide nitro-chlorhydrique, l'huile de foie de morue, etc. (Voyez Leçon II). On débarrassera le côlon des amas de matière fécale par l'huile de ricin, l'administration de petites doses de belladone fréquemment renouvelées et de forts lavements huileux ou avec de l'eau chaude. Enfin quand l'ictère se manifeste pendant la grossesse, il faut bien s'assurer si la pression exercée par l'utérus gravide ne se compliquerait pas de l'accumulation de matières fécales.

B. Nous avons en second lieu à considérer quels sont les moyens qui conviennent le mieux pour combattre *l'obstruction biliaire persistante.*

1° Un des premiers effets de l'obstruction complète du canal, si elle n'est pas rapidement dissipée, c'est l'accumulation de la bile dans les voies biliaires et la vésicule, qui se distendent considérablement et par suite s'enflamment quelquefois (voyez p. 167) : dans ces circonstances, on se trouvera bien de l'emploi de sangsues à l'hypochondre droit ou au pourtour de l'anus, de cataplasmes chauds, de laxatifs, diurétiques, diaphorétiques et de faire boire le moins possible.

2° Dans tous les cas, le régime a besoin d'être réglé avec grand soin. Les aliments doivent être légers et surtout azotés. Les matières grasses et sucrées et les bières de toute espèce, seront généralement proscrites.

3° Il faut également surveiller les intestins. Dans la plupart des cas, il y a de la constipation; il faudra donc avoir recours aux laxatifs : le meilleur est une combinaison de pilules de rhubarbe ou de coloquinte composée (environ 40 centigr.) avec des pilules bleues (13 centigr.) et autant d'extrait de jusquiame. Il ne faut attendre, en pareil cas, aucun bon effet des substances qui stimulent l'action du foie ou d'un traitement mercuriel, même en admettant que le mercure ait cette propriété; mais il n'y a pas d'inconvénient d'employer, au besoin, à titre de purgatif, le mercure et le podophyllin. Dans la pratique, leur usage à dose modérée n'est pas suivi des effets fâcheux qu'on leur a attribués théoriquement. Bien que dans les circonstances ordinaires ils produisent des selles bilieuses, il n'est nullement prouvé, comme je vous l'ai déjà fait remarquer (p. 337), que le mercure fasse augmenter la quantité de bile sécrétée par le foie.

4° La flatulence et autres symptômes dyspeptiques réclameront dans bien des cas votre intervention. Vous combattrez efficacement la flatulence par les éthers et les huiles essentielles, les gommes-résines d'assa-fœtida et de galbanum et par le charbon végétal; mais dans la plupart des cas les meilleurs remèdes sont ceux qui ont des propriétés antiseptiques.

La bile est un antiseptique et quand elle vient à manquer dans l'intestin, il se produit une décomposition des matières qu'il renferme avec développement de gaz. Mais cette décomposition sera empêchée par l'administration de la créosote, de la térébenthine et de l'acide phénique (V. p. 221). La flatulence et les autres symptômes dyspeptiques produits par l'absence de bile dans les intestins sont souvent aussi considérablement soulagés par l'emploi de la bile de bœuf ou de porc purifiée, qu'on peut administrer à la dose de 20 à 40 centigrammes environ deux heures après les repas. Comme il vaut mieux que la bile ne vienne pas au contact de l'estomac, il convient de la prescrire en capsules ou sous forme de pilules recouvertes d'une couche de baume de tolu dissous dans l'éther. On a trouvé la même efficacité au cholate de soude, qu'on peut donner à la dose de 60 centigrammes dans de l'eau de menthe. Les alcalins et les acides minéraux (p. 140), mais plutôt les premiers, associés au colombo, au pissenlit, à la chirette (1), à la gentiane ou à la quinine, sont souvent aussi très-utiles pour stimuler l'appétit et la digestion.

5° Dans tous les cas d'ictère par obstruction des voies biliaires, il est important de veiller aux fonctions des reins et de la peau. Les reins sont la principale voie par laquelle s'élimine la bile accumulée, et toute maladie de ces organes aggravera considérablement l'état du patient (voyez obs. LXV, p. 165, et CV, p. 301). Les individus affectés d'ictère par obstruction biliaire doivent éviter les refroidissements brusques; ils se trouveront très-bien de l'emploi des bains chauds, du chlorure d'ammonium, des diaphorétiques et des diurétiques.

6° Les démangeaisons, qui sont souvent cause de tant d'ennui, seront fréquemment calmées par les bains chauds, des frictions à l'aide d'une brosse pour la peau et le bicarbonate de potasse à l'intérieur (voyez p. 325). Un médecin, qui avait souffert beaucoup de ces démangeaisons qui accompagnent l'ictère calculeux, me dit que parmi les nombreux remèdes qu'il avait essayés, ce qui lui avait le mieux réussi, c'était des bains à l'acide acétique (1/4 de litre d'acide pour 13 à 14 litres d'eau, ou encore une lotion chloroformée (chloroforme 1 partie, glycérine 5 parties). Les onctions à l'huile d'olive, au calomel, ou des lotions à base de bichlorure ou cyanure de mercure (environ 25 centig. par once), ou de carbonate de potasse ou cyanure de potassium (4 gram. p. 500), auront parfois de l'utilité. Mais trop souvent les traitements, quels qu'ils soient, échouent, et on est obligé d'avoir recours aux opiacés et autres calmants pour procurer le sommeil.

7° Quand l'affaiblissement est très-marqué, ou quand le malade est

(1) Plante de la famille des gentianées, genre ophelia, qui croît dans les Indes Orientales et dont les différentes parties, mais surtout la tige, ont une amertume très-prononcée. (N. D. T.)

atteint de furoncles et d'anthrax, on se trouvera quelquefois bien de l'emploi des acides minéraux associés à la noix vomique ou au quinquina et il sera nécessaire de permettre de petites doses de stimulants alcooliques. Les meilleurs sont les vins du Rhin, le Sherry sec, le Bordeaux de bonne qualité et l'eau-de-vie ou le gin étendus d'eau.

8° S'il survient des symptômes cérébraux, les moyens les plus efficaces sont des sinapismes sur la nuque ou sur le cuir chevelu et des purgatifs. On agira également sur la peau par des sudorifiques, les bains chauds, ou ce qui vaut mieux des bains d'air chaud et on y ajoutera des diurétiques, surtout s'il y a de l'albumine dans l'urine.

9° Il y a lieu parfois de modifier le traitement suivant les symptômes de la maladie qui a occasionné l'obstruction du canal biliaire, ainsi, par exemple, dans les cas de cancer de l'estomac, du duodénum ou du pancréas, ou d'anévrysme abdominal.

10° Enfin, il ne faudra pas oublier que, quand vous aurez réussi à triompher de l'obstruction, l'ictère de la peau et des conjonctives peut persister encore pendant un long temps, et qu'alors on favorisera sa disparition par les bains chauds, les diaphorétiques, les diurétiques, les purgatifs, et aussi par l'acide benzoïque qu'on peut administrer à la dose de 25 centigrammes, en deux pilules avec de la glycérine, trois fois par jour.

Je vais maintenant vous rapporter les particularités de quelques cas d'ictère par obstruction du canal biliaire, qui, pour la plupart, ont été sous vos yeux dans nos salles.

Le premier cas est un exemple typique d'ictère calculeux. Ce cas a été encore remarquable par le volume du calcul qui a franchi les voies biliaires pour passer dans l'intestin.

OBS. CXVI. — *Coliques hépatiques. — Passage d'un très-gros calcul par le canal cholédoque.*

Elisabeth G..., âgée de 31 ans, fut admise à l'hôpital Saint-Thomas, le 8 avril 1872. Cinq ans auparavant, elle avait, un jour, été prise subitement d'une violente douleur paroxystique dans l'hypochondre droit; cette douleur se poursuivait jusqu'en arrière en faisant le tour : elle fut accompagnée d'efforts de vomissements, d'ictère très-prononcé, de démangeaisons à la peau avec des garde-robes décolorées. La douleur et les efforts de vomissements cessèrent au bout de cinq à six heures, mais l'ictère persista pendant trois mois. A la fin de l'attaque, on trouva dans les matières des concrétions biliaires. Dix-huit mois après, elle eut une nouvelle crise de même nature, mais moins violente; l'ictère ne dura qu'une semaine. Troisième crise cinq semaines avant son admission à l'hôpital; et depuis lors, elle a eu, tous les jours, un retour de douleurs dans le côté droit, tout aussi intenses qu'à la première attaque, accompagnées d'efforts de vomissements, et durant parfois sept heures. Au début de la crise, la peau avait été un peu jaune pendant un ou deux jours; mais après, il n'y eut plus d'ictère.

A son entrée, les conjonctives sont blanches, pas d'ictère, pas de démangeaisons à la peau, pas de pigment biliaire dans l'urine. Le foie n'est pas gros, il n'y a pas de saillie appréciable de la vésicule; mais il y a une sensibilité marquée, correspondant au fond de la vésicule; un peu de constipation; les matières contiennent de la bile.

On prescrit une potion laxative au sulfate et au carbonate de soude, à prendre tous les matins; amélioration. Le 7 avril et le 9, paroxysmes de douleur, mais pas très-intenses. Le 16, autre paroxysme, mais plus violent que tous les autres. Pendant plus de quatre jours, la douleur fut incessante et ne céda que sous l'influence d'injections répétées de morphine sous la peau. La malade, qui avait mis au monde plusieurs enfants, déclara que les douleurs de l'accouchement n'étaient rien à côté de cette douleur. Les vomissements étaient également très-intenses; les matières fécales ne contenaient plus de bile; le second jour du début de la douleur, il était survenu un ictère profond. Le dernier paroxysme de douleur arriva dans la nuit du 20, et dans la nuit du 21 la malade rendit deux calculs à facettes, du volume de petites cerises, dans une selle contenant beaucoup de bile, et, deux jours après, on trouva, dans ses garde-robes, un troisième calcul, globulaire et de deux pouces de circonférence. Pendant quelques jours, la malade éprouva beaucoup de mal et de sensibilité dans la région du foie, mais elle n'eut pas de nouvelle crise de douleur violente, l'ictère s'effaça rapidement et, le 4 mai, elle fut en état de quitter l'hôpital.

L'observation CXVII est très-intéressante, parce qu'elle montre que des coliques biliaires peuvent durer longtemps sans qu'il y ait ictère, ce qui tenait dans ce cas à ce que le calcul, à cause de sa grosseur, était arrêté dans le canal cystique. C'est aussi un rare exemple de mort par pur épuisement, car l'affection calculeuse était sans complication. L'autopsie montra que si la malade avait pu survivre quelques jours de plus, le calcul aurait passé dans l'intestin et elle aurait guéri.

OBS. CXVII. — *Obstruction des voies biliaires par un calcul volumineux. Ictère suivi de mort.*

Au mois d'octobre 1869, une dame d'environ 45 ans vint me consulter chez moi et me raconta ainsi son histoire. Depuis treize ans, elle était sujette, à de longs intervalles, à de violentes crises de colique hépatique, douleur dans la région du foie avec paroxysmes violents, accompagnée de vomissements et suivie d'ictère qui durait quelques jours. Pendant ces attaques, son médecin ordinaire avait souvent remarqué une tuméfaction douloureuse, correspondant au fond de la vésicule biliaire.

Dans l'automne de 1868, elle eut une crise plus intense et plus longue que d'habitude. Vers Noël 1868, les crises devinrent plus fréquentes; elles se manifestaient presque tous les jours sans exception, ordinairement vers quatre heures de l'après-midi, et duraient pendant douze heures. La douleur était accompagnée de vomissements, mais, tout ce temps, il n'y avait plus d'ictère. En avril 1869, les douleurs paroxystiques et les vomissements devinrent un peu plus fréquents et beaucoup plus intenses, et la malade tomba dans un état de prostration si alarmant que, pendant plusieurs jours, on se demanda si elle en relèverait. A ce moment, on trouva le foie très-augmenté de volume, et il survint un ictère très-marqué, qui, bien que variant d'intensité, ne disparut jamais; à partir du même moment, il n'y eut plus de bile dans les garde-robes. Pendant six semaines, en avril et mai, la malade garda le lit, et, bien qu'elle eût été à même d'aller et de venir pendant les quelques mois qui précédèrent ma consultation, elle n'en avait pas moins continué à maigrir et à souffrir de démangeaisons cutanées, de flatulence et de diarrhée presque constante. Elle était encore sujette à des crises de douleur et de vomissements, moins intenses et moins régulières dans leur retour.

Au moment où elle me consulta, je la trouvai très-maigre et affaiblie et profondément ictérique. Le foie était très-gros, mais non sensible; on constatait cependant un peu de sensibilité au niveau de la vésicule biliaire, où l'on remarquait une tumeur un peu résistante, à peu près du volume d'une orange. Pas d'ascite et pas d'augmentation du volume de la rate. Cette dame avait déjà consulté plusieurs éminents praticiens, et plus d'un avait exprimé l'opinion qu'il devait y avoir une tumeur cancéreuse dans la scissure du foie, qu'il y eût ou non des calculs biliaires en même temps. Ce diagnostic me parut infirmé par l'absence d'ascite ou de tout autre signe d'obstruction porte, tandis que toutes les circonstances de ce cas semblaient indiquer l'existence d'un gros calcul biliaire qui, depuis Noël 1868 jusqu'en avril 1869, avait fait de vains efforts pour franchir le canal cystique. On pouvait ainsi s'expliquer les crises de colique biliaire sans ictère. Mais, pendant la violente crise d'avril, le calcul était passé dans le canal cholédoque et il en était résulté un engorgement du foie et un ictère permanent, avec troubles de l'assimilation, et par suite émaciation. Si tel était le cas, il semblait possible, quoique peu probable, à cause de la durée de l'affection, d'arriver à chasser dans l'intestin la cause de l'obstruction et finalement au rétablissement de la malade. Je prescrivis donc les alcalins et les pilules de créosote pour remédier à la flatulence, et recommandai que, s'il survenait une crise douloureuse, il faudrait avoir recours aux bains chauds, à l'opium et au chloroforme.

Dans l'après-midi du même jour, probablement par suite de la fatigue et de la secousse d'un voyage de la campagne à Londres et retour, la douleur et les vomissements reparurent avec une grande intensité et continuèrent à revenir à de courts intervalles, jusqu'à ce qu'enfin la malade succombât d'épuisement au bout de trois semaines. Pendant la dernière semaine, il survint des hémorrhagies par différentes muqueuses, et, quelques jours avant la mort, la malade sentit une fois, durant un violent accès d'efforts de vomissement, une douleur subite extrêmement aiguë dans la région de la vésicule, comme si quelque chose s'était rompu et aussitôt après elle vomit un peu de sang mêlé de mucosités.

L'autopsie fut pratiquée par le docteur Taylor, de Guildford, qui a bien voulu m'en communiquer les résultats et me fournir l'occasion de présenter à la Société Pathologique le canal obstrué. Nulle part, il n'y avait de dépôts cancéreux; le foie était uniformément gros et gorgé de bile. Mais ce qu'il y avait de plus remarquable, c'était une énorme dilatation du canal cystique et du canal hépatique et cholédoque, qui était capable d'admettre le bout de l'index. L'extrémité duodénale du canal cholédoque était obturée par un canal cylindrique de 1 pouce de long sur 1/2 pouce d'épaisseur. Ce calcul faisait saillie dans l'intestin, où une portion de surface était érodée et à nu par suite de l'ulcération ou de la rupture de la muqueuse superposée. L'orifice du canal n'était pas agrandi, et on le distinguait sous la forme d'une petite fossette au centre de la saillie produite par le calcul. Il est probable que la muqueuse qui s'étendait sur le calcul, s'était déchirée pendant la crise de douleur si aiguë au niveau de la vésicule, suivie de vomissement de sang et de mucus, peu de temps avant la mort. On trouva dans la vésicule biliaire et dans le canal cystique dilaté sept autres concrétions polyédriques; deux autres dans le canal hépatique, et deux dans les conduits biliaires dilatés, à l'intérieur du foie. Toutes étaient à plusieurs facettes et s'étaient probablement formées dans la vésicule. Le sang était noir et fluide; extravasations dans différentes parties du corps.

L'observation CXVIII est un exemple de guérison d'ictère calculeux très-persistant. Ce cas a été également remarquable parce qu'il a été compliqué de xanthelasma étendu.

OBS. CXVIII. — *Ictère calculeux persistant. — Guérison au bout de près de six ans. — Xanthelasma.*

Madame S..., de Sydney, âgée d'environ 40 ans, me consulta le 4 avril 1871. Deux ans auparavant, étant enceinte de sept mois, elle commença à éprouver de violentes attaques de douleur débutant subitement à l'épigastre, et dardant dans le dos et l'épaule droite. La douleur durait plusieurs heures, et cessait alors tout à coup; elle revenait ainsi deux à trois fois par semaine. Les crises furent quelquefois accompagnées de vomissements, mais jamais il n'y eut d'ictère. Après avoir gardé la chambre deux mois, elle eut une forte crise douloureuse, accompagnée cette fois d'ictère intense et de décoloration des garde-robes, qui persistèrent trois semaines; et, pendant près d'un an, ces attaques devinrent si fréquentes, que l'ictère produit par l'une disparaissait à peine, qu'une autre survenait. Pendant les derniers douze mois avant ma consultation, elle n'eut qu'une crise, mais l'ictère persista, et il y eut de fréquents frissons, toujours suivis d'augmentation d'intensité de l'ictère, d'urines plus foncées, et de selles plus décolorées. Elle avait beaucoup maigri, se plaignait de flatulence et de constriction et d'oppression après les repas, et de crises de diarrhée avec matières claires et fétides. Quand je vis cette dame, elle était assez fortement ictérique; elle présentait de larges plaques de xanthelasma sur les paupières et sur le cou; l'urine était aussi foncée que du porter, mais les matières fécales ne contenaient point de bile. Le foie dépassait les côtes de deux pouces environ, son bord inférieur était dur et tranchant et on sentait poindre à sa surface une tumeur arrondie, du volume d'une petite poire et dans le point occupé par la vésicule biliaire.

La diarrhée fut toujours arrêtée par la créosote ou la bile de bœuf et sous l'influence de ces médicaments et autres, la malade se trouva mieux, elle reprit de l'embonpoint et des forces, et vit disparaître ses symptômes dyspeptiques. Le 26 juillet, l'ictère était très-léger et l'urine contenait très-peu de pigment biliaire; mais il n'y avait toujours pas indice de bile dans les évacuations alvines. Après cela, la malade voyagea un peu et fut en état de supporter une fatigue considérable; l'ictère et la quantité de bile dans l'urine variaient de temps en temps, mais il n'y avait pas davantage apparence de bile dans les selles. Le 30 décembre, après dîner, elle se sentit subitement mal à l'aise et s'évanouit, et, bien qu'elle n'eût pas éprouvé de douleur, elle fut, pendant les quelques jours qui suivirent, plus jaune. Le 2 février 1872, après une courte promenade, elle fut prise subitement d'une douleur trés-aiguë dans la région de la vésicule, de frissons, de nausées, de transpirations profuses et d'une grande agitation. Ces symptômes ne furent apaisés que par de fortes doses d'opiacés, et le lendemain matin l'ictère avait augmenté; le soir du 3 février, il y eut un retour de la douleur et des autres symptômes. Après cela, la malade fut pendant une semaine dans une grande prostration et avec de la fièvre; elle eut de fréquents efforts de vomissements, un ictère prononcé et une douleur aiguë à la pointe de l'épaule droite, avec une sensation marquée de plénitude et de la sensibilité au niveau de la vésicule. Dans la nuit du 9 février, elle fut tellement souffrante, qu'on lui fit une injection sous-cutanée de morphine qui la soulagea immédiatement; le lendemain matin, elle vomit une quantité de bile verte pour la première fois depuis près deux ans. A la suite de cela, elle alla mieux. Le 14 février, elle était à peu près bien : l'ictère n'était pas tout à fait disparu, mais presque, et les matières fécales contenaient de la bile. On ne trouva pas de calcul dans les garde-robes, mais il faut dire qu'elles ne furent pas examinées avec assez de soin. Le 26 mai, survint une crise semblable à celle du 2 février, mais moins intense, suivie cependant de fièvre, de sensibilité au niveau de la vésicule et d'ictère plus prononcé. Quelques jours après, cette malade retourna à Sydney; mais je continuais à avoir de ses nouvelles de temps en temps. Avant son départ, je m'assurai que le foie débordait d'un pouce de moins qu'un an auparavant. Elle était encore assez profondément ictérique.

Jusqu'à la fin de 1874, elle continua à se trouver dans le même état qu'auparavant, sauf qu'elle était beaucoup plus faible. Elle n'éprouvait pas de fortes douleurs, mais elle avait de fréquentes crises de faiblesse, suivies d'une recrudescence de l'ictère, dont elle n'était d'ailleurs jamais complétement débarrassée. Mais en 1875, l'ictère disparut complétement et l'état général et les forces s'améliorèrent; en 1876, cette amélioration continua.

Dans une leçon précédente, j'ai appelé votre attention sur la difficulté qu'il y a souvent à distinguer l'ictère calculeux de l'ictère cancéreux (p. 219). Dans les deux cas, l'ictère peut être intense, point de bile dans les garde-robes, émaciation et affaiblissement considérables, et paroxysmes de douleur violente. La difficulté augmente par cette circonstance, que le cancer est fréquemment consécutif aux calculs hépatiques. A Guy's Hospital, on a trouvé que quand la mort survient chez des individus affectés de calculs biliaires, elle est le plus fréquemment produite par le développement de cancer dans la vésicule ou les voies biliaires (1). L'observation CXIX a été encore intéressante par ce fait que, bien que l'obstruction du canal cholédoque n'eût pas été dissipée, la bile parut dans les selles avant la mort par suite de l'établissement d'un trajet fistuleux entre un canal biliaire dilaté et l'estomac.

OBS. CXIX. — *Calcul biliaire arrêté dans le canal cholédoque. — Ouverture fistuleuse d'un des conduits biliaires dans l'estomac. — Cancer du foie.*

Élisabeth W..., âgée de 64 ans, fut admise à l'hôpital Saint-Thomas, le 21 janvier 1876. On ne trouva pas d'antécédents de cancer dans sa famille. Une sœur est morte d'un asthme à l'âge de 54 ans. Habitudes de sobriété, et bonne santé antérieure jusqu'à la présente maladie. Depuis quatre ans, elle a éprouvé des crises de douleur intense dans la région de la vésicule; ces crises revenaient à des intervalles de quatre, cinq ou six mois. La douleur persistait sous forme de paroxysmes pendant trois ou quatre jours et avec son intensité, de sorte que la malade en avait pour dix à quatorze jours à rester couchée, mais il n'y avait jamais ni vomissement, ni ictère. Vers la fin de juillet 1875, elle eut une attaque extraordinairement intense et prolongée, et, six semaines après le début de l'attaque, bien que la douleur fût dissipée, l'ictère parut pour la première fois et persista, et à partir de ce moment, elle perdit l'appétit et les forces, et maigrit. Elle eut encore des douleurs mal définies, mais à partir du moment où parut l'ictère, elle n'eut plus les paroxysmes violents qu'elle avait eus auparavant. Cinq semaines avant son admission, elle fut prise de diarrhée (évacuations peu colorées) qui cessa au bout de trois semaines. Pendant quatre semaines, elle fut affectée d'une toux fréquente très-fatigante.

A son entrée, émaciation et ictère profond. Langue légèrement chargée, pas trop rouge; appétit meilleur; intestins réguliers; selles peu colorées. Sur la ligne mammaire droite le foie ne paraissait pas dépasser le rebord costal; mais entre la ligne mammaire droite et la gauche, on sentait distinctement une masse solide, en continuité apparente avec le foie et s'étendant jusqu'à deux pouces et demi au-dessous de l'ombilic, unie, ferme, et non sensible, bien que la pression exercée sur elle déterminât de la douleur dans le dos. Partie inférieure de la poitrine rétractée par l'usage du corset. Pas d'ascite. Urine à 1015, chargée de pigment biliaire, mais sans albumine. Pouls à 84, faible; bruits du cœur, normaux. Toux fréquente, avec expectoration muco-purulente; quelques râles sibilants en avant des deux poumons;

(1) Hilton Fagge, *Guy's Hospital Reports*, 1875, t. XX.

en arrière, sur le quart inférieur du poumon gauche, matité marquée, souffle tubaire distinct, résonnance vocale diminuée et gros râles humides. Température 36 à 37° 2. Fréquents maux de tête.

La malade fut traitée par la noix vomique et les acides minéraux, et un régime substantiel avec une dose modérée de stimulants. Il y eut d'abord une légère amélioration; mais, le 31 janvier, faiblesse plus grande; douleur intense dans le dos; appétit moindre; constipation; bile manifeste dans les selles; ictère toujours de même; sommeil mauvais. Sous l'influence de potions à la morphine, le sommeil devient meilleur et la malade se trouve de nouveau un peu mieux. Le 26 février, la matité avait complétement disparu à la base du poumon gauche où l'on entendait maintenant le murmure respiratoire. Mais après cela, la malade s'affaiblit rapidement en même temps que la douleur du dos augmenta. Le 9 mars, vomissement d'une quantité de liquide noirâtre : la malade tombe dans le collapsus et meurt le soir. Tout le temps que nous avons pu observer cette malade, nous avons constaté que la douleur n'eut jamais les caractères de la colique biliaire.

Autopsie. — Corps très-émacié. Petite quantité de liquide dans le péritoine; organes abdominaux collés par une couche mince de lymphe récente. Foie refoulé, lobe gauche occupant la plus grande partie du côté droit de l'abdomen et dépassant les côtes de six pouces sur la ligne mammaire droite; lobe droit rejeté en haut et en arrière, refoulant en haut le côté droit du diaphragme et non apparent en avant de l'abdomen. Le lobe gauche était mince et contenait quelques petits nodules de production cancéreuse. Vésicule biliaire modérément distendue par un mucus incolore, presque clair. Le canal cholédoque contenait un mucus semblable, et son calibre s'était uniformément élargi jusqu'à cinq lignes de diamètre. A un pouce environ de son extrémité duodénale, on trouva un calcul arrêté, gros comme une petite bille et, au-dessus de ce calcul étaient plusieurs petites concrétions couleur foncée. Une sonde, dirigée dans le canal hépatique, pénétra dans une masse de production cancéreuse, occupant le centre du foie et s'étendant en avant jusqu'au voisinage de la vésicule; cette masse était dure et fibreuse en dehors, mais au centre elle était très-dégénérée et renfermait des masses calcaires. Les conduits biliaires intra-hépatiques, mais surtout ceux du lobe gauche, étaient considérablement dilatés et remplis d'une bile épaisse, quelques-uns faisant saillie à la surface du foie. L'estomac contenait une quantité de mucus jaune verdâtre, donnant les réactions du pigment biliaire. La paroi antérieure de l'estomac était adhérente à la face inférieure du lobe gauche du foie et à la portion adhérente se trouvaient trois ou quatre petits orifices arrondis, de une à deux lignes de diamètre, par lesquels l'estomac communiquait avec les conduits biliaires dilatés situés dans les parties superficielles du foie. En pressant sur le foie, la bile passait dans l'estomac. Telle était la source de la bile trouvée dans l'intestin et dans les matières pendant la vie. Rate un peu grosse. Signes d'inflammation récente, avec un demi-litre de liquide trouble, dans la plèvre droite. Nombreux petits nodules de nouvelle formation sur la surface pleurale de la moitié droite du diaphragme et dans la substance du poumon droit. Un peu de lymphe sur le lobe inférieur du poumon gauche.

Dans l'observation CXX, il y a eu aussi concomitance de calculs biliaires avec un cancer du foie et du pancréas.

OBS. CXX. — *Calculs biliaires avec cancer du foie et du pancréas. — Ictère.*

Sarah H..., âgée de cinquante-trois ans, fut admise à l'hôpital Saint-Thomas le 4 novembre 1872. Son père est mort à soixante-dix ans et sa mère à soixante-seize; causes de la mort inconnues. Elle a eu quatre frères et quatre sœurs, tous vivants et se portant bien. Elle-même a joui d'une bonne santé jusque deux mois avant son admission, où elle fut prise subitement d'une violente douleur à l'épigastre et entre les épaules, et accompagnée de frissons et de vomissements. La douleur fut paroxystique et dura une semaine, puis disparut soudainement. Au bout d'environ une quinzaine, elle eut une seconde crise de douleur, de vomissement, et de frissons, qui dura un jour ou deux, mais qui fut la dernière. Le second jour de la première crise, elle remarqua qu'elle était jaune, et depuis lors jusqu'au moment de son admission, l'ictère n'a fait qu'augmenter d'intensité.

A son entrée, pas de douleur, émaciation peu considérable; ictère prononcé, pas de démangeaisons; langue légèrement chargée; appétit bon, flatulence très-marquée, mais pas de vomissement. Quatre ou cinq selles par jour, relâchées, fétides et de couleur argileuse. Plénitude et sensibilité distinctes au niveau de la vésicule, qu'on peut sentir faisant saillie au-dessous du bord antérieur du foie; ce dernier peu grossi. Urine chargée de pigment biliaire. Pouls à 80, irrégulier et intermittent; cœur normal.

On lui prescrivit un régime de viande, une mixture alcaline et une pilule de créosote deux fois par jour après les repas. Peu de jours après son admission, la malade commença à se plaindre d'une douleur intense à travers le dos. Le 13 novembre, il y avait un peu d'ascite et un œdème considérable des deux jambes, plus à droite qu'à gauche. Le 21, l'ascite avait augmenté; on constatait une induration des téguments autour de l'ombilic, et la douleur fut si vive qu'il y eut lieu de recourir à des injections sous-cutanées de morphine. Après cela, la malade baissa rapidement et mourut le 26 novembre.

Autopsie. — Le péritoine contenait 9 litres de sérosité claire. Le foie pesait 2660 grammes et pourtant ne dépassait pas les côtes de beaucoup. La vésicule était très-grosse et formait une tumeur proéminente. Le foie adhérait au diaphragme, à l'estomac, au duodénum et au pancréas. De sa surface se projetaient de nombreux nodules de cancer, ayant jusqu'à 1 pouce 1/2 de diamètre, infiltrant le tissu du foie et englobant toute son épaisseur. La vésicule était pleine de pus et contenait plus de vingt calculs, mais pas de bile. Le canal cystique était presque complétement oblitéré. Le canal hépatique, le cholédoque et les conduits biliaires étaient tous très-dilatés. De la tête du pancréas partait une tumeur volumineuse entourant la veine-porte et empiétant sur le duodénum, là où pénètre le canal biliaire. L'épiploon était considérablement épaissi par dépôt cancéreux. Environ une pinte de sérosité dans chaque plèvre. Les deux poumons étaient parsemés de nodules cancéreux, du volume d'une tête d'épingle à celui d'un pois. Les autres organes sains.

Dans les leçons précédentes, je vous ai rapporté quelques autres cas d'ictère calculeux. Dans l'observation LXV (p. 165), l'ictère fut consécutif à l'inflammation des voies biliaires déterminée par la présence de calculs dans la vésicule, mais il n'y avait pas eu de colique biliaire; dans l'observation LXVI (p. 168), il y avait ictère avec augmentation de volume du foie et de la vésicule biliaire, par suite d'obstruction du canal cholédoque par un calcul. Enfin, dans l'observation LXXI (p. 179). les crises de colique hépatique et d'ictère furent suivies d'abcès pyohémiques dans le foie et d'abcès.

Vous vous rappellerez également que, en vous parlant de l'augmentation de volume du foie par tumeur hydatide, je vous ai rapporté quelques cas où le canal cholédoque avait été obstrué par des vésicules d'hydatides à la suite de la rupture du kyste prôligère, et que dans un de ces cas (obs. XXXIV p. 118), le passage de vésicules hydatides le long du canal biliaire produisit tous les phénomènes résultant du passage des calculs.

J'ai également appelé votre attention dans une autre leçon sur plusieurs cas où l'ictère avait été produit par l'inflammation des voies biliaires qui mettait obstacle au cours de la bile (v. p. 161).

L'observation suivante est un exemple d'une forme très-rare d'ictère, dont la cause était une oblitération congénitale du canal biliaire.

OBS. CXXI. — *Ictère par oblitération congénitale du canal cholédoque.*

Esther W .., âgée de deux mois, me fut apportée par sa mère à la consultation de l'hôpital Middlesex le 7 janvier 1862. La mère m'assure que son enfant paraissait très-bien portant en venant au monde, mais que, quelques jours après, elle remarqua qu'il devenait jaune et que cette teinte augmentait d'intensité, en même temps que l'enfant avait de la diarrhée et maigrissait. Quand je le vis pour la première fois, je le trouvai très-fluet; la peau et les conjonctives étaient d'une couleur jaune orangé; les matières intestinales étaient complétement décolorées et très-fétides. Une cuillerée à café de mixture de craie, à prendre deux ou trois fois par jour, ce fut là tout ce que je prescrivis.

Le 21 janvier, l'enfant n'est plus aussi jaune, mais il est plus chétif; les garde-robes sont rouges comme de la brique pilée, évidemment par suite de la présence du sang. L'enfant avait eu également quelques épistaxis légères.

Durant la semaine suivante, l'enfant resta à peu près dans le même état, perdant encore parfois du sang par le nez et maigrissant de plus en plus, bien qu'il y eût moins de diarrhée.

Le 11 mars, on remarqua quelques bosses noires sur la poitrine et le dos; elles étaient d'une grosseur variable et avaient jusqu'à trois quarts de pouce de diamètre; elles faisaient une saillie considérable à la surface de la peau et étaient évidemment dues à des extravasations de sang sous la peau.

Le 25 mars, la mère me dit que l'enfant avait été beaucoup plus mal pendant les deux jours précédents, vomissant tout ce qu'elle prenait, et avec du sang dans les vomissements. Les ecchymoses sous-cutanées avaient aussi augmenté en nombre et en volume.

Deux jours après l'enfant succomba, et une dissection attentive montra que le canal cholédoque était complétement oblitéré et remplacé par un peu de tissu aréolaire. La vésicule biliaire était très-petite et affaissée, et ne contenait que quelques gouttes d'un liquide incolore. L'orifice du canal dans le duodénum ne fut découvert qu'avec difficulté et on ne put faire pénétrer par là une sonde dans le canal. Foie ictérique, avec quelques bandes fibreuses d'adhérence à sa face inférieure; conduits dilatés, mais autrement paraissant à l'état normal. Sang altéré dans le contenu de l'intestin; quelques petites extravasations au-dessous de la muqueuse de l'estomac et de l'intestin.

Dans une des prochaines leçons, je vous rapporterai un cas où l'ictère survint par étranglement du canal cholédoque dû à une péri-hépatite (leçon XII), et le cas CXXII, dont je vous montre ici les pièces, préparées par moi il y a bien des années, à l'époque où j'étais directeur des autopsies à l'hôpital Middlesex, est un rare exemple d'obstruction du canal biliaire qui avait été englobé dans la cicatrice d'un ulcère duodénal. La rétraction du foie dans ce cas était due sans doute à la longue durée de l'obstruction, le tissu glandulaire s'étant atrophié par suite de la compression des conduits biliaires distendus d'une façon permanente.

OBS. CXXII. — *Ictère par obstruction du cholédoque due à une cicatrice d'ulcère duodénal. — Dilatation des conduits biliaires et atrophie du foie.*

James B..., âgé de soixante-neuf ans, cocher, petit et un peu chétif, fut admis à l'hôpital Middlesex le 4 mai 1861. Presque toute sa vie, il a été habitué à boire pas mal; mais, pendant les sept dernières années, il a mené une vie sobre et régulière. Sauf une bronchite aiguë il y a neuf ans, à la suite de laquelle il est resté asthmatique, il a joui d'une bonne santé jusque quatre mois avant son entrée : à cette époque, il fut pris subitement d'une douleur aiguë dans l'hypochondre droit, de vomissement de matière amère et de beaucoup de fièvre. Au bout d'une quinzaine de jours, la peau devint ictérique et il se produisit de vives démangeaisons. L'ictère augmenta d'intensité, mais les démangeaisons diminuèrent. Enfin, il a été affecté de palpitations dans la région cardiaque et de battements dans la tête; il a maigri et perdu de ses forces. Au commencement de sa maladie, il a été soigné pendant une quinzaine de jours dans un autre hôpital où on l'a soumis à la salivation.

A son entrée, le malade était émacié et faible; pouls à 72 et intermittent; toute la peau et les conjonctives sont d'une couleur jaune limon clair. Le malade se plaignait d'une douleur sourde dans la région du foie, dont la matité paraissait considérablement augmentée, car elle mesurait plus de cinq pouces, sur la ligne mammaire droite. En examinant plus attentivement, on s'assura que cette augmentation de volume était limitée à la région de la vésicule biliaire et que, en arrière et latéralement, la matité hépatique avait diminué d'étendue. Le malade n'avait pas de goût amer, mais le sens du goût était en grande partie aboli. Pas d'appétit; constipation; matières fécales presque blanches. Urines foncées comme du porter et contenant beaucoup de pigment biliaire. On est obligé de sonder le malade pour évacuer l'urine. Râles sonores dans les deux poumons et expiration prolongée. Le malade se plaint encore de démangeaisons la nuit.

On prescrivit des alcalins, de l'ammoniaque, des amers végétaux et des stimulants; mais la prostration augmenta rapidement; une eschare parut au sacrum; la langue devint sèche et brune, les dents fuligineuses; selles très-foncées, par suite de la présence du sang; pouls à 90; signes de bronchite plus marqués et subdelirium pendant les quelques jours qui précédèrent la mort, laquelle eut lieu le 19 mai.

A l'autopsie, foie petit, pâle et flasque; le bord inférieur n'atteint pas le rebord costal. La vésicule biliaire a quatre fois son volume normal, et est remplie d'un liquide floconneux, incolore, n'ayant aucune teinte de bile. Le canal cystique, l'hépatique et le cholédoque, sont énormément dilatés; le dernier est plus gros qu'un doigt; tous sont remplis d'un liquide incolore, semblable à celui de la vésicule. Les conduits biliaires intra-hépatiques étaient aussi très-dilatés et remplis du même liquide, qui s'écoulait lorsqu'on pratiquait une section dans le foie. Pas de calcul dans la vésicule, ni dans les voies biliaires, mais l'orifice duodénal du canal cholédoque est complétement bouché. Les tuniques de l'intestin sont, en cet endroit, denses et considérablement épaissies, formant une proéminence semblable à un mamelon et grosse comme une noisette; tout autour, la muqueuse avait un aspect radié, plissé, comme résultant de la cicatrisation d'un ulcère. Pas d'ulcères, ni de cicatrices ailleurs dans l'intestin; il ne paraît pas y avoir de dépôt morbide dans la tête du pancréas, ni dans les glandes voisines, mais les canaux pancréatiques sont très-dilatés. Le tissu glandulaire du foie est couleur jaune olive et flasque, mais non friable; les contours des lobules sont effacés et, au microscope, on y découvre beaucoup de matière huileuse et granuleuse; mais les cellules glandulaires avaient presque complétement disparu. Aorte et valvules du cœur très-athéromateuses. Les poumons présentaient les signes de bronchite et d'emphysème de longue durée. Prostate grosse et vessie contractée; sa muqueuse très-hyperémiée, incrustée de plaques d'exsudation diphthéritique aussi grosses qu'une pièce de 1 franc; reins granuleux, calices et bassinets dilatés.

Quand je vous ai entretenus de l'augmentation de volume du foie provenant de cancer, je vous ai présenté quelques exemples de cette affection dans lesquels était survenu de l'ictère. Dans l'un (obs. LXXXVII, p. 222), il n'y eut malheureusement pas d'autopsie; dans un autre (obs. LXXXV, p. 225), l'ictère était dû à la compression du canal cholédoque par une masse dense de tissu aréolaire et de ganglions cancéreux augmentés de volume, situés dans la scissure porte.

Dans le cas CXXIII, l'ictère fut dû à la compression du canal cholédoque par une masse de ganglions cancéreux dans la scissure du foie, consécutivement à un cancer de l'estomac. Il est à remarquer que le malade a, tout d'abord, repris de l'embonpoint sous l'influence du traitement.

OBS. CXXIII. — *Cancer de l'estomac et du foie, ictère et ascite.*

Charles D..., journalier, âgé de cinquante-huit ans, fut admis à l'hôpital Middlesex le 10 septembre 1869. Pas d'antécédents de cancer dans sa famille. Pendant quelques années, il a été sujet à des crises de diarrhée pour des causes insignifiantes; à part cela, il a joui d'une bonne santé, jusque quatre mois avant son admission. Il commença alors à éprouver de la douleur à l'épigastre et une distension flatulente après le repas, et, de temps en temps, des efforts pour vomir, le matin; mais jamais il n'a rendu sa nourriture. L'intensité de ces symptômes augmenta, et bientôt le malade perdit tout goût pour la nourriture et maigrit rapidement. Au bout d'un mois, l'ictère parut et fut tout d'abord accompagné d'intolérables démangeaisons à la peau. Tout à fait récemment, ses jambes enflaient après qu'il avait marché.

A son entrée, le malade est très-maigre : il ne pèse que 89 livres (son poids n'a jamais dépassé 112 livres). Ictère profond de la peau et des conjonctives, et œdème modéré des deux jambes. Foie gros, mesurant 5 pouces et demi sur la ligne mammaire droite et dépassant de 1 pouce et demi le rebord costal; sa surface à l'épigastre est un peu sensible; elle présente un nodule assez saillant, juste au-dessus de l'ombilic, ainsi qu'une autre saillie distincte correspondant à la vésicule. Veines ombilicales dilatées; un peu d'ascite; matité de la rate normale; circonférence au niveau de l'ombilic, 27 pouces 1/2. Langue blanche; douleur vive à l'épigastre, durant une demi-heure, immédiatement après les repas; pas de vomissements; intestins réguliers; matières fécales blanchâtres. Urine chargée d'urates et de pigment biliaire; pas d'albumine. Sommeil bon.

Sous l'influence de l'acide nitro-chlorhydrique et des toniques amers, l'appétit s'améliora un peu et, dans la dernière quinzaine de septembre, il regagna 3 livres de son poids. La douleur épigastrique augmenta cependant; le 27 septembre, on pouvait sentir un autre nodule sensible au-dessous du cartilage xyphoïde et un troisième, le 4 octobre, un peu à droite du second. Les intestins se relâchèrent, l'ascite et l'œdème des jambes augmentèrent et l'ictère persista. Circonférence de l'ombilic, le 15 octobre, 31 pouces. Le malade, plus faible et plus maigre que jamais, voulut quitter l'hôpital pour aller mourir chez lui, le 8 novembre.

L'autopsie fut pratiquée par le Dr E. Andrews, à qui je suis redevable des particularités suivantes. Près de trois litres et demi de liquide dans le péritoine. Estomac contracté, parois fortement infiltrées de matière cancéreuse, déposée entre les tuniques muqueuse et musculaire; les orifices sont libres et la muqueuse n'est pas ulcérée. Lobe gauche du foie adhérent au diaphragme et parsemé de quelques nodules cancéreux, dont plusieurs faisaient saillie à sa surface. Dans la scissure du foie, se trouvait une forte masse de matière cancéreuse dure, comprimant la veine porte et obturant le canal cystique et le cholédoque. Organes thoraciques sains.

Dans les trois cas qui suivent, l'ictère était dû à une tumeur cancéreuse, qui semblait avoir pris son origine dans la tête du pancréas;

mais dans le cas CXXIV, comme vous le verrez par cette pièce (Catalogue du Musée de l'hôpital Middlesex, série IX, n° 18), l'obstruction du canal cholédoque fut causée par une production cancéreuse indépendante, développée dans sa muqueuse; et dans les deux autres cas (CXXV et CXXVI), elle fut produite par une masse de matière cancéreuse dans la scissure porte.

OBS. CXXIV. — *Ictère par obstruction du canal cholédoque dû à une tumeur cancéreuse de sa muqueuse. — Dilatation des conduits biliaires et augmentation de volume de la vésicule. — Tumeur cancéreuse dans le pancréas.*

Le malade sur lequel on a pris cette pièce, était un ébéniste âgé de trente-six ans, qui fut admis à l'hôpital Middlesex le 1er septembre 1857. Sa maladie avait commencé, le 1er juin, par des vomissements et de la diarrhée, suivis, trois ou quatre semaines après, d'un ictère intense, d'urine foncée et de selles décolorées. Il n'eut pas de symptômes de calculs biliaires, mais il y avait une douleur sourde, incessante dans la région du foie, qui était augmenté de volume et sensible. Il se plaignait de perte de l'appétit, de soif et de lassitude. Il avait été traité d'abord par les mercuriaux, ensuite par l'acide nitro-chlorhydrique, et le pissenlit et les purgatifs salins; vers le milieu du mois d'août, le foie sembla réduit à son volume normal à peu près et n'était plus sensible; mais la vésicule était dilatée, paraissait du volume d'une poire, et l'ictère était plus marqué.

A son entrée à l'hôpital, le malade avait un ictère intense, et l'urine était chargée de pigment biliaire, dont les fèces ne contenaient pas de trace. Le foie avait son volume normal, mais la vésicule biliaire descendait aussi bas que le niveau de l'ombilic et était le siége d'une vive sensibilité. Il y avait beaucoup de météorisme, mais pas d'ascite, ni de développement des veines abdominales. Le malade était très-émacié et déprimé; il n'avait pas d'appétit et passait des nuits sans sommeil.

On essaya l'iodure de potassium, le bicarbonate de potasse, les acides minéraux, le pissenlit, la gentiane, la quinine et les bains, ainsi que les lotions à l'acide nitro-chlorhydrique; mais rien ne put avoir prise sur la maladie. La tumeur correspondant à la vésicule biliaire augmenta de volume et devint plus sensible, et, environ trois semaines après son entrée, le malade perdit soudainement connaissance et présenta tous les symptômes d'une dissolution rapide, avec du délire et du marmottement. Ces symptômes cédèrent graduellement, dans l'espace d'une heure, et ne reparurent pas; mais le malade baissa peu à peu et succomba le 21 octobre.

Autopsie. — La vésicule dépassait de trois pouces le bord antérieur du foie et s'étendait jusqu'à un pouce près de l'épine iliaque antérieure et supérieure: elle avait 7 pouces et demi de long; ses parois étaient amincies, sa face interne avait perdu son aspect réticulé et était rugueuse, rouge et granuleuse. Elle contenait près de 300 grammes d'un liquide pâle, trouble, comme de l'eau d'orge, et qui, par le repos, déposait de nombreuses petites particules de bile épaissie; ce liquide était alcalin, densité 1010; il contenait de nombreuses et très-grosses cellules, présentant de deux à quatre noyaux avec des nucléoles, outre des flocons d'épithélium pavimenteux, de la matière granuleuse, etc. Le canal cystique, et aussi la plus grande partie du cholédoque étaient très-dilatés, ce dernier suffisamment pour admettre le pouce; en pratiquant une coupe du foie, il s'écoula, par les conduits biliaires intra-hépatiques dilatés, une grande quantité de liquide blanc, semblable à celui de la vésicule biliaire. Le foie pesait environ 1700 grammes; il était d'un vert olive sombre; contour des lobules distinct. En suivant le cholédoque jusqu'à l'intestin, on peut voir sur la pièce qu'il est obstrué par une tumeur cancéreuse médullaire, partant de sa surface interne et pénétrant de deux pouces dans le duodénum. On pouvait faire passer une sonde, avec quelque difficulté, par l'orifice duodénal à travers le siége de l'obstruction. En sectionnant la tumeur, il s'en écoulait un suc glaireux, contenant de grosses cellules composées, à noyaux, semblables à celles trouvées dans le liquide de la vésicule, et des noyaux libres. La tête du pancréas était englobée dans une tumeur grosse comme une orange qui, à la coupe, offrait un aspect médullaire et contenait en abondance un suc épais, laiteux, renfermant quantité de gros noyaux, mais pas de cellules mères. Cette tumeur avait comprimé le canal cholédoque, mais n'avait pas attaqué ses parois, et la tumeur trouvée à l'intérieur du canal paraissait s'être développée indépendamment. Le cœur ne pesait que six onces (170 grammes). Tous les organes et les tissus étaient profondément ictériques, mais autrement, normaux, sauf les exceptions signalées. Les matières contenues dans l'intestin étaient dépourvues de pigment biliaire.

OBS. CXXV. — *Cancer du pancréas et de la vésicule biliaire — Ictère par obstruction du canal chodéloque.*

A la fin de mai 1866, je fus consulté au sujet de M. D., âgé de soixante à soixante-dix ans, affecté d'ictère. Sa maladie avait débuté vers le commencement de janvier par des symptômes de bronchite, perte de l'appétit et nuits sans repos. Un des derniers jours de février, s'étant exposé à un froid très-vif, il s'éveilla le lendemain matin avec de fortes nausées, faisant de violents efforts pour vomir, et ces symptômes persistèrent jusqu'au soir. Quelques légers symptômes fébriles suivirent; le pouls s'éleva de dix pulsations au-dessus de sa moyenne normale; l'appétit fut capricieux et les intestins paresseux. Le malade maigrit rapidement, et vers le milieu d'avril l'ictère parut. Voici quel était l'état du malade au moment où je fus consulté : — Ictère intense de la peau et des conjonctives. Urine rare et très-foncée, contenant du pigment biliaire en abondance. Légère tendance à la diarrhée; matières fécales dépourvues de bile, couleur gris de plomb et très-fétides, mais contenant parfois du sang provenant d'hémorrhoïdes. Le foie paraissait tout à fait dans ses limites normales, mais il y avait de temps en temps de la gêne dans l'hypochondre droit et une sensibilité marquée avec un peu de dureté au niveau de la vésicule biliaire; veines superficielles de l'abdomen un peu développées; pouls à 72; émaciation et affaiblissements progressifs avec diminution de l'appétit, et de temps en temps des efforts de vomissements; facies anxieux et cachectique.

Le traitement consiste en potions effervescentes, de l'acide cyanhydrique et de la liqueur d'opium de Battley et frictions avec un liniment à l'iodure de potassium.

Vers le commencement de juin, les vomissements devinrent plus fréquents; le malade rendait presque tout ce qu'il prenait; la douleur avait augmenté, la langue était recouverte d'un enduit brun épais; l'émaciation devenait tous les jours plus prononcée. Après trois jours passsés sans connaissance et dans le subdelirium, M. D. succomba le 19 juin.

L'autopsie fut pratiquée par le docteur Moreton, de Tarvin, Cheshire, qui a eu l'obligeance de me fournir les détails qui suivent et de m adresser quelques-unes des parties pour que je pusse les examiner. Des brides fibreuses résistantes unissaient toute la surface du foie aux parties environnantes. Pas d'ascite. La vésicule avait à peu près le volume d'un œuf de poule; ses parois étaient considérablement épaissies par dépôt cancéreux et sa cavité contenait environ une cuillerée à café d'un liquide épais comme de la crème, mêlé de sang. L'orifice de la vésicule biliaire dans le canal cystique était obturé, et le canal cystique ainsi que le cholédoque étaient enclavés dans une masse de matière cancéreuse, caséeuse, qui les obstruait. Pas de dépôts cancéreux dans le foie, mais masse cancéreuse du volume d'une petite orange à la tête du pancréas. Tous ces dépôts donnaient à la coupe un suc crémeux contenant les éléments cellulaires habituels du cancer.

OBS. CXXVI. — *Ictère dû à l'obstruction du canal cholédoque par un cancer de la tête du pancréas.*

Mary C., âgée de soixante-quatre ans, fut admise à l'hôpital Saint-Thomas le 29 novembre 1875. Sa mère est morte à quatre-vingt-treize ans; son père a succombé à la phthisie à l'âge de cinquante-trois ans, et deux sœurs également, l'une à dix-huit et l'autre à trente-six ans. Deux frères vivent encore et se portent bien, l'un a soixante-dix et l'autre soixante-cinq ans. Pas d'antécédents de cancer dans la famille; habitudes de sobriété. Pendant plusieurs années, elle a éprouvé des douleurs *aching* dans le dos; elle se trouvait vite fatiguée. Elle s'est plainte à la même époque de nausées et parfois de vomissements, ordinairement avant le déjeuner, et de temps en temps de crises de douleur entre l'ombilic et les côtes droites. Depuis dix mois est survenu de l'amaigrissement; les crises douloureuses et les nausées sont devenues plus fréquentes et le ventre a été resserré. Dix semaines avant son entrée, elle a eu une crise de douleur très-intense dans la partie supérieure de l'abdomen, d'une durée de 24 heures, et peu après elle se trouva jaune et avec des démangeaisons à la peau. Après que l'ictère eut paru, l'émaciation fit des progrès plus rapides, et quinze jours avant son admission, les jambes commencèrent à enfler.

A son entrée, elle est faible, émaciée et profondément ictérique. L'urine était chargée d'urates et de pigment biliaire; les selles étaient décolorées et ne contenaient pas de bile, mais on assura qu'elles étaient parfois très-noires. Langue rouge, lisse et sèche; pas d'appétit; la nourriture lui fait mal; elle a vomi à trois reprises depuis qu'elle a son ictère; constipation. Foie très-gros dans toutes les dimensions, mesurant verticalement 8 pouces sur la ligne droite mammaire, sur lesquels 3 pouces au-dessous du rebord costal; surface dure, nodulée et un peu sensible; parfois elle éprouve dans le foie une douleur intense qui peut durer plusieurs heures. Un peu d'ascite et un peu d'œdème des jambes, plus marqué dans la droite.

On prescrit de petites doses de noix vomique avec quelques calmants et un régime léger. Pendant deux ou trois jours, il y eut un peu de relâchement de ventre; les matières étaient claires. Le 9 novembre, la respiration s'embarrasse et il y a de la toux. Ces symptômes empirent rapidement; lèvres livides et tous les signes d'induration pulmonaire en bas et en arrière d'abord du poumon droit et puis du gauche. Le 16 novembre, le malade succomba à l'asphyxie.

Autopsie. — Cancer de la tête du pancréas et des ganglions lymphatiques situés dans le hile du foie, envahissant le duodénum et englobant les canaux cystique et cholédoque. Productions secondaires dans le foie. Pneumonie hypostatique étendue de la partie inférieure et postérieure des deux poumons, avec quelques plaques de pneumonie lobulaire dans le lobe inférieur du poumon droit; mais nul indice de néo-formation. Reins un peu granuleux.

Dans les trois cas qui suivent, l'ictère a été dû à un cancer ayant pris son origine dans le duodénum. Le premier malade dont je vous rapporterai l'histoire a été pendant huit mois soumis à votre observation et vous devez vous rappeler combien de fois j'ai attiré votre attention sur les démangeaisons intolérables dont il se plaignait. Il a été également affecté de furoncles et d'anthrax et de xanthopsis (p. 328). Mais le plus grand intérêt de ce cas résidait dans la cause de l'obstruction, au sujet de laquelle nous avons souvent discuté. L'amélioration qui se produisit à un moment du côté du facies et du poids du corps, sembla infirmer l'existence d'un cancer du pancréas ou du duodénum et même de tout autre organe. En outre, la tumeur du duodenum, il faut le remarquer, occupait exactement la place de la vésicule, de sorte que malgré l'absence de coliques hépatiques antérieures, les causes les plus probables de l'obstruction parurent, à l'époque de l'entrée du malade, consister en un calcul arrêté dans les voies biliaires, un rétrécissement simple du canal ou l'occlusion de son orifice par la cicatrice d'un ulcère duodénal. Même à une période plus avancée, les frissons, la fièvre et les sueurs nocturnes laissèrent dans le doute si l'augmentation rapide de volume et l'état nodulé du foie ainsi que les paroxysmes de douleur violente ne pouvaient pas résulter d'abcès pyohémiques du foie, consécutifs à l'ulcération du canal cholédoque déterminée par la pression d'un gros calcul; et cette opinion était confirmée par cette circonstance que l'apparition de ces symptômes graves fut accompagnée de la disparition de l'ictère et des démangeaisons après une durée de sept mois.

OBS. CXXVII. — *Cancer du duodénum. — Ictère par occlusion du canal cholédoque. — Gangrène de la tumeur et disparition de l'ictère. — Cancer secondaire et abcès du foie.*

William M., portefaix, mais auparavant allumeur, fut admis dans mon service à l'hôpital Middlesex le 26 novembre 1867. Douze ans auparavant, il avait eu une bronchite, et quatre ans avant il avait été tenu au lit pendant sept semaines par une fièvre rhumatismale. Il avait été sujet pendant dix ans aux hémorrhoïdes et avait aussi perdu de temps à autre beaucoup de sang. Il avait l'habitude de boire beaucoup de bière, mais il n'avait jamais abusé des spiritueux. Il n'y avait point d'antécédents de cancer dans la famille. Son père vivait encore, âgé de quatre-vingt-trois ans; sa mère avait succombé, à l'âge de soixante-trois ans, à la rupture d'un vaisseau. Six semaines avant son entrée, il remarqua que son urine était très-foncée et ses garde-robes pâles, et qu'il devenait maigre et faible. Vers la même époque, il commença à éprouver des démangeaisons à la peau. Au bout d'une quinzaine, il constata que sa peau jaunissait; maintes fois il fut éveillé la nuit par une douleur au creux de l'estomac, qui était soulagée par une friction en même temps qu'il lui semblait se produire une certaine quantité de gaz. La peau et l'urine prirent une teinte de plus en plus foncée et une quinzaine avant son entrée, il vomit un jour environ un demi-litre de liquide clair, aqueux, sans goût.

A son entrée, le malade est émacié; ictère très-prononcé de la peau et des conjonctives; ce dont il se plaint le plus, c'est d'une très-vive démangeaison par tout le corps, bien que plus marquée à la paume des mains et à la plante des pieds, et qui l'empêchait de dormir. Nombreuses petites ecchymoses sous-cutanées, mais pas d'éruption. L'urine est foncée comme du porter, et donne à un haut degré la réaction du pigment biliaire, mais elle ne contient pas d'albumine. Pas de douleur ni de sensibilité dans la région du foie, qui ne dépassait pas le rebord des côtes, et qui paraissait avoir son volume normal, la matité sur la ligne mammaire droite étant de 3 pouces 1/4 et l'individu étant de faible stature. Cependant, au niveau de la vésicule biliaire, la matité hépatique semblait dépasser d'un demi-pouce la limite normale. La matité de la rate n'était pas étendue. Il n'y avait pas d'ascite, pas de tumeur abdominale appréciable, pas de développement des veines abdominales, mais un peu de météorisme. Langue humide, avec un enduit blanc. Goût amer, surtout le matin, nausées et perte de l'appétit. Intestins réguliers, selles couleur de l'argile. Signes cardiaques et pulmonaires normaux, sauf que le pouls n'était qu'à 52. Température 36°,4. Le 2 octobre, avant de tomber malade, M. pesait 132 livres; quelques jours après son entrée, il pesait 116.

On lui prescrivit une mixture de 65 centigrammes de bicarbonate de soude avec 20 gouttes de chloroforme à prendre trois fois par jour et une potion à la jusquiame la nuit.

Quelques jours après son entrée, on constata que le malade voyait les objets blancs en jaune. Les conjonctives étaient en même temps considérablement injectées. La vision jaune disparut vers la fin de décembre et ne reparut pas, bien qu'il ne se fût produit aucun changement dans l'ictère ni dans la quantité de sang contenue dans les vaisseaux des conjonctives.

La jusquiame, le chanvre indien, l'opium, les injections sous-cutanées de morphine, la bile de bœuf, l'acide benzoïque et les bains chauds furent successivement employés, mais ne purent calmer les démangeaisons. Le malade se plaignit aussi beaucoup de coliques flatulentes, qui parurent être soulagées par une pilule de créosote (1 goutte) et de galbanum (pilules de galbanum composé, 20 centigrammes) administrée deux fois par jour, et ensuite par la confection de térébenthine. Les pilules de bile de bœuf furent sans résultat. Le 13 décembre et le 28, le malade vomit son déjeuner.

30 décembre. Pour la première fois on sent comme une tumeur dure, profondément située, à peu près grosse comme une noix, à un pouce et demi au-dessus et à droite de l'ombilic; elle n'est pas du tout sensible.

10 février. La tumeur notée précédemment est plus distincte : elle paraît avoir à peu près le volume d'une petite orange et située à droite de l'ombilic; elle est dure et sa surface est légèrement lobulée, mais pas du tout sensible; elle est manifestement mobile et paraît être continue en haut avec le foie, avec lequel elle paraît avoir le même rapport de situation que la vésicule biliaire. Son extrémité inférieure dépasse largement de 2 pouces 1/4 le bord inférieur du foie.

Les démangeaisons continuèrent à être très-vives et à occasionner un grand tourment au malade; mais à trois reprises différentes, le 20 janvier, le 8 février et le 18 mars, elles furent tout de suite et pour de nombreux jours calmées par un mélange contenant 65 centigrammes de bicarbonate de potasse avec 65 centigrammes de nitrate de potasse, pris trois fois par jour. Pendant la dernière quinzaine de février, le malade eut plusieurs crises de douleurs abdominales intenses, durant souvent pendant des heures et soulagées par des éructations de gaz et de liquide. Le 26 février, il vomit de la nourriture. Vers cette époque, il commença à se produire un peu de météorisme. Tout d'abord, le ventre avait été un peu trop libre, trois ou quatre selles par jour, avec des matières de bonne consistance mais de couleur argileuse et très-fétides. L'ictère et la couleur de l'urine variaient d'intensité de temps en temps, cette dernière étant presque noire par suite de la quantité de pigment biliaire. Il n'y avait plus du tout d'appétit, mais il revint sous l'influence des pilules de quinine prescrites le 11 février. Le malade continua à maigrir jusqu'au 4 mars où il ne pesait plus que 105 livres, ce qui faisait une perte de 11 livres depuis son entrée. Après cela, son aspect s'améliora un peu et le 1er avril il avait regagné 3 livres. Vers la fin de janvier, il fut atteint pendant environ huit jours de furoncles, petits mais très-douloureux, siégeant dans le méat de l'oreille gauche. Au commencement de mars parut sur la partie postérieure du cuir chevelu une éruption de petits furoncles douloureux, et à la fin de mars, il se forma à l'occiput et à la partie supérieure du cou un anthrax volumineux en raison duquel le malade fut transféré dans une des salles de chirurgie où il resta trois semaines.

1er mai 1868. — Voici quel est maintenant l'état du malade. Son aspect s'est considérablement amélioré; 5 livres 1/2 de plus que le 4 mars. Ictère manifestement moins intense; l'urine contient moins de pigment biliaire, mais les selles sont toujours argileuses et ne contiennent pas trace de bile.

Les démangeaisons ont été plus intolérables que jamais depuis qu'il prend une mixture contenant de l'acide nitrique et du quinquina. La tumeur a peu changé depuis le 10 février; elle est toujours dure et sans douleur. L'aire de la matité hépatique a évidemment diminué depuis l'entrée du malade. Météorisme moindre et pas d'ascite. L'appétit est meilleur; toujours deux ou trois selles par jour.

27 mai. Le malade a gagné 7 livres depuis le 4 mars; il souffre toujours beaucoup de ses démangeaisons, mais l'ictère est moins prononcé et l'urine moins foncée que lors de son entrée. Il a pris pendant une semaine, trois fois par jour, 2 heures après le repas, une capsule de gélatine contenant environ 20 centigrammes de bile de bœuf, mais les garde-robes sont toujours argileuses et à peine plus foncées qu'auparavant.

6 juin. Le malade a eu, il y a deux jours, une très-violente crise de douleur abdominale, persistant pendant deux heures et accompagnée de vomissements, de sueurs, de sensation de froid à la périphérie et de faiblesse du pouls. L'état général reste le même et la couleur des matières ne change pas.

Après cela, le malade recommença à maigrir (9 juin, 108 livres); il devint plus faible et se plaignit de mal à l'épigastre et d'une douleur cuisante dans les mains. Le 14 juin, il commença à vomir la nourriture et le lendemain les garde-robes étaient noires, comme s'il y eût du sang. Le 19 juin, il pouvait à peine marcher, et on constata que la tumeur était plus grosse et plus vers la droite. Le 25, il vomit des matières mousseuses contenant des sarcines en quantité; un peu d'albumine dans l'urine, ainsi que de nombreux cristaux d'oxalate de chaux. Le 30 juin, il vomit encore quantité de sarcines; le foie paraissait plus gros et sa face épigastrique était distinctement nodulée. Les vomissements de sarcines et le melœna persistent; l'émaciation et la prostration font de rapides progrès, mais l'ictère diminue, et il n'y a que peu de bile dans l'urine. Le 17 juillet, le bord inférieur du foie arrive à près de 1 pouce et demi de l'ombilic. Le malade a eu un frisson assez marqué et maintenant il y a beaucoup de fièvre, car le pouls s'est élevé de 60 à 96 et la température est à 40° 4. Sueurs nocturnes; un peu d'œdème des pieds. Le 19 juillet, voussure distincte à l'épigastre; le bord inférieur du foie atteignait complétement l'ombilic et la matité hépatique, sur la ligne mammaire droite, mesurait 8 pouces.

Le 23 juillet, le malade ne pesait plus que 92 livres et demie. La fièvre et les sueurs persistaient. Le 26, diarrhée avec selles nettement bilieuses; il n'y a pas eu de démangeaisons pendant trois semaines. Le 29, autre frisson avec violente douleur épigastrique et crampes dans les membres. La douleur à l'épigastre revint fréquemment, et le malade alla en déclinant lentement jusqu'à sa mort, le 3 août. Pendant la dernière semaine de la vie, l'ictère était à peine appréciable et l'urine était pâle et claire.

Autopsie. — Foie considérablement gros, atteignant en bas jusqu'à l'ombilic et parsemé de nombreux amas cancéreux, jusqu'au volume d'une noix; un peu de lymphe récente à sa face inférieure. Au-dessous du lobe droit se trouvait une tumeur arrondie, grosse comme une orange; elle était située à la place occupée par la vésicule biliaire, mais sans connexion avec cette dernière, et avait pris naissance dans les tuniques du duodénum. Correspondant à cette tumeur, sur la surface muqueuse du duodénum, se trouvait un ulcère cancéreux, commençant à 2 pouces du pylore et d'une étendue de 2 pouces et demi. C'était un cancer médullaire. Le canal cholédoque était assez gros pour admettre le doigt; on pouvait, de là, injecter de l'eau dans le duodénum, à travers un orifice ulcéreux et déchiqueté. La vésicule contenait une once de liquide bilieux ténu, mais pas de calcul. Les conduits biliaires intra-hépatiques étaient très-dilatés, et nombre d'entre eux semblaient se terminer dans de petits abcès contenant un pus jaune épais. Conduits pancréatiques également dilatés. Reins congestionnés. Les autres organes normaux.

OBS. CXXVIII. — *Cancer du duodénum et de l'estomac. — Dépôts secondaires dans le foie, etc. — Ictère et ascite.*

Frédéric R... peintre, âgé de trente-huit ans, fut admis à l'hôpital Middlesex, le 14 février 1870. Pas d'antécédents de cancer dans sa famille. Habitudes d'intempérance jusque près de trois ans avant son entrée, où il eut un accès de delirium tremens. Au commencement de 1868, il eut une ulcération à la gorge sans éruption, mais suivie de desquamation de la peau. A peine rétabli de cela, il commença à avoir mal à l'épigastre, à vomir de temps en temps, ordinairement deux ou trois heures après les repas, et, depuis lors, ces symptômes ont persisté avec une intensité croissante. En août 1869, il remarqua, pour la première fois, une tumeur dure et un peu sensible, située à la partie supérieure de l'abdomen et qui avait continué à augmenter de volume. Depuis le milieu de décembre 1869, il a souffert beaucoup d'une douleur accompagnée d'engourdissement, laquelle partait du côté droit de l'abdomen et descendait en avant le long de la cuisse; elle fut, pendant un mois, si violente, qu'il n'en put dormir. Depuis deux ans, il avait maigri rapidement et avait souffert, de temps en temps, de diarrhée et d'hémorrhoïdes. Depuis six semaines avant son entrée, il a gardé le lit.

A son entrée, le malade est très-amaigri; les douleurs indiquées précédemment persistent : celle de la cuisse droite augmente lorsqu'il est couché sur le côté droit, et lorsqu'il se met sur le côté gauche, il éprouve, dans la région du foie, une sensation désagréable de tiraillement. C'est sur le dos qu'il se trouve le mieux. Il peut garder le thé de bœuf et le pain en petite quantité, mais la viande et la plupart des aliments solides sont rejetés; les vomissements surviennent de une à plusieurs heures après le repas. Langue humide et blanche, pas d'appétit; ventre un peu resserré pendant les six dernières semaines, et pas de garde-robe depuis quatre jours. Matité hépatique sur la ligne mammaire droite, 6 pouces et demi; à droite de la ligne médiane, le foie est uni et indolent; mais, sur le côté gauche de l'épigastre, se trouve une masse dure, nodulée, sensible, grosse à peu près comme une forte orange, en continuité apparente avec le lobe gauche du foie, mais légèrement mobile. La matité de la rate n'est pas augmentée. Pas d'ictère, pas d'ascite et pas d'enflure des jambes. Pouls à 84; organes thoraciques sains. Urine abondante, claire, densité 1012, ne contenant ni pigment biliaire, ni albumine.

Sous l'influence du bismuth, de l'acide cyanhydrique, de la créosote et des injections sous-cutanées de morphine et d'atropine, les vomissements et les douleurs furent calmés, mais l'appétit ne reparut pas; il y avait beaucoup de flatulence et une constipation opiniâtre; le malade continuait à maigrir et à perdre des forces. Le 1er avril, on constata la présence d'un nodule du volume d'un pois, sous la peau, à un pouce au-dessus de l'ombilic. Le 27 avril, on découvrit de l'ascite : la circonférence de l'abdomen, au niveau de l'ombilic, était de 32 pouces; le 6 mai, elle était de 35. Le 2 mai, enflure des pieds. Le 16, on trouve du pigment biliaire dans l'urine et les matières fécales étaient blanchâtres; le 20, l'ictère était manifeste. Le 28, le malade est bien pire : il est si faible qu'il peut à peine se retourner dans son lit. Langue sèche, paroxysmes de dyspnée, au moindre effort. Vers le soir, stupeur qui persiste jusqu'à la mort, le lendemain matin de bonne heure.

Autopsie. — 4 litres de sérosité claire dans le péritoine. Foie à peu près de volume normal, mais parsemé d'amas de cancer jaune ramolli; capsule épaissie et adhérente. La tumeur qu'on avait sentie durant la vie était située immédiatement au-dessous du lobe gauche du foie et provenait du duodénum et de l'extrémité pylorique de l'estomac. La première portion du duodénum, sur une étendue de 5 pouces, a ses parois considérablement épaissies (2/3 de pouce en certains endroits) par dépôt cancéreux en certains points ferme et translucide et en d'autres plus mou, plus opaque et jaune. Ce dépôt morbide s'étendait également dans l'estomac sur une étendue de 4 à 5 pouces, mais il n'y était pas aussi épais. La muqueuse de la première portion du duodénum et de l'extrémité pylorique de l'estomac était ulcérée sur une grande étendue et le calibre du duodénum en était rétréci. A la face externe du duodénum se trouvait un amas considérable d'excroissances cancéreuses. Les ganglions de la scissure du foie et les ganglions mésentériques étaient également augmentés de volume, de manière à former une tumeur qui pressait sur le péritoine en avant et qui avait produit l'érosion des premières vertèbres lombaires; le corps de ces vertèbres était presque complétement usé. Poids de la rate, environ 150 grammes, normale. Reins, cœur et poumons sains. Les ganglions lymphatiques situés autour de la racine des poumons, gros comme un œuf de poule, par dépôt cancéreux; environ 300 grammes de liquide dans la plèvre gauche.

OBS. CXXIX. — *Cancer du duodénum entourant le canal hépatique. — Cancer secondaire du foie. — Ictère et ascite. — Mort par pneumonie lobulaire.*

Thomas M..., âgé de trente-six ans, charretier, fut admis le 28 juillet 1869 à l'hôpital Middlesex. Père et mère vivants et se portant bien. Pas d'antécédents d'affection maligne dans la famillle. Il n'a jamais eu la syphilis et, sauf les maladies contagieuses de l'enfance et une attaque de variole, il a toujours joui d'une bonne santé, jusqu'au moment de la maladie actuelle. Le 24 décembre 1868, il fut complétement mouillé par la pluie et ses vêtements séchèrent sur lui. Trois jours après, il fut pris de toux avec douleur sourde, *aching*, au-dessous du mamelon droit. Au bout de trois jours, la douleur se transporta à l'épigastre et y resta neuf jours, mais, sans être jamais très-intense. Pendant ce temps, il vomit en deux ou trois occasions. Quand la douleur cessa, et cela eut lieu assez subitement, le malade remarqua que sa peau et ses yeux étaient jaunes. Depuis il n'a plus eu de douleurs, de nausées ou de vomissements, mais l'ictère a persisté; il y a eu une sensation constante de lassitude générale, avec un peu de diarrhée, et il a continué de maigrir. Cinq semaines avant son entrée, ses pieds et ses jambes ont commencé à enfler, mais il n'a quitté son travail que cinq jours avant son entrée; il fut pris alors de toux et d'expectoration.

A son entrée, le malade est très-émacié et profondément ictérique; anasarque considérable des deux jambes et œdème manifeste du tronc. Le malade se plaint surtout d'une grande faiblesse et de diarrhée; sept à huit selles par jour, liquides et sans pigment biliaire, mais déposant un sédiment granuleux, couleur d'ardoise, paraissant contenir du sang altéré. Langue nette, rouge et sèche à la pointe; soif; pas de vomissements. Le foie est gros : il mesure sur la ligne droite mammaire 5 pouces, dont 3 au-dessous des côtes, sa surface est unie et indolente; le bord inférieur est ferme et tranchant. Un peu d'ascite, pas de développement des veines abdominales; la rate n'est pas grosse. Pas d'hémorrhoïdes. Pouls à 92, un peu faible, signes du cœur normaux. Toux fréquente avec expectoration de mucosités bronchiques filantes; 24 respirations; râles sonores et sibilants avec expiration prolongée en avant des deux poumons et quelques râles humides en arrière; pas de matité. Température 38° 5; pas de démangeaison à la peau; l'urine contient beaucoup de pigment biliaire, mais pas d'albumine, densité 1010.

On donna comme régime du lait, des œufs et trois onces d'eau-de-vie, on prescrivit une mixture de bismuth, éther chlorique et quelques gouttes de laudanum, et on fit appliquer des sinapismes sur la poitrine. Pendant les deux ou trois premiers jours il se sentit beaucoup mieux, la langue devint humide et la diarrhée cessa. La fièvre cependant persista, le pouls variant entre 88 et 120 et la température entre 38° 5 et 40°. Dans la nuit du 1er août, l'état du malade empira considérablement; les respirations s'élevèrent à 44. Le 2 août, la prostration était extrême; le malade avait à peine sa connaissance; langue sèche et évacuations involontaires. Ces symptômes persistèrent jusqu'à la mort, le soir du 3 août.

Autopsie. — Infiltration sanguine considérable des deux poumons. Dans le lobe inférieur des deux poumons (surtout à droite), il y avait éparpillés de nombreux petits noyaux de pneumonie lobulaire récente. Estomac sain. Orifice du canal cholédoque entouré par un amas de cancer encéphaloïde faisant saillie dans le duodénum. Une tumeur semblable, mais beaucoup plus petite, se projetait de la surface muqueuse quelques lignes plus bas. La plus grosse tumeur se trouva, après dissection, du volume d'une noix. Au-dessus d'elle les canaux hépatique et cholédoque étaient fortement dilatés, le premier mesurant 1 pouce 1/4 de circonférence. Foie gros, pesant un peu plus de 2100 grammes et contenant quelques petits nodules de dépôt morbide isolés et en certains points confluents, constitués par un stroma fibreux enfermant dans ses mailles de grosses cellules ovales et à prolongement. La rate pesait environ 310 grammes et était saine. Tous les autres organes abdominaux également normaux.

Dans le cas suivant, l'ictère a été également le résultat d'un cancer dont le siége primitif parut être le tissu aréolaire et les ganglions lymphatiques entourant la tête du pancréas. Mais la cause immédiate de l'ictère fut une tumeur cancéreuse pédiculée, indépendante, développée dans l'intérieur du cholédoque. On trouva de semblables tumeurs dans la veine-porte et dans le duodénum.

OBS. CXXX. — *Tumeurs cancéreuses du duodénum, de l'intérieur des canaux biliaires et de la veine porte. — Ictère. — Ascite.*

Élisabeth M.., âgée de cinquante ans fut admise le 17 avril 1872 à l'hôpital Saint-Thomas. Sa mère avait eu au cou pendant trente ans une tumeur qui, neuf ans avant sa mort, avait, suivant son expression, tourné en cancer, et elle en mourut. Trois ans avant son entrée, la malade remarqua dans l'hypochondre droit une tumeur à peu près grosse comme un œuf de poule. Il y a huit mois, cette tumeur se mit à augmenter lentement, mais elle ne fut jamais le siége de douleur, sauf à la pression; sa santé générale ne s'en ressentit jamais jusqu'il y a trois mois : elle commença alors à maigrir. Il y a huit mois, elle se mit à vomir des aliments une ou deux fois par jour, une ou deux heures après les repas. Il y a trois semaines, l'ictère parut, précédé pendant une semaine de diarrhée, mais sans douleur ni sans que les efforts de vomissement fussent plus intenses.

A son entrée, la malade est émaciée et profondément ictérique, mais son air n'exprime pas la souffrance. Elle se plaint d'éprouver de temps en temps des crises de forte douleur dans l'abdomen, durant parfois trois heures et l'empêchant de dormir. Forte proéminence au centre de l'abdomen, principalement au-dessous de l'ombilic et due à une hernie ventrale; mais sa partie supérieure était formée par une masse dure située entre l'ombilic et les côtes droites, nodulée, quelquefois sensible, s'étendant profondément dans l'abdomen, mais en même temps légèrement mobile et avec un espace clair à la percussion entre elle et le foie. Matité hépatique normale. Langue un peu chargée; appétit assez bon, mais malaise après les repas, qui étaient souvent rejetés deux ou trois heures après leur ingestion. Intestins fonctionnant régulièrement; pas de bile dans les garde-robes. Pas d'ascite; urine très-colorée par du pigment biliaire. Pouls à 72. Cœur et autres organes sains.

On prescrivit à la malade une pilule de créosote et de morphine deux fois par jour et plus tard du bismuth et la diète lactée. Il y eut d'abord une grande amélioration; mais le 13 mai l'appétit commença à manquer, et le 16 la douleur fut si intense qu'il fut nécessaire de faire une injection sous-cutanée de morphine; il y avait déjà quelque apparence d'ascite, lequel augmenta rapidement. Le 19, un peu de diarrhée : on trouva que les garde-robes contenaient une grande quantité de matière grasse solidifiée. Du moment où parut la diarrhée, les vomissements cessèrent pendant dix jours. Le 4 juin, l'abdomen était considérablement distendu par du liquide, sa surface était tendue et luisante et la malade se plaignait beaucoup de constriction et de dyspnée. Les jambes aussi devenaient œdémateuses. De temps à autre, vomissement de mucosités striées de sang. On retira par la paracentèse huit litres de sérosité claire. La malade s'en trouva fort soulagée, mais elle n'en continua pas moins à décliner et mourut le 7 juin.

Autopsie. — Près de 4 litres et demi de sérosité trouble, très-jaune, dans le péritoine. Derrière le duodénum se trouvait une large tumeur lobulée composée principalement de ganglions lymphatiques engorgés entourant la tête du pancréas. Le duodénum renfermait une masse cancéreuse, vasculaire, pédiculée, de 2 pouces de long sur 1 de large, qui se rompit en ouvrant l'intestin, mais qui était fixée par un pédicule gros comme une plume à l'intérieur d'une poche semblable à un sinus, longue d'un pouce, et située contre le canal cholédoque, indépendante de ce dernier. Auprès se trouvaient d'autres sinus contenant des amas cylindriques de nouvelle formation. On trouva encore de ces derniers dans les veines spléniques et porte ainsi que dans les branches de cette dernière sises à l'intérieur du foie; et encore dans le canal hépatique, à sa jonction avec le canal cystique; en deçà, le canal hépatique était très-considérablement dilaté au point qu'il pouvait admettre deux doigts; les conduits biliaires intra-hépatiques étaient aussi très-dilatés; vésicule biliaire énormément distendue. On ne peut découvrir le canal pancréatique. Petite tumeur vasculaire à la surface péritonéale du fond de l'utérus. Reins, rate et autres organes sains.

Dans l'observation CXXXI, l'ictère fut produit par un cancer primitif des ganglions lymphatiques de la scissure porte, qui oblitéraient le canal hépatique, mais avaient laissé libre le canal cholédoque et la veine porte. Ici encore le malade s'améliora tout d'abord et reprit de son poids sous l'influence du traitement.

OBS. CXXXI. — *Squirrhe des glandes de la scissure porte oblitérant le canal hépatique et produisant l'ictère. — Canal cholédoque et veine porte libres.*

William B..., âgé de soixante-trois ans, fabricant de matelas, fut admis à l'hôpital Saint-Thomas le 7 avril 1875. Il a été fils unique; son père est mort jeune de la scarlatine; sa mère est morte à soixante-quinze ans. Il a fait, il y a vingt-quatre ans, une maladie qu'il nous dit avoir été une inflammation des poumons et du foie. Il y a sept ans, il s'est encore trouvé malade pendant six semaines, souffrant dans le dos et avec de la diarrhée. Sauf ces exceptions, il a joui d'une bonne santé; jamais de goutte ni de syphilis; les digestions ont été bonnes. Il y a dix semaines, il commença à perdre l'appétit et à éprouver des nausées, des efforts pour vomir et de la douleur dans le dos, les épaules et l'estomac. Au bout de deux semaines parut l'ictère et une semaine plus tard il était obligé de quitter son travail. Dès le début, il avait rapidement maigri et perdu de ses forces.

A son entrée, émaciation, ictère profond, vives démangeaisons qui l'empêchent de dormir. Garde-robes dépourvues de pigment biliaire, et urine chargée de ce même pigment. Langue blanche, appétit meilleur qu'il n'a été. Pas de vomissements depuis cinq jours; ventre libre; pas d'ascite, pas de développement des veines abdominales, et pas d'induration autour de l'ombilic. Foie gros, mesurant 6 pouces sur la ligne droite mammaire; surface lisse; pas de douleur au foie; pas d'œdème des jambes, pas d'albuminurie. Pouls de 45 à 60; cœur normal, température 36° 1.

Pendant les trois premières semaines, on le traita par le citrate de potasse effervescent et il se trouva considérablement mieux, ayant repris 2 livres de son poids. Mais, à deux ou trois reprises, il eut une crise de douleur assez violente traversant la partie supérieure de l'abdomen et durant à peu près une heure. Le 28 avril, il eut une autre crise, plus violente que de coutume, accompagnée cette fois de vomissements, et à la suite de cela l'appétit se perdit de nouveau. Les vomissements et la douleur reparurent fréquemment et le malade maigrissait et s'affaiblissait de jour en jour. Le 11 juin, il commença à vomir du sang noir et à rendre par le bas une quantité considérable de caillots. Après cela, il déclina rapidement et succomba le 20 juin.

Autopsie. — Pas de liquide dans le péritoine. Pancréas et duodénum adhérents à la face inférieure du foie, mais sains. Dans la scissure porte, tumeur nodulaire de nouvelle formation, du volume d'une petite orange, de consistance ferme, adhérente aux organes environnants à l'aide de bandes fibreuses et pénétrant à un pouce environ de profondeur dans la substance du foie. Cette tumeur entourait, infiltrait et obstruait complétement le canal hépatique sur une étendue d'un demi-pouce. Au-dessus de ce point, toutes les branches de ce conduit étaient considérablement dilatées et remplies de bile ténue. La plus grande partie du lobe droit du foie était transformée en un tissu caverneux formé par les conduits dilatés, avec atrophie et induration des tissus interposés, quelques-uns de ces conduits dilatés avaient l'apparence de kystes gros comme un pois et faisant saillie à la surface. La vésicule contenait environ 12 grammes de bile : une sonde passait facilement de son intérieur dans le duodénum par le canal cystique et le cholédoque, qui avaient leur calibre normal. La paroi de la veine porte opposée au point où siégeait l'obstruction du canal hépatique était infiltrée sur une étendue d'un tiers de pouce, mais sa lumière n'était pas oblitérée. Au microscope, on trouva que la tumeur avait la structure du squirrhe. Quelques autres glandes de la scissure porte étaient augmentées de volume et envahies par la dégénérescence; mais le foie ni aucun autre organe n'étaient atteints. Estomac, intestin, rate, reins et cœur normaux. Œdème et congestion hypostatique des deux poumons.

Dans le cas suivant, l'ictère résultait de l'obstruction du canal cholédoque par une masse squirrheuse développée dans les glandes rétro-péritonéales. Le mode de début différait de celui des coliques hépatiques ou du catarrhe des voies biliaires; quant au cancer primitif du foie dont l'idée se présenta tout d'abord, il était infirmé par la rétraction qui suivit l'augmentation antérieure de volume du foie. Le diagnostic le plus probable parut être un cancer de la tête du pancréas, mais l'autopsie montra que la lésion avait débuté par les ganglions rétro-péritonéaux, et sous ce rapport il est intéressant de faire remarquer que le symptôme constamment prédominant a été la douleur dans le dos.

OBS. CXXXII. — *Cancer des ganglions rétro-péritonéaux obstruant le canal cholédoque et la veine porte. — Dépôts secondaires dans le foie et les poumons.*

Ellen F..., âgée de soixante ans, fut admise à l'hôpital Saint-Thomas le 18 mai 1875. Son père est mort à cinquante-sept ans du typhus, et sa mère à soixante ans. Deux frères et une sœur sont morts jeunes de la variole. Elle s'est mariée à dix-sept ans et a eu douze enfants; habitudes de sobriété. Il y a dix ans, elle a eu une fièvre asthénique, et, il y a deux ans, quelques légers troubles hépatiques. Sauf ces exceptions, sa santé avait été bonne jusqu'il y a six mois : elle commença alors à maigrir, à perdre ses forces et l'appétit, à éprouver de la flatulence et des crises passagères de douleurs dans le dos. Au bout de deux mois, les douleurs dans le dos revinrent plus fréquemment; deux mois plus tard parurent des nausées et des démangeaisons à la peau; un mois avant son entrée, elle commença à devenir ictérique. Quand l'ictère eut fait son apparition, la douleur dans le dos devint plus constante et plus intense. Dix jours avant son admission, elle éprouva pour la première fois une douleur aiguë au foie, durant une minute environ, et 6 jours plus tard elle vomit une fois.

A son entrée, elle est émaciée et profondément ictérique; vives démangeaisons à la peau. Encore beaucoup de douleur à travers le dos, mais pas du tout dans le foie, dont le volume est très-augmenté. Le bord supérieur n'est pas trop haut, mais le bord inférieur dépasse les côtes de trois bons pouces et demi sur la ligne mammaire droite; la matité verticale mesure en cet endroit 6 pouces; la surface de l'organe est unie, ferme, pas sensible; il n'y a pas d'induration autour de l'ombilic; pas d'ascite, pas d'œdème des jambes, pas d'augmentation de volume de la rate. Langue chargée, haleine fétide; appétit médiocre; pas d'efforts de vomissements; flatulence prononcée, mais pas grand mal après les repas; ventre habituellement libre, selles argileuses, contenant quelquefois du sang à la suite d'effort. Urine chargée de pigment biliaire, sans albumine. Pouls à 72; signes cardiaques et pulmonaires normaux.

La malade fut traitée par les acides minéraux, la noix vomique et le gingembre, avec de temps en temps quelques évacuants. Comme régime, poisson ou viande et un peu de vin. Elle alla mieux tout d'abord, mais elle ne tarda pas à empirer graduellement. La douleur dorsale était incessante et se trouva soulagée par la morphine; la douleur au foie ne reparut pas. Le 21 mai, le 27 juin et le 22 juillet, elle vomit sa nourriture. Il y eut de la constipation, mais le 20 juin survint une diarrhée qui dura plusieurs jours, cinq à six selles par jour, et après cela les garde-robes furent ordinairement très-foncées, comme s'il y eût eu du sang. L'émaciation augmenta; l'ictère persista; le volume du foie diminua graduellement; et le 24 juillet, on constata de l'ascite qui augmenta rapidement. La malade pouvait encore manger et garder sa nourriture; mais le 7 août elle tomba dans une grande prostration et battit la campagne. Elle succomba le 9 août.

Autopsie. — Le péritoine contenait une grande quantité de liquide clair teinté de bile. Derrière la tête du pancréas, et faisant légèrement saillie au-dessus, se trouvait une tumeur dense, nodulée, du volume d'une petite orange, fermement adhérente aux parties environnantes, et englobant le canal cholédoque et la veine porte. En la disséquant, on trouva qu'elle avait débuté dans les ganglions situés derrière le pancréas et qu'elle consistait en tissu cicatriciel dense. L'artère mésentérique supérieure passait au travers; près son centre, elle était comprimée et rétrécie, mais ses enveloppes n'étaient point infiltrées. Le canal cholédoque la traversait également à sa partie supérieure, à un demi-pouce de sa jonction avec le canal cystique et le canal hépatique et en était tout à fait oblitéré. La veine porte était également rétrécie et ses parois très-épaissies et infiltrées sur une étendue d'environ 3/4 de pouce, et au point opposé à son entrée dans la tumeur se trouvait un thrombus décoloré, adhérent, occupant à peu près 1 pouce d'étendue, mais n'obstruant pas complétement le vaisseau. La vésicule était distendue par un liquide visqueux, clair, incolore, et par une soixantaine de petits calculs, gros comme des pois. Son fond avait à peu près 3/4 de pouce d'épaisseur par suite de dépôt de néo-formation, dont quelques nodules arrondis se voyaient aussi dans le tissu adjacent du foie. Foie atrophié et dense; larges plaques d'épaississement fibreux de la capsule; branches du canal hépatique considérablement dilatées et pleines d'un liquide incolore. Inflammation catarrhale et érosions hémorrhagiques de l'estomac. Rate, reins et cœur normaux. Lobe inférieur des deux poumons parsemés de nombreux nodules de nouvelle formation, semblables à ceux du foie, du volume d'un grain de moutarde à celui d'un gros pois.

ONZIÈME LEÇON.

ICTÈRE (SUITE).

Ictère sans obstruction des voies biliaires. — Diagnostic des causes de l'ictère.

MESSIEURS,

Dans ma dernière leçon, je vous ai exposé que l'ictère, dans les cas où il est indépendant de tout obstacle mécanique au cours de la bile hors du foie, peut être rapporté à l'une des causes suivantes :

I Présence dans le sang de poisons qui mettent obstacle aux métamorphoses normales de la bile.

II Affaiblissement ou trouble de l'innervation qui met obstacle aux métamorphoses normales de la bile, ou augmente sa sécrétion.

III Oxygénation insuffisante du sang qui met obstacle aux métamorphoses normales de la bile.

IV Hypersécrétion de la bile, de sorte qu'il en est plus absorbé qu'il ne peut en être transformé à l'état normal.

V Rétention anormale de la bile dans les voies biliaires et dans les intestins par suite de constipation habituelle ou prolongée.

La plus grande partie de cette leçon va être consacrée à étudier l'ictère provenant de ces différentes causes.

I. — ICTÈRE PAR INTOXICATION DU SANG.

Il n'est pas rare de voir l'ictère résulter d'un état morbide ou d'une intoxication du sang, tel que cela s'observe chez les personnes affectées des diverses fièvres spécifiques. Il est très-probable que quand l'ictère survient dans de tels cas, il ne se produit pas toujours de la même façon. Quelquefois, comme par exemple dans bien des cas de fièvre intermittente ou de fièvre à rechute, il est lié à une augmentation de volume et une congestion considérables du foie, et cette congestion est souvent la principale, sinon la seule cause de l'ictère; d'autres fois l'orifice duodénal du canal cholédoque peut être bouché par l'effet de l'inflammation catarrhale. Mais dans bien des cas, et ce sont de beaucoup les plus sérieux, l'ictère est indépendant soit de la congestion du foie ou de l'obstruction du canal cholédoque : pendant la vie, la bile ne manque pas dans les évacuations, et après la mort le foie est plutôt anémique que congestionné. Dans ces cas également, les phénomènes cérébraux et autres de l'état typhoïde sont ordinairement prédominants, et il y a eu lieu de croire que là, comme dans d'autres maladies, cet état typhoïde est dû non à la présence de bile dans le sang (v. p. 329), mais à l'élaboration ou à l'élimination imparfaite des produits normaux de métamorphose du sang et des tissus, dont l'ictère n'est qu'un signe visible. Bien que des observations précises sur cette forme d'ictère nous fassent encore défaut, on a cependant maintes fois remarqué qu'il y a diminution d'urée dans l'urine, et que, dans quelques cas, on a constaté dans ce liquide la présence de la leucine et de la tyrosine, qui, ainsi que je vous l'ai déjà dit, indiquent une métamorphose imparfaite (pp. 271,331). L'état général du malade est en réalité très-semblable à celui qu'on observe dans l'atrophie jaune ou aiguë du foie (v. p. 269), et il est probable que la pathologie de ces deux états est semblable. Dans les deux, il y a un état morbide du sang qui a pour effet d'arrêter ou d'empêcher les métamorphoses qui s'opèrent d'habitude dans ce liquide; il y a aussi une excrétion insuffisante d'urée et une tendance à la production de la leucine et de la tyrosine dans le foie, la rate, les reins, le sang et l'urine. Dans les deux, il est probable que l'ictère est simplement un des résultats de cette métamorphose incomplète, le pigment biliaire absorbé dans le sang n'étant pas transformé comme à l'état normal. Parfois l'organe hépatique présente une apparence semblable à celle de l'atrophie aiguë à une période rapprochée du début : j'ai déjà eu d'ailleurs l'occasion de vous dire que les poisons du *typhus fever* et d'autres maladies de la même famille peuvent être rangés parmi les causes de l'atrophie jaune du foie (p. 274).

Nous pouvons maintenant nous occuper très-brièvement de l'ictère produit par les divers poisons du sang, dont certains le déterminent beaucoup plus facilement que d'autres.

1° Poisons des diverses fièvres spécifiques.

a. FIÈVRE JAUNE.

La fièvre jaune des tropiques a été ainsi dénommée parce qu'elle se complique fréquemment d'ictère. On a démontré péremptoirement que la coloration jaune de la peau et des yeux, dans cette maladie, est occasionnée par la présence de la bile qu'on trouve aussi dans l'urine. Le résultat des autopsies, et ce fait que dans les premières périodes de la maladie il y a de la bile en abondance dans les garde-robes, ont montré d'une façon assez probante que l'ictère est indépendant de tout obstacle au cours de la bile hors du foie. D'un autre côté, de même que dans l'atrophie aiguë du foie, l'ictère est ordinairement lié à des hémorrhagies, aux *vomissements noirs*, au délire, et aux autres symptômes de l'état typhoïde, il y a aussi de bonnes raisons pour croire que cet état typhoïde est dû à la même cause que dans l'atrophie aiguë, savoir une altération, un trouble apporté aux transformations qui doivent se passer dans le sang et les tissus, et la rétention dans l'organisme des produits de ces transformations qui devraient être éliminés par les reins. Dans la plupart des cas, l'urine est albumineuse et contient des cylindres urinaires; parfois il y a suppression d'urine. La Roche a vu l'urée manquer dans l'urine, mais en abondance dans le sang (1). Blair a découvert une grande quantité de carbonate d'ammoniaque dans le sang, et aussi dans l'air expiré (2); Lallemant, de son côté, parle de la sueur comme ayant une forte odeur urineuse (3). Le foie est d'abord augmenté de volume par hyperémie; mais dans une période avancée de la maladie, il est pâle, diminué de volume, et les cellules glandulaires sont souvent chargées d'huile (4). Ordinairement aussi on trouve les reins gros et congestionnés dans la première période, mais plus tard, la substance corticale s'hypertrophie et les tubes sécréteurs se remplissent d'épithélium granuleux. On est donc en droit de conclure de ce qui précède, que l'ictère de la fièvre jaune n'est qu'un des résultats de cet affaiblissement ou de ce trouble des métamorphoses qui se passent dans le sang et les tissus, témoignés par des preuves si nombreuses.

b. FIÈVRES PALUDÉENNES RÉMITTENTES ET INTERMITTENTES.

On a maintes fois constaté l'apparition de l'ictère dans les fièvres paludéennes rémittentes et intermittentes de l'Inde, de l'Algérie et autres pays où la vraie fièvre jaune passe pour inconnue. J'ai observé l'ictère, il y a vingt-quatre ans, dans les fièvres paludéennes de Burmah (5); et Morehead, un des plus anciens et des meilleurs auteurs sur

(1) *Yellow Fever*, Philadelphia, 1855.

(2) *Report on Yellow Fever*, by Daniel Blair, p. 39, 40. *British and Foreign Med. chir. Rev.*, avril 1856.

(3) Frerichs, *op. cit.*, p. 182.

(4) Dans l'épidémie de Gibraltar, sur treize cas suivis d'autopsie, Louis a constaté que la cohésion du foie était diminuée dans sept; « la couleur de cet organe était altérée dans tous : de manière qu'il offrait tantôt une teinte beurre frais, paille, café au lait clair, tantôt une couleur jaune gomme-gutte ou moutarde, ou orange, ou olive ». Louis, Recherches sur la fièvre jaune de Gibraltar de 1828, *Mémoires de la Soc. médic. d'Observ.*, t. II, et Graves, *Cliniq. Méd.*, trad. Jaccoud, 1re éd., t. I, p. 363.

(5) Notes on the Climate and Diseases of Burmah, *Edinb. Med. and Surg. Journ.*, avril 1855, p. 229.

les maladies de l'Inde, a constaté l'ictère 28 fois sur 114 cas de fièvre rémittente. En Algérie, on a noté l'ictère dans les 7 dixièmes des cas de fièvre intermittente (1). Dans ces cas, l'ictère se produit de différentes manières. Il est quelquefois lié à un engorgement congestif du foie, ou à un catarrhe gastro-duodénal, entravant plus ou moins complétement le cours de la bile et amenant par suite une insuffisance ou une absence de bile dans les garde-robes. Dans ces deux cas, les symptômes généraux sont souvent légers. Mais dans d'autres cas, qui d'ordinaire sont mortels, l'ictère est accompagné de sécheresse et coloration brune de la langue, d'assoupissement, de délire, de tremblements, de soubresauts et autres symptômes de l'état typhoïde, avec pétéchies et hémorrhagies stomacales et intestinales et avec albuminurie et hématurie, et parfois suppression complète d'urine (2). Il y aurait dans ces cas à faire avec beaucoup de soin l'analyse du sang et de l'urine, mais il n'est guère douteux que l'état général ne soit semblable, sinon identique, à celui de l'état typhoïde dans la fièvre jaune, dans le typhus Britannique, et, en fait, dans les maladies aiguës en général (4). Dans ces cas graves de fièvre rémittente, Morehead et autres observateurs ont trouvé les voies biliaires parfaitement libres et exemptes d'inflammation catarrhale, tandis que le foie n'était que légèrement congestionné, et quelquefois pâle et atteint de dégénérescence graisseuse. Dans ces cas, l'ictère paraît résulter d'un état du sang défavorable à la transformation de la bile absorbée.

C. FIÈVRE A RECHUTE.

L'ictère a été un fréquent symptôme dans la fièvre à rechûte de la Grande-Bretagne et d'Irlande; et même la fréquence de cette complication d'ictère et aussi de vomissements noirs a fait souvent prendre la *fièvre à rechûte* pour la vraie fièvre jaune. En 1826, Graves et Stokes ont publié un rapport sur la *fièvre jaune de Dublin*, et le 21e chapitre du 1er volume des incomparables *Leçons Cliniques* de Graves est intitulé *Fièvre*

(1) *Clinical Researches on Diseases in India*, 2e éd., 1860, p. 73.

(2) Boudin, *Traité des fièvres intermittentes*, Paris, 1842.

(3) Frerichs, *op. cit.*, p. 179.

(4) En 1853, je n'ai pas trouvé d'albumine dans l'urine des individus atteints de fièvre intermittente à Burmah. Mes observations, qui étaient faites pour la plupart dans la première période de la maladie, avant l'apparition des symptômes typhoïdes, ont été signalées comme établissant une distinction entre les fièvres rémittentes paludéennes et la vraie fièvre jaune. Toutefois la fréquence relative de l'albuminurie dans la fièvre jaune est probablement due à ce fait que l'état typhoïde est beaucoup plus commun dans cette maladie que dans les fièvres rémittentes paludéennes. Quand l'état typhoïde se manifeste dans la fièvre rémittente, il serait réellement extraordinaire qu'il différât de l'état typhoïde qu'on observe dans toutes les autres maladies par l'absence d'albuminurie. En outre, dans les fièvres intermittentes de même origine tellurique que les rémittentes, il n'est pas rare de trouver de l'albumine et même du sang dans l'urine.

jaune des Iles Britanniques. Tout le monde admet maintenant que les faits rapportés par ces auteurs étaient des cas de *fièvre à rechûte* ou *de famine*, compliqués d'ictère et de symptômes cérébraux (1) et déjà dans ce temps-là O'Brien les a distingués de la vraie fièvre jaune (2). L'épidémie d'Ecosse de 1843 fut aussi considérée par un grand nombre de ses plus distingués observateurs comme de même nature, sinon tout à fait identique, que la fièvre jaune : on s'est même imaginé qu'elle avait été importée des Indes Occidentales à Glasgow par des vaisseaux marchands, quoiqu'en réalité elle eût régné dans l'est de l'Ecosse pendant quelque temps avant qu'elle apparût à Glasgow (3). Il y a, à la vérité, de grands traits de ressemblance entre les formes les plus graves de la fièvre à rechûte compliquée d'ictère et de symptômes typhoïdes et la fièvre jaune des tropiques, mais nous avons ici un autre exemple des méprises dans lesquelles on peut tomber si on établit rien que sur des symptômes les analogies ou les différences qu'on croit trouver entre diverses affections spécifiques aiguës et si l'on ne tient pas compte des circonstances dans lesquelles elles se produisent, autrement dit de leur étiologie.

La fréquence de l'ictère dans la fièvre à rechûte a été diversement estimée ; mais on peut l'admettre en moyenne pour un cinquième des cas. Cet ictère est indépendant de tout obstacle au cours de la bile hors du foie. Dans la plupart des cas, les symptômes concomitants sont légers et les malades se rétablissent, et alors l'ictère est probablement dû à la congestion hépatique si ordinaire dans la fièvre à rechûte. Cependant la plupart des observateurs qui ont étudié cette fièvre s'accordent pour faire de l'ictère un symptôme très-grave ; il a certainement été maintes fois accompagné d'hémorrhagies, vomissements noirs, langue sèche et brune, délire, coma, soubresauts, convulsions, et autres symptômes cérébraux ; mais il n'est pas non plus toujours lié en pareil cas à de la congestion hépatique, on l'a même souvent observé avec un foie mou, pâle et jaune et accompagné de la présence de la leucine et de la tyrosine dans l'urine (4). Toutefois, de même que dans la vraie fièvre jaune,

(1) Tel n'est pas l'avis du professeur Jaccoud qui, dans une des plus importantes notes ajoutées à sa traduction de la *Clinique* de Graves (t. I, p. 357, 1re édit.), accepte les faits observés par l'éminent clinicien de Dublin, ainsi que l'interprétation qu'il en donne. La discussion que l'auteur français fait de cette question est des plus intéressantes, mais je ne puis qu'y renvoyer le lecteur.

Quant aux différences qu'ont présentées les prétendus cas de fièvre jaune constatés en Angleterre relativement au vrai typhus amaril, Jaccoud les met sur le compte du milieu tout autre dans lequel ils se sont produits : ce serait, comme il dit, la même maladie, mais *dépaysée*. Je cite cette opinion à titre de renseignement, mais sans la partager.

Voir aussi la *Pathologie interne* du même auteur, t. II, p. 661, 5e éd. (*N. D. T.*).

(2) *Transact. Queen's College of Phys. of Dublin*, 1828, p. 532

(3) Murchison, *On the Continued Fever of Great Britain*, 2e éd., 1873, p. 47, 395.

(4) Dans deux cas mortels de fièvre à rechûte avec ictère, hémorrhagies et symp-

ces symptômes graves ne sont pas dus à la présence de la bile dans le sang; mais l'ictère est simplement un signe extérieur et visible des modifications importantes du sang qui empêchent les transformations normales de se produire. On a constaté que l'urine était supprimée ou diminuée de quantité et très-pauvre en urée, qui a été trouvée en abondance dans le sang et dans le liquide cérébral (1).

d. TYPHUS FEVER.

Des opinions très-contradictoires ont été émises sur la présence de l'ictère dans le vrai *typhus fever*. Sir W. Jenner dit qu'il ne l'a jamais rencontré, tandis que d'après Frerichs, plusieurs épidémies de typhus pétéchial ont été caractérisées par la fréquence de l'ictère. Il est probable que Frerichs a été trompé par la fréquence avec laquelle les épidémies de *typhus* et de fièvre à rechûte ont régné ensemble et par ce fait que, dans la plupart des cas, cette dernière maladie a été considérée comme une simple variété de la première. Quoi qu'il en soit, dans ce pays ainsi qu'en Irlande, l'ictère est une très-rare complication du vrai typhus. En 1843, le docteur Henderson a signalé l'occurrence de l'ictère dans le typhus *fever* (2). Frerichs a rapporté deux cas (3); j'en ai moi-même observé quinze qu'on trouvera signalés dans mon ouvrage sur les fièvres continues de la Grande-Bretagne; et le docteur Hudson, de Dublin, indique également l'ictère comme une très-rare complication dans le typhus (4). On peut juger de la rareté de l'ictère dans le typhus, de même que de la gravité des cas dans lesquels il survient, par ce qui a été observé à l'hôpital des fièvreux de Londres. Sur 7604 cas de vrai typhus admis à l'hôpital pendant les années 1862, 3, 4 et 5, l'ictère ne fut noté que 16 fois, c'est-à-dire 1 sur 475. Sur les 16 cas, 12 furent mortels, et si l'on en déduit 2 cas où l'ictère n'est survenu qu'à la convalescence, et était évidemment catarrhal, sur les 14 malades chez lesquels le typhus exanthématique s'est compliqué d'ictère, 12 sont morts.

tômes typhoïdes, rapportés par sir J. Rose Cormack, le foie avait dans l'un sa couleur et sa consistance normales, et dans l'autre il était un peu mou et présentait à la coupe une couleur un peu sombre. Nat. Hist., Path. and Treat. of the Epidemic Fever at present prevailing in Edinburgh, etc., 1843, obs. VII et VIII (reproduit dans les *Clinical Studies* du même auteur, t. I). Dans l'épidémie de fièvre à rechûte qui régna à Saint-Pétersbourg en 1864, on trouva maintes fois la glande hépatique dans un état d'atrophie aiguë, et dans deux cas de ce genre, Zuelzer trouva dans cet organe des cristaux de leucine et de tyrosine.

(1) Voir les preuves à l'appui réunies dans mon ouvrage *On the Continued Fevers*, etc., 2e éd., p. 367.

(2) *Edinb. Med. and Surg. Journ.*, 1844, t. LXI, p. 220.

(3) *Op. cit.*, p. 165, 166 (obs. XI et XII).

(4) *Lectures on the Study of Fever*, 1867, p. 88.

De même que dans les maladies spécifiques déjà mentionnées, l'ictère n'est pas dû à une obstruction des voies biliaires, il est également indépendant de la congestion hépatique. Le tissu hépatique, dans les cas où j'ai pu pratiquer l'autopsie, était ordinairement pâle et mou; toute trace de division en lobules a disparu dans quelques cas, et les cellules glandulaires contenaient une grande quantité d'huile, et paraissaient en voie de destruction; enfin Frerichs a trouvé — et moi également — de la leucine et de la tyrosine dans le tissu hépatique, dans le tissu rénal, et aussi dans l'urine (1). Dans un de mes cas (Obs. CXXXIII), on a également constaté que, comme dans l'atrophie jaune (v. p. 271) l'urée avait presque disparu de l'urine. Sauf la présence de l'ictère, il n'y a rien de bien remarquable dans ces cas de typhus. Les symptômes typhoïdes existent toujours à un haut degré et, comme j'ai essayé de le montrer ailleurs, ils sont probablement dus à l'élaboration imparfaite et la rétention dans l'organisme de ces produits de métamorphose du sang et des tissus qui sont destinés à être éliminés par les reins. On sait maintenant que les convulsions, qu'on peut considérer comme l'acmé de l'état typhoïde, ont une origine urémique aussi bien dans le typhus que dans la scarlatine, et j'ai rapporté des cas de typhus (2), sans, aussi bien qu'avec des convulsions, dans lesquels on a trouvé de l'urée dans le sérum sanguin. Donc, quand l'ictère survient dans le typhus, il n'explique pas les autres symptômes graves qui l'accompagnent ordinairement, et il ne contribue même peut-être nullement à la terminaison fatale; c'est simplement un indice d'un trouble dans les métamorphoses normales du sang, par suite duquel la bile absorbée n'est pas transformée comme à l'état physiologique, ou même comme dans les cas ordinaires de typhus.

Parfois l'ictère dans le typhus est susceptible d'une autre explication que celle que je viens de présenter. Son apparition dans l'obs. CXXXV était probablement déterminée par la pneumonie double et dans l'obs. CXXXVI, où il survint pendant la convalescence, il parut dû à un état approchant de celui de la pyohémie, plutôt qu'un résultat direct du typhus.

e. FIÈVRE TYPHOIDE.

J'ai rencontré l'ictère dans quatre cas seulement de fièvre typhoïde, sur lesquels trois se terminèrent par la mort. Dans celui (obs. CXXXVII) qui guérit, l'ictère survint pendant une rechûte de la fièvre et fut probablement dû à un catarrhe du canal hépatique ou cholédoque; dans un autre cas, on le vit paraître le 14e jour et il fut accompagné d'albuminurie, et, pendant la convalescence, de thrombus des veines fémorales; l'albu-

(1) Murchison, *Continued Fevers of Great Britain*, 2e éd., 1873, p. 210.
(2) Voyez l'ouvrage sus-indiqué, pp. 161, 174.

minurie persista et le malade mourut dans l'espace de six mois. Dans les deux cas, l'ictère survint pendant la fièvre primitive ; ils furent tous les deux mortels, et dans ces deux cas on trouva, à l'autopsie, le foie petit et ses cellules remplies d'huile. Dans un cinquième cas qui m'a été communiqué (Obs. CXXXIX), l'ictère arriva vers la fin d'une attaque violente et persista pendant la convalescence. Andral a rapporté un cas (1) où l'ictère fut constaté au commencement du troisième jour et où le malade mourut le neuvième jour d'une pneumonie à gauche. Louis a publié deux cas suivis de mort, l'un accompagné de parotides et d'abcès secondaires du foie, l'autre d'érysipèle de la jambe (2). Sir W. Jenner n'a jamais observé l'ictère dans la fièvre typhoïde, mais il cite une pièce provenant d'un cas mortel qui s'est présenté sur la côte Occidentale de l'Afrique. Frerichs rapporte deux cas suivis de mort (3). Dans l'un, l'ictère ne parut que le 37e jour, alors que le malade paraissait être en convalescence, et le 41e jour le malade succomba avec des symptômes d'œdème pulmonaire ; l'urine était en très-petite quantité, et après la mort, on trouva les reins congestionnés et on constata la présence de la leucine et de la tyrosine dans le tissu du foie. Dans l'autre, l'ictère parut de bonne heure, le 5e jour, et fut accompagné d'une abondante épistaxis et de délire violent ; le malade succomba le 8e jour avant l'apparition des ulcérations de l'ileon et on trouva le foie atteint d'atrophie jaune aiguë. En somme, l'ictère paraît être un phénomène plus rare dans la fièvre typhoïde que dans le typhus, et sur le petit nombre de cas où on l'observe, il est probablement dû dans quelques-uns au catarrhe des voies biliaires ; dans d'autres, sa pathogénie paraît être la même que celle de l'ictère dans les affections spécifiques que j'ai signalées.

f. SCARLATINE.

Vous trouverez rapportés dans la *Clinique* de Graves (t. I, p. 578), deux cas de scarlatine qui furent compliqués d'ictère et d'engorgement du foie, attribués à une hépatite ; le professeur de Dublin y parle aussi d'une forme chronique d'hépatite, fréquemment consécutive à la scarlatine. Le docteur G. Harley a aussi rapporté un cas de fièvre scarlatine compliquée d'ictère par congestion probable du foie (4).

D'après mon expérience, je suis porté à croire que l'ictère est extrêmement rare dans la scarlatine. Sur environ 2000 cas que j'ai eu à traiter antérieurement à 1868, je ne l'ai constaté que cinq fois, sur les-

(1) *Clinique Médicale*, 3e éd., 1834, t. I, p. 10.
(2) *Recherches sur la fièvre typhoïde*, 2e éd., Paris, 1841, obs. XVII et XXVI.
(3) *Op. cit.*, pp. 167, 243. (obs. XIII et XXI.)
(4) *Pathology and Treatment of Jaundice*, p. 93.

quels 3 cas se terminèrent par la mort. L'autopsie fut faite dans deux cas : dans l'un le foie n'était pas le moins du monde congestionné, mais pâle et graisseux (obs. CXLI) ; dans l'autre, il avait l'aspect noix muscade, les bords des lobules étant pâles et leur centre plein de sang. Dans les deux cas, les voies biliaires étaient parfaitement libres. Dans les deux cas, l'urine contenait de l'albumine, mais malheureusement on n'y a pas recherché la présence de la leucine ou de la tyrosine. Il est très-probable que quand l'ictère paraît dans la scarlatine, il peut être le résultat d'une congestion hépatique ou d'un catarrhe des voies biliaires ; mais dans les autres cas, et ce sont les plus graves, il est évidemment indépendant de la congestion ou de l'obstruction, et il est produit par des troubles sérieux dans les transformations du sang.

g. ICTÈRE ÉPIDÉMIQUE.

La plupart des auteurs qui se sont occupés de l'ictère signalent son apparition accidentelle sous une forme épidémique. Vous trouverez un exposé de quelques épidémies d'ictère dans l'ouvrage de Frerichs (1). Ces épidémies ont considérablement varié dans leur gravité et probablement aussi dans leur nature. Dans certaines, pas un malade n'a succombé : tel est le cas pour l'épidémie de Chasselay dont parle Frerichs, où l'ictère commença par du catarrhe gastrique et les selles furent toujours décolorées. Une semblable observation fut faite à Pavie, en 1859, où sur 1022 soldats français qui y stationnaient, 71 furent atteints d'ictère, mais tous guérirent. Cette épidémie fut caractérisée par de la douleur à l'épigastre et dans les hypochondres et par l'augmentation de volume du foie et de la rate, et fut attribuée à des miasmes paludéens concurremment avec des excès de chaleur, de fatigue et d'intempérance (2). D'un autre côté, dans une épidémie qui régna à Essen en 1772, et qui frappa surtout les enfants, l'ictère prit une forme intermittente et fut caractérisé par du délire et autres symptômes nerveux ; une forte proportion des malades succomba. Dans une autre épidémie, qui survint à la Martinique en 1858, la maladie fut extrêmement funeste pour les femmes enceintes : sur 30 femmes atteintes à Saint-Pierre pendant leur grossesse, 20 avortèrent et moururent, après avoir présenté du délire, du coma et autres symptômes très-analogues à ceux de l'atrophie aiguë du foie (3). En 1862, une remarquable épidémie d'ictère frappa la ville de Rotterdam, où le système de canalisation était notoirement mauvais. Dans l'automne de cette année, Rotterdam fut en proie à une épidémie

(1) *Op. cit.*, p. 186 *sqq.*
(2) *Med. Times and Gaz.*, 8 juin 1861, p. 607.
(3) *Brit. Med. Journ.*, 7 février 1863.

très-meurtrière de fièvre typhoïde, qui fut suivie, au commencement de l'année suivante, d'une épidémie d'ictère, et dans le mois de février, on constata que pas moins de 150 personnes en étaient atteintes, mais que toutes les personnes qui avaient été attaquées de la fièvre typhoïde l'automne précédent avaient été épargnées par l'ictère (1). D'après Sir Thomas Watson, l'ictère régna épidémiquement à Londres en 1846, immédiatement à la suite d'un temps extrêmement chaud (2), saison qui fut aussi remarquable par une prédominance inaccoutumée de la fièvre typhoïde.

La plupart de ces épidémies paraissent avoir été dues à quelque poison tellurique (v. p. 161); quelques-unes peuvent avoir été l'effet d'un refroidissement. Le mode de production de l'ictère a probablement varié avec l'intensité de l'épidémie. Il paraît avoir été occasionné quelquefois par congestion hépatique ou catarrhe des voies biliaires; mais dans d'autres où il était accompagné de délire et de symptômes typhoïdes, où il a été extrêmement grave, et où l'ensemble des phénomènes offrait une ressemblance frappante avec ceux qu'on observe dans l'atrophie jaune ou aiguë du foie, il a été plus probablement déterminé par un état morbide du sang qui met obstacle aux transformations normales. Je vous ai déjà fait remarquer que l'ictère, qui tout d'abord paraît être purement catarrhal, peut se terminer par la mort avec des symptômes d'atrophie aiguë (p. 274).

2° Poisons animaux.

a. PYOHÉMIE.

Dans une grande partie des cas de pyohémie, résultant soit de traumatisme, soit de l'état puerpéral, ou de causes internes (v. p. 171), il y a ictère de la peau, des conjonctives et de l'urine. J'ai observé de nombreux cas de ce genre à l'hôpital des fiévreux de Londres. L'ictère commence d'habitude dans la première période de la maladie et continue à augmenter jusqu'à la mort. Mais il est rarement intense et quelquefois il est même si léger qu'on peut ne pas le remarquer. Les intestins sont ordinairement relâchés et les évacuations contiennent abondamment de la bile. Parfois, comme je vous l'ai exposé dans une des premières leçons (p. 171), on a trouvé des dépôts purulents dans le foie; mais dans la plupart des cas, on n'a rien trouvé qui expliquât l'ictère. Le foie est pâle et anémique, et les voies biliaires sont libres et exemptes d'inflammation (v. obs. CXLIV) (3). L'urine, outre le pigment biliaire, con-

(1) *The Lancet*, 1863, t. I, pp. 222, 374.
(2) *Op. cit.*, 5e éd. t. II, p. 683.
(3) Virchow prétend que l'ictère dans la pyohémie (aussi bien que dans le typhus) est catarrhal et est causé par du mucus visqueux qui bouche l'orifice duodénal du canal

tient souvent de l'albumine ou du sang, ce qui indique que les reins ne sont guère aptes à éliminer la grande quantité d'urée qui se produit dans la pyohémie de même que dans d'autres affections fébriles. Dans la plupart des cas de pyohémie, la langue, au bout d'un certain temps, devient sèche et brune, et il y a plus ou moins de stupeur et de délire, et en réalité tous les phénomènes de l'état typhoïde qu'on observe dans le typhus et autres maladies. L'état anormal du processus de métamorphoses dont le sang est le milieu et l'accumulation dans le sang des produits de métamorphose qui devraient être éliminés par la voie rénale, auxquels est dû cet état typhoïde, amènent également une diminution dans l'utilisation de la bile qui a été absorbée par le sang, et rendent compte de la production de l'ictère.

b. POISON DES SERPENTS.

Depuis Galien, on sait que les piqûres des serpents et des vipères déterminent parfois l'ictère. Cet ictère peut-être très-prononcé et ce qu'il y a de fort remarquable, c'est la rapidité avec laquelle il se développe quelquefois. En parlant de cas de ce genre, Mead a dit, il y a bien longtemps : « *intrà non integram horam fit flavus, quasi ejus qui ictero laborat* » (1).

La science ne possède pas encore des autopsies bien faites d'individus ayant succombé à une morsure de serpent, mais il est clair que l'ictère est indépendant de toute obstruction de la vésicule biliaire, puisque les matières vomies et les garde-robes contiennent toujours de la bile. La grande rapidité aussi avec laquelle l'ictère se développe empêche d'admettre qu'il soit l'effet d'une congestion hépatique et fait penser qu'il résulte d'un trouble de l'innervation qui amène un état anormal du processus des transformations intra-hématiques. Les symptômes généraux produits par les morsures de serpents, savoir un pouls rapide, petit, irrégulier, une tendance à la syncope, les vomissements bilieux, la respiration dfficile, les sueurs froides, l'affaiblissement de la vue, le trouble des facultés mentales et quelquefois les convulsions (2), tout indique un trouble sérieux du système nerveux.

3° Poisons minéraux.

a. PHOSPHORE.

Pendant ces dernières années, on a rapporté dans ce pays et sur le

cholédoque (Virchow's *Archiv.*, 1865, t. XXXII, fasc. 1). Cependant, d'après Frerichs, les voies biliaires sont libres et donnent passage à une sécrétion ténue, et cela s'accorde avec ce que j'ai observé. En outre, le fait que les garde-robes contiennent toujours de la bile et que dans la plupart des cas l'ictère est léger, infirme qu'il soit le résultat d'une obstruction mécanique des voies biliaires.

(1) *Tentamen de Vipera*, p. 36.

(2) On trouvera un compte-rendu d'un grand nombre de ces cas dans les *Year-Books*

continent de nombreux cas d'empoisonnement aigu par le phosphore qui sont remarquables en ce que, dans la plupart, on a constaté l'ictère parmi les symptômes. Je ne fais pas allusion ici à ces cas d'empoisonnement chronique par le phosphore avec nécrose du maxillaire, si fréquent chez les personnes qui travaillent dans les fabriques d'allumettes, mais aux cas où des symptômes aigus ont suivi l'ingestion d'une forte dose de poison. On a discuté beaucoup pour établir la pathogénie de l'ictère dans ces cas. Virchow et d'autres observateurs prétendent qu'il est dû à l'obstruction de l'extrémité duodénale du cholédoque par l'épaississement de la muqueuse et un bouchon de mucus, et que, bien que l'estomac et le duodénum n'aient souvent présenté ni rougeur ni aucun signe manifeste d'inflammation, il y a cependant une tuméfaction vague des glandes gastriques et un épaississement de toute la membrane (1). Le docteur O. Wyss a montré toutefois que, lorsqu'on empoisonne par le phosphore des chiens pourvus d'une fistule biliaire, on voit se produire un ictère qui ne peut donc être dû qu'à l'obstruction de la portion intestinale du canal cholédoque. A la suite de l'apparition de l'ictère, il a passé beaucoup moins de bile par la fistule, et cette petite quantité était mélangée avec du mucus incolore; parfois il ne passait plus que du mucus (2). Cette observation est intéressante à cause de ce fait que presque tous les rapports d'autopsie s'accordent pour établir que le foie est dans un état très-prononcé de dégénérescence graisseuse et que, de même que dans l'atrophie aiguë, les fonctions de sécrétion de l'organe ont été en grande partie abolies. En réalité, l'aspect du foie a, dans bien des cas, présenté la plus grande ressemblance avec celui de l'atrophie jaune. En outre, les symptômes de l'empoisonnement aigu par le phosphore — assoupissement suivi de délire violent, de convulsions et de coma, de vomissements, d'albuminurie ou d'hématurie, et présence dans l'urine d'une substance découverte par C. Schultzen, se rapprochant de la tyrosine (3), en même temps qu'un certain degré de fluidité du sang, accompagné de pétéchies et d'hémorrhagies — sont complétement différents de ceux de l'ictère catarrhal, et ressemblent si bien à ceux de l'atrophie aiguë du foie qu'on a même émis l'opinion qu'un bon nombre des cas publiés sous le nom d'atrophie aiguë étaient réellement des cas d'empoisonnement par le phosphore (4). Il paraît donc probable que

de la Sydenham Society, 1859, p. 445; 1860, p. 440; 1861, p. 401; 1862, p. 428; 1863, p. 404; 1864, p. 423, et dans les *Biennial Retrospects*, 1865-6, p. 434; 1867-8, p. 448; 1869-70, p. 453. On trouvera encore deux cas, dans le 50e volume des *Medico-Chirurgical Transactions*, rapportés par les Drs Habershon et Hillier.

(1) *Archiv. f. path. Anat. und Physiol.*, XXXI, p. 399.

(2) *Archiv. der Heilkunde*, 1867, p. 419.

(3) *Ueber acute Phosphorvergiftung und acute Leberatrophie*. Berlin, 1869, pp. 29, 32, 36.

(4) Voir les indications données par le *Sydenham Society Year-Book* pour 1862,

l'ictère résultant de l'empoisonnement par le phosphore a son origine dans le sang, et, de même que celui de la fièvre jaune et du typhus, doit être attribué à un état anormal des métamorphoses qui ont lieu dans le sang.

b. MERCURE. — *c.* CUIVRE. — *d.* ANTIMOINE.

Les préparations de mercure, de cuivre, d'antimoine et autres poisons irritants, sont susceptibles de déterminer l'ictère, mais seulement dans des cas exceptionnels. On n'est pas encore bien fixé sur le mode de production de l'ictère dans ces cas, mais l'explication la plus probable, c'est qu'il est causé par l'inflammation et le gonflement de la muqueuse, qui obturent l'orifice duodénal du canal cholédoque.

4°. Chloroforme et éther.

Le chloroforme et l'éther, d'après Frerichs (1), produisent parfois l'ictère, tandis que, d'après d'autres, sous leur influence il se manifeste de la glycosurie. On connaît peu les symptômes qui accompagnent cet ictère, et les cas en sont extrêmement rares, car, après de longues recherches, je n'en ai pu trouver un seul. L'ictère doit très-probablement, dans ces circonstances, avoir son origine dans le sang, mais son mode précis de production est encore à déterminer.

5° Atrophie aiguë du foie.

Dans une précédente leçon (pp. 268, 274), je vous ai montré que, dans cette remarquable maladie, l'atrophie jaune ou aiguë du foie, l'ictère, est indépendant de l'obstruction des voies biliaires, et qu'il est probablement le résultat de quelque état anormal du sang. Les garde-robes contiennent habituellement de la bile, et après la mort on trouve les voies biliaires parfaitement libres; d'un autre côté, tous les phénomènes de la maladie la rapprochent de ces affections qu'on sait résulter d'un empoisonnement, ainsi le typhus, la fièvre typhoïde, la pyohémie et l'empoisonnement par le phosphore. Je n'ai qu'à vous rappeler le fait, déjà signalé dans cette leçon, de la leucine et de la tyrosine, dont on constate la présence dans l'ictère du typhus, de même que dans celui de l'atrophie aiguë, et cet autre fait qu'on a trouvé une atrophie aiguë du foie dans un cas de fièvre typhoïde compliquée d'ictère. C'est même une question que de savoir si l'état du foie dans l'atrophie aiguë est la cause de tous les symptômes formidables qui l'accompagnent, ou s'il n'est pas simple-

pp. 428, 430, et pour 1863, p. 404. Les points de diagnostic différentiel que Köhler (*Schmidt's Jahrb*, nos 147, 148) a établis entre l'atrophie aiguë du foie et l'empoisonnement par le phosphore, ne tiendront pas toujours, j'en suis convaincu, auprès du lit du malade.

(1) *Op. cit.*, p. 159.

ment une des conséquences de quelque trouble général de l'organisme, comme en produisent un grand nombre de poisons. On a maintes fois observé, comme j'ai déjà eu l'occasion de vous le dire, que plusieurs habitants d'une même maison ont été affectés presque simultanément d'atrophie aiguë (p. 274). Il y a aussi de bonnes raisons pour croire que certains cas d'ictère épidémique ont été des cas d'atrophie aiguë. Ainsi, dans l'épidémie qui a régné en 1858 à la Martinique, l'ictère fut accompagné de délire, de coma et autres symptômes d'atrophie aiguë, et, comme dans l'atrophie aiguë, la maladie frappait surtout les femmes en état de grossesse, qui avortaient avant de succomber. Il y aurait lieu de rechercher si les modifications anatomiques si remarquables qu'on constate dans l'atrophie aiguë du foie, sont réellement limitées à cet organe. Wagner, pour qui un grand nombre des cas publiés sous le nom d'atrophie aiguë du foie étaient probablement des cas d'empoisonnement aigu par le phosphore, en raison de leur complète analogie clinique et pathologique avec des cas connus pour être de cette nature, a attiré l'attention sur l'infiltration huileuse presque générale de tous les tissus du corps dans des cas où la mort avait été déterminée par le phosphore, tandis que cette modification n'avait été reconnue que pour le foie. Cet auteur trouva de fines granulations graisseuses dans l'épithélium des reins, dans le parenchyme des poumons et dans les fibres musculaires des muscles volontaires et du cœur. Ces investigations ont été confirmées par d'autres observateurs; et comme, d'un autre côté, Bucquoy (1), Buhl (2) et Steiner (3), ont découvert dans le cerveau une dégénération graisseuse semblable à celle qu'on a trouvée dans le foie, le cœur et les reins, on ne peut manquer d'être frappé de l'analogie qu'ont, sous ce rapport, les cas d'empoisonnement par le phosphore avec le typhus, dans lequel, ainsi que nous l'avons vu, l'ictère peut se développer avec la leucine et la tyrosine. Il est maintenant bien connu que la dégénération granuleuse des muscles volontaires, du cœur et de l'épithélium rénal est une des lésions anatomiques les plus ordinaires du typhus, et probablement de la plupart des maladies où la mort a été pendant quelque temps précédée par l'état typhoïde. Frerichs, parlant de l'état des reins dans l'atrophie aiguë du foie, dit : « J'ai trouvé l'épithélium glandulaire infiltré de granules et, dans la plupart des cas, en voie de dégénération graisseuse, et le parenchyme lui-même flasque et flétri (4). » Frerichs parle aussi de l'aspect flasque et flétri présenté par le tissu musculaire du cœur, et assure que, dans quelques cas, la substance cérébrale lui a

(1) *Union Médicale*, 1863, n° 81.
(2) *Zeitschrift für ration. Med.*, 1852.
(3) *Compendium der Kinderkrankheiten*, 1873, p. 304.
(4) *Op. cit.*, p. 255.

paru ramollie; il se demande cependant si cet état résultait d'un commencement de putréfaction ou était l'effet de la maladie. Il semble donc qu'on soit en droit de croire que l'altération du foie dans l'atrophie aiguë n'est qu'une des nombreuses altérations analogues qui se produisent par tout l'organisme, comme le résultat d'un poison du sang. Trousseau prétend, en effet, que les symptômes de l'atrophie aiguë (ictère malin) peuvent exister sans lésion du foie, qui ne peut donc déterminer des modifications dans le sang (1).

Le docteur Grainger Stewart nous a fait faire un pas de plus en avant dans cette question, en rapportant des cas d'après lesquels, non-seulement l'atrophie aiguë des reins peut coexister avec l'atrophie aiguë du foie, mais le processus morbide des reins peut précéder celui du foie (2).

6° Cirrhose et atrophie chronique du foie.

Dans une des précédentes leçons, je vous ai fait remarquer que, dans les dernières périodes de la cirrhose du foie, il n'est pas rare que l'ictère soit accompagné de symptômes cérébraux et d'hémorrhagies. Les garde-robes, dans ces cas-là, sont ordinairement colorées par de la bile, et la pathogénie de l'ictère est probablement la même que celle de l'atrophie aiguë. L'ictère est généralement léger, graduel dans son développement et accompagné rarement de douleur, mais souvent d'ascite.

II. — AFFAIBLISSEMENT OU DÉSORDRE DE L'INNERVATION METTANT OBSTACLE AUX MÉTAMORPHOSES NORMALES DE LA BILE OU AUGMENTANT SA PRODUCTION.

On sait depuis longtemps que l'ictère peut avoir une origine nerveuse. On a publié de nombreux faits, où il est survenu sous l'influence d'émotions violentes, telles qu'accès de colère, de frayeur, de honte ou une grande souffrance physique. On sait aussi que la commotion cérébrale peut produire le même effet. Villeneuve rapporte le cas d'un jeune soldat qui, se trouvant insulté en public, tira son épée et se précipita sur son agresseur; mais il fut arrêté par les personnes qui se trouvaient là, et au milieu de ses vains efforts pour assouvir sa vengeance, il fut tout à coup pris d'ictère; bientôt après survint du délire et il mourut dans les convulsions. Il cite aussi le cas d'un jeune abbé qui, saisi d'une frayeur subite en voyant un chien enragé rompre sa chaîne et se précipiter sur lui, poussa un cri violent, tomba sans connaissance et devint jaune comme du safran (3). M. North a publié le cas d'une femme non mariée

(1) *Clinique Médicale*, t. III, p. 287.
(2) Bright's *Diseases of the Kidneys*, 1868, p. 159.
(3) *Dictionn. des sciences méd.* 1818, art. ICTÈRE, p. 420.

qui devint ictérique dans un très-bref délai, parce qu'on avait découvert qu'elle avait eu des enfants. Un jeune médecin, ami de Sir Thomas Watson, fut pris d'un ictère très-prononcé qu'on ne put attribuer qu'à la grande anxiété dont il avait été saisi au moment de passer son examen devant le jury du Collége des Médecins (1). Il y a dans ces cas deux circonstances dignes de remarque : 1° la rapidité avec laquelle l'ictère se développe ; la peau et les conjonctives deviennent jaunes presque instantanément, et même avant qu'il y ait du pigment biliaire dans l'urine ; 2° c'est que des symptômes cérébraux tels que le délire, le coma et les convulsions, s'ajoutent souvent à l'ictère et qu'alors le cas est souvent fatal. Ces caractères semblent incompatibles avec la supposition que l'ictère puisse résulter d'une obstruction mécanique des voies biliaires ou même d'une congestion hépatique et rendent plus probable une origine hématique, c'est-à dire qu'il soit dû à un trouble des transformations qui se passent dans le sang, provoqué par le système nerveux. Je vous ai dit dans une autre leçon que les *pathemata mentis* constituent une des causes de cet état morbide général dont l'atrophie aiguë du foie est une des manifestations locales.

Il est très-probable toutefois, comme l'a remarqué le docteur Bence Jones (2) que l'ictère a parfois une origine nerveuse d'un autre genre. La circulation et la sécrétion de toutes les glandes sont réglées par les nerfs qui s'y distribuent. Cl. Bernard a montré que si l'on excite les filets sympathiques de la glande sublinguale, le sang de la glande devient très-foncé et la salive rare et concentrée ; mais que si, au contraire, on excite seulement la corde du tympan, le sang de la glande présente une coloration artérielle et la quantité de salive est augmentée, mais elle ne contient qu'une faible proportion de matière solide. Il n'est pas douteux qu'il ne se passe dans le foie des phénomènes analogues. L'irritation des filets sympathiques ou la paralysie des branches du pneumo-gastrique, feraient probablement contracter les capillaires et diminuer la sécrétion de la bile, tandis que la paralysie des filets sympathiques ou l'irritation des branches du pneumo-gastrique ferait relâcher les capillaires et activerait la rapidité de la circulation à travers le foie et la sécrétion de la bile. Dans ces conditions, l'ictère se produirait de la manière que je vous indiquerai en traitant de l'ictère par congestion.

III. — TROUBLES DES MÉTAMORPHOSES NORMALES DE LA BILE PAR OXYGÉNATION INSUFFISANTE DU SANG.

Tout ce qui met obstacle à ce que le sang reçoive la quantité d'oxygène

(1) *Lectures on Pract. of physic*, 5e éd., t. II, p. 682.
(2) *Saint-George's Hospital Reports*, 1866, t. I, p. 193.

qui lui est nécessaire, met obstacle aux transformations incessantes qui s'y produisent à l'état physiologique et peut ainsi arrêter ou empêcher la métamorphose normale de la bile absorbée et par suite déterminer l'ictère. C'est probablement par oxygénation insuffisante que se produisent bon nombre des cas d'ictère des nouveaux-nés, avec présence de la bile dans les garde-robes. D'après le docteur West, « au Dublin Lying-in Hospital, où l'on met les plus grands soins à défendre les enfants du froid et de la viciation de l'air, il est rare d'observer l'ictère infantile, tandis qu'à l'Hôpital des Enfants de Paris, l'ictère est si commun, que relativement peu d'enfants y échappent. Presque tous les enfants admis à ce dernier hôpital ont été exposés à l'action du froid pendant leur transport à l'établissement et ont ainsi à subir la mauvaise influence du froid et d'une atmosphère viciée par les malades déjà à l'hôpital, — causes qui entravent très-sérieusement le jeu régulier des fonctions de la peau et des organes respiratoires » (1).

L'ictère qui accompagne parfois la pneumonie aiguë chez l'adulte, pourrait bien avoir une semblable origine. Dans le cours de la pneumonie aiguë, la peau et les conjonctives deviennent parfois ictériques, et du pigment biliaire se manifeste dans l'urine sans cesser d'exister dans les garde-robes. Le siége de la pneumonie, dans ces cas, est loin d'être invariablement fixé au lobe inférieur du poumon droit, comme quelques auteurs l'ont indiqué. Sur 19 cas observés par Drasche, l'inflammation siégeait dans le poumon droit sept fois, sur lesquelles cinq fois à la base, une fois au sommet et une fois dans tout l'organe; huit fois le poumon gauche était seul atteint, et dans quatre la pneumonie était double (2). Dans ces cas, l'ictère est indépendant de toute obstruction des voies biliaires, car généralement la bile continue à passer dans les évacuations intestinales. On a diversement expliqué le mode de production de cet ictère : on l'a attribué à la congestion hépatique déterminée par le trouble de la circulation pulmonaire, mais cette congestion pourrait bien aussi être produite par l'irritation du pneumo gastrique pulmonaire se transmettant au foie par action réflexe. Le docteur Bence Jones a émis récemment l'opinion que dans ces cas, l'ictère est le résultat d'un arrêt dans l'oxydation du sang. Ces explications ne sont cependant pas applicables à tous les cas. Dans quelques-uns des plus graves, la proportion de tissu pulmonaire intéressé par l'inflammation a été relativement légère, et l'ictère est accompagné de symptômes typhoïdes et d'albuminurie. L'urine dans ces cas est souvent d'un rouge clair, mais ce qui est remarquable, c'est qu'elle ne donne pas toujours, avec l'acide nitrique, la réaction ordinaire du pigment biliaire. Par suite, l'absence du pigment biliaire

(1) *Lectures on Diseases of Infancy and Childhood*, 5e éd., 1865, p. 602.
(2) *Œsterrh. Zeitsch. f. prakt. Heilk.*, 1860, no 23.

dans l'urine a été considérée comme symptôme défavorable dans la pneumonie ictérique. Sur les 14 cas dans lesquels Drasche a trouvé du pigment biliaire dans l'urine, il y eut seulement trois décès; mais sur les cinq où le pigment fut absent, il y eut deux décès (1). Il est probable que dans ces cas, l'ictère a la même origine hématique que dans le typhus, dans la pyohémie, dont nous nous sommes déjà occupés.

L'oxygénation insuffisante du sang qui résulte de la respiration dans une atmosphère viciée, dans des pièces mal ventilées ou encombrées, doit dans bien des cas déterminer des « maux de tête bilieux » et un trouble fonctionnel du foie, et même favoriser la production de l'ictère.

IV. — SÉCRÉTION EXAGÉRÉE DE BILE DONT IL EST ABSORBÉ PLUS QU'IL NE PEUT S'EN TRANSFORMER NORMALEMENT.

Si l'on peut supposer que chez un individu en particulier, l'oxygénation et les autres processus des métamorphoses qui se passent dans le sang soient juste suffisants pour transformer toute la quantité de bile qui est absorbée, il n'est pas difficile de comprendre que si cette quantité vient à augmenter, une partie pourra n'être pas transformée et il en résultera de l'ictère. C'est probablement ce qui a lieu dans les cas de congestion hépatique. Les vaisseaux du foie sont distendus, par suite la surface vasculaire de diffusion est augmentée et il passe dans le sang une quantité de bile plus considérable qu'à l'état normal. Dans bon nombre de cas de congestion du foie, la quantité de bile sécrétée est aussi augmentée. Voilà donc quelle paraît être la pathogénie de l'ictère dans la congestion du foie. Il n'y a pas d'obstruction des voies biliaires, à moins qu'il n'y ait en même temps inflammation du duodénum ou des voies biliaires (v. p. 135); il y a même parfois une diarrhée bilieuse. S'il y avait de la constipation, l'ictère par congestion hépatique serait probablement plus intense parce que la bile, au lieu d'être chassée, s'accumulerait dans les voies biliaires et serait absorbé dans la plus large mesure par les vaisseaux distendus. Le mercure, le podophyllin et autres purgatifs réussissent dans ces cas, parce qu'ils chassent la bile aussi rapidement qu'elle se forme et peut-être aussi parce qu'ils stimulent par action réflexe les contractions de la vésicule et des conduits biliaires. Comme je vous l'ai déjà dit (pp. 138, 337), il n'est pas prouvé que ces substances fassent augmenter la sécrétion biliaire : si elles avaient cet effet, elles seraient plutôt nuisibles qu'utiles dans les cas d'ictère par congestion hépatique.

Je n'ai pas à revenir sur les symptômes, les variétés et les causes de la congestion hépatique qui ont été étudiés ailleurs (v. p. 133).

(1) *Œsterrh. Zeitsch. f. prakt. Heilk.*, 1860, nº 23.

V. — ABSORPTION ANORMALE DE BILE DANS LE SANG PAR CONSTIPATION HABITUELLE OU PROLONGÉE.

Je vous ai déjà montré que la constipation est susceptible de produire l'ictère par la pression sur le canal cholédoque des matières fécales accumulées dans le côlon. Indépendamment de cette pression, il est très-probable que la constipation contribue souvent à développer l'ictère, soit en entravant la circulation porte et en amenant de la congestion hépatique, et aussi en occasionnant une accumulation de bile dans les voies biliaires et le duodénum et favorisant ainsi son absorption dans le sang. C'est dans ces circonstances que se développe souvent cet « *état bilieux par torpeur du foie* », caractérisé par de la langueur, de la céphalalgie, une langue chargée, de la flatulence et de la constipation, une sensation de pesanteur et d'oppression après les repas et assez souvent de l'hypochondrie; et, bien que ces symptômes puissent persister longtemps sans donner lieu immédiatement à de l'ictère, ce dernier peut cependant survenir à tout instant par ingestion d'aliments excitants, ou autres causes, susceptibles d'augmenter la congestion du foie. Dans ces cas, le foie au lieu d'être *torpide*, sécrète peut-être trop de bile; d'autre part le mercure et autres purgatifs réussissent non pas, comme on le croit généralement, en activant la sécrétion hépatique, mais en débarrassant l'organisme d'une grande partie de la bile formée et l'empêchant ainsi d'être absorbée.

TRAITEMENT DE L'ICTÈRE INDÉPENDANT D'UNE OBSTRUCTION DES VOIES BILIAIRES.

Le traitement de l'ictère indépendant d'obstruction doit être réglé d'après l'étiologie.

1° Dans l'ictère par constipation, ou dans cet état bilieux dont je parlais tout à l'heure, qui est un diminutif d'ictère, on doit tout d'abord donner des purgatifs et parmi ceux-là les meilleurs sont quelques doses de calomel, de pilules bleues ou de podophyllin, avec des sels tels que le sulfate de soude, le sulfate de potasse ou de magnésie, le citrate de magnésie, le sel de sedlitz ou le bitartrate de potasse, ou les eaux de Friedrichshall, de Püllna ou de Karlsbad. Les alcalins et leurs sels à acides végétaux sont également utiles, en partie pour corriger l'acidité de l'estomac, mais surtout pour favoriser l'élimination par les reins des produits de transformation du sang et des tissus, dont la présence dans le sang est la cause probable de l'état de langueur et des autres symptômes éprouvés par le malade. En même temps, il faut interdire les liqueurs fermentées, les vins, les épices, la graisse et toutes les substances alimentaires succulentes ou indigestes qui ont pour effet d'irriter ou de congestionner le foie. Tels sont les moyens qui réussiront le mieux à combattre l'ictère ou l'état bilieux résultant de la constipation. Mais le praticien doit surtout s'occuper, dans tous les cas, de faire changer les habitudes et le régime de son malade, de manière à assurer autant que possible un fonctionnement régulier des intestins, sans être obligé d'avoir constamment recours à des médicaments. Il est toujours bon d'y ajouter un exercice régulier en plein air, l'usage de pain bis ou de tels aliments auxquels on reconnaît un certain effet laxatif. Dans les cas où les purgatifs n'apportent qu'une amélioration passagère, on obtiendra un résultat plus durable à l'aide des eaux minérales purgatives, telles que Karlsbad, Friedrichshall, Harrogate, Cheltenham, ou Leamington. Quand on est venu à bout de la constipation et de ses effets immédiats, si le malade se plaint encore de faiblesse et éprouve des symptômes de dyspepsie atonique, on pourra obtenir d'excellents résultats avec les acides minéraux unis aux amers végétaux tels que la noix vomique, la quinine, la gentiane, la cascarille, ou à la pepsine; on aura soin de maintenir le ventre libre avec une pilule par jour d'aloès, noix vomique et savon.

2° Le traitement qui convient aux cas d'ictère lié à une congestion hépatique a déjà été examiné quand nous avons traité de la congestion considérée comme cause d'augmentation de volume de l'organe (v. p. 137). Il faut se rappeler que quelques-uns des cas d'ictère survenant dans le cours des fièvres telluriques et autres, ou d'une pneumonie, ou ayant leur origine dans le système nerveux, sont dus à une congestion hépatique et qu'il faut dès lors modifier le traitement suivant la nature de la cause ou de l'affection primitive.

3° Dans l'ictère résultant d'une oxygénation insuffisante, le traitement doit avoir pour principal objet de faire disparaître la cause. Dans l'ictère infantile indépendant d'une obstruction des voies biliaires, c'est de placer l'enfant dans une atmosphère salubre et d'éviter qu'il soit exposé au froid. L'ictère alors disparaîtra souvent spontanément, sans autre traitement; mais s'il persiste, une petite dose de mercure à la craie (*hydrargyrum cum creta*), suivie d'huile de ricin, hâtera souvent sa disparition.

4° Enfin, dans ces cas terribles d'ictère avec accidents cérébraux et état typhoïde, qu'ils se présentent dans le cours de fièvres infectieuses ou paludéennes, ou dans la pyohémie, la pneumonie ou l'atrophie jaune aiguë du foie, ou qu'il y ait une origine purement nerveuse, il est rare que le traitement ait quelque influence pour empêcher le dénouement fatal, mais les moyens qu'il convient le mieux d'employer sont ceux que je vous ai signalés en vous exposant le traitement de l'atrophie aiguë du foie (voyez p. 275). Les vésicatoires (1) et les sinapismes sur la nuque et

(1) Il est bon de n'avoir pas recours aux cantharides pour produire la vésication dans

le cuir chevelu, des bains de pied sinapisés, et des médicaments destinés à favoriser l'élimination par la peau, les reins ou les intestins, sont souvent utiles. Il sera en même temps nécessaire de soutenir les forces du malade par les stimulants diffusibles et de petites quantités d'alcool.

Les cas suivants serviront d'exemples pour les remarques que je viens de présenter sur l'ictère indépendant de toute obstruction des voies biliaires. La plupart se sont présentés dans mon service au *London Fever Hospital*, où les exemples d'état typhoïde non-seulement dans les diverses fièvres spécifiques, mais dans bon nombre d'autres maladies sont probablement plus nombreux que dans tous les autres hôpitaux de Londres réunis.

Les trois premiers sont des cas d'ictère survenu dans le cours du *typhus fever*, phénomène d'une extrême rareté, ainsi que je vous l'ai dit. Dans deux de ces cas, on trouva dans l'urine de la leucine et de la tyrosine; dans les autres cas, on n'a pas recherché leur présence.

OBS. CXXXIII. — *Typhus compliqué d'ictère. — Mort par le coma. — Leucine et tyrosine dans l'urine, mais à peine d'urée. — Leucine et tyrosine dans le foie.*

Robert R., âgé de trente-trois ans, fut admis, le 26 août 1862, au London Fever Hospital.

A son entrée, il n'a pas l'esprit assez lucide pour renseigner sur sa situation. Pouls à 120, faible; langue sèche et brune dans la partie médiane; peau chaude et sèche, avec exanthème typhique distinct et une teinte jaunâtre générale. On lui prescrit thé de bœuf, lait, eau-de-vie (6 onces) et une mixture contenant de l'acide sulfurique, de l'éther sulfurique et de la quinine.

Le malade devient de plus en plus faible et sans connaissance. Le 28, ictère très-net de la peau tout entière et des conjonctives. On prescrit deux onces de plus d'eau-de-vie.

29 août, pouls à 120 et faible; le malade a à peine sa connaissance et a une tendance à l'assoupissement. Pupilles contractées. Ictère prononcé de la peau et des conjonctives, et en même temps exanthème typhique pétéchial sur la poitrine et l'abdomen. Évacuations involontaires; langue brune, garde-robes couleur claire, mais contenant de la bile; pas de sensibilité dans la région hépatique. Urine couleur bilieuse, mais ne donnant pas la réaction des acides biliaires, claire, acide, ne déposant pas et sans albumine; densité 1017. On évapora six onces d'urine, et on trouva que le résidu contenait en abondance des masses globulaires de leucine et des cristaux de tyrosine en forme d'ai-

ces cas, si l'urine contient de l'albumine. Mais on peut obtenir une prompte vésication, même sur le cuir chevelu, en appliquant sur la peau pendant trois ou quatre minutes un linge imbibé d'une forte solution ammoniacale et recouvert de taffetas huilé. J'ai souvent produit ainsi la vésication avec les meilleurs résultats dans les cas de typhus compliqué d'albuminurie et d'accidents cérébraux.

guilles, et aussi des cristaux de phosphate triple. En traitant par de l'acide nitrique une goutte d'urine, après concentration au douzième de son volume, on ne put y découvrir au microscope que quelques petits cristaux de nitrate d'urée. On fit appliquer un vésicatoire sur la tête; mais le malade succomba le 30 août, à trois heures de l'après-midi, dans le coma.

Autopsie. — Teinte ictérique prononcée de toute la surface du corps. Cœur et poumons sains; sang fluide et foncé. Rate pesant 7 onces, très-molle. La vésicule biliaire contenait de la bile qu'on pouvait faire aisément passer dans le duodénum. Foie environ 1740 grammes, un peu pâle et très-friable; lobules distincts. Le tissu hépatique contenait de nombreuses masses globulaires cristallines de leucine et de tyrosine; cellules glandulaires chargées d'huile et de pigment biliaire. Reins gros, pesant chacun plus de 7 onces; surface lisse; substance corticale hypertrophiée et contenant des corps cristallins semblables à ceux trouvés dans le foie; tubes urinifères gorgés d'épithélium. Intestins sains et leur contenu bien coloré par de la bile.

OBS. CXXXIV — *Typhus Fever compliqué d'ictère.*

Henry B., âgé de quarante-deux ans, fut admis le 24 septembre 1862 au London Fever Hospital. Il était dans un état de délire et de stupeur, et tout à fait incapable de donner le moindre renseignement; mais son corps était couvert d'une éruption typhique pétéchiale, la langue était sèche et brune et le pouls à 120 et faible. Il y avait aussi un ictère très-marqué de la peau et des conjonctives, avec du pigment biliaire et de l'albumine dans l'urine. Abdomen distendu et tympanique; mais pas de sensibilité ni d'augmentation de volume du foie. Intestins un peu relâchés et matières foncées. Le traitement consista en acide nitro-chlorhydrique, éther nitreux et pissenlit, thé de bœuf, lait, vin, et plus tard de l'eau-de-vie.

L'ictère augmenta, et bien que le pouls fût tombé à 84, le malade s'affaiblit de plus en plus; il fallut le sonder pour le faire uriner, et il succomba le 27 septembre.

Autopsie. — Les intestins contenaient de la bile, et il n'y avait pas d'obstruction des voies biliaires. Foie pâle et un peu graisseux. Rate grosse et molle. Tubes urinifères gorgés d'épithélium granuleux.

OBS. CXXXV. — *Typhus Fever.* — *Pleuro-pneumonie double. Ictère.* — *Tyrosine dans l'urine.*

James P., âgé de 47 ans, fut admis au London Fever Hospital, le 23 février 1864, avec les symptômes ordinaires d'une attaque grave de *typhus fever*, sur la date duquel il y avait doute. A son entrée, pouls à 128 et faible; éruption typhique distincte; langue sèche et brune; intestins resserrés; idées confuses et parfois du délire. Signes de congestion à la base des deux poumons. Prescription : acides minéraux avec éther; 6 onces d'eau-de-vie; lait, thé-de-bœuf et un œuf. Cataplasmes de moutarde et de graine de lin en arrière de la poitrine.

26 février, tremblements et soubresauts; le malade est plus bas. Teinte

ictérique prononcée de la peau et des conjonctives, mais pas de sensibilité ni d'augmentation de volume du foie. La respiration est aisée; sonorité pulmonaire à la percussion. L'urine donna un abondant dépôt d'urates le 26 et le 27 février; ce dernier jour, 40 respirations; matité avec souffle tubaire sur le tiers inférieur des deux poumons; ictère plus prononcé. On prescrit une mixture d'ammoniaque, d'éther et de sénéga; eau-de-vie, 10 onces.

Le 28 février, pouls à 128, respirations 40; la matité pulmonaire s'est étendue. L'ictère est très-prononcé, mais les évacuations contiennent de la bile en abondance. L'urine était colorée par de la bile et donnait avec l'acide nitrique une réaction nette de pigment biliaire, mais ne contenait pas d'acides biliaires (par le réactif de Harley); densité 1018. Un peu d'albumine (environ 1/16). En la faisant évaporer jusqu'à consistance sirupeuse, on y trouva de nombreux cristaux de phosphate triple et des globules cristallins brun-jaunâtre de tyrosine.

Le 29 février, le pouls est à 140; 60 respirations; l'exanthème s'efface, mais le corps est couvert d'une transpiration abondante. Le malade succombe à 8 heures du soir, probablement au quatorzième jour de sa maladie.

Autopsie. — Teinte ictérique très-prononcée de la peau et des conjonctives. Bile dans le duodénum; voies biliaires parfaitement libres; foie nullement congestionné, mais pâle, mou et très-friable; lobules distincts, mais cellules glandulaires chargées d'huile à leur circonférence. Rate grosse et diffluente. Les reins paraissaient normaux, sauf que la substance corticale était pâle et les cellules épithéliales opaques et granuleuses. On ne trouva dans le tissu hépatique ni leucine ni tyrosine, et dans les reins également. Le lobe inférieur et la partie inférieure du lobe supérieur des deux poumons se trouvaient dans un état d'induration grise, et la surface pleurale des poumons enflammés était couverte d'une couche mince de lymphe récente.

Dans ce dernier cas, la pneumonie double a sans doute contribué au développement de l'ictère. Dans le suivant, l'ictère a été une suite du typhus et coexistait avec une *phlegmatia dolens* et une dégénérescence graisseuse du cœur, du foie et des reins.

OBS. CXXXVI. — *Typhus fever suivi de phlegmatia dolens, d'ictère et de mort.*

Rosetta J., âgée de quarante-deux ans, fut admise le 24 février au London Fever Hospital. Elle est tombée malade huit ou neuf jours avant son admission, et à partir de son entrée, voici quels furent les symptômes prédominants : pouls à 120, prostration extrême, grande agitation, délire calme avec marmottement; évacuations involontaires, exanthème typhique très-marqué. Langue sèche, brune; constipation. Le traitement consista en vin, carbonate d'ammoniaque et huile de ricin pour tenir le ventre libre.

Au bout d'environ cinq à six jours après son entrée, il y eut une amélioration dans les symptômes, et vers le 6 mars elle avait repris des forces à un degré considérable; l'appétit était bon et le pouls à 80.

Le 9 mars, c'est-à-dire le vingt-troisième jour à partir du début de la fièvre, et le sixième de la convalescence, la malade retomba. Pouls à 120 et petit; douleurs perçantes dans la jambe gauche; peau chaude et sèche; un peu de rougeur de la face. Langue humide et très-rouge. Le jour suivant, gonflement considérable et un peu de sensibilité de la jambe et de la cuisse gauche, mais pas de dureté sur le trajet de la fémorale. Mouvements du cœur agités et tumultueux, mais pas de bruit de souffle; respiration courte et rapide; pas de symptômes cérébraux. Vésicatoire à la région précordiale; vin 6 onces mixture saline effervescente, avec teinture de jusquiame 2 grammes toutes les quatre heures; fomentations sur la jambe gauche, qu'on fait tenir élevée.

Il ne se produisit pas d'amélioration; le 12 mars, à 4 heures du matin (le quatrième jour depuis le début des douleurs à la jambe), la malade se sentit froid et se prit à frissonner; prostration très-augmentée, pouls imperceptible, quoique les mouvements du cœur fussent tumultueux comme avant. La respiration était très-rapide; facultés mentales intactes; peau et conjonctives d'une teinte ictérique marquée, et face livide. Sueurs profuses. Pas de sensibilité à la région du foie, ni augmentation manifeste de la matité hépatique. Eau-de-vie et vin à hautes doses; mais la malade décline graduellement et meurt vers le soir.

Autopsie. — Rigidité cadavérique très-marquée; teinte jaune distincte de la peau à la tête, au cou et au tronc. Couche épaisse sous-cutanée de graisse à l'abdomen et à la poitrine; nombreux sudamina sur la poitrine; jambe gauche enflée : elle a 8 pouces 3/4 de circonférence au niveau des malléoles, et 8 1/4 à droite; mollet gauche 13 pouces, droit 11 1/2; cuisse gauche 17, droite 14 1/2. Membranes cérébrales modérément congestionnées et se séparant aisément du cerveau. Liquide des ventricules et sous-arachnoïdien d'une teinte jaune marquée; substance cérébrale assez ferme; piqueté rouge assez étendu. Une demi-once de sérosité jaune dans le péricarde. Cœur 8 onces 3/4; valvules normales; cavités gauches vides et les droites presque vides. Parois du ventricule droit très-minces et au sommet presque graisseuses. Tissu cardiaque pâle et mou; au microscope, on ne distingue plus les stries transverses, et les fibres présentaient un aspect granuleux. La veine fémorale gauche et les veines iliaques sont saines et ne contiennent pas de caillot adhérent. Chaque poumon pesait environ 700 grammes; le gauche était adhérent partout et très-emphysémateux; le lobe inférieur des deux poumons très-congestionné; pas d'induration. Estomac et intestins sains. Foie, 52 onces (environ 1470 grammes); la capsule se détache aisément; tissu pâle, très-mou et friable, de sorte qu'il se déchire quand on l'enlève; toute trace de lobules disparue; la coupe présente l'aspect d'une pulpe couleur de la moelle. Au microscope, on voit un grand nombre de cellules glandulaires chargées d'huile; d'autres paraissent en voie de désorganisation; on voit encore des gouttelettes huileuses libres et de la matière granuleuse. Un peu de bile épaisse dans la vésicule; voies biliaires parfaitement libres. Rate pesant près de 370 grammes, molle et pulpeuse. Reins gros, le droit pesant près de 200 et l'autre 212 grammes; les capsules se séparent aisément; surface externe unie; tissu pâle et flasque: substance corticale pâle et granuleuse et un peu hypertrophiée; tubes urinifères gorgés d'épithélium huileux.

Voici maintenant trois des quatre cas que j'ai rencontrés de fièvre typhoïde compliquée d'ictère. Dans le premier, l'ictère survint pendant une rechute et était probablement catarrhal ; dans le second, il se manifesta pendant la période d'acmé de la fièvre et persista pendant la convalescence ; dans le troisième, il y eut coexistence de thrombose de la veine fémorale et albuminurie.

OBS. CXXXVII. — *Fièvre typhoïde suivie de rechute avec ictère.*

Marie A. C., âgée de quarante-trois ans, fut admise le 9 février 1863, pour une fièvre typhoïde, au London Fever Hospital. Langue rouge, sèche, fendillée, diarrhée et taches rosées. Elle avait été malade neuf jours avant son entrée, et le 25 février elle entra en convalescence. L'amélioration fit des progrès jusqu'au 5 mars où les symptômes fébriles et la diarrhée reparurent, et le 8 mars on observa de nouvelles taches rosées. Le 11 mars, les conjonctives et la peau commencèrent à devenir jaunes, et le 14, l'ictère était intense partout. L'urine était d'un vert foncé, déposait des urates en quantité et contenait du pigment biliaire en abondance, mais ni albumine, ni leucine, ni tyrosine. Depuis l'apparition de l'ictère, il y avait un peu de constipation et les matières étaient argileuses. La matité hépatique mesurait 4 pouces sur la ligne mammaire droite ; pas de sensibilité au-dessous des côtes droites. Langue sèche, grande prostration, mais pas de délire. Traitement : acide nitro-chlorhydrique et gentiane, et cataplasmes sur l'abdomen. Le 16 mars, l'ictère commence à s'effacer, et vers le 21 il avait presque disparu et la malade redevenait convalescente.

Le cas suivant m'a été communiqué par le malade lui-même, qui est membre du Collége Royal des Médecins.

OBS. CXXXVIII. — *Fièvre typhoïde compliquée d'ictère.*

« Une remarque m'a frappé dans votre livre sur les fièvres. Vous signalez l'extrême rareté de l'ictère dans la fièvre typhoïde : j'ai été moi-même atteint de cette complication à un degré très-intense. C'était à Paris en 1842. L'ictère survint subitement, à peu près à la période d'acmé de la fièvre. Lorsqu'on rapporta la chose à Rostan qui me donnait des soins, il dit que c'était « une complication bien fâcheuse », et il ne compta pas que je m'en tirerais. Cet ictère intense persista pendant quelque temps, même durant la convalescence, si bien que quand je pris l'habitude de me traîner au jardin du Luxembourg, j'étais connu parmi les habitués comme le « monsieur jaune. »

OBS. CXXXIX. — *Fièvre typhoïde compliquée d'ictère et de thrombose de la veine fémorale.*

Le 12 décembre 1863, je fus prié, par mon confrère M. Edward Newton, de voir M. W. âgé de cinquante-quatre ans, qui, le 30 septembre, avait été pris de fièvre typhoïde. Il présenta les symptômes habituels (diarrhée, taches rosées, etc.), jusqu'au quatorzième jour où il devint ictérique et albuminurique. Pendant la convalescence, il se fit une thrombose de la veine fémorale gauche, avec sensibilité vive le long de la veine; mais au bout de dix jours, ces accidents se dissipèrent et l'albuminurie cessa. Environ une semaine avant ma visite, il avait fait une promenade à la campagne en voiture, et était descendu pour marcher pendant cinq minutes. Au bout de quelques heures, la douleur et le gonflement dans la jambe reparurent, et quand je le vis, il y avait un œdème considérable de la jambe gauche, mais très-peu de sensibilité le long de la veine. Urine trouble, densité 1013, contenant 1/8 d'albumine et des cylindres épithéliaux granuleux, mais à peine trace de pigment biliaire, et pas de leucine ni de tyrosine. L'impulsion du cœur se perçoit à peine, et le premier bruit est court et brusque comme le second.

Traitement : fer, quinine, régime tonique et vin. Le malade alla d'abord un peu mieux, et le 9 janvier il n'y avait presque plus d'enflure aux jambes, il n'y avait pas d'ictère, et seulement une trace d'albumine dans l'urine; mais bientôt après, il devint de plus en plus faible et mourut en mars 1864, à Saint-Léonards. Il n'y eut pas d'autopsie.

Dans les quatre cas qui suivent, l'ictère s'est montré dans le cours de la scarlatine. Dans les trois premiers, dont deux furent mortels, les symptômes indiquèrent de sérieux troubles sanguins; dans le quatrième, l'ictère fut probablement le résultat d'une simple congestion.

OBS. CXL. — *Scarlatine.* — *Ictère.* — *Coma mortel.*

Samuel W., âgé de vingt-sept ans, fut admis au London Fever Hospital le 6 mars 1863, pour une fièvre et un mal de gorge datant de quatre à cinq jours. A son entrée, pouls à 120, faible; éruption scarlatineuse, abondante, claire, ponctuée. La peau, surtout celle de la face, et les conjonctives sont manifestement jaunes. La langue est très-rouge sur les bords, sèche et brune au milieu; angine; amygdales rouges et grosses, non ulcérées; parfois du hoquet; il a eu quelques vomissements et un peu de diarrhée avant son entrée. Pas d'écoulement nasal; esprit lucide. Prescription : carbonate d'ammoniaque et chlorate de potasse, 32 centigrammes de chaque toutes les quatre heures, 6 onces de vin, thé de bœuf et lait.

Pendant la nuit, le malade perdit tout-à-fait connaissance; face terreuse et livide; mort le lendemain matin à huit heures et demie.

Autopsie. — Peau et tissus blancs profondément ictériques. Voies biliaires libres. A la coupe, le foie présente l'aspect noix muscade; les bords des lobules sont pâles, leurs vaisseaux centraux contiennent du sang; matière huileuse dans les cellules glandulaires très-augmentées. Reins gros, le droit pesant environ 190 grammes et le gauche 225; capsules non adhérentes et surface lisse; substance corticale hypertrophiée, 5 à 6 lignes d'épaisseur, rouge sombre; tubes urinifères gorgés d'épithélium finement granuleux. Urine retirée de la vessie, densité 1015, quantité considérable d'albumine et de pigment biliaire.

OBS. CXLI. — *Scarlatine.* — *Ictère.* — *Mort subite.*

Alfred C., âgé de dix-neuf ans, fut admis au London Fever Hospital le 4 décembre 1863. Sa maladie avait commencé quatre jours auparavant par des douleurs dans les membres et une angine, suivies d'une éruption scarlatineuse qui était maintenant dans sa plus belle période. Pouls à 130, langue humide, avec enduit blanc et bords rouges; amygdales grosses et rouges, non ulcérées, pas d'écoulement nasal. Ventre libre. Prescription : quinine 13 centigrammes toutes les quatre heures, lait et thé de bœuf.

5 décembre, (sixième jour). Pouls à 136, faible; il a eu une nuit agitée; il a de temps en temps battu la campagne, mais il a dormi par intervalles. Il avale bien les liquides. L'éruption est encore visible. Ventre libre. On prescrit 120 grammes de vin.

6 décembre. Nuit agitée, mais sommeil par intervalles. Ce matin la garde a remarqué que les lèvres étaient un peu livides et la face et les conjonctives jaunes; à part cela, le malade ne paraissait pas pire. Il a prié la garde de laisser reposer son thé parce qu'il était trop chaud. Dix minutes après, la garde le revoit et le trouve sans connaissance, avec la respiration rapide, et en cinq minutes il était mort à 8 heures 30 du matin.

Autopsie. — Tous les tissus étaient teintés de jaune, et les poumons étaient modérément congestionnés en arrière. Le foie et les voies biliaires ne présentaient rien d'anormal, sauf que le premier était pâle et un peu graisseux. Reins considérablement congestionnés; tubes urinifères gorgés d'épithélium granuleux. L'urine dans la vessie contenait une petite quantité d'albumine.

OBS. CXLII. — *Scarlatine.* — *Ictère.* — *Guérison.*

Émilie S., âgée de dix-huit ans, fut admise le 5 avril 1864 au London Fever Hospital. Elle avait depuis un jour de la fièvre et mal à la gorge. A son entrée, pouls à 120; peau très-chaude; exanthème scarlatineux ponctué, de bonne couleur et modérément intense. Langue rouge avec enduit blanc, et sèche au milieu; arrière-gorge rouge; amygdales grosses; pas d'ulcération. Pas d'engorgement des ganglions du cou. Prescription : mixture avec chlorate de potasse et chlore libre, thé de bœuf, etc.

6 avril (troisième jour). Pouls à 120, faible. Trois ou quatre selles la nuit précédente. 4 onces de vin et un œuf.

7 avril. — Pendant la première partie de la dernière nuit, grande agitation et divagation; mais la malade a assez bien dormi après avoir pris une potion opiacée. Aujourd'hui, pouls à 130; langue sèche; pas d'ulcération aux amygdales; la malade a tout à fait ses idées nettes; éruption scarlatineuse intense sur les bras.

9 avril. — Pouls à 120, très-faible; l'éruption s'efface. Toute la peau et les conjonctives présentent une légère teinte ictérique; pas de sensibilité au foie; deux garde-robes par jour, évacuation jaune pâle; langue sèche; la desquamation commence à la face. La malade a mal dormi et divague de temps en

temps. L'urine contient du pigment biliaire, mais pas d'albumine. On prescrit 6 onces d'eau-de-vie.

11 avril. — Pouls à 96, peau plus fraîche; desquamation générale; ictère dans le même état; trois garde-robes jaune clair; idées plus nettes. L'appétit reparaît et la malade se sent beaucoup mieux. On prescrit de la quinine et du pouding à la crême.

13 avril. — Desquamation abondante. L'ictère est en voie de disparition.

17 avril (quatorzième jour). — La santé générale s'améliore. Il n'y a plus du tout d'ictère. Encore un peu de relâchement des intestins. La jeune fille quitte l'hôpital le 29 en très-bon état.

OBS. CXLIII. — *Scarlatine. — Ictère. — Guérison.*

Frédérick C., âgé de vingt-sept ans, fut admis le 17 décembre 1861 au London Fever Hospital. Sa femme et son enfant sont à l'hôpital pour une scarlatine bien marquée. La maladie a commencé la veille par un mal de gorge, des frissons et mal à la tête. A son entrée, le pouls est à 114; léger exanthème scarlatineux; langue humide et chargée, rouge à la pointe et sur les bords; il avale difficilement; amygdales grosses et rouges, mais sans ulcération; ventre libre. Prescription : mixture acide, régime léger, et thé de bœuf.

19 décembre (4e jour). — Face un peu jaune; un peu de sensibilité à la région du foie. Deux pilules laxatives.

20 décembre. Ictère plus marqué; conjonctives jaunes; langue humide, nette et rouge; angine moins intense; trois garde-robes par jour; bile en abondance dans les évacuations; l'exanthème a disparu; pouls à 84. Le malade se sent mieux.

21. Ictère plus prononcé; l'urine contient beaucoup de pigment biliaire, mais pas d'albumine; un peu de sensibilité à la pression sur la région hépatique; un peu de constipation. On prescrit une mixture contenant du nitrate de potasse et du sulfate de magnésie.

23 décembre. Pouls à 66; moins d'ictère; pas de douleur dans la région hépatique; plusieurs garde-robes.

A partir de cette date, l'amélioration continua à progresser jusqu'au départ du malade le 26 janvier 1862. L'ictère disparut au bout de peu jours. Desquamation légère.

Je vous ai déjà présenté plusieurs cas où l'ictère fut le résultat d'une pyohémie et où l'on trouva des abcès multiples dans le foie (obs. LXVII à LXXIII, p. 175). Dans le cas suivant, l'ictère fut également l'effet d'une pyohémie, mais il n'y eut pas de dépôts purulents dans le foie et en même temps les voies biliaires étaient parfaitement libres.

OBS. CXLIV. — *Nécrose des vertèbres cervicales. — Pyohémie — ictère.*

Élisabeth A., âgée de vingt-quatre ans, fut admise, le 17 février 1868, au London Fever Hospital. Elle avait été fille publique avant son mariage et avait à l'aine des cicatrices de bubons. Douze jours avant son entrée, elle avait été prise subitement de douleurs aiguës derrière le cou qui ne l'avaient pas quittée, l'empêchaient absolument de mouvoir la tête et s'accompagnaient de vomissements. Elle s'imagina qu'elle s'était blessée au cou en jouant à lutter, une semaine avant d'être prise de ces douleurs; mais ses amies n'attachèrent à cela aucune importance comme cause de sa maladie.

A son entrée, la malade présente les symptômes généraux de la fièvre, sans autre indice d'affection locale, sauf une grande douleur et une sensibilité excessive derrière le cou et entre les deux épaules; ce mal augmente par le mouvement; mais il n'y a nul indice de tumeur ni d'induration. Pouls à 108; langue humide et rouge; idées nettes. Peau chaude, sans éruption, parfois des transpirations; pas de frissons. Vésicatoire derrière le cou et mixture contenant iodure de potassium et carbonate d'ammoniaque (25 centigr. de chaque) et extrait de belladone. (2 centigr.)

Quelques jours après son admission, tuméfaction vague au bas du cou, de chaque côté des vertèbres cervicales; rougeur circonscrite de la joue gauche; langue sèche et brune au milieu, en bas; la malade se plaint d'un grand brûlement et d'une grande sécheresse de la gorge. Encore des vomissements de temps en temps. Le pouls s'est élevé jusqu'à 126. Le 28 février, quelques frissons; un peu de délire la nuit. Diarrhée, avec selles copieuses très-aqueuses; frottement péricardique distinct, mais pas d'albumine dans les urines. Le 2 mars, ictère de la peau et des conjonctives léger, mais manifeste pigment biliaire dans l'urine; pas d'augmentation de volume ni de sensibilité du foie, les garde-robes continuent à être aqueuses et à contenir beaucoup de bile; pouls à 144. Les frissons et les transpirations n'ont pas reparu. Tumeur fluctuante du volume d'une petite orange, un peu en arrière de l'oreille gauche : on l'ouvre le 4 mars et il en sort une certaine quantité de pus épais. La malade était dans une grande prostration, ayant à peine sa connaissance et dans une grande agitation. L'intensité de l'ictère a augmenté jusqu'à la mort le 5 mars.

Autopsie. — Les lames de toutes les vertèbres cervicales, sauf la première et les deux dernières, sont érodées et baignent dans du pus; pus également dans le canal spinal et dans le sinus latéral gauche. Le poumon gauche contenait cinq ou six petites plaques de pneumonie lobulaire en voie de transformation purulente. Le foie paraissait sain, sauf que les cellules glandulaires contenaient trop d'huile; il n'était pas congestionné, et les voies biliaires étaient complétement libres. Pas d'ulcération intestinale.

Le cas suivant est un exemple d'ictère survenant dans le cours d'une pleuro-pneumonie aiguë.

OBS. CXLV. — *Pleuro-pneumonie aiguë compliquée d'ictère.*

Le 23 mai 1867, je fus prié par le docteur W. H. Cook, de Hampstead, de voir un ecclésiastique âgé de cinquante à soixante ans, constitution chétive, habitudes sobres, longtemps sujet à un asthme spasmodique, et qui, cinq jours auparavant, avait été pris de douleur violente dans l'hypochondre droit et de symptômes fébriles, suivis de toux, d'un peu d'ictère, avec urines fortement colorées. En l'examinant, on trouve tous les signes physiques d'une pleuro-pneumonie de la moitié inférieure du poumon droit; matité, souffle tubaire, crépitation fine, frottement et résonnance vocale augmentée. Il y avait aussi de la toux, avec dyspnée considérable, crachats rouillés, collants, et points de côté à droite, avec exacerbation pendant la toux ou une forte inspiration. Pouls à 120; 36 respirations. A ces signes d'affection thoracique s'ajoutait un ictère léger, mais manifeste, de la peau et des conjonctives, et l'urine contenait du pigment biliaire. Le foie dépassait le rebord costal environ d'un demi-pouce sur la ligne mammaire droite; légère sensibilité dans cette région quand on appuie un peu fortement; bile dans les garde-robes. Langue sèche et brune. Le malade est dans une grande anxiété sur le résultat de son affection. On prescrit du carbonate d'ammoniaque, de l'éther nitreux, des stimulants, des opiacés et autres calmants pour soulager la douleur et amener du sommeil; cataplasmes de moutarde et farine de lin sur le côté.

Il se fit tout d'abord une amélioration marquée dans les signes physiques et dans les symptômes généraux; mais dans les premiers jours de juin, la pleurésie et ensuite la pneumonie envahirent le poumon gauche et alors le malade se mit à décliner graduellement jusqu'à sa mort, le 14 juin. Jusqu'à la fin, il y eut une légère teinte ictérique de la peau et des conjonctives, mais les garde-robes renfermèrent toujours de la bile en abondance. Il n'y eut pas d'autopsie.

L'observation CXLVI me paraît un cas bien marqué d'ictère par congestion hépatique. Le fait de l'ictère consécutif au rhumatisme articulaire aigu, d'après les observations de Graves (v. p. 325) nous a portés à rechercher l'urticaire; mais nous n'avons pas constaté d'éruption de ce genre.

OBS. CXLVI. — *Ictère par congestion hépatique.*

Jeanne G., âgée de trente ans, fut admise au Middlesex Hospital le 2 avril 1868. Elle avait déjà été du 28 janvier au 7 mars dans la salle Seymour pour un rhumatisme articulaire aigu avec péricardite.

Après avoir quitté l'hôpital, elle avait éprouvé de la faiblesse et des douleurs rhumatismales; mais peu à peu, elle s'était trouvée mieux jusqu'au 26 mars, où elle fut prise de douleur dans la région du foie en arrière et en avant; le 28, cette douleur était devenue plus intense et elle fut suivie le lendemain de nausées, de vomissements, de flatulence, et le 30, d'ictère. Les vomissements ne durèrent qu'un jour, mais l'ictère et la douleur continuèrent à augmenter.

A son entrée, ictère très-marqué de toute la peau et des conjonctives; la malade souffre beaucoup dans l'épigastre et dans l'hypochondre droit; la douleur s'étend jusqu'à l'épaule droite et au bas du dos; elle augmente considérablement quand on presse au-dessous des côtes droites et aussi quand la malade est couchée sur le côté gauche, ce qui, dit-elle, lui coupe toujours la respiration. L'aire de la matité hépatique était augmentée : 5 pouces 1/4 sur la ligne mammaire droite et dépassant d'un pouce le rebord costal. Urine acide et foncée, renfermant une proportion considérable de pigment biliaire.

Langue épaisse ; pas d'appétit ; il y a eu une bonne purgation avec la poudre de jalap composée que la malade avait prise la veille de son entrée. Bile en abondance dans les matières. Pouls à 96 et température à 37° 7.

Ventouses sèches sur toute la région hépatique et ensuite cataplasmes de farine de lin ; potion au sulfate de magnésie et au séné, et mixture diurétique contenant du bitartrate de potasse et de l'éther nitreux. Diète lactée et thé de bœuf.

Le lendemain matin, les règles parurent pour la première fois depuis près de quatre mois que durait la maladie ; garde-robes bilieuses, fréquentes ; douleur et sensibilité de la région hépatique considérablement diminuée.

Le 8 avril, la malade ne souffrait plus, et l'ictère était à peine sensible. Mixture d'acide nitrique et de gentiane ; un peu de poisson.

Le 13 avril, il n'y a plus trace d'ictère ; la matité hépatique sur la ligne mammaire droite n'est que de 4 pouces ; pas de sensibilité au-dessous des côtes droites. Le lendemain, la malade quitte l'hôpital.

Le dernier cas d'ictère que j'ai à vous rapporter est remarquable, non-seulement par sa persistance, mais par son caractère d'hérédité. Bien qu'on puisse douter si la teinte ictéroïde présentée à la troisième génération par des descendants est un véritable ictère, on ne peut contester qu'il n'ait été très-réel pour la mère et ses deux fils. Il faut admettre que la pathogénie de l'ictère dans ces cas est obscure. Il est clair qu'il n'y a que peu ou pas d'obstruction des voies biliaires, et ce qu'il y a de plus probable, c'est que ou bien le foie produit un excès de bile, ou bien se trouve dans un état permanent de congestion (v. p. 419). Mais quelle que soit sa pathogénie, sa relation étroite avec la goutte est intéressante relativement à l'opinion que je vous soumettrai dans une autre leçon, à savoir que la goutte a son origine dans un trouble fonctionnel du foie.

OBS. CXLVII. — *Ictère héréditaire et goutte.*

Le 18 février 1875, j'ai eu, grâce à l'obligence du docteur Moxon, l'occasion d'observer le cas suivant.

Robert J., âgé de trente ans, dit qu'il est né jaune et qu'il est ictérique depuis autant de temps qu'il peut se rappeler. Il n'a jamais été robuste, mais depuis l'âge de dix-sept jusqu'à vingt-sept ans, il a eu l'habitude de faire tous les jours une vingtaine de milles (environ 32 kilomètres) à pied, exposé à toutes les intempéries et mangeant n'importe quoi. A l'âge de vingt et un ans, il a été six semaines malade, avec de la fièvre. A vingt-sept ans, il a eu une autre maladie, après laquelle il a mené une vie plus sédentaire, mais il a continué à boire à peu près un litre et demi de bière par jour. Depuis l'âge de vingt-sept ans jusqu'à ce jour, il a souffert beaucoup de la goutte aux doigts et aux orteils, et s'est toujours trouvé soulagé par l'iodure de potassium. De tout temps, il a remarqué que son urine déposait beaucoup. Depuis quatre mois, il a mis de côté la bière et les autres stimulants, et depuis il s'est trouvé bien mieux qu'auparavant.

Voici les notes que j'ai prises sur ce cas.

Corps bien nourri ; individu menant une vie active. Teinte ictérique marquée de la peau et des conjonctives. L'urine contient des urates en abondance et donne nettement la réaction du pigment biliaire. Foie un peu gros, mesurant 4 pouces 3/4 sur la ligne mammaire droite, pas sensible. Appétit bon ; parfois de la flatulence ; un peu de constipation ; évacuations suffisamment colorées par la bile. Il a toujours du vertige quand il se relève, et auparavant il en avait toutes les fois qu'il se levait ou se couchait.

Le 9 octobre 1876, le docteur Moxon m'écrit ce qui suit : R. J. est toujours sobre comme un membre de la Société de Tempérance ; mais l'urine contient du pigment biliaire comme auparavant, et l'ictère persiste.

R. J. a un frère plus âgé que lui de deux ans et huit mois, qui a été également toute sa vie très-jaune, et qui, en février 1875, a été pris de la goutte. En octobre 1876, j'ai appris du docteur Moxon que ce frère continuait à boire de la bière, et qu'il était toujours très-ictérique.

La mère de ces deux frères est morte à l'âge de cinquante-quatre ans. Elle avait l'habitude de boire pas mal de bière, et pendant les quatorze dernières années de sa vie, elle avait beaucoup souffert de la goutte, à tel point que ses pieds et toutes les jointures de ses doigts en étaient déformés. Pendant cette même période, elle avait été constamment ictérique, le blanc des yeux très-jaune, et avait été prise de fréquentes crises bilieuses. De ses sept enfants, cinq étaient morts peu après la naissance ou en bas âge. Elle n'avait eu qu'un frère et il était mort de consomption ; mais son père était goutteux et avait souffert du foie.

Le père de R. J. vit toujours (octobre 1876) et se porte bien ; il n'a jamais eu ni goutte ni ictère.

J'apprends également du docteur Moxon que R. J. et son frère ont eu plusieurs enfants qui tous sont devenus profondément ictériques deux jours après leur naissance, et d'une teinte aussi foncée que possible partout, mais que cela a disparu au bout d'environ un mois.

Avant de terminer cette leçon, il faut que je vous parle un peu du *diagnostic des causes de l'ictère* et plus spécialement de la *constatation des acides biliaires dans l'urine comme élément de diagnostic.*

En 1858, Kuhne annonça que dans l'ictère par occlusion du canal cholédoque, l'urine contient toujours des acides biliaires aussi bien que du pigment biliaire ; mais que dans les circonstances ordinaires, quand les voies biliaires sont libres, les acides biliaires sont en grande partie éliminés par les fèces et ne sont pas résorbés dans l'intestin (1). Le docteur Harley, dans son *Essai sur l'ictère* publié en 1863, adoptant l'opinion que les acides biliaires sont formés par le foie, tandis que le

(1) *Virchow's Archiv.*, septembre 1858 ; et *Préface* de la traduction anglaise de Frerichs, t. I, p. 15, 14. — Juin 1860.

pigment biliaire est pré-formé dans le sang (v. p. 326), prétendit que la constatation des acides biliaires dans l'urine était un moyen de distinguer l'ictère dû à l'obstruction, de celui dû à la suppression de la sécrétion. « Dans l'ictère par suppression, remarque le docteur Harley, le foie ne sécrète pas de bile ; par suite, il ne se produit pas d'acides biliaires et il ne peut donc pas en passer dans le torrent circulatoire et enfin l'urine ne peut en contenir ». Tandis que dans l'ictère par obstruction, « la bile est sécrétée et puis résorbée dans le sang et les acides biliaires n'étant pas tous transformés dans la circulation, sont éliminés par les reins et passent dans l'urine » (p. 60). On en conclut que la présence ou l'absence d'acides biliaires dans l'urine, dans tout cas d'ictère, doit faire décider s'il est dû à l'obstruction ou à la suppression. Le moyen le plus facile de constater la présence des acides biliaires paraît être le réactif de Pettenkofer : « Ajoutez un petit morceau de sucre à 8 grammes de l'urine suspecte et puis versez lentement dans le tube à essai environ 4 grammes d'acide sulfurique concentré. Il faut opérer de façon à ne pas mélanger les deux liquides. S'il y a des acides biliaires, on remarquera au point de contact de l'acide et de l'urine — au bout de quelques minutes — une teinte pourpre foncée. On peut considérer ce résultat comme un indice certain que l'ictère est dû à l'obstruction des voies biliaires » d'autre part, « une teinte brune au lieu d'une teinte pourprée, indiquerait également une suppression de la sécrétion » (p. 61).

Si ces faits étaient confirmés, la pathogénie de l'ictère serait considérablement simplifiée et la chimie physiologique aurait apporté une aide précieuse au diagnostic. Mais après avoir sérieusement étudié la question, il me semble que la théorie, et la pratique basée sur elle, sont passibles de plus d'une objection.

1° J'ai déjà montré (p. 334) que la théorie d'après laquelle l'ictère indépendant d'obstruction biliaire est dû à la suppression de la sécrétion biliaire, est par elle-même très-improbable.

2° En admettant que la théorie soit exacte, les acides biliaires doivent exister dans l'urine, à moins que le foie ne soit *entièrement* détruit, ou sa sécrétion *complètement* supprimée, circonstances qui se présentent rarement. De même, dans les cas d'obstruction datant de longtemps, le tissu glandulaie du foie, comme l'admet le docteur Harley, peut être détruit et par suite, il n'y a pas d'acides biliaires dans l'urine, bien que l'ictère résulte primitivement d'obstruction. Sur la question de fait, Golowin et autres récents observateurs ont trouvé que, dans les cas d'ictère par obstruction, les acides biliaires finissent par disparaître complétement. Il s'ensuit que, quelque exacte que soit la théorie, son application pratique peut faire méconnaître au médecin la cause de l'ictère.

3° Les preuves cliniques à l'appui de l'opinion d'après laquelle l'ictère par obstruction se reconnaît par la présence des acides biliaires dans l'urine, sont encore insuffisantes. Ni Scherer (1), un chimiste de notoriété, ni Frerichs, n'ont jamais trouvé d'acides biliaires dans l'urine, dans quelque forme d'ictère que ce fût; et bien qu'on ait pu en découvrir de très-petites quantités à l'aide de réactifs délicats, tels que celui de Hoppe, après avoir séparé les pigments urinaires, ce dont Kuhne admet la nécessité, ces procédés sont dificilement applicables pour le diagnostic courant. Sur les cinq cas d'ictère rapportés par le docteur Harley (2), dans lesquels l'urine fut analysée au point de vue des acides biliaires, l'un était un cas d'ictère par obstruction du canal cholédoque : on constata un jour des acides biliaires en abondance, mais dix jours après on n'en put découvrir une trace; cependant sept semaines plus tard, peu de temps avant la mort, ils reparurent en petite quantité. (p. 74). Un autre était un cas d'atrophie jaune aiguë du foie, dans lequel l'urine donna une réaction marquée des acides biliaires. Cette découverte aurait dû porter un coup fatal à la signification diagnostique tirée de la présence des acides biliaires dans l'urine, d'autant plus que dans l'atrophie aiguë, les voies biliaires sont parfaitement libres et que la maladie a été considérée généralement comme un exemple typique d'ictère par suppression; mais le docteur Harley pense que la présence d'acides biliaires dans ce cas prouve que dans l'atrophie aiguë, la suppression se complique de résorption de la bile (pp. 33, 38).

4° Depuis que le docteur Harley a fait connaître ses idées, j'ai analysé l'urine dans un grand nombre de cas d'ictère, et je doute fort que le procédé du docteur Harley (modification de celui de Pettenkofer) dans lequel il n'est pas nécessaire de commencer par séparer les pigments biliaires, indique d'une façon positive la présence des acides biliaires dans l'urine. Le docteur Hilton Fagge est arrivé à la même conclusion (3). Vous vous rappelez m'avoir vu essayer le réactif sur l'urine de six malades dans mon service de Middlesex Hospital. Dans trois de ces six cas, j'obtins une coloration pourpre foncée au point de contact de l'acide sulfurique avec l'urine. L'un de ces trois cas était un ictère par obstruction calculeuse; dans les deux autres cas, il n'y avait ni ictère, ni aucun symptôme d'affection hépatique, et cependant quand les trois tubes furent placés côte à côte, il fut impossible de distinguer la coloration du premier de celle des deux autres. D'autres observateurs, je crois, sont arrivés à de semblables résultats. Je constate aussi que Neubauër, dans son excellente monographie sur l'urine (4), assure que cer-

(1) *Chemical Gazette*, t. II, 1845, p. 208.
(2) *Op. cit.*, pp. 27, 38, 74, 94, 111.
(3) *Guy's Hospital Reports*, 1875, t. XX.
(4) Neubauër et J. Vogel, *De l'Urine*, etc. Traduct. Gautier, p. 59, 1re éd.

tains pigments de l'urine produisent une coloration pourpre violet foncé, ressemblant exactement à celle produite par la bile, quand on ajoute à l'urine une grande quantité d'acide sulfurique concentré. La séparation des pigments urinaires avant de rechercher les acides biliaires, serait un procédé trop ennuyeux et difficile pour la pratique courante, même en supposant que la présence ou l'absence des acides biliaires pût jeter plus de lumière qu'elle ne fait sur la cause de l'ictère.

Bien que, d'après toutes ces considérations, je ne puisse vous recommander le procédé que je viens de vous faire connaître, comme fournissant sur la cause de l'ictère une indication positive, la question vaut la peine que vous vous en occupiez vous-mêmes. De toute façon, les quelques remarques par lesquelles je vais terminer cette leçon vous aideront, si vous vous les gravez bien dans l'esprit, à établir votre diagnostic.

1° Le principal indice d'obstruction du canal cholédoque est fourni par les garde-robes. Quand il n'y a pas d'obstruction du canal, les évacuations contiennent de la bile; mais quand il est obstrué, la bile ne pénètre plus dans l'intestin et les matières ont la couleur de l'argile. Il faut se rappeler qu'il y a plusieurs sources d'erreur. D'abord, l'ictère persiste ordinairement pendant quelque temps après que l'obstruction a été levée et alors, comme cela arrive assez souvent dans le cas de calculs biliaires, des selles bilieuses peuvent coexister avec l'ictère qui a résulté d'obstruction des voies biliaires. Deuxièmement, si les selles sont ténues ou aqueuses, elle peuvent paraître contenir de la bile par le mélange d'urine ictérique. Troisièmement, dans des cas rares, le canal cholédoque n'est que partiellement obstrué et il passe assez de bile pour colorer les matières fécales. Enfin, quelques cas d'ictère ont une origine complexe, en ce sens qu'il peut y avoir à la fois occlusion du canal et un état morbide du sang.

2° Une tumeur correspondant à la région de la vésicule sera un indice que l'ictère est dû à l'obstruction du canal cholédoque (p. 167).

3° L'ictère persistant, lié à une obstruction, devient rapidement intense; mais à ce propos, vous devez vous rappeler ce fait sur lequel j'ai si souvent insisté devant vous, que même quand il y a une obstruction invincible du canal cholédoque, l'intensité de l'ictère variera de temps en temps suivant la quantité de bile sécrétée par le foie et le degré d'activité des reins et que, dans la période avancée, l'ictère peut disparaître à jamais par suite de la destruction du tissu glandulaire et de la petite quantité de bile qui est sécrétée.

4° L'ictère apparaissant brusquement chez une personne de bonne santé antérieure, est très-probablement le résultat d'obstruction des voies biliaires par un calcul, ou bien il est d'origine nerveuse.

Dans le premier cas, il sera précédé ou accompagné de colique biliaire et de vomissements, et les garde-robes seront argileuses; dans le dernier, il y aura eu quelque commotion ou quelque violente émotion, les évacuations contiendront de la bile et l'ictère sera souvent accompagné de délire et autres symptômes cérébraux.

5° L'ictère qui se manifeste très-lentement, mais qui finit par devenir très-intense, avec disparition complète de la bile des gardes-robes, est très-probablement le résultat d'une compression exercée sur le canal cholédoque extérieurement, ou du développement de quelque tumeur à l'intérieur du canal (pp. 360, 361).

6° Plusieurs attaques d'ictère passager, avec intermittences distinctes, indiquent des calculs biliaires si l'on a affaire à un adulte ou à une personne d'un âge avancé (p. 348; chez les personnes jeunes, cela indiquerait plutôt un catarrhe du duodénum ou des voies biliaires (p. 354.

7° Il y a de la douleur dans quelques cas d'ictère, et pas dans d'autres. Il peut n'y avoir que peu ou pas de douleur dans le cas où la cause est un ulcère du duodénum, un simple rétrécissement du canal, un engorgement des ganglions de la scissure du foie, ou empoisonnement par quelque fièvre spécifique. Il est bon aussi de se rappeler que, dans des cas très-rares, un calcul a pu obstruer le canal cholédoque et causer un ictère permanent sans avoir jamais provoqué des crises de colique biliaire. Une douleur venant par paroxysmes violents et puis se dissipant, peut être déterminée : par des calculs (v. p. 345), des hydatides (p. 352), un ulcère duodénal (p. 357) et un anévrysme de l'artère hépatique (p. 364). L'ictère précédé immédiatement de violents paroxysmes de douleur est très-probablement dû à des calculs biliaires; l'ictère suivi de douleur paroxystique intense est plus probablement l'effet du cancer. Une douleur, plus ou moins constante, avec sensibilité à la pression au-dessous des côtes droites, indiquera que l'ictère dépend d'une congestion du foie (p. 135), ou d'une hépatite interstitielle (p. 143), ou d'un catarrhe des voies biliaires (p. 159), ou de pyohémie avec dépôts purulents dans le foie (p. 271), ou de cancer du foie (216), ou d'atrophie aiguë du foie (p. 268). Enfin, pour ce qui est de la coexistence de l'ictère et de la douleur, il faut vous rappeler que le cancer de la vésicule biliaire n'est pas rare à la suite des calculs biliaires.

8° L'ictère coïncidant avec une augmentation considérable du volume du foie est le plus probablement dû à un cancer du foie (p. 214); mais il peut aussi coïncider avec un foie cireux, quand le canal cholédoque est comprimé par les ganglions de la scissure porte augmentés de volume (p. 31), ou être produit par des abcès multiples du foie (p. 171), ou par une hépatite interstitielle (p. 144).

9° Le diagnostic de la cause de l'ictère est souvent aidé par la coexistence de l'ascite. Quand ces deux états morbides se rencontrent ensemble, vous trouverez ordinairement qu'il existe un cancer ou une cirrhose. Si un ictère permanent, avec absence complète de bile dans les garde-robes, et une ascite sans hydropisie ailleurs, coexistent dans le même cas, vous vous tromperez rarement si vous en concluez que l'obstruction des voies biliaires, qui produit l'ictère, et l'obstruction de la veine porte, qui cause l'ascite, sont dues à une même cause. Cette cause ne peut être un calcul biliaire. Ce dernier obstruera le canal biliaire, mais il ne peut mettre obstacle au cours du sang dans la veine porte de manière à produire l'ascite (1). La double obstruction est le plus vraisemblablement l'effet d'une pression exercée du dehors sur le canal cholédoque et la veine porte, là où ces deux organes se trouvent juxtaposés, dans la scissure du foie, par des ganglions lymphatiques augmentés de volume, par une tumeur affectant la tête du pancréas, ou par des nodules cancéreux se projetant de la surface du foie lui-même. Il est tout à fait possible cependant que ces lésions déterminent l'ictère sans ascite. Dans la période avancée de la cirrhose, il n'est pas rare également d'observer la coexistence de l'ictère et de l'ascite; mais alors le foie est souvent petit, l'ictère est léger, un peu plus que le teint blême, et, ce qui est plus important, la couleur des garde-robes montre qu'il y a encore du pigment biliaire sécrété et qu'il peut passer dans l'intestin. Il n'y a pas absence complète du pigment biliaire dans les matières.

10° Dans une forte proportion des cas d'ictère, le pouls est plus lent qu'à l'état normal et la température n'est pas augmentée. Quand l'ictère est accompagné de symptômes fébriles, les causes probables sont l'inflammation ou l'ulcération des voies biliaires (p. 159), ou quelque fièvre spécifique (p. 403), ou la pyohémie (pp. 171, 411), ou les tubercules (p. 252), ou une hydatide enflammée (p. 69).

11° Le délire la stupeur et autres symptômes cérébraux, en coïncidence avec l'ictère, indiquent une atrophie aiguë du foie (pp. 269, 329) ou un empoisonnement par le phosphore (p. 412), ou quelque fièvre spécifique ou autre poison du sang (p. 403), ou d'une commotion nerveuse (p. 416), ou de pneumonie (p. 418). Dans tous ces cas, les symptômes sont ceux d'une affection aiguë, les garde-robes contiennent de la bile et on constate souvent la présence dans l'urine de la leucine et de la tyrosine en même temps qu'un défaut d'urée. De pareils symptômes cependant peuvent aussi survenir dans des cas d'ictère opiniâtre par obstruction des voies biliaires, dans lesquels les matières ne contiennent pas de bile.

12° Quand on a à diagnostiquer la cause de l'ictère, il est toujours important de tenir compte de l'état dans lequel se trouvait le malade avant l'apparition de ce symptôme. Dans le cas d'ictère par calculs biliaires, ou par commotion nerveuse, le malade peut s'être trouvé auparavant en

(1) Voyez cependant la leçon XIII, obs. CLXVII.

excellente santé. Dans l'ictère catarrhal, l'attaque est précédée pendant huit à dix jours par des symptômes gastriques, avec vomissements ou diarrhée (p. 159). L'émaciation avec perte de l'appétit, la flatulence et les vomissements alimentaires avant que l'ictère ait paru, doivent faire penser à un cancer du pancréas, du duodénum ou du pylore (pp. 360, 362), et la douleur deux ou trois heures après le repas avec des hématémèses ou du melœna, indiqueront un ulcère du duodénum (p. 357). L'ictère survenant dans le cours des fièvres spécifiques ou de la pyohémie, sera précédé par les symptômes caractéristiques de ces maladies. L'ictère, dans la première période de la grossesse, peut être dû à la congestion du foie produite par la suppression des règles (p. 137); dans une période plus avancée, il peut être déterminé par la pression de l'utérus augmenté de volume sur le canal cholédoque (p. 366), ou par une atrophie aiguë (p. 273). Enfin, l'ictère vrai chez les nouveaux-nés peut résulter de la respiration dans une atmosphère viciée (p. 417), d'une obstruction du canal cholédoque par de la bile épaissie ou par des calculs (p. 350), ou par l'occlusion ou l'absence congénitale de ce canal (p. 355).

DOUZIÈME LEÇON

ASCITE

Signes de l'ascite. — Conditions morbides qui simulent l'ascite et comment on les distingue : 1° kyste de l'ovaire ; 2° tumeur hydatique ; 3° kyste rénal ; 4° distension de la vessie ; 5° utérus gravide. — Causes qui amènent un épanchement de liquide dans le péritoine : I, péritonite aiguë ; II, péritonite tuberculeuse ; III, péritonite chronique ; IV, cancer ; V, tumeur colloïde ; VI, hydropisie simple : 1° par lésion rénale ; 2° par lésion cardiaque ou pulmonaire ; 3° par obstruction porte.

MESSIEURS,

Continuant le plan que j'avais adopté quand je vous ai fait l'histoire clinique du foie gros et de l'ictère, je me propose aujourd'hui de vous exposer les diverses causes sous l'influence desquelles il se produit du liquide dans le péritoine, et les moyens de les distinguer plus spécialement au point de vue des maladies du foie, dont l'ascite est un symptôme si commun.

Voici quels sont les signes qui indiquent la présence du liquide dans la cavité abdominale :

1° Il y a augmentation de volume ou tuméfaction de l'abdomen.

2° La percussion donne un son mat sur le lieu occupé par le liquide. Il arrive très-fréquemment au médecin d'être consulté par des gens d'âge moyen ou avancé, qui se croient hydropiques alors qu'il n'y a qu'une accumulation de gaz dans les intestins, aidée peut-être par une augmentation dans la proportion de graisse sous-cutanée. La nature du cas sera tout de suite révélée par la percussion qui donnera en avant un son clair sur l'intestin distendu. Dans des cas plus rares, qui sont pris parfois pour une grossesse, l'abdomen est saillant et tympanitique, ce qui est dû à la contraction anormale de certains des muscles abdominaux et particulièrement du diaphragme.

3° Frémissement spécial ou sensation de fluctuation à la percussion. On le perçoit en appliquant la main gauche à plat sur un côté de l'abdomen, et alors frappant brusquement, mais légèrement, sur l'autre côté avec les doigts de la main droite. Ce frémissement est toujours très-marqué lorsque la quantité de liquide est considérable et lorsque la paroi abdominale est mince et tendue ; mais des mains expérimentées peuvent découvrir même quelques onces de liquide. Dans ce cas, cependant, il ne faut pas s'attendre à voir le frémissement se propager d'un côté à l'autre de l'abdomen : il vous faudra appliquer les doigts de la main gauche sur le bord supérieur de la partie qui est mate à la percussion et taper sur la partie mate, quelques pouces au-dessous, avec les doigts de la main droite.

4° La pression montrera quelquefois avec une évidence incontestable qu'il existe du liquide dans l'abdomen. Si on exerce la pression avec la pointe des doigts brusquement et perpendiculairement à la surface, on éprouve souvent la sensation d'un déplacement de liquide et on sent que les doigts viennent au contact de quelque corps solide tel qu'un foie ou une rate augmentés de volume, ou une tumeur.

5° Quand la quantité de liquide est grande, le fonctionnement du diaphragme en est gêné ainsi que celui des muscles abdominaux : il y a alors plus ou moins de dyspnée et la respiration est thoracique.

6° Dans les cas également où il y a une grande accumulation de liquide, le malade porte souvent la tête en arrière quand il se tient debout ou qu'il se promène, pour équilibrer le corps. On observe la même contenance dans la période avancée de la grossesse.

7° La simple accumulation de liquide dans l'abdomen, en comprimant les veines rénales et iliaques, peut donner lieu à l'albuminurie et à l'hydropisie des jambes : mais ce sont là d'importants caractères sur lesquels j'aurai à revenir.

États morbides ou autres qui peuvent faire croire à une ascite.

Quand vous avez constaté les caractères que je viens d'énumérer, vous pouvez être parfaitement sûr que vous avez affaire à une collection liquide dans l'abdomen, mais ils ne suffisent pas pour indiquer si le liquide est dans la cavité péritonéale, ou si c'est un kyste distinct, et c'est là le point que vous aurez ensuite à déterminer. Les conditions pathologiques ou physiologiques qui simulent le mieux la présence du liquide dans le péritoine, sont : 1° un kyste de l'ovaire ; 2° une tumeur hydatique ; 3° un gros kyste lié au rein ; 4° la distension exagérée de la vessie, ou 5° un utérus gravide. Dans la pratique, il est tout à fait indispensable de ne pas confondre l'ascite avec aucune de ces conditions.

I. — Kyste de l'ovaire.

Par sa grande fréquence, c'est la condition pathologique qu'on peut le plus aisément prendre pour une ascite. Tant que le kyste est petit, on peut sentir son contour à travers les parois abdominales, et le diagnostic est aisé. La difficulté surgit si le kyste est très-volumineux et paraît remplir l'abdomen (1).

Même alors cependant, on le distinguera aisément de l'ascite par les caractères suivants, dont la plupart serviront à distinguer l'ascite des autres kystes abdominaux contenant du liquide :

1° Dans l'ascite, le liquide ayant la faculté de se mouvoir dans tous les sens parmi les intestins, occupe toujours les parties déclives, et les intestins contenant du gaz ont de la tendance à occuper la surface, quelle que soit la position que prenne le malade. Par suite, dans le décubitus dorsal, il y aura de la matité à la percussion dans les flancs, et un son clair et tympanitique dans une plus ou moins grande étendue autour de l'ombilic; ordinairement plus au-dessus qu'au-dessous, d'autant plus que les malades ont généralement au lit les épaules plus élevées que le bassin. Si l'on fait coucher le malade sur le côté droit, la sonorité se reportera à gauche, et si on le fait coucher sur le côté gauche, elle se reportera à droite. On peut découvrir même de petites quantités de liquide en faisant accroupir le malade sur le coude et les genoux, parce qu'alors le liquide s'amassera autour de l'ombilic. Dans quelque situation que ce soit, la matité à la percussion disparaîtra souvent vers sa limite en pressant assez profondément. Au contraire, dans l'hydropisie de l'ovaire, le kyste se place en avant des intestins qui ne peuvent le masquer, retenus qu'ils sont par le mésentère, et qui sont refoulés par la tumeur contre la colonne. Par suite, s'il y a de la sonorité à la percussion, ce sera plutôt dans le flanc droit ou le flanc gauche, ou à l'épigastre, et la région ombilicale présentera de la matité, et d'autre part la situation relative occupée par la matité ou la sonorité ne variera pas avec la position du malade. Ces différences importantes entre l'ascite et l'hydropisie de l'ovaire sont indiquées dans les diagrammes que représentent les figures 39 et 40.

2° Dans l'ascite, le gonflement de l'abdomen est uniforme et symétrique dès le début, et quand le malade est dans le décubitus dorsal, le liquide s'accumule, en vertu de sa pesanteur, de chaque côté de l'abdomen, y détermine une certaine voussure et fait paraître le tronc plus large. Dans le kyste de l'ovaire, le gonflement débute par un côté et pendant longtemps ce côté est plus gros que l'autre. A cette période également, quand on presse sur l'abdomen avec la main de façon à sentir la partie inférieure de la colonne, on peut sentir la tumeur descendre dans le bassin. Quand le kyste est volumineux, bien qu'il puisse paraître remplir un

(1) Ces remarques ne s'appliquent qu'aux cas où la tumeur n'est formée que par un kyste. On distingue aisément de l'ascite les kystes de l'ovaire multiloculaires par leur surface inégale, une plus grande dureté, la résistance à la pression et par leur fluctuation, qui est relativement obscure.

côté de l'abdomen autant que l'autre, il est bombé en avant plutôt que latéralement.

3° Dans l'ascite, les distances qui séparent l'ombilic, le pubis et le sternum restent les mêmes, l'ombilic se trouvant plus rapproché d'environ un pouce du pubis que du sternum. Ce rapport se trouve souvent renversé si l'on a affaire à une tumeur de l'ovaire. Dans ce dernier cas également, mais jamais dans l'ascite, la distance comprise entre l'ombilic et la crête iliaque peut n'être pas la même des deux côtés : elle sera plus

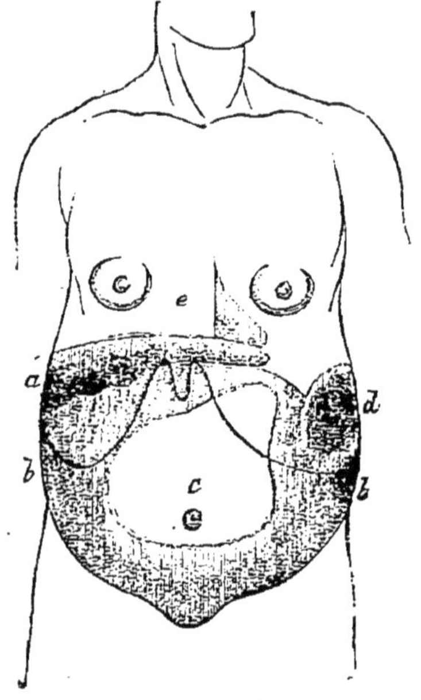

Fig. 39. — La figure 39 montre les résultats de la percussion de l'abdomen dans un cas d'ascite par cirrhose hépatique.

a, Matité du foie atrophié; *b*, épanchement péritonéal, déterminant la voussure des flancs; *c*, intestins distendus par des gaz; *d*, rate augmentée de volume; *e*, cœur.

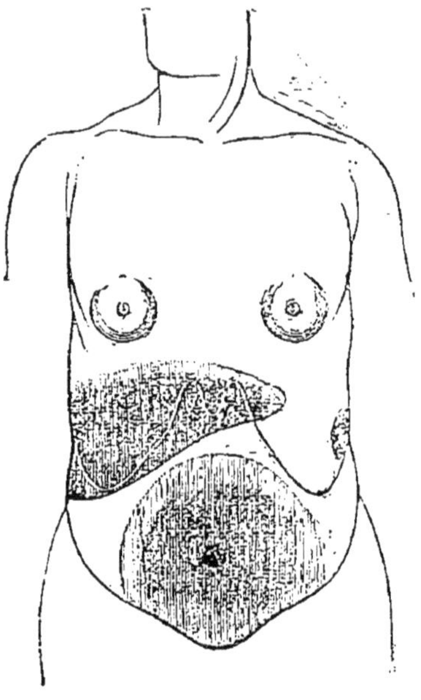

Fig. 40. — Cette figure montre les résultats de la percussion de l'abdomen dans un cas de tumeur de l'ovaire gauche. La matité de la tumeur occupe le centre de l'abdomen, qui, de chaque côté, donne un son tympanique.

grande du côté où s'est développée la tumeur. Dans l'ascite, quand le malade est couché, la plus grande circonférence de l'abdomen correspond ordinairement à l'ombilic ou un peu au-dessus; tandis que dans la tumeur ovarienne elle se trouve un pouce ou deux au-dessous de ce point.

4° Dans l'ascite et aussi dans la tumeur ovarienne, l'ombilic est souvent effacé, mais dans la tumeur ovarienne simple il n'y a jamais de saillie de l'ombilic, comme cela s'observe souvent dans l'ascite. C'est là parfois un signe de quelque importance, parce qu'il peut indiquer que l'ascite est venu s'ajouter à la tumeur ovarienne.

5° Le liquide retiré par la ponction présente souvent une certaine différence suivant qu'il provient d'une ascite ou d'une hydropisie de l'ovaire. Dans le premier cas, c'est une sérosité claire, jaune paille, ayant une densité de 1015 environ et contenant une grande quantité d'albumine (1), ou, s'il y a eu une inflammation du péritoine, le liquide pourra être trouble et contenir des flocons de lymphe; tandis que le liquide retiré d'un kyste de l'ovaire, bien que quelquefois ténu et presque incolore comme celui de l'ascite, est souvent filant ou épais et de coloration brunâtre ou chocolat par suite de son mélange avec du sang.

Si vous êtes bien pénétrés de ces règles, vous aurez rarement de la peine à reconnaître une ascite d'une hydropisie de l'ovaire. Il y a cependant quelques sources d'erreur de diagnostic qu'il est nécessaire de ne pas perdre de vue.

a. Quand la quantité de liquide épanché dans le péritoine est très-grande, le mésentère peut n'être pas assez large pour permettre aux intestins de flotter à la surface et par suite il peut n'y avoir nulle part de résonnance tympanique en percutant l'abdomen.

b. Dans l'ascite, d'anciennes adhérences ou une lésion de l'épiploon

(1) Voici, d'après Drivon (thèses de Montpellier, 1869), l'analyse du liquide ascitique dans des cas assez différents :

	CANCER de l'ovaire.	CANCER de l'ovaire.	CANCER de l'ovaire.	CANCER de l'ovaire.	CIRRHOSE du foie.	CIRRHOSE du foie.	AFFECTION cardiaque.	ANÉMIE des mineurs.
Volume	21 litres.	65 litres.	8 litres.	9 litres.	10 litres.	» litres.	» litres.	» litres.
Densité (à l'aréomètre)						1014	1013	1013
Densité (méthode du flacon)		1017.9	1022.3	1024	1011.6	1015	1014.2	1014.2
Viscosité	faible.	légère.	très-gr.	assez gr.	tr.-faible	faible.	très-f.	faible.
Limpidité	limpide.	limpide.	trouble.	médiocre	limpide.	trouble.	parfaite.	parfaite.
Eau	968	946.50	910	939.5	978.17	956.40	961.85	967.50
Matières solides	32	53.50	90	60.95	21.83	43.60	38.15	32.50
Sels fixes	18.20	13	14.45	17.82	8.24	10.54	8.90	10.75
Sels solubles		5.52				6.06	.	7.63
Sels insolubles		7.53				4.47		3.11
Totalité des matières coagulables	18.80	38.80	74.50	43.20	13.55	32.91	23.73	21.75
Albumine (sérine)		19.40	57.91	22.77	11.51		12.45	
Hydropisine (métalbumine)		18.85	16.38	20.42	0.93		10.16	
Mucosine		0.95	traces.		1.05	1.13	1.65	0.40

Les analyses de Drivon ne concorderaient pas, suivant le professeur Robin (*Leçons sur les Humeurs*, 2e édit., p. 362), avec celles qui ont été déjà publiées, en ce qui concerne la proportion de sels solubles ou insolubles : en effet, dans les trois analyses faites par F. Hoppe sur le liquide ascitique recueilli à trois reprises différentes sur le même individu, la quantité de sels insolubles se trouve infiniment petite, comparée aux chiffres de Drivon. (*N. D. T.*)

qui les fixe à la colonne peut empêcher les intestins de flotter librement. Ainsi, dans des cas de péritonite sub-aiguë ou chronique, les intestins peuvent être maintenus agglomérés et fixés à la partie postérieure de l'abdomen par d'anciennes adhérences, pendant que le liquide s'amasse entre eux et la paroi abdominale en avant (voyez obs. CLII).

c. Dans des cas très-rares, une tumeur de l'ovaire peut être masquée par une anse intestinale, ce qui donne lieu, quand on percute, à une résonnance tympanique.

d. Un kyste de l'ovaire peut renfermer de l'air aussi bien que du liquide, par suite de la décomposition de son contenu après la ponction, ou parce qu'il s'est établi une communication avec quelque partie de l'intestin, comme dans le cas CXLVIII. Dans ces circonstances, vous pourrez avoir un kyste de l'ovaire avec résonnance tympanique à l'ombilic.

e. Il y a parfois chez la même personne coexistence d'ascite et de tumeur de l'ovaire. Dans ce cas, quand le malade est couché sur le dos, il y a de la matité à l'ombilic aussi bien que dans les flancs; mais s'il se couche sur le côté où se trouve la tumeur ovarienne, la percussion pourra donner sur le côté opposé un son tympanique. Enfin, en pressant brusquement du bout des doigts sur l'abdomen, de la façon que je vous ai indiquée, vous pourrez avoir la sensation d'un liquide qui se déplace et d'une tumeur élastique qu'on vient à heurter.

II. — Tumeur hydatique.

Il est assez rare de voir une tumeur hydatique remplir l'abdomen dans une telle étendue qu'on puisse la prendre aisément pour une ascite; cependant une pareille méprise est susceptible de se produire. Vous vous rappellerez que dans une des premières leçons (obs. XXXVIII, p. 124), je vous ai rapporté le cas d'une jeune fille de quinze ans chez laquelle une tumeur hydatique du foie avait tellement fait augmenter le volume de l'abdomen que la respiration en était sérieusement gênée et qu'on pouvait craindre une asphyxie; ce danger immédiat fut détourné par la paracentèse qui donna issue à près de six litres et demi de liquide, mais on ne connut la nature réelle du cas qu'à l'autopsie. Un pareil cas, cependant, pourrait être distingué de l'ascite par les caractères suivants :

1° Dès le début, le gonflement n'est pas symétrique, ou il est limité à une portion de l'abdomen, généralement la région hépatique, avant de devenir général. Le plus communément un kyste hydatique débute dans la région hépatique et se développe en bas; mais il ne faut pas oublier qu'il peut naître dans le bassin et se développer en haut (1).

(1) Voyez, par exemple, un cas rapporté par le docteur Habershon dans les *Pathological Transactions* (t. XI, p. 155), où la tumeur atteignit jusqu'à l'ombilic et ressemblait

2° La portion de l'abdomen sonore à la percussion n'est pas toujours la plus élevée, quelque position que prenne le malade. Dans le cas que j'ai déjà cité, il y avait un son clair dans les deux flancs, tandis que la portion antérieure de l'abdomen donnait de la matité et de la fluctuation.

3° Le liquide qu'on retire est clair et limpide, fortement imprégné de chlorure de sodium, mais sans albumine ni urée (v. p. 60).

4° Dans les cas rares déjà signalés (pp. 56, 69), où il y a en même temps ascite et tumeur hydatique, le diagnostic sera très-difficile.

III. — Kyste du rein.

Un kyste rénal prend parfois un tel développement qu'il détermine une augmentation considérable du volume de l'abdomen. Vous avez eu l'occasion de voir un cas de ce genre (obs. VIII p. 25), où un kyste du rein droit contenait près de six litres de liquide. Quelque énorme que soit un kyste de ce genre, on le distinguera toujours aisément de l'ascite par les caractères suivants :

1° Les signes indiquant la présence du liquide sont limités à un côté de l'abdomen et les intestins distendus sont refoulés de l'autre côté, quelle que soit la position prise par le malade.

2° Souvent il y aura eu antérieurement quelque traumatisme rénal.

3° Souvent il y aura déjà eu hématurie ou albuminurie, ou quelque autre symptôme d'irritation urinaire. Il est important toutefois de se rappeler que des kystes rénaux énormes peuvent exister indépendamment de tout symptôme urinaire (v. p. 25).

4° Le liquide obtenu par la ponction peut contenir de l'urée et en traitant l'extrait alcoolique par l'acide nitrique, on obtiendra des cristaux de nitrate d'urée. M. Stanley a rapporté deux cas de ce genre où le liquide du kyste contenait de l'urée (1). Ce caractère cependant, bien qu'ayant une certaine valeur pour indiquer l'origine d'un kyste circonscrit de l'abdomen, ne suffirait pas à distinguer le cas de l'ascite, car dans l'hydropisie par lésion rénale, le liquide qui s'amasse dans le péritoine ou ailleurs a souvent contenu de l'urée en grande quantité. De plus, nous avons déjà vu que l'urée n'est pas toujours présente dans le liquide des kystes rénaux (v. p. 27).

IV. — Distension de la vessie.

Vous pensez peut-être qu'il est très-improbable qu'on prenne jamais

exactement à la vessie distendue; un autre, rapporté par Bryant (*ibid.*, t. XVII, p. 278), où elle atteignait jusqu'au creux de l'estomac; et un troisième, rapporté dans mon *Mémoire sur les tumeurs hydatiques*, *Edinb. med. Journ.*, décembre 1865. obs. X. Dans la plupart de ces cas, la tumeur met tôt ou tard obstacle à la miction.

(1) Compte-rendu de deux cas de rupture de l'uretère ou du bassinet, *Med. Chir. Transact.*, 1844, t. XXVII, p. 1.

la vessie distendue pour une ascite, ou même pour tout autre chose qu'une vessie distendue; une pareille méprise a cependant été plus d'une fois commise, et il n'y a pas de doute que la vessie ne soit susceptible, dans des cas rares, de se distendre énormément au point de remplir une grande partie de l'abdomen et de simuler une ascite ou des tumeurs kystiques. Nous savons, sur l'autorité de Sir Everard Home, que John Hunter a une fois ponctionné la vessie distendue croyant avoir affaire à une ascite, et en m'appuyant sur ma propre expérience je suis porté à penser, avec Sir Thomas Watson, que des méprises de ce genre ne sont pas rares dans la pratique privée (1). Elles peuvent se présenter d'autant plus vraisemblablement que le malade rend souvent une quantité suffisante d'urine normale. Je connais un de nos plus éminents chirurgiens qui a ponctionné la vessie en croyant avoir affaire à une volumineuse tumeur hydatique. Vous pourrez juger du volume qu'avait pris la vessie dans ce cas lorsque je vous aurai dit qu'on en retira plus de treize litres de liquide à l'aide d'un petit trocart introduit à mi-chemin de l'ombilic et du sternum. Ce cas a une telle importance au point de vue du diagnostic que je ne croirai pas gaspiller votre temps en vous le rapportant en détail (v. plus loin, obs. CXLIX). L'observation CL est encore un autre exemple d'une pareille méprise. Je puis également vous citer un cas qui s'est présenté dans ma pratique, il y a quelques années, où une dilatation sacciforme de la vessie chez un homme de soixante-huit ans prit un tel développement qu'elle forma une tumeur volumineuse dans la région iliaque droite, qui comprima la veine fémorale et détermina une thrombose de ce vaisseau, avec gonflement douloureux de la jambe (2). Les cas de distension de la vessie seront distingués de l'ascite par les caractères suivants :

1° Il y a de la matité à l'ombilic et les intestins sont refoulés en haut et sur les côtés.

2° Avant que la maladie soit avancée, on constate une tumeur centrale circonscrite, contenant du liquide et s'élevant du pubis.

3° Dans la plupart des cas, il y aura eu, à une certaine période de la maladie, des symptômes de rétention d'urine ou quelque autre trouble du côté des voies urinaires, bien que ces symptômes puissent avoir cessé au moment où le malade se présente pour la première fois à votre observation.

4° Des cas de ce genre sont très-communs chez les vieillards affectés d'hypertrophie de la prostate; on n'a pas à penser à un kyste de l'ovaire,

(1) *Lect. on Pract. of Physic*, 5th ed., t. II, p. 445.

(2) Dans ce cas également, le malade rendait librement de l'urine normale, et paraissait n'avoir aucun symptôme urinaire. Le kyste fut ponctionné à mi-chemin entre le pubis et l'épine iliaque, et on en retira environ 320 grammes d'urine. L'opération n'eut aucune suite fâcheuse. Le cas est rapporté au long dans les *Pathological Transact.*, t. XIV, p. 133.

qui simulerait le mieux les caractères présentés par la distension de la vessie mais toutes les fois que, d'après les circonstances, il existe quelque doute pour savoir si l'augmentation de volume est dû à la vessie, on peut le lever en introduisant un long cathéter prostatique et en l'enfonçant le plus loin possible. Avec un cathéter ordinaire, on n'obtiendrait que quelques onces d'urine, ce qui n'influencerait pas la tumeur, car comme l'a montré Deschamps il y a longtemps (1), dans ces cas, la vessie se recourbe sur elle-même, de façon que la plus grande partie de ce viscère se trouve séparée du col, qui est également assez distendu pour contenir quelques onces d'urine.

V. — Utérus gravide.

Bien que, depuis la reine Marie, il y ait eu des cas nombreux et célèbres d'hydropisie abdominale prise pour une grossesse et réciproquement, ce serait aujourd'hui une erreur inexcusable de la part d'un médecin de prendre un développement de l'utérus, accompagné de tous les symptômes constitutionnels et des signes locaux de la grossesse, pour une hydropisie du péritoine (2).

Causes de l'ascite.

Quand vous avez constaté qu'il y a réellement du liquide dans le péritoine, il s'agit ensuite de déterminer quelle en est la source ou la cause.

L'ascite peut être produite par :

I. une péritonite aiguë;
II. une péritonite tuberculeuse;
III. une péritonite chronique;
IV. un cancer du péritoine;
V. une tumeur colloïde du péritoine;
VI. une hydropisie simple.

I. La péritonite aiguë se distinguera par :

1° Sa marche rapide.

2° Les symptômes d'inflammation abdominale — fièvre, pouls petit, traits tirés, sueurs visqueuses et grande tendance au collapsus, vomisse-

(1) *Traité de l'opération de la taille*, t. I, p. 224. C'est là une source d'erreur sur le diagnostic de laquelle insistait fortement Syme, il y a trente ans, dans ses Leçons cliniques.

(2) Il ne faut pas oublier cependant que l'ascite peut se présenter concurremment avec une grossesse, et par le fait même de celle-ci, en dehors de toute lésion organique. Dans ces cas, l'ascite paraît due à une augmentation de volume trop rapide de l'utérus, qui a pour conséquence une gêne de la circulation abdominale. C'est d'ailleurs surtout dans des cas de grossesse gémellaire qu'on a constaté cette forme d'ascite, qui peut n'être pas sans influence fâcheuse sur le développement du fœtus et la marche naturelle de l'accouchement. (*N. D. T.*)

ments, douleur aiguë et sensibilité de l'abdomen, respiration thoracique et jambes fléchies.

3° La quantité de liquide épanché dans le péritoine est ordinairement petite et est souvent insuffisante pour produire une sensation nette de frémissement ou de fluctuation.

II. Dans la **péritonite tuberculeuse**, il y a tendance à la formation d'adhérences solides des viscères abdominaux l'un avec l'autre et entre eux et la paroi abdominale, sans accumulation de liquide. L'abdomen, dans ces cas, est ordinairement rétracté. Il se forme parfois entre des anses intestinales adjacentes des collections circonscrites de liquide (par ulcérations tuberculeuses de la muqueuse se terminant par perforation ou par simple ramollissement de la matière tuberculeuse); ces collections liquides peuvent prendre un volume assez grand pour déterminer une voussure à la paroi abdominale. Dans d'autres cas, le liquide se réunit en quantité considérable dans la cavité péritonéale comme le résultat d'une légère péritonite tuberculeuse, probablement liée à des dépôts tuberculeux dans les ganglions lymphatiques portes qui compriment la veine porte (v. obs. CLVI). J'ai rencontré au moins deux cas de ce genre, dans lesquels il y a eu en même temps une collection de liquide dans une des deux plèvres, et Leudet a observé des cas semblables (1). Ce qu'il y a également de remarquable à propos de ces cas, c'est que le liquide est souvent résorbé, surtout chez les enfants, et le malade guérit. Il n'est pas rare de voir le liquide devenir purulent dans la péritonite tuberculeuse, et parfois il s'ouvre une issue par l'ombilic, et plus d'une fois j'ai vu le malade guérir après cette évacuation. On a rapporté un cas remarquable dans lequel une péritonite tuberculeuse fut prise pour une maladie de l'ovaire : après avoir retiré par la ponction neuf litres de liquide, M. Spencer Wells ouvrit le péritoine et le trouva parsemé de myriades de tubercules; quant aux intestins, ils étaient agglomérés ensemble et fixés en bas vers la partie postérieure et supérieure de l'abdomen. La cavité fut vidée et la plaie guérit. Après une vive attaque de péritonite, la malade se rétablit; au bout de quatre ans elle se maria, et six ans plus tard elle était forte et bien portante (2).

Les symptômes de la péritonite tuberculeuse sont souvent obscurs, mais on peut la reconnaître généralement aux caractères suivants :

1° Fièvre hectique, avec émaciation et sueurs nocturnes.

2° Concomitance de signes de tubercules dans d'autres parties du corps.

3° Diarrhée assez commune.

4° Dans quelques cas, douleur et sensibilité à l'abdomen, mais peu aiguës.

(1) *Clinique de l'Hôtel-Dieu de Rouen*, Paris, 1874, p. 506.
(2) Hilton Fagge, *Guy's Hospit. Rep.*, 1875, t. XX.

5° On peut sentir parfois des masses dures d'épiploon induré.

III. La **péritonite chronique** indépendante soit du tubercule, soit du cancer, n'est pas très-rare. Sa pathogénie n'a pas encore été étudiée d'une façon assez satisfaisante. Parfois l'inflammation semble partir d'un des viscères sous-jacents; d'autres fois le malade a une constitution détériorée, très-souvent il est atteint de la maladie de Bright. Dans ces cas les intestins s'agglomèrent ensemble et se fixent à la colonne, et le liquide s'accumule en quantité considérable entre eux et la paroi abdominale (voyez obs. CLII). Ces cas se distinguent de la façon suivante :

1° L'augmentation de volume de l'abdomen est symétrique et rarement considérable.

2° Il y a une fluctuation distincte, mais nulle part un son tympanique à la percussion, sauf peut-être à l'épigastre.

3° Dans la plupart des cas il y a un peu de fièvre, avec douleur et sensibilité de l'abdomen et respiration thoracique, en fait les symptômes d'une péritonite aiguë modifiée dans sa forme. Parfois, au début, les symptômes sont ceux d'une péritonite aiguë.

4° Le diagnostic peut être aidé par l'absence des autres causes d'ascite, telles qu'affection cardiaque, hépatique ou rénale.

Il y a certains cas qui paraissent servir de trait d'union entre l'inflammation et l'hydropisie du péritoine, où le mal débute par des symptômes d'inflammation subaiguë pour affecter ensuite surtout les caractères de l'hydropisie. Ces cas sont surtout communs chez les enfants et les femmes, et chez ces dernières les accidents sont souvent liés à quelque état inflammatoire des organes pelviens ou à une fuite d'un kyste de l'ovaire. Dans ces cas, l'épanchement ascitique peut disparaître rapidement par l'effet du traitement. J'ai rencontré des personnes d'âge qui, étant enfants, avaient eu des accidents de ce genre, et à qui l'on avait retiré par la paracentèse une grande quantité de liquide : la guérison avait été complète et permanente. Il se peut que le processus inflammatoire détermine tout d'abord l'obstruction de certaines des veines mésentériques, ce qui a pour résultat de produire un épanchement qui disparaît quand l'obstacle qui comprimait la veine est levé, ou quand la circulation se trouve suffisamment rétablie par le développement des collatérales. C'est probablement à cette classe qu'appartiennent les cas décrits par sir Thomas Watson sous le nom d'*ascite active*, où du liquide s'épanche rapidement dans le péritoine sous l'influence d'une exposition au froid ou à l'humidité, sans fièvre ni aucun signe d'inflammation et en dehors de toute lésion hépatique, cardiaque ou rénale, et il y est résorbé au bout de peu de temps (1). Le professeur Leudet (de Rouen) a également publié

(1) *Op. cit.*, 5th ed., t. II, p. 439. — Je crois qu'il ne faut admettre les hydropisies péritonéales *a frigore* qu'avec la plus grande réserve, et que, dans la plupart des cas

dans ces dernières années un certain nombre d'observations intéressantes montrant la curabilité de l'ascite résultant d'une inflammation subaiguë du péritoine (1). L'observation CLVIII paraît être un exemple de cette forme d'hydropisie.

IV. **Cancer du péritoine.** — Il est assez rare que le péritoine soit envahi par le cancer, mais on rencontre de temps en temps des cas où le cancer débute dans le péritoine et y reste limité jusqu'à la mort. Ce que ces cas présentent de particulier, c'est qu'il y a toujours plus ou moins de douleur, avec épanchement d'une quantité ordinairement considérable de liquide dans la cavité péritonéale, au point de nécessiter souvent la paracentèse pour prévenir l'asphyxie, et présentant sous ce rapport un contraste frappant avec la péritonite tuberculeuse. Vous devrez toujours penser à un cancer du péritoine quand vous constaterez chez des personnes âgées un épanchement dans l'abdomen accompagné de douleur dans la même région. J'ai observé six cas de ce genre, et vous remarquerez que dans deux de ces six cas les malades avaient moins de quarante ans. Je vous rapporterai en détail trois de ces cas, l'un ayant trait à une femme de cinquante et un ans, l'autre à une femme de trente-huit ans et l'autre à une femme de quarante-huit ans (obs. CLIII à CLV). Dans le quatrième, il s'agissait d'une femme rachitique âgée de soixante-dix-huit ans, qui mourut à l'hôpital Middlesex le 10 octobre 1860, dont l'abdomen était considérablement distendu par nombre de litres d'un liquide floconneux, et dont les intestins étaient parsemés sur leur face péritonéale de nombreux petits nodules de cancer du volume de pois cassés. Trois mois avant la mort, elle fut prise de vomissements et de douleur dans l'abdomen, avec émaciation, et six semaines plus tard d'ascite qui augmenta rapidement jusqu'à la mort. Le cinquième avait pour sujet un homme de trente-neuf ans qui mourut le 19 février 1861 à l'hôpital Middlesex et chez lequel je constatai à l'autopsie exactement les mêmes lésions que dans le quatrième cas. Sa maladie avait débuté, deux mois et demi avant sa mort, par de la sensibilité et de la douleur à l'abdomen suivies d'ascite augmentant rapidement. Dans le sixième, il s'agissait d'un batelier âgé de cinquante-quatre ans, qui fut pendant quelques

d'ascite rapportés exclusivement à cette cause, on trouverait très-probablement une condition pathogénique plus exacte, en présence de laquelle le froid ne serait plus qu'une circonstance purement occasionnelle. Telle est d'ailleurs l'opinion de E. Besnier (*Dictionn. encyclop. des sciences méd.*, t. VI, art. ASCITE), qui cite le cas très-curieux, rapporté par Graves, d'un homme *de force athlétique* qui, après avoir travaillé plusieurs jours ayant de l'eau jusqu'aux genoux, fut pris de fièvre, de violentes douleurs abdominales et d'ascite, sans albuminurie. C'était bien le cas d'admettre une hydropisie péritonéale *a frigore* : mais l'autopsie montra que les reins étaient volumineux et le foie petit, déformé et criblé de petites masses globuleuses solides, en un mot, un foie squirrheux.
(*N. d. T.*)

(1) *Op. cit.*, p. 516.

semaines de l'automne de 1863 dans mon service de l'hôpital Middlesex, et dont la maladie commença, trois mois avant la mort, par une lésion à l'abdomen, et dans le péritoine duquel on trouva aussi une accumulation considérable d'un liquide trouble et floconneux, avec des nodules de cancer médullaire répandus sur la surface péritonéale des différents viscères.

Voici les caractères qui vous permettront de reconnaître ces cas :

1° Vous constaterez les phénomènes de la cachexie cancéreuse et peut-être des antécédents d'hérédité cancéreuse.

2° Accumulation d'une grande quantité de liquide dans le péritoine, en dehors de toute affection hépatique, cardiaque ou rénale.

3° Plus ou moins de fièvre, avec émaciation très-prononcée, vomissements, constipation, douleur intense et sensibilité à l'abdomen, se rapprochant de celles qui se produisent dans la péritonite aiguë. Ils diffèrent cependant de cette dernière par l'étendue de l'épanchement : dans la péritonite aiguë ordinaire, la tendance au collapsus est plus marquée, et la marche de la maladie est plus rapide.

4° Il n'est pas rare que des nodules de cancer soient assez volumineux pour être perçus à travers les parois abdominales; mais le diagnostic sera facilité quelquefois par la constatation d'une masse d'épiploon épaissi dans la région ombilicale.

V. La **dégénérescence colloïde** détermine une augmentation considérable du volume de l'abdomen sans épanchement péritonéal. Vous trouverez deux cas de ce genre rapportés dans les *Pathological Transactions* (t. IX, p. 207, et t. XIII, p. 90) par le docteur Vanderbyl et le docteur O'Connor. Tout récemment, vous avez pu observer un cas semblable chez Emma Barrett, âgée de 32 ans, admise à l'hôpital Saint-Thomas le 10 juillet 1875 et morte le 5 septembre suivant. On peut souvent reconnaître ces cas à cette circonstance que l'abdomen se trouve distendu par une masse solide, nodulée, qui agglutine ensemble tous les organes, donnant de la matité partout en avant, mais laissant un espace clair dans les deux flancs. Mais dans quelques cas la tumeur colloïde, de même que le cancer ordinaire, amène une accumulation considérable de liquide dans le péritoine, soit en déterminant une péritonite, ou par la rupture de quelques kystes colloïdes et l'issue de leur contenu, et on a été obligé de recourir à la paracentèse pour rendre la respiration plus libre (obs. CLXIV). Les symptômes, dans ces cas, ressemblent beaucoup à ceux du cancer primitif du péritoine (obs. CLXIII). La douleur et la sensibilité de l'abdomen précèdent souvent les signes d'épanchement pendant plusieurs semaines et les accompagnent toujours; dans la plupart des cas il y a un certain degré de fièvre et des vomissements; mais la tuméfaction est beaucoup plus considérable que dans la péritonite aiguë ordinaire. Dès le début il y a une émaciation rapide, et le cas se termine ordinairement par la mort dans les six mois à partir du début des symptômes. De même que le cancer, on rencontre cette affection chez les gens d'âge moyen ou avancé : sur les neuf cas rapportés dans les *Pathological Transactions*, l'âge a varié entre 37 et 75 ans. Mais la dégénérescence colloïde diffère du cancer du péritoine sous les rapports suivants :

1° Même quand l'abdomen est très-gros, la fluctuation y est souvent très-obscure.

2° Le liquide obtenu par la ponction est gélatineux et quelquefois tellement visqueux qu'il ne peut s'écouler par la canule (1). D'autres fois il est ténu, mais trouble, et contient du sang et des cellules de matière colloïde.

3° On peut sentir parfois à travers les parois abdominales des masses irrégulières ou des tumeurs distinctes.

4° Le malade rend parfois par l'anus un liquide gélatineux ou filant, pareil à du blanc d'œuf (2).

VI. **Hydropisie simple du péritoine.** — Si l'on élimine les causes d'épanchement péritonéal que je viens de passer en revue, il reste pour expliquer sa présence que l'hydropisie simple, dont voici les caractères :

1° Il y a d'abord les signes d'épanchement péritonéal déjà mentionnés (v. p. 440).

2° Absence de douleur et de sensibilité persistantes à l'abdomen, et ordinairement aussi d'appareil fébrile.

L'hydropisie simple du péritoine peut avoir une triple origine. Elle peut être due à :

1° Une maladie des reins;
2° Une maladie des organes thoraciques;
3° Une maladie du foie ou de la veine porte.

Quelques auteurs ont décrit une forme d'ascite qu'ils ont désignée sous le nom d'*idiopathique*, pour indiquer qu'elle est indépendante de toute lésion organique, soit de l'abdomen, soit de toute autre partie du corps. Comme ces cas se terminent ordinairement par la guérison, il peut être difficile d'établir leur pathogénie réelle; mais la plupart sont probablement d'origine ou tuberculeuse (v. p. 449), ou inflammatoire (p. 450).

(1) C'est ce qui est arrivé dans un cas du docteur Dickinson (*Pathol. Trans.*, t. XII, p. 92).

(2) Cela s'est présenté dans deux cas rapportés dans les *Pathological Transactions*, l'un par le docteur Quain (t. III, p. 319) et l'autre par le docteur O'Connor (t. XIII, p. 90).

I. — Hydropisie du péritoine par affection rénale.

Les maladies des reins qui paraissent produire le plus sûrement l'hydropisie péritonéale sont :

a. La *néphrite aiguë*, consécutive à la scarlatine ou résultant d'un refroidissement, quand les reins sont hypertrophiés ou hyperémiés;

b. Le *gros rein blanc*, quand la substance corticale est pâle et hypertrophiée et les tubes urinifères gorgés d'épithélium granuleux et qui n'est souvent qu'une période avancée de la néphrite aiguë, mais qui peut aussi lui être étranger et résulter d'un processus inflammatoire chronique;

c. Le *rein graisseux*, où l'organe est également gros et pâle, mais où les éléments glandulaires sont remplis d'huile. La clinique et l'anatomie pathologique sont d'accord pour montrer que la dégénérescence graisseuse est probablement précédée d'ordinaire de la forme morbide dite *gros rein blanc*.

Chacune de ces trois maladies peut donner lieu à une ascite qui présente les caractères suivants :

1° Il y a une anasarque du tissu cellulaire sous-cutané, qui dès le début est *générale* et qu'on remarque souvent d'abord à la face.

2° Il y a presque toujours des signes manifestes de liquide dans les autres cavités séreuses — les plèvres et le péricarde, aussi bien que dans le péritoine.

3° L'urine est rare, trouble, nuageuse; il y a beaucoup d'albumine et parfois du sang. Au microscope, vous y trouverez ordinairement de l'épithélium rénal et des cylindres de tubes urinifères, de caractère variable suivant l'espèce de maladie rénale, cylindres épithéliaux, hématiques, hyalins, dans la néphrite aiguë, cylindres d'épithélium granuleux dans le rein blanc et cylindres graisseux dans le rein gras.

4° Le facies a une pâleur et un empâtement qui sont presque pathognomoniques.

5° Il y a une disposition à l'urémie et à l'état typhoïde, indiquée par l'état de la langue, qui est sèche et brune, la fétidité de l'haleine, perte de la mémoire, agitation, délire, coma et convulsions.

Tous ces caractères cliniques, vous avez pu les constater dans le cas de James S., qui était dans mon service de *Middlesex Hospital* (obs. CLX).

Pour poser le diagnostic, il faut se rappeler que la plupart des affections rénales prédisposent à l'inflammation des séreuses et que les symptômes de péritonite peuvent ainsi coexister avec ceux de l'hydropisie rénale, et aussi que l'urine peut contenir de l'albumine, bien que l'ascite soit indépendante d'affection rénale (v. p. 290, 297).

Il y a deux formes d'affection rénale chronique qui sont rarement accompagnées d'hydropisie et encore plus rarement d'ascite. Dans le *rein contracté*, *granuleux* ou *goutteux*, il y a ordinairement peu ou pas d'hydropisie, à quelque période que ce soit de la maladie; d'autre part, dans le *rein cireux* ou *amyloïde*, l'anasarque se manifeste rarement jusque peu de temps avant la terminaison fatale, et même alors elle est rarement excessive (v. p. 32). Ces deux affections rénales se distinguent en ce que la quantité d'urine est augmentée et qu'on n'y constate pas de cylindres de tubes urinifères; mais dans le rein contracté, la densité de ce liquide est très-faible et hors de toute proportion avec le degré de la dilution, l'albumine y est en très-petite quantité ou même manque complétement; il y a souvent dans ces cas des antécédents de goutte et une disposition marquée à l'urémie. Dans la dégénérescence cireuse des reins, la densité de l'urine est aussi très-faible, mais elle est en rapport avec le degré de la dilution, il y a une forte proportion d'albumine et il y a peu de tendance aux symptômes urémiques; de plus, dans la plupart des cas, on constate les signes de dégénérescence cireuse du foie et de la rate, une diarrhée qui épuise le malade, et il y a eu antérieurement un écoulement purulent prolongé.

II. — Hydropisie du péritoine par affection thoracique.

L'ascite résulte souvent d'une entrave apportée à la circulation générale par les diverses affections de la poitrine, et surtout par les lésions valvulaires du cœur. Les lésions de la valvule mitrale et l'insuffisance tricuspide, qu'elle soit secondaire à une lésion mitrale ou à la bronchite chronique et l'emphysème, sont plus aptes à produire l'hydropisie et l'ascite que les lésions des valvules aortiques. Une tumeur comprimant la veine cave inférieure au-dessus de sa jonction avec la veine hépatique peut avoir le même résultat.

L'hydropisie péritonéale due à des affections qui entravent la circulation à travers le cœur ou les poumons, présente les caractères suivants :

1° Avant qu'il y ait la moindre ascite, il y a de l'anasarque qui débute par les pieds et monte graduellement, et même quand le ventre devient enflé, l'enflure des jambes est hors de proportion avec l'ascite.

2° Il y a eu de la dyspnée avant qu'aucune enflure ne paraisse à l'abdomen. Quand l'ascite est considérable, quelle qu'en soit la cause, il y a ordinairement plus ou moins de dyspnée par la pression du liquide qui entrave l'action du diaphragme et des muscles abdominaux. L'hydropisie d'origine thoracique présente cela de particulier que la dyspnée précède l'ascite et que son intensité est hors de proportion avec celle de l'hydropisie.

3° Les affections intrathoraciques qui causent l'hydropisie donnent lieu en même temps à plus ou moins de lividité des lèvres, de la face et des extrémités.

4° Il y a les signes physiques et les symptômes d'une affection valvulaire du cœur, ou d'une ancienne maladie pulmonaire. Même quand le siége primitif de l'obstruction est dans le cœur, il y aura des signes manifestes de congestion ou d'œdème pulmonaire, ou de bronchite, ou d'apoplexie pulmonaire, etc.

5° Dans le cas de tumeur comprimant la veine cave inférieure, il y aura : *a*, les signes physiques de la tumeur ; *b*, des indices de sa pression sur d'autres parties, telles que l'œsophage ou le poumon ; *c*, un développement et une progression de l'anasarque plus rapides que dans les cas ordinaires d'obstruction cardiaque ; et *d*, grand développement et flexuosité des veines superficielles de la poitrine et de l'abdomen.

III. — Hydropisie péritonéale par lésion du foie ou de la veine porte.

L'ascite qui résulte d'obstacle apporté à la circulation dans le tronc de la veine porte ou dans ses branches intrahépatiques, est celui qui doit le plus particulièrement nous intéresser ici : aussi ne me bornerai-je pas à examiner les caractères de l'ascite par obstruction porte en général, mais aussi ceux qui appartiennent aux diverses causes de cette obstruction. Voyons tout d'abord quels sont les caractères distinctifs de l'ascite par obstruction porte en général.

1° L'hydropisie par obstruction porte non compliquée débute par l'abdomen. Les jambes ne sont envahies que consécutivement et par suite de la pression du liquide ascitique sur la veine cave inférieure. Il y a cependant des exceptions à cette règle. Des malades vous diront parfois qu'ils ont remarqué une légère enflure des jambes aussitôt que le ventre a commencé à grossir ; mais il est à remarquer que dans ces cas, l'enflure des jambes est légère et hors de proportion avec celle de l'abdomen, et que quand le malade se met au lit elle diminue ou disparaît entièrement, tandis que l'ascite reste stationnaire ou augmente. Toutefois, les tumeurs du foie qui font saillie à sa surface, comme dans le cancer et la cirrhose, et qui compriment à la fois la veine porte et la veine cave inférieure dans le hile à la partie postérieure du foie, peuvent produire une hydropisie permanente des jambes en même temps que de l'abdomen. Enfin, il y a des cas d'induration chronique du foie avec obstruction porte qui sont consécutifs à des affections thoraciques qui entravent la circulation générale, et que j'ai signalés ailleurs (p. 284) ; dans de tels cas, l'ascite sera précédée d'hydropisie des jambes et on ne pourra guère découvrir l'obstruction porte ajoutée à l'obstruction générale, à moins que l'hydropisie péritonéale ne soit très-prépondérante.

2° Il n'y a aucun signe d'hydropisie à la face, aux bras ou à la partie supérieure du tronc.

3° La dyspnée accompagne souvent l'enflure quand celle-ci est considérable, mais elle ne la précède pas, sauf dans la circonstance que j'ai déjà indiquée (p. 292).

4° Il n'y a pas d'albuminurie s'il n'y a pas d'affection rénale concomitante. Il y a cependant, sur ce point, une source d'erreur. L'ascite peut, par elle-même, quand elle est considérable, par suite de la pression du liquide sur les veines rénales, faire paraître de l'albumine dans l'urine, l'albuminurie cessant dès que la pression cesse sous l'influence de la paracentèse. Vous devez également vous rappeler que l'albuminurie ne pourra recevoir cette explication, à moins que l'ascite soit tellement considérable qu'elle détermine une tension énorme des parois abdominales. S'il y a en même temps bouffissure de la face, ou œdème des bras ou de la partie supérieure du tronc, ou la présence de cylindres granuleux ou graisseux dans l'urine, on ne pourra guère douter de l'existence d'une affection rénale indépendante.

5° Dans l'hydropisie d'origine hépatique, l'urine est ordinairement rare, fortement colorée et chargée d'urates et de matières pigmentaires. L'absence de ces signes serait un puissant argument contre le cancer ou la cirrhose du foie.

6° L'ascite est accompagnée par d'autres indices de l'obstruction porte, tels que l'augmentation de volume de la rate, le développement et la flexuosité des veines superficielles de l'abdomen, des hémorrhoïdes, une gastro-entérite et des hémorrhagies stomacales ou intestinales, dont je vous ai parlé dans une autre leçon (v. p. 288). Le développement des veines superficielles de l'abdomen est dû à la circulation collatérale établie par les plexus hémorrhoïdaux entre les branches de la veine porte et celles de la veine cave inférieure, mais il est loin d'être un indice certain de l'existence d'une obstruction porte. On observe constamment la même apparence dans l'ascite par lésion cardiaque, et quelquefois quand l'ascite résulte de la pression d'une tumeur ou même d'un épanchement considérable sur la veine cave inférieure. Mais, dans ces cas, il y aura aussi en même temps un état variqueux des veines des jambes, bien que dans le cas de compression de la veine cave inférieure cet état puisse être en grande partie empêché par un grand développement de la veine azygos. Il ne faut pas oublier non plus que les veines épigastriques peuvent, sans être nullement plus grosses, être rendues plus visibles, quand l'ascite est considérable, par l'extension que prennent les parois abdominales et la résorption de la graisse sous-cutanée.

7° Il y a peu ou point de fièvre, et l'abdomen n'est pas sensible, sauf au niveau du foie.

8° Vous serez souvent aidés dans votre diagnostic par d'autres indices d'affection hépatique, tels qu'augmentation ou diminution de volume, présence de nodules, sensibilité au niveau du foie, ictère, flatulence, etc.; mais rappelez-vous aussi que tous ces signes peuvent manquer ou être mal définis.

9° Le liquide obtenu par la paracentèse est une sérosité claire, jaune paille, d'une densité entre 1012 et 1016, et contenant une grande quantité d'albumine, mais ni urée, ni sang, ni produits inflammatoires.

Nous avons maintenant à examiner quelles sont les affections du foie qui sont le mieux de nature à déterminer l'ascite. Et tout d'abord, il faut faire remarquer qu'il y a certains états morbides du foie qui ne donnent que rarement lieu à l'ascite. Le foie gras (v. p. 46) et l'hypertrophie simple (p. 53) ne l'occasionnent jamais quand il n'y a pas de complication, et la congestion simple, bien rarement (p. 136), à moins qu'il n'y ait obstruction mécanique de la circulation dans la poitrine. L'abcès (pp. 171, 189) et la tumeur hydatique (pp. 56, 104) n'amènent pas d'épanchement péritonéal, sauf dans les cas rares où la tumeur exerce une pression directe sur le tronc de la veine porte, où il y a rupture du kyste, ou s'il survient une péritonite.

L'ascite accompagne plutôt la dégénérescence cireuse ou amyloïde du foie (p. 31) qu'aucune autre des affections de cet organe que je vais indiquer, mais même encore dans ces deux maladies elle est rare. Frerichs ne l'a constatée que 8 fois sur 23 cas, et dans 4 de ces 8 cas elle était due à une péritonite aiguë intercurrente (1). Quand elle n'est pas d'origine inflammatoire, elle est probablement due à l'engorgement cireux des ganglions lymphatiques de la scissure du foie, comprimant le tronc de la veine porte, ou à une péritonite ou une cirrhose concomitante (pp. 31, 45). On comprend que la dégénérescence cireuse du foie puisse ne pas s'accompagner d'ascite, parce que ce sont les branches de l'artère hépatique et non celles de la veine porte qui sont impliquées dans la maladie. L'épanchement péritonéal dû à une dégénérescence cireuse du foie se reconnaîtra aux caractères suivants (v. aussi p. 29) :

1° Le foie est augmenté de volume; il est résistant, indolent, et sa surface est unie, mais nodulée dans de très-rares cas (pp. 30, 45).

2° Augmentation de volume de la rate.

3° Grande quantité d'albumine dans l'urine, avec peu ou pas d'anasarque, et ces autres caractères de l'urine que je vous ai indiqués dans ma leçon sur l'affection cireuse du foie (pp. 32, 33). Toutefois, dans

(1) *Op. cit.*, p. 433, 2e éd. de la traduction française.

cette maladie, l'albuminurie n'est pas constante. Depuis que je vous ai fait la leçon dont il s'agit, vous avez eu l'occasion de voir dans les salles deux cas d'engorgement cireux considérable du foie et de la rate où les reins étaient si peu intéressés qu'il n'y avait pas d'albumine dans l'urine.

4° Anémie profonde.

5° Symptômes antérieurs ou actuels d'affection osseuse ou articulaire, d'ulcère suppurant, de phthisie ou de syphilis constitutionnelle.

Les affections du foie qui donnent le plus communément lieu à l'obstruction porte avec ascite sont :

1° La cirrhose et les autres formes de l'hépatite interstitielle ;

2° Le cancer du foie ;

3° La périhépatite ;

4° La thrombose ou l'obstruction du tronc de la veine porte.

Dans la pratique, c'est surtout aux deux premières que vous aurez affaire ; les autres se présentent beaucoup plus rarement.

1° Ascite par hépatite interstitielle.

La cirrhose et les autres formes de l'hépatite interstitielle sont de beaucoup les causes les plus ordinaires de l'obstruction porte avec ascite consécutive. Il ne faut pas oublier que dans ces cas le foie n'est pas nécessairement rétracté, et que même l'étendue de sa matité peut être considérablement augmentée. Les caractères cliniques de l'ascite par hépatite interstitielle ont été présentés ailleurs (v. pp. 143, 287).

2° Ascite déterminée par un cancer du foie.

Le cancer du foie est souvent accompagné d'épanchement dans le péritoine, mais la quantité de liquide est ordinairement petite, comparée à celle qu'on observe dans la cirrhose ; d'autre part le foie est dans la plupart des cas gros et nodulé. Dans bien des cas, l'ascite a une origine inflammatoire et est accompagnée de douleur, de sensibilité et autres symptômes de péritonite pendant la vie ; quant au liquide, il contient des flocons de lymphe, et même du sang par suite de la rupture de la capsule qui recouvre quelques-uns des amas cancéreux.

La présence de nodules isolés de cancer peut déterminer une augmentation considérable du volume du foie sans qu'il y ait pour cela de l'ascite, si la circulation porte se fait encore suffisamment dans les parties saines de la substance glandulaire qui entoure les points cancéreux. L'ascite ne se produit guère dans ces cas que si le tronc de la veine porte est comprimé dans la scissure porte par des ganglions lymphatiques cancéreux, par une production cancéreuse partie de la substance même du foie, ou par le tissu connectif de nouvelle formation qui résulte de la périhépatite (V. obs. LXXXVI, p. 223). Mais dans le cancer infiltré, les divisions intrahépatiques de la veine porte sont détruites à mesure que la lésion progresse, et par suite, lorsque celle-ci s'étend partout, il y a presque toujours de l'ascite.

J'ai indiqué ailleurs (v. p. 216) les caractères cliniques de l'ascite résultant d'un cancer du foie.

3° Ascite résultant de périhépatite.

Lorsque la lymphe plastique exsudée dans la scissure porte s'organise, elle peut exercer une certaine constriction sur le tronc de la veine porte et donner lieu à tous les phénomènes de l'obstruction porte. En général cette formation de tissu connectif s'étend à toute la surface du foie et aussi dans son intérieur, et y développe une des formes de l'hépatite interstitielle que j'ai déjà signalée. Mais la périhépatite est bien plus souvent consécutive à une affection du foie telle que la cirrhose ou le cancer. Quand elle est primitive, elle est ordinairement d'origine syphilitique. D'après le docteur Fagge, on observerait à Guy's Hospital un cas mortel d'ascite par périhépatite pour cinq d'hydropisie par cirrhose, et l'urine est beaucoup plus souvent albumineuse dans le premier cas que dans l'autre (1).

4° Ascite par thrombose ou obstruction du tronc de la veine porte.

Sous l'influence de diverses causes, il peut se former dans la veine porte des caillots qui en obstruent la circulation.

a. Une lésion des tuniques de la veine peut déterminer la formation de ces caillots. On a prétendu à un moment que les caillots, dans la veine porte aussi bien que dans les autres parties du système veineux, résultaient presque toujours d'une inflammation des tuniques de la veine, c'est-à-dire d'une phlébite; mais dans l'état présent de nos connaissances, il est douteux que l'inflammation des parois de la veine (indiquée par l'épaississement, l'adhérence de son contenu, etc.) ne soit pas souvent la conséquence plutôt que la cause de la coagulation. Toutefois on a cité un nombre considérable de cas où la calcification des parois de la veine porte a transformé la veine en un tube étroit et rigide qui dès lors a été bouché subitement par un caillot. Vous trouverez un cas intéressant de ce genre rapporté par le docteur Andrew Clark dans le 18e volume des *Pathological Transactions* (p. 61), et bon nombre d'indications de cas analogues réunis par Frerichs (2).

b. Bien des cas de thrombose du tronc de la veine porte sont consé-

(1) *Guy's Hosp. Rep.*, 1875, t. XX.
(2) *Op. cit.*, p. 703.

cutifs à des affections de la substance glandulaire du foie qui amènent l'obstruction ou la destruction des divisions du vaisseau : c'est ainsi qu'agissent les diverses formes d'hépatite interstitielle et le cancer infiltré. L'obstruction dans ces cas débute par les ramifications et s'étend au tronc de la veine.

c. La thrombose de la veine porte peut être l'effet de la compression exercée sur la veine par un engorgement ganglionnaire cancéreux (pp. 216, 465), ou cireux (pp. 443, 463), ou tuberculeux, par le tissu connectif d'une périhépatite ancienne (pp. 284, 464), des tumeurs se projetant du foie, ou des tumeurs du pancréas, de l'épiploon, etc. Si la compression est assez forte, le vaisseau peut être aplati et ses parois se trouver apposées; plus généralement la compression ne fait que retarder la circulation et favoriser la coagulation.

d. Enfin, dans certains cas, la thrombose de la veine porte paraît résulter d'un simple affaiblissement de la circulation ou d'une disposition anormale du sang à la coagulation.

Les symptômes de thrombose du tronc de la veine porte sont ceux que je vous ai déjà décrits (p. 287) comme résultant de l'obstruction ou de l'oblitération des ramifications du vaisseau dans l'atrophie chronique, mais sous une forme exagérée. Ce sont :

1° Développement rapide d'une ascite des plus intenses, nécessitant souvent la paracentèse pour parer à l'asphyxie et se reproduisant immédiatement après l'opération.

2° Développement rapide des veines superficielles de l'abdomen qui ressemblent à des cordes.

3° Vomissements et diarrhée incessants.

4° Dans bien des cas, hémorrhagies abondantes par l'estomac et les intestins. C'est même parfois le premier et le plus important symptôme, et le malade meurt par syncope avant que l'ascite ait eu le temps de se produire, etc.

5° Augmentation de volume de la rate.

6° L'obstruction du tronc de la veine porte est dans la plupart des cas rapidement mortelle; mais si elle ne l'est pas, elle amène l'atrophie du foie (1). Un foie atrophié peut ainsi être la cause ou l'effet de l'obstruction porte.

Je me suis efforcé, dans les considérations qui précèdent, de vous présenter succinctement, et peut-être un peu dogmatiquement, les caractères distinctifs de l'ascite suivant les différentes causes qui lui donnent naissance. Il faut vous rappeler cependant que, dans la pra-

(1) Voyez, par exemple, un cas rapporté par le docteur Dickinson dans les *Pathological Transactions*, t. XIV, p. 63.

tique, vous trouverez des cas où plusieurs causes agiront concurremment. Ainsi, je vous ai plus d'une fois fait remarquer que l'obstruction porte peut être consécutive à l'embarras de la circulation cardiaque ou pulmonaire, et je vous ai montré aussi que l'ascite peut résulter de l'une quelconque de ces causes indépendamment de l'autre. Ensuite, bien que, comme nous l'avons vu, l'albuminurie puisse être produite par l'ascite (p. 290), il est tout à fait possible, et il n'est même pas rare de rencontrer une affection rénale concurremment avec une obstruction porte. Les excès alcooliques, qui sont une cause si puissante de cirrhose hépatique, contribuent aussi dans bien des cas à produire la néphrite ou la dégénérescence graisseuse des reins. Enfin, la thrombose du tronc de la veine porte résulte souvent d'obstruction des ramifications intrahépatiques du vaisseau, et quand cela se présente, les symptômes d'obstruction porte légère peuvent être suivis subitement de ceux d'obstruction complète.

Traitement de l'épanchement péritonéal.

Etant donné un cas d'épanchement péritonéal, le traitement devra être tout à fait subordonné à la cause qui le produit : vous comprendrez donc combien il importe d'être à même de reconnaître dans chaque cas particulier la cause, ou, s'il y en a plusieurs, celle qui prédomine. Pour le moment, il serait hors de propos, désirant concentrer votre attention sur les affections du foie, d'exposer le traitement qui peut convenir aux diverses maladies susceptibles de donner lieu à l'ascite. D'autre part, je vous ai déjà décrit le traitement qui convient à l'ascite et aux autres symptômes résultant de l'obstruction porte. Il est inutile de récapituler les remarques que je vous ai présentées là-dessus quand je vous ai entretenus de l'atrophie chronique du foie (p. 295).

Toutefois, pour graver plus profondément dans votre esprit les considérations que je viens de vous exposer sur les caractères distinctifs de l'épanchement péritonéal suivant ses diverses causes et les règles que je vous ai indiquées dans mes leçons théoriques sur la Médecine pour le traitement des diverses maladies qui peuvent donner lieu à l'ascite, je vais vous rapporter les particularités de quelques cas que vous avez pu, sauf trois exceptions, suivre dans nos salles.

L'observation CXLVIII a montré d'abord les points de distinction entre le liquide d'un kyste de l'ovaire et le liquide péritonéal ; mais plus tard, la pénétration de l'air dans la cavité kystique a remarquablement modifié les signes physiques. Une erreur de diagnostic pouvait très-vraisemblablement être commise par un observateur peu attentif, par suite de la coïncidence de l'albuminurie et de l'hydropisie générale. Ce cas est remarquable par son mode rare de terminaison : le kyste ovarien s'est en effet ouvert dans le rectum. Pas un semblable cas n'est rapporté dans toutes les séries des *Pathological Transactions* : dans le 14e volume (p. 201), le Dr Bristowe a rapporté un cas où il y avait une communication entre le rectum et un kyste de l'ovaire ; mais dans ce cas, il y avait une ulcération tuberculeuse étendue de l'intestin et la perforation se fit de l'intestin vers l'ovaire. Vous devez vous rappeler que dans le cas d'Élisabeth C., nous avons pu diagnostiquer non-seulement l'existence d'une tumeur de l'ovaire, mais aussi la rupture du kyste dans quelque portion de l'intestin. Après l'avoir détaché du sujet, le kyste s'affaissa et se rétracta, de sorte qu'on ne peut avoir une idée juste, d'après la préparation qui a été conservée, du volume de ce kyste avant sa rupture.

OBS. CXLVIII. — *Tumeur kystique de l'ovaire, ouverte dans le rectum. — Pénétration de l'air dans le kyste. — Atrophie du lobe droit du foie et hypertrophie complémentaire du lobe gauche.*

Élisabeth C., âgée de 37 ans, fut admise le 23 août 1866 à Middlesex Hospital. Elle a été mariée deux fois, mais n'a eu qu'un enfant en 1852 ; et même mort-né. Jamais de fausse couche. Menstruation régulière, la dernière époque a cessé le jour de l'entrée de la malade à l'hôpital. A seize ans, elle a eu une scarlatine qui l'a tenue six semaines couchée, mais elle ne peut dire si elle a eu un peu d'hydropisie. Depuis, elle a toujours souffert dans le dos, et pendant les huit dernières années elle a été sujette à une hydropisie générale et à des attaques d'érysipèle de la face. Dix-huit mois avant son entrée, elle a commencé à remarquer à la partie inférieure de l'abdomen une enflure qui a progressé lentement.

A son entrée, l'abdomen est considérablement distendu par une tumeur qui s'élève au-dessus du pubis et gagne jusqu'au-dessus de l'ombilic. Elle paraissait siéger dans la partie médiane de l'abdomen, mais on pouvait la rapporter plutôt au côté gauche du bassin qu'au côté droit. Matité et fluctuation distincte ; au delà de la tumeur, la percussion donnait dans les deux flancs un son tympanique. Les extrémités inférieures étaient très-enflées, œdémateuses et sensibles, et la face légèrement bouffie. Signes cardiaques et pulmonaires normaux, mais l'étendue de la matité du foie et de la rate est augmentée. Beaucoup d'albumine dans l'urine, avec cylindres épithéliaux et graisseux ; densité 1016. Pouls à 96 et faible. Parfois des vomissements. Le 25 août, la malade commence à avoir de la diarrhée ; les garde-robes contenaient du sang et la tumeur était le siége d'une vive sensibilité.

Le 31 août, la diarrhée persistait ; pas de douleur pendant la défécation ; langue nette et très-rouge ; haleine très-forte.

Le 10 septembre la diarrhée n'est pas arrêtée, bien qu'on ait eu largement recours aux astringents. Langue sèche et brune et haleine très-fétide. La malade était dans une prostration extrême, somnolente (peut-être à cause de l'opium) ; parfois du délire. Pas de frissons ni de transpirations, pas de diminution dans le volume de la tumeur, dont la circonférence est la même qu'au moment de l'admission (36 pouces).

Le 11 septembre, les garde-robes contenaient une certaine quantité de pus qui continua à être évacué pendant trois jours, et le 17 septembre tous les signes de la tumeur avaient disparu, la percussion donnait le même son tympanique au-dessus du pubis que dans les flancs.

Après cela, un peu de diarrhée. La malade continua cependant à décliner et mourut le 19 septembre.

A l'*autopsie*, couche épaisse de graisse sous-cutanée. Cœur et poumons sains. Foie pesant environ 1 500 grammes. Le lobe droit était très-atrophié, les lobules y étaient extrêmement marqués, mais le lobe gauche était très-augmenté de volume, il avait près de trois fois le volume du droit; le tissu paraissait sain. La rate pesait environ 560 grammes; elle était très-ferme et présentait les caractères typiques et la réaction de la dégénérescence cireuse. Les deux reins pesaient ensemble environ 520 grammes; ils étaient lisses, couleur jaune pâle, la substance corticale très-hypertrophiée et les cellules glandulaires chargées d'huile. En ouvrant l'abdomen, on ne voyait pas de tumeur tout d'abord; les intestins étaient massés vers le pubis; mais en écartant quelques anses intestinales, on découvrit un kyste affaissé, à peu près gros comme une noix de coco et siégeant à la place qu'occupe normalement l'utérus. En examinant plus attentivement, on constate que c'est un kyste de l'ovaire gauche qui s'est vidé de lui-même dans l'intestin à 4 pouces de l'anus, par une ouverture grande à peu près comme une pièce de 50 centimes; ses parois étaient fibreuses et avaient près d'un demi-pouce d'épaisseur, et il renfermait un peu de pus altéré très-fétide. La courbure sigmoïde du côlon passait transversalement à droite sur la partie supérieure de la tumeur à laquelle il était solidement adhérent. L'extrémité libre de l'appendice vermiforme lui était aussi adhérente. Pas d'ulcération de la muqueuse du rectum autour de l'ouverture du kyste ovarien.

Le cas suivant est très-remarquable et montre la difficulté que peut introduire dans le diagnostic une augmentation considérable de volume de la vessie. Chez une femme, les signes physiques auraient tout d'abord suggéré l'idée d'une tumeur ovarienne; mais chez un homme, ils ne semblaient explicables qu'en admettant un kyste hydatique du foie, et c'est en raison de cela que le chirurgien qui donnait des soins à ce malade pratiqua la paracentèse. Le grand volume de la tumeur, l'affirmation du malade qu'elle avait débuté au-dessus de l'ombilic, la circonstance que la plus grande circonférence de l'abdomen se trouvait à 3 pouces au-dessus de l'ombilic, et l'absence complète des symptômes urinaires éloignaient complétement de l'idée que la vessie pût être le siége primitif du mal. Un pareil cas n'aurait guère de chance de se produire chez une femme, et l'enseignement qu'on peut en tirer, c'est que toutes les fois que vous rencontrerez les signes physiques qui existaient dans ce cas, et surtout s'ils se présentent chez un homme âgé, la première chose à faire, c'est d'introduire un grand cathéter prostatique dans la vessie et de le pousser le plus loin possible. Il est bon de faire remarquer toutefois que, dans ce cas, la ponction ne fut suivie ni d'extravasation de l'urine, ni de signes de péritonite, et que la cause immédiate de la mort parut être une hémorrhagie passive de la muqueuse vésicale par suite de la soustraction brusque de l'urine.

OBS. CXLIX. — *Augmentation de volume de l'abdomen par distension de la vessie, prise pour une tumeur hydatique du foie. — 13 litres et demi d'urine retirée par la paracentèse.*

M. F., avancé en âge, de petite taille, l'air chétif et faible, consulta au commencement de juin 1866 un éminent chirurgien à l'obligeance duquel je dois les particularités de ce cas. Ce monsieur assura que jusque il y a trois ans, il avait toujours joui d'une santé parfaite et avait mené une vie active. Il remarqua alors pour la première fois, *au-dessus de l'ombilic*, une tumeur qui continua à augmenter, mais ne lui occasionna que peu de gêne jusqu'au commencement du mois de mars dernier, où sa respiration devint courte, où il se mit à maigrir, à perdre de ses forces et à devenir nerveux. Dans les premiers jours de mai, la jambe et la cuisse gauches commencèrent à enfler et à s'œdématier; mais au bout de deux semaines, le gonflement disparut. Pendant plusieurs semaines il avait éprouvé de fréquents vomissements après le repas. Malgré tout cela, il s'était senti de force à faire tous les jours une promenade de quelques heures à cheval jusqu'au moment où il consulta. Voici dans quel état on le trouva alors. Il présentait les apparences caractéristiques d'une affection abdominale. Face amaigrie et cadavéreuse, mais non ictérique; abdomen considérablement développé, occupé par une tumeur de surface uniforme et de forme ovale dont l'extrémité étroite se trouve en haut. Le cartilage ensiforme et les côtes inférieures à droite et à gauche sont élevées; la tumeur paraît naître de derrière elles, et remplir complétement la portion antérieure de l'abdomen. La fluctuation y est distincte dans tous les points, mais est particulièrement marquée au-dessus de l'ombilic; partout on y trouve de la matité; mais dans les deux flancs, quelque position que prenne le malade, il y a un son tympanique. La plus grande largeur de l'abdomen est à 3 pouces *au-dessus* de l'ombilic où la circonférence mesure 43 pouces; la distance du pubis au cartilage xyphoïde est de 21 pouces. On voit quelques veines bleues courant sur les parois abdominales. Bruits du cœur faibles, mais normaux sous les autres rapports. Urine abondante, densité 1010, légèrement acide et contenant une trace d'albumine. Il a uriné trois ou quatre fois dans la journée et une fois dans la nuit, toujours à plein jet et avec la sensation qu'il avait complétement satisfait un besoin. Le malade a constamment insisté sur ce point qu'il n'a jamais éprouvé le moindre symptôme du côté des voies urinaires, ni gêne dans la miction; mais plus tard, quand la vessie eut été ponctionnée, il raconta que depuis quelques années il avait l'habitude de s'asseoir pour uriner, parce qu'il avait reconnu que l'urine venait plus facilement quand il prenait cette position.

Le 5 juin, on ponctionna l'abdomen avec un trocart capillaire à mi-chemin entre l'ombilic et le cartilage xyphoïde, et l'on retira ainsi 13 litres et

600 grammes d'urine; l'évacuation dura deux heures et pendant ce temps la tumeur disparaissait lentement. Le liquide avait une couleur jaune paille pâle, densité 1010, faiblement acide, légèrement albumineuse, et avait une odeur urineuse. Un échantillon qu'on m'adressa pour en faire l'analyse contenait de l'urée et quelques corpuscules sanguins.

6 juin. Le malade a passé une bonne nuit, mais il n'a pas uriné depuis l'opération. Le matin, on retire par le cathétérisme un quart de litre d'urine *très-foncée*, et le soir 3/4 de litre. L'abdomen a grossi de nouveau.

7 juin. Le malade a encore passé une bonne nuit et n'éprouve aucun symptôme général. On retire dans la matinée 3/4 de litre d'urine foncée, et à 3 heures de l'après-midi encore trois litres, et à mesure que l'urine coulait la tumeur s'affaissait de nouveau et le ventre devenait tout à fait plat. On essaya de fixer un cathéter à demeure, mais il ne tarda pas à s'échapper. Pendant l'heure passée à vider la vessie, le malade s'est senti très-faible et bientôt après il a eu un frisson et s'est évanoui en se levant pour essayer d'uriner : on a administré largement des stimulants, et la syncope ne reparut pas, mais il a eu une nuit agitée et il a vomi plusieurs fois.

8 juin. On a vidé la vessie deux fois, le matin et le soir, et on a remarqué qu'il y avait beaucoup de sang mélangé à l'urine. Le malade a vomi quatre fois dans la journée; prescriptions : acide gallique et glace.

9 juin. Le malade est beaucoup plus faible et l'urine retirée par le cathéter est presque noire par la quantité de sang qu'elle contient. A 8 heures du soir il tombe dans un état de collapsus qui persiste jusqu'à la mort, qui a lieu dans la nuit, à 3 heures du matin.

Autopsie. — Pas de signe de péritonite; la vessie est affaissée et est appliquée contre les intestins, remplissant presque complétement la partie antérieure de l'abdomen, et son sommet étant à 1 pouce et demi du cartilage ensiforme. Le péritoine se réfléchissait de la vessie sur la paroi abdominale à 1 pouce de l'ombilic. Petit point rouge, pareil à une piqûre de puce, près le fond de la vessie correspondant au lieu de la ponction. La vessie contenait une quantité considérable d'urine sanguinolente; sa tunique musculaire était épaissie; la muqueuse présentait des plis saillants, qui étaient très-rouges et congestionnés, les espaces compris entre eux étaient pâles. Uretères dilatés, reins sacculés; dans le rein gauche il ne restait plus que peu de tissu glandulaire. Prostate énormément hypertrophiée, remplissant presque la cavité pelvienne.

Le cas suivant s'est présenté dans ma pratique privée. Il est semblable au dernier, sauf que le malade était plus jeune et qu'il se rétablit très-bien, résultat que je considère comme assez exceptionnel dans de pareilles circonstances.

OBS. CL. — *Distension de la vessie prise pour une ascite.*

Le 3 mars 1876, M. Samuel L., âgé de 46 ans, fut amené à ma consultation. Il était en proie à de vives souffrances. Il m'apprit que deux médecins homœopathes, dont un consultant d'une certaine renommée, avaient diagnostiqué une affection du foie avec hydropisie, et avaient dit que le cas était sans espoir. En examinant, je trouvai l'abdomen considérablement distendu, la circonférence à l'ombilic étant de 38 pouces et demi; il y avait 9 pouces du cartilage xyphoïde à l'ombilic et 5 1/2 de ce dernier au pubis. La tumeur était évidemment due à du liquide qui s'était enkysté, qui se trouvait en avant des intestins et s'élevait du bassin jusqu'à un pouce du sternum. Le kyste occupait le milieu de l'espace compris entre les deux flancs, qui étaient sonores à la perçussion. Le malade me dit que depuis nombre d'années il avait un rétrécissement qui ne l'avait gêné en rien et qu'il avait joui d'une bonne santé jusques il y a douze mois, où le ventre se mit à grossir lentement. Trois semaines avant, il avait pris un bain froid, et depuis lors il avait été obligé de lâcher de l'eau toutes les heures, et ce n'était pas sans quelque difficulté. Il évacuait cependant chaque fois une quantité très-convenable et l'urine était normale. On n'avait fait aucune tentative pour le sonder. Il n'y avait aucun symptôme d'affection du foie.

Je conseillai au malade de voir un chirurgien et de se faire sonder. Il n'en fit rien, et dans la nuit du 4 mars je fus mandé en toute hâte pour le voir, parce qu'il croyait qu'il allait mourir. Sur mon invitation, il envoya chercher M. Berkeley Hill, qui arriva avec un cathéter approprié. L'instrument fut un peu arrêté au col de la vessie, mais néanmoins il pénétra et l'on put retirer un peu plus de 4 litres d'urine claire et normale. Immédiatement la tumeur abdominale s'affaissa. On pensa qu'il valait mieux ne pas vider complétement la vessie, mais on appliqua un bandage autour de l'abdomen, et le lendemain matin on retira encore deux litres et demi d'urine.

Il n'y eut pas d'accidents consécutifs. On passa le cathéter régulièrement deux fois par jour. Le 15 mars, le malade était très-bien et retournait à ses occupations. En octobre, sa santé continuait à être excellente et la tumeur n'avait pas reparu.

Dans le cas suivant, il y eut un épanchement péritonéal par suite de péritonite aiguë.

OBS. CLI. — *Épanchement péritonéal par péritonite aiguë due à un coup de pied sur une hernie congénitale.*

Herbert R., âgé de 12 ans, fut admis à l'hôpital Middlesex le 28 octobre 1866. Il avait depuis quatre ans une hernie inguinale à droite, mais elle ne lui avait jamais causé grande gêne, et en dehors des maladies infectieuses de l'enfance, il avait joui d'une bonne santé jusque deux jours avant son admission. Le matin du 26 octobre, il reçut un coup de pied dans le testicule droit. Il en résulta une douleur très-intense dans cet organe; néanmoins l'enfant put se rendre à l'école. Dans l'après-midi, il eut un frisson qui dura une demi-heure, fut suivi de diarrhée, et plus tard dans la soirée de vomissements et de douleur à l'épigastre, s'étendant de là à tout l'abdomen. Durant toute la journée du 27 et la nuit suivante, il eut de fréquents frissons et des vomissements et une diarrhée intense avec garde-robes couleur claire.

A son admission, le pouls est à 144, la température à 40°, les respirations sont au nombre de 34 et thoraciques; l'abdomen est distendu et extrêmement sensible, surtout dans l'aine droite. Le testicule droit est très-gros et d'une sensibilité excessive; signes cardiaques et pulmonaires normaux. L'enfant n'entendait pas et avait les idées confuses, comme quelqu'un en proie à la fièvre. On fit appliquer sur le ventre des cataplasmes laudanisés, et dans les 24 heures qui suivirent son admission, il prit à l'intérieur trente centigrammes d'opium. Sous l'influence de ce traitement, les symptômes aigus se dissipèrent, la douleur et les vomissements diminuèrent et la diarrhée cessa, mais il n'y eut pas d'amélioration matérielle. La langue devint sèche et brune, la prostration augmenta; les joues se creusèrent, les traits devinrent pincés; parfois du délire.

Le 30 octobre, la température était normale (36°, 6), mais le pouls était à 132. L'abdomen était encore plus distendu, et en frappant légèrement dessus, on y reconnaissait la présence évidente de liquide. Constipation; les vomissements ont reparu. Le 1er novembre, la température est la même que l'avant-veille, mais l'état général n'est pas meilleur.

Le diagnostic fut qu'on avait affaire à une péritonite aiguë déterminée par un traumatisme du scrotum, l'inflammation s'étant propagée du sac herniaire au péritoine. Toutefois un médecin qui suivait ma visite émit l'idée qu'une portion d'intestin pouvait bien être le siége d'un étranglement par le collet du sac; mais, bien que cette opinion eût pour elle ce fait que l'enfant n'était pas allé à la selle depuis son admission, il faut faire remarquer que les jours précédents il y avait eu du relâchement et que la constipation s'expliquait très-bien par la dose d'opium administrée à la suite. Un chirurgien de mes collègues qui, sur ma demande, vit le malade en mon absence, pensa cependant qu'il y avait une portion d'intestin ou d'épiploon étranglée par le sac herniaire et y pratiqua une incision. Il s'échappa un peu de pus, mais on ne trouva pas d'intestin dans le sac. L'enfant s'affaissa de plus en plus et mourut le lendemain matin à 8 heures.

Autopsie. — La lésion la plus apparente était une péritonite récente très-étendue, toute la surface du foie et des intestins était recouverte d'une couche de lymphe jaunâtre. Le péritoine contenait 1 litre à 1 litre et demi de liquide purulent. Pas d'ulcération, de perforation, ni de gangrène en aucun point de l'estomac, de l'intestin ou de l'appendice vermiforme, pour expliquer la péritonite. Pas d'intestin ni d'épiploon dans le sac herniaire, ni même d'adhérence dans le voisinage de l'orifice interne. Injection vasculaire intense de la surface externe du testicule droit.

Dans le cas suivant, il s'est produit un épanchement dans l'abdomen par suite d'une péritonite subaiguë. Mais le principal intérêt pathologique de ce cas, c'est que les lésions trouvées au foie après la mort correspondaient tout à fait à celles qui ont été si souvent décrites dans ces derniers temps comme constituant une des lésions de la syphilis constitutionnelle (v. pp. 145, 284), et qu'il était cependant évident — autant qu'une négation peut l'être en pareille matière — que le malade n'avait jamais eu la syphilis.

OBS. CLII. — *Épanchement péritonéal par péritonite chronique. — Atrophie chronique du foie avec nodules fibroïdes (probablement syphilitiques) dans sa substance.*

P. D., âgé de soixante-sept ans, fut admis le 17 janvier 1867 à l'hôpital Middlesex. Cet homme était journalier, marié depuis vingt-trois ans et père de sept enfants, tous encore vivants et bien portants; l'aîné a vingt-deux ans. Sa femme n'a jamais fait de fausse couche. Il avait un frère qui est mort phthisique; mais le malade a toujours été bien portant. Il y a trois ou quatre ans, il a été trois mois à l'hôpital pour une fracture du bras et autres lésions. Il n'a jamais eu de rhumatisme aigu, d'hydropisie, d'ictère, de vomissements, ni d'hémorrhoïdes; il nie avoir jamais eu la syphilis. Habitudes de tempérance. Six semaines avant son admission, un poids lourd lui tomba sur la tête, lui fit une plaie et détermina un évanouissement de quelques secondes. Les quatre jours suivants, il cessa son travail : il se plaignait de douleur dans la région du foie. Le 5e jour, il reprit ses occupations, mais au bout de quelques heures il fut obligé de les quitter. Une semaine après l'accident, il remarqua que l'abdomen commençait à grossir, et une quinzaine après il commença à vomir ses aliments aussitôt après les voir avalés. Entre cette date et celle de son admission, il avait considérablement maigri.

Au moment de son entrée le malade est très-émacié; son air exprime la souffrance. La langue est humide et chargée d'un enduit jaunâtre. Pas d'appétit, mais soif vive, bien que le malade n'ose pas boire, car il rend dans l'espace d'un quart d'heure tout ce qu'il prend. Il affirme cependant qu'il n'éprouve aucune douleur entre le moment où il avale et celui où il vomit. L'abdomen est considérablement distendu, sa circonférence mesure 33 pouces et demi à l'ombilic. Signes manifestes d'épanchement péritonéal. Matité hépatique sur la ligne mammaire droite, 3 pouces seulement; pas d'ictère. La matité de la rate n'est pas augmentée; pas de développement des veines sous-cutanées de l'abdomen. Immédiatement au-dessus et au-dessous de l'ombilic, induration obscure, mal limitée, et à certains points donnant un son clair à la percussion. L'abdomen est généralement sensible, mais jamais à l'état aigu. Les muscles abdominaux agissent librement pendant la respiration. Le malade dit qu'il n'éprouve pas une grande douleur, mais il lui semble qu'il est toujours plus à l'aise quand il est couché sur le dos avec les jambes fléchies. Ventre libre. Pouls à 96 et régulier; matité cardiaque moindre qu'à l'état normal, bruits du cœur normaux, 26 respirations; gros râles crépitants à la base des deux poumons, sans matité ni souffle tubaire. Pas le moindre œdème des jambes, du tronc, ni de la face. Pas d'albumine dans l'urine.

Toutes les tentatives faites pour arrêter les vomissements ont été sans succès. Le volume de l'abdomen reste stationnaire. Le 20 janvier survient le hoquet, et malgré l'administration fréquente de lavements nutritifs, l'émaciation augmenta rapidement jusqu'au 28 janvier où le malade succomba à l'épuisement.

A l'*autopsie*, on trouva 4 litres et demi de liquide trouble dans la cavité abdominale, en avant de l'intestin grêle dont les anses étaient massées les unes contre les autres, formant ainsi une masse globuleuse dirigée vers l'ombilic, et qui expliquait la sensation obscure de tumeur qu'on avait constatée pendant la vie. Le péritoine était partout recouvert d'une couche épaisse de lymphe réticulée, et le grand épiploon très-épaissi et induré; mais il n'y avait nulle part dans les intestins ni dans les glandes mésentériques un indice de dépôt cancéreux ou tuberculeux. Estomac très-contracté; sa muqueuse était rouge sur plusieurs pouces d'étendue à partir du pylore, elle était plissée et présentait au microscope un aspect villeux remarquable; l'extrémité pylorique était entourée et comprimée par l'épiploon considérablement épaissi, mais on ne put découvrir nulle part dans l'épaisseur de ses parois nul indice de cancer. Foie petit, pesant seulement un peu plus de 1100 grammes; capsule épaissie en certains endroits et adhérente aux parties environnantes; à sa surface, quelques dépressions ressemblant à des cicatrices. La substance du foie était parsemée de nombreux dépôts arrondis, jaune opaque, les plus gros du volume d'une cerise. Parmi ces dépôts, quelques-uns étaient situés immédiatement au-dessous de la capsule et ne faisaient pas saillie à la surface; d'autres se trouvaient au fond des dépressions susindiquées. A la coupe, ils présentaient une apparence ferme et comme fibreuse et ne donnaient pas de suc laiteux. Au microscope, on constata qu'ils étaient formés de tissu fibreux blanc avec des noyaux et de petites fibres-cellules, et de la matière granuleuse, mais on n'y trouva rien qui y dénotât du cancer. Rate petite; poumons congestionnés et œdémateux à la base; reins légèrement granuleux; cœur petit, mais sain. Pas de dépôts pareils à ceux du foie dans aucun autre organe, et pas de cicatrices au pénis, dans l'aine, ni aux jambes.

Les trois cas suivants sont de bons exemples d'épanchement péritonéal par péritonite cancéreuse.

OBS. CLIII. — *Cancer primitif du péritoine déterminant un épanchement considérable.*

Jane A., âgée de cinquante et un ans, domestique, fut admise le 22 juillet 1859 à l'hôpital de King's-College, dans mon service. Son état général a toujours été bon jusqu'à la maladie pour laquelle elle a été admise. Elle n'a jamais eu d'autre maladie de quelque importance et a toujours vécu confortablement, mais avec des habitudes de tempérance. On ne peut constater de disposition héréditaire au cancer. Trois mois avant son entrée à l'hôpital, elle commença à se plaindre de douleur à la partie inférieure du ventre, au niveau de l'ovaire gauche et de la vessie et aussi dans le dos. La douleur au-dessus du pubis était toujours pire après la miction. On pensa qu'elle avait une inflammation de la vessie; on appliqua des sangsues et la douleur se calma. Elle continua de vaquer à ses occupations jusque quinze jours environ avant son admission; elle fut alors prise subitement de symptômes fébriles, de vomissements, douleur et sensibilité vives à l'abdomen, puis d'un gonflement qui augmenta rapidement.

A son entrée, la malade est émaciée; l'abdomen, considérablement distendu, mesure 36 pouces et demi à l'ombilic et présente tous les caractères d'un épanchement péritonéal, avec en plus une grande sensibilité à la pression, surtout à gauche. Pouls à 92; langue très-rouge et nette; constipation facilement vaincue par les médicaments, parfois vomissements. Pas d'augmentation de volume du foie ni de la rate et pas d'ictère; pas d'anasarque des jambes. Bruits du cœur normaux; urine rare et foncée, mais sans albumine.

Le traitement consista en potions effervescentes avec de l'acide cyanhydrique pour dissiper les envies de vomir, une pilule diurétique contenant de la scille, de la digitale, et des pilules bleues, et des pilules de coloquinte avec de la jusquiame pour tenir le ventre libre. Tout d'abord, les diurétiques augmentèrent la quantité d'urine et le volume de l'abdomen ne continua pas à grossir; mais vers le milieu du mois d'août, ils commencèrent à perdre leur efficacité, l'abdomen devint plus volumineux, tandis que la portion tympanique, qui était toujours la plus élevée, quelle que fût la position du malade, devenait de plus en plus petite. Le 27 août, l'abdomen mesurait 40 pouces de circonférence et la malade y ressentait une constriction et une douleur intenses. Respirations 38 et thoraciques, dyspnée considérable par suite de la pression du liquide sur le diaphragme; rien d'anormal dans les signes physiques des poumons. La langue est toujours très-rouge et très-nette. Vomissements plus fréquents et *urgents;* pas de garde-robe sans le secours de médicaments. Depuis le début, la malade avait continué à maigrir; maintenant elle avait les traits pincés; elle dormait peu.

On pratiqua la ponction de l'abdomen et on en retira neuf litres environ d'un liquide transparent, jaune verdâtre, densité 1020 et contenant beaucoup d'albumine et aussi de nombreux flocons blancs de lymphe fibrillée. Pendant les deux jours qui suivirent, la malade éprouva un grand soulagement; les envies de vomir et la douleur cessèrent. On ne put sentir aucune tumeur dans l'abdomen après l'évacuation du liquide. Le matin du 30 août, la malade fut prise de vomissements violents, et en même temps reparurent la douleur et la sensibilité de l'abdomen, qui était très-distendu et tympanique, mais il y avait aussi des signes manifestes d'un peu de liquide dans le péritoine. Les vomissements, l'émaciation et la douleur abdominale persistèrent malgré le traitement. L'estomac de la malade ne pouvait rien garder, sauf la glace et le champagne, et pendant quatre semaines on ne put la nourrir qu'avec des lavements de thé de bœuf, d'œufs et d'eau-de-vie, additionnés de quelques gouttes de laudanum. Des aphthes parurent sur la langue. Le liquide ne se reproduisit pas en grande quantité, mais dans les premiers jours de septembre on put sentir à travers les parois abdominales quelques petits nodules. Le 18 septembre, on remarqua que la jambe et la cuisse gauche enflaient et qu'il y avait de la sensibilité le long de la veine fémorale. Après cela, la malade fut plusieurs fois à l'article de la mort, mais elle traîna jusqu'au 28 septembre dans un état d'émaciation extrême.

Autopsie. — On ne trouva dans le péritoine que 850 grammes environ de liquide clair, couleur paille. La surface péritonéale de tous les intestins, du foie et de la vessie, était parsemée d'innombrables nodules de cancer, variant en volume, depuis une tête d'épingle jusqu'à une noisette. Les ganglions mésentériques étaient aussi légèrement engorgés par un dépôt cancéreux. Les amas cancéreux exsudaient à la coupe un suc laiteux qui contenait les cellules cancéreuses caractéristiques. Les intestins se trouvaient unis çà et là par de faibles adhérences et la courbure sigmoïde était solidement fixée sur la veine iliaque par de fortes adhérences et par des nodules cancéreux. Il n'y avait pas de cancer à la muqueuse ni dans la tunique musculaire de l'estomac et des intestins pas plus que dans l'utérus, le foie, les reins, ou les poumons. Au sommet du poumon droit se trouvaient quelques nodules crétacés. Le foie et la rate avaient leur volume normal. Les veines iliaque et fémorale gauche étaient obstruées par des caillots adhérents.

OBS. CLIV. — *Péritonite cancéreuse et tumeur de l'épiploon.*

Catherine H..., âgée de trente-huit ans, femme de journée, fut admise le 16 janvier 1869 à l'hôpital Middlesex. Son père est mort de vieillesse, dit-elle, à l'âge de soixante-dix-huit ans. Sa mère est morte à quarante ans, et deux sœurs, l'une à trente-neuf et l'autre à quarante ans, toutes trois de consomption. Une troisième sœur vit encore et se porte bien. Pas d'antécédents de cancer dans la famille. Sauf un peu de toux de temps en temps, la malade a joui toujours d'une bonne santé jusqu'à la maladie actuelle. Il y a douze semaines, elle commença à se plaindre de plénitude et de tension dans l'estomac après avoir mangé, et au bout de quatre semaines elle fut prise de frissons, de douleur lancinante dans l'abdomen et dans le dos et de vomissements de temps en temps. Un mois avant son entrée, les vomissements devinrent plus pressants et l'abdomen commença à enfler, et le gonflement fit des progrès si rapides qu'on voulut avoir recours à la paracentèse pour soulager la dyspnée. Il y avait en même temps de la constipation, de l'émaciation, mais pas de sueurs nocturnes. Urine en faible quantité. On découvrit également une tumeur entre l'ombilic et le pubis.

État à son admission. — Émaciation, air anxieux, mais pas d'ictère ni de dilatation des capillaires de la face. Enflure et douleur violente de l'abdomen qui mesure à l'ombilic 33 pouces et demi et présente des signes distincts de fluctuation; en même temps il est extrêmement sensible, de sorte qu'en frappant dessus le plus légèrement on détermine une vive souffrance. La douleur est constante, mais sujette à des exacerbations. La matité hépatique ne monte pas trop haut; la rate n'est pas grosse et les veines abdominales ne sont pas développées. Entre l'ombilic et le pubis se trouve une tumeur dure, distincte, et le toucher vaginal permet au docteur Hall Davis de constater que le volume de l'utérus est augmenté probablement par le fait d'un cancer. Langue humide, légèrement chargée, plutôt trop rouge; fréquents efforts pour vomir; constipation. Pouls à 108, faible; pas de bruit anormal au cœur. Respirations 60, complétement thoraciques; poumons sains. Densité de l'urine 1024; pas d'albumine.

On prescrivit 6 centigrammes d'opium toutes les 8 heures et des fomentations laudanisées sur l'abdomen. Ce traitement calma pour un temps la douleur et les vomissements; mais le 21 janvier, la douleur était de nouveau si intense qu'il fallait recourir à des injections sous-cutanées de morphine, et vers le 11 février on injectait jusqu'à 6 centigrammes de morphine trois fois par jour. Le 25 janvier, léger œdème des jambes; le 28, langue sèche, rouge et lisse, avec des plaques aphtheuses. Le 19 février, la malade est prise d'un point de côté à gauche et à ce niveau on entend du frottement pleurétique. Le volume de l'abdomen n'a pas augmenté beaucoup, mais l'épuisement et l'émaciation étaient tous les jours plus marqués. Finalement la malade succomba le 27 février.

Autopsie. — On n'examina que l'abdomen. Le péritoine contenait plusieurs pintes de sérum sanguinolent. La face interne de la paroi abdominale était revêtue d'une couche rugueuse de lymphe récente; les intestins et le mésentère étaient parsemés de nombreux petits nodules cancéreux, quelques-uns plus gros qu'un pois. La tumeur qu'on avait sentie pendant la vie n'était pas l'utérus, mais une masse cancéreuse de l'épiploon.

OBS. CLV. — *Péritonite cancéreuse. — Tumeur de l'épiploon. — Pleurésie double.*

Marie Anne P..., âgée de quarante-huit ans, fut admise le 9 mars 1871 à l'hôpital Middlesex. Son père (à l'âge de quarante-sept ans), un frère, une sœur et deux de ses enfants sont morts phthisiques. Sa mère est morte à quarante-six ans; pendant les trois derniers mois de sa vie, elle avait été affectée d'ictère et avait le foie gros (cancer?). Elle s'est mariée et a eu sept enfants et une fausse couche. Les règles ont cessé il y a deux ans. Pendant plusieurs années, elle a toussé l'hiver et pendant les douze derniers mois, elle a maigri et eu souvent des sueurs profuses la nuit. Onze semaines avant son admission, elle est devenue très-faible et a perdu l'appétit, et après quatre à cinq jours elle a commencé à avoir des éructations acides après le repas aussi bien qu'à d'autres moments. Six semaines avant son entrée, elle a commencé à souffrir dans l'épigastre, dans le côté gauche de l'abdomen et au niveau de l'omoplate gauche. Deux semaines plus tard, le ventre s'est pris à grossir, et une quinzaine avant son entrée, les jambes ont enflé. Il y a eu de la constipation. Les sueurs nocturnes ont cessé quand le ventre a commencé à enfler.

Au moment de son admission, elle est très-faible et très-émaciée. Elle se plaint de douleur et de gonflement de l'abdomen qui mesure à l'ombilic 34 pouces. Elle présente tous les signes d'épanchement péritonéal. Dans le côté gauche de l'abdomen, on sent une tumeur dure qui s'étend de dessous les côtes gauches en bas et en avant jusqu'à 2 pouces au-dessous du niveau de l'ombilic; elle est unie, on n'y sent pas l'encoche de la rate, et elle n'est pas sensible. On ne peut sentir le foie. Veines abdominales développées. La douleur part de l'épigastre et s'étend en bas jusqu'au côté gauche, en haut jusqu'à l'épaule droite : elle survient souvent tout à coup et fortement, sans relation avec les repas, et dure environ 20 minutes. Pas d'ictère; langue nette; pas d'appétit; la malade vomit souvent les aliments au bout d'une demi-heure et la nourriture solide détermine de la douleur jusqu'à ce qu'elle soit rejetée. Pouls à 84; bruits du cœur normaux. Toux fréquente, avec expectoration muqueuse; dyspnée considérable; râles muqueux aux deux poumons, surtout à gauche. Température 38°,6. Sommeil assez bon. Urine alcaline, densité 1019, pas d'albumine, ni de pigment biliaire ni d'urates.

On prescrit une mixture de quinine, de fer et d'éther nitreux, avec du vin. Tout d'abord il y eut amélioration; les vomissements cessèrent, la douleur fut calmée; la malade put manger de la viande et la garder; l'abdomen diminua graduellement jusqu'au 24 mars où sa circonférence n'avait plus que 29 pouces; pas de signe d'épanchement péritonéal et pas d'œdème des jambes. La matité de la rate était maintenant séparée de la tumeur par un espace de 1 pouce et demi de large, et on pouvait insinuer le doigt entre le bord supérieur de celle-ci et les dernières côtes gauches. On ne pouvait constater la présence d'une portion de l'intestin en avant de la tumeur, et en arrière la percussion donnait un son tympanique. Le toucher vaginal ne fit reconnaître aucune relation de la tumeur avec l'utérus ou les ovaires. Malgré ces signes d'amélioration, les crises de douleur devinrent plus violentes, si bien que le 31 mars on fut obligé d'avoir recours pour la première fois à la morphine et le 12 avril on frictionna l'abdomen avec de la glycérine belladonée. Le 26 avril, il y avait de nouveau du liquide dans le péritoine, et l'abdomen mesurait 32 pouces; le 28 avril, la malade vomit pour la première fois depuis son admission. Le 1er mai, la dyspnée a augmenté, les lèvres sont livides et il y a de la matité dans le tiers inférieur des deux poumons, avec respiration faible. L'œdème des jambes a aussi reparu. Pas d'appareil fébrile. Une pilule composée de digitale, de scille, et de pilules bleues, et de la morphine deux fois par jour. Le 5 mai, l'abdomen a 33 pouces; la matité pulmonaire s'étend à la moitié inférieure des deux poumons, avec respiration faible. Les vomissements sont devenus fréquents; le 15 mai, diarrhée (4 selles par jour). Le volume de l'abdomen diminua encore jusqu'à 29 pouces, mais la malade déclina rapidement de plus en plus et succomba le 31 mai.

Autopsie. — Deux litres de sérosité floconneuse, trouble, dans le péritoine. Des brides fibreuses lâches rattachaient aux parois abdominales les intestins, qui étaient fixés par des adhérences et réduits en une masse arrondie. Tunique péritonéale des intestins très-congestionnée et parsemée de nombreux dépôts cancéreux blanc opaque. La tumeur qu'on avait sentie pendant la vie dans le côté gauche de l'abdomen consistait en un épaississement considérable de l'épiploon par du cancer infiltré et du tissu fibreux, situé en avant du rein gauche et du côlon descendant. Les deux ovaires avaient à peu près le volume de petites oranges et contenaient de la matière cancéreuse molle avec des kystes renfermant un liquide gélatineux. Le foie est petit, arrondi et ferme; sa capsule est considérablement épaissie, 2 à 3 lignes sur certains points. Reins sains, cœur également. La plèvre droite contenait environ 600 grammes et la plèvre gauche environ le double de sérosité trouble. Les deux poumons étaient denses et carnifiés; leur surface était recouverte d'une couche rugueuse de lymphe plastique, qui se laissait détacher aisément. Pas de dépôt dans aucun des deux organes.

Dans les deux cas suivants, il y a eu un épanchement péritonéal considérable par péritonite tuberculeuse. Le cas CLVI ressemble aux deux précédents par cette circonstance qu'il y a une tumeur de l'épiploon. Le cas CLVII a eu cela de remarquable que le liquide a disparu et que le traitement a amené la guérison.

OBS. CLVI. — *Épanchement péritonéal par péritonite tuberculeuse. — Tubercules de l'épiploon. — Paracentèse. — Mort.*

Charles A..., âgé de vingt-huit ans, travaillant dans une fabrique de caoutchouc, fut admis à l'hôpital Saint-Thomas le 25 mai 1876. Son père, sa mère, et cinq frères et sœurs sont vivants et en bonne santé; quatre frères et sœurs sont morts en bas âge. Pas de phthisie dans la famille. Sauf des « crises biliaires », le malade n'a jamais rien eu et s'est bien porté jusques il y a deux ans. Depuis lors, il a bu pas mal de bière et de spiritueux, et s'est plaint de palpitations et de dyspnée. Il y a six semaines, il a craché, en toussant, un peu de sang à plusieurs reprises. Il y a trois semaines, il a commencé à ressentir une douleur qui traversait la partie supérieure de l'abdomen, avec nausées, anorexie, et de temps en temps vomissement de mucus visqueux, surtout le matin. Il y a eu aussi un peu de relâchement des intestins, jusqu'à 6 à 8 garde-robes par jour, liquides et très-brunes. Il a travaillé jusqu'à son admission.

A son entrée, il est pâle et maigre; pas d'ictère, ni de veinules étoilées sur les joues. Abdomen considérablement distendu, mesurant 35 pouces à l'ombilic. Météorisme très-prononcé entre l'ombilic et le cartilage xyphoïde; ascite également considérable. La matité hépatique s'élève jusqu'à 1/2 pouce du mamelon; le bord inférieur ne peut être senti. La rate n'est pas grosse. Pas de tumeur appréciable. Pas de sensibilité de l'abdomen, mais par moments douleur considérable dans la partie supérieure de cette région. La diarrhée persiste, mais les vomissements ont cessé. Pas de toux; pas de signes anormaux dans les poumons. Pouls à 108; bruits du cœur normaux. Le soir, la température s'élève jusqu'à 38°,8 et même 39°,4. Urine très-colorée, pas d'albumine, densité 1020.

On prescrit des diurétiques et une alimentation substantielle, plus tard la quinine et les acides minéraux. La diarrhée a persisté et l'épanchement abdominal a augmenté. Le 7 juin, la circonférence est de 37 pouces et demi; douleur intense dans l'abdomen et un peu de dyspnée. On retire par la paracentèse quatre litres et demi de liquide verdâtre, clair et alcalin, mais contenant des flocons de lymphe fibrillée retenant quelques corpuscules sanguins; densité 1020. A la suite de l'opération, la respiration se trouva allégée et le liquide ne se reforma plus. Mais le malade continua à maigrir, et vers le 12 juin il se plaignit beaucoup de sa toux. Râles de bronchite aux deux poumons. Dans le courant de juin, rougeur hectique des joues. La température du soir a varié entre 37°,4 et 38°,6. Pas de sueurs nocturnes marquées. Le 1er juillet, la circonférence à l'ombilic n'est que de 31 pouces; on sentait une induration obscure, paraissant siéger dans l'épiploon, et qui s'étendait de l'ombilic aux côtes gauches. Sa situation ne changeait pas pendant une inspiration profonde. Ensuite, l'émaciation fit des progrès rapides : on sentait une masse indurée occupant la partie supérieure de l'abdomen et s'étendant jusqu'aux côtes droites. Toux plus fréquente, expectoration de mucus visqueux qui peu à peu devint puriforme. La diarrhée a persisté, les vomissements ont reparu; mais à aucun moment il n'y a eu de sueurs nocturnes. Mort par épuisement le 31 juillet.

Autopsie. — Dans le péritoine, trois litres de sérosité claire, jaune, dont une partie était contenue dans des cavités séparées, limitées par de la lymphe. Le grand épiploon est partout infiltré d'une masse tuberculeuse épaisse, ferme, adhérente au péritoine pariétal et aux intestins. Tunique séreuse des intestins parsemée de petits nodules de tubercule et collée aux intestins ainsi qu'aux parties voisines par de la lymphe friable; deux petits ulcères tuberculeux à l'iléon. Foie un peu gros et graisseux. Petits dépôts de tubercules, devenant caséeux au centre, répandus dans les deux poumons, et, dans la partie supérieure du poumon gauche, amas plus volumineux de tubercules caséeux mous, formant cavité. Sommet du poumon gauche fortement adhérent et marqué de dépressions cicatricielles. Environ 450 grammes de sérosité dans la plèvre gauche et 120 dans la droite. Cœur et autres organes sains.

OBS. CLVII. — *Épanchement péritonéal par péritonite tuberculeuse. — Traitement suivi de succès.*

Le 18 février 1876, je vis en consultation avec le docteur A. Maclaren mademoiselle M., âgée de 21 ans. Elle avait toujours été délicate, et l'automne précédent elle avait eu une pleurésie à gauche, qui l'avait tenue quatre à cinq semaines au lit. Quatre semaines environ avant ma visite, elle remarqua, pour la première fois, que son ventre devenait gros ; elle y ressentait un peu de douleur, mais pas du tout intense. Depuis lors, elle a maigri, elle est devenue de plus en plus faible et a eu des sueurs nocturnes.

En l'examinant, on trouve le ventre tendu, mais pas sensible; il contient évidemment un peu de liquide. La circonférence est de 32 pouces au niveau de l'ombilic. Pas de signes de tumeur. Langue chargée; bon appétit; pas de nausées, ni d'efforts pour vomir. Constipation. Pouls à 108. Température entre 38°,3 et 39°,4. Pas de toux; mais matité, affaiblissement du murmure respiratoire et râles crépitant au-dessus de la clavicule gauche. Urine rare et foncée.

On prescrit de la quinine et du fer avec de la digitale.

Le 23 février, il y a déjà de l'amélioration : l'urine est plus abondante, l'abdomen moins tendu; la circonférence a 31 pouces; pouls à 84, température de 36°,9 à 39°; 28 février, circonférence 29 pouces et demi, pouls à 60 et irrégulier, température 37°,6 à 38°,6. La malade se sent encore mieux. On continue le fer et la quinine, et on supprime la digitale. On reprit de temps en temps la digitale et on prescrivit aussi de l'iodure de potassium et du sirop d'iodure de fer et de l'huile de foie de morue.

Le 13 mars, la circonférence a 28 pouces et demi, pouls à 64; la température n'a pas dépassé 37°,7 à aucun moment de la semaine. Le 20 mars, circonférence 27 pouces, pas de signes d'épanchement; on sent les intestins accolés les uns contre les autres. Température 37°,2. 10 avril, la température ne s'est pas élevée et l'amélioration continue. On sent encore que les intestins sont accolés ensemble. Encore de la matité au sommet gauche, mais pas de râles humides. L'amélioration progressa encore et la malade se trouva bien tout l'été. Mais j'ai appris en octobre qu'elle avait de nouveau été prise de fièvre et que le poumon droit se trouvait attaqué.

L'observation CLVIII paraît être un exemple de ces cas signalés déjà (p. 450), où du liquide s'amasse dans le péritoine sous l'influence d'un processus inflammatoire subaigu.

OBS. CLVIII. — *Ascite.* — *Anémie* (*tubercule?*).

Martha W., âgée de 11 ans, fut admise à l'hôpital Middlesex le 17 juillet 1868. Son père est mort phthisique; sa mère et une sœur se portent bien; elle n'a pas de frères. Il y a quelques années, elle a eu la rougeole et la coqueluche. Au printemps dernier, elle a toussé et expectoré pendant quelques mois, mais elle n'a pas eu de sueurs nocturnes. La toux s'est améliorée, mais un mois environ avant son admission, le ventre a commencé à enfler, et trois jours après survint une diarrhée assez intense; l'enfant maigrit. Il y a huit jours, ponction à 1 pouce et demi au-dessous de l'ombilic; on retire 4 litres d'un liquide transparent. Trois ou quatre jours après la ponction, la diarrhée cessa.

A son entrée, l'enfant est fluette et anémique; l'abdomen est distendu par du liquide et mesure 24 pouces 3/4 à l'ombilic. Pas d'œdème; pas de signe d'affection du cœur ou des reins; pas d'augmentation de volume du foie ni de douleur dans cet organe. Pouls à 120. Pas de fièvre ni de sueurs nocturnes. Langue nette; appétit bon; intestins réguliers; un peu de prolapsus anal.

On prescrit un bon régime et du perchlorure de fer avec de l'éther nitreux. Sous l'influence de ce traitement, l'ascite diminua lentement, et vers le 15 août il n'en restait plus trace. La circonférence de l'ombilic n'était que de 21 pouces 1/4, et l'état général paraissait bon.

Le cas suivant est remarquable. Malgré le degré inusité de la sensibilité, la lenteur du pouls, l'abaissement de la température et le caractère paroxystique de la douleur nous ont fait considérer tout d'abord le cas simplement comme une crise de forte colique. Sa pathogénie était cependant probablement semblable à celle du dernier cas.

OBS. CLIX. — *Symptômes de coliques suivis de signes d'ascite.*

Edward G., âgé de 21 ans, qui avait été ouvrier typographe, mais qui travaillait depuis six semaines chez un graveur et doreur, fut admis le 12 avril 1868 à l'hôpital Middlesex. Le 6 avril, il avait été pris subitement de douleur violente dans l'abdomen et d'efforts de vomissement. La douleur n'avait jamais cessé depuis et avait été sujette à de violentes exacerbations; les vomissements étaient revenus tous les jours, mais pas avec la même intensité qu'au début. L'intestin avait fonctionné le 8 et le 10 après l'emploi d'huile de ricin et de laudanum. Peu de temps avant cette crise, le malade avait eu une blennorrhagie et il assura que quelques années auparavant il avait eu une semblable crise de douleur abdominale, mais beaucoup moins forte.

A son entrée, le malade se plaignait encore d'une douleur constante dans l'abdomen, avec de fréquentes exacerbations aiguës; le moindre mouvement l'augmentait. L'abdomen était également le siége d'une vive sensibilité, surtout marquée au niveau du cæcum. L'abdomen était distendu et tympanique, et la respiration entièrement thoracique. Vomiturition fréquente d'un peu de matière bilieuse ; liséré gingival rouge foncé (pas bleu) ; langue humide et légèrement chargée ; soif; pas de garde-robes depuis deux jours. Pouls à 84, peau fraîche, température sous la langue 36°,1. Pas d'albumine dans l'urine.

On prescrivit au malade un bain chaud, des fomentations chaudes sur le ventre, un lavement d'un litre et demi d'eau d'orge avec 16 grammes de teinture d'asa fœtida et 6 centigrammes d'opium toutes les quatre heures. Le lavement procura deux garde-robes abondantes, mais ne calma pas la douleur. Le 13 avril, on prescrit 2 centigrammes d'extrait de belladone toutes les trois heures, mais le jour suivant, la douleur, la sensibilité et la tension abdominales avaient augmenté, bien que le pouls ne fût qu'à 72 et la température à 36°,1. On lui prescrivit de nouveau 6 centigrammes d'opium toutes les quatre heures, une potion à l'huile de ricin avec du laudanum, et de fréquents lavements. Il continua jusqu'au 17 avril à prendre 36 centigrammes d'opium par jour, et à partir de cette date, il n'en prit plus que la moitié jusqu'au 23. Sous l'influence de ce traitement, les intestins fonctionnèrent convenablement, et les paroxysmes de la douleur furent moins intenses ; mais il eut encore de temps en temps des vomissements, l'abdomen devint plus gros et plus tendu, et le 19 avril il y avait des signes manifestes d'épanchement péritonéal. En frappant un petit coup sec on produisait un frémissement ondulatoire qui se propageait d'un côté à l'autre, et quand le malade était couché, on constatait dans les deux flancs de la matité qui variait suivant la position prise par le malade. Il a encore eu de temps en temps des paroxysmes de douleur, mais le ventre n'est plus sensible. Le pouls s'est maintenu à 72 et la température a rarement dépassé 36°,6. Les signes d'épanchement péritonéal avec parfois de légers paroxysmes de douleur persistèrent jusqu'au 4 mai. Puis le volume de l'abdomen diminua graduellement, et le 18 mai il avait repris ses dimensions normales et ne présentait pas de signe d'épanchement, et le malade quitta l'hôpital; débarrassé de sa douleur.

L'observation CLX est un bon exemple d'épanchement péritonéal par lésion rénale. Pendant la vie, on porta le diagnostic de gros rein blanc consécutif à une néphrite et passant à l'état de rein graisseux ; et bien qu'on ait trouvé à l'autopsie, contrairement à ce qu'on attendait, un des deux reins très-rétracté par quelque ancienne maladie, vous remarquerez que l'autre avait trois fois le volume et le poids d'un rein normal.

OBS. CLX. — *Épanchement péritonéal par affection rénale. — Albuminurie et anasarque générale. — Péricardite et pleurésie. — Mort par urémie. — Hypertrophie considérable du rein gauche et atrophie du droit.*

James S..., âgé de 23 ans, fut admis, le 12 mars 1868, à l'hôpital Middlesex. Sauf une attaque de « fièvre gastrique », il y a deux ans et demi, sa santé a toujours été bonne. Il n'a jamais eu la scarlatine; seulement depuis neuf ans il a l'habitude de travailler dans une pièce très-chaude et de prendre journellement du gin comme de la bière. Six semaines avant son entrée, il alla un soir du West-End dans la Cité et fut mouillé en route complétement. Trois jours après, il remarqua un soir, en ôtant ses bottes, que ses pieds étaient enflés, et le lendemain matin il y avait un peu d'enflure des jambes, des cuisses, du tronc et même de la face; il continua à aller travailler pendant deux ou trois jours, et puis se présenta à l'hôpital Saint-Barthélemy où il resta un mois, mais où il se trouva plutôt pire que mieux. Quatre ou cinq jours avant son entrée à l'hôpital, il remarqua qu'il avait la respiration courte.

Au moment de son admission, le facies de ce malade est extrêmement anémique, empâté et bouffi. Gonflement œdémateux considérable du tronc, des extrémités et du scrotum. Pouls à 84; matité cardiaque légèrement augmentée; bruits faibles, mais à cela près normaux. Matité sur le quart inférieur des deux poumons, avec murmure respiratoire très-faible et éloigné, et gros râles crépitants. Foie et rate de volume normal; pas d'ictère ni de sensibilité abdominale, mais épanchement péritonéal manifeste. Langue épaisse; parfois les aliments sont vomis; intestins réguliers. Urine rare et trouble, contenant beaucoup d'albumine (1/3 en volume); elle dépose un sédiment où l'on trouve de nombreux corpuscules sanguins et quelques cylindres granuleux ou graisseux, mais pas de cylindres hyalins ou épithéliaux. Un peu de douleur en pressant sur les reins.

Traitement. — Bains chauds ordinaires et bains d'air chaud, ventouses sèches, sinapismes et cataplasmes sur les lombes; drastiques, tel que la poudre de jalap composée, les sels et le séné, et plus tard l'élatérium, le perchlorure de fer avec de fortes doses de liqueur d'acétate d'ammoniaque, et plus tard les diurétiques, tels que l'acétate et le bitartrate de potasse avec la digitale.

Tout d'abord, amélioration légère, mais l'anasarque et l'hydropisie des séreuses augmentèrent graduellement. Du 1er au 8 avril, double bruit de frottement péricardique, et quand il cessa on constata que la matité cardiaque mesurait 4 pouces (au lieu de 2) transversalement et que les bruits cardiaques étaient très-faibles. Le 8 avril, l'urine se prit presque en masse par l'ébullition. Le 11 avril, la matité s'étendait à toute la moitié inférieure des deux poumons et il y avait de l'orthopnée. L'ascite avait également augmenté. Le malade a l'air lourd et hébété; mémoire un peu confuse. Il n'a pas reposé de la nuit et a vomi de temps en temps. Le 13 et le 14 avril, l'urine dépose de nombreux corpuscules arrondis, distendus par de l'huile, d'environ 1/800 de pouce de diamètre et très-analogues aux corpuscules granuleux qu'on a rencontrés dans le tissu cérébral ramolli. Le 15 avril, pas de garde-robe et pas d'urine pendant 24 heures; on retire avec le cathéter environ 120 grammes d'urine qui se prend presque complétement par l'ébullition. Langue sèche et brune; haleine très-fétide et idées confuses. Le même soir, le malade eut une légère attaque de convulsions suivies de coma, qui malgré les révulsifs à l'extérieur et l'huile de croton à l'intérieur, et les bains d'air chaud, persiste jusqu'à la mort le 17 au matin.

Autopsie. — Cerveau anémique, environ une once de sérosité claire, contenant beaucoup d'urée, dans les ventricules latéraux et à la base. Près d'un demi-litre de sérosité trouble dans le péricarde. Surface du cœur recouverte d'une couche rugueuse de lymphe faiblement adhérente; cœur gros, pesant 530 grammes; hypertrophie considérable du ventricule gauche, mais valvules normales. Chaque plèvre contenait environ 1/2 litre de sérosité claire et le lobe inférieur du poumon gauche était recouvert d'une couche mince de lymphe récente; poumon extrêmement œdémateux. Le péritoine contenait plusieurs pintes de sérosité claire. Foie, rate et muqueuse stomacale très-congestionnés. Rein gauche très-gros et pesant environ 425 grammes; surface unie et capsule non adhérente; substance corticale très-hypertrophiée et mesurant en certains points 2/3 de pouce entre la base de la pyramide et la surface externe; pyramides congestionnées, mais substance corticale pâle; les tubes rénaux gorgés de cellules épithéliales, la plupart très-granuleuses, et bon nombre remplies d'huile; dans l'intérieur de quelques tubes, corpuscules granuleux composés, gros, globulaires, pareils à ceux trouvés dans l'urine pendant la vie. Rein droit très-petit et ne pesant que 45 grammes environ, surface granuleuse et capsule adhérente; substance corticale dense et atrophiée, atrophie de quelques tubes rénaux; d'autres contenaient de l'épithélium granuleux ou graisseux ou des corpuscules granuleux composés. L'uretère droit n'était pas obstrué et le bassinet n'était pas dilaté; l'artère rénale droite n'était pas non plus obstruée, mais elle était contractée brusquement et réduite à la moitié de son calibre vers le milieu de son trajet.

L'observation CLXI nous montre une ascite par hépatite interstitielle, consécutive à une affection valvulaire du cœur (voir aussi p. 152).

OBS. CLXI. — *Insuffisance mitrale. — Atrophie chronique du foie. Ascite et ictère.*

Marie T..., âgée de 61 ans, entra à l'hôpital Middlesex le 24 février 1868. Depuis 20 ans, elle a été sujette à tousser l'hiver, et depuis 15 ans elle se plaint de palpitation et de dyspnée quand elle se livre à quelque effort musculaire. Il y a trois ans, la dyspnée a augmenté, et au bout d'une année les jambes ont commencé à enfler; elle fut même obligée de garder le lit trois mois pour cela. Au bout d'une autre année, elle remarqua pour la première fois que son ventre enflait; cette tuméfaction, de même que celle des jambes, augmenta lentement. La malade assura qu'elle n'avait jamais eu de rhumatisme aigu, mais que pendant plusieurs années elle avait éprouvé des douleurs dans les membres et aussi des crises de diarrhée. Ses règles ont cessé à l'âge de 30 ans. Quelques semaines avant son admission, la peau est devenue ictérique.

Au moment de son entrée, la malade a le faciès anxieux; les lèvres et les joues sont livides. Œdème considérable des extrémités inférieures et tension des téguments. Œdème considérable aussi du bras gauche, mais pas de bouffissure de la face ni de tuméfaction du bras droit. L'abdomen est énormément distendu par du liquide péritonéal et mesure à l'ombilic 39 pouces. Pouls à 120, petit et faible, mais régulier. La pointe du cœur bat entre la cinquième et la sixième côtes, un peu à gauche du mamelon gauche. L'étendue de la matité cardiaque est augmentée transversalement; elle mesure 3 pouces, l'augmentation portant principalement sur le côté gauche; au point où l'on sent l'impulsion cardiaque, on entend un bruit de souffle présystolique prolongé. Respirations 40 et embarrassées; toux fréquente, avec expectoration de mucus puriforme; râles bronchiques sur la plus grande partie des deux poumons, et gros râles crépitants avec respiration affaiblie sur la moitié inférieure et postérieure des deux poumons. Langue humide et chargée; soif vive, pas d'appétit; vomissements fréquents après le repas; sensibilité à l'épigastre; trois ou quatre garde-robes dans la nuit avant son admission. Étendue de la matité hépatique très-diminuée : elle ne dépasse pas 3 pouces sur la ligne mammaire droite; teinte ictérique marquée de la peau et des conjonctives et réaction nette du pigment biliaire dans l'urine, qui était rare, mais sans albumine. Intelligence nette. Sommeil très-mauvais, à cause de l'orthopnée.

La malade fut traitée par les diurétiques (éther nitreux, acétate de potasse et décoction de sommités de genêt, avec une pilule composée de digitale, de pilule bleue et de squille) et les alcooliques (gin 230 grammes et eau-de-vie 115 gr.) et cataplasmes de moutarde et farine de lin sur la poitrine. Néanmoins la prostration et la dyspnée augmentèrent. Le 26 février, le pouls était à 86, extrêmement faible et irrégulier; respirations 48, mais interrompues par une toux fréquente; crachats jaunes, purulents, nummulaires; veines du cou turgescentes, avec légère régurgitation d'en bas. Six ou sept selles la nuit précédente. L'hydropisie a augmenté, la main et le bras droits sont maintenant œdémateux. Ces symptômes ont persisté jusqu'à la mort de la malade, à minuit, entre le 27 et le 28 février.

Autopsie. — Le cœur pèse environ 400 grammes; l'orifice mitral est très-resserré, il admet juste l'extrémité du doigt; les valves de la valvule sont très-rigides et épaissies par un dépôt fibreux et calcaire, qu'on retrouvait dans les valvules aortiques, qui cependant étaient suffisantes; orifice tricuspide légèrement dilaté. Fortes adhérences entre les faces opposées des deux plèvres; plèvres pulmonaires épaissies et partie inférieure des deux poumons condensée par l'effet de bandes fibreuses qui la traversent et qui déterminent l'œdème et la congestion du tissu pulmonaire interposé. Ramifications bronchiques dilatées, parois épaissies et intérieur rempli de pus. Le péritoine contenait quelques litres de sérosité jaune. Foie très-petit et dense, avec abondant dépôt fibreux à sa surface et s'étendant aussi dans sa substance; surface externe en certains endroits granuleuse, les dépressions correspondant au centre des lobules; le foie ne pesait que 880 grammes. Muqueuse stomacale fortement injectée, avec quantité de mucus adhérent et de nombreuses érosions hémorrhagiques. Reins légèrement granuleux.

Bien que, dans le cas suivant, le malade se soit rétabli à trois reprises différentes, de sorte qu'on n'a heureusement pas eu l'occasion de vérifier le diagnostic, il y a peu de doute que l'épanchement péritonéal était dû, comme dans d'autres cas que je vous ai rapportés (voir leçons IV et VIII), à une obstruction porte par cirrhose hépatique.

OBS. CLXII. — *Alcoolisme. — Cirrhose hépatique. — Rate grosse. — Ascite. Gastro-entérite. — Épistaxis et hématémèse. — Guérison de l'ascite à trois reprises par les diurétiques et autres médicaments.*

Étienne D..., âgé de trente-neuf ans, fabricant de pipes, fut admis le 23 avril 1868 dans mon service à l'hôpital Middlesex. Sa mère vivait encore et avait soixante-seize ans, mais son père est mort à soixante et un ans et un frère à vingt-huit ans d'excès de boissons. Le malade a depuis bien des années l'habitude de consommer largement de la bière et des spiritueux, surtout de ces derniers, et pendant ces quatre dernières années, il a fait de nombreux excès d'eau-de-vie et de rhum.

Bien qu'il n'ait jamais eu d'attaque de delirium tremens, le matin il tremble souvent beaucoup. Malgré ses habitudes d'intempérance, il a joui d'une bonne santé jusque trois ans avant son admission, où il commença à éprouver tous les huit jours des pincements douloureux dans l'abdomen suivis de diarrhée, qui fut arrêtée par une mixture de craie. Neuf mois avant son admission, il commença à avoir des vomissements le matin, trois ou quatre fois la semaine, et trois mois avant cela, il eut des hémorrhoïdes qui donnèrent du sang. L'année dernière, ses gencives aussi saignaient facilement; il avait de plus maigri. Cinq semaines avant son admission, les vomissements devinrent plus fréquents et il commença à éprouver des crises de douleur aiguë dans le côté droit de l'abdomen, caractérisée par une sensation de torsion. Au bout d'une quinzaine, les vomissements s'arrêtèrent, mais la diarrhée continua et il remarqua pour la première fois que l'abdomen commençait à grossir; cette enflure augmenta rapidement et pendant la dernière semaine occasionna beaucoup de dyspnée. Le malade a néanmoins continué jusqu'à son admission à faire abus de vin de Porto et d'eau-de-vie avec de l'eau.

État du malade à son entrée. — Corps chétif, contours saillants, face blême, teinte ictérique marquée des conjonctives, mais pas d'ictère manifeste au tronc ni aux extrémités; capillaires de la face très-développés. Pas de bouffissure de la face ni d'anasarque des extrémités. Le malade se plaint surtout d'une grande faiblesse, du gonflement de son ventre et de la douleur qu'il y éprouve. L'abdomen n'est pas sensible; mais il est très-distendu et mesure 34 pouces à l'ombilic. L'augmentation de volume tient évidemment à une ascite. Les veines abdominales sont très-apparentes et un peu plus grosses qu'à l'état normal, surtout au niveau du cœcum où elles forment un réseau distinct qui se lie avec les veines montant vers la poitrine. La matité hépatique sur la ligne mammaire droite ne peut être appréciée nettement; mais on sent assez bien le foie à l'épigastre à travers les parois abdominales : il est dur et résistant, sans nodules appréciables. La matité de la rate est augmentée, elle mesure 4 pouces verticalement et s'étend en avant jusqu'à 2 pouces et demi en deçà de la ligne mammaire. Langue recouverte d'un épais enduit jaune; appétit médiocre, quatre garde-robes par jour; matières aqueuses et jaunes.

Pouls à 108; signes physiques du cœur et des poumons normaux. Urine acide, densité 1017; pas d'albumine, mais une petite quantité de pigment biliaire.

Prescription : 4 doses par jour d'une potion contenant acétate de potasse 1 gr. 20, éther nitreux 2 grammes, et de la décoction de sommités de genêt 15 grammes; deux fois par jour une pilule avec scille 3 centigrammes, poudre de digitale 3 centigrammes et pilules bleues 20 centigrammes. Frictions sur le ventre avec l'onguent napolitain belladoné. Interdiction de l'alcool sous toutes ses formes, régime uniquement composé de lait, thé-de-bœuf et quelques substances amylacées. On n'essaya pas d'arrêter la diarrhée. Tout d'abord, amélioration. Fréquentes coliques dans l'abomen; le 2, 3. 6 et 7 mai, crises de vomissements, et le 7 également épistaxis légère. La quantité d'urine augmenta tout de suite et l'ascite diminua comme le montrent les mesures suivantes :

		pouces.
Circonférence à l'ombilic le	23 avril	34
—	27 —	33,6
—	4 mai	31,75
—	6 —	30,75
—	11 —	29,25
—	22 —	28,25

Le 22 mai, le malade était considérablement mieux. L'abdomen avait son volume normal, et il n'y avait pas de signes d'ascite. La diarrhée et les vomissements avaient cessé; l'appétit était meilleur et le malade pouvait garder les aliments. La matité de la rate était réduite, et la matité hépatique mesurait 3 pouces et demi sur la ligne mammaire droite, cette augmentation apparente étant probablement due à ce que son bord inférieur n'était plus masqué par les intestins météorisés. A l'épigastre, on sentait le foie dur et vaguement nodulé.

Le 22 juin, le malade quitta l'hôpital, sans que l'hydropisie eût reparu. Il avait repris de l'embonpoint.

Il ne tarda pas à retomber dans ses abus de bière et de spiritueux. Mais sauf une épitaxis et une attaque de diarrhée pendant l'été de 1869, il jouit d'une bonne santé jusqu'aux premiers jours de mars 1870, où il eut de fortes nausées, des vomiturations le matin, de la douleur et de la sensibilité dans la région hépatique, et le ventre se remit à grossir. Vers la fin de mai, les jambes commencèrent à enfler, il y eut de la gêne dans la respiration et, un jour, le malade vomit un demi-litre de sang. Le 30 juin, il rentra dans mon service à l'hôpital de Middlesex.

Voici les principaux symptômes : — Face blême, vive démangeaison à la peau, mais pas d'ictère. Vomituritions fréquentes, mais la nourriture n'est pas rejetée et l'appétit est bon; langue extrêmement lisse, dépourvue de papilles et rouge; deux garde-robes molles dans la journée. Circonférence au niveau de l'ombilic 34 pouces 1/2; ascite considérable; foie gros et ferme, mais sans inégalités; la matité hépatique est de 5 pouces 3/4 sur la ligne mammaire droite et le bord inférieur dépasse les côtes de 2 pouces 1/4. Pas d'augmentation manifeste du volume de la rate. Œdème considérable des jambes. Urine claire, et contenant des traces de pigment biliaire, mais pas d'albumine. Pouls à 76;

bruits du cœur normaux. Respiration embarrassée, mais pas de signe d'œdème pulmonaire, ni d'épanchement pleural. On prescrit d'abord le bismuth et la diète lactée pour arrêter les vomissements ; puis, le traitement consiste en pilules composées de pilule bleue, scille et digitale; une mixture de perchlorure de fer et d'éther nitreux et de temps en temps des purgatifs salins. Le malade s'améliora de nouveau rapidement, et le 28 juin il quittait l'hôpital avec un bon appétit, plus de vomissements, plus d'ascite appréciable; la circonférence à l'ombilic était de 32 pouces, mais sans diminution dans le volume du foie.

Le 12 mars 1873, le malade fut admis une troisième fois à l'hôpital, dans le service du docteur H. Thomson, avec des symptômes semblables à ceux de ses deux premières attaques, mais, en plus, avec une bronchite généralisée et une induration fibroïde du poumon droit. Le foie s'étendait maintenant à 1 pouce au-dessous de l'ombilic et sa surface était nettement nodulée. Le malade quitta de nouveau l'hôpital le 29 mai, se trouvant beaucoup mieux. Quelques mois après avoir quitté l'hôpital, l'hydropisie reparut, avec de larges plaques de sphacèle aux jambes et le malade finit par succomber. Il n'y eut pas d'autopsie.

Dans une des premières leçons (leçon VI), j'ai attiré votre attention sur des cas d'ascite résultant d'un cancer du foie. Dans le cas suivant, l'ascite sans ictère fut produite par la compression exercée sur la veine porte par une masse de ganglions cancéreux de la scissure porte, de même que nous avons rencontré l'ictère, avec ou sans ascite, produit par une semblable cause (leçon X).

OBS. CLXIII. — *Cancer de l'estomac et de l'épiploon. — Ganglions cancéreux comprimant la veine porte et produisant de l'ascite. — Nodules cancéreux dans les parois abdominales.*

Charlotte H..., âgée de cinquante-quatre ans, fut admise le 5 mars 1869 à l'hôpital Middlesex. Son père a vécu jusqu'à quatre-vingt-quatre ans. Sa mère et deux grandes sœurs sont mortes, on ne sait pas de quoi. Sauf une toux qui est revenu tous les hivers pendant six ans, la malade a joui d'une bonne santé jusque dans les premiers jours de décembre 1868. Elle commença alors à souffrir dans la partie supérieure de l'abdomen, à vomir après le repas, à éprouver de la prostration, de l'anorexie, et à maigrir. Vers la même époque, elle remarqua que son ventre et ses jambes commençaient à enfler.

A son entrée, la malade est dans une grande prostration; elle a du vertige. Anémie marquée; œdème modéré des deux jambes. Abdomen considérablement distendu par du liquide, mais pas de sensibilité. Pas de tumeur appréciable et pas d'augmentation manifeste du volume du foie; sous la peau des parois abdominales on sent quelques nodules fermes, gros comme des pois. Langue nette, appétit médiocre, ventre libre; pas de vomissements, mais douleur intense après le repas. Pouls à 108; artères rigides; premier bruit du cœur à la base un peu prolongé. Un peu d'engourdissement dans le bras gauche; on a de la peine à distinguer ce que dit la malade.

Après son admission, les vomissements reparurent sous une forme pressante. Le bismuth, la créosote, l'opium et les vésicatoires morphinés ne purent en avoir raison. Les matières vomies étaient vert foncé. La douleur à l'épigastre persistait. On donna des lavements d'eau-de-vie et de thé-de-bœuf; mais la malade déclina rapidement et succomba le 14 mars.

Autopsie. — Trois litres de sérosité dans le péritoine. Au pylore se trouvait une tumeur cancéreuse molle, s'étendant à 4 pouces dans l'estomac, sa surface interne profondément excavée par une ulcération, de façon à former une cavité communiquant au-dessus avec l'estomac et au-dessous avec le duodénum. Dépôts cancéreux étendus dans les ganglions du petit épiploon, amas aussi gros qu'un œuf de poule comprimant la veine porte. Ganglions rétro-péritonéaux situés en avant de la colonne également cancéreux et formant une masse qui pressait sur la veine cave. Face inférieure du diaphragme parsemée de petites masses cancéreuses; les petits nodules sentis durant la vie dans la paroi abdominale étaient de même nature. Rigidité très-marquée au bord fixe des valvules aortiques, qui étaient cependant suffisantes.

Dans le cas suivant, il y a eu un épanchement péritonéal considérable dû à la compression de la veine porte par une tumeur colloïde. Le liquide retiré par la paracentèse contenait du sang et des cellules de matière colloïde.

OBS. CLXIV. — *Ascite. — Tumeur colloïde de l'estomac et du péritoine.*

Daniel B..., ébéniste, âgé de quarante-quatre ans, fut admis à l'hôpital Middlesex, le 1er décembre 1868. Pas d'antécédent de tumeur maligne dans la famille. A l'âge de vingt-quatre ans, il a eu des accidents syphilitiques primitifs, suivis dix ans plus tard d'exostoses au tibia. Il a fait parfois des excès alcooliques, mais ce n'est pas un buveur de profession. Huit mois avant son admission, il commença à se plaindre de faiblesse, perte de l'appétit et de constipation; quatre mois plus tard, survint un ictère qui persista un mois. Il continua à se sentir faible jusque près d'un mois avant son admission, où il remarqua que son ventre enflait, et au bout de quelques jours, il eut dans l'abdomen une crise de douleur aiguë qui dura quelques heures. Le gonflement augmenta rapidement et une semaine environ avant son admission, on retira par la paracentèse environ neuf litres de sérosité claire, couleur paille. Il en résulta un soulagement temporaire; mais le liquide ne tarda pas à se reproduire. Depuis que le gonflement a commencé, le malade a pris force purgatifs et a rapidement maigri.

A son entrée, il n'y a pas trace d'ictère ni d'œdème des téguments, mais le ventre est énormément gros, comparé au corps très-émacié; il est distendu par du liquide péritonéal. La circonférence à l'ombilic est de 35 pouces et demi. Veines des parois abdominales dilatées. La pression sur l'abdomen ne détermine ni douleur, ni sensibilité. Pas de tumeur appréciable, mais la matité de la rate est augmentée et la matité hépatique, sur la ligne mammaire droite, monte jusqu'à la sixième côte, bien qu'on ne puisse sentir le bord inférieur du foie au-dessous des côtes. La langue est extraordinairement rouge et fissurée au milieu; les gencives sont sensibles et enflées; vomissements fréquents, qui font rendre et les aliments et les médicaments; intestins très-relâchés, environ douze garde-robes par jour. Pouls à 96, régulier et faible; respiration thoracique; poumons et cœur normaux. Température 36°8. L'urine contient des urates en abondance, mais pas d'albumine, ni de pigment biliaire.

Prescription: glace, fer et digitale, charbon végétal et stimulants. La diarrhée s'est calmée, mais l'enflure a rapidement augmenté, et le 4 septembre, on retire près de quatre litres de liquide trouble et brun rougeâtre, densité 1017; ce liquide ne contenait pas de flocons de lymphe, mais de nombreux corpuscules sanguins et quelques grosses cellules à contenu granuleux, exactement semblables à celles trouvées dans la matière colloïde après la mort. Après que le liquide eût été retiré, on ne put encore pas sentir la tumeur, et le foie ne parut pas grossi. L'opération fut suivie d'un soulagement considérable, mais temporaire. Le liquide se reproduisit, les vomissements persistèrent et la prostration augmenta jusqu'à la mort, le 8 décembre.

Autopsie. — Plusieurs pintes de sérum sanguinolent dans l'abdomen. Dépôt énorme de matière colloïde dans le grand épiploon, formant une large masse qui couvrait les intestins. Dépôts semblables à la surface interne des parois abdominales apposés contre la masse morbide de l'épiploon, à la face inférieure du diaphragme et sur le foie. Une large masse, s'étendant le long du petit épiploon dans la scissure porte, entourait et comprimait la veine porte, mais l'intérieur du vaisseau ne renfermait pas de coagulum. La production morbide ne pénétrait nulle part dans la substance du foie. A l'œil nu, elle paraissait consister en une agglomération de petits nodules de matière gélatineuse translucide et elle avait la structure habituelle du cancer colloïde. A l'extrémité pylorique de l'estomac, et s'étendant jusqu'à 5 pouces de la valvule, se trouvait un vaste dépôt colloïde englobant toutes les tuniques. Au-dessus de lui, la muqueuse avait complétement disparu, laissant le tissu morbide à nu. La rate était recouverte par le dépôt colloïde, mais elle était normale et ne pesait que 150 grammes environ.

TREIZIÈME LEÇON

A. HÉPATALGIE. — B. CALCULS BILIAIRES. C. AUGMENTATION DE VOLUME DE LA VÉSICULE BILIAIRE.

A. Hépatalgie simulée par : 1° la pleurodynie. — 2° la névralgie intercostale. — 3° la pleurésie. — 4° la dyspepsie gastrique. — 5° la colique intestinale. — 6° la colique néphrétique. — Variétés et causes de l'hépatalgie vraie.

B. Calculs biliaires : leurs diverses conséquences et leurs symptômes.

C. Augmentation de volume de la vésicule biliaire : ses causes, ses caractères cliniques et son traitement.

A. — HÉPATALGIE.

MESSIEURS,

La douleur est quelquefois le symptôme le plus saillant dans une affection hépatique, et souvent c'est un aide précieux pour le diagnostic. Prenez garde cependant d'être induits en erreur par des malades qui rapportent constamment au foie une douleur qui n'a rien de commun avec lui. Quand vous avez à faire un diagnostic à ce sujet, ne perdez pas de vue les diverses conditions qui peuvent simuler une douleur hépatique. Ce sont principalement :

1° La *pleurodynie*,
2° La *névralgie intercostale*,
3° La *pleurésie*,
4° La *dyspepsie gastrique*,
5° La *colique intestinale*,
6° La *colique néphrétique*.

1° La **pleurodynie**, ou rhumatisme des muscles intercostaux, peut siéger dans l'hypochondre droit et dès lors cette douleur aiguë, augmentée par la pression, par le mouvement, par une profonde inspiration ou par la toux, et accompagnée de respirations courtes et saccadées, peut être prise pour la douleur observée dans la péri-hépatite; mais elle en diffère :

a. En ce que la douleur est plus localisée : elle est souvent limitée à un point entre deux côtes et il n'y a pas de sensibilité à la pression sur l'épigastre ou ailleurs dans la région hépatique, sauf le point que le malade indique comme siége de la douleur.

b. Par l'absence de symptômes fébriles ou de troubles généraux.

c. Par l'absence de tout autre symptôme ou signe d'affection hépatique.

d. Parfois par la coexistence de rhumatisme musculaire dans d'autres parties du corps.

2° La **névralgie intercostale** peut présenter, sauf que la douleur est plus intermittente, bon nombre des caractères de la pleurodynie, et comme elle, être localisée dans la région hépatique; mais en somme on la rencontre principalement entre le sixième et le neuvième espaces intercostaux du côté gauche et chez les femmes. Quand elle se présente dans la région hépatique, elle diffère de l'hépatalgie vraie :

a. En ce que la douleur est rapportée principalement à trois points sur le trajet du nerf, savoir dans la rainure vertébrale, dans la région axillaire et à la terminaison du nerf en avant.

b. Par la coexistence fréquente de la névralgie de la glande mammaire, la sensibilité sur une des apophyses épineuses dorsales ou l'hyperesthésie cutanée.

c. Par l'absence de tout autre symptôme ou signe d'affection hépatique.

Vous ne devez pas oublier cependant ce que je vous ai dit dans une leçon précédente, que la névralgie intercostale peut avoir une origine hépatique et peut être consécutive à une douleur existant réellement dans le foie (p. 346.)

3° La **pleurésie** peut donner lieu à une douleur qui, pareille à celle de la pleurodynie, augmente par la pression, le mouvement, la toux ou l'inspiration, mais qui en diffère en ce qu'elle est accompagnée de symptômes fébriles plus ou moins marqués. Si l'inflammation siége à la base de la plèvre droite, il peut se faire qu'on ne distingue pas cette douleur de celle de la péri-hépatite. Il est probable que dans quelques-uns de ces cas désignés sous le nom de *pleurésie diaphragmatique*, l'inflammation occupe la face inférieure du diaphragme plutôt que la face supérieure; d'un autre côté, les observations faites dans les salles d'autopsie ne permettent guère de douter que dans bien des cas l'inflammation ne siége des deux côtés. La matité à la percussion, ou le frottement à la base du poumon, ou la concomitance de pneumonie faciliteront souvent le diagnostic de la pleurésie. Mais dans les cas légers de pleurésie diaphragmatique, il peut n'y avoir ni matité, ni frottement, et la péri-hépatite donnera parfois lieu à un bruit de frottement pendant les mouvements respiratoires. (V. obs. XVII, p. 90).

4° **Dyspepsie gastrique**. Les malades rapportent très-communément la douleur résultant de divers troubles de l'estomac à une affection hépatique. Ils prétendent que le foie est dérangé, alors que l'estomac ou le duodénum est le seul organe en cause. D'un autre côté, nous avons vu que des crises de douleur sont souvent mises sur le compte de la gastralgie, qui ne sont en réalité que de légères attaques de colique hépatique (v. p. 347.)

a. La douleur qui survient après les repas peut être due à un trouble de l'estomac ou du duodénum, ou plus rarement à une congestion du foie; mais il n'est pas probable que le foie en soit le siége, à moins qu'il y ait sensibilité à la pression dans l'hypochondre droit et ces autres signes de la congestion du foie que je vous ai déjà exposés (p. 134.)

b. Des crises de douleur intense (*gastrodynie*) surviennent dans l'estomac en dehors de l'influence des repas et peuvent simuler les coliques hépatiques ou l'hépatalgie. On les distinguera des coliques biliaires par leur siége, par le pyrosis qui les accompagne souvent et par l'absence d'ictère ou de pigment biliaire dans l'urine, ou de sensibilité à la pression sur la vésicule biliaire (v. p. 347). La névralgie de l'estomac peut différer seulement de la névralgie hépatique par le siége de la douleur.

5° Les **coliques intestinales** ressemblent aux coliques hépatiques en ce qu'il y a dans les deux cas des paroxysmes de douleur abdominale intense accompagnés de vomissements et de frissons, mais sans que la pression éveille une vive sensibilité. Elles en diffèrent par :

a. Le siége de la douleur qui est rapportée à l'ombilic plutôt qu'à l'épigastre et à l'épaule droite.

b. L'absence d'ictère ou de pigment biliaire dans l'urine.

c. L'absence de toute sensibilité quand on presse sur le fond de la vésicule biliaire.

d. Les circonstances dans lesquelles elles se produisent, savoir : la constipation, quelque écart évident de régime; la présence de plomb dans l'organisme, indiquée par le liseré bleu des gencives, par des antécédents de coliques ou de paralysie saturnine, ou par la profession du malade. Elles peuvent coexister les unes et les autres chez des individus de constitution goutteuse.

6° Dans la **colique néphrétique** il y a aussi de violents paroxysmes de douleur abdominale avec vomissements et frissons, mais

a. La douleur est rapportée principalement à un rein et de là elle descend dans la cuisse du même côté et dans le testicule également, qui se rétracte.

b. Il n'y a pas d'ictère.

c. Il y a de la sensibilité sur le rein, mais non sur le fond de la vésicule biliaire.

d. L'urine contient du sang et des cristaux que montre le microscope ou bien il y a déjà eu quelque hématurie ou le passage d'un calcul par l'urèthre.

En ayant bien présentes à l'esprit ces sources d'erreur, nous pouvons examiner les variétés et les causes de la douleur qu'on peut rapporter au foie. Il suffira, dans la plupart des cas, de mentionner simplement les maladies dans lesquelles il se produit de la douleur, d'autant plus que je vous ai déjà décrit leurs principaux caractères dans les précédentes leçons. Je dois vous rappeler cependant que certaines maladies du foie sont caractérisées par une immunité remarquable du côté de la douleur, ainsi et surtout la dégénérescence cireuse, la dégénérescence graisseuse, l'hypertrophie simple et l'atrophie, et la tumeur hydatique.

La douleur d'origine hépatique peut présenter trois variétés :

I. Il y a une douleur qui est très-intense, qui a une marche paroxystique avec des intermittences distinctes et est accompagnée de peu ou pas de sensibilité, sauf dans la région de la vésicule et avec peu ou pas de fièvre, mais souvent accompagnée ou suivie d'ictère. La douleur répondant à cette description résulte de :

1° La présence de calculs ou autres corps étrangers dans les voies biliaires (v. pp. 345, 352 et 353.)

2° L'obstruction du canal cholédoque par un ulcère duodénal (v. p. 358.)

3° Un anévrysme de l'artère hépatique (v. p. 364.)

4° Névralgie hépatique. La *névralgie hépatique* a été décrite par Andral, Frerichs (1), Budd (2), Anstie (3) et autres auteurs, et bien qu'il soit probable que dans la plupart des exemples rapportés, et surtout dans ceux où il y a eu ictère, la douleur a été causée par des calculs qui n'ont pas franchi les voies biliaires ou qui les ont traversées sans qu'on s'en soit aperçu, il y en a d'autres qui, survenant chez des personnes nerveuses ou des femmes hystériques, souvent à des intervalles assez réguliers d'environ un mois, associés avec d'autres symptômes nerveux et sans ictère, semblent être réellement des cas de névralgie des plexus nerveux hépatiques. Je dois ajouter cependant que je ne me rappelle pas avoir rencontré un seul cas incontestable de névralgie hépatique, et comme exemple des risques d'erreurs dans le diagnostic de cet état morbide, je puis renvoyer à un cas que j'ai cru être un exemple de névralgie hépatique et à propos duquel j'ai fait, il y a quelques années, une leçon clinique (4). Le malade était sujet à de violents paroxysmes de douleur dans l'hypochondre droit, traversant jusqu'en arrière et remontant à l'épaule, survenant à peu près tous les mois subitement et durant un jour entier, parfois accompagnés de vomissement, mais jamais suivis d'ictère ni de

(1) Frerichs, *op. cit.*, p. 848.
(2) Budd, *Dis. of Liver*, 3rd éd., p. 380.
(3) *On Neuralgia*, London 1871, p. 62.
(4) Ce fait a été rapporté comme un cas de névralgie hépatique dans la 1re édition de cet ouvrage, Obs. XC, p. 497.

sensibilité au niveau de la vésicule biliaire. Ces paroxysmes continuèrent à reparaître pendant plusieurs années jusqu'à ce qu'à la fin leur nature réelle fût révélée par une hématurie concomitante et le passage d'oxalates dans l'urine. Malgré le siége anormal et l'irradiation de la douleur, les paroxysmes étaient probablement d'origine néphrétique (1).

II. Il y a une seconde variété de douleur au foie qui n'est pas violente et est souvent décrite plutôt comme une sensation de pesanteur ou de distension, qui est fréquemment associée à la douleur dans l'épaule droite, qui n'est point intermittente et qui augmente légèrement à la pression, ou par le décubitus sur le côté gauche (2), ou après les repas. Cette douleur est souvent accompagnée d'un léger trouble fébrile et d'un ictère plus ou moins marqué. On observe cette variété dans :

1° Les diverses formes de congestion du foie (p. 134.)

2° Les premières périodes de l'hépatite (pp. 143, 188.)

3° Le catarrhe des voies biliaires (p. 159.)

4° L'obstruction du canal cholédoque suivie d'une grande accumulation de bile dans le foie (p. 166.)

5° La douleur de l'atrophie aiguë (p. 269) a un peu ce caractère.

(1) Le diagnostic différentiel de l'hépatalgie d'origine calculeuse avec l'hépatalgie provenant d'autres sources et notamment la névralgie hépatique, n'est pas toujours — il s'en faut — des plus aisés. A Vichy, notamment, où l'on a occasion d'observer des affections du foie en si grand nombre et si diverses, il n'est pas rare de voir des malades présenter le cortége symptomatique habituel des coliques hépatiques calculeuses et chez lesquels néanmoins on n'a jamais pu trouver de concrétions, quelque soin qu'on ait mis à les rechercher. Faudrait-il pour cela repousser le diagnostic de lithiase biliaire et croire qu'on n'a affaire dans ces cas qu'à de la gastralgie ou à de l'hépatalgie névralgique, ou à ces deux névralgies combinées?

Quand on sait combien de temps des calculs peuvent séjourner dans les voies biliaires sans donner lieu à d'autres accidents qu'à des crises douloureuses, on est bien forcé d'admettre, dans un cas douteux, l'étiologie la plus probable. C'est contre cette idée que Beau s'est élevé, et il a défendu la cause de la névralgie hépatique avec l'ardeur convaincue et l'érudition solide qu'il apportait dans tous ses travaux.

Pour Beau (Recherches de physiologie et de pathologie sur l'appareil spléno-hépatique, *Archives Génér. de Médecine*, 1851, t. I et II), comme du reste pour tout le monde, les calculs hépatiques sont chose très-commune. Mais où cet auteur diffère complétement d'opinion avec la majorité des praticiens, c'est dans le rapport entre la fréquence des calculs et celle des coliques. A la Salpêtrière, où il a passé quatre ans comme élève ou médecin, il a peu fait d'autopsies où il n'ait rencontré de calculs biliaires et il n'a pas observé un seul cas de colique hépatique. Mais les faits négatifs, sujets à discussion d'ailleurs, ne peuvent infirmer les faits positifs et infiniment plus nombreux de Murchison, de Wolff, de Charcot, de Trousseau et tant d'autres. Je rappellerai que Wolff notamment, en suivant ses cas avec une patience infatigable, est arrivé chez tous ses malades à retrouver les calculs. Aussi n'est-il que juste de supposer que si, dans bien des cas, on a échoué dans cette recherche, c'est, ainsi que le remarqué Murchison, parce que les investigations n'ont pas été assez longtemps poursuivies; par suite, on serait mal fondé à vouloir établir là-dessus la fréquence des coliques hépatiques non calculeuses. (N. D. T.)

(2) Une augmentation considérable du volume du foie, de quelque nature qu'elle soit, donnera lieu aussi à une douleur avec tiraillements quand le malade est couché sur le côté gauche.

III. Dans la troisième forme, la douleur est constante et intense, elle est considérablement aggravée par la pression, le mouvement ou la toux, s'accompagne de plus ou moins de fièvre, mais pas souvent d'ictère. Avec cette douleur, on peut observer un bruit de frottement pareil au frottement pleurétique, et une toux sèche ; mais le cas se distingue par la sensibilité marquée qu'on constate sur toute la surface du foie, et par ce fait que la douleur augmente considérablement quand le malade est couché sur le côté gauche aussi bien que sur le côté droit. C'est la douleur de la péri-hépatite qui, comme je vous l'ai déjà dit, bien que parfois elle soit une affection primitive, et dans ce cas ordinairement d'origine syphilitique, est plus fréquemment consécutive à d'autres affections du foie. La péri-hépatite explique la douleur aiguë qu'on observe dans des maladies telles que la cirrhose (p. 289), la dégénérescence cireuse (p. 31), ou l'hydatide du foie (p. 57), dont le cours normal est exempt de douleur, ou bien elle peut aggraver la douleur déjà existante de l'abcès (pp. 171, 189) ou du cancer (p. 215). Quelle que soit l'affection primitive du foie, la douleur qui présente les caractères que je viens de décrire indique toujours une inflammation de la capsule et, quand on la constate, c'est parfois un indice d'une certaine importance. Ainsi, si elle survient, par exemple, dans un cas d'hydatide du foie, elle indiquerait que le kyste est sur le point de se rompre ou de contracter des adhérences avec quelque viscère voisin.

Dans les leçons précédentes je vous ai présenté une foule d'exemples d'affections du foie dans lesquelles la douleur était un symptôme saillant ; je vous prie de reporter encore votre attention sur ces cas.

B. — CONSÉQUENCES PATHOLOGIQUES DES CALCULS BILIAIRES.

Dans la seconde partie de cette leçon, je désire vous entretenir un peu des calculs biliaires et des maladies de la vésicule. Dans une leçon précédente, en vous parlant des causes de l'ictère, je vous ai décrit avec quelques détails les phénomènes déterminés par le passage des calculs à travers les voies biliaires, ou leur arrêt dans le canal cholédoque. Alors je n'ai nullement épuisé la matière. Je me propose en ce moment de combler quelques lacunes en attirant votre attention sur les différents points où l'on rencontre les calculs, sur leurs courses errantes dans leurs tentatives pour s'échapper de l'organisme, et sur les symptômes et dangers variables qui peuvent en résulter. J'engage ceux d'entre vous qui désireront avoir une plus ample information sur ce sujet des calculs biliaires, de s'en référer au mémoire consciencieux de M. Fauconneau Dufresne (1) auquel l'Académie de médecine a décerné un prix de 1500 fr.

(1) La Bile et ses maladies, *Mémoires de l'Acad. de Méd.*, 1847, t. XIII, p. 36.

1°. Les calculs peuvent être retenus dans la vésicule.

La vésicule est la partie des voies biliaires dans laquelle on trouve des calculs le plus fréquemment et en plus grande quantité; il est parfaitement évident qu'ils peuvent y rester longtemps sans donner lieu à aucune espèce de symptôme. Vous trouverez constamment des concrétions dans la vésicule, après la mort, chez des personnes qui, pendant la vie, n'ont offert aucun symptôme de leur présence. Mais parfois, quand les concrétions sont nombreuses et grosses, elles déterminent une sensation de malaise, de pesanteur, de tension ou de tiraillement dans la région de la vésicule, sensation qui devient plus prononcée après les repas, après quelque violent effort musculaire ou après avoir été cahoté en voiture sur de mauvaises routes. Je donne en ce moment des soins à une dame qui a souffert de calculs biliaires et qui se plaint souvent d'éprouver comme la sensation d'un poids lourd qui roulerait d'un côté à l'autre dans la place occupée par la vésicule, quand elle se retourne dans son lit. Fauconneau-Dufresne cite précisément un cas semblable rapporté par Fabrice de Hilden (1).

Les calculs siégeant dans la vésicule causent aussi de temps en temps des vomissements et autres troubles de l'estomac, et on a vu leur pression sur l'estomac déterminer tous les symptômes d'un rétrécissement du pylore. Il est très-possible aussi que chez les personnes d'un tempérament nerveux, ils puissent devenir un centre d'irritation, point de départ des sensations de malaise et des symptômes de la maladie actuelle dans des points du corps assez éloignés, avec grande dépression morale et hypochondrie. Quelques cas de ce genre que j'ai eu l'occasion d'observer m'ont fortement confirmé dans cette opinion.

Lorsque la vésicule est pleine de concrétions, elle forme quelquefois une tumeur qui est appréciable à travers les parois abdominales et dont on peut reconnaître la nature réelle par sa dureté et sa résistance. A la palpation aussi on peut, dans des cas rares, sentir un craquement particulier, un bruit comparable à celui qu'on produit en remuant des noisettes dans un sachet ou en roulant de petits cailloux dans la bouche. Le stéthoscope peut dans ces cas aider matériellement le diagnostic.

Les calculs biliaires retenus dans la vésicule peuvent aussi déterminer l'inflammation et l'ulcération de la muqueuse et les autres conséquences dont je vous entretiendrai tout à l'heure.

2°. Les calculs peuvent être arrêtés au col de la vésicule ou dans le canal cystique.

Quand un calcul biliaire passe de la vésicule dans le canal cystique,

(1) Fauconneau-Dufresne. *op. cit.*, p. 274.

il détermine ordinairement des vomissements et les symptômes de colique hépatique que je vous ai exposés (p. 345) ; mais tant qu'il ne dépasse pas le canal cystique, il n'y a pas d'ictère. Il arrive parfois que le calcul n'atteint jamais le canal cholédoque ; il se fixe dans le canal cystique ou bien il retombe dans la vésicule et dans l'un et l'autre cas la colique peut cesser sans qu'il y ait eu d'ictère. On trouve parfois dans les autopsies le col de la vésicule obstrué par un calcul arrêté, bien que pendant la vie aucun symptôme n'ait pu faire soupçonner l'existence de calculs biliaires. L'obstruction permanente du canal cystique par un calcul peut amener un engorgement inflammatoire de la vésicule sur lequel nous aurons à revenir.

3°. Des calculs biliaires peuvent se former dans les canalicules intra-hépatiques.

Il est rare que des concrétions se forment dans les voies biliaires intra-hépatiques, d'autant plus que la bile n'est pas soumise dans ces canaux à ces conditions de concentration et de repos qui contribuent tant à leur formation dans la vésicule. On en a cependant rencontré dans les conduits biliaires intra-hépatiques dilatés dans des cas d'obstruction du canal cholédoque et on a même rapporté quelques exemples de ces concrétions dans les conduits intra-hépatiques sans qu'il y eût obstruction du cholédoque. Ces concrétions peuvent être nombreuses, mais très-petites, constituant ce qu'on a appelé la *gravelle biliaire* ; d'autres fois elles sont grosses et divisées comme un morceau de corail, ainsi qu'on peut le voir sur une des planches de l'*Atlas* de Cruveilhier (1). Chopart a rencontré un cas où le foie contenait tant de concrétions qu'on ne pouvait pas le couper avec un scapel (2). Ces concrétions du foie peuvent produire des obstructions biliaires partielles et la dilatation des conduits, et des abcès multiples du foie. Tuckwell a rapporté un cas où il s'est formé ainsi un vaste abcès du lobe droit du foie qui a perforé le diaphragme et déterminé l'empyème et la gangrène du poumon droit (3).

Les symptômes des concrétions intra-hépatiques sont ordinairement obscurs. Ils n'amènent pas l'ictère ni l'augmentation de volume du foie et la gravelle fine peut ne pas déterminer de douleur. Mais de temps en temps elles provoquent une sensation de pesanteur, ou un mal sourd, dans la région du foie, avec des crises subites de douleur lancinante aiguë ou de violentes coliques qui traversent l'hypochondre droit et remontent dans la poitrine ou vont jusqu'à l'hypogastre ; dans d'autres cas,

(1) Livraison XIII, pl. v.
(2) Fauconneau-Dufresne, *op. cit.*, p. 249.
(3) *Patholog. Transact.*, 1870, t. XXI, p. 223.

elles ont occasionné des accès de frissons (1) suivis de chaleur et de transpiration, qui ont simulé un accès de fièvre intermittente. Fauconneau-Dufresne rapporte un cas qui fut diagnostiqué par Trousseau parce qu'il découvrit dans les gardes-robes des concrétions biliaires en même temps qu'il s'était produit des crises de douleur pareilles à celles que j'ai déjà décrites (2).

4°. Les calculs biliaires peuvent s'arrêter dans le canal hépatique.

Ce fait est rare. Une concrétion dans cette situation doit provenir des conduits biliaires intra-hépatiques, et si un calcul a réussi à franchir les petits conduits intra-hépatiques, il n'est pas probable qu'il rencontre quelque sérieux obstacle à sa progression ou qu'il détermine des symptômes de quelque importance dans son passage à travers les gros canaux. Il n'est donc pas surprenant qu'on ait rarement trouvé, dans des autopsies, un gros calcul obstruant le canal hépatique. Mais si ce fait se produisait pendant la vie, il y aurait ictère, augmentation de volume du foie, vomissements, coliques biliaires et autres symptômes d'obstruction du canal cholédoque sur lesquels j'ai déjà insisté ailleurs (p. 345). Il n'y aurait cependant pas l'augmentation de volume de la vésicule qu'on observe dans les cas d'obstruction du canal cholédoque.

5°. Les calculs peuvent être arrêtés dans le canal cholédoque.

C'est là en effet un de leurs siéges les plus ordinaires, et ils y arrivent soit des conduits intra-hépatiques, ou plus communément de la vésicule. Règle générale, ils sont tôt ou tard chassés dans le duodénum et leur passage est marqué par les symptômes de colique biliaire que je me suis efforcé de vous décrire dans une autre leçon. Le passage du calcul à travers le canal cystique donne lieu à une colique intense, mais dès qu'il pénètre dans le canal cholédoque, l'ictère s'ajoute aux premiers symptômes et le calibre de ce dernier étant plus gros, il en résulte que généralement l'intensité de la douleur s'abat pour revenir de nouveau et même plus forte quand le calcul arrive à l'orifice duodénal, qui est étroit, et cesser quelquefois subitement et comme par enchantement quand cet cet orifice a été franchi. Plus rarement le calcul est fixé solidement dans le canal cholédoque et dans ce cas il devient une des causes d'ictère permanent. Un calcul anguleux et rude aura plus de peine à passer et déterminera une plus vive douleur qu'un autre plus gros mais arrondi et lisse, mais le premier pourra laisser passer un peu de bile. On trouve parfois le canal cholédoque dilaté et formant une grosse poche conte-

(1) Frerichs, *op. cit.*, p. 819.
(2) *Op. cit.*, p. 270.

nant de nombreux calculs, mais laissant cependant passer la bile dans l'intestin. J'en ai récemment rencontré un exemple sur une dame dont je trouverai plus tard l'occasion de vous rapporter le cas (obs. CLXV) et un autre se trouve représenté dans une des planches de Cruveilhier (1). Morgagni a rapporté il y a longtemps un cas où le canal cholédoque avait presque le calibre d'une petite bouteille et était rempli de calculs (2), et plus récemment Frerichs en a fourni un autre où ce canal était transformé en un sac mesurant 8 pouces de long sur 5 de large (3).

6°. Les calculs peuvent déterminer l'inflammation et l'ulcération de la muqueuse de la vésicule ou des voies biliaires et amener ainsi une perforation et une péritonite ou la pyohémie.

Tant que les calculs sont dans la vésicule ou dans quelque point des voies biliaires, les calculs peuvent amener d'autres conséquences encore que celles déjà mentionnées. La pression qu'ils exercent, l'irritation qu'ils causent, peuvent provoquer l'inflammation de la muqueuse avec laquelle ils sont en contact et cette inflammation s'étendre à l'ensemble des voies biliaires. Vous devez vous rappeler que lorsque je vous ai entretenus de l'inflammation des voies biliaires, j'ai indiqué l'irritation causée par la présence des calculs comme une de ces causes (p. 160) et je vous ai cité un cas de ce genre d'inflammation qui s'est trouvé il n'y a pas longtemps dans nos salles (obs. LXVI p. 168). Parfois, et surtout quand le canal cystique est obstrué, les produits inflammatoires s'accumulent en grande quantité dans la vésicule biliaire d'où tout le pigment biliaire se résorbe, et la vésicule se trouve transformée en une grosse tumeur fluctuante, simulant un abcès, qui peut s'ouvrir dans différentes directions ou être ouverte par le chirurgien, comme dans le cas CLXX. La pression des calculs biliaires peut également déterminer l'ulcération qui peut n'être pas limitée à la muqueuse, mais perforer toutes les tuniques de la vésicule ou des voies biliaires et amener une péritonite fatale, par l'irruption de la bile ou des concrétions dans le péritoine. Je vous montre ici quelques calculs trouvés chez une dame à laquelle j'ai donné des soins il n'y a pas longtemps et qui mourut subitement d'une péritonite par ulcération et perforation de la vésicule (voy.

(1) *Atlas d'Anat. Pathol.*, Livrais. XXIX, pl. IV, fig. 3.

(2) Trousseau, *Cliniq. Medic.*, 3e édit., t. III, p. 223. — Quand on cite ce cas, on dit généralement que le canal cholédoque avait pris les proportions d'un estomac humain, ce qui tient, ainsi que l'a fait observer Wickham Legg, à ce que Morgagni en citant ce fait d'après Schenk, a changé les mots « *instar utriculi* » en « *instar ventriculi* ».

(3) Frerichs, *op. cit.*, p. 775.

obs. CLXIV (1). Le docteur Ogle a rapporté un cas semblable (2) et vous en trouverez dans le mémoire de Fauconneau-Dufresne un autre, cité d'après le docteur Wolff, où la mort par péritonite a été due à une rupture complète du canal hépatique (3). Trousseau signale aussi un cas où un calcul et une quantité considérable de bile sont tombés dans le péritoine à travers une rupture du canal cholédoque (4). Dans quelques-uns de ces cas, la rupture semble avoir été étrangère à l'ulcération et être simplement résultée d'une pression excessive sur les parois des voies biliaires, dont la résistance avait peut-être été atténuée par l'inflammation ou la dégénérescence graisseuse (5). On pourrait parfois prévenir dans ces cas une péritonite mortelle en provoquant la formation d'adhérences et l'établissement d'une fistule biliaire; le même danger peut être évité si le calcul, une fois sorti de la vésicule, s'enkyste dans son voisinage avec l'aide de la lymphe organisée (6). On a aussi rapporté des cas où des calculs ont été éliminés par l'ulcération des voies biliaires et sont passés dans la substance du foie, où ils ont été trouvés dans des abcès communiquant avec les voies biliaires (7). Il arrive plus ordinairement que l'ulcération ou le sphacèle produits par la pression ou l'irritation des calculs jettent dans le sang de la veine porte des produits infectieux qui seraient le point de départ des abcès pyohémiques multiples dont je vous ai entretenus. Je vous rappellerai à l'appui de cette pathogénie le cas de Me — (obs. LXXI, p. 179). Vous verrez ainsi qu'une attaque qui paraît au premier abord n'être qu'une colique hépatique calculeuse peut prendre subitement et d'une façon inattendue tous les symptômes de péritonite ou de pyohémie et se terminer par la mort, et si le praticien n'est pas sur ses gardes quand il porte son pronostic, il risque d'encourir un discrédit immérité.

7° **Un calcul qui est arrivé dans l'intestin est évacué par l'anus.**

C'est là l'élimination naturelle du calcul et le grand but que se propose tout traitement. Il est de règle que tous les symptômes cessent aussitôt que le calcul a quitté le canal cholédoque; mais il peut arriver, quand

(1) Le docteur J. Magnin a rapporté dans son travail (*De quelques accidents de la lithiase biliaire*, Paris, 1869) trois cas (obs. XIV, XV et XVI) de coliques hépatiques calculeuses terminées par péritonite mortelle due à la perforation de la vésicule. (N. D. T.).

(2) *Saint-George's Hosp. Rep.*, t. III, p. 189.

(3) *Op. cit.*, p. 273.

(4) *Cliniq. médic.*, 3e éd., t. III, p. 224.

(5) Budd, *op. cit.*, p. 234.

(6) Voyez, par exemple, Simon, *Pathol. Transact.*, V, p. 157, et Sharman, *Med. Times and Gaz.*, 1859, t. I, p. 274.

(7) Fauconneau-Dufresne, *op. cit.*, p. 340, et Tuckwell, *Pathol. Transact.*, 1870, t. XXI, p. 223.

les concrétions sont grosses ou lorsque de nombreuses concrétions se trouvent agglutinées par de la matière fécale en une grosse masse, que leur évacuation par l'anus soit précédée de coliques intenses, de vomissements et de grande prostration. Fauconneau-Dufresne (1) et Frerichs (2) citent des cas où elles avaient le volume d'un œuf de pigeon et même d'un œuf de poule, et on voit au Musée du *Royal College of Surgeons* deux calculs évacués par l'anus, dont l'un mesure 1 pouce 3/4 sur 1 pouce 1/2 et l'autre a près de 2 pouces de long (3). En 1868, le docteur Hilton Fagge a présenté à la *Pathological Society* deux concrétions biliaires ovales évacuées par l'anus, mesurant environ 2 pouces 1/4 sur 1 et demi (4). Dans cette même année M. J. Blackburn a rapporté et figuré dans *The Lancet* un des calculs biliaires les plus volumineux que l'on connaisse (5) : il avait 3 pouces 3/8 de long, sur 1 pouce et demi de large et pesait environ 52 grammes et paraissait avoir été évacué par l'anus sans aggravation des symptômes ordinaires des calculs. « Dans la plupart des cas de ces volumineuses concrétions, il est probable qu'elles se sont fait jour dans l'intestin non par le canal cholédoque, mais par une fistule de la vésicule biliaire, bien que Rokitansky fasse observer qu'avec la distension extrême dont sont susceptibles les voies biliaires, les calculs du volume d'un œuf de poule puissent les traverser (6).

8° Les calculs biliaires peuvent être rejetés par l'estomac.

Ces cas sont assez rares. J. L. Petit en rapporte deux, dans l'un desquels le calcul avait 2 pouces 1/2 de long (7). Huit autres ont été réunis par Fauconneau-Dufresne (8); M. Jeaffreson, de Framlingham, en rapporte un dans les *Pathological Transactions* où le calcul était plus gros qu'une muscade (9), et le docteur S. J. Miles un autre où les vomissements sarcineux cessèrent après l'expulsion par l'estomac de deux gros calculs biliaires (10). L'élimination des calculs par l'estomac a ordinairement été précédée pendant quelques jours d'une vive douleur dans l'estomac et accompagnée de vomissements violents et prolongés. Il est d'usage d'expliquer ces cas par une action péristaltique du duodénum, mais dans la plupart des cas cités il est probable que les calculs se sont

(1) Fauconneau-Dufresne, *op. cit.*, p. 319.
(2) Frerichs, *op. cit.*, p. 829.
(3) *Catalogue of Calculi*, pp. 168, 176.
(4) *Pathol. Transact.*, t. XIX, p. 254.
(5) *The Lancet*, 1868, II, p. 784. Pour mention d'un gros calcul, v. p. 500.
(6) *Pathol. Anat.*, Syd. Soc. Transl., II, p. 165.
(7) *Memoires de l'Acad. de chirurgie*, 1743, t. I, p. 308.
(8) *Op. cit.*, p. 306.
(9) T. XII, p. 129.
(10) *The Lancet*, 19 janvier 1861.

frayé un chemin dans l'estomac par une communication fistuleuse avec la vésicule. Cette opinion a pour elle qu'il n'est pas fait mention d'ictère dans un grand nombre de ces cas, que plusieurs calculs ont été vomis à la fois (dans un cas il y en avait jusqu'à vingt), et qu'un malade a vomi un calcul à trois reprises différentes, à des intervalles de plusieurs années (1). Il est cependant fort douteux qu'un gros calcul puisse remonter par le pylore.

9° Les calculs, après être passés dans l'intestin, peuvent s'y fixer et devenir une cause d'obstruction intestinale.

Je puis vous montrer ici une pièce, consistant en une portion de l'iléum avec un gros calcul biliaire solidement fixé dans son intérieur comme un bouchon, prise sur un sujet mort à l'hôpital Middlesex, il y a quelques années, avec tous les symptômes de l'obstruction intestinale (obs. CLXVI) et la littérature médicale nous fournit un certain nombre de cas semblables (2).

L'intestin dans ces cas est considérablement distendu au-dessus de l'obstruction, mais contracté et vide au-dessous. Quand le calcul est fixé dans l'intestin grêle, il produit une constipation opiniâtre, des vomissements d'abord alimentaires, puis bilieux et enfin stercoraux, de la douleur et de la sensibilité à l'abdomen et autres symptômes de péritonite qui persistent jusqu'à la mort ou jusqu'à ce que le calcul passe dans le gros intestin. Quoique ces cas soient souvent mortels, je puis dire que dans plusieurs des 25 cas que j'ai réunis, le calcul a été évacué par l'anus et que le malade a guéri après qu'il y avait eu des vomissements stercoraux. Dans un de ces cas (celui du docteur Omond), les vomissements

(1) Depuis que cette leçon a été faite, la suite du cas de M. Jeaffreson a été publiée par son frère, le docteur H. Jeaffreson, d'après laquelle il paraîtrait que le malade est mort peu après la communication de son cas à la *Pathological Society*, et que le calcul biliaire s'était fait jour par une ulcération de l'estomac. (*Brit. Med. Journ.*, 30 mai 1868.)

(2) Cinq cas réunis par Fauconneau-Dufresne, *op. cit.*, p. 311 ; deux observés par Cruveilhier, *Traité d'anat. pathol.*, t. II, p. 543; deux par Frerichs, *op. cit.*, p. 830; un par Oppolzer, *Zeitschr. d. Gesellschaft d. Aertze in Wien*, novembre 1860; un par Sir Th. Watson, *Lectures on Pract. of Phys.*, 3rd ed., t. II, p. 465, qui est le même que le cas de Mayo cité par Fauconneau-Dufresne (5e cas); un par le docteur Omond, *London Med. and Surg. Journ.*, 1836; un par Peacock, *Transact. Pathol. Soc.*, t. I, p. 255; un par Pye Smith, *ibid.*, t. V, p. 163; un par Baly, *ibid.*, t. X, p. 185; un par Potts, *ibid.*, t. XV, p. 105; un par Murchison, *ibid.*, t. XX, p. 219; un par le docteur Ezra Palmer, *Records Boston Med. Soc. U. S.*, t. III, p. 106; un par le docteur P. Campbell, *Med. Times and Gaz.*, 1870, t. I, p. 335; un par M. Le Gros Clark, *Med. Chir. Transact.*, 1872, t. LV, p. 1; un par le docteur J. S. Gray, *Clinic. Transact.*, 1873, t. VI, p. 193, un par le docteur Crichton Brown, *Brit. Med. Journ.*, 1875, t. I, p. 345; un au Muséum du Collége des Chirurgiens, *Pathol. Ser.*, n° 1182; un au Barthol. Hosp. Mus., Ser. XVI, n° 84. Voir aussi les obs. CLXVI et CLXVII et les indications données p. 502, à propos des fistules cystico-duodénales.

stercoraux ont duré plus de trois semaines et cependant le malade a fini par se rétablir.

Il est peu vraisemblable qu'une concrétion biliaire qui a trouvé moyen de franchir le canal cholédoque soit arrêtée dans l'intestin. Aussi, dans la plupart des cas d'obstruction intestinale par calcul biliaire, ce dernier a pénétré de la vésicule dans l'intestin par une ouverture fistuleuse, et c'est ainsi qu'il peut n'y avoir pas eu antérieurement d'ictère dont la constatation aurait éclairé la nature de l'obstruction. C'est précisément ce qui était arrivé dans le cas dont je vous ai montré les pièces. D'un autre côté, vous vous rappellerez que, d'après Rokitanski, un calcul aussi gros qu'un œuf de poule peut passer à travers les canaux biliaires. Abercrombie rapporte aussi le cas d'un homme qui, après de nombreuses crises de colique suivies d'ictère, mourut le cinquième jour d'une de ces crises à laquelle s'étaient ajoutés des symptômes d'iléus. On trouva un calcul biliaire mesurant 4 pouces sur 3 1/2 de circonférence et obturant l'iléum; la vésicule biliaire était enflammée et en partie désorganisée, mais il n'est pas fait mention qu'il y eût une fistule; de plus le canal cholédoque était largement ouvert et on pouvait aisément y introduire un doigt (1). Dans un autre cas, publié dans les *Pathological Transactions* (t. XV, p. 106), où la concrétion trouvée dans l'iléum avait 4 pouces de circonférence, il n'y avait pas eu d'ictère et il ne s'était pas encore formé d'adhérences autour de la vésicule, qui cependant ne fut pas examinée bien attentivement. Dans le cas de M. Le Gros Clark, l'iléum était obstrué par deux gros calculs de 1 pouce de long et 4 de circonférence, et bien qu'il n'y ait pas eu ictère, il est établi que rien n'indiquait que la concrétion fût arrivée de la vésicule dans le duodénum par voie d'ulcération. Il est difficile d'expliquer ces cas s'ils ont été exactement observés. On sait toutefois que des concrétions, une fois dans l'intestin, peuvent y augmenter de volume par dépôt de matière fécale et y constituer le noyau de volumineuses concrétions intestinales (2), et aussi que des calculs biliaires énormes peuvent rester logés dans des poches du duodénum ou du jéjunum sans qu'il en résulte une obstruction intestinale qui toutefois peut finir par arriver (3).

L'iléus par calcul biliaire se distingue des autres formes d'obstruction intestinale en ce qu'il survient ordinairement chez des femmes avancées en âge, en ce qu'il y a eu des symptômes antérieurs d'inflammation dans la région de l'hypochondre, par l'intensité de la douleur, les vomissements incessants et violents, les crises fréquentes et intermittentes qui semblent quelquefois indiquer l'obstruction calculeuse çà et là dans l'in-

(1) *Diseases of stomach*, 3rd ed., p. 127.
(2) Voyez docteur P. H. Watson, *Edinb. med. Journ.*, mai 1868, p. 989.
(3) Voyez Duffin, *The Lancet*, 27 mai 1848, et G. Harley, *Path. Trans.*, VIII, 235.

testin, et la rapidité avec laquelle la dernière crise se termine souvent par la mort (1).

On a rapporté plusieurs cas où le rectum a été obstrué juste au-dessus du sphincter anal par une grosse concrétion biliaire ou par quelques concrétions agglutinées par de la matière fécale. Il en est résulté une constipation opiniâtre et une douleur très-intense; mais un traitement approprié a généralement réussi à les faire évacuer et à amener le rétablissement.

10° **Les calculs biliaires peuvent déterminer l'ulcération ou la gangrène de l'intestin et même une perforation par laquelle ils peuvent tomber dans le péritoine ou s'échapper extérieurement.**

Quand il se produit une obstruction de l'intestin grêle par des concrétions biliaires, la mort survient ordinairement avant qu'une perforation ait pu se produire. Il y a plus de chances pour qu'il survienne une perforation quand la concrétion est située dans une partie de l'intestin où elle peut rester longtemps sans déterminer d'obstruction. Ainsi, on a noté quelques cas où des concrétions biliaires siégeant dans le cæcum avaient amené l'ulcération, la gangrène, la perforation et une péritonite mortelle. Dans des cas rares, on a vu des calculs biliaires pénétrer dans l'appendice vermiculaire et, comme les autres corps étrangers qui peuvent s'y trouver, y déterminer une ulcération suivie de perforation et de péritonite mortelle. Dans la plupart des cas où on a signalé un fait de perforation par des concrétions biliaires situées dans le cæcum ou l'appendice vermiculaire, il faut se demander si on n'avait pas affaire plutôt à des concrétions intestinales qu'à des calculs biliaires (2). Budd a cependant observé un cas où un calcul siégeant dans l'appendice vermiculaire causa une perforation et une péritonite mortelle (3), et un autre malade, soigné par Trousseau, mourut dans les mêmes circonstances (4). Le musée de l'hôpital Saint-Barthélemy possède une pièce de même nature (5). Il y a quelques années, Adolphe Siry a rapporté un cas où un abcès circonscrit se forma autour de l'appendice et où le calcul se fraya finalement un chemin par un trajet ulcéreux à travers la paroi abdominale (6). Enfin, le docteur Horace Jeaffreson a rapporté un cas où deux calculs biliaires tombèrent dans une portion de l'iléum légèrement ampullaire, juste au-dessus de la valvule, et y déterminèrent probablement de l'irritation et

(1) Brinton, *On intestinal obstruction*, 1867, p. 75.

(2) Cette remarque doit s'appliquer à la plupart, sinon à tous les cas réunis par Fauconneau-Dufresne, *op. cit.*, pp. 313, 316.

(3) *Op. cit.*, 3rd ed., p. 378.

(4) *Op. cit.*

(5) Ser. XVI, n° 65.

(6) *Med. Times and Gaz.*, 1859, t. II, p. 372.

une ulcération dont le résultat fut une perforation et une péritonite mortelle et où on trouva qu'un des calculs était tombé dans le péritoine (1).

11° **Les calculs biliaires peuvent déterminer des communications fistuleuses entre les voies biliaires et les parties adjacentes intra-abdominales.**

Des adhérences se forment entre la vésicule biliaire et quelque viscère important et il s'établit alors une communication par ulcération venant de la vésicule, ou par gangrène.

a. J'ai déjà parlé des *fistules s'ouvrant dans l'estomac* et provenant des calculs biliaires. Cruveilhier a observé un cas où on trouva une fistule faisant communiquer l'estomac avec la vésicule fermée par un calcul biliaire (2). Oppolzer a trouvé un cas où la fistule s'ouvrait près du pylore (3), et Frerichs en cite deux autres (4). Vous avez dernièrement vu un cas dans lequel il y avait une communication fistuleuse entre un conduit biliaire intra-hépatique dilaté et l'estomac (obs. CXIX, p. 380). Je vous ai dit également que c'est probablement par suite d'une pareille lésion qu'on voit parfois des calculs expulsés par les vomissements. Cruveilhier, à la vérité, admet que le seul fait d'un calcul biliaire vomi est une preuve positive qu'il existe une communication fistuleuse de cette espèce.

b. Les *fistules s'ouvrant dans le duodénum* ne sont pas très-rares et sont presque invariablement dues à l'ulcération ou à la gangrène des voies biliaires, produite par les calculs. Je vous ai montré une pièce qui est un excellent spécimen et qui a été prise sur un malade dont je vous ai déjà parlé, mort d'un iléus déterminé par un gros calcul fixé dans l'intestin grêle (obs. CLXVI). J'ai réuni de diverses sources les indications de 34 cas dans lesquels on a constaté une fistule semblable (5), et, dans la

(1) *Brit. Med. Journ.*, 30 mai 1868, p. 531.
(2) *Traité d'anat. pathol.*, t. II, p. 541.
(3) *Zeitsch. der Gesellsch. d. Aertze in Wien*, novembre 1860.
(4) *Op. cit.* p. 831.
(5) Huit cas réunis par Fauconneau-Dufresne, *op. cit.*, p. 336; deux observés par Cruveilhier, *Traité d'anat. path.*, t. II, p. 543; deux par Oppolzer, *Zeitsch. d. Gesellsch. d. Aertze*, novembre 1860, p. 767; deux par Frerichs, *op. cit.*, obs. CLIII et CLIV; un par Duffin, *The Lancet*, 27 mai 1848; un par Blagden, indiqué par Duffin, mais l'indication est inexacte; un par Peacock, *Trans. Pathol. Soc.*, t. I, p. 255; un par J. W. Ogle, *ibid.*, t. V, p 161; un par Pye Smith, *ibid.*, t. V, p. 163; un par Baly (?), *ibid.*, t. X, p. 185; un par le docteur Ezra Palmer, *Records Boston Med. soc. U. S.*, t. III, p. 106; un par le docteur Crichton Brown, *Brit. med. Journ.*, 1875, t. I, p. 345; un par Trousseau, *Cliniq. méd.*, t. III, p. 228; trois par le docteur J. W. Ogle, *Saint-George's Hosp. Rep.*, t. III; mon cas (obs. CLXVI); un du Musée du Collége des chirurgiens, *Path. Ser.*, n° 1460; deux (?) au Barth. Hosp. Mus., Ser. XVI, n° 84 et ser. XIX, n° 11; un au Saint-Thom. Hosp. Mus., n° 1412, et cité dans la Chirurgie de Chelius éditée par South, t. I, p. 716; un au King's College's Mus., Lond. Dig. Syst. Nos. 57, 259 et 272; un au Charing Cross. Hosp. Mus. G. 3; un au Mus. of Med. Soc. Boston U. S., n° 565, *New Engl. Journ. of med. and Surg.*, 1825.

majorité de ces cas, la cause de la mort a été l'obstruction de l'intestin grêle par un gros calcul biliaire évacué de la vésicule par une voie anormale. Dans quelques cas cependant, on a vu un gros calcul s'éliminer par l'anus après avoir déterminé des symptômes d'obstruction (obs. CLXVII), et si le malade survit longtemps à la formation de la fistule, il se peut qu'après la mort elle échappe à l'attention, et que cette lésion se trouve ainsi plus commune qu'on ne le suppose généralement (obs. CLXVIII). L'ouverture de la fistule siége presque toujours au fond de la vésicule, mais parfois, ainsi qu'on le voit dans un cas rapporté par Frerichs (1), elle siége sur le canal cholédoque; l'ouverture duodénale se trouve dans son tiers inférieur.

Le calibre de l'ouverture varie suivant celui du calcul auquel elle a livré passage et le temps qui s'est écoulé entre ce passage et la mort. Les symptômes qui accompagnent la formation de ces fistules sont quelquefois obscurs. Ceux qu'on a indiqués sont surtout des vomissements et des signes de péritonite locale dans la région de la vésicule biliaire. Dans un de ses cas, Frerichs a observé de l'hématémèse et des selles sanglantes. Il y a rarement de l'ictère, car, bien que le canal cystique puisse être obstrué, le canal cholédoque est ordinairement libre. Ce n'est que par hasard que le diagnostic sera aidé par des antécédents de coliques hépatiques avec ictère. Une fois la fistule formée, il se peut que rien n'en révèle l'existence; en effet, à moins que le calcul ne soit assez gros pour produire l'obstruction des intestins, la fistule peut ne donner lieu à aucun symptôme important, et tel calcul peut être éliminé de l'intestin sans grand dommage qui aurait causé des souffrances terribles en suivant les voies biliaires; nous nous expliquons ainsi que certains auteurs aient pu prétendre que les petits calculs produisaient plus de douleur pour s'éliminer hors de l'organisme que les gros. Mais s'il y a une obstruction permanente du canal cholédoque et que le canal cystique soit libre, l'ictère qui existait avant que la fistule fût établie disparaîtra et les garde-robes contiendront de la bile, à moins que les intestins soient obstrués. C'est ainsi que, dans le cas de Trousseau, la bile a pénétré dans l'intestin à travers la fistule, après que le canal cholédoque a été oblitéré. Il n'est pas douteux que dans beaucoup de cas la fistule ne se forme comme dans le cas LXXI (p. 179).

c. Les *fistules* par calcul biliaire *s'ouvrant dans le côlon* sont comparativement rares. Frerichs, Oppolzer et tous les auteurs compétents sont de cet avis. L'immunité du côlon, comparé sous ce rapport au duodénum, tient probablement à ce que cet intestin est plus mobile que le dernier. Je n'ai pu trouver que neuf cas de fistule entre la vésicule et le

(1) *Op. cit.*, p. 844.

côlon. Dans six de ces neuf cas il y avait un cancer de la vésicule (1). Un de ces six cas s'est présenté dans ma pratique (obs. CLXXVI). Des trois restants l'un, dans lequel la fistule résultait probablement du passage d'un calcul biliaire, est rapporté p. 515 (obs. CLXVIII). Un second est rapporté par le docteur Ogle (2). Le troisième est une pièce du musée de Saint-Bartholomew's hospital (3) : il y avait deux fistules, une dans l'intestin grêle, l'autre dans le côlon; un gros calcul avait passé par la première dans l'iléum, et un autre aussi gros dans le côlon, et avait été retrouvé dans le cæcum. Sur un malade mort il y a quelques années à l'hôpital Middlesex, j'ai constaté un fait qui était probablement de même nature, mais à une période plus avancée : la vésicule communiquait avec le duodénum, le côlon et la surface extérieure; il n'y avait pas de cancer, mais l'origine de la maladie était probablement un calcul biliaire (obs. CLXXI) (4). Mais, même quand la fistule est cancéreuse, il est probable que le travail ulcératif qui conduit à sa production est déterminé par des calculs biliaires. Dans le cas que j'ai observé, il y avait eu antérieurement des coliques hépatiques et de l'ictère, et dans quatre des cas restants, on trouva des calculs biliaires. Dans un cas dont la pièce est conservée au musée de Boston, le malade, à la suite de symptômes d'obstruction intestinale, évacua par l'anus, trois mois avant sa mort, un calcul biliaire mesurant 3 pouces 3/4 sur 3 de circonférence, et les signes de cancer ne se montrèrent que deux mois plus tard. Sur 11 cas de cancer de la vésicule réunis par Frerichs, on a constaté dans 9 des calculs biliaires. Les symptômes de fistule cystico-colique seront principalement ceux de l'affection cancéreuse à laquelle elle paraît ordinairement liée. On peut compter qu'une fistule cystico-colique simple produira moins de troubles qu'une fistule cystico-duodénale, parce qu'il y aura moins de risques qu'un gros calcul se fixe dans le gros intestin que dans l'intestin grêle. Son existence pourra être si peu soupçonnée pendant la vie que plus d'une fois elle a passé inaperçue à l'autopsie; aussi se produit-elle peut-être plus fréquemment qu'on ne le suppose (v. obs. CLXIX).

d. Fistules s'ouvrant dans les voies urinaires. — Il existe au moins deux cas bien authentiques où des calculs biliaires ont été évacués par

(1) Deux cas par Fauconneau-Dufresne, *op. cit.*, p. 338; un par Durand-Fardel, *in* Frerichs, *loc. cit.*; un par Cruveilhier, *Traité d'anat. path.*, t. II, p. 543; un par Murchison (v. obs. CLXXVI, p. 532); une pièce du Musée de la *Med. Soc. of Boston U. S.*, n° 565. Je n'ai trouvé qu'un exemple de fistule cancéreuse entre la vésicule biliaire et le duodénum et là aussi l'orifice était fermé par un calcul : Cruveilhier, *op. cit.*, t. II, p. 543.

(2) *Saint George's Hosp. Rep.*, t. III, p. 178.

(3) Ser. XVI, n° 84.

(4) Le docteur Bristowe a rapporté un cas assez semblable où le canal cholédoque se trouvant obstrué par des calculs biliaires, il s'était établi une communication fistuleuse entre ce canal et le duodénum, le côlon et la veine porte (*Path. Trans.*, IX, p. 285).

l'urine pendant la vie, probablement par la formation d'une fistule entre la vésicule et le bassinet du rein droit (1). Un des malades évacua neuf petits calculs et quatre gros, l'autre évacua deux cents petits calculs dans l'espace d'une semaine; chez les deux malades, il fallut une opération pour extraire un des calculs de l'urèthre. Dans les deux cas les calculs furent analysés et on trouva qu'ils étaient formés de cholestérine et de pigment biliaire; une de ces analyses fut faite par Gmelin qui trouva aussi du pigment biliaire dans l'urine. Aucun des deux malades n'avait été affecté d'ictère et ils présentèrent les symptômes d'une affection plutôt urinaire qu'hépatique. Ils guérirent l'un et l'autre. A propos de ce sujet, je vous rappellerai le cas d'un homme mort récemment à l'Hôpital, dans mon service, d'une pyélite calculeuse et dont l'urine contenait toujours une grande quantité de cholestérine et de pus, bien qu'il n'existât pas de communication entre les voies biliaires et les voies urinaires (2).

e. Fistule s'ouvrant dans le vagin. — Le seul cas que je connaisse de fistule formée entre les voies biliaires et le vagin est cité d'après Frank par Fauconneau-Dufresne : dans ce cas, la vésicule, augmentée de volume et grosse, contracta des adhérences avec l'utérus gravide et s'ouvrit dans le vagin pendant la parturition (3).

f. Fistule s'ouvrant dans la veine porte. — Il est de tradition que Realdus Columbus trouva dans la veine porte d'Ignace de Loyola, le fondateur de l'ordre des Jésuites, trois calculs biliaires qui étaient sortis de la vésicule par une ulcération (4). On peut se demander si dans ce cas les concrétions n'étaient pas des phlébolithes (5); on connaît cependant quelques cas bien authentiques de communications fistuleuses entre les voies biliaires et la veine porte, avec présence de concrétions biliaires dans cette dernière. Deux cas de ce genre sont rapportés par Fauconneau-Dufresne (6) et Frerichs; le docteur Bristowe en rapporte un troisième (7), où l'on a vu le canal cholédoque s'ouvrir aussi dans une cavité qui communiquait avec le duodénum et le côlon. Un quatrième cas s'est présenté à mon observation (obs. CLXXIV). Dans ces cas, le canal cholédoque est ordinairement obstrué par une concrétion et les symptômes sont ceux de l'obstruction porte, — ascite ou augmentation de volume de la rate, ou tous les deux, — ou de la pyohémie, qui peuvent survenir quand l'ictère est persistant.

g. Fistules s'ouvrant dans la plèvre. — On connaît un cas de commu-

(1) Fauconneau-Dufresne, *op. cit.*, p. 341 et *Gaz. méd. de Paris*, 18 avril 1840.
(2) Ce cas est rapporté dans les *Pathol. Trans.*, t. XIX, p. 278.
(3) Fauconneau-Dufresne, *op. cit.*, p. 159.
(4) Frerichs, *op. cit.*, p. 832.
(5) Thudichum, *On Gall-Stones*, 1863, pp. 11, 268.
(6) *Op. cit.*, p. 340.
(7) *Pathol. Transact.*, t. IX, p. 285.

nication fistuleuse entre les voies biliaires et la plèvre. Cette lésion fut découverte par le docteur Cayley sur un sujet mort à l'hôpital Middlesex le 2 mars 1866 dans le service du docteur Thompson, et dont le cas a été rapporté dans les *Pathological Transactions* (t. XVII, p. 161). Tous les conduits biliaires étaient énormément dilatés, probablement par l'effet d'un calcul qui s'était arrêté dans le canal cholédoque, mais qui était passé dans l'intestin avant la mort. Le canal cholédoque aurait pu admettre par l'orifice duodénal l'extrémité du doigt. La cavité de la plèvre gauche contenait plus d'un demi-litre de bile mêlée de pus, et sur la moitié gauche du diaphragme se trouvait une perforation, assez large pour admettre le cathéter n° 4, qui conduisait dans une cavité irrégulière entre le lobe gauche du foie et la face inférieure du diaphragme, qui à son tour communiquait avec une dilatation d'un des conduits biliaires intra-hépatiques. Ce cas présenta encore cette particularité qu'il n'y eut pas de signes manifestes d'obstruction du canal cholédoque jusque quinze jours avant la mort et qu'il y eut et les symptômes et les lésions anatomiques de l'atrophie aiguë ou atrophie jaune du foie.

12° — Les calculs biliaires peuvent être évacués des voies biliaires à travers une fistule des parois abdominales.

J'ai donné pendant plusieurs années mes soins à une dame qui se débarrassa de dix calculs biliaires à travers la paroi abdominale (obs. CLXX), et je trouve, soit dans la littérature médicale, soit dans les Musées pathologiques, les relations ou les pièces d'au moins 86 cas semblables (1) qui, à peu d'exceptions près, se sont présentés chez des

(1) Six cas observés ou réunis par J. L. Petit, *Mém. de l'Acad. roy. de chir.*, 1743, t. I, p. 255; un par Haller, *Physiologia*, Berne, 1764, t. VI, p. 605; onze cas par Sœmmering, *De Concrementis biliariis corporis humani*, 1795, p. 20; un par Saunders, *Trans. of Coll. of Physic.*; dix-sept par Fauconneau-Dufresne, *op. cit.*, pp. 320 et 167; trois cas par Oppolzer, *Zeitschr. der Gesellsch. d. Aertze in Wien*, novembre 1860, p. 747; trois cas par Walter *in* Frerichs, *op. cit.*, p. 831; trois cas par Budd, *Diseas. of Liver*, 3rd ed., p. 373; trois cas dans la *Gazette des Hôpitaux*, 1846, 8 octobre et 1847, p. 212; deux par Cruveilhier, *Traité d'anat. path.*, t. II, pp. 567, 570; deux par Trousseau, *Cliniq. méd.* t. III, p. 225; un par Duplay, *Archiv. de médec.*, 2e sér., t. I, p. 381; un par Frétin, *ibid.*, ve série, t. IV, p. 86; un par Obre, *Pathol. Transact. of Lond.*, t. I, p. 272; un par Simon, *ibid.*, t. V, p. 156; un par Robinson, *ibid.*, t. V, p. 158; un par Everet, *ibid.*, t. XVIII, p. 120; un par Taylor, *ibid.*, t. XVIII, p. 147; un par Duckworth, *ibid.*, t. XXII, p. 157; un par Heberden, *Comment.*, 4th ed., p. 210; un par Santo-Nobili, *Schmidt's Jahrb.*, LVIII, p. 62, 1848; un par Schrœder, *Prag. Vierteljahr.* XLIV, sup. p. 70, 1854; un par Callaway, *The Lancet*, 1827-8, t. II, p. 296; un par H. C. Stewart, *ibid.*, 1849, t. II, p. 294; un par Nesfield, *ibid.*, 1870, t. I, 157; un par W. R. Barlow, *Med. Chir. Transact.*, t. XXVII; un par G. Robinson, *ibid.*, t. XXXV, 1852, p. 471; un par Mackinder, *Brit. Med. Journ.*, 26 décembre 1857; un par Hinton, *ibid.*, 4 août 1860; un par le docteur G. H. Phillipson, *ibid.*, 1870, t. II, p. 382; un par Alexander *ibid.*, 1876, t. II, p. 397; un par Cockle, *Med. Times and Gazette*, 10 mai 1862; un par le docteur H. Baillie, *Indian Annals of med. scien.*, t. XII, p. 295; un par Hertz, *Berlin. Klin. Wochensch.*, 7 avril 1873; un par Krumptmann, *Lond. Med. Record*, 30 avril 1873; cinq

femmes d'âge moyen ou avancé. J'ai observé pas moins de cinq cas de ce genre. Ces communications fistuleuses se forment de deux façons. Dans quelques cas, le travail ulcératif, qui commence dans la vésicule ou dans un conduit dilaté, creuse une route graduellement à travers la paroi abdominale adhérente jusqu'au niveau de la surface extérieure, tandis que dans d'autres la vésicule biliaire, ou un des conduits biliaires, commence tout d'abord par augmenter considérablement de volume par suite de l'accumulation des produits inflammatoires et s'ouvre ensuite à l'extérieur, ou bien c'est le chirurgien qui l'ouvre croyant avoir affaire à un abcès du foie. L'orifice extérieur se trouve souvent au niveau du fond de la vésicule, mais très-souvent il est à l'ombilic, vers lequel il peut être conduit par le ligament suspenseur du foie; parfois c'est à gauche de la ligne médiane, ou dans la région inguinale ou sur le pubis, comme dans un cas observé à Paris, il y a un certain nombre d'années (1), où l'on pratiqua l'ablation de deux calculs biliaires qui étaient parvenus au-dessus du clitoris où ils s'étaient enkystés dans le tissu sous-cutané. Dans des cas rares, il y a deux orifices ou un plus grand nombre. Le nombre de calculs évacués par cette voie varie de 1 jusqu'à plus de 600. Quand il n'y en a qu'un, il peut être aussi gros qu'un œuf de poule. Fauconneau-Dufresne en cite un qui mesurait 3 pouces 15 de long sur 1 pouce 1 de large. Les calculs peuvent être évacués presque aussitôt que la fistule est établie ou attendre pendant des années après. On a vu la fistule continuer à rester libre après que tous les calculs ont été évacués; mais ordinairement elle se ferme immédiatement après, à moins qu'il n'y ait de la bile évacuée en même temps. Le liquide qui s'écoule par la fistule peut être de la bile pure, dont la quantité ainsi éliminée journellement peut varier de 8 onces à 1 litre (2). Le plus ordinairement, c'est du pus pur ou un mucus glaireux mêlé de temps en temps d'un peu de sang. Dans la plupart des cas le canal cystique est obstrué et alors il ne peut s'écouler de bile par la fistule; dans quelques cas, il n'y a que le cholédoque qui soit obstrué et alors l'ictère causé par cette obstruction disparaît en grande partie quand la fistule est établie, bien qu'il n'y ait pas du tout de bile dans les garde-robes; dans des cas rares les voies biliaires sont libres et la bile s'écoule à la fois par la fistule et par l'intestin. Après l'évacuation d'un calcul biliaire, l'orifice externe de la fistule se contracte rapidement et rentre à l'intérieur; d'autre part le

par Murchison (voyez obs. CLXX à CLXXIV); trois pièces au Musée du *Royal College of Surgeons*. Catal. des Calculs, pp. 172, 176, 178; une au Musée de la *Med. Soc. of Boston U. S.*, n° 566; un par Mac Pherson, *Amer. Journ. of med. sc.*, t. LXI, p. 409.

(1) *Gaz. des Hôp.*, 8 octobre 1846.

(2) Fauconneau-Dufresne, *op. cit.*, p. 323; et autres cas par Haller, Heberden, Saunders, Barlow, Robinson, Hertz et Krumptmann. — Comme indication, voyez la note de la p. 506 et aussi obs. CLXXII.

trajet fistuleux qui le relie à la vésicule peut avoir plusieurs pouces de longueur et être également très-tortueux et entouré d'indurations. Il n'est pas rare que des calculs se logent dans un cul-de-sac de la fistule, ou bien l'obstruent complétement, produisent l'accumulation de matière et déterminent la formation de nouveaux abcès. Les adhérences entre la vésicule biliaire et les parois abdominales peuvent être très-étendues, mais sont souvent très-limitées. Ces communications fistuleuses sont surtout sérieuses par les inconvénients qu'elles entraînent. Une grande partie des malades survivent pendant des années à leur formation et jouissent d'une bonne santé; chez un grand nombre la fistule guérit complétement (1). On peut prédire cette issue avec le plus de confiance lorsqu'il n'y a qu'un gros calcul, lorsque l'orifice externe est directement au-dessus de la vésicule, lorsqu'il ne s'en écoule pas de la bile et qu'il n'y a pas ictère. Il y a peu d'espoir de voir la fistule se fermer d'une façon permanente tant qu'il reste des calculs dans la vésicule, ou si le canal cystique est libre tandis que le cholédoque est oblitéré. Dans les cas où la quantité de bile qui se perd est considérable, ce qui heureusement est rare, le malade maigrit rapidement et perd ses forces et succombe au marasme. Lorsque les calculs sont nombreux et que la fistule est d'une certaine longueur, tortueuse et entourée de callosités, les orifices, quoique petits, peuvent persister pendant des années, manifestant de temps en temps quelque tendance à la cicatrisation, mais s'agrandissant de nouveau pour laisser passer un autre calcul dont l'issue provoque souvent de vives souffrances, quoique dans les intervalles le malade jouisse d'une bonne santé.

Après cette longue énumération des conséquences qu'entraînent les calculs biliaires, vous ne tomberez pas dans l'erreur de ceux qui les considèrent comme une maladie peut-être douloureuse, mais nullement dangereuse, et vous comprendrez la nécessité d'être dans tous les cas réservés sur le pronostic.

TRAITEMENT DES ACCIDENTS DÉTERMINÉS PAR LES CALCULS BILIAIRES.

1° Quand il y a des symptômes de calculs biliaires dans la vésicule, il faut employer les moyens généraux que je vous ai déjà indiqués comme efficaces pour le traitement de la lithiase biliaire (p. 370), ainsi que les médicaments qui peuvent combattre les symptômes de mauvaise digestion. On préviendra en même temps le malade qu'un effort muscu-

(1) Le docteur James Taylor, de Chester, m'a communiqué un cas dans lequel la fistule se ferma d'une façon permanente au bout de dix semaines. La malade, âgée de cinquante-trois ans, avait eu plusieurs crises typiques de colique biliaire avant qu'il se formât dans la vésicule un abcès qui fut ouvert artificiellement.

laire soudain ou violent, ou le cahotement en voiture sur une mauvaise route, surtout après les repas, peuvent pousser un calcul dans les canaux biliaires.

2° Je vous ai déjà exposé en détail (p. 368) les moyens à employer quand les calculs se trouvent dans les voies biliaires. Lorsqu'il y a lieu de croire que le calcul est entré dans l'intestin, il est bon d'administrer un léger purgatif, tel que de l'huile de ricin, dans le but de faciliter son expulsion par l'anus.

3° Quand des symptômes d'inflammation de la vésicule, — fièvre, douleur, sensibilité et souvent tumeur distincte — viennent s'ajouter à ceux des calculs dans les voies biliaires, le traitement peut se résumer en trois choses que j'indique par ordre d'importance : repos, opium et sangsues. Le repos est le plus important, pour provoquer la formation d'adhérences et empêcher l'inflammation de s'étendre à la grande cavité péritonéale. Un mouvement brusque peut amener la rupture de la vésicule quand elle est enflammée et ramollie, et il s'ensuit une péritonite mortelle. On peut donner l'opium à doses fortes et répétées; souvent aussi quelques sangsues appliquées au-dessous des côtes droites apaisent très-bien la douleur. Quant à la ponction de la vésicule quand elle est considérablement augmentée de volume, j'en discuterai tout à l'heure l'opportunité.

4° Quand les symptômes de calculs dans la vésicule ou les voies biliaires, ou d'inflammation de la vésicule, sont suivis de ceux d'iléus, bien que la mort en soit trop souvent le résultat, on a vu assez fréquemment la guérison survenir après l'expulsion d'un gros calcul par l'anus, pour que nous n'épargnions pas nos efforts à l'effet d'obtenir cette issue désirable. Les bains chauds et les fomentations, l'opium et la belladone à doses fortes et répétées, des lavements copieux d'eau chaude et d'huile, sont les moyens sur lesquels on peut le plus compter. Une pression douce et une certaine manipulation de l'abdomen ont paru dans certains cas avoir opéré le déplacement du calcul. Sir Thomas Watson raconte qu'une dame souffrant d'un iléus éprouva dans son ventre une certaine sensation coïncidant avec l'examen qu'elle venait de subir de trois médecins successivement : pendant que les médecins étaient encore à discuter entre eux leur consultation, elle eut une selle liquide dont les matières ressemblaient précisément à ce qu'elle avait vomi en dernier lieu, et le lendemain elle évacua un calcul biliaire gros comme une noix (1). Enfin, dans tous les cas où il y a lieu de croire que l'obstruction intestinale est due à une concrétion biliaire, il sera bon d'examiner le rectum. L'obstruction est parfois située immédiatement au-dessus du sphincter et on peut la déblayer avec le doigt ou avec la curette.

(1) *Lectures on pract. of physic.*, 5th ed., t. II, p. 549.

5° Les fistules biliaires internes sont au-dessus des ressources de l'art; mais celles qui affectent les intestins et qui sont les plus communes sont à peine dangereuses, sauf qu'elles donnent quelquefois issue à des calculs assez gros pour obstruer l'intestin.

6° Quand une fistule biliaire externe donne issue à un gros calcul arrondi, sans facettes, et que l'orifice externe est au-dessus du fond de la vésicule, elle guérit d'habitude assez rapidement et sans qu'il soit nécessaire d'intervenir. Mais quand la vésicule contient de nombreux petits calculs et surtout quand la communication fistuleuse est longue, étroite, sinueuse et entourée de callosités, cette voie anormale pourra persister pendant des années et même ne jamais se fermer, et de temps en temps elle est susceptible d'être obstruée par un calcul dont le passage détermine beaucoup de douleur et amène l'accumulation de matière. Dans ces circonstances se présentera la question de savoir s'il faut dilater ou inciser la fistule pour faciliter l'extraction des calculs : on a dans bien des cas tenté cette opération et avec succès (1); mais d'un autre côté on a publié quelques cas où la plus légère intervention, telle que l'introduction d'une pince à pansement, a déterminé une péritonite mortelle. Il n'y a pas de règle générale susceptible de s'appliquer à tous ces cas, mais la question d'opération doit être décidée par les particularités de chaque cas. Si, en sondant, on sent qu'un calcul est proche de l'orifice externe et s'il y est depuis longtemps, il faut procéder à son extraction; mais si l'on ne sent aucun calcul et surtout si la fistule prend une direction intérieure vers le péritoine, les risques de l'intervention doivent contre-balancer les inconvénients de la fistule et dès lors il vaut mieux attendre. Lorsque de la bile pure s'écoule en grande quantité par la fistule et qu'il n'en passe pas du tout par l'intestin, il y a peu de chance que la fistule se ferme, et il ne faudrait pas le désirer, à moins que, comme dans l'observation CLXXII, l'obstruction du canal cholédoque ne fût en même temps levée; mais si le cholédoque est libre et que le malade s'épuise par l'issue anormale de la bile au dehors, on peut songer sérieusement à l'occlusion de la fistule.

Comme exemples de quelques-unes des fâcheuses conséquences des calculs biliaires, je vais vous rapporter maintenant les cas qui suivent :

OBS. CLXV. — *Calculs biliaires dans une dilatation sacciforme du canal cholédoque et dans la vésicule. — Ulcération et perforation de la vésicule biliaire. — Péritonite mortelle.*

Madame C..., âgée de cinquante-cinq ans, m'avait consulté à diverses reprises pendant trois ans pour des bruits dans la tête et autres symptômes nerveux

(1) Voyez, par exemple, un cas rapporté par le docteur H. Baillie, où l'on enleva, par opération, 15 calculs biliaires. *Indian Annals of Med. Sc.*, t. XII, p. 295.

qui l'inquiétaient, qui parurent pour la première fois à la suite de grands tourments moraux et que je ne pus m'expliquer que par un affaiblissement de la circulation, avec probablement un cœur gras. Elle ne prenait, à cause de ces troubles, que très-peu d'exercice et passait presque tout son temps au lit. Vers la fin de mai 1867, elle me fit appeler et je lui trouvai la peau et les conjonctives manifestement ictériques, et l'urine contenait beaucoup de pigment biliaire. Le volume du foie était un peu gros. Elle se plaignait, depuis deux ou trois jours, de paroxysmes de douleur intense dans l'hypochondre droit, avec vomissements. Dans les intervalles, il restait une certaine sensation douloureuse, et il y avait un peu de sensibilité au-dessous des côtes droites. Le pouls n'était cependant qu'à 72 et la peau était fraîche. Grâce aux fomentations chaudes, à des doses répétées de morphine et aux laxatifs, les symptômes aigus se dissipèrent en peu de jours; au bout d'une quinzaine, l'ictère avait disparu et la malade était en état d'aller et de venir.

Le 24 juin, elle eut un retour de sa douleur dans l'abdomen. Quand je la vis le 26, elle était de nouveau ictérique et ses symptômes différaient de ceux de la première attaque en ce que le pouls était à 96, la peau légèrement chaude; il y avait un peu plus de sensibilité au-dessous des côtes droites avec tendance au hoquet. La douleur était encore en grande partie paroxystique et la morphine amena encore le calme. Pendant deux jours elle parut aller mieux, mais dans la nuit du 28 elle empira assez subitement et à ma visite du lendemain elle avait tous les symptômes d'une péritonite aiguë : pouls à 136, petit et faible; respiration courte, rapide et thoracique; vomissements et hoquets incessants; abdomen considérablement distendu et tympanique, douleur aiguë et sensibilité — surtout dans le côté gauche — constantes et exaltées par le moindre mouvement. A partir de ce moment, la malade continua à décliner jusqu'à la mort, qui eut lieu dans la nuit du 12 juillet.

A l'autopsie, on trouva deux ouvertures dans le fond de la vésicule, toutes les deux avec des bords déchiquetés et l'une assez large pour admettre le doigt. A travers ces ouvertures, la bile avait fait irruption dans le péritoine. De solides adhérences du grand épiploon à la paroi abdominale avaient conduit la bile entièrement du côté gauche de l'abdomen où l'on constatait les signes de péritonite récente, — injection vasculaire intense et lymphe colorée de bile. — La muqueuse de la vésicule autour des orifices était ulcérée sur une grande étendue, probablement par suite de la pression d'un calcul biliaire gros comme une cerise, qui était juste apposé dessus et n'était pas encore tombé dans le péritoine. Le canal cholédoque communiquait avec une poche aussi volumineuse qu'un œuf de poule, contenant de la bile et plus d'une douzaine de calculs polyédriques, chacun gros comme la moitié d'une cerise; mais on ne trouva aucune concrétion obstruant le canal entre la poche et le duodénum. Pas d'abcès dans le foie. Cœur, reins et foie en voie de dégénérescence graisseuse.

OBS. CLXVI. — *Communication fistuleuse entre la vésicule biliaire et le duodénum. — Obstruction fatale de l'intestin grêle par un gros calcul biliaire.*

A. M. D..., âgée de quarante-six ans, fut admise à l'Hôpital Middlesex, dans le service du docteur Stewart, le 29 janvier 1856. Sa santé avait généralement été bonne, sauf que depuis de nombreuses années elle était habituellement constipée; elle n'allait guère sans prendre quelque pilule laxative. Elle avait été sujette à des crises bilieuses avec vomissement de matière verte, amère, à de l'inappétence avec flatulence excessive après les repas, mais jamais d'ictère.

Douze jours avant son entrée, elle prit deux pilules anti-bilieuses qui opérèrent très-bien, le lendemain. En même temps reparurent les vomissements qui persistèrent ensuite presque sans relâche. Les matières évacuées par le haut et par le bas avaient une couleur verte. Sommeil agité. Deux jours après, elle fut prise subitement d'une douleur intense, aiguë, dans la région iliaque droite où il y avait aussi une vive sensibilité à la pression. Cette douleur continua avec des rémissions jusqu'au moment de son admission. Elle n'eut pas de garde-robe pendant dix jours, c'est-à-dire du 19 au 29 janvier.

A son entrée, on lui administre un lavement consistant en un demi litre d'eau de gruau avec un peu d'huile de ricin. Tout y passa, mais non sans quelque douleur, et fut rendu bientôt après avec quelques gros amas de scybales durcis. L'abdomen devint alors souple : il y avait un peu de matité à droite de l'ombilic, mais partout ailleurs résonnance parfaite : la malade avait les traits un peu pincés et l'air anxieux, les joues rouges. Langue sèche et couverte d'un enduit jaune épais, sur le milieu, humide et nette sur les bords; soif ardente. Pouls à 80, très-petit; quelques ronchus sonores au côté droit de la poitrine; respiration normale à gauche; bruits du cœur normaux. On prescrit un bain chaud, suivi de fomentations de tête de pavot sur l'abdomen et une pilule d'opium.

30 janvier. — Nuit assez bonne. La malade n'a pas vomi depuis son arrivée bien qu'elle éprouve continuellement des nausées. Lavement d'un litre, qui passe sans difficulté ni douleur, est gardé une demi-heure et rendu sans trace de matière fécale. Tension abdominale et météorisme beaucoup plus marqués; douleur à la pression sur l'abdomen.

10 heures du soir. — Facies moins anxieux; soif très-vive; les nausées persistent et il n'y avait pas eu jusqu'à présent de vomissement, lorsque tout à coup elle se redresse sur le coude et vomit plus d'un quart de litre de liquide fécaloïde très-foncé et très-fétide; les efforts de vomissement continuèrent pendant plusieurs minutes, jusqu'à ce que la malade eût rendu à peu près 1 litre et demi de ce liquide fétide. Pouls à 78.

31 janvier. — Les vomissements n'ont pas reparu jusqu'à 11 heures du matin, où elle vomit encore environ un demi-litre de liquide ayant la même couleur, mais sans l'odeur fécaloïde qu'il avait la veille. L'abdomen est de plus en plus distendu; la douleur a augmenté, pas de garde-robe; il y avait de fréquents efforts de vomissement; enfin l'épuisement survint et la malade succomba assez subitement dans la soirée.

Autopsie. — Intestins très-distendus et en quelques endroits adhérents les uns aux autres par de la lymphe récente; le grand épiploon est plissé et adhérent aux intestins. En séparant ces derniers, on trouva un corps solide ayant à peu près la forme et le volume d'un bouchon qui obturait l'intestin grêle vers le milieu de l'iléum, à la manière d'une bonde. Au niveau de l'obstruction, l'intestin était replié sur lui-même, les surfaces péritonéales adjacentes étant légèrement adhérentes par de la lymphe récente. L'intestin semblait devenir brusquement plus petit immédiatement au-dessous de l'obstruction, mais au-dessus de ce point il était considérablement distendu et rempli d'une matière fécale foncée, verdâtre, dans laquelle on trouva dix petits calculs biliaires, anguleux, gros à peu près comme la moitié d'une noisette. La portion dilatée de l'intestin était sombre et en incisant la muqueuse on la trouva très-congestionnée et en quelques points couverte d'une fausse membrane adhérente; un certain nombre de petites ulcérations se trouvaient répandues à sa surface. Le corps obstruant n'était autre chose qu'un gros calcul biliaire : il était parfaitement cylindrique, mesurait près de quatre pouces de circonférence et 1 pouce 1/4 de diamètre. Sa surface externe était uniformément nodulée, les extrémités étaient assez lisses. Il présentait à la coupe une texture cristalline.

Au-dessous de l'obstruction, l'intestin était très-rétracté et partout pâle; il ne contenait qu'un peu de mucus assez épais. Le côlon était presque vide. L'estomac contenait un peu de matière fécale verdâtre et un petit calcul biliaire anguleux. La vésicule biliaire était solidement adhérente au duodénum au point où elle descend pour devenir perpendiculaire, et il existait une communication bien distincte entre ces deux parties, assez large pour admettre aisément le doigt. La vésicule était rétractée et convertie en une petite poche fibreuse. Il n'y avait pas de doute possible, les calculs avaient passé par cette perforation, bien que l'orifice fût en ce moment plus petit que le calcul cause de l'obstruction. Le canal cholédoque était libre mais non dilaté; le canal cystique était obturé. Le foie pesait environ 1640 grammes et paraissait assez sain, bien qu'un peu foncé. Cœur, poumons et reins normaux.

Dans le cas suivant, il est assez clair que l'intestin grêle a été obstrué pendant dix jours par un gros calcul biliaire qui a passé de la vésicule dans le duodénum par une perforation, mais que l'obstruction a été levée et que le malade a survécu plus de sept ans. Ce diagnostic posé pendant la vie, et bien qu'on n'ait pas recherché de calcul dans les garde-robes, a été vérifié par l'autopsie. Relativement à ce sujet, je puis citer le cas d'une dame qui m'apporta, il y a quelques années, un calcul mesurant près de 2 pouces sur 1 et demi, qu'elle avait rendu par l'anus après avoir éprouvé des symptômes d'obstruction et d'inflammation intestinale. Mais sous le rapport du diagnostic, le cas que je vais vous rapporter a eu encore un plus grand intérêt parce qu'il nous a présenté réunis un ictère par obstruction du canal cholédoque due à des calculs biliaires et une ascite par hépatite interstitielle, cette dernière résultant de l'irritation due aux calculs. Si on avait vu le malade pour la première fois dans une période avancée de la maladie, sans avoir une connaissance très-exacte de la marche des accidents, l'existence d'une tumeur eût été le diagnostic le plus légitime qu'on pût tirer d'une pareille combinaison de symptômes (voy. p. 431, 432). La formation de calculs biliaires à l'intérieur des canaux après oblitération de la vésicule est également un fait digne de remarque.

OBS. CLXVII. — *Passage d'un calcul biliaire de la vésicule dans le duodénum par ulcération. — Obstruction de l'intestin pendant dix jours. — Rétablissement. Mort sept ans et demi après, d'obstruction des voies biliaires et d'ascite.*

Le 23 octobre 1874, M. C., âgé de soixante-six ans, vint me consulter, sur le conseil que lui en avait donné le docteur Leech, de Manchester. Il y a sept ans, il a été atteint d'une obstruction intestinale qui a duré dix jours, et pendant deux jours a été accompagnée de vomissements stercoraux, mais qui finalement céda et fut suivie d'évacuation de matières très-fétides. Il a eu pendant les cinq années qui ont précédé cette maladie plusieurs crises de spasmes très-intenses, débutant à l'épigastre et accompagnés d'efforts de vomissements. Quand M. C. fut rétabli de son obstruction, il se trouva en état de suivre ses affaires, mais les crises de colique reparurent de temps en temps, et elles sont devenues plus fréquentes depuis six mois. En juin 1874, il fut pour la première fois pris d'ictère et il eut des crises de colique une ou deux fois par semaine, accompagnées de frisson et suivies de fièvre et de délire, température à 39°,4, cet appareil fébrile cédant dans les vingt-quatre heures avec des transpirations. Chaque crise était suivie d'une augmentation marquée dans l'intensité de l'ictère qui dans les intervalles s'effaçait presque complétement. Depuis peu, ces crises avaient été moins fréquentes. On avait à plusieurs reprises examiné avec soin les garde-robes, mais on n'avait jamais trouvé de calcul biliaire.

Au moment où je le vis, M. C. était émacié et avait un ictère d'une teinte bronzée; vives démangeaisons à la peau, causant de l'insomnie. Le foie n'est pas gros; le point qui correspond au fond de la vésicule est sensible, mais il n'y a pas de saillie. Pigment biliaire en abondance dans l'urine. Le diagnostic fut : gros calcul dans le canal cholédoque et obstruction antérieure de l'intestin probablement due à un gros calcul qui était passé dans le duodénum par voie ulcérative.

Pendant les six semaines qui suivirent ma consultation, M. C. parut un peu mieux et il continua à s'occuper de ses affaires. Les démangeaisons restèrent aussi gênantes, mais les crises de douleur suivies de frisson et de fièvre furent moins fréquentes et moins violentes. Le 20 décembre, le docteur L. constata pour la première fois du liquide dans la cavité abdominale; une semaine plus tard il y avait de l'œdème des jambes. L'ascite et l'œdème augmentèrent graduellement, et l'affaiblissement progressa jusqu'à sa mort qui eut lieu le 23 février 1875. Pendant les six dernières semaines de la vie, il n'y eut pas de fièvre et très-peu de douleur. Une semaine avant la mort, le docteur L. retira 2 litres et demi de liquide pour soulager la dyspnée.

Le docteur L. a eu l'obligeance de me fournir les résultats trouvés à l'autopsie. Quelques litres de liquide dans le péritoine. Mésentère et tuniques intestinales épaissis et œdémateux; diaphragme adhérent à la face supérieure du foie en avant. Côlon transverse adhérent à la face inférieure du foie, mais pas d'indice d'ulcération ou de cicatrice sur sa muqueuse. Sur la face interne du duodénum, à deux pouces environ de l'orifice du canal cholédoque, se trouvait une poche au fond de laquelle était une cicatrice ridée ; elle correspondait au point où le duodénum adhérait au foie. L'orifice duodénal du canal cholédoque était distinct et de calibre normal, mais, en deçà du duodénum, le canal était considérablement dilaté et contenait un liquide brun clair, et un ou deux calculs biliaires s'échappèrent quand on sectionna le canal pour enlever le foie. Cette portion du canal aurait aisément admis un tube d'un demi-pouce de diamètre, mais il était brusquement rétréci juste au niveau de son entrée dans le duodénum, si bien que là on ne pouvait même plus faire pénétrer une sonde. Pas d'apparence de cicatrice à sa face interne. Vésicule biliaire réduite au volume d'une grosse noix ; canal cystique oblitéré ; conduits biliaires intra-hépatiques considérablement dilatés et contenant 15 calculs biliaires baignant dans un liquide brun clair. Tous ces calculs étaient à facettes : leur volume variait depuis celui d'une noisette jusqu'à un grain de poivre ; le plus gros siégeait au niveau du point où le canal hépatique entre dans le foie ; parois des canaux épaissies, mais sans ulcération. Parois de la portion de la veine porte adjacente aux canaux dilatés, également épaissies et rouges ; mais pas de coagulum sanguin. Foie petit et induré ; point d'abcès. Cœur et poumons normaux.

On ne peut guère douter que dans le cas suivant la communication fistuleuse entre la vésicule et le côlon était le résultat du passage d'un calcul. Quoique la malade soit morte d'un épithélioma de l'utérus, il n'y avait pas trace de nouvelle formation dans le voisinage de la fistule.

OBS. CLXVIII. — *Communication fistuleuse entre la vésicule biliaire et le côlon.*

Une femme, âgée de soixante ans, mourut le 7 février 1870 à l'hôpital Middlesex. Elle avait toujours joui d'une bonne santé jusque cinq mois avant sa mort. Elle avait été prise alors de vives douleurs dans l'abdomen, venant par paroxysmes et accompagnées de nausées et d'efforts de vomissement. Elle garda le lit pendant deux jours, mais n'eut pas d'ictère, et rien ne prouva qu'elle avait eu un calcul biliaire. Après cela elle souffrit de la matrice, et la cause immédiate de la mort fut un cancer épithélial de l'utérus et péritonite consécutive.

A l'autopsie, on trouva la vésicule réduite à moins qu'un des canaux biliaires ; elle contenait un peu de mucus non teinté de bile ; la lumière du canal cystique était oblitérée, et le fond de la vésicule était solidement adhérent au côlon transverse avec lequel elle communiquait par un orifice circulaire de 4 lignes environ de diamètre et avec des bords unis bien nets. Il y avait dans la région de la scissure du foie des signes d'inflammation ancienne ; la capsule était épaissie, mais la face externe était unie. Le tissu du foie était ferme et fibreux, mais il n'y avait de dépôt cancéreux ni là ni dans le voisinage de la vésicule ou du côlon.

Malgré son obscurité, le cas suivant nous présente une certaine conséquence de coliques hépatiques sur laquelle on n'a pas encore, que je sache, attiré l'attention. Ce fait mérite d'autant plus de considération que le malade est un membre éminent de notre corporation, qu'il a très-soigneusement suivi et minutieusement noté ses symptômes, et enfin que des opinions différentes ont été émises sur ce cas par les médecins distingués qu'il a consultés. Quelques-unes de ces opinions méritent d'être mentionnées. Un médecin qui a une grande expérience des maladies de l'Inde, attribuait le mal à une inflammation chronique du cæcum et du côlon ascendant; mais ce diagnostic parut infirmé par l'absence de matières inflammatoires dans les garde-robes, par la persistance du mal pendant des années après que toute diarrhée avait cessé, et parce qu'il ne s'accordait pas avec l'origine des symptômes qui avaient débuté dans une crise inflammatoire pendant le passage des calculs biliaires. Sir Thomas Watson, qui fut consulté en 1867, considéra la maladie comme une névralgie consécutive aux crises calculeuses. J'ai, en effet, eu l'occasion de vous dire que la névralgie peut être une suite de coliques hépatiques (p. 346); mais ici, la douleur, si je puis l'appeler ainsi (car le malade disait n'en point éprouver), n'a pas eu un caractère névralgique; il n'y avait pas eu de sensibilité dans la région spinale. D'un autre côté, la névralgie ne rendrait pas compte de la diarrhée et n'expliquerait pas non plus le soulagement qu'éprouve le malade dans la posture accroupie. Sir William Jenner, sans vouloir exprimer une opinion formelle, pensait qu'on pouvait expliquer les symptômes en question par la présence d'adhérences entre la vésicule et les parties environnantes. Cette opinion a bien des choses en sa faveur : elle rend compte du mode d'origine du mal et de l'influence de la posture, mais elle ne peut expliquer la diarrhée qui suivit immédiatement la crise inflammatoire et persista plus ou moins pendant près de quatre ans après. L'opinion qui me paraît rendre compte, de la façon la plus satisfaisante, de toutes les particularités du cas, c'est que dans l'attaque inflammatoire qui survint en mai 1866, non-seulement il se fit une adhérence de la vésicule biliaire, mais il s'établit un trajet fistuleux entre elle et le côlon, ainsi qu'on l'a observé dans le cas CLXVIII. Le passage de bile nouvelle de la vésicule dans le côlon avait lieu plus vraisemblablement quand le malade était debout et expliquerait la sensation de mal le long du côlon ascendant et la diarrhée également. On pourrait arguer, il est vrai, qu'on n'a trouvé dans les garde-robes aucun gros calcul biliaire à la suite de l'attaque inflammatoire de 1866 ; mais on peut très-bien l'avoir laissé passer sans le voir, et rien ne prouve qu'un calcul ne saurait, à moins d'être volumineux, se frayer un chemin de la vésicule dans l'intestin par voie ulcérative. Il faut encore faire remarquer, à l'appui de l'opinion que j'ai exprimée, que la dernière crise de colique biliaire en juin 1866, à peu près la plus intense et la plus prolongée que le malade ait eue, ne fut pas suivie d'ictère à aucun degré. C'est précisément ce qu'on devait attendre, si le calcul s'était frayé un chemin à travers la communication fistuleuse de nouvelle formation. Enfin la rareté des symptômes éprouvés par le malade à la suite de sa crise biliaire était d'accord avec le fait pathologique que j'ai déjà signalé (p. 503), à savoir que les fistules entre la vésicule biliaire et l'intestin produites par des calculs biliaires prennent presque invariablement la direction du duodénum et non celle du côlon. Toutefois, cette seule circonstance empêche de poser un diagnostic positif.

OBS. CLXIX. — *Crises répétées de colique biliaire suivies de douleur persistante dans le côté droit et de diarrhée. — Fistule entre la vésicule biliaire et le côlon (?).*

Le docteur N..., âgé de cinquante-sept ans, me consulta à deux reprises, en septembre 1869. Plus de trois ans auparavant, il avait eu pendant trois mois une série de crises de coliques hépatiques : du 12 mars au 15 juin 1866, il eut en tout dix-neuf crises, ayant duré en totalité cent trente-quatre heures, et on trouva dans les garde-robes 8 à 10 calculs. Les crises étaient accompagnées de vomissements : mais autant qu'il pouvait se rappeler — ce point n'était pas absolument certain, — il n'y eut d'ictère prononcé pour la première fois que le 13 mai, après la dix-septième attaque de colique, et il disparut en quelques jours. On trouva plusieurs calculs dans les garde-robes antérieurement au 13 mai; on en trouva un gros le 15, et un autre le 19, deux jours après la dix-huitième crise de colique. Le 20 mai, frisson intense qui dura une heure et fut suivi de fièvre, de sensibilité très-marquée au niveau du foie et sur tout l'abdomen en général, vomissements et diarrhée. Cette crise le tint au lit une semaine. La dernière crise de colique biliaire survint le 14 et le 15 juin et fut une des plus longues et des plus intenses. Cette crise ne fut pas suivie d'ictère, mais quand elle fut terminée on trouva un petit calcul biliaire dans les garde-robes. En tout, 8 à 10 calculs. A la suite de ces crises de colique biliaire, le docteur N... resta plusieurs mois dans une grande prostration, et bien qu'ensuite il eût repris graduellement ses forces, il se plaignit toujours depuis de faiblesse, d'insomnie, de dépression morale, de gastrodynie et autres symptômes dyspeptiques, mais particulièrement de diarrhée, et « d'une sensation de malaise et de gêne, non de douleur » dans la région du cæcum et du côlon ascendant. Ce malaise devint permanent : il ne cessait que quand le malade était couché ou accroupi, et il mina et épuisa si bien le malade que ce dernier y perdit toute sa vigueur et fut obligé à un moment de cesser ses occupations pendant plusieurs mois. Le malade avait lui-même toujours associé ce malaise et la diarrhée à la crise de diarrhée suivie de fièvre et de sensibilité dans l'abdomen qu'il avait éprouvée le 20 mai 1866.

En examinant avec soin l'abdomen, je ne pus rien découvrir d'anormal. Je n'eus pas l'occasion de voir les garde-robes; elles étaient relâchées et n'excédaient pas trois ou quatre par jour. Je vis plusieurs des calculs qui avaient été évacués en 1866 : ils étaient à peu près comme de gros pois, nodulés à la surface, mais sans facettes, et composés de cholestérine pure.

Le malade continua ainsi sans aller mieux jusqu'en mars 1870, où il commença l'usage de l'opium. Il en prit deux ou trois grains par jour par la bouche, et comme la dose en était graduellement augmentée, il lui substitua la morphine, mais il ne dépassa jamais trois grains par vingt-quatre heures. Ce traitement fut immédiatement accompagné d'une amélioration manifeste. Le point de côté fut calmé, bien que non enlevé, la diarrhée cessa complétement; le malade se trouva apte à tout faire, il se sentait tout à fait transformé. En novembre 1872, il eut recours aux injections hypodermiques de morphine qu'il a continuées depuis; il a ainsi injecté quatre grains par jour pendant les deux dernières années. Cette méthode a paru un peu préférable. Les effets de ce traitement au point de vue de la vigueur ont été des plus remarquables et il a paru attaquer et vaincre ce point de côté comme n'avait jamais pu le faire la morphine administrée par la bouche, si bien que le malade peut aujourd'hui (août 1876) vaquer à ses devoirs professionnels d'une façon assez active. Néanmoins, quand il n'est plus sous l'influence de la morphine, le point de côté paraît avoir gagné en intensité et serait même tout à fait insupportable sans le secours de la morphine.

Le cas suivant a un grand intérêt à plusieurs points de vue. C'est un bon exemple du volume considérable que peut affecter quelquefois la vésicule par suite de l'inflammation, et elle montre comme on peut prendre aisément une inflammation de la vésicule pour un abcès du foie. Avant le passage du calcul rénal, les antécédents de la malade, et ce fait que les symptômes avaient évidemment le rein droit pour point de départ, firent soupçonner qu'un calcul biliaire avait pu se frayer un chemin par voie d'ulcération jusqu'au bassinet du rein droit et obstruait l'uretère droit, comme dans les cas que je vous ai déjà présentés (p. 505); mais l'analyse du calcul ne permit pas de douter que la malade ne fût sujette à la fois et aux calculs urinaires et aux calculs biliaires. La concomitance de ces deux affections a depuis longtemps déjà été constatée par Baglivi et Morgagni (1) et a récemment été l'objet de nouvelles investigations de la part du docteur Sénac, de Vichy (2), qui a trouvé que sur 128 individus affectés de coliques hépatiques, 98 avaient été, soit en même temps, soit auparavant, atteints de gravelle urique.

OBS. CLXX. — *Colique hépatique. — Oblitération du canal cystique. — Abcès de la vésicule. — Évacuation de calculs biliaires par une fistule abdominale. — Évacuation de calcul rénal.*

Le 8 juin 1867, la comtesse ..., âgée d'environ cinquante-quatre ans, me consulta pour une fistule dont elle était affectée à la paroi abdominale et me

(1) *De sedibus et causis morborum*, Epist. XXXVII.
(2) *Op. cit.*, p. 94.

raconta sa maladie, au sujet de laquelle j'eus des détails complémentaires par M. Bickersteth, de Liverpool, qui lui avait donné des soins antérieurement. L'automne précédent, elle avait eu une crise de colique hépatique, avec ictère et vomissements, qui fut terminée au bout de deux ou trois semaines. Vers la fin de l'année, elle fut prise, dans la région du foie, d'une douleur persistante qui augmenta graduellement et fut accompagnée d'une fièvre considérable et autres symptômes généraux, mais non d'ictère. Presque aussitôt après, on constata un développement anormal de l'hypochondre droit, et dans les premiers jours de février, il y avait tous les signes d'un abcès profondément situé au-dessous des côtes droites, en même temps que l'état général était assez alarmant. L'abcès fut ouvert par M. Bickersteth avec de la potasse, les téguments ayant été préalablement divisés. Il s'écoula au bout de peu de jours un demi-litre environ de pus assez louable non mélangé de bile. Tous les symptômes hépatiques cessèrent et la malade reprit des forces. Quelques semaines plus tard, un autre petit abcès superficiel fut ouvert à l'ombilic. La seconde ouverture se ferma rapidement, mais la première persista à donner issue à de petites quantités de pus et de liquide glaireux et quelquefois un peu de sang. Cette ouverture était située environ deux pouces au-dessus et à droite de l'ombilic et à égale distance à peu près de la place normalement occupée par le fond de la vésicule biliaire. Elle avait environ deux lignes de diamètre, était légèrement déprimée au-dessous de la surface et était entourée de tous côtés, sur une étendue de deux pouces, d'une induration des parois abdominales qui en haut prenait presque la dureté de la pierre. En introduisant une sonde, on sentait que la fistule semblait prendre une direction ascendante; mais comme cette pratique détermina de la douleur et fit venir un peu de sang, je ne pus pousser l'instrument plus loin qu'un demi-pouce. La malade se plaignit de tiraillements douloureux autour de l'ouverture et dans l'hypochondre droit, et de temps en temps de nausées et de maux de tête, mais il n'y avait pas d'autres indices d'un trouble général de l'organisme.

Étant donné ces antécédents, j'exprimai, dès ma première entrevue avec la malade, l'opinion que l'abcès n'avait pas été dans le foie, mais dans la vésicule, et je me risquai à prédire que tôt ou tard on en aurait la preuve par l'évacuation de calculs biliaires à travers l'ouverture fistuleuse. On maintint des cataplasmes constamment appliqués sur l'ouverture, et je prescrivis à l'intérieur de la quinine avec de l'acide nitrique et de temps en temps quelque purgatif.

Le 28 juillet, un premier calcul passa par la fistule; il était à peu près gros comme un pois et présentait des facettes. Son passage à travers la fistule fut accompagné d'une vive douleur qui persista plusieurs jours et fut suivi d l'évacuation de quantité de pus jaune, épais. Le 15 août, il passa encore trois calculs, un peu plus gros que le premier, deux autres très-petits. Il y eut encore une vive douleur pendant plusieurs heures et après le passage des calculs, encore évacuation de matière épaisse avec un peu de sang. En septembre et octobre, deux ou trois autres calculs passèrent, et le 19 décembre, après deux jours et deux nuits de douleur violente, un calcul polygonal, d'un bon demi-pouce de diamètre, prit encore le même chemin. En janvier 1868, il passa une autre concrétion plus petite (la neuvième).

A la suite de cela, l'induration qui entourait l'ouverture diminua considérablement; mais il y avait encore une masse, de dureté pierreuse, à peu près grosse comme une noix, immédiatement au-dessus. L'ouverture n'avait plus qu'une ligne de diamètre et était rétractée au fond d'une dépression profonde avec plissement et induration de la peau tout autour. Ce changement était principalement dû à la plus grande épaisseur de la paroi abdominale par dépôt de graisse. Plusieurs fois, après l'issue du neuvième calcul, et dans les intervalles de l'issue des précédents, l'ouverture montra une tendance à se fermer et on dut recourir aux caustiques. On essaya une fois la dilatation à l'aide de corde tressée (*sea-tangle*); mais on détermina une telle douleur quand on voulut retirer cette substance gonflée hors de ce trajet sinueux, qu'on renonça à ce moyen. La malade reprenait de l'embonpoint et des forces, avait très-bonne mine, excellent appétit, digérait bien et n'avait que l'ennui d'un écoulement par la fistule.

Dans les premiers jours de juin 1868, il passa un autre calcul, le dixième et le dernier. L'ouverture continua à donner issue à du pus délié et ne finit par se fermer complétement qu'en août 1869; mais depuis lors il n'y a plus eu la moindre tendance à la réouverture, et il n'y a pas eu de douleur ni d'induration dans le voisinage de la cicatrice (1876).

Le 27 septembre 1868, plus de trois mois après le passage du dernier calcul, et tandis que l'ouverture fistuleuse était encore libre, la malade fut prise subitement de frissons, de vomissements et de fièvre, mais cette fois accompagnés de symptômes urinaires, — micturition fréquente, ardeur cuisante et douleur au méat urinaire, présence d'un peu de sang, et plus tard de pus, dans l'urine. Ces symptômes disparurent au bout d'une quinzaine de jours, mais le 8 novembre la douleur, les vomissements et la fièvre reparurent avec plus d'intensité qu'auparavant, et on put sentir dans l'aine droite, à égale distance de la crête iliaque et du pubis, une tumeur très-sensible, profondément située et à peu près du volume d'une petite orange. L'urine était à ce moment parfaitement limpide et ne contenait ni sang ni pus. Sir Henry Thompson, qui vit la malade en consultation avec moi, fut d'accord que la tumeur intéressait l'uretère droit. Quelques jours après, le pus reparut dans l'urine, qui contenait également quelques cristaux d'acide urique, mais pas de calcul. Le 30 novembre, on sentait encore la tumeur de l'aine, mais elle était beaucoup plus petite et elle disparut bientôt complétement, et la malade recouvra sa santé habituelle; l'urine cependant continuait à avoir un peu de pus. En août 1869, à peu près au moment où la fistule abdominale se ferma, le pus disparut de l'urine.

Depuis ce temps, la malade resta en bonne santé jusqu'au 7 septembre 1870, où elle fut encore prise subitement de frissons, de vomissements, de douleur paroxystique violente dans la région du rein droit s'étendant autour de la cicatrice et jusqu'à la hanche droite, d'une forte fièvre et de micturition fréquente, mais l'urine ne contenait ni sang, ni pus, et il n'y avait ni induration ni tuméfaction dans le voisinage de la cicatrice. Ces symptômes continuèrent, sous une forme plus ou moins intense, jusqu'au 26 septembre, où la malade rendit subitement dans l'urine plusieurs onces de pus pur, et le lendemain matin un calcul fut expulsé par l'urèthre. Tous les symptômes graves cédèrent de suite; l'urine continua néanmoins à renfermer du pus pendant plusieurs semaines en assez grande quantité; mais ce symptôme finit aussi par disparaître, et la malade a jusqu'à présent (1876) joui d'une bonne santé, sauf qu'elle a éprouvé de temps en temps des douleurs *aching*, avec tiraillements, dans la région du foie et du rein droit.

Voici les dimensions du dernier calcul : 2/5 de pouce de long, 1/5 de pouce de large et 3/20 de pouce d'épaisseur; poids : environ 20 centigrammes. Il a été analysé par M. Thomas Taylor, qui l'a trouvé composé d'acide urique.

Le cas suivant s'est présenté à l'hôpital Middlesex pendant que j'y étais directeur des autopsies, et a été rapporté par moi dans les *Pathological Transactions* (t. XII, p. 85). Voici quelle a dû être la marche successive des accidents :

1° Ulcération de l'intérieur de la vésicule biliaire par la présence d'un calcul, perforation de ses parois et établissement de communications fistuleuses entre elle et le duodénum et le côlon, par lesquelles le calcul a passé dans l'intestin, comme dans la pièce du musée de Saint-Bartholomew's Hospital, que j'ai indiquée précédemment (p. 504);

2° Rupture, par suite d'efforts, de quelques-unes des adhérences entre les intestins et formation d'un abcès stercoral circonscrit qui s'ouvrit à l'extérieur;

3° Empoisonnement du sang, abcès pyohémiques, pneumonie lobulaire et péricardite.

OBS. CLXXI. — *Fistule à la paroi abdominale s'ouvrant dans une cavité circonscrite qui communiquait avec le côlon et le duodénum et indirectement avec la vésicule biliaire.*

B. Z., âgée de trente-huit ans, fut admise à l'hôpital Middlesex le 25 septembre 1860 et y mourut le 14 novembre. Elle a été mariée deux fois, a eu huit enfants et a fait six fausses couches.

Environ un an avant sa mort, sans aucune cause apparente, elle fut prise subitement de maux de cœur, de vomissements et de grande prostration, symptômes qui furent suivis d'état fébrile et de sensibilité à l'abdomen. Le ventre était libre. Au bout de quelques semaines, elle se rétablit et conserva sa santé habituelle jusqu'au 14 septembre 1860.

Le 13 septembre, elle crut s'être donné un effort dans les muscles abdominaux en montant de lourds seaux d'eau. Le lendemain matin, en s'éveillant, elle sentit dans l'abdomen un peu de douleur, qui augmenta considérablement après le déjeuner et fut alors accompagnée de maux de cœur et de vomissements de liquide vert et amer. Elle disait souffrir comme si on lui eût serré le ventre avec une corde. Les maux de cœur se dissipèrent au bout de trois jours, quand les intestins eurent été bien déblayés par une médecine, mais la douleur persista, et la malade s'affaiblit considérablement.

A son entrée à l'hôpital, sensibilité très-vive de l'abdomen, surtout au niveau de l'ombilic. Immédiatement à gauche de l'ombilic se trouvait une tumeur circulaire, superficielle, dense et ferme à la circonférence et pâteuse au centre. Selles normales. Pouls à 144. Grande prostration.

Le lendemain (26 septembre), en pressant sur l'ombilic, on en faisait sortir un peu de pus jaune, d'odeur stercorale, mais ne contenant pas autre chose, au microscope, que des cellules du pus. A partir de ce moment, l'ouverture continua à donner issue à de grandes quantités de pus fétide. Du 30 septembre au 17 octobre, le pus se trouva mélangé avec de la matière fécale. Le 9 novembre, l'ouverture cessa de donner même du pus.

Environ trois semaines avant la mort, des abcès commencèrent à se former en différents points du corps, à la parotide droite, dans les parties molles de la hanche droite, etc., et la malade éprouva une grande dyspnée et expectora des crachats purulents. Il fut impossible d'examiner la poitrine parce que le plus petit mouvement, la plus légère manipulation causaient de grandes douleurs. La prostration augmenta graduellement, et la malade succomba le 14 novembre.

Autopsie. — Émaciation très-prononcée. A la hanche droite, abcès contenant sept à huit onces de pus. A l'ombilic, ouverture fistuleuse assez large pour admettre une plume d'oie; elle s'ouvrait dans une cavité fongueuse, du volume d'une petite orange, qui communiquait avec le côlon transverse et le duodénum, et indirectement avec la vésicule. L'orifice situé dans le côlon était assez large pour admettre le doigt. A cet endroit, le côlon était très-contracté et sa muqueuse très-injectée et légèrement ulcérée. Immédiatement à droite de cette ouverture, la vésicule était fermement adhérente au côlon. La vésicule était petite et contenait environ 8 grammes de liquide semblable à du petit-lait, sans aucune teinte de bile; le canal cystique était oblitéré, mais il n'y avait pas de calcul biliaire. Entre le fond de la vésicule et le côlon se trouvait une communication fistuleuse dont la direction était un peu oblique et juste assez large pour admettre un cathéter n° 1. La face interne de la vésicule autour de cette ouverture était marquée par une cicatrice radiée, assez étendue. La fistule sise entre le duodénum et la cavité fongueuse était assez large pour admettre une plume de corbeau et s'ouvrait dans le duodénum immédiatement au-dessous du pylore. Les parois abdominales, autour de la cavité fongueuse, avaient contracté une adhérence invincible avec les viscères; pas de liquide dans le péritoine. A peu près un demi-litre de liquide séreux clair dans la cavité pleurale gauche. Quelques anciennes adhérences au sommet du poumon gauche, qui était en grande partie à l'état normal; cependant le lobe inférieur contenait plusieurs nodules de pneumonie lobulaire, les plus gros ayant le volume d'une noix, gris, granuleux et très-friables. Un litre à un litre et demi de sérosité trouble contenant de nombreux flocons de lymphe dans la plèvre droite; poumons agglutinés aux parois thoraciques en avant et au sommet par de la lymphe récente. Lobe inférieur du poumon droit affaissé, non crépitant, enfonçant dans l'eau, uni à la coupe et très-résistant.

Huit onces de matière gélatineuse, opaque, jaunâtre, puriforme dans le péricarde; cette matière était demi-solide et, examinée au microscope, était constituée par une substance fibrillaire fine et de nombreux corpuscules de la lymphe ou semblables à ceux du pus, mais pas de vraies cellules du pus avec les noyaux caractéristiques. Le péricarde était très-adhérent au ventricule gauche sur un espace mesurant 1 pouce et demi de diamètre. Surface externe du cœur couverte de plaques membraneuses de lymphe, dont un grand nombre étaient fermement adhérentes.

OBS. CLXXII. — *Fistule biliaire abdominale donnant issue à de la bile.*

Le 11 octobre 1869, je vis avec mon collègue M. Curling une dame de quarante ans environ, affectée de fistule biliaire. Elle avait été sujette pendant nombre d'années à des paroxysmes subits de douleur intense dans l'hypochondre droit, accompagnée de vomissements, mais jamais suivie d'ictère. En mars 1869, elle remarqua pour la première fois une grosseur douloureuse à l'abdomen, au-dessous des côtes droites, en avant. Divers avis furent exprimés au sujet de cette tumeur par les quelques médecins qu'elle consulta. L'un y voyait une tumeur fibreuse, un autre une hydatide. La tumeur augmenta, et comme la fluctuation y devint manifeste, on l'ouvrit en mai, et il en sortit nombre d'onces d'un liquide visqueux, opaque, jaune, sans trace de bile. Le 3 juin, passa par l'ouverture une concrétion biliaire pas plus grosse qu'un grain de chènevis, et quatre autres dans les premiers jours de septembre, un peu plus gros et à facettes distinctes. Le 18 septembre, elle commença à éprouver une vive douleur dans la région du foie en avant et s'étendant en arrière en demi-cercle, et au bout de deux ou trois jours, il passa deux autres petites concrétions, et la douleur fut calmée. Une semaine plus tard, la malade s'éveilla la nuit avec une douleur atroce dans l'hypochondre droit et en arrière, et de violents efforts pour vomir. Après quelques heures, ces symptômes s'apaisèrent, mais deux nuits plus tard (27 septembre), ils reparurent, et le lendemain matin elle trouva ses vêtements de nuit et la literie inondés de bile. Depuis lors jusqu'au moment de ma visite, quatorze jours après, il y a eu une évacuation constante de bile vert foncé par l'ouverture fistuleuse qui était située à égale distance de l'ombilic et du bord inférieur des côtes sur la ligne mammaire droite. Il s'écoulait par cette ouverture de une à deux onces de liquide par heure, quelquefois plus, quelquefois moins. Ordinairement, la quantité augmentait après le repas; il avait tous les caractères de la bile pure vert foncé. La malade maigrissait et perdait ses forces assez rapidement, et éprouvait beaucoup de douleur et de flatulence après les repas. L'urine était foncée et contenait du pigment biliaire, et les garde-robes avaient la couleur de l'argile, sans trace de bile; ictère à peine sensible de la peau et des conjonctives. Trois jours après ma première visite, il passa par l'ouverture une autre petite concrétion biliaire; mais il n'y avait pas d'amélioration dans les symptômes généraux, et la malade continua à s'affaiblir de plus en plus jusqu'au 7 novembre, où elle eut une autre crise de douleur violente dans le côté droit, avec vomissement, et le lendemain elle constata que l'écoulement par l'orifice de la fistule était presque arrêté et qu'il y avait de la bile en abondance dans les garde-robes. L'état général de la malade s'améliora graduellement, et au bout de quelques semaines elle fut en état de s'embarquer pour les Indes occidentales; mais en décembre 1872 il y avait encore un tout petit orifice fistuleux, au-dessous des côtes droites, donnant issue à du mucus glaireux.

Voici quelles me paraissent avoir été les diverses phases de ce cas remarquable :

1° Une concrétion qui s'était formée dans la vésicule a pénétré dans le canal cystique, causant des paroxysmes de douleur hépatique et des vomissements. Elle n'est pas arrivée jusque dans le canal cholédoque et aussi n'y a-t-il pas eu ictère.

2° Le canal cystique étant obstrué, la bile ne pouvait plus pénétrer dans la vésicule ; celle qui s'y trouvait déjà a été absorbée, la vésicule s'est enflammée, a été distendue par un liquide visqueux, opaque, formant une tumeur qui était appréciable à travers les parois abdominales.

3° Une ouverture fut pratiquée dans cette tumeur et le contenu évacué : il resta un orifice fistuleux qui donna issue à un liquide visqueux et à de petits calculs biliaires.

4° Sous l'influence d'une autre attaque de colique biliaire et de vomissements, la concrétion du canal cystique fut délogée et passa dans le cholédoque, qu'elle obstrua. Il en résulta que la bile ne put pénétrer dans l'intestin et qu'une fois dans la vésicule, elle s'écoula par l'ouverture fistuleuse et par suite il n'y eut pas d'ictère.

5° Sous l'influence d'une nouvelle crise biliaire avec vomissements, le calcul passa dans le duodénum, le cours de la bile fut rétabli dans ses voies normales et la communication fistuleuse se ferma.

C'est là, ce me semble, la seule explication possible des particularités de ce cas : mais ceci étant admis, il est extraordinaire qu'une concrétion qui a obstrué le canal cystique pendant plusieurs mois ait fini par être délogée et soit passée dans le canal cholédoque ; et que ce dernier ait été libre après avoir été obstrué complétement pendant près de six semaines par un calcul biliaire, c'était aussi plus qu'on ne pouvait espérer dans ces circonstances. La quantité de bile sécrétée par le foie dans ce cas n'a pas pu être moindre qu'un litre dans les vingt-quatre heures, et cela, bien que la malade ne prît que très-peu de nourriture.

Je ne la vis qu'une seule fois et elle était trop souffrante pour qu'on pût expérimenter l'action des médicaments sur la sécrétion de la bile.

L'observation CLXXIII est un autre exemple de fistule biliaire externe produite par des calculs. Outre les trois cas que je vous ai rapportés, j'en ai observé deux autres, l'un chez une dame de quatre-vingt-deux ans, qui n'avait jamais eu d'ictère ; l'autre chez une dame de plus de soixante-dix ans, qui avait eu deux crises de colique hépatique avec ictère, dix et cinq ans auparavant.

OBS. CLXXIII. — *Nombreux calculs biliaires évacués par des orifices fistuleux situés à l'ombilic.*

Madame G., âgée de cinquante-huit ans, me consulta le 4 avril 1872, sur le conseil de M. J. C. Lynch, de Sudbury. Environ trois mois auparavant, elle avait été prise subitement de vomissements et de douleur violente dans la région du foie. Bientôt après apparut entre les côtes droites et l'ombilic une tumeur dure, douloureuse, à peu près grosse comme un œuf de poule, qui au bout de quatre ou cinq semaines s'ouvrit à l'ombilic, donnant issue à pas mal de pus, mais pas de bile. Deux jours après sortit un calcul biliaire et depuis lors il en est venu plusieurs centaines, gros comme un grain de chénevis et jusqu'au volume d'un gros pois. Elle en apportait 328 dans un petit paquet. Les plus gros avaient occasionné beaucoup de douleur dans leur passage. Au moment où je vis cette dame, elle avait trois ouvertures fistuleuses entourées d'un bourrelet de chair rouge et donnant issue à un liquide visqueux, juste à droite de l'ombilic, et la nuit d'avant il était passé un calcul. Elle avait souffert pendant des années de maux de tête bilieux, mais avant cette attaque elle n'avait jamais souffert dans le côté droit ni eu de l'ictère.

25 juillet 1876. — Pendant les cinq mois qui suivirent la visite que me fit madame G., il passa par la fistule encore 27 calculs biliaires. Après cela, la fistule se ferma et depuis lors madame G. a joui d'une meilleure santé qu'elle n'avait eue depuis bien des années auparavant.

Dans le cas suivant, bien que la malade ait eu un cancer du foie, le principal intérêt pathologique a été ce fait d'un calcul biliaire qui s'est frayé un chemin dans l'intérieur de la veine porte.

OBS. CLXXIV. — *Cancer du foie. — Pénétration d'un calcul dans la veine porte par voie d'ulcération. — Phlébite. — Pyohémie. — Péritonite par rupture d'abcès hépatique. — Endocardite récente.*

Hannah L., âgée de cinquante-sept ans, fut admise le 7 février 1876 à l'hôpital Saint-Thomas. Son père est mort de consomption à quarante-cinq ans; sa mère a vécu jusqu'à soixante-dix ans. Elle a eu trois frères et sept sœurs, dont aucun ne vit; les trois frères sont morts de consomption. Pas d'antécédents de goutte, de rhumatisme ou de syphilis. Elle a toujours eu une bonne santé, sauf qu'elle a souvent souffert de spasmes violents dans l'abdomen après la menstruation : les règles ont cessé à quarante ans, mais elle a continué à éprouver de vives douleurs lancinantes dans l'abdomen, sans vomissements ni ictère. Deux ans avant son admission, elle commença à s'affaiblir et à maigrir et pendant huit mois elle a été sujette à avoir mal à l'épigastre et de temps en temps elle a vomi ses aliments. Elle a continué à aller ainsi, tâchant de gagner sa vie comme blanchisseuse. Six semaines avant son entrée, étant en train de laver, elle fut prise subitement d'une vive douleur dans le petit orteil droit, qui ne tarda pas à enfler et à devenir rouge et sensible. Par suite, elle fut obligée de quitter son travail et de garder le lit la moitié de la journée.

A son entrée, la malade est émaciée; léger ictère de la peau et des conjonctives; gangrène limitée du petit orteil droit avec tuméfaction, lividité et un peu de sensibilité le long du côté externe du pied droit. Mais la malade se plaint surtout d'une douleur siégeant à la partie supérieure de l'abdomen et dans le dos, incessante et cependant marquée par de fortes exacerbations, de nausées persistantes et de temps en temps d'efforts pour vomir. Langue chargée et sèche en bas et au centre; constipation. Pas d'ascite. Foie paraissant très-augmenté de volume et s'étendant du niveau du mamelon jusqu'au dessous de l'ombilic; augmentation de volume uniforme; surface dure, inégale et extrêmement sensible; pouls à 96, faible; bruits du cœur faibles, pas de souffle. Pas de toux, poumons sains, température 38° 4. Densité de l'urine 1015, pas d'albumine.

Après l'entrée de la malade, sa température revint bientôt à son état normal, mais l'affaiblissement fit des progrès très-rapides et la mort eut lieu le 13 février.

Autopsie. — De fortes adhérences, consistant partiellement en tissu de nouvelle formation, fixent le foie à la paroi abdominale et aux organes voisins, de façon à diviser la cavité péritonéale en deux portions. L'espace supérieur contenait une certaine quantité de liquide jaune verdâtre sale, ressemblant à de la bile mêlée de pus. La face supérieure du foie, qui formait une partie de la cloison séparant cet espace, présentait tous les signes d'une inflammation récente, aiguë, et aussi deux plaques irrégulières, ramollies, avec perforation, d'où exsudait un liquide semblable à celui de la cavité sise au-dessus. Le bord antérieur du foie était également adhérent à l'extrémité pylorique de l'estomac et au pancréas, un gros amas irrégulier et nodulé de cancer les infiltrant et servant à les unir. Cet amas occupait la place de la vésicule et s'étendait dans la scissure porte et la portion adjacente du foie. La veine porte et le canal cholédoque le traversaient; le canal contenait de la bile et ne paraissait guère obstrué. La veine porte, à un pouce environ avant son entrée dans cette production morbide, vis-à-vis le hile du foie, s'élargissait de façon à former une cavité irrégulière à parois foncées, ulcérées, fongueuses, qui contenait un calcul biliaire oblong, mesurant un demi-pouce dans son plus grand diamètre. Cette cavité n'avait pas d'autre débouché que les branches de la veine. A partir de ce point, les branches de la veine porte étaient très-enflammées et remplies sur une certaine étendue par un caillot adhérent, partiellement ramolli au centre; plusieurs des branches terminales étaient également remplies par un caillot adhérent en partie décoloré et les points correspondants de la substance du foie avaient une coloration blanchâtre ou jaunâtre et étaient plus ou moins ramollis, comme des abcès pyohémiques à leur première période, et entourés d'une zone d'injection. Deux espaces de ce genre, larges et irréguliers, sur la face supérieure du lobe droit, présentaient une ulcération fongueuse de la portion du péritoine qui les recouvrait, avec plusieurs perforations qui avaient ouvert un chemin dans la cavité péritonéale. Il y avait aussi, parsemés à travers le foie, principalement dans le lobe gauche, plusieurs nodules de nouvelle formation, de 1/4 à 3/4 de pouce de diamètre, durs et aplatis, et déprimés quand ils se rapprochaient de la surface. Rate molle, pesant 7 onces et demi; elle contenait quelques infarctus récents, en partie ramollis. Reins petits, avec embolies récentes et cicatrices profondes, d'autres d'ancienne date. Nombreux petits nodules de nouvelle formation, aplatis, à la face inférieure du diaphragme. Poumons sans infarctus et sans produits de nouvelle formation. Valvules du cœur normales, sauf une petite végétation récente au centre d'une des valvules aortiques et des amas de végétation récente sur la face auriculaire de la valvule mitrale.

C. — AUGMENTATION DE VOLUME DE LA VÉSICULE BILIAIRE.

Dans le diagnostic des maladies du foie, il est important de ne pas perdre de vue les diverses causes d'augmentation de volume de la vésicule biliaire. Je vous dirai donc, avant de terminer cette leçon, quelques mots sur les caractères distinctifs des diverses formes que cette augmentation de volume est susceptible de revêtir, et qu'on peut, au point de vue clinique, rapporter aux cinq causes suivantes :

I. Accumulation de bile;
II. Suppuration ;
III. Hydropisie;
IV. Calculs biliaires;
V. Cancer.

I. — Augmentation de volume de la vésicule biliaire par accumulation de la bile.

L'augmentation de volume de la vésicule biliaire par accumulation de bile est, comme je vous l'ai déjà dit (pp. 167, 349), une des premières conséquences de l'obstruction du canal cholédoque, et on la distingue alors aux caractères suivants :

1° Ictère qui devient graduellement intense;

2° Absence de bile dans les garde-robes;

3° Augmentation générale du volume et de la sensibilité du foie (v. p. 167).

4° Tumeur élastique ou fluctuante, pyriforme, un peu sensible, se projetant du bord du foie dans la position occupée par la vésicule. Le docteur Bright a rapporté un cas où la vésicule formait une tumeur fluctuante s'étendant presque jusqu'à la crête de l'ilium (1). Le Dr Babington a publié un cas dans lequel la vésicule contenait trois cuvettes de bile (2) et Copland en signale un autre dans lequel elle contenait 4 litres de bile et était si volumineuse qu'elle projetait en avant les fausses côtes des deux côtés (3). Il est rare toutefois que cet organe prenne de telles proportions. La tumeur peut s'effacer subitement par l'évacuation d'une grande quantité de bile par les garde-robes et la disparition de l'ictère. Quand l'obstruction du canal biliaire est permanente, la bile est souvent résorbée graduellement, et au bout d'un certain temps l'atrophie peut se substituer à la dilatation. Quelquefois la vésicule biliaire distendue,

(1) *Abdomin Tumours*, Sydenh. Soc. Éd., p. 271.
(2) *Guy's Hosp. Reports*, 1842-3, t. VII.
(3) *Diction. of pract. med.*, t. II, p. 4.

quand ses tuniques sont ramollies par le processus inflammatoire ou la dégénérescence graisseuse, se rompra ou déterminera une péritonite mortelle, comme dans l'observation CLXV.

On a rapporté des cas rares où un calcul biliaire, situé au col de la vésicule ou dans le canal cystique, a agi comme une soupape laissant entrer la bile dans la vésicule mais l'empêchant de sortir, ce qui avait pour résultat l'accumulation de la bile dans la vésicule. Dans de tels cas, l'ictère ni les selles argileuses ne manquent pas; mais ces faits se présentent si rarement qu'on n'a guère l'occasion de s'en préoccuper dans le diagnostic.

Dans les leçons précédentes, je vous ai présenté plusieurs cas d'augmentation de volume de la vésicule par accumulation de bile (obs. LXVI, p. 168; obs. CXXII, p. 384; obs. CXXIV, p. 387, et obs. CXXVII, p. 391).

II. — Augmentation de volume de la vésicule biliaire par suppuration.

La vésicule biliaire se trouve parfois distendue par du pus qui peut être mélangé de bile ou tout à fait semblable à celui d'un abcès ordinaire, comme dans le cas CLXX. L'inflammation de la vésicule peut être consécutive à sa distension exagérée par de la bile, comme quand le canal cholédoque est obstrué; mais dans la plupart des cas de suppuration, c'est le canal cystique seul qui est obstrué et l'inflammation est limitée à la vésicule et est due à l'irritation produite par les calculs, ou à toute autre cause. Voici donc ses caractères :

1° Tumeur correspondant par sa situation et sa forme à celle provenant de distension biliaire, mais plus sensible et plus douloureuse et accompagnée de troubles fébriles plus prononcés, et souvent par des frissons, de la fièvre et des sueurs nocturnes. Il y a en réalité tous les caractères d'un abcès hépatique, dont ne suffisent même pas à le distinguer sa forme et sa situation.

2° Il n'y a pas d'ictère.

3° Les garde-robes contiennent de la bile.

4° Il n'y a pas augmentation générale de volume ni sensibilité du foie.

5° Parfois, comme dans le cas CLXX, il y a des antécédents de colique biliaire.

6° Il n'y a que l'abcès tropical du foie (v. p. 192) qui soit simulé par la suppuration de la vésicule, et par suite le diagnostic sera facilité par cette circonstance d'une tumeur répondant à la description que j'en ai donnée tout à l'heure et survenant chez un malade qui n'a jamais été dans les pays chauds.

L'engorgement inflammatoire de la vésicule biliaire disparaît très-souvent petit à petit sous l'influence du traitement : parfois elle s'ouvre extérieurement ou dans l'intestin.

III. — Augmentation de volume de la vésicule par hydropisie.

Quand la vésicule biliaire est distendue par du pus, elle peut s'ouvrir en dehors et former une fistule biliaire, ou dans le péritoine, ou encore dans l'intestin. Mais parfois, au lieu de pus, il s'y trouve un liquide ténu, floconneux; ou bien quelquefois, si le processus inflammatoire est léger et qu'il affecte une forme chronique, le liquide peut présenter ces caractères dès le début. C'est là ce qu'on entend par hydropisie de la vésicule biliaire. Ce n'est pas une *hydropisie* dans le sens strict du mot, mais une inflammation chronique. L'augmentation de volume de la vésicule biliaire provenant de cette cause a tous les caractères de celle qui a pour cause la suppuration, sauf qu'elle est à peine douloureuse, si même elle l'est, et qu'elle n'est pas nécessairement accompagnée de troubles fébriles. Par suite, cette forme d'augmentation de volume de la vésicule est celle qu'on confondrait le plus aisément avec une hydatide pédiculée (v. p. 58) dont on la distinguerait surtout par sa situation et par ce fait que son développement est souvent, quoique pas nécessairement, précédé d'antécédents de colique hépatique (v. obs. CLXXII).

IV. — Augmentation de volume de la vésicule par suite d'accumulation de calculs.

Les calculs s'accumulent parfois dans la vésicule en telle quantité qu'ils arrivent à provoquer la formation d'une tumeur distincte (v. p. 493). Cette forme d'augmentation de volume peut être reconnue par les caractères suivants :

1° Elle est dure et quelquefois nodulée.

2° Elle est ordinairement mobile.

3° La pression n'y détermine pas de douleur, bien qu'elle puisse être le siége de sensations de malaise (v. p. 493).

4° On perçoit parfois une sensation de craquement en manipulant la tumeur, ou bien le malade accuse une sensation de poids qui roule d'un côté à l'autre quand il se retourne dans son lit (v. p. 493).

5° Dans bien des cas il y a ou de l'ictère, ou des antécédents de colique hépatique.

6° Son volume ne varie pas, ou son développement est lent et imperceptible.

7° Les signes habituels du cancer sont absents.

Ces caractères peuvent se trouver modifiés quand les calculs provoquent l'ulcération de la muqueuse ou une péritonite locale. La tumeur peut alors devenir douloureuse et adhérente et augmenter de volume.

V. — Augmentation de volume de la vésicule par dépôt cancéreux dans l'épaisseur de ses parois.

Le cancer de la vésicule est quelquefois consécutif au cancer du foie ou du pancréas (obs. CXXV, p. 398), ou de quelque organe plus éloigné (obs. CLXXV, p. 53); plus ordinairement, la maladie débute dans la vésicule biliaire, et le péritoine, ou le foie, est affecté secondairement (obs. CLXXVI). Une chose remarquable, c'est que dans la plupart de ces cas, la vésicule biliaire contient des calculs, et le cancer paraît avoir été une conséquence des calculs biliaires (p. 380). L'augmentation de volume de la vésicule biliaire par le fait de cancer présente les caractères suivants :

1° Il y a une tumeur dure, quelquefois nodulée, à peu près grosse comme une orange, plus ou moins, dans la région de la vésicule biliaire. Parfois la tumeur est un peu molle au centre, par suite du ramollissement de la matière cancéreuse, ou parce que le cancer siége principalement au col tandis que le fond contient du liquide (obs. CLXXV).

2° Elle est adhérente et non mobile.

3° Elle est très-sensible à la pression et est ordinairement le siége de fortes douleurs lancinantes.

4° Son développement peut être rapide. Assez souvent il y a des antécédents de colique hépatique.

5° L'ictère et les vomissements sont des symptômes communs, dus à l'extension du cancer au canal cholédoque ou à la pression de la tumeur sur le pylore.

6° Des communications fistuleuses avec le canal digestif, et particulièrement avec le côlon, ne sont pas rares, et conséquemment le passage d'un gros calcul biliaire, avec ou sans hémorrhagie, par l'anus, accompagnant une tumeur ayant les caractères que je vous décris, corroboreraient plutôt qu'elles n'infirmeraient le diagnostic de cancer (v. p. 504).

7° Il y a une émaciation rapide avec les phénomènes habituels de la cachexie cancéreuse.

TRAITEMENT DE L'AUGMENTATION DE VOLUME DE LA VÉSICULE.

1° Le traitement de la distension exagérée de la vésicule par de la bile a déjà été exposé quand il a été question de l'ictère par obstruction du canal cholédoque (v. p. 373).

2° Dans le cours de cette leçon je vous ai dit à quels moyens vous devez avoir recours dans l'inflammation de la vésicule. Il ne me reste à ajouter que les remarques suivantes :

a. Toutes les fois que vous serez appelés pour un cas de ce genre, il faudra bien mettre en garde le malade contre le danger qui peut résulter pour lui d'un violent effort musculaire ou d'un traumatisme même léger. On a rapporté des cas où, sous l'influence de pareilles circonstances, la vésicule s'est rompue, et il s'en est suivi une péritonite mortelle (1).

b. Il sera parfois nécessaire de ponctionner la vésicule et de vider son contenu (v. obs. CLXXV), mais il ne faut recourir à cette opération que si le développement de la tumeur est si rapide qu'il y a imminence de rupture ou si l'organisme est miné par la fièvre hectique. D'après ce qui a été établi, il est également évident que l'opération n'est guère à conseiller lorsqu'il y a de l'ictère avec absence de bile dans les garde-robes. S'il n'y a pas d'adhérences sur la tumeur, il sera nécessaire de les provoquer au moyen de la potasse caustique.

3° Il faut traiter l'accumulation de calculs biliaires dans la vésicule de la façon déjà exposée (p. 508).

4° Enfin, quand l'augmentation de volume est de nature cancéreuse, tout ce qu'on peut faire, c'est de soulager les symptômes les plus pénibles et d'adoucir les derniers moments.

En terminant, je vous rapporterai les deux cas suivants de cancer de la vésicule que j'ai observés il y a déjà longtemps et qui ont été publiés par moi dans le 8e volume des *Pathological Transactions*. Dans un cas, le cancer de la vésicule fut consécutif à un cancer du rectum et du foie ; dans l'autre, le cancer du foie parut être consécutif à celui de la vésicule biliaire.

OBS. CLXXV. — *Cancer du rectum. — Cancer secondaire du foie englobant la vésicule et oblitérant le canal cystique. — Augmentation de volume de la vésicule.*

A. B..., femme de cinquante-trois ans, fut admise à Saint-Mary's Hospital le 29 août 1856. Elle souffrait depuis deux mois de douleurs dans les reins et dans l'abdomen, et à son entrée elle avait aussi un peu d'ictère et de constipation. Le volume du foie n'était pas augmenté, mais une tumeur du volume d'une petite orange se projetait du bord inférieur à la place occupée par la vésicule. Ces symptômes augmentèrent, et une semaine après elle avait en plus des vomissements incoercibles. Tous les traitements échouèrent, l'ictère se prononça davantage, la constipation fut plus marquée et la malade s'affaiblit de plus en plus jusqu'à la mort le 28 septembre.

A l'autopsie, petits nodules de cancer répandus sur la surface péritonéale des intestins. Rétrécissement du rectum par dépôt semblable commençant à 1 pouce et demi de l'anus et s'étendant sur une hauteur de 3 pouces. La seule portion du foie atteinte était le lobe carré : ce lobe renfermait un dépôt

(1) Voir à l'appui une pièce du musée de l'hôpital Saint-Barthélemy, série XIX, n° 14.

cancéreux, du volume d'une petite orange, qui englobait et avait oblitéré le canal cystique. Les parois de la vésicule étaient, sur le quart de leur étendue à partir du canal, épaissies par dépôt cancéreux; les trois quarts antérieurs n'avaient pas été atteints par la maladie; la vésicule biliaire tout entière était pâle et très-distendue, au point de faire une saillie de deux pouces en avant au bord antérieur du foie; elle contenait un liquide laiteux, floconneux, montrant au microscope de nombreuses lamelles épithéliales, et deux calculs biliaires à peu près gros comme des billes. Pas trace d'ulcération en aucun point de sa membrane muqueuse, et pas d'adhérence entre sa surface externe et aucun viscère. Bile dans le duodénum. La muqueuse de l'estomac, la rate, les reins et les poumons étaient sains.

OBS. CLXXVI. — *Destruction de la vésicule par une ulcération cancéreuse et communication de la cavité en résultant avec le côlon transverse. — Cancer du foie.*

S. P..., âgé de cinquante-six ans, peintre en voitures, se confia à mes soins le 14 août 1856. Il me raconta qu'étant jeune homme, il avait été affecté d'ictère précédé de violentes crampes d'estomac. Quatorze ans avant que je le visse, il avait eu une attaque de fièvre rhumatismale, suivie de palpitations et autres signes d'affection cardiaque. Son père avait vécu jusqu'à un âge très-avancé et sa mère était morte à quatre-vingt-six ans d'un cancer de l'utérus. Il était le dernier fils de sa mère, qui l'avait eu à près de cinquante ans.

Trois mois avant qu'il me demandât des soins, il commença à éprouver pour la première fois une douleur dans la région du foie, mais il continua régulièrement son travail jusqu'au milieu de juillet. Vers cette époque, il fut pris de violentes douleurs abdominales, de vomissements et de diarrhée. Il continua encore son travail pendant une quinzaine, quoique irrégulièrement, mais le 1er août il fut obligé de prendre le lit. Le 7 août survint de l'ictère. Voici comment je le trouvai à ma visite le 14 août. Émaciation considérable, conjonctives d'un jaune intense; le facies est anxieux, il a un aspect cachectique et exprime de la souffrance. Enduit jaunâtre sur la langue; les vomissements continuent; presque tout ce que le malade prend est immédiatement rejeté et parfois probablement avant que l'estomac ait été atteint. Diarrhée. Sa femme assure qu'il y a deux ou trois jours il a évacué par les garde-robes une certaine quantité de matière noire comme du sang. Il éprouve dans la région hépatique une douleur aiguë, qui le traverse, et vient par intervalles. La matité hépatique sur la ligne mammaire droite s'étend à 4 pouces au-dessous du rebord costal, et on peut sentir une tumeur dans la région de la vésicule, de 2 à 3 pouces de diamètre, non mobile, en apparence liée au foie et très-douloureuse à la pression. Le malade ne peut dormir à cause de la douleur. Pouls à 100. On entend un bruit de souffle diastolique sur le milieu du sternum.

Prescription : diète lactée, vin, opiacés et divers médicaments pour arrêter les vomissements, tels que l'huile de naphte et l'acide cyanhydrique dilué. Rien d'ailleurs ne parut efficace : le malade déclina graduellement et mourut le 19 août. Avant la mort, les selles avaient pris une couleur et une consistance tout à fait normales.

Autopsie. — Plaques blanches à la surface du cœur et plusieurs petites végétations sur les valvules mitrale et aortiques. Poumons sains. Pas de liquide dans le péritoine. Rate et reins normaux. Nombreuses petites masses de dépôt morbide répandues à la surface du foie et dans son tissu, de volume variable, depuis celui d'un pois jusqu'à celui d'une petite orange. Celles de la surface étaient ombiliquées au centre, et de toutes exsudait à la pression un suc laiteux contenant une multitude de cellules dites cancéreuses et des noyaux libres. Ces cellules variaient de $\frac{1}{320^e}$ à $\frac{1}{1500^e}$ de pouce, et étaient arrondies, elliptiques, fusiformes, pyriformes, etc., tandis que leurs noyaux étaient gros et bien distincts. Parmi elles se trouvaient un petit nombre de cellules mères. Côlon transverse solidement adhérent au bord antérieur du foie en un point correspondant à la situation de la vésicule; et en ouvrant l'intestin, on constata qu'il communiquait par une ouverture aussi large qu'un sou avec une cavité creusée dans la substance du foie, mesurant 2 pouces 1/2 d'avant en arrière et 1 pouce 1/2 d'un côté à l'autre. Les parois de cette cavité présentaient un aspect irrégulier, fongueux : elles étaient constituées par du tissu hépatique et cancéreux désorganisé; son intérieur était rempli d'un liquide pultacé, brun foncé, contenant un morceau d'épluchure de pomme de terre et autres débris de nourriture. Cette cavité correspondait exactement par sa position à la place occupée par la vésicule biliaire, dont on ne retrouvait plus les parois. Les restes du canal et de l'artère cystiques oblitérés étaient englobés dans un amas de dépôt cancéreux, du volume d'un marron d'Espagne, qui comprimait également, mais n'oblitérait pas le canal cholédoque. Les bords de l'ouverture dans le côlon transverse et toute la circonférence de la portion correspondante de l'intestin étaient épaissis par un dépôt qui rétrécissait le calibre de l'intestin de façon à produire un rétrécissement admettant à peine le bout du doigt. L'intestin, au-dessus de ce rétrécissement, était très-dilaté, et on voyait sur la surface de sa muqueuse un certain nombre d'ulcères superficiels circulaires, les plus larges ayant à peu près la dimension de la moitié d'une pièce d'argent de vingt centimes. Au delà du rétrécissement, l'intestin était contracté. Il n'y avait pas de lésion d'aucune autre portion de l'estomac ou des intestins, mais le pylore était comprimé par les dépôts cancéreux du foie.

QUATORZIÈME LEÇON.

LEÇONS CROONIENNES
SUR LES TROUBLES FONCTIONNELS DU FOIE (1).

Notice sur le docteur Croone. — Les notions actuelles sur les troubles fonctionnels du foie ne sont pas satisfaisantes. — A. FONCTIONS DU FOIE A L'ÉTAT PHYSIOLOGIQUE. — Aperçu historique : vues de Galien ; Bartholin enterre le foie. Idées modernes : triple fonction du foie : 1° *sanguification* et *nutrition ;* 2° *désintégration de la matière albumineuse ;* 3° *sécrétion de la bile.* Composition, origine, quantité et usages de la bile. — B. TROUBLES FONCTIONNELS DU FOIE. — Objections à la classification existante ; classification de l'auteur : I. *Nutrition anormale :* 1° obésité, 2° amaigrissement. *a.* Défaut de bile, *b.* diabète, *c.* autres variétés d'émaciation. — II. *Élimination anormale :* symptômes de rétention biliaire ; cholestérémie.

MONSIEUR LE PRÉSIDENT,

MESSIEURS,

Il serait peut-être intéressant pour quelques-uns d'entre vous, d'entendre parler un peu, en manière de préface, du fondateur des leçons que j'ai l'honneur de faire devant vous. Les détails biographiques que je vais vous faire connaître, je les emprunte aux Archives du Collége, éditées par notre savant collègue le docteur Munk.

Le docteur William Croone naquit à Londres et fit ses études au Collége Emmanuel, à Cambridge. Il devint membre de ce collége le 29 juillet 1675 et fut censeur en 1679. En 1659 il fut élu professeur de rhétorique au Collége Gresham, et peu de temps après secrétaire de la Société Royale, qui tenait alors ses réunions au Collége Gresham. Il se démit de son titre de professeur en 1670, après avoir été chargé du cours d'anatomie à la Salle des Chirurgiens. Il mourut en 1684, et fut enterré dans le cimetière de Saint-Mildret, dans le Poultry. Il laissait après lui un libellé pour deux séries de leçons qu'il avait eu l'intention de fonder, un de ces cours destiné à être fait devant le Collége des Médecins après un sermon qui devait être prêché à Sainte-Marie-le-Bow ; l'autre destiné à être fait tous les ans devant la Société Royale, sur la nature et les lois du mouvement musculaire. Son testament ne contenait aucune disposi-

(1) Ces leçons ont été lues au Collége Royal des Médecins en 1874.

tion pour doter ces fondations; mais sa veuve (une fille de l'alderman Lorimer, qui plus tard épousa sir Edwin Sadleir, Bar[t]) compléta ses intentions en léguant la taverne de la Tête du Roi, à Lambeth Hill, Knight Rider Street; les quatre cinquièmes du produit de cette propriété devaient revenir au Collége des Médecins pour fonder ce cours annuel, connu maintenant sous le nom de Leçons Crooniennes, et l'autre cinquième pour fonder la Leçon Croonienne de la Société Royale. Un beau portrait de M. Croone fut présenté au Collége en 1738 par le docteur Woodford, professeur royal de médecine à Oxford; il est maintenant placé dans la salle des censeurs.

Le fondateur de ces leçons n'en fixa pas le sujet comme il le fit pour la Société Royale. Aussi tous ceux qui en sont successivement chargés choisissent-ils un sujet de médecine pratique que leur expérience spéciale leur a permis d'élucider. Celui que j'ai adopté me paraît bien digne de l'attention de ce Collége et de la profession en général, je veux parler des *Troubles fonctionnels du foie*.

L'opinion régnante sur ce qui constitue les troubles fonctionnels du foie est vague et nullement satisfaisante. Il n'y a pas d'expression plus commune de malade à médecin et réciproquement, que celle-ci : « Le foie est en mauvais état »; constamment on entend rapporter certains symptômes à la bile, sans compter que peu d'auteurs ont essayé de préciser quels symptômes témoignent d'un trouble du foie. Il est à craindre qu'on ne rapporte parfois au foie des symptômes qui ne le concernent que peu ou pas du tout; et d'autre part, il y a lieu de penser que bien des symptômes attribuables au premier abord à d'autres organes, et même des dégénérescences graves de tissu, des maladies organiques, non-seulement du foie lui-même, mais de par tout le corps, peuvent être rapportées à des troubles fonctionnels du foie, quoique quelques-uns, parmi ces derniers, ne soient encore qu'imparfaitement connus. Il est remarquable de voir des auteurs traitant de la médecine en général et même des affections hépatiques en particulier, ne rien connaître aux troubles fonctionnels du foie. Les pages qui suivent doivent être considérées comme une faible tentative pour esquisser, à l'aide des lumières qu'ont apportées les recherches récentes, ces symptômes et ces conditions morbides qu'on peut à bon droit mettre sur le compte d'un foie malade. Je ne prétends pas asseoir cette question sur une base solide et définitive; mais en appelant l'attention sur son importance et en provoquant la discussion, j'espère aider à la faire mieux connaître, ou tout au moins aider à combler ce qui paraît être une lacune dans la littérature médicale.

A. — FONCTIONS DU FOIE A L'ÉTAT PHYSIOLOGIQUE.

Avant de me mettre à discuter les résultats des troubles du foie, il me semble nécessaire de m'étendre un peu sur les fonctions de cet organe dans l'état de santé. N'est-il pas très-remarquable que pour les fonctions physiologiques du foie, de même que pour la pathologie de la fièvre et de l'inflammation, les recherches modernes tendent à reproduire sous une forme scientifique certaines opinions primitives émises par les plus anciens auteurs médicaux. D'après son large volume et le vaste réseau sanguin en rapport avec lui, les pères de la médecine pensaient que le foie était le siége de plusieurs fonctions des plus importantes et en réalité l'organe central de la vie végétative. Galien, par exemple, enseignait que le foie était le foyer de la chaleur animale, qu'il était le siége de la sanguification et le point de départ du système veineux. Il assignait aux veines qui parcourent l'intestin la fonction d'absorber les liquides nourriciers et de les apporter, par l'intermédiaire de la veine porte, au foie, où il supposait qu'avait lieu le travail de la sanguification et la production de la chaleur animale. Il faisait ensuite cheminer le sang à travers les veines hépatiques jusqu'au cœur; par suite, il considérait le foie comme le point de départ du système veineux.

Pendant plus de seize cents ans, ces vues de Galien — plus ou moins modifiées — ont été généralement acceptées par les physiologistes et les médecins, et même soutenues au XVIIe siècle par notre Harvey. Mais la découverte, dans la première moitié de XVIIe siècle, des vaisseaux lactés et du canal thoracique montra que le chyle était amené au sang indépendamment de la veine porte et du foie. Par suite, cet organe tomba de son piédestal et cessa de jouer un rôle quelconque dans la sanguification. Thomas Bartholin, dans sa *Défense des vaisseaux lactés et lymphatiques contre Riolan*, fit une épitaphe du foie, dans laquelle la fin de son règne était annoncée et sa fonction désormais limitée à la sécrétion de la bile : *Vivit, floretque pro bile separandâ, sed, si sanguinem conficiendum spectemus, funeratum creditur. Ivimus illi exsequias, nunquam redituro. Nam...*

.... facilis descensus Averni,
Sed revocare gradum, superasque evadere ad auras,
Hoc opus, hic labor (1).

Quoiqu'il fût improbable *à priori* que la glande la plus volumineuse de l'économie, recevant du sang en abondance de différentes sources, et

(1) *Defensio vasorum lacteorum et lymphaticorum adversus Riolanum*, Hafniæ, 1655, p. 8. — On trouvera l'épitaphe très-humoristique dont il est question ici et qui commence en ces termes : « SISTE. VIATOR. CLAUDITUR. HOC. TUMULO. QUI. TUMULAVIT. PLURIMOS.... » etc., dans un autre écrit de Bartholin intitulé *Vasa lymphatica nuper in animantibus inventa, et hepatis exsequiæ*, 1653. (N. D. T.)

ayant des relations particulières avec le sang qui revient du placenta chez le fœtus et de l'estomac et des intestins chez l'adulte, n'eût d'autre fonction que la sécrétion d'un liquide qui vraisemblablement a moins d'importance dans la digestion que le suc gastrique ou le suc pancréatique, cependant, pendant près de deux siècles, on crut que le seul rôle du foie consiste dans la sécrétion de la bile; et jusqu'aujourd'hui, quand on parle de ses troubles fonctionnels, c'est de la sécrétion biliaire seulement qu'il s'agit, modifiée dans sa qualité ou sa quantité. Ainsi notre ancien et savant collègue le docteur Copland, un des rares auteurs modernes qui aient discuté les troubles fonctionnels du foie, les range sous trois chefs différents, savoir : 1° Diminution de sécrétion de la bile, 2° augmentation de sécrétion de la bile, et 3° sécrétion de bile morbide ou altérée (1); et cette classification représente probablement avec assez d'exactitude les idées de la grande majorité des praticiens modernes. C'est la croyance que le foie n'a pas d'autre fonction que de sécréter la bile, qui a fait naître cette expression si communément employée par les médecins aussi bien que par les gens du monde, que *le foie ne veut pas agir*, lorsque tout le mal consiste dans de la constipation. Mais les recherches physiologiques faites pendant ces derniers vingt-cinq ans ont en grande partie rendu au foie l'importance qu'on lui attribuait autrefois dans l'économie; elles ont montré que la formation et l'excrétion de la bile sont loin d'être la plus — si elles ne sont pas la moins importante de ses fonctions, et conséquemment elles ont augmenté le nombre de ses troubles fonctionnels.

I. Tout d'abord, il est maintenant connu que le foie est un des organes principalement intéressés dans le processus de la sanguification. Déjà, en 1820, Tiedemann et Magendie avaient montré que l'absorption des matériaux nutritifs dans l'intestin ne s'opérait pas seulement à l'aide des vaisseaux lactés, mais que la veine porte en entraînait une part (2); les recherches ultérieures des physiologistes ont nettement établi que le foie joue un rôle des plus considérables dans l'assimilation et la nutrition. Ce que nous savons de plus important sur cette question, nous le devons aux recherches de Claude Bernard et autres observateurs, qui ont montré que le foie a le pouvoir de fabriquer et de tenir en réserve dans ses cellules, pendant un certain temps, du *glycogène* ($C^6H^{10}O^5$), substance analogue à la dextrine ($C^6H^{10}O^5$) quant à sa composition et à ses réactions, et susceptible comme elle de se transformer en sucre sous l'influence des ferments albuminoïdes. Cette substance existe toujours dans le foie en

(1) *Medical Dictionary*, t. II, p. 723.
(2) *Versuche über die Wege auf welchen Substanzen aus den Magen und Darm-Canal im Blut gelangen*. Heidelberg, 1820.

plus grande proportion durant la digestion que durant le jeûne, et y atteint son maximum d'ordinaire quatre ou cinq heures après le repas. On n'est pas encore bien fixé sur la nature des matériaux qui contribuent principalement à la former, mais il n'est pas douteux que sa proportion augmente sous l'influence d'une alimentation sucrée ou féculente (1). On admet que l'amidon des aliments ($C^6H^{10}O^5$) est converti en sucre de raisin ou glucose ($C^6H^{12}O^6$) par la salive et le suc pancréatique, tandis que le sucre de canne ($C^{12}H^{22}O^{11}$) est transformé par le suc intestinal en sucre de raisin et une autre espèce de sucre appelée *lévulose* ($C^6H^{12}O^6$). Le glucose et le lévulose sont absorbés par les veines intestinales et amenés par la veine porte à la glande hépatique, où ils sont transformés en partie peut-être en graisse, mais surtout en glycogène qui est mis en réserve dans les cellules hépatiques et employé à la nutrition des tissus pendant le jeûne. Toutefois, ce fait qu'il se produit du glycogène en quantité dans le foie des animaux qui ont été nourris exclusivement de viande, montre que cette substance peut se former aussi à l'aide de matières albumineuses. L'albumine de la nourriture est convertie par le suc gastrique en peptone qui est également absorbée par les veines intestinales et transportée au foie où l'on pense qu'elle se décompose en glycogène et en produits azotés, tels que la leucine ($C^6H^{13}AzO^2$) et la tyrosine ($C^9H^{11}AzO^3$), qui finalement se résolvent en urée (CH^4Az^2O) (2). Le glycogène provenant de ces deux sources ne reste pas longtemps dans le foie, car la grande quantité qui s'en forme après un repas diminue rapidement pendant le jeûne. Ce n'est pas par les conduits biliaires qu'il s'élimine, car la bile ne contient ni glycogène ni sucre. Mais que ce soit à l'état de glycogène, ou plus probablement à l'état de sucre (3) en lequel, suivant

(1) Telle était du moins l'opinion de Cl. Bernard à la suite de ses premières recherches sur ce sujet. Depuis, de nouvelles expériences lui ont montré que les matières féculentes et sucrées favorisent la production du glycogène, *surtout quand on les fait agir concurremment avec les matieres azotées*, mais que ces dernières, *seules*, sont parfaitement susceptibles de produire du glycogène, probablement par dédoublement. J'ajouterai que l'observation de ce qui se passe chez certains diabétiques soumis à un régime exclusif rigoureux, vient à l'appui de cette formation de glycogène sous l'influence des matières azotées. (N. D. T.)

(2) Voyez Fick in *Pflüger's Archiv*, t. IV, p. 40; et Schultzen et Nencki, *Zeitschrift für Biologie*, t. VIII, p. 124.

(3) A l'appui de la différence d'opinion qui existe encore sur ce point, voici ce que dit le docteur Brunton dans le Sanderson's *Handbook for the Physiological Laboratory*, 1873, p. 508 : « Tandis que Bernard admet que la production du sucre dans le foie se fait d'une façon incessante pendant la vie, ce fait a été contredit par Pavy, Ritter, Meissner et Schiff, qui soutiennent qu'elle n'a lieu qu'après la mort, ou dans des conditions pathologiques telles que des troubles de la respiration et de la circulation pendant la vie. Ils appuient leur opinion sur leurs observations, d'après lesquelles on ne trouverait que peu ou pas de sucre dans le foie quand on examine cet organe immédiatement après la mort, et pas plus de sucre dans les veines hépatiques que dans la jugulaire ou la veine porte. Il est parfaitement exact qu'on ne trouve que très-peu de sucre dans les foies frais;

Bernard et la plupart des autres physiologistes, il serait transformé dans le foie ou dans le sang, sous l'influence d'un ferment albuminoïde, — ou sous quelque autre forme que ce soit, il pénètre dans le sang par la veine hépatique.

La fonction glycogénique du foie aurait, entre autres buts, celui de fournir d'une façon incessante une substance facilement oxydable, comme le sucre, qui en présence de l'oxygène et d'une matière albumineuse est rapidement converti dans les poumons en acide carbonique et en eau, et contribue ainsi à l'entretien de la chaleur animale. Mais quoiqu'il y ait encore quelque divergence d'opinion parmi les gens les plus compétents en cette matière, il est évident qu'une portion seulement du glycogène produit dans le foie est transformée en sucre pour être brûlé dans les poumons (1), et que l'entretien de la chaleur animale est loin d'être son

mais cette faible proportion est due selon toute probabilité à la circulation incessante du sang à travers le foie, laquelle balaye le sucre à mesure qu'il s'y forme (Flint).

» L'opinion d'après laquelle le sang de la veine porte contiendrait autant de sucre que celui des veines hépatiques, repose sur des expériences entachées d'erreur par l'omission d'une ligature sur la première, quand on enlève le foie, de sorte que les veines hépatiques n'ayant pas de valvules, leur sang reflue dans la veine porte. Lorsqu'on évite cette cause d'erreur, on trouve beaucoup plus de sucre dans la veine hépatique que dans la veine porte. Pour répondre à l'objection que le sucre a pu se former après la mort, on a pris du sang dans le cœur droit, ou dans la veine cave, et la quantité de sucre qu'il contenait a été comparée avec un semblable échantillon de sang pris dans la veine jugulaire. On a pris toute précaution pour éviter les troubles circulatoires, et cependant on a trouvé du sucre en bien plus grande quantité dans le premier que dans la dernière (Lusk). »

(1) Contrairement à ce qu'on avait cru, en se basant sur les anciennes théories concernant la respiration, le sucre que contient normalement le sang ne se détruit pas dans les poumons, ou, si le sang qui revient de ces organes est moins chargé de sucre que celui qui s'y rend, la différence est, dans tous les cas, presque insensible.

Voici, en effet, les résultats qu'ont donnés à Cl. Bernard (*Leçons sur le diabète*, Paris 1877, p. 275) trois expériences faites comparativement sur le sang du cœur droit et celui du cœur gauche :

EXPÉRIENCES.	QUANTITÉ DE SUCRE POUR 1000 PARTIES.	
	Cœur droit.	Cœur gauche.
N° 1...........................	gr. 1,12	gr. 1,17
N° 2...........................	1,55	1,36
N° 3...........................	1,28	1,25

Chauveau, le savant physiologiste de Lyon, est arrivé même à prendre du sang dans les veines pulmonaires : voici la proportion de sucre qu'il y a trouvée pour 1000 parties de sérum :

	Veines pulmonaires.	Artère pulmonaire.
1re expérience	0,73	0,72
2e expérience	0,75	0,71

(N. D. T.)

principal objet. Il y a de bonnes raisons pour admettre que le glycogène sert au développement des cellules : de même en effet que nous voyons la présence du sucre dans les plantes contribuer au rapide développement des cellules, de même chez les animaux on peut trouver du glycogène partout où se fait un processus actif de formation de cellules. Bernard et Rouget l'ont trouvé en abondance dans les cellules du placenta et de l'amnios, et Rouget dans bon nombre des tissus du fœtus, tels que le cartilage, le muscle, et les cellules épithéliales de la peau (1); on le rencontre encore dans les produits inflammatoires de la pneumonie et dans les néo-formations tant que la production cellulaire y est active. Hoppe-Seyler a également montré que c'est un principe constituant des leucocytes, tant qu'ils sont actifs; mais que dès qu'ils ont perdu leur faculté de mouvement, le glycogène disparaît et est remplacé par du sucre (2).

A propos de ces observations, il est important de noter que le sang, au sortir du foie, est beaucoup plus dense et contient une plus forte proportion de matériaux solides (quoiqu'il y ait moins de fibrine), et aussi de corpuscules blancs, qu'à son entrée dans cet organe. Bernard, Lehmann et Mac Donnell ont démontré que le sang retiré des veines hépatiques contient cinq à dix fois plus de leucocytes que le sang de la veine porte (3); de son côté, Hirt de Zittau a trouvé que la proportion de leucocytes par rapport aux globules rouges est dans la veine porte comme 1 est à 524 et dans la veine hépatique comme 1 est à 136 (4). Les globules rouges des veines hépatiques paraissent encore avoir des contours plus accusés, une moindre disposition à s'agglomérer en rouleaux et se dissoudre moins promptement dans l'eau que ceux de la veine porte. Nous pouvons rappeler également les remarquables observations de Weber confirmées par Kölliker, relativement à la formation considérable de corpuscules sanguins dans le foie de l'embryon. Dans les premiers temps de la vie fœtale, les corpuscules sanguins se multiplient à travers la masse entière du sang; mais quand le foie commence à se former, ce processus cesse et une très-active formation de leucocytes se produit alors dans le foie, ces corpuscules se transformant ensuite graduellement en hématies par le développement de matière colorante à leur intérieur. Suivant Kölliker, cette nouvelle formation de corpuscules sanguins dans le foie se poursuit pendant toute la durée de la vie fœtale chez les mammifères (5).

(1) *Journal de physiologie*, 1859, t. II.
(2) *Med. chem. Untersuchungen*, 1871, p. 486.
(3) Voir Mac Donnell's *Observat. on the functions of the liver*, Dublin, 1865.
(4) Muller's *Archiv*, 1856, et Carpenter's *Principles of human physiology*, 7th edit., p. 228.
(5) Todd et Bowmann, *Physiology*, 1856, t. II, p. 263; Carpenter, *loc. cit.*, p. 214; et Kölliker, *Manuel d'histologie*.

D'après les observations citées plus haut, il est probable que chez l'adulte le foie continue à accomplir les fonctions qui chez le fœtus appartiennent à une foule de tissus différents, le glycogène produit dans ses cellules se combinant avec l'azote et formant un protoplasme azoté qui entretient la nutrition du sang et des tissus. Le docteur Mac Donnel pense qu'une partie du glycogène hépatique se combine avec l'azote provenant de la destruction de la fibrine du sang dans son passage à travers le foie, et il en résulterait une nouvelle substance protéique qui entre dans la circulation. Notre collègue le docteur Pavy admet aussi que le glycogène est susceptible de se transformer en graisse. Il est incontestable que l'introduction dans la nourriture de principes féculents et sucrés amène la production de graisse dans l'économie; d'un autre côté, les expériences de Pavy ont montré que l'ingestion de ces mêmes principes est accompagnée d'une augmentation marquée dans la quantité de glycogène du foie (1). La production du glycogène peut donc être considérée comme la première phase de l'assimilation des substances féculentes et sucrées de notre nourriture; et comme on sait que ces éléments conduisent à la production de la graisse, le glycogène semblerait occuper une place intermédiaire entre les deux. Le processus de l'assimilation peut aller jusqu'à la production de la graisse dans le foie, ou bien il peut s'en tenir à la formation d'un autre principe, qui s'élimine du foie et se transforme ailleurs en graisse. Enfin il y a tout lieu de penser que le glycogène et le sucre jouent un certain rôle dans l'action musculaire; dans tous les cas, on a constaté que la quantité de sucre contenue dans le sang diminue considérablement dans son passage à travers les vaisseaux des muscles en contraction (2). D'après Bernard, cette destruction du sucre dans le muscle est due à la fermentation lactique (3).

Il peut y avoir d'autres voies par lesquelles le foie contribue à l'assimilation et à la nutrition, mais nous croyons en avoir assez dit pour justifier, malgré la prédiction de Bartholin, la restitution au foie de cette importante fonction que lui attribuaient Galien et ses successeurs, savoir la sanguification.

En second lieu, d'après les recherches modernes, il est probable que le foie jouit d'une fonction non soupçonnée par Galien et qui, au point de vue pathologique, est encore plus importante que celle dont nous venons de parler. Une foule d'observations, pathologiques aussi bien que physiologiques, démontrent que le foie est un organe où le sang

(1) Pavy, *On the nature and treatement of diabetes*, 2me éd., 1869, p. 113.
(2) Sanderson, *Handbook for the physiolog. Laborat.*, 1873, p. 508.
(3) Leçons faites au Collége de France, *London Médical Record*, octobre et novembre 1873. — Voir aussi *Leçons sur le diabète*, p. 426.

non-seulement se forme, mais aussi se détruit, s'épure, et qu'il contribue à un haut degré à la destruction des principes albuminoïdes provenant de l'alimentation et des tissus, et à la formation de l'urée et de l'acide urique qui sont ultérieurement éliminés par les reins.

D'abord, il semble peu douteux que l'albumine et la fibrine du sang soient en grande partie dissociées dans le foie. Lehmann et Bernard ont montré que, tandis que le sang de la veine porte contient beaucoup de fibrine, le sang des veines hépatiques n'en contient que peu ou pas (1). Brown-Séquard a calculé que pas moins de 2 690 grammes de fibrine sont perdus journellement par le sang dans son passage à travers les organes digestifs et le foie (2). S'il en est ainsi, nous pouvons comprendre aisément que lorsque quelque circonstance empêche cette fonction de la destruction de la fibrine de s'accomplir, la proportion de fibrine contenue dans le sang augmentera rapidement, comme nous savons que cela se présente dans le rhumatisme aigu et autres états morbides. En outre, il y a tout lieu de croire que, tandis que les leucocytes prennent leur origine dans le foie, les hématies y sont détruites et que les matières colorantes azotées de l'urine résultent en partie de ce travail de destruction. Gréhant a constaté qu'il se détruit de l'hémoglobine dans le passage du sang à travers le foie (3). On sait que les globules rouges se détruisent au contact d'une solution assez forte d'acides biliaires (12 pour 100, W. Legg) (4), tandis que d'après les recherches de notre ancien collègue Bence Jones, il est très-probable que les différentes nuances présentées par les sédiments de l'urine, jaune, brun et rosé, sont dues à différents degrés d'oxydation du pigment de la bile (5). Ensuite, il est bien évident que le foie intervient activement dans la formation des produits azotés qui sont éliminés par les reins.

1° Un fait bien connu, et sur lequel j'aurai l'occasion de revenir plus en détail, c'est qu'on observe comme un des signes les plus constants des troubles fonctionnels du foie, une formation incomplète d'urée, comme en témoigne le dépôt dans l'urine d'acide urique ou d'urates et d'une matière colorante brune intimement combinée à l'acide urique.

2° Lorsqu'une grande partie du foie a été détruite par la maladie, l'urée éliminée par l'urine diminue considérablement ou disparaît entiè-

(1) Mac Donnell, *op. cit.*, p. 29; G. Budd, *Diseases of the Liver*, 3rd edit., 1857, p. 47.

(2) *Journal de physiologie*, t. I, p. 304.

(3) Sanderson, *op. cit.*, p. 498.

(4) Kuhne, *Arch. f. pathol. Anat.* 1858, Band XIV, p. 324; Robin, *Mém. de la Soc. de biol.*, 1857, et W. Legg, *Saint Barthol. Hosp. Rep.*, t. IX, 1873.

(5) G. Budd, *op. cit.*, p. 34; Sanderson, *op. cit.*, p. 499. « La grande ressemblance du pigment urinaire avec la bilifulvine est un argument puissant en faveur d'une origine hépatique... Une preuve en faveur d'une origine hépatique peut être tirée de l'influence des maladies du foie sur le pigment urinaire. » (Parkes, *On the Urine*, 1860, p. 30.)

rement. Par exemple, quand un cancer a détruit une grande partie du foie, on observe une grande diminution de l'urée (1). Il y a trente ans, notre collègue le Dr Parkes a examiné l'urine dans un certain nombre de cas d'hépatite et d'abcès du foie dans l'Inde, et a trouvé que dans quelques-uns il y avait abondance d'urée et dans d'autres à peine, et même parfois pas du tout. La cause de cette différence a paru être dans l'intensité de la suppuration. Lorsqu'elle était excessive, ce qui supposait que la substance glandulaire du foie était presque entièrement détruite, la proportion d'urée était considérablement amoindrie, et à un degré proportionnel à l'étendue de la destruction du tissu glandulaire par l'abcès. Au contraire, lorsque le foie ne suppurait pas, mais était congestionné et grossi, ce qui implique une suractivité dans le fonctionnement de ses cellules sécrétantes, on observait l'augmentation de l'urée et de l'acide urique à la fois (2). De même, dans cette singulière maladie, l'atrophie aiguë du foie, où les cellules hépatiques se désagrégent rapidement, toute trace d'urée peut disparaître de l'urine et y être remplacée par des substances albuminoïdes moins oxydées, telles que la leucine et la tyrosine, qu'on trouve aussi en grande quantité dans le tissu hépatique, comme si elles marquaient l'arrêt ou le changement de la transformation de l'albumine (3). Il y a enfin des raisons, qu'il s'agit de présenter maintenant, pour croire que lorsque des symptômes cérébraux surviennent dans un cas d'ictère prolongé avec destruction du foie, ils ne sont pas dus, comme on l'a généralement cru, à la saturation de l'organisme par la bile, mais à la non-élimination de l'urée.

De récentes observations confirment d'une façon remarquable les conclusions que j'ai tirées de ce que je viens d'établir. Le Dr Genevoix, dans une thèse publiée depuis peu (4), conclut de ses propres observations, ainsi que de celles de MM. Charcot, Bouchardat et autres, que les désordres du foie qui n'intéressent pas sérieusement son tissu glandulaire, ainsi la congestion et certaines formes d'ictère, amènent une augmentation dans l'excrétion de l'urée (5), tandis que les lésions graves, telles que le cancer, la cirrhose et l'atrophie aiguë, la diminuent considérablement. Le Dr Brouardel est arrivé exactement au même résultat dans un remarquable mémoire publié dans les *Archives de physiologie*, n°s 5 et 6 de 1876. Il ressort surabondamment de ce travail que la quantité d'urée éliminée dans les vingt-quatre heures dépend : 1° de l'activité

(1) Parkes, *On the Urine*, 1860, p. 330.
(2) E. A. Parkes, *On the Dysentery and Hepatitis of India*, 1846.
(3) Frerichs, *op. cit.*, p. 250; Murchison, p. 271.
(4) Thèses de Paris, 1876, et tirage à part, Delahaye, 1876.
(5) Tout dernièrement, un des membres les plus distingués de notre corporation, excellent chimiste en même temps, vient d'être affecté de congestion hépatique accompagnée d'une azoturie considérable. (N. D. T.)

plus ou moins grande de la circulation hépatique; 2° de l'intégrité ou de la destruction de la substance glandulaire du foie, la quantité étant toujours fortement diminuée dans les affections du foie qui entraînent une grande destruction de son tissu glandulaire, telle que l'atrophie aiguë, la cirrhose, la dégénérescence graisseuse, etc. Il résulte clairement de ces observations, comme le soutient Meissner, « que l'atrophie et la destruction du tissu hépatique sont accompagnées d'une diminution frappante dans la formation de l'urée » (1), et que la quantité d'urée éliminée par l'urine fournit des indications de grande importance pour appuyer le pronostic dans de nombreuses affections hépatiques (2).

(1) Henle's *Zeitschr. für ration. Med.*, Bd. XXXI, p. 246.

(2) La question des rapports du foie avec l'urée ne paraît pas encore définitivement jugée.

Le foie joue-t-il réellement dans la désassimilation des matières protéiques dont l'urée est le dernier terme, le rôle capital qu'il paraît remplir d'après les travaux de Murchison et des autres auteurs qui viennent d'être cités?

Parmi les faits produits à l'appui de cette fonction nouvelle du foie, il importe de distinguer : il y en a de remarquables, mais il y en a d'autres qui sont bien peu probants, et d'autres enfin contradictoires.

Les faits où il s'agit de congestion du foie coïncidant avec une augmentation très-notable de la quantité d'urée, sont certainement très-frappants et pourraient entraîner la conviction. Mais quant à ceux où l'on a constaté une diminution dans la quantité d'urée excrétée (par exemple, certains cas d'abcès, de cancer, de cirrhose), diminution qu'on a attribuée à la destruction d'une partie de la glande, entraînant une atténuation proportionnelle de sa fonction, ils sont passibles de plus d'une objection.

Le plus grand nombre des observations de ce genre ont été prises à l'hôpital, sur des individus souffrant déjà depuis plus ou moins longtemps, la plupart alités ou ne se livrant à aucun exercice, chez lesquels par conséquent l'appétit et les fonctions digestives étaient assez languissants, et soumis les uns à la diète ou à peu près, d'autres à ce régime d'hôpital que nous connaissons tous pour n'être pas de nature à réveiller l'appétit; toutes conditions ayant pour effet d'amoindrir les actes nutritifs et de ralentir le mouvement d'assimilation et de désassimilation. Quoi d'étonnant alors que ces gens-là n'éliminent que 10, 8, 6 et même 4 grammes d'urée par jour? Faut-il y voir nécessairement un défaut d'action du foie, ou, pour parler plus nettement, est-ce le foie qui est en défaut, ou n'est-ce pas plutôt tout l'organisme? Une portion de leur foie est détruite, je le veux bien; mais si c'est réellement cet organe qui est chargé de fabriquer l'urée, il leur en reste encore assez pour remplir la faible besogne que lui donne une nutrition alanguie et précaire. Si donc il y a moins d'urée, ce n'est pas nécessairement par insuffisance hépatique.

Et puis, qui nous dit que les chiffres d'urée indiqués ne se rapprochaient pas, pour chacun de ces malades, de leur moyenne normale? Ne sait-on pas que, même à l'état physiologique, la quantité d'urée éliminée par 24 heures varie singulièrement suivant les climats, les races, la constitution, les saisons, la nature de l'alimentation, les habitudes de vie, et aussi suivant les auteurs que l'on consulte? Pour avoir une valeur indiscutable, dans la question qui nous occupe, une observation doit nous donner la quantité moyenne d'urée éliminée à l'état normal par l'individu qu'on présente ne rendant qu'une très-faible quantité d'urée par le fait d'une affection hépatique, ou du moins tenir grand compte des autres conditions de variations; sans cela, on n'a que des probabilités.

Malheureusement, les observations ne donnant prise à aucune objection ne sont pas encore nombreuses; d'autre part, celles qui paraissent battre en brèche la fonction désassimilatrice du foie (faits de A. Martin, *Thèses de Paris*, 1877, n° 243, et de Auzilloux, *Montpellier médical*, 1877, t. II, p. 290) ne sont pas absolument rares.

Est-ce à dire pourtant qu'il ne faille pas tenir grand compte des documents qu'on a

3° L'expérience prouve évidemment que l'urée existe en grande quantité dans le foie et qu'elle s'y forme. Le docteur Parkes, dans les *Leçons Crooniennes pour* 1871 (1), nous apprend que les travaux de Heinsius et Stockvis, suivis de ceux de Meissner, Bullar, Perls et autres, ont établi sur une base expérimentale ce fait qu'on peut trouver beaucoup d'urée dans le foie. De leur côté, les expériences plus récentes de Cyon semblent prouver qu'il se fait dans le foie même une production d'urée. En analysant le sang obtenu par l'introduction de tubes dans la veine porte et les veines hépatiques chez un chien, Cyon a constaté que le sang des derniers vaisseaux contenait toujours plus d'urée que celui de la veine porte. Dans une expérience, le sang de celle-ci ne contenait que 0gr,08 d'urée par 100 centimètres cubes; mais après avoir traversé une fois la glande hépatique, il en contenait 0,14, et après l'avoir traversée quatre fois, 0,176. Ce physiologiste s'assura également que cette augmentation n'était pas due simplement à un lavage du foie, mais qu'il s'y était réellement formé de l'urée (2). Il est important d'ajouter que la production d'urée dans le foie augmente toujours considérablement après le repas. On a aussi trouvé maintes fois de l'acide urique dans le foie de l'homme et des mammifères, mais toujours en petite quantité; en outre, chez les oiseaux, chez lesquels l'acide urique remplace l'urée à titre de grand émonctoire d'azote, il remplace également l'urée dans le foie, ainsi que cela a lieu aussi probablement dans le foie de l'homme sous l'influence de certaines conditions pathologiques.

produits et notamment de ceux fournis par Parkes, par Murchison, par Brouardel et autres? Même en en atténuant un peu la portée, ils sont de nature à frapper l'attention, et il n'est pas possible qu'il n'y ait pas quelque enseignement à en retenir. Il n'est pas douteux que le foie ne joue un rôle très-important dans le processus de la désassimilation, rôle qui était à peu près inconnu il n'y a pas longtemps et que Murchison a eu le grand mérite de mettre en lumière, en rassemblant quelques faits épars dans la science, et les coordonnant de manière à présenter une théorie des plus séduisantes que le professeur Charcot a brillamment vulgarisée et à laquelle le docteur Brouardel est venu apporter le précieux concours de faits très-nombreux, dont plusieurs réellement remarquables.

Si l'on tient compte des faits favorables à la théorie de Murchison et de ceux qui lui sont défavorables, on pourrait conclure que si le foie joue un rôle important dans la métamorphose des produits albuminoïdes, en un mot dans le processus de désassimilation, il y a probablement d'autres organes, tels que les muscles ou les glandes vasculaires sanguines, qui partagent avec lui cette fonction ou sont susceptibles de le suppléer. Le docteur Brouardel, d'ailleurs, ne va peut-être pas plus loin aujourd'hui, si j'ai bien compris le sens d'une communication orale qu'il a bien voulu me faire, et il serait dans tous les cas un peu moins affirmatif en ce moment qu'il y a deux ans. Toujours est-il qu'il va reprendre l'étude de ce sujet par un autre côté, ce qui est une garantie de plus en faveur de l'exactitude des recherches. La question est d'ailleurs trop intéressante pour ne pas susciter de nouvelles investigations qui ne tarderont sans doute pas à fixer nos connaissances sur ce point si curieux de physiologie. (N. D. T.)

(1) *The Lancet*, 1871, t. I, p. 469.

(2) *Centralblatt f. die med. Wissensch.*, août 1870, p. 580.

Toutes ces observations montrent donc que le foie joue un grand rôle dans la métamorphose destructive de la matière albuminoïde, dont les produits sont éliminés par les reins (1), quoiqu'il ne soit pas improbable que d'autres organes glandulaires, et même les corpuscules dans le sang en circulation, comme l'admettent Ludwig et Fuhrer (2), puissent contribuer à ce processus.

Comme on pouvait s'y attendre, ces phénomènes d'oxydation et de dissociation, aussi bien que ceux liés à la formation de la bile, sont accompagnés de production de chaleur. La température moyenne du corps se trouvant en général entre 36°,6 et 37°, celle du foie à l'état physiologique atteint 40° et même, d'après Bernard, quelquefois 41° (3).

Cl. Bernard a aussi montré que, chez les chiens, la température du sang dans les veines hépatiques est beaucoup plus élevée que dans la veine porte, et que la température de la partie supérieure de la veine cave est plus élevée que celle de n'importe quelle autre partie du corps. Cette haute température est sans doute due aux actives transformations chimiques qui se passent dans le foie, et comme de la chaleur est absorbée durant l'assimilation et dégagée pendant la dissociation, la haute température produite dans le foie porte à admettre que les phénomènes de décomposition qui s'y passent l'emportent sur ceux de formation. D'autre part, quand l'activité des processus du foie est affaiblie, comme après la ligature du canal cholédoque, ou dans l'ictère par obstruction, la température de l'organisme est souvent au-dessous de la normale (v. p. 327), et chez les animaux on ne trouve plus d'élévation de la température dans le sang des veines hépatiques. Il s'ensuit donc que l'observation précise des temps modernes a confirmé l'opinion émise il y a des siècles par Galien, que le foie est un grand centre de chaleur animale.

III. La troisième fonction du foie est la *sécrétion de la bile*. La composition de cette substance est complexe et ses usages ne sont pas encore suffisamment connus. La bile humaine, telle qu'on la trouve après la mort, est ordinairement un liquide brun sombre, de consistance poisseuse par

(1) Nous avons vu que dans l'ictère par obstruction du canal cholédoque, les actes nutritifs du foie sont affaiblis ou arrêtés, mais il ne s'ensuit pas qu'il doive y avoir une diminution correspondante dans les fonctions destructives de l'organe. Le fait donc que dans l'ictère par obstruction l'élimination de l'urée par les reins est tout d'abord légèrement diminuée, ou même augmentée, ne prouve nullement que le foie ne contribue pas à sa formation. Quand l'ictère se prolonge assez longtemps, il n'est pas rare de voir s'arrêter l'élimination de l'urée et se produire des symptômes d'empoisonnement du sang.

(2) Parkes, *The Lancet*, 1871, t. I, p. 470.

(3) On the Heat of the Body, The Gulstonian Lectures for 1871, by S. Gee, *British med. Journ.*, 1871, t. I, p. 330.

suite de la présence de mucine qui provient de la vésicule et des conduits biliaires; mais à l'état frais, telle qu'elle coule du foie, c'est un liquide transparent, jaune d'or comme du jaune d'œuf, très-amer, présentant une réaction alcaline et une densité de 1018. Elle est onctueuse au toucher et se mélange en toute proportion avec l'huile ou la graisse. Elle contient de 9 à 17 pour 100 de matières solides (la proportion étant toujours plus grande après les repas), consistant pour la majeure partie en principes particuliers à la bile. La mucine mise à part, ces principaux composés sont : 1° le pigment biliaire; 2° les acides biliaires combinés à la soude; 3° la cholestérine et des graisses; 4° des substances minérales, telles que les phosphates de soude, de potasse, de chaux, de magnésie et de fer, du chlorure de sodium et des traces de cuivre.

L'analyse suivante de la bile prise sur un homme de vingt-deux ans, mort par accident, a été faite par Frerichs :

Eau	859,2
Résidu solide	140,8
Glycocholate de soude / Taurocholate de soude	91,4
Graisse	9,2
Cholestérine	2,6
Pigment biliaire et mucus (ce dernier environ 1,4)	29,8
Sels	7,7

Le pigment jaune est maintenant désigné sous le nom de *bilirubine* ($C^{16}H^{18}Az^{2}O^{3}$). Par le repos il devient verdâtre par oxydation et se convertit en *biliverdine* ($C^{16}H^{20}Az^{2}O^{5}$), ce qui explique la couleur foncée que présente ordinairement la bile dans la vésicule, après la mort, et dans les matières fécales. La biliverdine est aussi la principale matière colorante de la bile des herbivores. On sait maintenant que la bilirubine se forme à l'aide du pigment sanguin ou hémoglobine, dans les cellules hépatiques, pendant le passage du sang à travers le foie. Cette origine du pigment biliaire a été indiquée, à la fin du dernier siècle, par un membre distingué de ce collége, le docteur W. Saunders : « La bile verte et amère étant commune à tous les animaux à sang rouge, et n'existant que chez ceux-là, il est probable qu'il y a quelque relation entre ce liquide et la matière colorante du sang; les globules rouges de ce dernier contribueraient donc plus spécialement à la formation de la bile (1). » Cette idée, remise au jour par Virchow, est appuyée par l'identité apparente du pigment biliaire avec le pigment sanguin qu'on trouve dans les anciennes extravasations de sang, et par ce fait que ce qui paraît être le pigment biliaire peut être produit par le pigment sanguin à l'aide des réac-

(1) *Treatise on the structure and Diseases of the Liver*, 3rd ed., 1803, p. 147.

tifs chimiques (1); elle est appuyée aussi par la découverte qu'ont faite Frerichs et Zenker de cristaux d'hématoïdine dans la bile épaissie et dans la bile d'un cas où les urines étaient ictériques (2); par cette observation de Gubler que la bilirubine et l'hématine donnent la même gamme de couleurs avec l'acide nitrique, sauf que la couleur verte est plus persistante quand il s'agit de la seconde (3); par la découverte de Frerichs, Kuhne et autres, que lorsque quelque substance, telle que les acides biliaires ou même l'eau, qui a la propriété de dissoudre les corpuscules sanguins et de mettre en liberté l'hémoglobine, est injectée dans les veines, le pigment biliaire (bilirubine) apparaît dans l'urine, et, ainsi que l'a constaté Gréhant, qu'il se détruit positivement de l'hémoglobine dans le sang pendant son passage à travers le foie (4). D'autre part, il y a lieu de croire que le pigment biliaire est à son tour métamorphosé en pigment urinaire (5). On peut préparer une substance présentant les mêmes caractères spectroscopiques que ceux du pigment urinaire en désoxydant la bilirudine; et il est permis de croire que dans l'organisme, les pigments biliaires sont réduits par l'hydrogène ou les autres agents réducteurs qui se trouvent dans les intestins (6). Un fait clinique bien connu également, c'est que rien n'influence autant les caractères du pigment urinaire comme un trouble fonctionnel ou organique du foie. Si donc l'on considère cette circulation osmotique qui existe d'une façon incessante entre le foie, le sang et le contenu des intestins, la glande hépatique paraît bien être l'intermédiaire de la métamorphose du pigment sanguin en pigment biliaire et de ce dernier en pigment urinaire.

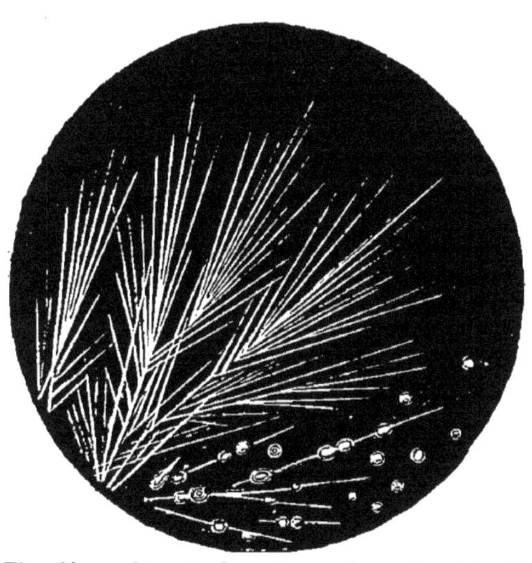

Fig. 41. — Glycocholate de soude, extrait de la bile de bœuf, après deux jours de cristallisation. A la partie inférieure de la figure, les cristaux fondent en gouttes par suite de l'évaporation de l'éther et l'absorption d'humidité. D'après J. C. Dalton.

(1) Virchow, *Cellular pathology*, traduction anglaise, p. 144; Kühne, *Lehrb. der physiol. Chem.*, Leipzig, 1866, p. 89.
(2) *Jahresb. von der Gesellsch. für Natur und Heilkunde in Dresden*, 1858, p. 53.
(3) *Gaz. médicale de Paris*, 1859, p. 469.
(4) Sanderson, *op. cit.*, p. 498.
(5) Bence Jones, *in* Budd, *op. cit.*, p. 34; Parkes, *On the Urine*, 1860, p. 30.
(6) Sanderson, *op. cit.*, p. 499.

Les acides biliaires de la bile humaine sont l'acide glycocholique ($C^{26}H^{43}AzO^{6}$) et l'acide taurocholique ($C^{26}H^{45}AzO^{7}S$). Ils dérivent tous les deux de l'albumine et contiennent de l'azote; l'acide taurocholique, auquel est dû le goût amer de la bile, contient tout le soufre de la bile. Ces deux acides se trouvent, dans la bile, combinés à la soude; c'est ce qu'on appelle des acides conjugués, c'est-à-dire qu'ils sont composés d'acide cholique ($C^{24}H^{40}O^{5}$), qui ne contient ni azote ni soufre, en combinaison avec la taurine ($C^{2}H^{7}AzO^{3}S$), qui contient à la fois de l'azote et du soufre, et la glycocine ($C^{2}H^{5}AzO^{2}$), qui contient de l'azote, mais pas de soufre.

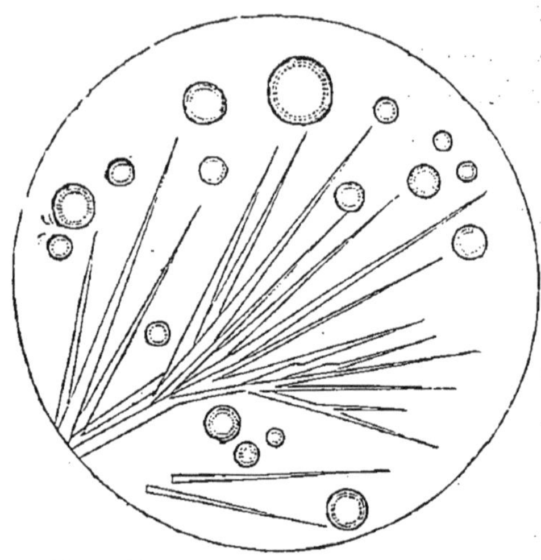

Fig. 42. — Glycocholate et taurocholate de soude de la bile de bœuf après six jours de cristallisation. Le glycocholate est cristallisé; le taurocholate est en gouttes liquéfiées. D'après J. C. Dalton.

La cholestérine ($C^{26}H^{44}O$) est une substance grasse qui cristallise sous forme de rhombes incolores dont un des coins est souvent ébréché. On la rencontre dans la substance nerveuse, dans la rate, dans le sang et dans certaines exsudations morbides aussi bien que dans la bile. Un médecin américain, le docteur Austin Flint jun., a cherché à montrer que la cholestérine est formée en grande partie, sinon en totalité, dans le tissu nerveux où le sang la prend, et qu'une des principales fonctions du foie est d'éliminer cette cholestérine, dont l'accumulation dans le sang, quand le fonctionnement du foie cesse de s'accomplir, est accompagnée de symptômes cérébraux et autres d'empoisonnement du sang (1).

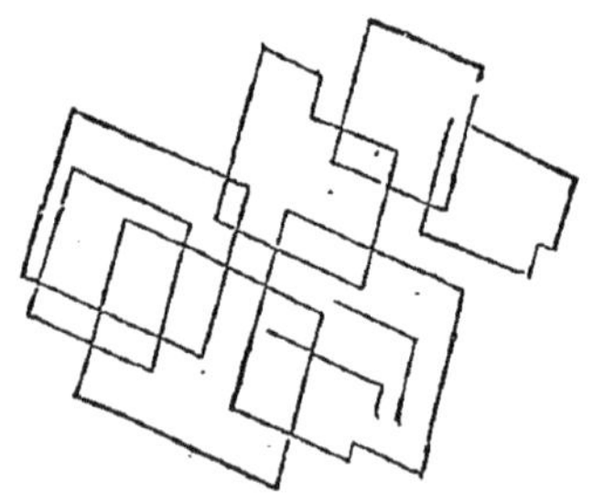

Fig. 43. — Cristaux plats de cholestérine.

La bile ainsi constituée est-elle constamment sécrétée par le foie? Il

(1) *Recherches expérimentales sur une fonction du foie*, Paris, 1868.

règne encore une grande divergence d'opinion relativement au rôle joué par le foie dans la formation de la bile. On admet généralement que les acides biliaires sont formés dans et par le foie; mais bon nombre de physiologistes et de médecins prétendent encore que le pigment biliaire est préformé dans le sang et qu'il est simplement séparé de ce liquide par le foie, et ils expliquent les cas d'ictère dans lesquels il n'y a pas d'obstruction des conduits biliaires, en disant que le pigment biliaire s'accumule dans le sang parce que le foie cesse d'agir ou parce que sa fonction est supprimée (1). Mais il y a longtemps que j'ai opposé à cette opinion de graves objections (v. leçon IX, p. 318).

. . . .

Il me paraît donc insoutenable, pour ces raisons, que le pigment biliaire se forme dans le sang.

On a démontré expérimentalement que la quantité de bile sécrétée par le foie augmente soudainement après le repas, atteint son maximum au bout d'environ deux heures, diminue ensuite graduellement, et pendant l'abstinence elle est en très-petite quantité. Au point de vue des troubles fonctionnels du foie, il est important de ne pas oublier que la quantité de bile sécrétée journellement par un homme consommant une dose moyenne de nourriture, est beaucoup plus considérable que celle qui passe par les intestins. On a calculé généralement la quantité de bile sécrétée chez l'homme dans les vingt-quatre heures, d'après les observations faites chez les chiens affectés de fistule biliaire artificielle (2), et voici quels ont été les principaux résultats. D'après Kölliker et Müller, un chien qui consomme journellement environ le quinzième de son poids de viande sécrète dans les vingt-quatre heures 36,1 de bile pour mille de son poids. D'après George Scott, un chien qui consomme journellement le quatorzième de son poids de viande sécrète dans les vingt-quatre heures 23,13 de bile pour mille de son poids. Suivant Bidder et Schmidt, avec un dix-septième de son poids de viande, un chien sécrète 19,19 de bile pour mille. En faisant la part du volume proportionnellement plus considérable du foie chez le chien que chez l'homme (3), il s'ensuit que la quantité de bile sécrétée dans les vingt-quatre heures par un homme du poids de 160 livres et mangeant à sa faim, est :

D'après Kölliker et Müller	de 66,742	onces
» Scott	» 42,763	»
» Bidder et Schmidt	» 35,476	»

(1) Budd, *op. cit.*; et G. Harley, *Jaundice, its Pathology and Treatment*, London, 1863.

(2) Sur ce sujet, voir Bidder et Schmidt, *die Verdauungssäfte und der Stoff.*, 1852, p. 186; docteur G. Scott, *Beale's Archives*, 1858, t. I, p. 218; Carpenter, *Human Physiol.*, 7th ed., p. 144.

(3) Le poids du foie du chien est, d'après six observations de Bidder et Schmidt, le vingt-

Des expériences analogues ont été faites sur des chiens par Nasse, Platner et Stackman, et, d'après leurs résultats, Carpenter a calculé qu'un homme pesant 154 livres devrait sécréter par jour environ 40 onces de bile. On peut donc admettre, d'après les expériences pratiquées sur les animaux, que la quantité de bile sécrétée par le foie humain dans les vingt-quatre heures est d'environ 40 onces. Cette induction est d'ailleurs pleinement confirmée par ce qu'on a observé dans les rares cas où il s'est produit une fistule biliaire donnant passage à la bile, par suite d'un travail d'ulcération ayant amené la perforation du fond de la vésicule biliaire, le canal cystique restant ouvert tandis que le cholédoque est fermé; quoique, dans quelques cas, la quantité de bile ait été moindre qu'à l'état normal, parce que le malade avait maigri beaucoup et qu'il prenait moins de nourriture. J'ai eu l'occasion d'observer un cas de ce genre dont les particularités méritent d'être mentionnées. Il s'agit d'une dame de quarante ans que je vis en octobre 1869, en consultation avec M. Curling (v. obs. CLXXII, p. 523). Sous l'influence d'une obstruction du canal cystique par un calcul biliaire, la vésicule s'était enflammée et il s'était produit un abcès chronique qui s'ouvrit au dehors. Il en résulta une ouverture fistuleuse qui donna issue à un peu de liquide visqueux, incolore, et à quelques petits calculs biliaires. Mais, au bout de quatre mois, il se produisit une nouvelle crise de coliques biliaires avec vomissements, et cette crise s'accompagna du déplacement du calcul, qui du canal cystique fut projeté dans le cholédoque, qu'il obstrua, ainsi que le prouvèrent les garde-robes, qui devinrent grises, et la bile qui s'écoula en abondance par l'ouverture fistuleuse. Cet état de choses continua pendant quarante et un jours (la malade ayant toujours des selles décolorées, mais à peine trace d'ictère), lorsque survint une autre attaque de colique hépatique et de vomissements, pendant laquelle le calcul passa dans le duodénum, et l'écoulement de la bile reprit son cours normal. Dans ce cas, la quantité de bile sécrétée durant les vingt-quatre heures fut d'un bon litre, quoique la malade ne pesât pas plus de 130 livres et ne mangeât que modérément. J'ai réuni quelques autres cas analogues dans lesquels les résultats ont plus ou moins concordé avec ceux observés chez ma malade (1). Mais je ne m'attarderai pas sur les détails. Je rappellerai

sixième du poids du corps. D'après Quain, le poids du foie chez l'homme est le trente-sixième du poids du corps.

(1) Haller, dans sa Physiologie, cite le cas d'un homme porteur d'une fistule biliaire par laquelle s'écoulaient 4 onces de bile en six heures; mais il ne dit pas si le canal cholédoque était perméable ou non. (*Physiologia*, Berne, 1764, t. VI, p. 605.)

Heberden (*Commentaries*, 4th ed., p. 210) rapporte le cas d'une femme de 50 ans qui évacua « une grande quantité de liquide jaune pendant l'espace de quatre ans » par une fistule située à la paroi abdominale.

Dans le quatrième volume des *Transactions of the College of Physicians*, le docteur

simplement que Fauconneau-Dufresne, dans son mémoire déjà cité, observe que par les fistules biliaires externes auxquelles les calculs donnent parfois lieu, il peut s'échapper d'énormes quantités de bile, de façon à inonder le malade. Il mentionne un cas où la quantité journalière était d'un litre.

En outre, si, comme cela paraît probable, une grande partie de la bile qui pénètre dans l'intestin est résorbée, pour de nouveau traverser le foie, il est évident que la quantité qui s'échappe par une fistule biliaire après l'occlusion du canal cholédoque, chez le chien ou chez l'homme, est loin d'indiquer la quantité qui est sécrétée dans les circonstances ordinaires. Cette vue est appuyée par les expériences de Schiff, qui trouva que quand on introduisait une canule dans la vésicule après l'oblitération du canal cholédoque, l'issue de la bile n'était jamais aussi considérable qu'immédiatement après l'opération, mais qu'elle était tout d'abord activée quand de la bile était introduite dans les veines ou dans l'estomac (1).

Quoique la quantité de bile sécrétée par jour varie d'un individu à

Saunders rapporte le cas d'une femme de 66 ans chez laquelle un gros calcul biliaire se fit jour à travers les parois abdominales. Pendant trois semaines, il se fit un écoulement continuel de bile très-abondant, quoique le canal cholédoque n'eût pas cessé d'être libre.

Dans le 27e volume des *Medico-chirurgical Transactions*, M. W. R. Barlow rapporte le cas d'un homme âgé de 54 ans, chez lequel, à la suite d'un violent effort, le canal cholédoque fut obstrué temporairement, probablement par un calcul. Il en résulta que, dans l'espace de douze jours, treize pintes de liquide s'accumulèrent dans la vésicule. L'analyse montra au docteur Owen Rees que les 4/5 de ce liquide étaient de la bile pure, de telle sorte qu'il a dû être sécrété près d'une pinte de bile par jour, quoique le malade fût soumis au traitement antiphlogistique de ce temps-là (1844) et qu'il eût subi plusieurs saignées et plusieurs applications de sangsues.

Dans le trente-cinquième volume des *Medico-chirurgical Transactions*, on rapporte le cas d'une femme de 64 ans qui ne perdait que huit onces de bile par jour par une fistule. Celle-ci résultait de l'obstruction du cholédoque par un gros calcul et existait depuis six mois. Au bout de ce temps, la malade mourut d'épuisement. Le peu de bile, dans ce cas, tenait à ce que la malade était très-pauvre et avait une alimentation insuffisante.

Le docteur J. Hertz (de Kœnigsberg) a rapporté récemment le cas d'une femme âgée de 28 ans, chez laquelle la quantité de bile s'écoulant journellement par une fistule biliaire était de dix-huit onces. On peut douter cependant que toute la bile formée passât réellement par la fistule, car bien que les selles fussent couleur de terre de pipe, le fait que le cours de la bile par l'intestin fut rétabli après avoir fermé avec des épingles l'ouverture extérieure (mais pas avant six jours, durant lesquels n'apparut nullement de l'ictère), semble montrer que l'obstruction du canal cholédoque n'était pas complète. (*Berliner Klin. Wochenschrift*, 7 avril, 1873.)

Enfin le docteur J. Krumptmann a observé le cas d'un homme atteint à 64 ans de fistule biliaire par obstruction calculeuse, qui évacua pendant dix ans par cette fistule environ 1/4 de litre de liquide par jour. Quand il mourut, à l'âge de 74 ans, la nutrition ne paraissait pas avoir souffert, de sorte que l'auteur a peut-être raison de dire qu'il ne s'écoulait par la fistule que 1/5 de la quantité totale de bile sécrétée. (*London Med. Rec.* 30 avril 1873.)

(1) Pflüger's *Archiv*, 1870, p. 598.

l'autre, et chez la même personne suivant les circonstances, puisqu'elle est influencée par la quantité et la qualité de la nourriture, l'activité de la respiration et autres conditions, il est clair, d'après les faits que nous connaissons maintenant, qu'il ne s'élimine par l'intestin qu'une petite portion de la bile qui est sécrétée. Berzélius trouva dans mille parties de matières fécales à l'état frais seulement neuf parties d'une substance semblable à la bile, ce qui, en admettant que les fèces soient par jour de cinq onces et demie environ, ferait environ 1gr,50 de bile sèche par jour (1). Or le foie sécrétant à peu près quarante onces de bile par jour, contenant seulement 5 pour 100 de matière solide, ce qui est bien au-dessous de la moyenne, la quantité de bile sèche sécrétée par jour serait de 62 grammes, c'est-à-dire quarante fois la quantité de bile qui est évacuée par les garde-robes. D'après Bischoff, l'homme élimine par jour environ trois grammes d'acides biliaires (altérés) par les garde-robes, tandis qu'il s'en formerait, suivant Voit, environ 11 grammes dans le foie; il y en a donc 8 grammes qui sont employés autrement (2). Bidder et Schmidt ont aussi trouvé qu'il n'est pas éliminé normalement par les fèces plus d'un huitième du soufre contenu dans la bile (3). On croit généralement que tout le pigment biliaire est excrété par les fèces; mais il est évident qu'il n'en est pas ainsi, si l'on admet la réalité des faits dont j'ai parlé tout à l'heure, et d'après lesquels le pigment urinaire proviendrait du pigment biliaire. D'un autre côté, un fait clinique familier à tous les observateurs, à savoir que le pigment biliaire excrété par les fèces est grandement accru par le calomel et autres purgatifs, sans qu'il y ait une augmentation correspondante dans sa formation par le foie, semble également prouver que dans les circonstances ordinaires, une bonne portion du pigment biliaire sécrété par le foie n'est pas éliminée par les selles. On peut ajouter que chez les carnivores et les serpents, quoique le pigment biliaire soit sécrété abondamment par le foie, la quantité qui s'en élimine par les fèces est même relativement moindre que chez l'homme (4).

Il s'agit donc de savoir ce que devient la bile qui n'est pas éliminée

(1) Budd, *op. cit.*, p. 52.

(2) Carpenter's *Human Physiology*, 7th ed., p. 435.

(3) *Die Verdauungssäfte und der Stoffwechsel*, 1852, p. 218.

(4) Liebig prétend que chez les carnivores toute la bile est résorbée, (Budd. *op. cit.*, p. 51.) Todd et Bowman prétendent aussi que chez les carnivores on ne trouve que peu ou pas de bile dans les excréments; et chez le boa, quoique son foie soit volumineux et qu'il sécrète évidemment beaucoup de bile, les excréments ne contiennent pas trace de bile (*Physiology*, t. II, p. 259). Quoique les excréments des serpents présentent, après qu'ils ont pris de la nourriture, une couleur brunâtre et diffèrent des masses blanches d'acide urique qu'ils évacuent à d'autres moments, Marcet, qui est une autorité en ce sujet, admet que les excréments du boa sont presque entièrement composés d'urates. (*Philosophical Transactions*, 1854, p. 279.)

par l'intestin : cette question est évidemment d'une grande importance pour la pathologie de nombreux cas d'ictère, de même que pour bien d'autres troubles fonctionnels du foie. La réponse est dans ce fait qu'une forte proportion de la bile sécrétée par le foie est absorbée soit par les voies biliaires ou par la muqueuse intestinale. D'après ce que l'on sait de la diffusibilité des fluides à travers les membranes animales, il est impossible d'admettre que la bile reste longtemps en contact avec la muqueuse de la vésicule, des canaux biliaires et de l'intestin, sans qu'il en passe une portion considérable dans la circulation générale. La sécrétion incessante et la résorption de la bile n'est en réalité qu'un phénomène de cette circulation osmotique qui s'opère constamment entre les fluides de l'intestin et ceux du sang, et dont nous ne tenons pas suffisamment compte dans nos spéculations pathologiques (1) et dans la thérapeutique, bien que le docteur Parkes ait attiré, il y a dix-huit ans, l'attention sur ce point dans ses *Leçons Gulstoniennes sur la fièvre* faites devant ce Collége : « On sait maintenant, dit le docteur Parkes (2), qu'il existe, à des degrés divers, un courant incessant de liquide entre le sang et le tube digestif, et une résorption aussi rapide; et la quantité qui est ainsi mise en mouvement et absorbée par jour est presque incroyable : cela constitue une circulation secondaire ou intermédiaire dont Harvey n'a jamais eu l'idée. La quantité de suc gastrique seul qui paraît dans l'estomac pour être plus tard résorbée, s'élevait, dans un cas observé par Grünenwald (3), à près de vingt-trois pintes impériales. Mettons cela à douze pintes (un peu plus de six litres), et nous serons en deçà du chiffre. D'après Krœger, le pancréas sécrète douze pintes et demie dans les vingt-quatre heures, et les glandes salivaires au moins trois pintes dans le même temps. La quantité de bile est probablement de plus de deux pintes. Quant à la quantité de liquide fourni par la muqueuse intestinale, on ne peut l'évaluer; mais elle doit être énorme. La totalité du liquide qui traverse le tube digestif dans les vingt-quatre heures dépasse donc la masse entière du sang; en d'autres termes, chaque portion du sang peut et probablement doit passer plusieurs fois à travers le tube digestif dans les vingt-quatre heures. Ce mouvement incessant des liquides a vraisemblablement pour effet d'aider aux métamorphoses : la même substance, plus ou moins changée, semble être rejetée et réabsorbée jusqu'à ce qu'elle soit propre à la réparation des tissus ou qu'elle soit détruite. »

(1) La diarrhée du choléra peut résulter d'un arrêt de cette circulation intestinale, d'une diminution du pouvoir d'absorption, plutôt que d'une augmentation dans l'exhalation intestinale. Beaucoup de faits prouvent que dans le choléra le pouvoir d'absorption par l'intestin est considérablement affaibli ou aboli.

(2) *Medical Times and Gazette*, 1855, t. I, p. 333.

(3) J'ai donné un résumé de ce cas, d'après le mémoire latin de Grünewald, dans les *Archives of Medicine* de Beale, t. I, p. 270.

Combien de fois ce cycle de mouvement est-il effectué avant que la bile soit éliminée de l'organisme, nous ne pouvons le savoir; mais, dans le cours de cette circulation osmotique, une bonne portion de la bile paraît être transformée en produits s'éliminant par les poumons et les reins, pendant que cette même circulation concourt à l'assimilation des matériaux nutritifs provenant de l'alimentation (1).

Et d'abord, elle concourt à l'absorption de la graisse. Un fait clinique bien connu, c'est que lorsque, chez l'homme, le canal cholédoque est obstrué par une cause quelconque, la graisse se résorbe par tout le corps. Bright et Owen Rees ont montré également, il y a de longues années, qu'on peut trouver, dans des cas de ce genre, une quantité inaccoutumée de graisse dans les selles (2). Bidder et Schmidt ont trouvé pareillement qu'en liant le canal cystique sur un chien, l'animal absorbait moins de graisse qu'auparavant, et qu'il y avait aussi moins de matière grasse dans le chyle du canal thoracique; la quantité absorbée

(1) Il n'est pas probable que le foie retirerait du sang de la veine porte des matériaux qui seraient ensuite absorbés par les branches du même vaisseau. Mais on a peut-être trop aisément supposé, d'après le volume comparativement grand de la veine porte, qu'elle fournit les matériaux de la bile. Bien que, quand un vaisseau est malade, sa fonction puisse en partie être remplie par un autre, il est probable que, dans les circonstances ordinaires, la veine porte sert principalement aux fonctions d'assimilation du foie, en lui amenant les matériaux nutritifs absorbés par ses branches dans l'estomac et les intestins; tandis que l'artère hépatique sert à sa fonction de sécrétion, les acides biliaires et le pigment biliaire étant séparés du sang artériel, comme l'urée et l'acide urique qui sont séparés du sang de l'artère rénale. Cette opinion est basée sur les faits suivants :

1° Dans les *Philosophical Transactions* de 1793, on rapporte un cas où la veine porte passait directement dans la veine cave inférieure sans entrer dans le foie, et cependant on trouva de la bile dans la vésicule et dans les intestins. Le docteur Carpenter rappelle d'autres cas analogues. (*Principles of human Physiology*, 5th ed. p. 372.)

2° On connaît nombre de cas où il y a eu obstruction complète de la veine porte et où cependant la bile a continué à être sécrétée. En 1856, le docteur Gintrac (de Bordeaux) a réuni 34 cas d'oblitération de la veine porte chez l'homme, et dans aucun la sécrétion biliaire n'a été interrompue. Voyez aussi Frerichs, *op. cit.*, et Dickinson, *Patholog. Transact.*, t. XIV, p. 63.

3° Oré et d'autres expérimentateurs ont lié la veine porte sur des animaux, et la bile a continué à être sécrétée. La diminution de quantité peut avoir été causée par les phénomènes fébriles résultant de l'opération, ou par l'absence des matières grasses de la bile qui peuvent être fournies par la veine porte. (Oré, *Journal de l'anat. et de la physiol.*, 1864, p. 556; Carpenter, *Human Physiology*, 7th ed., p. 433, et *Comparative physiology*, 4th ed., p. 424.)

4° Réciproquement, Kottmeier et Küthe ont trouvé qu'il n'est pas sécrété de bile après la ligature de l'artère hépatique; toutefois Schiff ayant pratiqué cette opération sur un gros chien, n'a pas observé de diminution dans la sécrétion; et Röhrig n'a constaté qu'une légère diminution dans l'écoulement de la bile après l'oblitération de l'artère hépatique. (Carpenter, *Human Physiology*, 7th ed. p. 433, et Röhrig, in Stricker's *Jahrb.*, 1873, 2e part.)

5° Le sang de la veine porte contient très-peu de cholestérine, mais celui de l'artère hépatique en contient beaucoup. (Trousseau, *Clinique*, t. III.)

(2) *Guy's Hospital Reports*, 1re sér., t. I, p. 610.

a été calculée d'après celle prise dans les aliments et celle rendue par les excréments (1). Il y a encore tout lieu de penser que la présence de la bile dans l'intestin facilite l'absorption des principes albuminoïdes de la nourriture. La bile neutralise l'acide qui passe de l'estomac dans le duodénum et y détermine ainsi la précipitation des peptones. Il est difficile de dire à quoi sert cette précipitation; mais quelques expériences ont conduit Cl. Bernard à cette conclusion que le suc gastrique, lorsqu'il est mêlé avec le suc pancréatique et la bile, exerce une action plus dissolvante sur les matières albuminoïdes que le suc gastrique tout seul (2). Le passage de la bile dans l'intestin paraît aussi être essentiel à la formation du glycogène par le foie. Le docteur Wickham Legg a trouvé que la formation du glycogène cessait toujours peu après la ligature du canal cholédoque : sur un chat, on pratiqua la piqûre diabétique six jours après la ligature des conduits biliaires, mais on ne trouva pas de sucre dans l'urine (3). Cependant la production de l'urée dans le foie paraît être tout à fait indépendante du passage de la bile dans l'intestin, car dans les cas d'obstruction permanente du canal cystique, la quantité d'urée éliminée par l'urine peut être tout à fait normale.

Enfin, on ne peut douter que la bile ne soit en partie excrémentitielle, puisqu'une portion s'élimine par l'intestin et sert à débarrasser l'organisme de quelques déchets du sang et des tissus. Les sels à acide biliaire sont décomposés, et leur décomposition met en liberté l'alcali nécessaire pour la précipitation des peptones et la saponification des matières grasses. Leur décomposition est probablement poussée encore plus loin, et la taurine, la glycocine et presque tout l'acide cholique rentrent dans la circulation, tandis qu'une portion seulement de ce dernier passe par les fèces. La cholestérine est aussi décomposée dans l'intestin et les produits de cette décomposition sont éliminés par les fèces. D'après le docteur Austin Flint jun., la cholestérine serait transformée en une substance qu'il a découverte dans les fèces et appelée *stercorine;* elle paraît avoir aussi quelque rapport avec un autre principe extrait des fèces par Marcet et désignée sous le nom d'*excrétine*, quoique celle-ci contienne du soufre. Quoi qu'il en soit, Marcet a constaté que chez les très-jeunes enfants, la cholestérine peut remplacer l'excrétine dans les selles (4). Le pigment biliaire se transforme aussi dans son passage à travers l'intestin : la bilirubine se convertit en biliverdine.

Enfin, la bile, dans son passage à travers l'intestin, y stimule les

(1) Sanderson, *op. cit.*, p. 505.
(2) Budd, *op. cit.*, p. 50.
(3) Modifications qui surviennent dans le foie après la ligature des conduits biliaires (*Saint Bartholomew's Hospital Reports*, t. IX, 1873.)
(4) *Journal of the Chemical Society*, octobre et novembre 1862.

mouvements péristaltiques, et par ses propriétés antiseptiques, qu'on peut constater en dehors de l'organisme, elle empêche la fermentation putride du contenu de l'intestin et l'excès de formation des gaz.

Il résulte de tout ce que nous avons dit qu'on peut résumer les fonctions du foie sous trois chefs distincts :

1° La formation du glycogène, qui contribue au maintien de la chaleur animale et à la nutrition du sang et des tissus; et le développement des leucocytes.

2° La métamorphose destructive des matières albuminoïdes et la formation de l'urée et autres produits azotés qui sont ultérieurement éliminés par les reins, ces phénomènes chimiques contribuant également au développement de la chaleur animale.

3° La sécrétion de la bile, dont la plus grande partie est réabsorbée, qui concourt à l'assimilation de la graisse et des peptones, et probablement favorise les processus chimiques qui ont lieu dans le foie et la circulation porte; tandis qu'une partie est excrémentitielle, et, en venant au contact de l'intestin, en stimule les mouvements péristaltiques en même temps qu'elle y prévient la putréfaction.

B. — TROUBLES FONCTIONNELS DU FOIE.

En ayant bien présentes à l'esprit les fonctions du foie à l'état physiologique, telles que je me suis efforcé de vous en donner un bref aperçu, nous serons mieux à même de discuter les symptômes résultant des troubles de ces fonctions. Les quelques auteurs qui se sont occupés des troubles fonctionnels du foie, le docteur Copland, par exemple (1), les a classés sous les trois chefs suivants : 1° *Diminution dans la sécrétion de la bile;* 2° *Augmentation dans la sécrétion de la bile;* 3° *Sécrétion de bile morbide ou altérée.* Mais cette classification laisse complétement de côté les plus importantes fonctions du foie; sans compter que, d'après ce que nous avons établi, la quantité et la qualité de la bile évacuée par l'intestin, sur quoi est basée cette classification, n'indiquent pas d'une façon certaine la quantité et la qualité de la bile sécrétée dans le foie. La quantité sécrétée étant la même, la quantité évacuée par l'intestin variera suivant les circonstances qui activeront ou ralentiront l'absorption. Une substance comme le calomel ou le podophyllin, ou même certains aliments, irriteront le commencement de l'intestin grêle, balayeront la bile avant qu'elle ait eu le temps d'être absorbée, et ainsi augmenteront la quantité de bile évacuée par l'intestin sans que la sécrétion hépatique en soit nécessairement augmentée. En outre, il doit

(1) *Medical Dictionary*, t. II, p. 723.

être souvent impossible de dire si les apparences morbides ou altérées de la bile dans les fèces sont dues à ce que la bile est réellement viciée ou aux modifications que ce liquide a subies dans son passage à travers l'intestin. Ces motifs m'ont déterminé à proposer une autre classification des troubles fonctionnels du foie, basée sur l'idée qu'on doit se faire aujourd'hui des fonctions normales de cette glande et sur les symptômes qu'un foie malade peut provoquer dans les différents systèmes physiologiques de l'organisme.

CLASSIFICATION DES TROUBLES FONCTIONNELS DU FOIE.

I. *Nutrition anormale.*
II. *Élimination anormale.*
III. *Désintégration anormale.*
IV. *Troubles des organes de la digestion.*
V. *Troubles du système nerveux.*
VI. *Troubles des organes de la circulation.*
VII. *Troubles des organes de la respiration.*
VIII. *Troubles des organes urinaires.*
IX. *Troubles du côté de la peau.*

I. — Nutrition anormale.

Les troubles fonctionnels du foie peuvent amener directement : 1° un dépôt anormal de graisse, ou 2° l'état opposé, l'émaciation. Indirectement aussi, la nutrition du corps peut être sérieusement altérée par le trouble dans les fonctions de désintégration du foie.

1° **L'obésité**, dont tant de gens sont incommodés, tient à diverses causes. Ainsi, on l'observe souvent chez des personnes qui consomment beaucoup de matières grasses et font peu d'exercice. Dans ce cas, les lymphatiques absorbent dans l'intestin plus de graisse qu'il n'en faut pour fournir le carbone brûlé dans la respiration, ou bien l'organisme ne consume pas assez de graisse. Nombre de faits, cependant, montrent clairement que l'accumulation de la graisse n'est pas due seulement à un apport plus considérable de graisse d'origine alimentaire et à son absorption par les lymphatiques. Ainsi, de deux personnes consommant la même quantité de graisse et faisant autant d'exercice, l'une amassera de la graisse et l'autre pas. Chez beaucoup de personnes, l'accumulation de la graisse paraît être un des caractères de la vieillesse, tandis que d'autres, en vieillissant, deviennent maigres et sèches. Il y a des gens qui, bien que surveillant attentivement leur régime, ne peuvent s'empêcher d'engraisser, tandis que d'autres, qui consomment beaucoup de graisse, de sucre et de farineux, restent toujours minces. Enfin, c'est un fait établi par un grand nombre d'observations, chez l'homme et chez les animaux, qu'une alimentation renfermant beaucoup d'amidon et de sucre produit de la graisse en quantité, et, d'après ce qui a déjà été établi, il semble que c'est le foie qui est le principal intermédiaire de cette transformation. Plusieurs, parmi les personnes les plus grasses que j'ai rencontrées, étaient des femmes qni n'avaient depuis longtemps mangé que peu ou pas de matières grasses, qui ne prenaient même que peu de nourriture solide, mais qui avaient contracté l'habitude de boire fréquemment un mélange d'alcool et de sucre, tel que nous le présentent la bière, le champagne et autres vins, et qui en même temps ne prenaient que peu d'exercice et avaient ressenti des symptômes de troubles du côté du foie. M. Dancel rapporte le cas d'une jeune dame qui, trouvant qu'elle engraissait, et désireuse de préserver ses formes d'un excès d'embonpoint, ne prit, quatre jours par semaine, que du champagne et des marrons glacés, croyant jeûner ainsi. Mais avec ce régime, elle engraissa avec une rapidité effrayante, et ce ne fut qu'après être revenue à un régime plus rationnel qu'elle reprit son apparence normale (1). La tendance à engraisser ou à maigrir paraît être due à quelque particularité constitutionnelle, transmissible des parents à leurs descendants (2), et d'après ce que nous savons des fonctions du foie, il est infiniment probable que c'est là l'organe en cause. Il se peut fort bien qu'il y ait une tendance anormale — ou le contraire — à la conversion du glycogène en graisse, de la façon indiquée par le Dr Pavy; ou, par suite de quelques troubles du foie, une plus forte proportion de glycose de la nourriture peut être convertie en graisse; ou encore, dans quelques cas, l'obésité peut tenir à une oxydation insuffisante des matières grasses. Quoique nous ne puissions que faire des suppositions sur la nature exacte du processus morbide, nous savons que chez les animaux qui mangent beaucoup de principes farineux, sucrés ou oléagineux, la proportion de particules grasses dans les cellules hépatiques est beaucoup plus grande que chez les animaux qui ont une nourriture sobre et font beaucoup d'exercice.

Les personnes qui ont une tendance à l'obésité sont très-sujettes à la flatulence, la constipation, la lourdeur et la fatigue après les repas, et autres symptômes de troubles du foie. Elles finissent par se dégoûter complétement de la nourriture solide; elles se plaignent d'une grande prostration et d'étouffements, qui les empêchent de se livrer à un exercice

(1) Cité par Chambers, *Clinical Lectures*, 1864, p. 547. Je n'ai pas réussi à trouver ce cas dans le *Traité théorique et pratique de l'obésité*, par Dancel, Paris, 1863.

(2) Dans ses *Leçons cliniques sur les maladies des vieillards et les maladies chroniques*, p. 102, le professeur Charcot rapporte un fait très-curieux où l'on a constaté, chez la plupart des membres d'une nombreuse famille, la goutte, le diabète et surtout une obésité remarquable. (N. D. T.)

musculaire actif et souvent favorisent leurs habitudes de boissons. Enfin, en améliorant l'état du foie, ces symptômes, et même l'obésité souvent, disparaîtront.

2° **L'amaigrissement** peut résulter de troubles hépatiques de diverses manières :

a. Par suite d'une formation insuffisante de bile, ou d'obstacle à son passage dans l'intestin, l'assimilation des matières albumineuses et grasses est contrariée. On rencontre, il est vrai, parfois des cas dans lesquels le canal cholédoque a été oblitéré par un calcul d'une façon complète et permanente, de façon qu'il ne pouvait s'écouler de la bile dans l'intestin, et cependant la nutrition de l'organisme a paru se faire pendant plus d'un an d'une façon satisfaisante (1). Il y a, toutefois, peu d'exceptions à la règle que l'oblitération permanente du cholédoque finit par amener la mort, ordinairement guère plus tard que douze mois, sinon avant, en produisant une altération graduelle de la nutrition. La plupart des malades affectés d'obstruction biliaire n'aiment pas la graisse et ne peuvent l'assimiler, ainsi que l'indique sa présence dans les selles, comme je l'ai déjà dit. L'absence de bile dans l'intestin a encore pour résultat de contrarier l'absorption des peptones; d'un autre côté, l'observation du Dr W. Legg sur l'arrêt de la fonction glycogénique du foie chez les animaux auxquels on a lié le canal hépatique, fait présumer que lorsque la bile n'arrive pas dans l'intestin, la nutrition en souffre autrement que par l'absorption insuffisante de la graisse et de l'albumine. L'insuffisance de la sécrétion biliaire, ou un état morbide de la bile, peuvent probablement amener le même résultat, quoique à un moindre degré.

b. Secondement, l'amaigrissement peut résulter d'un trouble de la fonction glycogénique du foie. Le *diabète*, en réalité, peut être dans bien des cas considéré comme un trouble fonctionnel du foie. Ce n'est pas ici le lieu d'examiner les différentes causes de la glycosurie (2); mais, au résumé, on peut les ranger dans les trois catégories suivantes :

1° *Glycogénèse imparfaite du foie.* — Une des fonctions du foie à l'état physiologique paraît être d'empêcher le passage immédiat dans le sang du glucose provenant de la nourriture, en le transformant en glycogène. Ainsi Bernard a montré que si on lie la veine porte sur un animal, de façon que le sang de l'intestin, riche en glucose, passe dans la circulation générale sans traverser le foie, l'urine se charge de sucre; et, chez l'homme, on a observé le diabète dans des cas d'oblitération de la

(1) Budd, *op. cit.*, p. 49.

(2) Elles ont été exposées par le docteur L. Brunton dans ses Leçons publiées in *The British medical Journal*, janvier et février 1874. — Je compte publier prochainement le mémoire classé le premier dans le concours ouvert en 1877 par l'Académie de médecine sur cette question : « Étiologie de la Glycosurie ». (N. D. T.)

veine porte (1). De même, si on injecte du sucre dans la veine crurale ou dans le rectum, il apparaît dans l'urine; mais si on l'injecte lentement dans la veine porte, l'urine n'en contiendra pas (2). Le pouvoir que possède le foie de transformer le sucre en glycogène n'est pas illimité : aussi, si l'on ingère du sucre en trop grand excès, il passe dans l'urine; le même fait se présente si l'on consomme beaucoup de sucre ou de farineux après un long jeûne, ce qui tient alors à la rapidité de l'absorption intestinale; ou bien, lorsque par suite de la maladie, de l'âge avancé, de lésions du foie, de nourriture non convenable, ou toute autre cause, la fonction glycogénique du foie est affaiblie. La glycosurie, souvent temporaire, provenant de ces causes n'est pas rare. D'après Bence Jones, la moitié des cas de diabète serait due à un défaut de transformation du sucre d'origine alimentaire.

2° *Suractivité de la transformation du glycogène* en sucre, la destruction du sucre restant la même. — En examinant les fonctions du foie, j'ai fait remarquer que le glycogène qu'il produit était partiellement transformé en sucre qui disparaissait dans les poumons et les muscles, mais était probablement destiné surtout à concourir à la nutrition du sang et des tissus à travers l'organisme. Tout ce qui favorise donc la métamorphose du glycogène en sucre au delà de ce qui peut en être brûlé dans les poumons et les muscles, produira un excès de sucre dans le sang et son apparition dans l'urine, et portera un préjudice proportionnel à la nutrition générale. Maintenant, tout ce qui active la circulation du sang à travers le foie, particulièrement dans l'artère hépatique, favorise la transformation du glycogène en sucre, probablement en augmentant la quantité du ferment albuminoïde dont j'ai déjà parlé; par suite, tout ce qui paralyse les nerfs vaso-moteurs des vaisseaux hépatiques, soit directement, soit indirectement, dilate ces vaisseaux, augmente l'afflux de sang qui les traverse et produit ainsi le diabète. La tendance du glycogène à se transformer en sucre paraît être modérée, dans l'état de santé, par quelque influence nerveuse dont la neutralisation amène l'hyperglycémie, et par suite la glycosurie. Les récentes observations du Dr Pavy (3) montrent aussi que le sang oxygéné influence à un certain degré le foie, de façon à déterminer la glycosurie, qui tient à ce que le sang arrive dans le système porte sans avoir été désartérialisé comme d'ordinaire, par suite de la paralysie vaso-motrice des vaisseaux du système chylo-poïétique.

(1) Voir le résumé de ses Leçons in *London medical Record*, octobre et novembre, 1873.

(2) Pavy, *Nature and treatment of Diabetes*, 2nd ed., 1869, pp. 142-143; et Bence Jones, *Lectures on Pathology and Therapeutics*, 1867, p. 42.

(3) *Proceed. Roy. Soc.*, nos 163, 164. 1875.

C'est ainsi qu'on provoque le diabète par l'irritation des racines des pneumogastriques, dans la *piqûre diabétique* de Cl. Bernard, par certaines lésions et maladies du cerveau et de la moelle chez l'homme; le chagrin, les soucis, l'empoisonnement par le curare, les lésions des extrémités périphériques du pneumogastrique dans les poumons, le foie, l'estomac ou les intestins peuvent également le produire.

3° *Diminution de la combustion du sucre.* — Si le sucre provenant de la transformation du glycogène produit par le foie ne disparaissait pas du sang, il serait nécessairement un des principes constituants de l'urine. On ne peut donc contester que la présence anormale du sucre dans l'urine ne dépende, dans quelques circonstances, de ce que les conditions qui président à la transformation normale du sucre font défaut. Quant à la nature de ces conditions, nous ne la connaissons guère. Il est probable, d'après un certain nombre d'expériences, que le sucre, sous l'influence d'un ferment, se transforme dans le sang en acide lactique et glycérine, qui sont brûlés et servent ainsi à l'entretien de la chaleur animale; par suite, si ce ferment vient à manquer, le sucre n'est pas décomposé, mais est éliminé par l'urine. Que cette explication soit exacte ou non, de nombreux faits semblent montrer que le diabète peut provenir d'un état morbide du sang. Ainsi, l'introduction dans le sang d'ammoniaque, d'éther, de chloroforme ou d'acide phosphorique, est suivie de glycosurie; tandis que l'injection de carbonate de soude dans le sang empêchera celle-ci de se produire. On a également maintes fois observé la glycosurie dans des cas de pneumonie, de coqueluche et de phthisie, maladies qui amènent une oxygénation insuffisante du sang. Il est bon d'ajouter qu'on a depuis longtemps supposé un antagonisme entre la goutte et le diabète. On a vu la dyspepsie goutteuse et la goutte habituelle cesser avec l'apparition du diabète, et sir C. Scudamore a fait remarquer que les Écossais sont plus sujets au diabète et moins disposés à la goutte que les habitants de l'Angleterre proprement dite.

c. Il est probable que d'autres maladies consomptives sont, à leur origine, liées à quelque trouble fonctionnel du foie. Lorsqu'il y a trouble des fonctions de désintégration du foie, le sang et les sécrétions qui sortent du foie se chargent de produits d'oxydation, ce qui a pour résultat d'altérer la nutrition des tissus, et l'organisme se détériore. Dans la *phthisie*, bien avant que le tubercule se dépose dans les poumons, il y a des signes évidents d'une assimilation défectueuse des matériaux nutritifs et d'une sanguification imparfaite, fonctions auxquelles nous savons que le foie prend une part active. De même les suppurations prolongées qui précèdent ordinairement la dégénérescence cireuse peuvent causer une sanguification hâtive et imparfaite, d'où résulte l'anémie et la formation de matériaux albuminoïdes peu susceptibles d'organisation.

II. — Élimination anormale.

En discutant les fonctions du foie, j'ai établi que la bile est en partie excrémentitielle, quoique ce soit probablement loin d'être sa principale utilité dans l'économie de la digestion. Se basant sur cette opinion, qu'ont encore bien des médecins praticiens, à savoir que la fonction principale du foie est d'excréter la bile, on admet que la rétention de la bile dans le sang et les tissus donne lieu à de graves symptômes. Ainsi lorsque des symptômes tels que le délire, la stupeur, les tremblements musculaires, les soubresauts, la carphologie, la paralysie des sphincters, le coma, les convulsions, la langue brune et sèche, et autres symptômes typhoïdes surviennent dans un cas d'ictère, dans l'atrophie aiguë du foie, ou dans la période avancée de la cirrhose, on est dans l'habitude de les attribuer à l'empoisonnement du sang, qui a retenu les principes de la bile. On a également fait des expériences sur les animaux, dans le but de montrer que la bile est un poison mortel. Mais si l'on voit mourir des chiens à la suite de l'injection dans le tissu cellulaire de bile d'autres chiens, cela peut s'expliquer autrement qu'en attribuant des propriétés toxiques aux éléments essentiels de la bile. L'injection de mucus en décomposition produirait probablement un semblable résultat. La bile pure, débarrassée de tout mucus, a été maintes fois injectée dans les grosses veines d'un chien par Frerichs et autres observateurs, sans qu'il soit survenu d'accidents cérébraux ou de mauvais résultats, sauf que, dans quelques cas, l'entrée de l'air dans les veines a déterminé la mort (1). L'opération a même été plusieurs fois pratiquée sur le même animal, sans trouble de quelque durée. Mais il est à peine nécessaire d'avoir recours aux recherches expérimentales sur les animaux pour arriver à l'évidence dans cette question, d'autant plus que toutes ces expériences présentent des sources d'erreur. Tout praticien doit être familier avec ce fait que le sang et les tissus de l'organisme peuvent être saturés de bile pendant des mois, sans qu'il en résulte de symptômes cérébraux ou autres d'empoisonnement du sang, tant que la substance glandulaire du foie n'est pas détruite et que les reins continuent à remplir leurs fonctions. Quand on a vu de tels cas, il est difficile de croire que la bile soit un poison mortel.

J'ai déjà exposé les vues d'un physiologiste américain, le docteur Austin Flint jun., qui a publié un travail pour montrer que les symptômes cérébraux qui surviennent parfois dans le cours de l'ictère et dans les affections organiques du foie, sont dus à la rétention de la cholestérine, dans le sang ou, comme il l'a appelée, à la cholestérémie. Le docteur

(1) *Op. cit.*, p. 87.

Flint considère la cholestérine comme un produit excrémentitiel du tissu nerveux, et il croit que c'est le foie qui est chargé de l'éliminer hors de l'organisme. D'après cet auteur, une fois arrivée dans l'intestin, la cholestérine est transformée en stercorine, aussi ne la trouve-t-on pas dans les fèces. Mais lorsqu'elle est retenue dans le sang et les tissus, il pense qu'elle agit comme un poison, de même que l'urée. Cependant si la non-excrétion de tous les éléments de la bile ne donne pas lieu à des symptômes cérébraux, il est difficile de comprendre comment ces symptômes peuvent résulter de la rétention de la cholestérine seule. Ainsi, dans les cas d'obstruction permanente du canal cholédoque, la cholestérine n'est pas évacuée du foie dans l'intestin; elle ne s'accumule pas dans les voies biliaires, et, si elle se trouve dans le sang, elle ne donne nécessairement pas lieu à des symptômes cérébraux (1).

D'après ce qui a été établi, on peut admettre que les symptômes cérébraux qui surviennent parfois dans certains états pathologiques du foie, sont indépendants de la non-excrétion de la bile ou de quelqu'un de ses principes constituants. Je reviendrai plus tard sur ces symptômes cérébraux et sur leur cause réelle.

Les symptômes ordinairement liés à une élimination défectueuse de la bile sont : un état irrégulier des fonctions alvines, généralement de la constipation; les selles ne sont pas suffisamment colorées par la bile, elles sont d'un jaune pâle, ou couleur marron, ou blanchâtres; il n'y a plus d'appétit; la langue est blanche ou avec des sillons jaunâtres; le malade a dans la bouche un goût désagréable, souvent amer, surtout le matin; il y a de la flatulence; la teinte de la peau est blême, terreuse (indiquant, à moins qu'il n'y ait en même temps hyperémie du foie, l'anémie plutôt que l'ictère); les conjonctives sont foncées; on constate de l'abattement, de la répulsion pour le mouvement, de la céphalalgie frontale, de la stupeur, de la lourdeur, une tendance au sommeil après le repas, une grande dépression des forces, et quelquefois de l'hypochondrie; l'urine donne fréquemment par le refroidissement des dépôts d'urates.

Ces symptômes sont parfaitement de nature à être produits, surtout chez des gens arrivés à la période moyenne de la vie, par des habitudes

(1) Bien qu'il combatte les idées trop exclusives de Flint sur la cholestérémie, le docteur Picot (de Tours) adopte en grande partie ses vues (*les Grands Processus morbides*, t. II, p. 519), puisque dans les accidents produits par la rétention dans le sang des principes de la bile, il attribue à la non-excrétion de la cholestérine les symptômes cérébraux observés dans l'ictère grave et autres formes de troubles hépatiques. La difficulté qu'il y a à expérimenter la cholestérine sur les animaux, par suite de son insolubilité dans le sérum sanguin, explique jusqu'à un certain point les divergences qui existent dans la science sur la part exacte qui revient à cette substance dans les phénomènes consécutifs à la rétention biliaire. Koloman Müller paraît avoir résolu cette difficulté; mais les résultats qu'il a obtenus n'ont pas, que je sache, été confirmés par d'autres observateurs. (N. D. T.)

sédentaires ou indolentes, l'usage habituel d'une alimentation succulente et de digestion difficile, la négligence des fonctions intestinales, des soucis intenses et prolongés, ou une atonie générale liée à une maladie de cœur ou de quelque autre organe; la disposition à ces symptômes est souvent héréditaire. On les attribue ordinairement, et peut-être justement, à ce qu'on appelle la *torpeur du foie;* mais la non-excrétion de la bile peut aussi bien n'être qu'un des symptômes plutôt que la cause de l'état morbide, la cause réelle étant la rétention dans l'organisme, non de la bile, mais de ces produits de décomposition que les reins sont chargés d'éliminer. Il est très-probable, en même temps, que l'engorgement du foie par la bile gêne le processus normal de dissociation de l'albumine qui s'accomplit dans cette glande.

QUINZIÈME LEÇON.

LEÇONS CROONIENNES SUR LES TROUBLES FONCTIONNELS DU FOIE (suite).

III. *Désintégration anormale:* 1° uricémie; 2° goutte; 3° calculs urinaires; 4° calculs biliaires; 5° dégénérescences des reins; 6° affections organiques du foie; 7° dégénérescences des tissus par tout le corps; 8° inflammations locales; 9° maladies constitutionnelles. — IV. *Troubles des organes de la digestion :* 1° langue; 2° appétit; 3° goût; 4° dyspepsie; 5° constipation et diarrhée; selles anormales; 7° hémorrhagies intestinales; 8° hémorrhoïdes; 9° hépatalgie; 10° ictère, sa pathogénie. — V. *Troubles du système nerveux* : 1° douleurs *aching* dans les membres; 2° plaques d'ustion; 3° névralgies; 4° crampes; 5° maux de tête, migraine; 6° vertiges; 7° convulsions; 8° manie; 9° paralysies; 10° bruits dans les oreilles; 11° insomnie; 12° abattement; 13° irritabilité; 14° état typhoïde.

MONSIEUR LE PRÉSIDENT,

MESSIEURS,

Dans ma dernière leçon, je me suis efforcé de montrer que la sécrétion de la bile est peut-être la moins importante des fonctions du foie, et que le rôle de cet organe est premièrement de contribuer puissamment au processus de la sanguification et de la nutrition des tissus; et ensuite qu'il est probablement le siége principal de la désintégration des matières albumineuses, tandis que la sécrétion de la bile, bien que ce liquide soit en partie excrémentitiel, est surtout destinée à faciliter l'assimilation de la nourriture. Si l'on admet que ces idées sont rationnelles, je ferai remarquer alors que la classification actuelle des troubles fonctionnels du foie, fondée sur la quantité ou sur la qualité de la bile évacuée par les garde-robes, est tout à fait surannée. Aussi ai-je proposé de lui en substituer une autre fondée sur des fonctions du foie plus importantes et sur les troubles que cette glande détermine dans les autres organes de l'économie. J'ai déjà décrit les principaux troubles de la nutrition et de l'élimination qu'on peut rapporter au foie; je vais maintenant examiner les désordres plus importants qui sont le fait d'une décomposition anormale.

III. — **Désintégration anormale.**

Les investigations modernes, dans le domaine de la pathologie aussi bien que de la physiologie, montrent qu'un des principaux troubles fonctionnels du foie, si ce n'est le principal, est une désintégration incomplète de la matière albuminoïde, ou sa non-conversion en un produit soluble (urée) qui peut être aisément éliminé par les reins. Une maladie qui vient singulièrement corroborer la justesse de ces vues, c'est l'atrophie aiguë du foie que j'ai déjà signalée. Dans cette affection, il se fait une destruction rapide de l'élément sécréteur du foie, et le résultat, c'est la disparition de l'urée dans l'urine et l'apparition, à sa place, de la

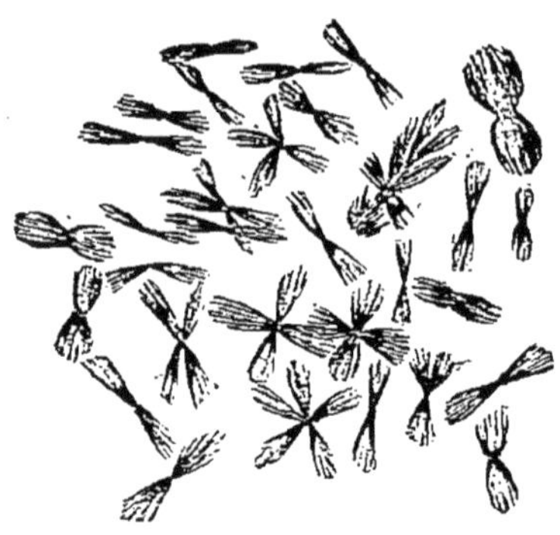

Fig. 44. — Cristaux microscopiques de tyrosine, de forme aciculaire, réunis en faisceaux ou en groupes étoilés.

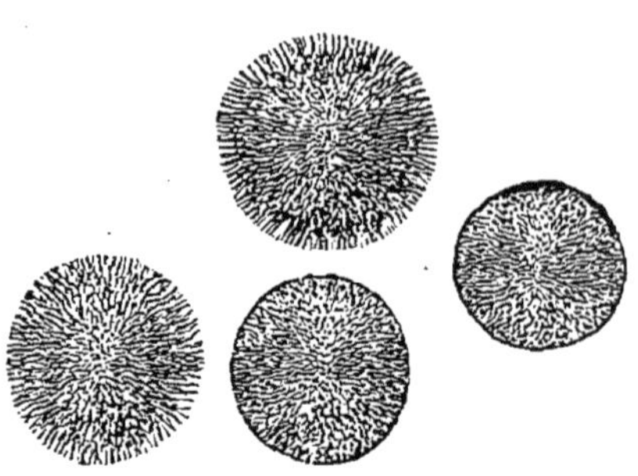

Fig. 45. — Masses globulaires microscopiques formées de cristaux aciculés de tyrosine.

leucine ($C^6H^{13}AzO^2$) et de la tyrosine ($C^9H^{11}AzO^3$), produits de la décomposition de l'albumine plus complexes et moins oxydés que l'acide urique ($C^5H^4Az^4O^3$) et l'urée (CH^2Az^4O), et qu'on trouve aussi en abondance dans le tissu hépatique en voie de destruction.

La substitution de la leucine et de la tyrosine à une portion de l'urée, dans l'urine, se rencontre dans d'autres maladies du foie où la destruction du tissu glandulaire est moins rapide et moins envahissante que dans l'atrophie aiguë, comme, par exemple, dans certains cas de cirrhose et d'obstruction du canal cholédoque. Je sais que cela se présente aussi dans certaines maladies fébriles, telles que le typhus et la fièvre typhoïde, dans lesquelles le tissu hépatique, par suite de l'augmentation de travail qui retombe sur lui, paraît subir une dissociation partielle (1). Mais ces modifications importantes de l'urine ne se rencontrent, croyons-nous, que dans les cas où il y a une altération dans la structure du foie. L'urine peut subir

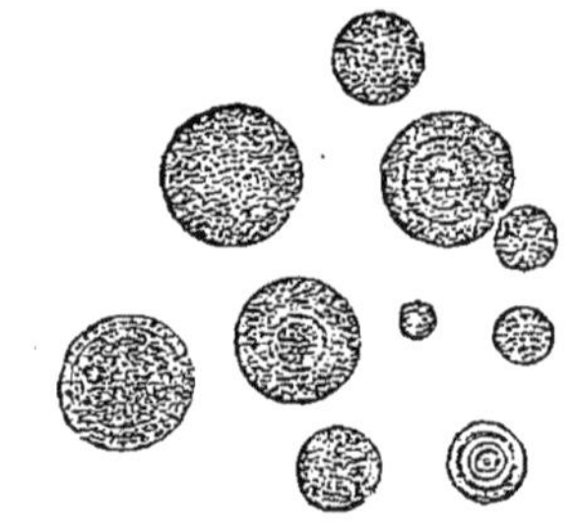

Fig. 46. — Leucine sous forme de masses cristallines laminées microscopiques.

(1) Voir Murchison, *Fièvres continues de la Grande-Bretagne*. 2e éd., 1873, pp. 157, 210, 255, 533, 629.

d'autres modifications indiquant une désintégration ou oxydation incomplètes de la matière albuminoïde, modifications qui sont bien plus ordinaires, qui sont aussi le résultat d'un trouble fonctionnel du foie, mais qui ne sont pas nécessairement liées à une lésion organique de cette glande. Les plus ordinaires sont les dépôts, après refroidissement de l'urine, d'acide urique, d'urates et de matières pigmentaires; mais il y en a probablement d'autres, moins fréquents, et peu étudiés jusqu'à présent : ainsi la présence de xanthine, de cystine, de créatinine, etc. Je n'ai pas besoin de rappeler à un auditoire tel que celui auquel j'ai l'honneur de m'adresser, que les dépôts dans l'urine d'acide urique ou d'urates ne sont pas dus à un état morbide quelconque des reins. Ce que je veux faire remarquer, c'est que la présence fréquente de ces dépôts doit toujours être regardée comme un signe de trouble fonctionnel du foie, provenant de causes parfois temporaires et d'autres fois plus ou moins permanentes. En mettant de côté les cas où les dépôts d'acide urique ou d'urates ne se produisent qu'au bout de douze ou vingt heures et où ils sont alors le résultat de modifications spontanées auxquelles Scherer a donné le nom de fermentation acide urinaire (1), et ceux où ces dépôts sont dus à une dilution insuffisante de l'urine, l'acide urique, les urates et les pigments anormaux, qui se manifestent dans l'urine aussitôt qu'elle se refroidit, sont déterminés principalement par les conditions suivantes :

1° Les maladies fébriles, dans lesquelles nous savons qu'on observe l'augmentation de volume et la congestion du foie, et l'envahissement des cellules glandulaires de cet organe par de fines granulations, et dans lesquelles il y a toujours augmentation dans la désintégration des matières albuminoïdes. Ainsi, tout le monde a vu maintes fois les abondants dépôts d'urates qui sont si communs pendant un accès de catarrhe fébrile ordinaire.

2° Bon nombre d'affections organiques du foie, et particulièrement celles qui sont caractérisées par une augmentation de la quantité de sang de l'organe : ainsi l'inflammation, la cirrhose, le cancer et l'hyperémie simple, qu'elle soit mécanique ou active.

3° Les troubles fonctionnels du foie, qu'ils soient temporaires ou persistants.

Je voudrais maintenant limiter mes remarques à cette troisième cause d'un excès d'acide urique dans les urines. Ce que je désire établir, c'est que l'*acidurie* (excès d'acide urique dans les urines), comme la glycosurie,

(1) *Annal. d. Chemie and Pharm.*, t. XLII, p. 171. Le doceur Bence Jones a mis en doute, par ses expériences, la production de la fermentation acide urinaire décrite par Scherer, *Lectures on Pathol. and Therap.*, 1867, p. 216.

est souvent le résultat d'un désordre fonctionnel du foie, bien que la glycosurie soit encore rangée dans quelques traités de pathologie avec l'albuminurie et les maladies des reins. En d'autres termes, la désintégration anormale des matières albumineuses dans le foie peut conduire à un état pathologique du sang et de tout le système, qui souvent se manifeste par de l'acidurie. Cet état morbide du sang, je propose de le désigner sous le nom d'*uricémie* (1).

1° **Uricémie.** — Lorsque les oxydations s'accomplissent mal dans le foie, il se produit de l'acide urique et des urates insolubles, à la place de l'urée qui est le produit soluble résultant de la dernière phase d'oxydation des matières azotées. Des personnes qui jouissent habituellement de la meilleure santé, sont susceptibles d'avoir de ces dépôts dans l'urine à la suite d'un excès de nourriture, ou même après un simple dîner dans le monde. Lorsque le sang reçoit plus de matériaux nutritifs qu'il n'en a besoin pour l'entretien des tissus, l'excès est éliminé par les reins, les poumons et la peau sous forme d'urée, d'acide carbonique et d'eau, ou sous la forme de produits moins oxydés tels que l'acide urique et l'acide oxalique. Dans ces circonstances, un surcroît de besogne est imposé au foie et aux autres organes glandulaires, et il en résulte, entre autres choses, qu'une certaine quantité d'albumine, au lieu d'être transformée en urée, est éliminée par les reins sous la forme moins oxydée de l'acide urique et de ses sels. Mais ce qui, chez la plupart des individus, est le résultat accidentel d'une cause exceptionnelle, est un état presque habituel chez d'autres, soit que leur alimentation soit toujours en excès ou trop stimulante, ou bien par suite d'un vice originel du foie, souvent héréditaire, en vertu duquel ses fonctions physiologiques sont susceptibles d'être troublées par des détails d'alimentation les plus insignifiants. Beaucoup de personnes paraissent avoir plus de foie, tout comme on a plus de poumons, qu'il n'est absolument nécessaire pour l'accomplissement régulier de leurs fonctions. Mais, chez d'autres, principalement chez les descendants de goutteux, l'organe, dans son état normal, paraît juste capable de remplir ses fonctions physiologiques avec le concours des circonstances les plus favorables : aussi des troubles fonctionnels sont-ils provoqués par des aliments que presque tout le monde digère aisément. Ce trouble fonctionnel peut se manifester par divers symptômes d'*indigestion* (2),

(1) Le docteur Austin Flint, dit en note le docteur Murchison, a proposé le terme *uricémie* pour désigner l'excès d'acide urique dans la goutte et l'intoxication saturnine (*Principles and Practice of Medicine*, 3rd ed. Philadelphia, 1868, p. 86). Notre auteur lui préfère le terme *lithœmia*, du mot anglais *lithic*, qui veut dire *urique*. Mais comme le mot *uricémie* était déjà dans notre langage médical, j'ai cru devoir le conserver. (N. D. T.)

(2) Le mot anglais *indigestion* a un sens plus large que notre mot vulgaire correspondant. Toutes les fois qu'il s'est présenté dans cet ouvrage, je l'ai conservé dans la traduction tel quel, en le soulignant, sauf omission. En réalité, le mot français qui s'en rap-

par des désordres de la circulation ou d'autres fonctions, mais surtout par des dépôts d'acide urique, d'urates et de pigment dans l'urine. Ces dépôts, il est vrai, manquent souvent, et l'urine peut tout de même contenir un grand excès d'acide urique. Sans doute, comme le docteur Bence Jones l'a montré (1), une urine claire peut parfois contenir plus d'acide urique que celle qui se trouble par le refroidissement; mais le dépôt fréquent d'urates montre que l'oxydation est moins parfaite qu'elle ne devrait l'être. Toutefois ces dépôts peuvent se produire pendant des années sans que le sujet en éprouve quelque trouble local ou général. Mais tôt ou tard, souvent vers le milieu de la vie, l'acide urique et les urates sont produits en tel excès qu'ils ne peuvent plus être éliminés par les voies ordinaires; ils s'accumulent et déterminent du trouble dans diverses parties de l'organisme, et alors les dépôts urinaires commencent à attirer l'attention plus qu'auparavant, parce qu'ils sont alors accompagnés de symptômes d'*indigestion*, ou parce qu'il s'est produit quelque manifestation locale bien évidente dont le début avait été insidieux. Ces symptômes se présenteront d'autant plus sûrement que le sujet sera ce qu'on appelle vulgairement un bon vivant, prenant peu d'exercice en plein air, ou s'il est très-adonné au travail intellectuel. Parmi les symptômes auxquels je viens de faire allusion, les plus ordinaires sont les suivants :

a. Sensation de pesanteur et de plénitude à l'épigastre et dans la région du foie.

b. Distension flatulente de l'estomac et des intestins.

c. Aigreurs et éructations acides.

d. Sensation d'oppression et souvent de fatigue, et douleurs dans les membres, ou insurmontable envie de dormir après les repas.

e. Langue empâtée, souvent large et dentelée sur les bords, bouche visqueuse et goût amer ou métallique, surtout le matin.

f. Appétit souvent bon; d'autres fois anorexie et nausées.

g. Sécrétion excessive de mucus épais dans l'arrière-gorge et l'arrière-cavité des fosses nasales.

h. Constipation; les matières ont la forme de scybales, tantôt trop foncées, tantôt trop claires, ou même couleur de craie. Parfois, alternatives de diarrhée et de constipation, surtout s'il y a abus d'alcool.

i. Chez quelques malades, accès de palpitation de cœur, ou bien irrégularité ou intermittence du pouls.

proche le plus serait celui de dyspepsie. « Il y a *indigestion* ou dyspepsie, dit le docteur Pavy (*Digestion and its Disorders*, 2nd ed., p. 4), toutes les fois que la digestion ne s'accomplit pas d'une façon physiologique. » On voit que notre terme vulgaire « indigestion » est loin d'avoir une acception aussi large. (N. D. T.)

(1) *Philosophical Transactions*, 1849, 2e part., p. 249.

k. Chez bon nombre de malades, accès accidentels de céphalalgie frontale.

l. Chez beaucoup de malades, insomnie et cauchemars.

m. Chez quelques malades, accès de vertige ou obscurcissement de la vue, souvent provoqués par certains aliments.

Tous ces symptômes sont susceptibles de s'aggraver accidentellement par suite d'écarts de régime. Peu à peu le malade apprend par expérience à faire mieux attention à ce qu'il mange et à ce qu'il boit; et il se voit forcé de laisser une chose et puis une autre. D'abord il renonce aux liqueurs de grains; il découvre ensuite que le porto, le madère, le champagne et le bourgogne ne lui conviennent pas, et il s'adonne pour un temps au sherry sec. Mais, à la longue, il voit que ce dernier ne lui convient pas non plus, et après un intervalle durant lequel il a essayé du vin de Bordeaux ou du vin du Rhin, le malade, probablement sur l'avis d'un médecin, se trouve momentanément soulagé par l'usage de cognac ou de whisky très-étendus d'eau à la place de vin. A la fin, à moins qu'il ne donne dans les idées à la mode aujourd'hui, erronées à mon sens, d'après lesquelles l'alcool, sous une forme ou sous une autre, est nécessaire pour la digestion ou pour aider au travail physique ou intellectuel, il trouve que ce qui lui réussit le mieux, c'est de s'abstenir complétement de vin et de spiritueux, et de ne boire que de l'eau pure. Le malade passe par les mêmes péripéties pour ce qui concerne les aliments solides; il renonce à un plat, puis à un autre, très-souvent celui qu'il aime le mieux, jusqu'à ce qu'à la fin, s'il est bien conseillé et s'il a le bon sens de suivre les conseils, il se restreint à la nourriture la plus simple, en quantité modérée. Règle générale, les aliments qui sont le plus susceptibles d'être contraires sont ceux qui renferment beaucoup de sucre ou de matière grasse, et non, comme on pourrait peut-être le croire, les aliments albuminoïdes, s'ils sont cuits simplement. Dans la plupart de ces cas, c'est le matin que la digestion se fait le mieux, et le malade n'est gêné qu'après les dîners du soir ou les soupers.

Le tableau imparfait que je viens de tracer représente un état morbide extrêmement fréquent dans ce pays; il s'y joint une tendance constante aux dépôts d'acide urique et d'urates dans l'urine, et je crois, pour les motifs que je vous ai déjà donnés, qu'il a sa source dans un trouble fonctionnel du foie.

2° **Goutte**. — On ne peut s'empêcher de reconnaître que ce tableau représente un cortége de symptômes très-communs chez les goutteux, si bien qu'on a donné à cet ensemble le nom de *dyspepsie goutteuse*, *goutte latente*, *supprimée*, *anormale* ou *irrégulière*; toutefois, ce que je prétends, c'est qu'ils sont aussi très-communs chez des gens qui n'ont ni l'hérédité goutteuse, ni jamais eu la goutte. La goutte elle-même n'est cependant qu'un des résultats de l'uricémie. Grâce aux recherches de notre collègue le docteur Garrod, nous savons maintenant que l'arthrite goutteuse est due à diverses causes excitantes, dont l'énumération ne serait pas ici à sa place, qui produisent localement un dépôt d'urate de soude, qui existait antérieurement en quantité anormale dans le sang aussi bien que dans le sérum qui en transsude dans tous les tissus de l'organisme. L'accumulation de cette substance dans le sang sera évidemment favorisée par la non-élimination résultant d'une maladie des reins; mais, dans la plupart des cas de goutte, les reins sont tout d'abord en bon état, et la présence dans le sang, ou les tissus, d'acide urique ou de ses sels, est l'effet d'une digestion imparfaite, ou plus exactement d'un trouble fonctionnel du foie. La goutte articulaire est, pour ainsi dire, un accident local qui, bien que parfois déterminé par un traumatisme, peut arriver à des individus chez lesquels le processus normal par lequel la matière albuminoïde se transforme dans le foie en urée, est troublé d'une façon persistante. En d'autres termes, la goutte, comme le diabète, est le résultat d'un trouble fonctionnel du foie; et de même que chez beaucoup de gens qui ne présentent nulle apparence de goutte articulaire, nous trouvons qu'un certain vice originel du foie, en vertu duquel ses fonctions se dérangent avec une facilité extraordinaire, est souvent transmis des parents à leurs descendants : ainsi la goutte, qui est une des conséquences de cet état, arrive à être une maladie héréditaire. Aussi je prétends que ce qu'on appelle une *diathèse goutteuse* est toujours un indice et résulte d'un trouble hépatique, et que bien des symptômes communément rapportés à la goutte seraient bien plus justement attribués au dérangement du foie (1).

3° Les **calculs urinaires** sont une autre conséquence de l'uricémie et par suite d'un trouble fonctionnel du foie. La majorité des concrétions

(1) Le docteur Brouardel m'a communiqué les deux faits suivants qui viennent parfaitement à l'appui des idées de Murchison.

Un de ses clients, affecté de goutte, parent d'un médecin et habitué à s'observer minutieusement, a constaté qu'il est régulièrement averti de ses accès de goutte par la décoloration de ses matières qui précède de quelques jours l'attaque. De plus, l'analyse des urines, à la fin de l'accès, a fait reconnaître une fois, outre une proportion anormale d'acide urique, la présence de la leucine et de la tyrosine, très-manifestes mais non dosées.

Son attention ayant été éveillée sur ce point, le docteur Brouardel a constaté le même fait de la décoloration des matières, dans l'imminence de l'accès de goutte, chez un autre malade; mais chez ce dernier, on n'a pu vérifier le fait de la présence de la leucine et de la tyrosine, le malade ayant négligé de fournir de ses urines.

Depuis que ces cas se sont présentés, M. Brouardel n'a pas eu l'occasion de contrôler sur d'autres malades les faits qui précèdent. (N. D. T.)

qui se forment dans les voies urinaires sont tout d'abord constituées par de l'acide urique ou ses sels. D'après le docteur Roberts, l'acide urique constitue 5 pour 100 de toutes les concrétions rénales et des calculs vésicaux qui sont encore récemment descendus des reins (1). Les circonstances qui favorisent la précipitation de l'acide urique sont le catarrhe et autres états pathologiques des voies urinaires et l'acidité de l'urine, mais surtout une élimination excessive par les reins d'acide urique qui existait antérieurement (à l'état libre ou combiné) en excès dans le sang et que nous avons vu se former principalement dans le foie. Il y a aussi de bonnes raisons pour croire que les calculs rénaux composés d'autres substances que l'acide urique ont une origine hépatique. La cystine ($C^3H^7AzSO^2$), par exemple, qui représente un processus d'oxydation différent de celui qui produit l'acide urique, ressemble beaucoup à la taurine, et, comme elle, contient une forte proportion de soufre (2); j'ajouterai que Scherer l'a rencontrée dans le foie de sujets atteints de fièvre typhoïde (3). Il semblerait donc que ces rares calculs rénaux qui sont composés de cystine sont dus primitivement à quelque trouble fonctionnel du foie. La xanthine ($C^5H^4Az^4O^2$) également, dont certains calculs rénaux, en petit nombre d'ailleurs, sont formés, principalement dans le jeune âge, paraît encore provenir d'une oxydation incomplète de la matière albuminoïde. Elle ne diffère de l'acide urique que par un atome d'oxygène en moins; de telle sorte qu'elle est probablement aussi formée dans le foie : Scherer l'a, en effet, rencontrée dans cet organe, aussi bien que dans le sang, la rate et les muscles (4). Même l'oxalate de chaux, que le docteur Bence Jones a trouvé soit seul, soit combiné à d'autres substances, dans 163 sur 450 calculs urinaires (5), peut d'une certaine façon être lié à un trouble fonctionnel du foie, quoique l'évidence sur ce point soit moins bien établie que pour les autres concrétions urinaires. Je ne dois point oublier qu'une autorité aussi éminente que notre collègue le docteur Owen Rees a soutenu, dans les leçons crooniennes faites à ce Collége en 1856, que l'acide oxalique n'est jamais excrété du sang, mais qu'il se forme toujours dans l'urine par décomposition de l'acide urique; et que cette opinion a été plus récemment appuyée par un autre membre éminent de ce Collége, le docteur Basham (6). Cependant on connaît maintenant des faits qui conduisent à une conclusion opposée. Ainsi, l'acide oxalique et ses composés,

(1) Roberts, *Urinary and renal Diseases*, 2nd ed., 1872, p. 270.
(2) Roberts, *op. cit.*, 2nd ed., p. 84.
(3) *Archiv f. pathol. anat.*, t. X, p. 228.
(4) Roberts, *op. cit.*, p. 88.
(5) *Lectures on Pathology and Therapeutics*, 1867, p. 99.
(6) *Renal Diseases*, 1870, p. 187.

lorsqu'ils sont introduits dans l'estomac, apparaissent dans l'urine à l'état d'oxalate de chaux; tandis que, dans un cas au moins, l'acide oxalique a été trouvé dans le sang par le docteur Garrod (1). On l'a trouvé également dans la salive, dans la sueur et dans le mucus. Les recherches de Beneke (2) rendent également probable que la principale, sinon la seule source d'acide oxalique consiste dans un arrêt de métamorphose des principes azotés de la nourriture et du sang; tandis que, d'après sa composition ($C^2H^2O^4$), il paraît être une des avant-dernières phases de la transformation des matières organiques plus complexes en acide carbonique et en eau. Quelle partie de l'organisme est en défaut dans ces cas? ce n'est pas aisé à trouver, bien que nous soyons tout à fait certain que le foie contribue largement à la décomposition de la matière albuminoïde; et il ne me semble pas improbable que lorsqu'un excès d'acide urique est formé dans le foie, une portion de cet acide peut bien être ultérieurement transformée en acide oxalique. Wöhler a réussi à obtenir l'acide oxalique à l'aide de l'acide urique hors de l'organisme; d'un autre côté, Schunck (3) et d'autres chimistes établissent nettement que l'acide oxalique se forme dans l'organisme par l'oxydation de l'acide urique. Lorsque ce dernier est incomplétement oxydé, il est probable qu'il se décompose en acide oxalique et urée. J'ajouterai que l'oxalate de chaux coexiste ordinairement ou alterne avec l'acide urique ou ses sels à la fois dans l'urine et dans les calculs urinaires, et que l'oxalurie, ainsi que l'a depuis longtemps fait remarquer le docteur Prout (4), est souvent associée avec des symptômes analogues à ceux de l'uricémie, tels que l'irrégularité de l'action du cœur, l'intermittence du pouls, les palpitations, la flatulence et l'hypochondrie. Maintenant, quel est le rôle que joue le foie dans l'oxalurie? Il n'est pas douteux que cette glande ne soit le principal organe en défaut dans la majorité des cas de calculs urinaires, et c'est à lui que nous devons nous adresser, et non aux reins, pour les prévenir et les traiter. Cette idée théorique est d'ailleurs confirmée par l'expérience clinique. Une des plus grandes autorités modernes sur les calculs urinaires assure, d'après le résultat de ses observations, que les individus atteints d'affection calculeuse ne sont que temporairement améliorés par les eaux alcalines de Vichy et Vals, qui rendent l'urine plus diluée et alcaline, mais ne guérissent pas la maladie; qu'ils obtiennent des améliorations plus durables avec les eaux de Friedrichshall, Karlsbad et Püllna, qui donnent de l'activité à tous les organes digestifs et éliminent par d'autres voies les déchets organiques auparavant excrétés

(1) *Medico-chirurgical Transactions*, 1848.
(2) *Zur Entwicklungsgeschichte d. Oxaluria*, F. W. Beneke, 1852.
(3) *Proceedings of the Royal Society*, nº 95.
(4) *On Stomach and Renal Diseases*, p. 62.

sous forme d'acide urique par les reins, mais qui agissent principalement en venant en aide au foie surchargé et en rétablissant ses fonctions normales.

4° Les **calculs biliaires** qui sont constitués en majeure partie par de la cholestérine et du pigment biliaire, sont un autre résultat des troubles fonctionnels du foie. On les rencontre principalement chez les gens d'un âge moyen ou avancé qui ont mené une vie sédentaire ; ils sont fréquents surtout chez ceux qui ont l'habitude de trop bien vivre, qui sont adonnés aux sucreries et qui sont sujets à l'uricémie. Il peut être difficile d'expliquer comment le dérangement fonctionnel du foie qui produit l'uricémie peut aussi amener la formation de concrétions de cholestérine et de pigment biliaire dans les voies biliaires; mais la coïncidence fréquente de la dyscrasie urique avec les calculs hépatiques est un fait clinique que j'ai eu maintes fois l'occasion de vérifier. Cette observation rend compte de la coïncidence fréquente des calculs biliaires chez les goutteux, et elle explique aussi qu'on rencontre souvent chez le même individu des calculs biliaires et des calculs urinaires. Je ne suis pas d'accord là-dessus avec Frerichs, qui regarde cette coïncidence comme purement accidentelle (1). Il y a nombre d'années, Baglivi et Morgagni insistaient sur la coexistence fréquente des calculs urinaires et biliaires. Le docteur Prout a aussi remarqué que la formation des calculs biliaires de cholestérine s'alliait fréquemment avec une tendance aux dépôts uriques dans les urines; et le docteur Budd, dans son ouvrage classique sur les maladies du foie, dit que l'habitude de boire du porter, qui conduit souvent à la formation de dépôts uriques et à une des formes de goutte les plus invétérées même chez des gens qui n'y ont aucune disposition héréditaire, peut aussi amener fréquemment la formation de calculs biliaires (2). Enfin, la relation intime qui existe entre les calculs urinaires, les calculs biliaires et la goutte a été confirmée par la grande expérience clinique du professeur Trousseau (3); le docteur Sénac, de Vichy, a également, dans ces dernières années, fortement insisté sur ce point (*op. cit.*, p. 84). Il me paraît utile d'ajouter aux remarques qui précèdent, que, dans un petit nombre de cas, on a trouvé de l'acide urique dans les concrétions biliaires (4). (V. aussi leçon XIII, p. 518.)

5° **Dégénérations des reins.** — Il résulte clairement de ce qui a été exposé, que les reins et le foie sont intimement liés par leurs fonctions, le principal rôle des reins étant d'éliminer certains produits qui sont en grande partie sécrétés dans le foie. Le trouble d'un de ces organes peut

(1) *Op. cit.*, p. 818.
(2) *Diseases of the Liver*, 3rd ed., p. 369.
(3) *Clinique médicale*, t. III, 3e éd.
(4) Frerichs, *op. cit.*, p. 803.

donc amener le dérangement de l'autre. Tout d'abord, l'expérience m'a conduit à considérer l'uricémie comme une des principales causes de la maladie de Bright aiguë ou néphrite aiguë. La plupart des cas de cette maladie sont produits par une scarlatine ou par le froid. Au-dessous de vingt ans, il est rare que ce soit une autre cause que la scarlatine. Chez les adultes, quand la néphrite aiguë survient à la suite d'un refroidissement et qu'il n'y a pas eu auparavant de scarlatine, on trouvera presque invariablement que les malades ont eu antérieurement quelques troubles du côté du foie avec de l'uricémie, et qu'un grand nombre ont eu des habitudes d'intempérance. Nous trouvons encore qu'un trouble fonctionnel du foie se traduisant par de l'uricémie et avec des symptômes dyspeptiques tels que ceux que j'ai décrits, est une cause fréquente du rein contracté, granuleux ou goutteux. Notre collègue le docteur George Johnson, une des plus grandes autorités existantes sur les maladies des reins, écrit ce qui suit sur cette forme de maladie de Bright : « Elle est souvent associée à la diathèse goutteuse, comme l'indique un de ses synonymes ; et on la rencontre fréquemment chez les gens qui mangent et qui boivent avec excès, ou qui, sans être intempérants, sont atteints de certaines formes de dyspepsie, sans complication de paroxysmes goutteux. » Et plus loin il ajoute : « La dyspepsie est souvent associée avec cette forme de maladie, quelquefois comme cause, quelquefois comme conséquence. Vous entendez souvent un malade, avec des habitudes de tempérance stricte, se plaindre pendant des mois et des années de douleurs et de malaise après le repas, de distension flatulente de l'estomac et des intestins, d'un relâchement habituel ou d'irrégularité du ventre, d'alternative de constipation et de diarrhée. Avec cela, l'urine est souvent trouble, très-colorée, excessivement acide, et dépose des urates en abondance. Après un certain temps, l'urine, qui avait été rare, devient plus abondante, de couleur pâle, peu dense, et se trouve contenir de l'albumine et des cylindres granuleux. Dans un cas semblable, *la dégénération rénale est probablement la conséquence de l'élimination longtemps continuée, à travers les reins, de produits d'une digestion défectueuse*. J'ai vu les faits se succéder ainsi si fréquemment que je ne doute nullement qu'il n'y ait entre eux une relation de cause à effet. Les symptômes dyspeptiques, tels que je les ai décrits, et la dégénération rénale qui en résulte, sont, dans quelques cas, excités ou fort aggravés par des excès alcooliques habituels (1). » De nombreux cas que j'ai eu l'occasion d'observer et que j'ai suivis attentivement, m'ont convaincu de la justesse des assertions émises par le docteur George Johnson, mais la dyspepsie qui précède si communément les premiers symptômes du rein

(1) *British Medical Journal*, 1873, t. I, pp. 161, 191.

contracté, est celle que j'ai déjà décrite comme accompagnant l'uricémie persistante et consistant en un trouble, non pas tant de la digestion gastro-intestinale que du processus de désintégration qui se fait dans le foie.

La dégénération chronique des reins avec albuminurie est quelquefois aussi une complication du diabète, les reins devenant malades par suite de l'irritation constante exercée par l'urine sucrée. C'est encore là un exemple d'un trouble fonctionnel du foie aboutissant à une lésion organique des reins.

Il y a aussi des raisons pour croire que l'albuminurie peut être produite par un trouble hépatique en dehors de toute lésion organique des reins. Tout le monde sait maintenant que l'albuminurie, même quand elle est très-marquée, et en l'absence de toute affection fébrile aiguë, n'indique pas nécessairement une affection rénale. Très-souvent, dans ces cas, l'albuminurie est intermittente ou rémittente et l'albumine a des caractères chimiques particuliers : ainsi, si on ajoute d'avance à l'urine quelques gouttes d'un acide minéral, on empêche l'albumine de se coaguler par la chaleur (1). Les écarts de régime en sont une des causes les plus fréquentes. Chez quelques personnes particulièrement constituées, l'ingestion de certains aliments, des œufs crus par exemple, détermine toujours une albuminurie temporaire. Dans quelques cas, j'ai vu l'urine du soir contenir de l'albumine, souvent associée à des urates, et avec une densité élevée, tandis que le matin elle était claire, avait une faible densité et ne contenait pas d'albumine. De même, dans certains cas de goître exophthalmique, l'urine, à certaines heures de la journée, ordinairement après le repas, est chargée d'albumine, tandis qu'à d'autres moments elle n'en contient pas ; et cet état de choses peut durer des mois et ensuite disparaître complétement (2). On ne prétend pas évidemment que dans tous ces cas le foie soit l'organe primitivement en défaut, mais il est certain que dans quelques cas il doit en être ainsi : en effet, cette albuminurie n'est accompagnée d'aucun autre symptôme d'affection rénale, son degré d'intensité varie considérablement, parfois elle manque complétement, et l'urine est en quantité normale, d'une densité élevée, ordinairement chargée d'urates, d'acide urique, d'oxalates

(1) Voyez Basham, *On Dropsy* 1863, et *On Renal Diseases*, 1870, p. 216 ; docteur Leared, *Med. Times and Gaz.*, 26 octobre 1867 ; et Lorain, *de l'Albuminurie*, 1860, p. 57.

(2) Voyez quelques cas intéressants de ce genre rapportés par le docteur Warburton Begbie (*Edinb. Med. Journ.*, avril 1874). Dans une lettre adressée au docteur Begbie, à propos d'un de ces cas, le docteur George Johnson dit : « J'ai souvent rencontré des cas où l'urine n'était albumineuse qu'après le repas ou l'exercice. » Dans ces cas, le docteur Begbie et le docteur Johnson ont été d'accord pour penser que l'albuminurie était une albuminurie d'*indigestion* et n'indiquait nullement une altération anatomique des reins.

et de pigments (1), et il y a en même temps très-souvent coexistence d'éruptions cutanées, de dyspepsie et autres signes de troubles hépatiques. J'ai rencontré quelques cas de ce genre où le malade était sujet à de violentes attaques qu'on pouvait au premier abord prendre pour des crises de coliques hépatiques, mais où il n'y avait pas d'ictère et où le paroxysme était suivi d'une augmentation temporaire, mais extraordinaire, d'urates et d'albumine dans l'urine. Enfin j'ai si souvent observé l'albuminurie associée avec des troubles hépatiques disparaître complétement et d'une façon permanente lorsque ces derniers ont été dissipés, que je ne puis guère douter du rôle que joue le foie comme cause d'albuminurie, question sur laquelle on n'a pas jusqu'ici suffisamment attiré l'attention (2). La pathogénie de l'albuminurie, dans ces cas, peut être semblable à celle de certains cas de diabète que j'ai déjà signalés : le foie recevant trop de matériaux nutritifs à transformer, laisse passer un peu d'albumine sous une forme qui ne peut être directement assimilée ; ou encore il se peut que la fonction de désassimilation du foie soit affaiblie, et que par suite les matières albuminoïdes, au lieu d'être transformées en urée, ne puissent même pas arriver à la phase de l'acide urique. Il est possible que dans nombre des cas dont il est ici question, l'albuminurie indique une période primitive, non encore décrite, du rein contracté ou goutteux ; il est cependant certain que ce symptôme peut persister ou reparaître pendant bien des années sans qu'il s'y ajoute d'autre symptôme d'affection rénale et sans que l'état général en soit sérieusement atteint (3).

6° **Maladies organiques du foie.** — Il est infiniment probable que le dérangement du processus de désintégration qui s'opère dans le foie, peut amener des modifications organiques dans cette glande aussi bien que dans les reins. Tout d'abord, on sait parfaitement que la dégénérescence graisseuse du foie est fréquente chez les gros mangeurs, chez ceux qui se livrent aux excès alcooliques et qui mènent une vie indolente, et chez lesquels l'urine laisse souvent d'abondants dépôts d'urates (4).

(1) Le docteur James Finlayson a trouvé de nombreux cylindres hyalins dans une urine non albumineuse chargée d'urates et d'urée (*Brit. and For. Med. Rev.*, janvier 1876).

(2) Le docteur W. Whitla a récemment appelé l'attention sur l'influence que le foie peut exercer au point de vue de la production de l'anémie et de l'albuminurie (*Dublin Journ. of Medic. Scien.*, février 1876).

(3) Le docteur Basham m'a communiqué deux cas de ce genre qui ont été soumis à son observation, l'un pendant seize et l'autre pendant dix ans. Dans le dernier, il s'agit d'un médecin qui remplit d'une façon satisfaisante ses devoirs professionnels et qui, depuis le début de sa maladie, s'est marié et a eu quatre enfants remarquablement bien portants.

(4) Le foie gras est aussi très-commun dans une condition pathologique bien différente, c'est-à-dire dans les maladies consomptives telles que la phthisie et la dysenterie chroniques. On suppose que dans ces cas le sang se charge de la matière grasse qu'il enlève rapidement aux tissus du malade et que le foie en arrête une partie.

Sous l'influence de ces circonstances, la modification organique du foie est parfois associée avec une modification analogue dans la structure du cœur ou des reins, ou avec une corpulence générale. De même, dans une forte proportion des cas d'ictère catarrhal, survenant vers le milieu de la vie ou à un âge avancé, les malades ont souffert antérieurement de la goutte, ou bien ils ont été sujets à l'uricémie avec quelques-uns des symptômes dyspeptiques que j'ai déjà décrits comme l'accompagnant. J'ajouterai encore que, bien que la cirrhose soit le plus ordinairement le résultat d'une irritation directe du foie par l'alcool, il y a des cas où l'on ne peut lui donner une pareille origine, mais dans lesquels ces symptômes ont été précédés pendant des années par de la dyscrasie urique et de la dyspepsie. Des cas de ce genre se sont présentés à mon observation et ont été décrits par Baglivi, Stoll, Scudamore et Trousseau, comme une « hépatite chronique goutteuse » (1). Enfin, si nous recherchons avec soin les antécédents pathologiques des malades atteints d'un cancer primitif du foie, nous trouvons que pendant des années ils ont été *bilieux*, ou qu'ils ont été sujets à des symptômes dyspeptiques accompagnés d'abondants dépôts d'acide urique ou d'urates dans l'urine, soit habituellement ou pour le plus léger écart de régime. Ce trouble prolongé dans les fonctions des cellules ne pourrait-il finalement amener une formation cellulaire anormale, chez des personnes prédisposées au cancer? Cela ne me paraît pas insoutenable.

7° **Dégénérations des tissus en général.** — Avec l'âge, les différents tissus de l'organisme prennent une disposition à subir la dégénération et le dépérissement, de la matière grasse et quelquefois calcaire se substituant aux éléments anatomiques normaux. Il y a plus de vingt ans, M. Barlow (2) a montré que la « *maladie climatérique* » décrite par un ancien président de ce collège, sir Henry Halford, et « l'*affaiblissement des forces vitales* », décrit par le docteur Marshall Hall, étaient en grande partie dues à ces dégénérations, et ce fait est aujourd'hui généralement reconnu. Aucun organe ne présente ces dégénérations d'une façon aussi marquée, nulle part elles n'ont un aussi grave pronostic que dans le cœur et les tuniques artérielles, où elles deviennent une cause d'apoplexie, de paralysie, d'insuffisance aortique et d'autres maladies de l'âge avancé. On doit chercher l'explication de ces lésions dans un trouble des processus de nutrition et de désintégration dans lesquels le foie joue un si grand rôle, et dans bien des cas, je ne dis pas dans tous, c'est le foie qui paraît primitivement atteint. La nutrition des tissus s'altère, en partie peut-être par suite

(1) Scudamore, *Nature and Cure of gout*, 4th ed., 1823, p. 43; Trousseau, *op. cit.*, t. III, p. 341.
(2) General Observations on Fatty Degeneration, *Med. Times and Gaz.*, 15 may 1852.

de l'apport de matériaux nutritifs défectueux, mais surtout parce qu'avec l'âge l'activité fonctionnelle du foie s'affaiblit, ce qui fait que le sang et les liquides de l'organisme s'imprègnent d'une certaine quantité de matière albuminoïde décomposée, non suffisamment oxydée pour être éliminée par les reins. Mais ce qui, chez beaucoup de gens, n'est qu'un effet de la décadence sénile, peut, dans certaines conditions, survenir à une époque bien moins tardive. De nombreuses observations m'ont montré que les personnes qui consomment habituellement et à forte dose une nourriture succulente et stimulante et des boissons alcooliques, qui font peu d'exercice et dont l'urine est constamment chargée d'acide urique et d'urates, sont particulièrement sujets à la dégénération graisseuse. Il y a longtemps Andral et Lobstein ont rattaché l'athérome artériel à « une altération particulière des liquides, ressemblant beaucoup à la goutte » (1); et de leur côté également les médecins exerçant auprès des stations minérales fréquentées par les goutteux, ont fait très-souvent cette observation, confirmée par mon expérience personnelle, que l'athérome artériel, quand il survient à une époque prématurée, ou les affections valvulaires de l'aorte qui ne sont ni congétinales ni liées à une lésion ou à du rhumatisme, se rencontrent plus souvent chez les individus sujets à la dyscrasie urique, ou qui ont eu la goutte, que chez ceux qui ne présentent pas ces dispositions.

8° **Inflammations locales.** — L'uricémie prédispose aux inflammations locales. Les personnes jouissant d'une bonne santé, non pas seulement apparente mais très-réelle, sont peu sujettes aux inflammations locales. Ainsi, étant donné un certain nombre de gens exposés en même temps à une cause déterminante de pneumonie, il y en a relativement peu qui en sont atteints; et, lorsqu'on fouille les antécédents de ceux-là, on trouve ordinairement qu'avant cette attaque aiguë, ils ont été dans un état de santé anormal. C'est un point sur lequel notre ancien collègue le docteur Todd a beaucoup insisté. Voici ce qu'il dit dans une de ses remarquables leçons cliniques : « La pneumonie simple est aussi très-rare dans un certain sens, c'est-à-dire absolument libre de toute complication et indépendante de toute particularité constitutionnelle. Pour rendre cela plus clair, prenons un exemple. Si deux hommes, A et B, tous deux en bonne santé, se trouvent exposés à quelque influence nocive, telle que le froid, en même temps et pendant la même durée, A aura une forte pneumonie et B n'aura rien. Maintenant, à première vue, on a de la peine à concevoir pourquoi la pneumonie attaque l'un et non pas l'autre, car ils se trouvaient en apparence aussi bien l'un que l'autre au moment

(1) C. E. Hasse, *Diseases of the organes of Circulation and Respiration*, Sydenh. Soc. Transl., 1846, p. 82

où ils se sont exposés au froid. Mais si nous examinons avec soin les antécédents morbides de ces deux individus, nous trouverons que A a une constitution strumeuse ou goutteuse, ou a quelque particularité diathésique que B ne possède pas, et c'est pour cela que A prend une pneumonie dans des conditions qui restent sans effet sur B (1). » La goutte est une des conditions prédisposantes aux inflammations locales; mais la dyscrasie que j'ai désignée sous le nom d'uricémie et dont la goutte n'est elle-même qu'une des manifestations locales, agit dans le même sens. Après avoir mûrement étudié cette question, je suis convaincu que les individus affectés de dyscrasie urique sont beaucoup plus sujets que les autres aux refroidissements fébriles ordinaires, aussi bien qu'à des inflammations locales plus graves. Ils peuvent paraître robustes et sains jusqu'au moment où ils sont soudainement atteints de cette inflammation, mais en réalité ils ne se trouvaient pas dans un état de santé normal. J'ai eu également l'occasion d'observer que chez certaines personnes qui éliminent habituellement un excès d'urates dans l'urine, ces sels cessent d'être excrétés quand survient une phlegmasie locale ou un catarrhe fébrile ordinaire, pour reparaître de nouveau avec abondance quand la pyrexie a cédé. Dans ces cas, la rétention des urates dans l'organisme a probablement déterminé l'inflammation locale.

9° **Maladies constitutionnelles.** — Lorsque les poisons du sang pénètrent du dehors dans l'organisme, le foie est un des organes qui sont tout d'abord et le plus atteints; mais j'espère avoir clairement démontré que les états morbides du sang ou les maladies constitutionnelles, telles que la goutte et le diabète, peuvent être engendrées dans le foie par les troubles des processus de désintégration et de nutrition qui, à l'état normal, s'accomplissent dans cet organe. Il est très-probable cependant que d'autres états morbides du sang et d'autres maladies constitutionnelles ont leur origine dans le foie. Dans l'atrophie aiguë du foie, cet organe paraît être le point de départ du processus pathologique, mais tous les phénomènes subséquents montrent que la maladie est essentiellement une maladie du sang. J'ai longtemps enseigné dans mes leçons de médecine que, dans certains cas d'érysipèle et de pyohémie, la *materies morbi* est engendrée dans l'organisme; et je pense qu'on pourrait montrer que, ainsi que dans l'atrophie aiguë, c'est le foie qui est l'organe tout d'abord et principalement en défaut.

De même, il est assez probable que la quantité de fibrine trouvée dans le sang, dans le rhumatisme aigu, peut résulter de ce que la fibrine n'est pas détruite dans le foie à un degré suffisant. Dans le rhumatisme articulaire aigu, on constate souvent des antécédents de troubles hépa-

(1) *Clinical Lectures on acute Diseases*, 1860, p. 367.

tiques qui semblent indiquer qu'une formation défectueuse de glycogène dans le foie ou une transformation trop rapide ou trop considérable de ce glycogène en acide lactique peuvent être une des manières dont cette substance s'accumule dans l'organisme (1). Nous savons aussi que dans certaines conditions de l'organisme, comme après les opérations chirurgicales, après l'accouchement, à la suite des maladies fébriles aiguës, le sang est très-disposé à se coaguler dans les grands vaisseaux; et que, lorsque ces coagulations se forment dans le côté droit du cœur, la mort subite peut en être la conséquence. Notre collègue le docteur Fayrer a montré que ces phénomènes sont beaucoup plus fréquents dans l'Inde que dans ce pays (2); et, depuis que j'ai commencé ces leçons, il m'a écrit que, d'après son opinion, cela pourrait tenir à la plus grande tendance aux dérangements hépatiques qu'on observe dans les contrées tropicales.

D'un autre côté, l'insuffisance de globules rouges dans l'anémie, la chlorose, la scrofule et quelques autres maladies, peut probablement aussi être imputée, en premier lieu, à un trouble fonctionnel du foie. Il est incontestable que les malades qui souffrent d'un trouble fonctionnel prolongé du foie sont souvent très-anémiques : ils ont l'air pâle, pâteux, et supportent très-mal les pertes de sang ou les maladies aiguës. Il y a de nombreuses années, Todd et Bowmann ont remarqué que les individus atteints d'un dérangement fonctionnel du foie sont souvent pâles, comme s'ils avaient perdu du sang, quoique en réalité ils n'aient pas subi d'hémorrhagie; leur nutrition est affaiblie, la digestion altérée et le teint légèrement jaune, comme dans les cas de maladie du foie, et cependant on ne trouve après la mort aucune lésion, si ce n'est peut-être un léger engorgement (3). Dans ces cas, le fer peut ne pas convenir jusqu'à ce que les fonctions du foie soient rétablies dans leur état normal.

En vérité, il ne paraît pas improbable que la plupart des maladies dites constitutionnelles soient dues en premier lieu à quelque défectuosité du foie. L'enfant d'un goutteux n'est pas né avec la *materies morbi* ou poison de la goutte dans son sang ou dans ses tissus; mais il est né avec une tendance morbide dans son foie à produire ce poison. Peut-être peut-on en dire autant du cancer et du tubercule. Ces deux affections sont incontestablement, comme la goutte, constitutionelles et héréditaires; mais l'enfant d'un cancéreux n'est pas né avec la *materies morbi* du cancer dans son sang ou dans ses tissus, mais seulement avec une tendance à une certaine forme de nutrition anormale qui aboutit à une tumeur cancéreuse. La disposition morbide, qui existait sans

(1) Balthazar Foster, *Clinic. Med.*, 1874, p. 155.
(2) *Clinical and Pathological Observations in India*, 1873.
(1) Todd and Bowman, *Physiology of Man.*, 1856, t. II, p. 264.

doute tout d'abord dans l'œuf entier, est chez l'adulte localisée probablement dans les organes préposés à la formation et à l'épuration du sang, parmi lesquels le foie occupe la première place. Ce n'est pas un argument contre cette opinion que de dire que le foie n'est pas la partie du corps le plus souvent affectée de cancer primitif, car il n'est pas non plus le siége habituel des déterminations goutteuses locales.

Les faits et les arguments que je vous ai présentés m'ont conduit à cette conclusion, à savoir que le trouble fonctionnel du foie, en entravant la désintégration normale de la matière albuminoïde et en produisant des substances nuisibles qui ne sont pas facilement éliminées et qui, par suite, s'accumulent dans l'organisme, peut à la longue mener à bon nombre des plus sérieuses maladies — aiguës ou chroniques — auxquelles l'espèce humaine est sujette. Je vais maintenant procéder à l'examen de certains symptômes indiquant des troubles des différents systèmes physiologiques, mais ne constituant pas des maladies distinctes, et qui me paraissent également résulter de désordres fonctionnels du foie.

IV. — **Troubles des organes de la digestion.**

1° La langue. — Il est bon de se rappeler que malgré l'existence d'un trouble fonctionnel considérable du foie, la langue peut être parfaitement nette et normale, ou tout au plus légèrement chargée le matin ; mais dans beaucoup de cas, et surtout si le dérangement hépatique date de longtemps, la langue présente l'aspect qu'on décrit généralement comme caractérisant la dyspepsie atonique. Elle est large, pâle, flasque, dentelée à son tiers antérieur, tandis que sa surface est blanche et les papilles souvent allongées de manière à présenter l'apparence de poils. Si le foie est un peu congestionné, on peut encore observer, outre ce qui précède, que les papilles fungiformes sur la pointe de la langue et sur ses bords sont plus grosses et plus rouges qu'à l'état normal. Dans d'autres cas, et surtout lorsqu'il y a en même temps plus ou moins de catarrhe gastrique, toute la surface de la langue est uniformément couverte d'un enduit épais, quelquefois blanchâtre, mais parfois jaunâtre ou brunâtre. D'après sir James Paget, la goutte peut déterminer parfois un psoriasis de la langue difficile à distinguer du psoriasis syphilitique (1).

2° L'appétit peut être excellent, malgré un sérieux désordre fonctionnel du foie avec uricémie, de sorte que le malade est souvent tenté de manger ce qu'il sait par expérience ne pas lui convenir. Mais lorsque l'afflux de la bile dans l'intestin fait défaut, l'appétit est souvent

(1) *Brit. Med. Journ.*, 1875, t. I, p. 717.

mauvais et il peut y avoir de la répugnance pour la graisse et pour les aliments gras. Dans les cas, assez communs, où il y a un trouble fonctionnel sérieux du foie en même temps que de la congestion hépatique et du catarrhe gastrique chronique, on peut constater de la répulsion pour toute espèce de nourriture, mais non pour les stimulants alcooliques, qui augmentent le mal existant, mais qui, ainsi que je l'ai montré, peuvent favoriser l'accumulation de grandes quantités de graisses.

3° Gout amer. — Les personnes sujettes à l'ictère se plaignent souvent d'éprouver un goût amer; mais ce symptôme n'est pas dû à la présence dans le sang de pigment biliaire, lequel est sans goût, mais peut tenir à ce qu'il renferme de l'acide taurocholique, qui est extrêmement amer, ou quelque produit anormal de la décomposition de l'albumine. Cela peut expliquer pourquoi beaucoup de malades atteints de désordres fonctionnels du foie, mais qui n'ont pas trace de jaunisse, éprouvent souvent dans la bouche, surtout le matin, un goût amer ou quelquefois cuivreux.

4° Dyspepsie. — La flatulence est un symptôme ordinaire de trouble fonctionnel du foie. C'est un des résultats les plus fréquents d'une insuffisance de bile dans l'intestin, et, quand le canal cholédoque est complétement oblitéré, la flatulence manque rarement. C'est aussi un symptôme fréquent dans l'uricémie, où il y a souvent aussi insuffisance de bile dans l'intestin et dans tous les cas où la circulation intra-hépathique est languissante. Dans tous ces cas, par suite de l'insuffisance dans les intestins d'un liquide doué, comme nous l'avons vu, de propriétés antiseptiques, les matières contenues dans l'intestin fermentent et produisent des gaz qui s'accumulent dans cet organe, où la distension acquiert son plus haut degré de une à trois heures après le repas. L'acidité est encore un symptôme commun chez les uricémiques. Il y a généralement une foule d'aliments qui ne leur conviennent pas ou qui les rendent *bilieux*. Quand ils en mangent, ils se réveillent le lendemain avec la bouche sèche ou épaisse, un goût amer, de la céphalalgie frontale ou du vertige, des crampes, ou des douleurs dans les jointures.

5° Constipation ou diarrhée. — Dans un grand nombre de cas de trouble fonctionnel du foie avec uricémie, il y a une constipation plus ou moins marquée ; il y a probablement insuffisance de bile dans l'intestin dont l'action péristaltique n'est plus dès lors stimulée. Les fèces sont ou d'une pâleur inaccoutumée, ou bien elles deviennent noires et en forme de boule par suite d'un long séjour dans l'intestin et de l'action exercée sur elles par les sucs intestinaux. Cette dernière apparence des selles est souvent accompagnée d'une dépression morale très-notable, que les anciens auteurs ont décrite sous le nom de *mélancholie*.

Les troubles fonctionnels du foie peuvent aussi être accompagnés de diarrhée, ou de constipation alternant avec la diarrhée. On admet généralement que cette diarrhée est due à une augmentation de la sécrétion biliaire et de son évacuation : en effet, un des trois désordres fonctionnels du foie décrits par le docteur Copland (1) et d'autres auteurs, consiste en « une sécrétion excessive de bile » se manifestant « par des évacuations alvines copieuses, liquides, fortement colorées par de la bile, souvent précédées de tranchées, de nausées et quelquefois de vomissement ». Le docteur Copland prétend que les circonstances plaident en faveur de cette sécrétion biliaire excessive, plutôt qu'elle n'est de toute évidence; et, pour ma part, sans nier la possibilité de cette hypersécrétion biliaire qui se produit quelquefois et qui peut avoir une action assez irritante pour provoquer de la diarrhée, mon expérience m'a amené à adopter une explication différente pour la plupart des cas soi-disant d'hypersécrétion biliaire. Dans la plupart de ces cas, il y a évidemment plus ou moins de congestion du foie; la circulation à travers cet organe est entravée et il y a une stase sanguine générale dans les membranes de l'estomac et des intestins. Cette stase mécanique peut très-vraisemblablement se convertir en une congestion active ou une inflammation catarrhale sous l'influence d'*ingesta* stimulants, de telle sorte que même une petite quantité d'un stimulant tel que l'alcool peut provoquer de la diarrhée et des vomissements. Dans beaucoup de ces cas de « diarrhée bilieuse », les selles contiennent beaucoup de mucus aussi bien que de bile. D'après ce que j'ai établi dans ma précédente leçon, il est clair que la grande quantité de bile évacuée par l'intestin dans ces cas n'est pas un signe certain d'une hypersécrétion biliaire, mais qu'elle peut être due à ce que l'absorption en a été diminuée par suite de l'irritation de la muqueuse.

6° Altération des selles. — Une « sécrétion biliaire viciée » est un des trois troubles fonctionnels du foie décrits par les auteurs didactiques. Quoiqu'il n'y ait pas de doute que l'aspect de la bile dans la vésicule biliaire après la mort ne soit sujet à de grandes variations, on a peut-être attaché une trop grande importance aux caractères des selles considérées comme indiquant l'état du foie. Il ne faut pas oublier que les variations dans les caractères des fèces peuvent résulter de troubles fonctionnels ou de maladie organique du tube intestinal dans son long parcours du point où il reçoit la bile jusqu'à l'anus, et peuvent dépendre également de la rapidité ou de la lenteur avec laquelle les matières circulent dans ce canal. En se rappelant ces sources d'erreur, on peut dire que lorsqu'il pénètre peu de bile dans l'intestin, les selles sont pâles, d'une odeur particulièrement désagréable, à moins qu'elles ne soient res-

(1) *Medical Dictionary*, II, p. 725.

tées longtemps dans l'intestin, auquel cas elles peuvent être foncées et en formes de boules; mais lorsqu'il y a sécrétion excessive ou diminution dans l'absorption de la bile, les intestins sont relâchés, les selles sont liquides et contiennent une plus grande quantité de bile qu'à l'état normal.

7° HÉMORRHAGIE INTESTINALE. — On sait généralement que d'abondantes hémorrhagies intestinales peuvent parfois résulter d'une cirrhose et d'autres maladies organiques du foie qui donnent lieu à l'obstruction de la circulation porte. J'en ai cependant observé souvent dans des cas de trouble hépatique évident, mais sans que rien pût faire soupçonner une affection organique. Les malades en question avaient pour la plupart dépassé le milieu de la vie; j'ai vu aussi ces hémorrhagies se reproduire chez la même personne à des intervalles de plusieurs années. L'attaque est ordinairement précédée d'une sensation d'oppression, de lourdeur, de quelque chose qui rampe dans les intestins, et plus rarement de douleurs névralgiques intenses donnant l'idée de calculs biliaires, de douleur dans l'épaule droite, perte d'appétit, nausée et langue chargée; à la suite de l'attaque, souvent les symptômes s'apaisent ou cessent. Le calomel ou les pilules bleues, avec des laxatifs salins, apportent d'ordinaire un grand soulagement. Dans les intervalles des attaques, les malades peuvent jouir d'une bonne santé, sauf qu'ils ont à faire bien attention à leur régime. Ils présentent assez souvent les symptômes de la dyscrasie urique ou sont sujets à des attaques de goutte.

8° HÉMORRHOÏDES. — Chez un bon nombre des personnes atteintes d'hémorrhoïdes, la cause primitive de ces dernières est dans le foie. On constate fréquemment les hémorrhoïdes dans les cas de lésions organiques telles que la cirrhose, mais elles accompagnent souvent aussi les troubles fonctionnels et spécialement l'engorgement du foie si commun dans l'uricémie (1).

9° HÉPATALGIE. — Sauf l'exception dont j'ai déjà parlé tout à l'heure, la douleur au foie n'est pas un symptôme ordinaire d'un trouble purement fonctionnel de cet organe. Elle peut même manquer complétement lorsqu'il y a une affection organique avancée, à moins qu'elle ne se complique d'inflammation du péritoine ambiant, ou de compression d'un nerf par la tumeur morbide. Mais dans les cas d'uricémie prolongée, on observe assez souvent une sensation de pesanteur, de plénitude, de constriction ou de brûlement dans la région du foie. Et lorsqu'on néglige les intes-

(1) On trouvera quelques renseignements complémentaires sur ce sujet dans un travail intéressant de Lesueur (*Thèses de Paris*, 1875, n° 156) sur l'état du foie chez les hémorrhoïdaires. (N. D. T.)

tins, ou que le malade continue à avoir une nourriture succulente et à user de stimulants alcooliques, le foie est disposé à grossir et à se congestionner, et il peut devenir le siége d'une douleur qui augmente ordinairement après le repas, ou par le décubitus sur le côté gauche.

10° ICTÈRE. — Pour examiner si l'ictère peut résulter d'un trouble fonctionnel du foie, il est nécessaire d'entrer dans des détails concernant la pathogénie de cette manifestation morbide. Tous les cas d'ictère peuvent être rapportés à l'une des deux catégories suivantes :

Ire. Cas dans lesquels il y a obstacle mécanique au cours de la bile dans le duodénum et où la bile est par suite retenue dans les voies biliaires et là résorbée par le sang.

IIe. Cas où il n'y a pas obstacle au passage de la bile dans l'intestin. J'ai donné ailleurs le tableau des causes d'ictère se rapportant à chacune de ces catégories (voyez IXe et Xe leçons, pp. 331 et 342).

. . . .

. . . .

V. — Troubles du système nerveux.

1° DOULEURS DANS LES MEMBRES ET LASSITUDE. — Elles surviennent environ une heure après un bon repas, et sont quelquefois accompagnées d'une tendance irrésistible à l'assoupissement ; ce sont des symptômes très-fréquents et qui résultent d'un trouble hépatique avec uricémie. Avec elles on observe souvent de la flatulence et autres signes de dyspepsie atonique.

2° Les goutteux se plaignent fréquemment de PLAQUES DE BRULEMENT à la paume des mains ou à la plante des pieds et même en d'autres points du corps; les gens sujets à l'uricémie indépendante de la goutte éprouvent souvent aussi ces phénomènes douloureux. La peau qui recouvre ces plaques est parfois fluxionnée; plus communément on n'y voit rien d'anormal. Ces phénomènes peuvent persister; mais beaucoup plus souvent ils sont passagers et reviennent fréquemment.

3° NÉVRALGIE. — Tout le monde sait que les goutteux sont très-sujets à la sciatique, à la névralgie brachiale et à d'autres névralgies. Comme sir James Paget l'a observé, une névralgie qui se porte successivement sur des points divers et qui survient chez une personne d'âge moyen ou avancé, doit toujours éveiller l'idée de goutte. Dans ces cas, la névralgie est rapidement déterminée par des écarts de régime et s'observe principalement sur les points qui sont le siége habituel de la goutte, tels que le talon, l'oreille, la langue, le palais, les doigts ou le sein.

Dans des cas rares, le foie lui-même paraît être le siége d'une douleur névralgique. Un grand nombre de cas — la plupart probablement —

rapportés sous la rubrique de *névralgie du foie*, étaient vraisemblablement des cas de colique hépatique dans lesquels le calcul n'a jamais dépassé le col de la vésicule ou le canal cystique de façon à produire l'ictère. D'après ce que j'ai vu, je serais très-porté à douter du caractère purement névralgique d'une pareille attaque dans laquelle la douleur est suivie d'ictère, comme cela est arrivé dans plusieurs des cas cités. D'autres faits de prétendue névralgie hépatique étaient probablement des cas de colique néphrétique causée par des calculs rénaux, dans laquelle la douleur, comme je l'ai observé, s'irradie horizontalement en avant au lieu de se diriger comme d'habitude en bas vers le pubis. Mais, même en faisant la part de ces erreurs de diagnostic, il reste un certain nombre de faits qui paraissent être des cas de vraie névralgie du foie. Trousseau (1), Anstie (2) et d'autres auteurs ont décrit des observations de ce genre; mais, pour ma part, je n'en ai pas rencontré (v. p. 490). Dans ces cas, les malades sont sujets à des attaques soudaines, souvent périodiques, de douleur intense dans l'hypochondre droit et s'irradiant de là dans l'épaule droite, accompagnée de sensibilité au niveau d'une ou de plusieurs apophyses épineuses dorsales. Ces faits se sont présentés le plus souvent chez des gens à tempérament nerveux et sujets à des douleurs névralgiques dans d'autres parties du corps; et dans la plupart des cas les attaques ont été accompagnées d'un grand abattement. Il faut chercher la cause de ces attaques dans une disposition névralgique générale, plutôt que dans un trouble du foie. Trousseau a cependant fait remarquer que la colique hépatique d'origine calculeuse peut déterminer une vraie névralgie. Après avoir montré comment l'irritation périphérique d'une fausse dent peut provoquer une névralgie faciale, il ajoute (3) : « La même chose a lieu lors d'une colique hépatique. Des souffrances horribles éclatent tout à coup au creux de l'estomac et dans la région occupée par la vésicule du fiel et par le canal cholédoque. Jusque-là il n'y a que douleur locale sans névralgie, et la pression des apophyses épineuses des vertèbres dorsales n'est nullement pénible; mais souvent, après deux ou trois jours de souffrances aiguës, il se déclare une vive douleur dans les septième, huitième et neuvième espaces intercostaux, dans l'épaule, dans le cou et dans le bras du même côté; dès lors la névralgie est constituée et les vertèbres deviennent très-douloureuses. »

4° Des crampes violentes dans les jambes et dans différentes parties du corps sont un symptôme assez fréquent chez les individus sujets à

(1) *Clinique médicale*, t. III, 218.
(2) Anstie, *On Neuralgia*, 1871, p. 61.
(3) *Clinique médicale*, t. II, p. 379, 3e éd.

l'uricémie. Elles surviennent souvent la nuit et surtout par les temps froids et humides. Scudamore a remarqué que chez certains goutteux, ces crampes étaient si douloureuses qu'elles devenaient le caractère dominant de la maladie (1). Elles précèdent parfois un paroxysme de goutte articulaire. Le docteur Bence Jones a rapporté deux cas remarquables de ce résultat de l'uricémie. Dans le premier, il s'agissait d'un homme de quarante ans, qui avait été sujet pendant des années à des dépôts constants d'acide urique et d'urates dans l'urine. Il fut pris ensuite d'attaques de douleurs violentes dans l'estomac survenant de une à cinq heures après le dernier repas. La douleur était spasmodique d'une façon intermittente : la douleur acquit sa plus grande intensité en une demi-minute; diminua alors et redevint aussi forte qu'auparavant en deux minutes. Elle dura environ une heure, et disparut graduellement, laissant de la sensibilité à la pression et de l'irritabilité après le repas pendant deux ou trois jours. Après l'attaque, l'urine déposait toujours des cristaux d'acide urique. Ces attaques ont duré pendant plusieurs mois; mais, grâce à un régime convenable et à l'usage des alcalins, elles cessèrent complétement sous l'influence du même traitement que dans le premier cas (2).

5° La CÉPHALALGIE résulte souvent d'un trouble du foie. Le plus ordinairement elle affecte la forme d'une douleur lourde dans le front, plus rarement dans l'occiput, qui envahit le patient dès qu'il s'éveille le matin, et qui cesse rapidement ou dure la plus grande partie de la journée ou même plusieurs jours. Ces céphalalgies sont fréquentes chez les uricémiques après un écart de régime ou lorsqu'il y a de la constipation. Leur cause immédiate est probablement la présence dans le sang de quelque produit anormal de la métamorphose de l'albumine; le trouble du foie est ordinairement indiqué par de la douleur et de la pesanteur dans l'hypochondre droit, de la flatulence et une urine fortement colorée et chargée d'urates; la médication qui réussit en pareil cas, ce sont le calomel, les purgatifs salins et les diurétiques alcalins.

Il est nécessaire, parmi ces céphalalgies, de distinguer la migraine, qui est malheureusement la forme de céphalalgie à laquelle on donne encore vulgairement le nom de *bilieuse* ou *nauséeuse*. C'est une névralgie qui, probablement, dans la plupart des cas, n'est nullement liée à un trouble hépatique, les symptômes bilieux étant le résultat et non la cause de l'attaque, et la présence de la bile dans les vomissements étant, comme dans le mal de mer, simplement due aux efforts faits pour vomir. Quoique cette opinion ait été émise il y a deux siècles par Sydenham, et reproduite depuis dans beaucoup de publications médicales, parmi lesquelles

(1) *Op. cit.*, 4e édit., 1823, p. 532.
(2) *Lectures on pathology and Therapeutics*, 1867, p. 85.

je mentionnerai en particulier les *Leçons Gulstoniennes* du docteur Symonds faites à ce collége en 1858, et l'excellent ouvrage du docteur Edward Liveing (1), paru récemment, il est encore d'usage d'attribuer ces attaques à un état bilieux ou à un excès de bile dans l'organisme (2).

Mais, tout en admettant complétement que la migraine n'est nullement liée avec la rétention biliaire, je suis d'accord avec ces auteurs qui croient que certains cas de migraine sont d'origine toxique, en ce qu'ils sont symptomatiques de la goutte et quelques autres troubles. Sir Henry Holland, dans ses *Medical Notes and Reflections*, parle de céphalalgies périodiques héréditaires associées à la goutte, et il ajoute : « Conformément à cette opinion, on a raison de croire que les reins sont les organes excréteurs les plus propre à amender ces cas, principalement en augmentant l'élimination de l'acide urique et de ses composés » (3). La migraine, comme l'expose le docteur Liveing, est quelquefois l'expression de ce qu'on appelle une diathèse goutteuse latente, ou, en d'autres termes, de l'uricémie. Un père peut avoir souffert de la goutte, et son fils devenir la victime de la migraine. Chez quelques malades, la migraine termine l'accès de goutte. « La migraine, dit Trousseau, est si bien, en un grand nombre de cas, une manifestation de la diathèse goutteuse, que goutte articulaire et migraine s'observent chez le même individu, l'une cédant quand l'autre apparaît; et que souvent aussi c'est la seule expression de la prédisposition héréditaire chez des sujets nés de parents franchement goutteux (4). »

Relativement à ces observations, je voudrais appeler l'attention sur certains cas qui se sont présentés à moi, dans lesquels une céphalalgie intense m'a paru associée à cet état des reins qu'on appelle *granuleux, contracté;* c'est quelquefois le premier symptôme pour lequel le malade demande avis au médecin. La céphalalgie, dans ces cas également, était évidemment d'origine toxique, et, chez un malade, un coma mortel a suivi l'injection sous-cutanée d'un quart de grain de morphine. La céphalalgie a été si intense que plus d'une fois j'ai vu diagnostiquer en pareil

(1) *On Megrim and some allied Disorders*, London, 1873.

(2) Niemeyer (*Deutsche Klinik*, 1855, n° 28) a également établi un rapport entre la migraine et la congestion hépatique. D'après lui, chez un certain nombre de malades, le foie semble primitivement en cause; il devient douloureux, soit périodiquement, soit accidentellement, et cet état s'accompagne d'accès violents de céphalalgie qui se jugent par un vomissement de bile et des selles bilieuses, absolument comme dans la migraine la plus légitime. Or, ajoute M. Rendu à qui j'emprunte cette citation, si l'on songe que d'une part cette névrose est très-fréquemment une manifestation de la goutte, et que d'autre part elle reconnaît souvent, dans les circonstance ordinaires, pour cause occasionnelle un trouble des fonctions digestives, on n'aura pas de peine à saisir la relation qui existe entre ces différents phénomènes. (N. D. T.)

(3) *Medical Notes and Reflections*, 1839, p. 288.

(4) Trousseau, *op. cit.*, t. III, p. 338, 3e éd.

cas une tumeur cérébrale. J'ai rencontré si souvent de ces faits, qu'on peut établir, je crois, comme règle l'utilité de rechercher l'état des reins dans tous les cas de céphalalgie névralgique survenant pour la première fois chez des personnes d'âge moyen ou avancé, avant de recourir au traitement.

Il s'ensuit donc que la migraine peut parfois être rapportée à un trouble hépatique, ce trouble consistant non dans une rétention de bile, mais dans cet état du foie que nous avons vu produire l'uricémie et souvent conduire à la goutte; et, conformément à cette opinion, j'ai souvent remarqué que la migraine a été occasionnée par certains aliments particuliers et dissipée par le calomel, le podophyllin et autres médicaments qui débarrassent le foie.

6° VERTIGE, AMBLYOPIE TEMPORAIRE, DIPLOPIE, etc. — Les attaques soudaines de vertige sont dans beaucoup de cas semblables à la migraine quant à leur pathogénie, et, chez certains malades, le vertige remplace la névralgie. Mais le vertige, souvent associé à divers troubles visuels (points brillants, ondulations, etc.), d'après mon expérience, est, dans un plus grand nombre de cas, lié à quelque trouble hépatique, l'uricémie, la goutte, et accompagne l'usage de certains ingesta tels que le thé, le champagne, le citron, etc. Il y a bien des années, le commentateur de Boerhaave a rapporté le cas d'un homme qui, durant deux ans, était toujours saisi de vertige quand il essayait de se tenir debout. En vain les médecins les plus habiles essayèrent-ils de le guérir. Un beau jour, il eut une attaque de goutte, dont il n'avait jusqu'alors présenté nul indice. Dès lors il fut débarrassé de son vertige (1). Un médecin de mes amis, qui a longtemps souffert de la goutte, toutes les fois qu'il prend une tasse de thé ou un verre de champagne, est pris, souvent même dans la rue en se promenant, d'étourdissement soudain : il sent sa tête vide, et les objets environnants lui semblent tourner autour de lui; il ne perd pas connaissance, mais il tomberait s'il ne se retenait à une barrière. Au bout de quelques secondes ou quelques minutes, l'attaque se dissipe, mais chez quelques malades elle est plus persistante.

Un autre ami, qui n'a jamais eu la goutte, mais dont l'urine est fréquemment chargée d'urates, était saisi d'amblyopie et de vertiges tous les soirs pendant qu'il écrivait. Il prit du fer, de la quinine et autres toniques, mais, au lieu d'être mieux, il empira. On lui conseilla d'abandonner pour un temps sa profession et d'essayer du changement d'air. Mais avant de se déterminer à une chose aussi sérieuse, il prit quelques doses de pilules bleues, et les symptômes disparurent tout de suite et pour toujours. Un troisième malade de ma clientèle, qui pendant des années

(1) Trousseau, *op. cit.*, t. III, p. 339.

avait été sujet à l'uricémie, mais n'avait jamais eu la goutte, fut pris tout à coup, en écrivant, d'amblyopie avec des taches flottant devant ses yeux, et même il aurait complétement mais temporairement perdu l'usage d'un œil. Ici encore, le fer et la quinine firent mauvais effet, mais les symptômes se dissipèrent sous l'influence de médicaments agissant directement contre le foie. Bon nombre d'auteurs ont rapporté à des troubles d'estomac les attaques pareilles à celles dont je m'occupe : ainsi, Trousseau qui les a décrites sous la dénomination de *vertigo à stomacho læso* (1), en parle comme étant associées à une douleur épigastrique qui augmente avec la nourriture, la flatulence, les éructations acides et le vomissement de mucus glaireux; mais il admet que le trouble gastrique qu'il suppose être l'origine du vertige, peut ne pas se montrer lui-même, ce qui est parfaitement d'accord avec ce que j'ai observé. D'autre part, l'association fréquente du vertige avec la goutte ou l'uricémie, et le fait que les alcalins et les purgatifs, qui sont les meilleurs médicaments pour ces manifestations morbides, sont aussi ceux qui conviennent le mieux pour prévenir le retour des attaques de vertige, rendent probable son origine toxhémique et permettent de le faire remonter au foie qui est l'organe principalement en défaut dans ces cas.

7° Convulsions. — En janvier dernier, j'ai vu un monsieur de cinquante-huit ans, affecté de cirrhose hépatique. Il avait été adonné toute sa vie aux plaisirs de la table, et avait souffert de troubles du côté du foie depuis aussi longtemps qu'il pouvait se rappeler. Il y a six ans, survinrent des tiraillements spasmodiques intenses dans les jambes, accompagnés en trois circonstances de quelques crises épileptiformes. Peu de temps après le dernier accès, il eut sa première attaque de goutte, et depuis lors il a fréquemment souffert de la goutte, mais ni les convulsions, ni les tiraillements n'ont reparu. Il n'y avait pas de signe manifeste de maladie rénale. On a rapporté, je crois, bien des cas analogues. Ainsi, Van Swieten signale le cas d'un homme qui eut de violentes douleurs abdominales accompagnées de délire et de tremblement général, et ultérieurement une forte attaque d'épilepsie. Depuis cette époque, il eut des attaques répétées de goutte, mais plus de symptômes nerveux (2). Garrod a rapporté des cas analogues. Un monsieur qui avait eu depuis l'âge de vingt ans jusqu'à cinquante-deux ans de fréquentes attaques épileptiques, eut alors pour la première fois un violent accès de goutte à un gros orteil. De cinquante-deux ans à l'âge de quatre-vingt-douze où il mourut, il eut de fréquentes rechutes de goutte, mais pas de

(1) Trousseau, *op. cit.*, t. III, p. 5.
(2) Trousseau, *op. cit.*, t. III, p. 339.

nouvelle attaque d'épilepsie. Dans un autre cas d'«épilepsie goutteuse», le docteur Garrod (1) a trouvé de l'acide urique dans le sang (2).

8° La MANIE, comme l'épilepsie, peut parfois être un résultat de la diathèse urique, et cesser subitement et d'une façon permanente dès l'apparition d'une attaque de goutte.

9° PARALYSIE. — J'ai fréquemment rencontré des malades qui se plaignaient d'engourdissements, de picotements et d'une sensation de froid ou de quelque chose qui rampe dans les extrémités, des deux côtés et d'un seul côté. Ces symptômes peuvent être associés à de la céphalalgie, des nausées et de l'abattement, et alarment souvent sans nécessité en faisant craindre une paralysie imminente. De plus, s'ils sont associés, comme cela arrive souvent, à l'uricémie, à l'oxalurie, ou quelque autre manifestation de trouble hépatique, ils peuvent disparaître complétement et d'une façon permanente par l'usage du calomel, des purgatifs salins, des alcalins et en surveillant le régime.

10° Les BRUITS DANS LES OREILLES sont un symptôme fréquent dans la goutte (3) et aussi dans l'uricémie non dépendante de la goutte. Un malade ressent comme un vent violent qui souffle dans son oreille; un autre croit entendre une eau qui coule, ou des chants, ou des bourdonnements; chez un autre, les bruits ont un caractère pulsatile et correspondent à ceux du cœur.

(1) *On Gout*, 3rd ed., 1876, p. 460.

(2) Le docteur Henry Day a rapporté (*Clinical Histories with Comments*, 1866, p. 146) un cas très-intéressant d'épilepsie qu'il attribue à une congestion hépatique. Bien que le sujet en question fût adonné aux excès de spiritueux, les détails de l'observation justifient parfaitement l'étiologie que l'auteur a assignée à ces crises d'épilepsie. Il s'agit en effet, dans ce cas, d'un jeune homme de 22 ans qui était souffrant depuis quelques mois et qui, depuis deux ou trois semaines, éprouvait de vives douleurs dans le côté droit, juste au-dessus des côtes; matité hépatique de 5 pouces verticalement; pouls à 82; urines acides, contenant de la bile et des traces d'albumine; garde-robes décolorées, etc. Le jour de son entrée à l'hôpital, il eut une attaque d'épilepsie. Cette attaque avait été précédée par d'autres semblables, mais seulement depuis son affection hépatique actuelle, et il n'en avait jamais eu antérieurement. Traitement local et général de la congestion hépatique, dont les symptômes ne tardent pas à s'améliorer. Huit jours après sa première attaque d'épilepsie à l'hôpital, il en survient une seconde plus légère. La congestion continue à s'améliorer, mais le malade est repris, huit jours encore après la seconde, d'une troisième attaque d'épilepsie, plus légère aussi que la précédente. Ce fut la dernière. Pendant ce temps, la congestion hépatique avait suivi son cours vers la guérison.

Deux ans plus tard, le malade n'avait pas eu de nouvelle crise épileptique ni d'accidents du côté du foie. Il s'était marié et jouissait d'une parfaite santé.

Peut-être y aurait-il lieu de rapprocher de ce fait, au point de vue de la pathogénie hépatique, ceux qu'a publiés dernièrement le professeur Lépine (*Revue mensuelle de médecine et de chirurgie*, 1877, p. 573) et où il est question d'épilepsie survenant à la suite d'écarts habituels de régime chez des individus très-sanguins. (N. D. T.)

(3) Scudamore, *op. cit.*, p. 376.

11° L'INSOMNIE peut provenir de causes bien diverses, au nombre desquelles le trouble du foie qui produit l'uricémie. Lorsque tel est le cas, le malade éprouve de la lourdeur et de la somnolence après un bon repas, et il peut tomber endormi en se retirant pour se reposer; mais au bout d'une, deux, trois ou quatre heures, il s'éveille et alors, ou bien il reste éveillé pendant des heures, ou bien il retombe constamment dans son sommeil, rêvant ou ayant le cauchemar, et se réveillant quatre ou cinq fois ou même plus souvent dans l'espace d'une heure ou plus, jusqu'à ce que, le matin arrivant, il tombe dans un sommeil paisible qui dure une heure ou plus, ou bien il est obligé de se lever, en proie à la fatigue et à l'irritation. Cette insomnie, de même que le vertige dont nous avons déjà parlé, est souvent produite par certains aliments, ou de mauvaises associations d'aliments. Ce qui chez un malade déterminera de la céphalalgie, des étourdissements ou des troubles de la circulation, amènera chez un autre de l'insomnie. Parfois cependant ce symptôme se présentera chez des gens très-attentifs à leur régime. Ce qui est important aussi à noter, c'est que, dans la plupart de ces cas, il n'y a pas de signe manifeste de dyspepsie stomacale, l'appétit peut être bon, trop bon même; les intestins peuvent être libres; il peut n'y avoir ni douleur, ni flatulence ou autre malaise après les repas; mais on trouvera une tendance insolite aux dépôts d'urates dans l'urine et très-souvent d'autres phénomènes d'une soi-disant diathèse goutteuse. Cette forme d'insomnie a été décrite il y a un siècle par Cullen, le célèbre nosologiste, de la façon suivante : « Les personnes qui souffrent d'une faiblesse d'estomac, comme je l'ai moi-même éprouvé pendant un grand nombre d'années, savent que certains aliments, sans qu'on se rende compte pourquoi, empêchent de dormir. Ainsi, j'ai été éveillé une centaine de fois à deux heures du matin sans avoir éprouvé aucune impression particulière; mais je savais que j'avais dû être réveillé par une irrégularité dans le fonctionnement de mon estomac, et je me rappelais alors ce que j'avais pris à mon dîner et qui avait été cause de cette irrégularité. Le docteur Haller est sujet au même accident, et principalement dans son grand ouvrage, il rapporte les particularités de son propre cas (1). » Cette affection a également été bien décrite par le docteur Dyce Duckworth dans quelques excellentes observations sur différentes formes d'insomnie qu'il a publiées récemment (2). Cette forme d'insomnie est cependant généralement mal comprise, et on nuit souvent à ceux qui en sont affectés en leur administrant des opiacés et autres soporifiques, par ignorance de la cause réelle de cette insomnie. Bien souvent ce symptôme sera

(1) *Institutions of Medicine*, 1770.
British medical Journal, December 27, 1873.

grandement amoindri, sinon complétement aboli, par un soin attentif apporté au régime et particulièrement par l'abstinence du vin ou une grande modération là-dessus; dans quelques cas, il y a utilité à donner un peu de carbonate de soude, au moment du coucher ou au premier réveil. Quelques malades, dans ce cas, m'ont dit n'avoir jamais si bien reposé qu'après une dose de calomel ou de pilules bleues.

12° ABATTEMENT. — L'influence du foie sur le moral a été reconnue par les auteurs de toutes les époques. C'est de la croyance qu'on avait en cette influence que sont venus les termes d'hypochondrie et de mélancolie. On ne prétend pas, sans doute, que les états morbides de l'esprit auxquels nous donnons aujourd'hui ces noms, aient leur origine dans le foie ; mais, dans beaucoup de cas, ils sont incontestablement accompagnés et aggravés par des troubles de cet organe ; et il est également vrai que, indépendamment de l'hypochondrie ou de la mélancolie, les personnes atteintes de troubles fonctionnels ou organiques du foie sont sujettes à des accès de grand abattement et à des craintes imaginaires de danger imminent, qui disparaissent quand le foie est rendu à son état normal.

13° L'IRRITABILITÉ du caractère est encore un symptôme ordinaire de trouble hépatique et parfois est le premier indice de la maladie. Un homme qui supportait auparavant sans faiblir les assauts de la vie, était aimable avec tout son entourage, en vient petit à petit à se déconcerter pour des bagatelles; son imagination brode là-dessus; il rend tout le monde malheureux autour de lui, et lui-même le plus à plaindre de tous. Ses proches, ne voyant nul autre indice d'indisposition, et méconnaissant la vraie cause, mettent trop souvent ces emportements sur le compte d'un dérangement mental, d'un mauvais caractère, d'une impuissance à faire un effort moral; mais les moyens thérapeutiques propres à rétablir les fonctions du foie, s'ils sont employés à temps, feront souvent disparaître cette irritabilité, et alors, soit l'amélioration du malade sous l'influence de ce traitement, ou une attaque de goutte, viendront révéler la vraie cause du mauvais caractère de ce malade. Ainsi, dans ses *Psychological Inquiries*, sir Benjamin Brodie nous parle en ces termes d'un malade atteint d'excès d'acide urique dans le sang : « Des idées noires l'assiégent; il devient irritable, bourru, une gêne pour lui-même et une gêne aussi pour tout son entourage, s'il n'exerce pas un empire suffisant sur ses pensées et ses actes. Après un certain temps, le mal se déclare tout à coup, comme si c'était un poison : il a un violent accès de goutte au pied. On le met à un régime plus convenable et l'organisme est débarrassé de l'acide urique qui l'empoisonnait. Alors la goutte se calme : les idées riantes remplacent celles qui auparavant tourmentaient le malade, et elles persistent jusqu'à ce qu'il retombe dans ses premières habitudes et gagne ainsi une nouvelle attaque de la maladie (1). »

14° SYMPTOMES CÉRÉBRAUX ET ÉTAT TYPHOÏDE. — On sait parfaitement que l'agitation, le délire, la stupeur, le coma, les soubresauts, les tremblements, les convulsions, la langue brune et sèche, et autres phénomènes de l'état typhoïde, sont susceptibles de se présenter dans certains cas de maladie du foie avancée, qu'il y ait en même temps ictère ou non. Ces symptômes ont été ordinairement attribués à la suppression de la sécrétion biliaire. Mais nous avons montré qu'elle était dénuée de tout fondement, l'opinion d'après laquelle les éléments de la bile sont préformés dans le sang dont ils seraient simplement séparés par le foie; et nous avons vu également que la bile est loin d'être, comme on le suppose généralement, un poison mortel, et que sa présence dans le sang, même jusqu'à saturation, ne donne pas lieu à des accidents cérébraux. Ces accidents sont souvent les plus intenses lorsque l'ictère est léger, ou quand il est absent; et on les explique aisément quand on connaît les fonctions de décomposition dont on sait maintenant que le foie est chargé. Quand cette fonction est arrêtée ou sérieusement entravée, l'urée n'est plus éliminée en quantité suffisante par les reins; l'acide urique et les produits délétères de l'albumine en voie de décomposition, tels que la leucine et la tyrosine, et peut-être d'autres que nous ne connaissons encore qu'imparfaitement, s'accumulent dans le sang et les tissus: il en résulte des symptômes d'empoisonnement du sang pareils à ceux qui se manifestent quand les reins ne peuvent plus éliminer les produits de décomposition de l'albumine par suite d'une maladie de leur tissu ou d'une formation exagérée d'urée et autres produits, comme cela arrive dans beaucoup de maladies fébriles. Dans l'atrophie aiguë, par exemple, le tissu du foie est détruit et ses fonctions arrêtées; la leucine et la tyrosine remplacent l'urée dans l'urine et se rencontrent aussi en grande partie dans le foie, la rate et les reins, pendant que les symptômes cérébraux et l'état typhoïde sont les caractères dominants de la maladie.

(1) Seconde édition, 1855, p. 73.

SEIZIÈME LEÇON.

LEÇONS CROONIENNES SUR LES TROUBLES FONCTIONNELS DU FOIE (SUITE).

VI. *Troubles des organes de la circulation :* 1° palpitations et *flutterings* (1) de cœur; 2° pulsation exagérée des grosses artères; 3° irrégularités et intermittences du pouls; 4° circulation faible; 5° anémie; 6° angine de poitrine; 7° thrombose veineuse. — VII. *Troubles des organes de la respiration :* 1° catarrhe chronique de l'arrière-gorge; 2° bronchite; 3° asthme spasmodique. — VIII. *Troubles des organes urinaires :* 1° dépôts d'acide urique et d'urates dans l'urine; 2° calculs rénaux; 3° maladies des reins; 4° cystite; 5° uréthrite aiguë; 6° uréthrite chronique; 7° orchite. — IX. *Manifestations du côté de la peau :* 1° eczéma, lèpre, psoriasis et lichen; 2° urticaire; 3° furoncles et anthrax; 4° plaques de pigment; 5° xanthelasma; 6° prurit.

C. CAUSES DES TROUBLES FONCTIONNELS DU FOIE. I. Secondaires : 1° maladies organiques du foie; 2° troubles gastriques et intestinaux; 3° maladies du cœur et des poumons; 4° pyrexie. — II. Primitives : 1° écarts de régime; 2° oxygénation insuffisante; 3° température élevée; 4° influences nerveuses; 5° particularités constitutionnelles; 6° poisons.

D. TRAITEMENT DES TROUBLES FONCTIONNELS DU FOIE : 1° régime; 2° large oxygénation; 3° diluants; 4° bains; 5° purgatifs, cholagogues; 6° alcalins; 7° chlore, brome, iode et leurs sels; 8° acides minéraux; 9° toniques; 10° opium. — CONCLUSION.

MONSIEUR LE PRÉSIDENT,

MESSIEURS,

Dans ma dernière leçon, j'ai exposé quelques-uns des plus importants symptômes et maladies provenant d'une désintégration anormale des matières albuminoïdes dans le foie. Il me reste à parler de certains troubles des organes de la circulation et de la respiration, et de quelques manifestations morbides du côté de la peau, tous imputables à la même cause. Je signalerai ensuite quelques-unes des principales causes des troubles fonctionnels hépatiques, et je terminerai par une esquisse sommaire des plus importantes règles pour le traitement de ces troubles.

(1) J'ai dû renoncer à traduire le terme *fluttering* parce qu'il n'a pas d'équivalent exact dans le langage médical français : il signifie, littéralement, battement désordonné et tumultueux, mais implique l'idée de faiblesse et d'intermittence. (N. D. T.)

VI. — TROUBLES DES ORGANES DE LA CIRCULATION.

1° PALPITATIONS ET *flutterings* DE CŒUR. — La mauvaise digestion a longtemps été considérée comme une des causes de palpitation indépendantes d'affection du cœur. Beaucoup de malades atteints de ce trouble fonctionnel du cœur disent éprouver un désordre des battements du cœur passager, plutôt qu'une palpitation continue; et lorsqu'on examine ce phénomène, on voit qu'il paraît habituellement produit par un choc énergique de la pointe du cœur suivi de un ou plusieurs battements plus faibles ou un arrêt marqué. Dans quelques-uns de ces cas de palpitation, la flatulence est le symptôme dominant de l'*indigestion*; et dès lors on explique ces symptômes cardiaques par la pression qu'exercent sur le cœur l'estomac et les intestins distendus. Cette explication se trouve corroborée par ce fait qu'avec la disparition de la flatulence, souvent les symptômes cardiaques cessent ou s'améliorent. Mais dans d'autres de ces cas, la flatulence peut entièrement disparaître et les troubles cardiaques persister, tandis que dans d'autres on n'observe pas la moindre trace de flatulence, ce qui n'empêche pas les symptômes cardiaques de céder sous l'influence des médicaments qui agissent favorablement sur le foie, tels que les alcalins et les laxatifs. Il semble donc probable que dans quelques cas, sinon dans un grand nombre, où la flatulence et les palpitations coexistent, elles ne se trouvent pas en relation de cause à effet, mais résultent l'une et l'autre de la même cause. Les palpitations, et plus encore les *flutterings* de cœur, sont particulièrement fréquentes chez les goutteux, qu'ils soient atteints ou non de symptômes dyspeptiques. Tout le monde ici doit avoir rencontré des cas de ce genre. Scudamore rapporte des cas dans lesquels les malades ont souffert de palpitations violentes pendant six mois sans que rien pût les soulager: un beau jour survenait une attaque de goutte, et les palpitations cessaient tout à coup et entièrement (1). Le docteur Garrod, dans son ouvrage sur la goutte, dit ceci (2): « Un des symptômes les plus communs produits par la goutte constitutionnelle, ce sont les palpitations de cœur, souvent accompagnées d'irrégularité de son rhythme et parfois de pulsation dans plusieurs des grosses artères. Dans la plupart de ces cas, ces symptômes sont subordonnés à la dyspepsie, mais ils peuvent parfois être produits par un état pathologique du sang; j'ai noté quelques cas dans lesquels on ne put rien trouver au cœur, dans lesquels on ne constata aucun signe de trouble digestif, et où les symptômes en question cédèrent à l'apparition de la goutte dans les jointures (3). » Ces symptômes cardiaques sont

(1) *Op. cit.*, pp. 16, 98, 374.
(2) *Nature and Treatment of Gout*, 1859, p. 510.
(3) J'ai observé des cas, dit sir Henry Holland (*Medical notes and Reflections*, 3rd éd.,

également très-communs chez les gens qui sont sujets à l'uricémie ou à l'oxalurie, mais qui n'ont jamais eu la goutte. Ce sont souvent là les premiers signes qui attirent l'attention du malade et l'avertissent que sa santé n'est pas ce qu'elle devrait être : ils déterminent un grand abattement; ils sont en outre très-souvent aggravés par un traitement irréfléchi, principalement par l'usage du fer, qui peut sembler indiqué par l'apparence anémique du malade, mais qui est rarement toléré, jusqu'au moment où le foie a été remis dans son état normal par les alcalins, les laxatifs et un régime sévère. Quoique, dans les cas dont je m'occupe, les symptômes cardiaques résultent d'une irritation du pneumogastrique par un poison qui est dans le sang, on ne doit pas perdre de vue le fait que j'ai signalé, à savoir que ce même état morbide du sang peut finalement amener la dégénération du muscle cardiaque, ou une altération des valvules aortiques (voir p. 579).

2° PULSATION EXAGÉRÉE DES GROSSES ARTÈRES. — Le docteur Matthew Baillie, dans une communication faite à ce collége le 2 décembre 1812, a été le premier à attirer l'attention sur les faits de pulsation aortique, plus marquée dans la région épigastrique, simulant un anévrysme, mais persistant dans quelques cas pendant vingt-cinq ans ou plus longtemps, et résultant simplement « d'une digestion imparfaite chez des gens d'une constitution irritable » (1). Cette pulsation exagérée, non-seulement de l'aorte, mais d'autres artères, indépendante du rein contracté ou de la régurgitation aortique, est maintenant bien connue et paraît résulter, entre autres causes, d'un état pathologique du sang consécutif à un trouble du foie et souvent lié à la goutte. Scudamore rapporte des cas de palpitations dans la tête, chez des gens atteints de dérangement bilieux et de goutte, et qui ressentaient alternativement des palpitations de cœur et des pulsations de l'aorte à l'épigastre (2). Garrod parle aussi d'un état d'irritation de l'aorte et de la pulsation des grosses artères comme résultant parfois de la goutte (3). La pulsation anormale cède souvent, en pareil cas, au traitement dirigé contre le foie.

3° IRRÉGULARITÉS ET INTERMITTENCES DU POULS. — L'intermittence du pouls, accompagnée ou non de la sensation de *fluttering* du cœur dont j'ai déjà parlé, peut être le résultat de diverses causes dont voici les principales :

1855, p. 247) où des troubles cardiaques qui avaient été assez intenses et assez persistants pour faire croire sérieusement à une affection du cœur, ont cessé tout à coup au premier accès de goutte et n'ont plus jamais reparu. (N. D. T.)

(1) *Medical Transactions*, published by the Coll. of Phys., t. IV, p. 274, 1813.

(2) *Op. cit.*, p. 98.

(3) *Op. cit.*, pp. 510, 511.

a. Affection valvulaire et autres maladies du cœur. Toutefois, dans les affections organiques du cœur, l'irrégularité du rhythme est plus ordinaire qu'une franche intermittence du pouls.

b. L'affaiblissement ou une certaine irritabilité du système nerveux, comme cela s'observe souvent chez les gens âgés, ou parfois à l'état constitutionnel, ou comme conséquence de fièvres, de delirium tremens, d'hystérie, d'insomnie prolongée, d'anxiété, etc.

c. États pathologiques du sang, liés à la goutte, ou à l'uricémie, ou à quelque autre manifestation de trouble hépatique. Il a été de mode d'attribuer l'intermittence, dans ces derniers cas, à l'irritation du pneumogastrique par la dyspepsie ou la flatulence : mais, ainsi que je l'ai fait remarquer pour le vertige et les palpitations, on ne constate très-souvent ni flatulence ni autre signe de trouble gastrique; et je puis conclure, d'après mon expérience, que, dans la plupart de ces cas, l'irritation du pneumogastrique a une origine toxique, ou est due à la présence dans le sang de quelques matériaux morbides résultant de trouble du foie. Que sont ces matériaux? nous ne le savons pas exactement. Il n'est pas rare de voir dans l'ictère le pouls devenir très-lent ou même irrégulier, ou présenter des intermittences. Ces symptômes ne paraissent pas dus à la présence de pigment biliaire dans le sang, car ils manquent dans bien des cas d'ictère; mais des expériences faites il y a quelques années par Röhrig et Legg ont montré que les acides biliaires paralysent le cœur et ralentissent son action, mais que le pigment biliaire n'a pas cet effet (1). Il est donc possible que le ralentissement et l'intermittence du pouls soient produits par la présence dans le sang d'acides biliaires non décomposés, même dans les cas où il n'y a pas d'ictère; mais il est plus probable que l'intermittence doit être attribuée à quelque autre produit de la décomposition de l'albumine, d'autant mieux qu'on la rencontre souvent en rapport avec l'uricémie ou la goutte, et qu'elle disparaît fréquemment tout à fait sous l'influence des pilules bleues, des laxatifs salins, des alcalins et du régime. Un fait à noter dans ces cas, c'est que la tendance du pouls à l'intermittence est ordinairement le plus marquée à l'état de repos, et qu'elle diminue ou cesse par l'exercice. Comme dans le cas de vertige ou d'insomnie, l'intermittence peut être provoquée par l'usage de certains aliments. Elle peut durer pendant nombre d'années, ce qui n'empêche pas que le malade ne jouisse d'une très-bonne santé et ne soit capable de mener une vie très-active. J'ai vu dernièrement un monsieur, âgé de quatre-vingts ans, qui avait été affecté d'intermittence du pouls pendant plus de cinquante ans. Il avait été atteint de goutte et de dyspepsie, mais, quoique dans sa quatre-vingtième année, il était capable

(1) Voyez leçon IX, p. 327.

de faire à pied d'assez longues distances et de monter un peu sans difficulté. Il est bon de noter que l'intermittence du pouls peut durer pendant des années et puis disparaître complétement. Le professeur Lasègue, de Paris, qui a publié un mémoire intéressant sur le pouls intermittent (1), pense qu'on l'observe principalement dans deux conditions : d'abord il accompagne quelque état morbide chronique général, qui est le prélude de quelque chose de plus aigu, dont le développement amène la cessation de l'intermittence; et ensuite il accompagne un état morbide général consécutif à la première invasion d'une maladie locale, la cachexie générale, et l'intermittence du pouls disparaissant au bout d'un certain temps, quoique l'affection locale primitive persiste. Le cas suivant, qui m'a été communiqué par le docteur Paul Jackson, est un remarquable exemple de la disparition complète de l'intermittence après plusieurs années de durée, et aussi de son origine toxique.

Vers l'année 1838, M. J. T., alors âgé de quarante-deux ans, tempérament nerveux, bon vivant, et sujet au dérangement hépatique, commença à éprouver des intermittences de pouls et une sensation *fluttering* au cœur. Il n'avait ni dyspnée ni autre symptôme de maladie du cœur, pas de bruit cardiaque anormal. Il vit un grand nombre de médecins, et il n'alla pas mieux; mais au bout de trois ans survint une attaque intense d'urticaire, à la suite de laquelle l'intermittence et le *fluttering* disparurent pour toujours. Il vécut encore vingt ans et, à part quelques attaques de goutte et de vertige subit, il jouit d'une bonne santé. Il mourut enfin subitement, à l'âge de soixante-cinq ans, d'une rupture du cœur.

Il est bon d'ajouter que lorsque l'intermittence du pouls coexiste avec une affection valvulaire du cœur, elle paraît quelquefois due à un trouble hépatique plutôt qu'à la lésion cardiaque. Prenons pour exemple l'insuffisance aortique. Dans cette lésion, le rhythme du pouls est ordinairement régulier, mais, dans des cas rares, il est irrégulier et intermittent. L'apparition de ce symptôme fait souvent porter sur l'état du malade un pronostic plus grave, et cependant il peut n'y avoir aucune aggravation des autres symptômes cardiaques. Le pouls peut devenir régulier, après de l'exercice, au lieu d'être plus intermittent, et l'intermittence disparaître entièrement sous l'influence de la même médication qui réussit quand il n'y a pas de maladie de cœur. Il n'est nullement surprenant que l'intermittence du pouls soit indépendante de la lésion cardiaque en question, quand on se rappelle que l'athérome artériel, qui est la principale cause de l'insuffisance aortique survenant à un âge moyen ou avancé (2), et l'intermittence du pouls, peuvent tous les deux être le ré-

(1) *Des intermittences cardiaques* (*Arch. génér. de médec.*, décembre 1872).

(2) Je ne me rappelle pas avoir rencontré l'intermittence du pouls dans des cas d'insuffisance aortique d'origine rhumatismale.

sultat de la dyscrasie urique. L'observation suivante sert à confirmer ce que je viens d'exposer.

En juillet 1873, j'ai donné mes soins à un ancien soldat, âgé de cinquante-six ans, affecté, au moins en apparence, de douleurs musculaires ou névralgiques. Il se trouva qu'il avait une insuffisance aortique, sans avoir jamais ressenti le moindre symptôme d'affection cardiaque — douleur, palpitation ou dyspnée. — Il avait été employé dans un établissement public où il était obligé, entre autres choses, de monter de forts paniers de charbon, ce dont il ne parut pas souffrir sensiblement. Son pouls était tout à fait régulier. On lui donna de la quinine; mais il quitta l'hôpital au bout de quelques semaines, sans être beaucoup mieux, et retourna à son ouvrage. Il revint me trouver en décembre, se plaignant de douleur dans l'épaule droite et de constipation; son pouls était devenu très-intermittent et souvent aussi il éprouvait au cœur une sensation de *fluttering*. Il n'avait pas d'autre symptôme cardiaque, et quand il faisait de l'exercice, son pouls devenait régulier. Je le traitai alors par les pilules bleues, le colchique, les laxatifs, les alcalins et l'iodure de potassium, et la douleur de l'épaule, le *fluttering*, ainsi que l'intermittence, disparurent rapidement.

4° Affaiblissement de la circulation. — Dans des cas de trouble hépatique prolongé, il n'est pas rare d'observer des symptômes d'affaiblissement de la circulation qui peuvent être indépendants des palpitations ou des irrégularités du pouls. Le malade se plaint de langueur, de faiblesse, de froid aux extrémités. On constate que le cœur bat faiblement, sans qu'il y ait aucune lésion organique; mais il y a des signes manifestes de trouble hépatique et l'urine dépose souvent des urates. Le fer, la quinine et les stimulants alcooliques, qui sont souvent prescrits en pareil cas, peuvent faire empirer le malade au lieu de l'améliorer, et le plus sûr moyen d'arriver à augmenter l'énergie du cœur, c'est de proscrire l'alcool et de s'occuper du foie (1).

(1) L'influence pathogénique du foie sur le muscle cardiaque est encore très-obscure, en dehors des faits signalés dans les pages qui précèdent et qui concernent mieux peut-être la goutte que le foie proprement dit. Cela tient plutôt à ce que l'attention n'a guère été attirée sur ce point, qu'à la rareté des cas où on pourrait la constater; telle est du moins l'opinion du professeur Potain, qui a eu l'obligeance de me faire part des résultats de son expérience tout à fait spéciale là-dessus.

Le premier cas qu'il a eu l'occasion d'observer l'a beaucoup frappé et lui a donné lieu de penser que des faits de même nature sont probablement plus communs qu'on ne croit. Il s'agissait d'une dame chez laquelle M. Potain constata les signes d'une insuffisance tricuspidienne dont rien ne pouvait rendre compte, sauf cependant que cette dame était atteinte de coliques hépatiques dont les crises, accompagnées d'ictère, revenaient assez fréquemment. C'est contre l'affection calculeuse que le traitement fut dirigé, et la guérison de la lithiase biliaire fut suivie de la disparition des signes de l'insuffisance.

Depuis lors, le professeur Potain a observé un bon nombre de cas d'affections hépa-

5° ANÉMIE. — (Voir p. 582.)

6° ANGINE DE POITRINE. — L'affection névralgique désignée sous le nom d'angine de poitrine reconnaît vraisemblablement différentes causes, au nombre desquelles il me semble qu'on peut ranger la dyscrasie urique. Il y a maintenant bien des années qu'un médecin anglais, le docteur W. Butter, décrivit certains cas de cette affection comme de la goutte diaphragmatique. Ses malades avaient peu surveillé leur régime et étaient particulièrement adonnés aux liqueurs fortes; l'urine déposait en abondance; l'attaque peut finir par un accès de goutte (1). De nombreux auteurs ont depuis décrit une cardialgie goutteuse; et, plus récemment, Trousseau a fait remarquer que certains cas d'angine de poitrine ne sont liés à aucune maladie du cœur ou des gros vaisseaux et ne sont qu'une manifestation de la diathèse goutteuse (2). J'ai vu, il n'y a pas longtemps, un monsieur de soixante-cinq ans qui se plaignait d'être éveillé trois ou quatre fois par semaine, la nuit, par une douleur violente dans la région du cœur s'étendant jusqu'à l'épaule et au bras gauche. Je ne pus trouver aucun signe de maladie de cœur. Ce malade m'assura que,

tiques diverses, congestion chronique, catarrhe biliaire aigu, cirrhose hypertrophique avec ou sans ictère, suivies de dilatation ou d'hypertrophie du cœur droit. Je viens de voir dans son service une femme qui, à la suite d'ennuis prolongés, de scènes vives et fréquemment répétées avec son mari, a eu d'abord le foie gros, et aujourd'hui on constate les signes de l'hypertrophie du cœur droit.

Ces phénomènes seraient donc en quelque sorte le pendant de ce qui se produit dans le cœur gauche sous l'influence des lésions rénales et suivraient peut-être le même mode de développement.

Après s'être assuré que dans certains cas nettement déterminés de dilatation ou d'hypertrophie du cœur droit, c'est bien le foie qui est le promoteur pathogénique, il reste à savoir s'il agit directement ou indirectement sur le cœur et de quelle façon il paraît agir.

Le professeur Potain, tout en faisant de grandes réserves, eu égard au vague qui règne encore sur ce point, est porté à penser que le foie n'agit sur le cœur que par l'intermédiaire des poumons. Ainsi, l'organe le premier atteint par l'effet de l'affection hépatique, serait le poumon, lequel à son tour réagit alors sur le cœur. Nous rentrons ainsi dans la catégorie des faits très-bien connus aujourd'hui, concernant l'influence des affections pulmonaires sur le cœur droit, et sur lesquels le docteur Gouraud a écrit un excellent travail d'ensemble.

Quant à la façon dont le foie influencerait les poumons, on peut parfaitement admettre, et ici nous nous retrouvons en présence des idées de Murchison, que le foie, troublé dans son fonctionnement, ne remplit qu'imparfaitement son rôle d'organe épurateur vis-à-vis du sang qui, chargé dès lors de matériaux viciés, embarrasse la circulation capillaire des poumons, par suite de quoi la pression sanguine dans le cœur droit se trouve modifiée.

Cette succession de phénomènes est des plus vraisemblables, sans compter qu'il n'y a guère moyen d'expliquer les choses autrement. Malheureusement on n'a pu jusqu'à présent constater le trouble fonctionnel pulmonaire, d'origine hépatique, qui sert de trait d'union entre le foie et le cœur, et c'est là le seul point hypothétique de la question. Je ne doute pas d'ailleurs qu'un sujet si intéressant ne provoque de nouvelles recherches qui combleront probablement les quelques lacunes que j'ai signalées. (N. D. T.)

(1) *Treatise on Angina Pectoris*, Second édit., London, 1806.

(2) *Op. cit.*, t. III, p. 339. — Voir aussi t. II, pp. 508, 509 et 510.

six ans auparavant, il avait eu, pendant des mois, de semblables attaques, qu'un traitement avait fait disparaître. Il n'avait jamais eu la goutte, mais il était fort peu attentif à son régime, et son frère souffrait atrocement de la goutte.

7° THROMBOSE VEINEUSE. — Il y a de bonnes raisons pour croire que l'état morbide du sang résultant d'un trouble fonctionnel du foie détermine souvent la production de thrombose veineuse. Sir James Paget a décrit des cas de ce genre sous le nom de *phlébite goutteuse*. Voici ce qu'il dit à ce sujet :

« Cette dénomination est justifiée, je crois, par le nombre des cas dans lesquels la phlébite est associée à l'inflammation goutteuse ordinaire dans les pieds ou les jointures, et se présente, sans incitation apparente, ou à peu près, chez des gens d'une constitution goutteuse prononcée, ou disposés à la goutte par l'hérédité. Dans ces cas, la phlébite peut n'offrir aucun caractère particulier susceptible d'en faire reconnaître la nature ; il n'est pas rare cependant de lui trouver certains traits spéciaux, ainsi dans sa symétrie, des métastases apparentes et des rechutes fréquentes. La phlébite goutteuse est bien plus fréquente dans les membres inférieurs que partout ailleurs ; mais elle n'est pas limitée au membre qui est ou a été le siége habituel de la goutte. Elle atteint les veines superficielles plutôt que les profondes, et se manifeste le plus souvent sous forme de plaques, intéressant, par exemple, un jour une portion de la veine saphène et le lendemain une autre portion isolée, ou une portion correspondante de la veine du côté opposé ou de la fémorale. Ces phénomènes témoignent une disposition évidente à la métastase et à la symétrie; caractères qui me paraissent militer fortement en faveur de cette opinion, à savoir que la maladie essentielle et primitive n'est pas une coagulation du sang, mais une inflammation partielle des parois veineuses. Les portions enflammées de la veine donnent une sensation de dureté ou de grande fermeté; elles sont douloureuses, *aching*, et très-sensibles au toucher. Ces douleurs précèdent souvent les signes plus manifestes de la phlébite, et il n'est pas rare de les voir débuter subitement. Les téguments et les veines affectées (là où elles sont superficielles) sont légèrement épaissis et souvent marqués d'une teinte rouge foncée. S'il n'y a que les veines superficielles d'intéressées, il peut n'y avoir que peu d'œdème ; mais quand ce sont des troncs veineux, tels que la fémorale, tout le membre présente les signes d'une obstruction veineuse complète : il est gros, disgracieux, informe, lourd et roide ; la peau y est fraîche et peut être pâle, mais plus souvent elle a une légère teinte livide partielle sur laquelle se dessinent les petites veines superficielles un peu distendues. Le membre ainsi grossi présente un œdème généralisé, mais il est ferme, la peau y est tendue, il ne cède pas aisément à la pression et le doigt n'y enfonce pas profondément. Cet état seul permet parfois de reconnaître la maladie, car il peut être très-marqué quand il n'y a qu'une petite portion de la veine affectée, et qu'elle se trouve située si profondément (comme la partie inférieure de la poplitée) qu'on peut à peine la sentir. Les symptômes généraux associés à cet état sont ceux d'un léger appareil fébrile, ou d'une attaque ordinaire de goutte, plus ou moins aiguë suivant les cas. Je n'ai jamais eu l'occasion de constater dans une autopsie les lésions produites par cette maladie, car dans le seul cas mortel que j'ai rencontré, l'examen cadavérique ne fut pas permis. Autant qu'on peut en juger par les phénomènes subséquents observés pendant la vie, les veines qui étaient obstruées redeviennent libres dans certains cas : on voit en effet parfois l'œdème se résoudre complétement et le membre recouvrer son état normal, bien que les veines conservent vraisemblablement une grande susceptibilité. Elles deviennent très-douloureuses quand on se trouve fatigué, pour un malaise ordinaire, ou quand le temps change. J'ai vu la phlébite affecter trois ou quatre fois la même veine sous l'influence de causes insignifiantes. Dans d'autres cas cependant (mais je pense que c'est plus rare que dans les autres formes de phlébite), l'obstruction des veines paraît complète et permanente ; et alors, si ce sont des troncs veineux, le membre reste indéfiniment gros, incommode et lourd. Ses veines superficielles peuvent au bout d'un certain temps devenir variqueuses, et d'autres peuvent grossir par l'apport des collatérales ; et je crois que certains tissus du membre, surtout les muscles, peuvent prendre un surcroît de développement (1). »

De même que dans les autres formes de thrombose, le caillot peut se briser et ses fragments se disperser, et par suite on peut voir se produire une syncope ou même la mort subite par embolie de l'artère pulmonaire. Cette forme de thrombose est, comme la goutte, souvent héréditaire ; mais il est bon de se rappeler qu'elle peut être produite par un trouble fonctionnel du foie chez des personnes qui n'ont jamais eu de manifestation goutteuse et qui n'ont pas non plus d'antécédents héréditaires goutteux.

VII. — TROUBLES DES ORGANES DE LA RESPIRATION.

1° ANGINE CATARRHALE CHRONIQUE. — Les gens affectés de goutte ou d'uricémie sont très-sujets à une hypersécrétion muqueuse habituelle du pharynx et de l'arrière-cavité des fosses nasales, qui s'accumule d'ordinaire pendant la nuit et peut s'accompagner d'une toux fatigante. Les écarts de régime augmentent généralement cette hypersécrétion, et peuvent provoquer une extension du catarrhe, avec raucité de la voix ; ces faits expliquent donc cette opinion de Scudamore, à savoir qu'un accès de goutte est parfois précédé de toux et d'hypersécrétion muqueuse de la trachée (2).

(1) *On Gouty and some others forms of phlebitis, Saint-Bartholom. Hosp. Rep.*, 1866, t. II, p. 83. (Reproduit aussi dans les *Leçons de clinique chirurg.*, trad. par le docteur Petit, 1877.)
(2) Scudamore, *op. cit.*, pp. 17, 376.

2° BRONCHITE CHRONIQUE. — Les recherches de Trousseau (1), de notre collègue le docteur Greenhow (2), et celles faites par d'autres observateurs, ont prouvé nettement que, dans beaucoup de cas, la bronchite chronique a la même pathogénie que la goutte et par suite procède d'un trouble fonctionnel du foie. La goutte et la bronchite sont très-communes dans une même famille. La goutte est on ne peut plus commune chez les bronchitiques, et ces deux maladies alternent souvent chez le même individu, la goutte disparaissant quand vient la bronchite et celle-ci cédant à l'apparition de la goutte; l'une et l'autre se trouvant bien du même traitement. On peut ajouter que les personnes qui n'ont jamais eu la goutte et qui ne sont pas de race goutteuse, mais qui sont sujettes à l'uricémie, sont également très-disposées à la bronchite.

3° ASTHME SPASMODIQUE. — Bien que l'asthme spasmodique consiste essentiellement en une tendance morbide du système musculo-nerveux des divisions bronchiques à entrer violemment en activité, le stimulus de la contraction paraît chez quelques malades être d'origine toxique, ou être déterminé par la présence de quelque principe morbide dans le sang. « Lorsque, dit le docteur Todd, la *materies morbi* de l'asthme a été engendrée, elle a pour effet d'irriter le système nerveux, non pas en entier, mais dans certaines parties, telles que les nerfs qui président à la respiration, le pneumogastrique et les nerfs des muscles respiratoires, soit à leur extrémité périphérique, soit à leur extrémité centrale dans la moelle allongée et spinale (3). » La nature de cette *materies morbi* paraît être bien analogue à celle de la goutte, et comme elle, provenir de troubles dans les modifications sanguines dont le foie est le siége principal. L'asthme, comme la goutte, est une maladie héréditaire : il est fréquent parmi les individus de souche goutteuse; chez le même individu il est souvent associé à la goutte, aux calculs biliaires ou autres troubles hépatiques; on sait aussi que les attaques d'asthme alternent périodiquement avec les attaques de goutte. En outre, un accès d'asthme, de même qu'un accès de goutte, de vertige ou d'insomnie est souvent provoqué par une indigestion et par l'ingestion de certains aliments. Notre ancien collègue le docteur Hyde Salter, qui a jeté tant de lumière sur la pathologie de l'asthme, admettait que l'accès, dans les cas dont il s'agit, était déterminé par la « présence momentanée dans les vaisseaux des poumons de principes provenant de l'estomac et des intestins (4) »; mais il me

(1) *Op. cit.*, t. III, p. 341
(2) *On Chronic Bronchitis*, 69, p. 55.
(3) *Medical Gazette*, décembre 1850.
(4) *On Asthma*, 1860, pp. 46, 117.

semble que la *materies morbi* est bien plus vraisemblablement produite par un trouble hépatique consécutif à l'ingestion d'aliments nuisibles, de même que pour les attaques analogues de goutte, de vertige, etc.

VIII. — Troubles des organes urinaires.

Les remarques que j'ai déjà présentées me dispensent d'insister davantage sur la tendance qu'ont les troubles fonctionnels du foie à faire naître des symptômes urinaires. Je répéterai simplement que les troubles hépatiques sont une cause commune de :

1° Dépôts d'acide urique et d'urates dans l'urine (p. 568).
2° Calculs rénaux (p. 572).
3° Maladies des reins et albuminurie (p. 575).
J'ajouterai maintenant que :
4° La cystite est parfois produite par la diathèse urique. Elle est souvent précédée d'un excès d'acide urique dans l'urine, de la disparition d'une éruption eczémateuse ou d'une attaque de dyspepsie. Cette attaque est souvent remarquable par la soudaineté de son invasion et la rapidité aussi avec laquelle elle cède.

5° Uréthrite. — L'uricémie peut non-seulement modifier ou prolonger une blennorrhagie ordinaire, mais elle est parfois même la cause primitive d'une uréthrite aiguë. Sur ce point, je ne puis mieux faire que de citer l'opinion de sir James Paget : « L'inflammation aiguë de la muqueuse uréthrale, accompagnée des signes ordinaires de la blennorrhagie — écoulement purulent, brûlement, micturition fréquente et érections douloureuses, — peut être déterminée par la goutte. J'en ai vu des cas anthentiques, qui s'étaient produits sans qu'il y eût eu infection et qui eux-mêmes n'étaient pas infectieux (1). »

6° Uréthrite chronique. — Des érections persistantes et parfois douloureuses pendant le sommeil, peuvent être un effet de l'uricémie, surtout chez les individus âgés. Je les ai observées également sur des gens d'âge moyen auxquels elles causaient un sommeil constamment agité; elles étaient souvent calmées par les pilules bleues, les alcalins et le bromure de potassium.

7° L'orchite, tantôt aiguë et tantôt chronique, peut encore être un résultat de l'uricémie ou de la goutte. La forme chronique est souvent accompagnée d'hydrocèle et amène parfois la production de masses indurées dans le testicule ou l'épididyme, qu'on prend pour du tubercule ou du cancer, mais qui disparaissent avec le temps et le traitement.

(1) *Brit. med. Journ.*, 1875, t. I, p. 701.

IX. — CONDITIONS ANORMALES DE LA PEAU.

Il est bien évident que bon nombre de manifestations cutanées prennent leur source dans un trouble des processus d'oxydation ou de désintégration qui se passent dans le foie.

1° Presque tous les observateurs sont d'accord pour admettre que l'eczéma, la lèpre, le psoriasis et le lichen peuvent provenir de l'uricémie. Il y a bien des années, sir Henry Holland remarquait qu'il avait « si souvent vu le psoriasis régner dans des familles de goutteux — quelquefois alternant avec des attaques aiguës de goutte, quelquefois cessant grâce à elles, quelquefois semblant les prévenir chez des individus disposés à en avoir, — qu'il est difficile de ne pas assigner la même cause morbide à ces résultats (1). » Notre ancien distingué président, sir Thomas Watson, dans sa *Practice of Medicine*, parle de la lèpre et du psoriasis comme de maladies du sang dépendant de quelque poison engendré dans l'organisme (2). Le docteur Garrod atteste également la connexion fréquente de l'eczéma et du psoriasis avec la goutte. D'autre part, sir James Paget a fait remarquer que les malades chez lesquels l'application locale d'arnica sur la peau est suivie d'érysipèle, de vive douleur et même de vésication et de desquamation, sont toujours de constitution goutteuse (3). Mon expérience m'a permis de constater l'exactitude de ces observations; mais dans bien des cas, ces manifestations cutanées paraissent provenir des troubles fonctionnels du foie qui souvent précèdent la goutte, bien que le malade ni aucun membre de sa famille n'ait jamais eu cette maladie. Relativement à ce point de vue, le docteur Tilbury Fox, dans son récent ouvrage sur les affections de la peau, fait les remarques judicieuses qui suivent : « Tous les désordres qui sont liés à la rétention des excreta dans l'organisme et leur circulation dans le courant sanguin, peuvent fournir une cause d'eczéma. C'est là un fait clinique d'une très-grande importance. Étant donné la tendance à l'eczéma, la transmission de l'acide urique à travers les capillaires de la peau produira un trouble suffisant pour aggraver certainement et provoquer de nouveau une poussée eczémateuse. C'est en cela que consiste l'eczéma goutteux; si bien qu'en éloignant l'acide urique de la circulation, l'eczéma souvent disparaîtra et sera dans tous les cas moins rebelle au traitement. On rencontre parfois des cas pareils à ceux dont je parle et qui durent pendant des années; on les sature de préparations arsenicales et hydrargyriques, mais on ne les améliore que lorsqu'on a reconnu qu'ils sont compliqués d'une formation et

(1) *Medical Notes and Reflections.*
(2) *Lectures on the Principles and Pract. of Medic.*, 5th edit., 1871, t. II, p. 1023.
(3) *Brit. med. Journ.*, 1875, t. I, p. 633.

circulation excessives d'acide urique et qu'on a institué un régime de nature à empêcher ces conditions de continuer à se produire (1). » Le docteur Fox appelle aussi l'attention sur ce fait que les enfants affectés d'eczéma ont souvent les selles blanchâtres (2).

Anatomiquement, il n'y a aucun signe qui permette de distinguer ces éruptions cutanées de celles produites par d'autres états constitutionnels; mais on remarquera souvent que leur apparition est subite et accompagnée de symptômes dyspeptiques, et qu'elles sont déterminées par l'ingestion d'aliments qu'on sait ne pas convenir.

2° Urticaire. — Je l'ai maintes fois rencontrée liée à l'ictère et autres troubles du foie. Graves a vu huit à neuf cas d'individus atteints de rhumatisme aigu devenir subitement ictériques par suite de l'invasion d'une hépatite (congestion du foie?), et chez lesquels l'ictère fut suivi d'urticaire (3). Parmi les causes de l'urticaire, le docteur Tilbury Fox signale « la circulation de principes âcres et excrémentitiels tels que l'acide urique, la bile, etc., qui, venant à la surface cutanée, s'y oxydent et deviennent plus actifs (4). » Il fait encore remarquer qu'on a observé l'asthme associé d'une certaine façon à l'urticaire (5), association qu'expliquent les remarques précédentes. Scudamore parle d'une violente urticaire ayant duré deux jours et qui précéda un paroxysme de goutte (6); j'ai moi-même connu des gens chez lesquels le champagne ou certains aliments produisaient presque invariablement la goutte ou l'urticaire. Récemment j'ai donné des soins à un garçon âgé de neuf ans, affecté d'urticaire *tuberosa* et de purpura *urticans*, avec complication d'hémorrhagie intestinale et d'hématurie, et excès d'acide urique dans les urines, ce qui donnait lieu de supposer avec raison que la cause primitive était un trouble fonctionnel du foie.

3° On observe parfois des furoncles et des anthrax liés à l'ictère et qui sont également déterminés par la présence dans le sang soit de l'urée, soit d'autres principes excrémentitiels. Il est possible encore de voir dans la relation qui existe entre le phlegmon ou l'anthrax et le diabète, une preuve de l'influence des troubles du foie sur les maladies de la peau.

4° Les taches pigmentaires de diverses sortes, sur la face, les mains et autres parties du corps, ne sont pas rares dans les troubles fonctionnels du foie; elles sont même parfois désignées sous le nom de *taches de foie*

(1) *Skin Diseases*, 3rd edit., 1873, p. 175.
(2) *Op. cit.*, p. 11.
(3) *Clinique médicale*, traduction Jaccoud, t. I, p. 571, 1re éd.
(4) *Op. cit.*, p. 120.
(5) *Op. cit.*, p. 121.
(6) *Op. cit.*, p. 103.

par les gens du monde, qui leur donnent peut-être trop d'importance en tant que signes de troubles hépatiques. Elles peuvent, comme le remarque le docteur Laycock, être le résultat d'une oxydation imparfaite, ou d'une production exagérée de carbone, dans les désordres du foie (1), mais elles peuvent aussi provenir d'autres sources.

5° Le XANTHELASMA OU VITILIGOÏDEA, qui consiste en une dégénérescence graisseuse du tissu sous-cutané ou sous-muqueux, analogue à l'athérome, est une remarquable affection de la peau, souvent associée à un trouble du foie. (Voyez leçon VII, p. 255 et leçon IX, p. 326.)

6° Le PRURIT est un symptôme assez gênant qui résulte souvent d'un désordre du foie. On sait qu'il accompagne souvent l'ictère; mais il n'est pas dû à la présence de la bile dans le sang, car il manque dans bien des cas de jaunisse et je l'ai vu maintes fois précéder de quelques semaines l'apparition de la jaunisse, et cesser alors que celle-ci persistait. De plus, j'ai vu souvent des démangeaisons intolérables chez des individus affectés de troubles fonctionnels du foie sans ictère. Le prurit peut envahir successivement diverses parties du corps, ou être général. Il ne s'accompagne d'aucune éruption. Il est toujours plus intense sur les points les plus chauds, et avec une alimentation stimulante; de même il augmente considérablement quand on le gratte. C'est un symptôme habituel chez les goutteux (2) et chez les gens affectés de diathèse urique. Il disparaît souvent sous l'influence d'un régime plus sévère, de quelques doses de pilules bleues et des alcalins. Comme l'a dit le docteur Bence Jones (3), « le prurit, l'urticaire, l'eczéma et l'herpès, sont les manifestations extérieures d'une hyperacescence (4). »

C. — ÉTIOLOGIE DES TROUBLES FONCTIONNELS DU FOIE.

Les remarques que je vais présenter sous ce titre ne viseront que la fonction de désintégration du foie. J'ai déjà parlé des causes du diabète et de certains autres troubles fonctionnels du foie. Le trouble hépatique

(1) T. Fox, *op. cit.*, p. 404.

(2) Scudamore, *op. cit.*, p. 103.

(3) *Lectures on Pathology and Therap.*, 1867, p. 84.

(4) A propos des observations de l'auteur sur les manifestations du côté de la peau, je rapporterai le fait suivant : J'ai donné des soins, à Vichy, à un monsieur âgé de 48 ans, affecté de goutte depuis 4 ans seulement, mais qui, depuis nombre d'années, quinze à vingt ans au moins, est pris à peu près tous les ans et quelquefois deux fois par an, assez généralement vers le printemps ou l'automne, d'une éruption scarlatiniforme très-intense, étendue sur tout le tronc et à la racine des membres, accompagnée de fièvre assez forte, mais ne durant pas plus de deux ou trois jours. Son médecin ordinaire, que je connais, ni son entourage, n'ont remarqué aucun phénomène critique concomitant. (N. D. T.)

qui amène l'uricémie peut être *primitif* ou *secondaire* à d'autres états morbides de l'organisme. C'est du premier surtout que je vais m'occuper : on peut cependant rappeler brièvement les principales causes des troubles fonctionnels du foie secondaires de la façon suivante :

1° *Toutes les affections organiques du foie* troublent plus ou moins les fonctions de cet organe. Ces troubles, on les juge d'ordinaire uniquement d'après la nature des évacuations alvines, et l'on ne tient pas compte des fonctions bien plus importantes de sanguification et de dépuration accomplies par le foie. Aussi est-il bon de rappeler que, dans les affections organiques du foie, ces fonctions peuvent être sérieusement troublées sans qu'il y ait de modification sensible dans les évacuations. Dans toutes les affections organiques du foie non accompagnées de fièvre, et où il y a une destruction assez considérable de tissu glandulaire, on observe une tendance à la diminution de l'urée et l'augmentation des urates dans l'urine, et cela longtemps avant que le malade soit devenu anémique. A la fin peuvent survenir des symptômes d'empoisonnement du sang, sans que pour cela il y ait ictère, et bien que la bile passe librement dans les évacuations. On voit très-bien ces phénomènes dans l'atrophie aiguë du foie; mais on peut les constater aussi, quoique moins marqués, dans les abcès, la cirrhose, le cancer, etc.

2° Les *troubles de la digestion gastrique et intestinale* conduisent souvent à des troubles secondaires du foie. Ainsi, cet organe peut se déranger par suite de dyspepsie stomacale, ou d'une constipation prolongée causée par l'atonie des intestins ou par insuffisance de sécrétion intestinale; il est même parfois difficile d'établir si le trouble hépatique est primitif ou secondaire.

3° Les *maladies du cœur et des poumons*, en mettant obstacle à la circulation et en entravant les phénomènes d'oxydation, sont une cause fréquente de trouble fonctionnel et même, à la fin, d'affection organique du foie. Il me paraît inutile d'insister ici sur ce fait, à savoir combien les symptômes des affections valvulaires du cœur sont souvent aggravées par ceux des troubles fonctionnels du foie, et sur la nécessité qu'il y a à s'en occuper dans le traitement de la maladie primitive.

4° *Pyrexie*. — Dans toutes les maladies accompagnées de pyrexie provenant de quelque cause générale, telle qu'un poison spécifique ou d'une inflammation locale, il y a un trouble fonctionnel du foie plus ou moins marqué. Le foie du reste joue un rôle prédominant dans la pathologie du processus fébrile. C'est un des rares organes qui ne s'usent pas durant la fièvre : au contraire, il grossit et se congestionne, pendant que ses cellules glandulaires se remplissent de fines granulations albuminoïdes.

On sait que ces modifications sont accompagnées d'une augmentation dans la désintégration de l'albumine et également dans la production de l'urée et d'autres principes moins oxydés. Quand le processus fébrile est terminé, le foie reprend ses fonctions normales; mais il arrive de temps en temps qu'après une violente atteinte de fièvre, ses fonctions sont affaiblies d'une façon permanente. J'ai vu maintes fois une grave attaque de typhus, de fièvre typhoïde, de fièvre intermittente, de scarlatine, amener une tendance permanente aux troubles du foie chez des gens qui auparavant étaient exempts de cette disposition.

Les troubles fonctionnels du foie, lorsqu'ils sont *primitifs*, peuvent reconnaître des causes variées. Les principales sont :

1° Écarts de régime. — Il n'est pas douteux que le genre actuel de vie, et surtout l'usage, même en quantité moyenne, d'une alimentation succulente et de liquides stimulants, ne contribuent largement à déranger le foie (1). On admettra généralement — et ce ne serait pas difficile à prouver — que bien des personnes consomment beaucoup plus d'aliments qu'il ne leur en faudrait pour subvenir à la nutrition de l'organisme. Heureusement, une bonne partie de cet excès d'aliments n'est jamais assimilée et s'en va par les fèces; mais très-souvent encore il en passe dans le sang beaucoup plus qu'il ne peut en être transformé en tissu ou en passer par les processus ordinaires de l'oxydation préparatoire de l'élimination. Il en résulte que l'excès de consommation est rejeté, dans un état d'oxydation incomplète, par les reins, les poumons, etc., ou s'accumule dans l'organisme; en même temps on a imposé au foie plus de besogne qu'il ne peut en accomplir et finalement il s'ensuit un trouble fonctionnel de cet organe. Quant à la nature des aliments, on peut dire d'une façon générale que le foie est plus aisément troublé par les matières grasses et sucrées, et il est probable que de petites quantités de ces substances amènent ce trouble du foie qui aboutit à l'uricémie, mieux que ne le ferait un excès modéré de nourriture purement azotée, comme la viande. Les substances alimentaires cuites, contenant une forte proportion à la fois de sucre et de graisse, suffisent sûrement à troubler le foie chez bien des gens. L'excès de carbone contenu dans ces aliments

(1) Les conditions anatomiques et physiologiques dans lesquelles le foie se trouve placé expliquent parfaitement le rôle si important que jouent les ingesta dans les divers troubles auxquels il est sujet. Il reçoit, en effet, directement, par le système porte, ces ingesta, quelques-uns ayant subi déjà une transformation complète par l'action du tube intestinal, d'autres, les plus actifs, les plus irritants, tels qu'ils ont été déglutis. Et si avec cela on tient compte de la propriété qu'a le tissu hépatique d'arrêter, d'emmagasiner les substances les plus nuisibles, que ce soit l'arsenic, que ce soit l'alcool, ou d'autres encore, on comprend quelle influence considérable doivent exercer les aliments et les boissons dans la pathogénie des affections hépatiques. (N. D. T.)

doit, ou bien se déposer sous forme de graisse, ou absorber beaucoup d'oxygène, de manière à n'en laisser que très-peu pour agir sur la matière azotée qui provient des tissus ou de la nourriture; par suite, comme le docteur Bence Jones l'a observé en parlant de la goutte, « avec un régime où le carbone est en excès, la totalité de l'acide urique des tissus peut traverser le sang sans être oxydé (1). » Il y a aussi des idiosyncrasies par rapport à bon nombre d'aliments, lesquels dérangent toujours le foie chez certaines personnes alors qu'ils sont relativement inoffensifs chez les autres.

Mais, de tous les ingesta, ce sont les diverses boissons alcooliques qui sont les plus propres à troubler le foie. Elles agissent en ce sens de deux façons : 1° Elles peuvent produire une congestion persistante du foie. Des doses même petites d'alcool déterminent chez des personnes bien portantes une congestion temporaire du foie; mais si l'alcool est pris avec excès ou trop fréquemment, la congestion hépatique devient permanente et les fonctions de l'organe sont troublées. On peut observer de semblables résultats avec des doses d'alcool relativement petites chez des personnes qui paraissent avoir une intolérance constitutionnelle pour ce liquide. D'ailleurs, si la congestion persiste longtemps, il peut en résulter une altération organique. 2° Les vins et autres boissons alcooliques produisent souvent un trouble du foie que n'amènerait pas une quantité équivalente d'alcool en nature, et que ne peut expliquer la présence de n'importe lequel des autres ingrédients du liquide incriminé, ni l'acide libre, ni l'éther, les sels, la gomme, le sucre ou la matière extractive. Je crois cependant pouvoir établir cette règle générale : c'est que l'influence nocive des boissons alcooliques sur le foie augmente en raison directe de la quantité de sucre et d'alcool qu'il renferme. Il semble donc qu'un mélange d'alcool et de sucre doit produire des effets pernicieux que ne détermine pas l'adjonction d'une plus grande quantité de sucre, ou d'alcool seul, à la nourriture. Conformément à ces vues, les boissons alcooliques que l'expérience nous montre les plus aptes à exercer une influence fâcheuse sur le foie sont les bières de toute sorte, mais spécialement le porter et les variétés les plus alcooliques d'ale doux, le vin de Porto, le madère, le tokay, le malaga, le champagne sucré, les sherrys bruns, les liqueurs et le cognac; tandis que celles qui troubleraient le moins les fonctions de cet organe sont le bordeaux, le vin du Rhin, le vin de la Moselle, le sherry sec, et le genièvre ou le whisky largement étendus.

Le trouble du foie provenant d'une alimentation excessive ou d'autres écarts de régime, survient généralement vers le milieu de la vie, de trente-cinq à quarante-cinq ans. Les individus jeunes, qui font beaucoup

(1) *Op. cit.*, p. 142.

d'exercice et dont l'organisme est encore en voie de développement, ont besoin de plus de nourriture et peuvent même manger souvent, sans inconvénient, plus qu'il n'est nécessaire. Mais dans les environs de la quarantaine, le corps est complétement développé, et bien des gens prennent alors moins d'exercice qu'auparavant, tout en usant souvent plus largement de la table. A quelque âge que ce soit, les écarts de régime retentiront d'autant plus sur le foie, s'il existe déjà un affaiblissement constitutionnel dans le fonctionnement de cet organe.

2° Insuffisance d'oxygène. — Le défaut d'exercice musculaire en plein air peut troubler les fonctions du foie. Tout le monde sait que les habitudes sédentaires et le séjour dans des pièces mal ventilées tendent à amener des troubles hépatiques. Un autre fait d'observation journalière, c'est que les gens qui mangent et boivent trop copieusement peuvent ne pas souffrir du foie tant qu'ils mènent une vie active en plein air; mais qu'aussitôt que, soit par suite de changement d'occupation ou toute autre cause, ils prennent des habitudes sédentaires, sans modifier en même temps leur régime, le foie ne tarde pas à se déranger. De même, tout sportsman qui a été atteint de troubles du côté du foie connaît parfaitement combien un seul jour de chasse à courre ou à tir éclaircit son teint et soulage ses symptômes.

Le défaut d'exercice régulier en plein air mène à des troubles du foie de deux manières :

1° En étant cause que l'apport d'oxygène fourni à l'organisme est moindre, et par suite les processus d'oxydation qui se passent dans le foie et ailleurs s'opèrent d'une façon incomplète, et il se manifeste une tendance à l'accumulation, dans l'économie, de la graisse et des produits non suffisamment oxydés de la décomposition de l'albumine. L'oxygène est, pour ainsi dire, l'antidote nécessaire contre la *materies morbi* (acide urique, etc.), provenant de l'oxydation incomplète de l'albumine.

2° En ralentissant la circulation du sang à travers le foie. Depuis l'époque de Haller (1), les physiologistes ont reconnu l'influence qu'exercent les mouvements respiratoires sur la circulation du sang à travers le foie; mais, il y a plus de trente ans, M. Alexandre Shaw, dans une note qui n'a pas été assez remarquée (2), a établi, plus nettement qu'on ne l'avait encore fait, que la circulation du sang à travers le foie est considérablement influencée par l'expansion et le retrait successifs du thorax pendant la respiration. M. Shaw a appelé l'attention sur ce fait que la veine porte, sans rien qui soit de nature à augmenter son pouvoir, sans autre force que celle de la *vis à tergo* qui appartient aux veines

(1) *Vires quæ sanguinis per hepar motum accelerant* (*Physiologia*, 1764, t. VI, p. 601).
(2) *Medical Gazette*, July 15 et September 30, 1842.

en général, et bien qu'étant même dépourvue de valvules pour empêche le reflux du sang comme dans les veines des autres parties du corps, e chargée d'une fonction habituellement dévolue à une artère qui, outr l'impulsion qu'elle reçoit du cœur, y joint l'élasticité et la contractili de ses tuniques pour l'aider à distribuer le sang. Il fit remarquer qu cette faiblesse de propulsion pour le sang, constatée dans la veine port est compensée par une force de succion communiquée au courant sangui par les mouvements de la respiration : plus la respiration est profonde, plu grande est la force avec laquelle le sang se précipite par les grosses vein vers l'oreillette droite. Ces idées ont été confirmées par certaines exp riences de Cl. Bernard, qui a trouvé que lorsqu'on incise le foie sur u animal vivant, on peut voir le sang sourdre des veines hépatiques penda l'expiration, mais être aspiré avec l'air à chaque inspiration profonde, d telle sorte que l'animal meurt bientôt par suite de l'entrée de l'air dar le cœur (1). Chez les personnes donc qui mènent une vie sédentair cette force auxiliaire, destinée à favoriser la circulation du sang à trave le foie, se trouve diminuée, le sang se ralentit dans l'organe et le fon tionnement de ce dernier se dérange, résultat qui sera d'autant pl certain, si le foie a été en même temps stimulé outre mesure par de écarts de régime.

3° Une température élevée favorise la production de certains troubl fonctionnels du foie, et particulièrement ceux qui se rapportent à la sar guification et à la désintégration de l'albumine. Les troubles fonction nels, aussi bien que la congestion et l'inflammation du foie, sont pl susceptibles de se manifester dans les climats chauds que dans la zo tempérée, et, dans notre propre pays, le foie est plus souvent malade e été et en automne qu'en hiver. Le régime qui convient à un climat fro ou tempéré produit des dérangements du foie dans les régions tropicale Ces effets d'une atmosphère chaude sont évidemment dus en partie à raréfaction de l'air et à une diminution correspondante de la quanti d'oxygène qui arrive dans l'organisme : plus l'air sera chaud, moins il aura d'oxygène dans un volume donné d'air respiré par les poumon Mais si cette raison est la principale, elle n'est pas la seule. L'expérien a montré qu'un des effets d'une température élevée sur les animaux i férieurs, c'est de déterminer la dégénération du parenchyme du foie : s cellules glandulaires se remplissent de fines granulations et présente les mêmes apparences qu'on rencontre après la mort par suite d'affectic

(1) *The London medical Record*, 15 octobre 1873, p. 647. — Cette question de la ci culation hépatique a été également, dans ces dernières années, l'objet de recherch expérimentales de la part de Rosapelly (thèses de Paris, 1873), qui a confirmé l'impo tance de l'aspiration thoracique dans le mouvement du sang à travers le foie. (N. D. T

ébrile (1). Il est donc possible que quelques-uns des troubles fonctionnels hépatiques dont on est atteint dans les climats tropicaux soient dus à de semblables dégénérations, mais pas nécessairement permanentes, des cellules glandulaires (2).

4° INFLUENCES NERVEUSES. — Bien des faits montrent la grande influence qu'exerce le système nerveux sur les organes glandulaires. Tout le monde sait qu'une frayeur subite, ou quelque autre forte émotion, peut arrêter la sécrétion du lait et de la salive, et nous avons déjà vu que des lésions traumatiques ou autres du tissu nerveux peuvent produire le diabète en troublant la fonction glycogénique du foie. Mais bien d'autres états morbides du foie ont une origine nerveuse. Une anxiété ou un chagrin prolongés, un effort intellectuel incessant, apportent du trouble non-seulement dans la sécrétion normale de la bile, mais trop souvent aussi dans le processus de sanguification et les transformations intra-hématiques dans lesquels le foie joue un si grand rôle, et amènent la diathèse urique avec bon nombre des symptômes déjà décrits. On sait que la gravelle et la goutte sont fréquemment le lot de ceux qui vivent plus par le système nerveux que par les muscles. Tous ces résultats se produisent le plus aisément si le régime est de nature à favoriser le dérangement des fonctions hépatiques; si, par exemple, pour noyer un chagrin, le malade a fait abus des stimulants et s'il a des habitudes sédentaires. Il est encore bien évident que les influences nerveuses peuvent produire non-seulement un trouble fonctionnel du foie, mais aussi une lésion organique. L'atrophie aiguë, dans laquelle les cellules glandulaires se dissocient rapidement et les fonctions de l'organe s'arrêtent, paraît dans bien des cas avoir une origine purement nerveuse; très-souvent les premiers symptômes de la maladie ont paru immédiatement après une frayeur violente, ou un accès de colère, chez quelqu'un auparavant bien portant. Une impression faite sur le cerveau semble ainsi se transmettre au foie et troubler sa nutrition. Bien des observations m'ont convaincu que l'expulsion des calculs biliaires hors de la vésicule, aussi bien que leur formation, peuvent être rapportées à une influence nerveuse. Le docteur Budd a aussi observé que l'anxiété ou les tourments d'esprit ont une grande influence sur la production des calculs biliaires (3); j'ai vu, pour ma part, maintes fois des crises de colique hépa-

(1) Voir *Pathological Transactions*, 1873, t. XXIV, p. 266.

(2) D'après J. Johnson (*Diseases of Tropical Climates*), l'hépatite *primitive* serait dix fois plus fréquente que les fièvres intermittente ou rémittente sur la côte de Coromandel, et notamment à Madras, où la température moyenne annuelle est de 31°, tandis que dans les plaines du Bengale, où, en prenant Calcutta comme exemple, la moyenne annuelle n'est que 25°,5, ce sont les susdites fièvres qui sont dix fois plus fréquentes que l'hépatite primitive. (N. D. T.)

(3) *Diseases of the Liver*, 3rd ed., 1857, p. 369.

tique calculeuse déterminées par une émotion subite. Enfin, il n'est pas jusqu'au cancer même du foie qui ne paraisse parfois résulter d'un trouble fonctionnel provoqué lui-même par une influence cérébrale. J'ai été surpris du nombre de fois où des malades affectés de cancer primitif du foie ont rapporté le début de leur mal aux troubles digestifs qui accompagnent les chagrins ou les tourments d'esprit prolongés. Les cas de ce genre ont été si nombreux, qu'on ne saurait admettre qu'il y ait eu simple coïncidence entre ces influences morales et le cancer. Sir Robert Christison et autres éminentes autorités ont fait, je crois, la même observation.

5° Particularités constitutionnelles. — Dans un exposé des causes des troubles fonctionnels du foie, il ne faut pas oublier qu'il y a certaines particularités constitutionnelles, héréditaires ou acquises, en vertu desquelles le foie se trouve dérangé par l'effet de causes qui, dans les conditions ordinaires, seraient inoffensives. Bien des personnes, comme le fait remarquer le docteur Budd (1), ont plus de foie, comme on a plus de poumon, qu'il n'est absolument nécessaire d'avoir. Une portion de leur foie peut être détruite par la maladie, ou devenir moins active, sans que la santé générale s'en ressente. Chez d'autres, le foie semble n'être que tout juste à même de remplir ses fonctions dans les conditions les plus favorables, et il fait tout de suite banqueroute, s'il a à lutter contre de mauvaises conditions de régime, d'habitudes ou de climat. Cette faiblesse innée du foie est souvent héréditaire. On peut naître avec une disposition aux troubles biliaires. La goutte et le diabète, que nous avons vu provenir de dérangements du foie, sont des affections héréditaires : le foie se prend toujours très-facilement chez les individus qui ont une disposition héréditaire à la goutte. Cette disposition constitutionnelle aux troubles du foie est trop souvent perdue de vue par les malades, et peut-être aussi parfois par les médecins. L'emploi habituel de l'alcool est souvent recommandé par le médecin pour des cas pathologiques divers, sans toujours tenir suffisamment compte des dispositions individuelles aux troubles hépatiques, et c'est ainsi que l'usage de l'alcool dans un but thérapeutique, peut finalement entraîner des conséquences fâcheuses. Vous trouverez souvent des malades qui vous diront ceci : « Le mauvais état de mon foie ne peut provenir de ce que je mange ni de ce que je bois, car je suis très-sobre en comparaison de tels amis que j'ai, qui ne se privent de rien et qui n'ont aucune de mes misères. » Ces gens-là oublient cet adage, que ce qui est nourriture pour l'un est poison pour l'autre. Telle personne, par exemple, peut boire une bouteille de vin et ne pas s'en trouver plus mal, tandis que chez telle autre un seul verre aura un fâcheux retentissement sur le foie.

(1) *Op. cit.*, p. 55, 3e éd.

6° Des poisons de diverses sortes peuvent occasionner au foie un dérangement dont la durée dépendra de la longueur du temps pendant lequel l'organe aura été soumis à leur influence. Un des premiers effets des poisons des diverses fièvres spécifiques s'exerce sur le foie. De même, quand l'organisme reste longtemps exposé à l'action des miasmes telluriques, le foie se prend souvent, et il en résulte l'anémie et la diathèse urique. De même que certains cas d'atrophie aiguë du foie ont une origine nerveuse, il est bien évident que d'autres sont produits par un poison venu du dehors, ou quelquefois, comme le dit Budd, « engendré dans l'organisme par une digestion ou une assimilation vicieuses. » On sait aussi que le phosphore, à doses suffisantes, trouble les fonctions du foie, et qu'un résultat de l'empoisonnement par le phosphore est de produire, du côté du foie, des symptômes et des lésions qui ressemblent étroitement à ceux de l'atrophie aiguë (1). Diverses substances également, ingérées à titre d'aliments, ou prises par mégarde avec des aliments, peuvent déterminer des troubles fonctionnels du foie, l'effet toxique étant souvent déterminé par quelque particularité constitutionnelle de l'individu.

Ces causes de troubles fonctionnels hépatiques agiront d'ailleurs avec d'autant plus d'intensité, si l'organe est déjà atteint de quelque lésion, ou s'il y a en même temps quelque affection du cœur ou des poumons, ou quelque état morbide de l'estomac et des intestins.

D. — Traitement des troubles fonctionnels du foie.

Je ne puis, à mon regret, que donner une brève esquisse des principes généraux sur lesquels doit être basé le traitement des troubles fonctionnels du foie, et mes remarques s'appliqueront surtout à ceux de ces troubles qui résultent d'une désintégration et d'une élimination anormales.

1° Régime. — Dans le traitement des troubles fonctionnels du foie, on obtiendra des résultats plus durables en réglant avec soin les ingesta qu'en s'adressant aux médicaments. Trop souvent, il ne faut pas l'oublier, ce qui tue entre par la même porte que ce qui nourrit et fait vivre ; aussi la plupart des gens sont-ils obligés, pour se maintenir en bonne santé, de mettre un frein à leurs appétits. Comme l'a si bien dit sir Benjamin Brodie, « nous sommes tous avides d'obtenir rang, réputation et for-

(1) On sait que le plomb amène une accumulation d'acide urique dans l'organisme, mais plutôt en empêchant son élimination par les reins qu'en augmentant sa formation dans le foie. (Voyez Garrod, *op. cit.*, p. 292.) D'autre part, Bence Jones prétend que l'accumulation d'urates dans l'organisme produite par le plomb doit être attribuée à une atténuation dans l'oxydation. (*Lectures on Pathology and Therapeutics*, p. 289.)

tune; mais ce dont nous devrions le plus nous préoccuper, non-seulement pour nous-mêmes, mais aussi pour les autres, c'est de maintenir nos fonctions corporelles dans un état qui nous permette de mettre convenablement en œuvre des facultés supérieures et qui éveille en nous d'heureux sentiments. Le cultivateur qui a suffisamment de quoi nourrir sainement et habiller chaudement lui et sa famille, et qui a de plus l'avantage de vivre en plein air, jouit plus de la vie que le riche propriétaire d'une splendide demeure qui a trop d'acide urique dans le sang » (1). Il ne faut pas oublier que le dérangement du foie qui finit par aboutir à la diathèse urique, peut exister pendant des années sans se traduire par d'autre symptôme que le dépôt d'urates ou d'acide urique dans l'urine, et dans ces cas le régime peut suffire pour en avoir raison; mais si on le néglige, il peut finir par développer la goutte, quelque lésion organique du foie ou des reins, ou quelque autre sérieuse affection. L'uricémie habituelle doit donc toujours être combattue, et d'après ce que j'ai déjà dit, les aliments qui paraissent devoir être principalement exclus sont les sucres et les corps gras, et surtout les mets qui contiennent à la fois des uns et des autres. Les individus sujets à l'uricémie doivent toujours éviter les mets trop succulents ou trop relevés. Dans quelques cas, on doit interdire les pommes de terre, le riz, le sagou et les fruits, et ne permettre le pain qu'avec modération. Il faudra également toujours s'assurer si l'uricémie est due à quelqu'une de ces idiosyncrasies en vertu desquelles tel aliment particulier est susceptible de déranger le foie. Dans la plupart des cas d'uricémie, un régime consistant principalement en pain rassis, du mouton bien cuit, du poisson blanc, de la volaille, du gibier, des œufs, une dose modérée de légumes verts et du thé léger, du cacao ou du café, est ce qui convient le mieux; tandis que ce qui réussit le mieux à d'autres malades, c'est un régime composé de lait, de farineux, de légumes verts, d'œufs et, de temps en temps, du poisson. On doit s'occuper également avec soin de la quantité de nourriture aussi bien que de la qualité. L'uricémie habituelle résulte souvent de ce que le malade prend plus de nourriture qu'il ne peut en être transformé en tissu ou décomposé dans le foie. Comme le docteur Bence Jones l'a observé pour la goutte, de même dans l'uricémie habituelle « on ne doit prendre que le minimum d'aliments albuminoïdes, de manière à produire le moins possible d'acide urique, et un minimum d'aliments hydrocarbonés, de façon à ce que l'acide urique soit oxydé le plus possible » (2). Dans les cas rebelles, il y a lieu de conseiller au malade de prendre son principal repas le matin, alors que les forces digestives ont le plus d'énergie.

(1) *Psychological Inquiries*, 2rd ed., 1855, p. 76.
(2) *Op. cit.*, p. 142.

Dans toutes les formes de l'uricémie, il faut se méfier des stimulants alcooliques. Les bières, le porto, le champagne et une foule d'autres vins doivent être strictement interdits. Le bordeaux, ou une petite quantité d'eau-de-vie largement étendue d'eau, sont ce qu'il y a de mieux; encore faut-il les prendre à doses modérées, et bien des malades feront bien de s'abstenir complétement de ces stimulants. Ce n'est pas le lieu de discuter si l'alcool est nécessaire pour la nutrition de l'organisme chez les gens qui travaillent beaucoup mentalement ou physiquement, ou si, prenant la masse des individus, la santé se maintiendrait meilleure avec des habitudes de tempérance absolue ou bien avec un usage modéré de l'alcool. Le fait sur lequel je désire en ce moment insister, c'est que chez beaucoup de gens les boissons alcooliques, à des doses qui, sinon favorables à la santé, sont cependant compatibles avec elle et qui sont loin de pouvoir affecter le cerveau, minent la santé en troublant le foie; et que, pour certains individus, même de très-petites quantités sont nuisibles. Quant à ceux qui s'y sont adonnés largement, les dangers d'une privation brusque sont moindres, je crois, qu'on ne l'a prétendu. A moins qu'on n'ait bien constaté une grande faiblesse du cœur, qui elle-même peut être le résultat de l'abus de l'alcool, les seuls fâcheux effets d'une abstinence brusque et complète sont, d'après mon expérience, des sensations d'anéantissement éprouvé à l'épigastre et d'un besoin invincible d'alcool, qui ne se calmaient que temporairement quand on revenait au stimulant, et qui n'en étaient rendues que plus persistantes.

2° Apport large d'oxygène. — C'est, après la question du régime, le point dont on doit le plus s'occuper dans le traitement des troubles fonctionnels du foie, surtout dans celui qui amène une désintégration incomplète de l'albumine. Un excès d'air frais contre-balancera, il est vrai, souvent les mauvais effets d'un excès de nourriture. Bien que de récentes observations, plus spécialement celles de Parkes, aient montré que l'impression générale, d'après laquelle l'exercice musculaire augmenterait sensiblement la quantité d'azote éliminée de l'organisme, est erronée, on ne saurait douter cependant que l'exercice en plein air active la circulation du sang à travers le foie de la façon que j'ai déjà expliquée, et facilite les oxydations, et que, en empêchant ainsi l'accumulation dans l'organisme des produits imparfaitement oxydés de l'albumine, il agit favorablement dans le traitement du trouble fonctionnel du foie accompagné d'uricémie. Les observations de Beneke et autres autorités ont montré que l'air de la mer est un agent oxydant d'une grande puissance, et que les tissus contenant de l'azote et du soufre se décomposent plus facilement sous son influence (1). Je crois donc que bien des malades

(1) Parkes, *On Urine*, 1860, pp. 115, 129.

atteints de troubles hépatiques et d'uricémie retireraient un grand avantage d'un séjour au bord de la mer, ainsi que des bains de mer, quoique malheureusement les bons effets de l'air marin soient parfois plus que contre-balancés par des logements malsains et une nourriture mauvaise et mal cuite.

3° DILUANTS. — L'usage largement pratiqué des diluants, tels que les eaux de Seltz naturelles ou artificielles, est également avantageux en ce qu'il favorise l'élimination hors de l'organisme des produits de décomposition. Bien des malades affectés d'uricémie obtiennent un excellent résultat en buvant un grand verre d'eau froide ou d'une eau alcaline le matin en s'habillant ou le soir en se couchant.

4° BAINS. — Dans tous les cas d'uricémie et de goutte, on doit entretenir les fonctions de la peau par des bains fréquents ou des ablutions générales avec de l'eau tiède et du savon. Les bains froids sont souvent nuisibles parce qu'ils provoquent des douleurs musculaires ou goutteuses, ou des congestions internes.

5° PURGATIFS; CHOLAGOGUES. — Dans un grand nombre de cas de troubles fonctionnels du foie, on retire un grand avantage de l'emploi fréquent des purgatifs, qu'il y ait ou non tendance à la constipation. Les purgatifs emportent non pas simplement la bile, mais aussi les produits de décomposition contenus dans le liquide qui circule entre le foie et l'intestin, avant leur élaboration ultérieure et leur élimination par les poumons et les reins. Les purgatifs salins, à cause de la rapidité de leur action et de l'exhalation aqueuse considérable qu'ils déterminent à la surface de l'intestin, sont parmi les meilleurs pour remplir le but indiqué. On a ordinairement recours au sulfate de magnésie (sel d'Epsom), au sulfate de soude (sel de Glauber), au tartrate de potasse et de soude (sel de la Rochelle), ou au phosphate de soude (1), ou aux diverses combinaisons de ces sels avec le chlorure de sodium, le carbonate de soude et autres sels alcalins, tels que ceux qu'on trouve dans les eaux minérales de Carlsbad, Friedrichshall, Püllna, Harrogate ou Cheltenham, ou à la source hongroise récemment découverte, l'eau de Hunjadi János. L'expérience de tous les jours nous montre les excellents effets que retirent les uricémiques d'une saison à l'une de ces stations minérales, ou même en usant de ces mêmes eaux fabriquées artificiellement, que l'on doit prendre dans de l'eau tiède et le matin à jeun. Tous ces sels ont peu ou pas d'affinité pour les tissus de l'organisme, de sorte qu'ils n'y produisent que peu de modifications; ils déterminent très-peu d'ir-

(1) Le professeur Rutherford m'append que, d'après ses expériences, le sulfate de soude et le phosphate de soude sont de puissants excitants de la sécrétion biliaire chez les chiens, mais que le sulfate de magnésie n'a pas du tout cet effet.

ritation de la muqueuse intestinale et n'excitent pas les mouvements péristaltiques, de sorte qu'ils purgent sans produire d'épreintes ni de douleur. Ils agissent probablement en empêchant la résorption du liquide qui est constamment exhalé par les vaisseaux sanguins dans l'intestin.

Certains autres purgatifs ont longtemps joui d'une grande renommée pour activer la sécrétion et l'évacuation de la bile et pour combattre efficacement les dérangements du foie : aussi leur a-t-on donné le nom de *cholagogues*. Parmi ces médicaments, le *mercure* et ses préparations occupent la première place. Aujourd'hui le mercure a beaucoup perdu de sa renommée d'autrefois comme cholagogue et altérant, et son action sur le foie est très-diversement appréciée. Le praticien donne une dose de calomel, trouve que la quantité de bile dans les garde-robes a considérablement augmenté et que l'état de son malade s'est très-amélioré, et il en conclut que le foie a été excité par le mercure à produire une plus grande quantité de bile, et que c'est à cela qu'on doit attribuer l'amélioration du malade. D'autre part, le physiologiste lie le canal cholédoque sur un animal, pratique une fistule à la vésicule biliaire, et constate que le calomel n'a aucun effet—si même il ne la diminue pas—sur la sécrétion de la bile qui s'écoule par la fistule. Il peut y avoir quelque intérêt à rappeler sommairement les principales de ces expériences.

Kölliker et Müller, en 1855, expérimentèrent l'influence du calomel sur la sécrétion biliaire chez un chien pourvu d'une fistule biliaire. Les résultats furent un peu contradictoires. Une fois la bile sembla être augmentée et deux fois elle parut être diminuée, sous l'influence du calomel (1).

Sur quatre expériences faites en 1858 sur un chien pourvu d'une fistule biliaire, le docteur George Scott trouva que, dans toutes, l'administration de fortes doses de calomel fut suivie d'une diminution de la quantité de la bile et de ses principes solides constituants (2).

Dans la même année, le docteur Mosler fit de semblables expériences sur deux chiens affectés de fistule biliaire. L'administration du calomel ne fut suivie d'aucune augmentation de bile et on ne put découvrir de mercure dans la sécrétion biliaire (3).

Dix ans plus tard (1868), un comité de l'Association médicale britannique, avec le professeur Hughes Bennet (d'Édimbourg) comme président, fit un certain nombre d'expériences semblables sur des chiens et arriva à cette conclusion que « le mercure n'augmentait pas l'écoulement de la bile, mais plutôt le diminuait » (4).

(1) *Würzburg Verhandlungen*, Bd V, 1855, p. 231.
(2) *Beale's Archives of medicine*, 1858, t. I, p. 209.
(3) *Virchow's Archiv*, 1858, Bd XIII, p. 29.
(4) *British medical Journal*, 1868, t. II, pp. 78, 176, 191.

Ensuite viennent les expériences du docteur Röhrig (de Kreuznach), faites en 1873 à l'Institut pathologique de Vienne. Il trouva que, bien que de fortes doses de calomel parussent augmenter un peu la sécrétion de la bile, la puissance de ce médicament à ce point de vue était inférieure à celle de l'huile de croton, de la coloquinte, du jalap, de l'aloès, de la rhubarbe, du séné et du sulfate de magnésie; le pouvoir cholagogue de ces médicaments diminuant considérablement dans l'ordre où ils ont été énumérés, et le calomel occupant le bas de l'échelle (1).

Les expériences les plus récentes sont celles du professeur Rutherford et de M. Vignal sur quatre chiens différents, à jeun. Chez trois, la sécrétion de la bile a été diminuée, et chez un de ceux-là on s'assura que non-seulement la quantité totale de bile était diminuée, mais aussi la proportion de matériaux solides. Chez le quatrième, la quantité de bile fut augmentée, mais il y eut des raisons pour croire que l'augmentation n'était pas due à l'effet du calomel (2).

Les résultats de ces expériences sur les animaux ont considérablement ajouté au discrédit qu'avait déjà jeté sur le mercure son inefficacité, constatée par une observation clinique rigoureuse, à faire résorber la lymphe plastique dans la plupart des processus inflammatoires; aussi quelques éminents praticiens étaient-ils même d'avis que le mercure et ses préparations devraient être rayés de notre pharmacopée (3). Mais on a objecté avec quelque raison que les résultats des expériences faites avec le mercure sur des chiens ne s'appliquaient pas nécessairement aux effets produits par ce médicament sur l'homme. Et même, si l'on accorde que chez l'homme le mercure n'augmente pas la quantité de bile sécrétée à l'état physiologique, il ne s'ensuit pas que dans l'état pathologique il ne puisse exister quelque condition qui s'oppose à la formation de la bile et que le mercure ait le pouvoir de faire disparaître. On peut cependant concilier jusqu'à un certain point les opinions divergentes des physiologistes et des médecins en se rappelant la circulation osmotique, dont je parlais dans une des dernières leçons (p. 544), et qui s'opère d'une façon incessante entre le sang et le contenu de l'intestin. Une grande partie de la bile sécrétée par le foie et versée dant l'intestin est l'objet d'une résorption continue et revient ainsi au foie. Par suite, si on vient à lier le canal cholédoque et à pratiquer une fistule à la vésicule, la quantité de bile qui s'échappe par l'ouverture fistuleuse immédiatement après l'opération est beaucoup plus considérable qu'en aucun autre moment ultérieur (Schiff). Le mercure et les purgatifs de même

(1) *Stricker's Jahrb* , 1873, part. II.
(2) *Brit. med. Journ.*, 1875, 13 novembre.
(3) Voyez Bennett, *British med. Journ.*, 1868, t. II, p. 176.

genre produisent des selles bilieuses en irritant la partie supérieure de l'intestin et en entraînant la bile avant qu'elle ait eu le temps d'être résorbée. On s'explique que Röhrig, d'après ces expériences, ait placé le mercure au bas de l'échelle des cholagogues à cause de sa supériorité sur les autres cholagogues au point de vue de la propriété que je viens d'indiquer : en effet, plus grande est la quantité de bile entraînée hors de l'intestin, moins il y en a de résorbée et moins il doit s'en écouler par la fistule biliaire. Quant à l'action spéciale du mercure sur le duodénum, elle est prouvée non pas seulement par la quantité de bile qui s'échappe sous son influence, mais aussi par ce fait, découvert par Radziejewski, que la leucine et la tyrosine, qui sont des produits de la digestion pancréatique, et qui dans les circonstances ordinaires sont décomposées dans l'intestin, se manifestent dans les fèces à la suite de l'administration des mercuriaux. Il résulterait donc de ce qui précède que le mercure, en activant l'élimination de la bile et en diminuant la quantité de ce liquide, est après tout un vrai cholagogue et qu'il allége un foie engorgé bien plus efficacement que s'il agissait simplement en activant dans le foie la formation de la bile, comme on le croyait autrefois et comme le prétendent encore certaines autorités; s'il en était autrement, il augmenterait la congestion hépatique au lieu de la diminuer (1). Il n'est pas impossible également que l'irritation exercée sur le duodénum par le calomel et autres purgatifs, ne s'étende à la vésicule biliaire et ne l'excite à se contracter et à se débarrasser de son contenu : on s'expliquerait ainsi en partie l'augmentation de la quantité de bile dans les garde-robes.

Il y a également lieu de penser que, en sus de son action évacuante sur la bile, le mercure exerce une influence salutaire sur bien des troubles fonctionnels du foie, quelle que soit l'explication qu'on puisse en donner. Des malades extrêmement intelligents, affectés de troubles du côté du foie, m'ont déclaré avec insistance que des doses répétées, ou espacées, de calomel leur procurent un soulagement qu'ils n'ont éprouvé avec aucun autre médicament, et le scepticisme du médecin le moins crédule tomberait, je crois, s'il n'éprouvait malheureusement pas le besoin de vérifier sur lui-même la réalité de leurs assertions. Il n'est pas impossible que les bons effets du mercure sur le foie et dans certaines formes inflammatoires, soient dus à cette propriété qu'il possède d'activer les décompositions. Le mercure paraît avoir le pouvoir de rendre la fibrine exsudée moins plastique et par suite plus apte à

(1) Cette opinion, concernant l'action du mercure sur le foie, a été professée par moi depuis bien des années dans mes cours, et a été énoncée dans la première édition de mes *Lectures on Diseases of the Liver*, publiée en 1868, pp. 126, 309, 404.

être résorbée qu'elle ne le serait autrement (1). Des médecins contemporains de haute valeur et peu enclins à accepter trop facilement les vertus thérapeutiques des médicaments, ont pensé que le mercure est toujours nuisible chez les individus affectés d'une constitution scrofuleuse. Si ces opinions sont exactes, il semble également assez probable que le mercure, qui pénètre, comme on nous l'a démontré expérimentalement (2), dans le foie, peut exercer dans certaines circonstances une action salutaire en activant ou en influençant de quelque façon la désintégration de l'albumine. Les remarquables effets du mercure sur la syphilis constitutionnelle s'expliquent vraisemblablement de la même manière. L'influence du mercure sur l'élimination de l'azote par les reins a encore besoin d'être étudiée. Mais, quelle que soit l'explication qu'on adopte, les preuves cliniques de l'efficacité du mercure dans certains troubles hépatiques sont pour moi de la dernière évidence. J'en parle avec d'autant plus de conviction, que je m'étais laissé persuader que le mercure était un médicament plus qu'inutile, non-seulement dans les affections du foie, mais même dans la syphilis : on ne pourra donc pas dire que les convictions imposées à mon esprit par l'expérience sont le résultat d'opinions préconçues (3).

Le *podophyllin* est un remède qui paraît avoir un mode d'action très-

(1) Bence Jones, *op. cit.*, p. 283.

(2) Authenrieth et Zeller ont trouvé du mercure dans la bile d'animaux soumis à des frictions mercurielles. (Budd, *op. cit.*, p. 57.)

(3) Dans cette question, en apparence très-complexe, de l'action du calomel sur le foie, il y a eu entre les physiologistes et les médecins un malentendu profond qui tient à ce que les termes de la question ont été mal posés entre eux, ou plutôt à ce que les praticiens ont voulu aller au delà des conclusions strictes qu'on pouvait tirer des recherches expérimentales. En effet, de ce que le physiologiste constate que l'administration du calomel, à doses où il est réputé agir comme cholagogue, n'augmente pas et même souvent diminue, chez le chien, la quantité de bile sécrétée par le foie, il ne s'ensuit pas qu'il n'a pas d'action sur cet organe. Les deux expérimentateurs qui ont recommencé dernièrement les expériences du comité Hughes Bennett, le professeur Rutherford et M. Vignal, se défendent vivement, dans leur nouveau mémoire (*British medical Journal*, 1877, *Association medical Reports*, p. 85), d'avoir voulu nier l'action du calomel sur le foie et s'élèvent à leur tour contre les prétentions du praticien qui déclare leurs expériences nulles et non avenues, parce qu'il aura constaté des garde-robes bilieuses à la suite de l'administration du calomel.

En somme, la plupart des substances réputées comme cholagogues chez l'homme ont été expérimentées par ces physiologistes, qui ont constaté qu'elles agissaient de même chez le chien, sauf le chlorure d'ammonium et le calomel. Cette concordance des résultats dans la grande majorité des cas pouvait donc les autoriser à maintenir comme bien acquis les faits observés par eux avec le calomel, et l'on n'est pas fondé à les déclarer inapplicables à l'homme sous prétexte qu'ils vont à l'encontre d'opinions préconçues, et qu'il peut y avoir une différence entre l'estomac de l'homme et celui du chien.

D'ailleurs, les recherches des physiologistes n'ont porté que sur l'appareil sécréteur, tandis que le praticien, dans le résultat final qu'il observe, ne fait peut-être pas la part de tous les éléments complexes qui l'ont amené, et dans lesquels l'élément mécanique ou excréteur, que le physiologiste n'a nullement visé, peut jouer un rôle important. En effet, quand après avoir constaté le changement de couleur des matières consécutivement

analogue au mercure. Le professeur Rutherford a montré qu'à petites doses il augmente la sécrétion de la bile, mais qu'à dose franchement purgative, qui est ordinairement nécessaire pour alléger le foie, il diminue la sécrétion biliaire. Les expériences du Dr Anstie sur les chiens et les chats ont montré que le podophyllin a une affinité spéciale pour l'intestin grêle et principalement pour le duodénum. Si je m'en rapporte à mon expérience, ce médicament est moins sûr dans son action, et, même à dose modérée, produirait des épreintes et des évacuations muqueuses plus aisément que les préparations mercurielles. Toutefois, c'est un bon succédané du mercure quand par hasard ce dernier se trouve contre-indiqué.

La *coloquinte*, l'*aloès*, la *rhubarbe*, le *jalap* et le *séné* sont également de bons purgatifs dans les troubles fonctionnels du foie qui se traduisent par l'uricémie, la constipation ou l'excrétion insuffisante de la bile. Les expériences de Röhrig sur les chiens semblent montrer qu'ils augmentent momentanément la quantité de bile sécrétée par le foie; d'autre part, on peut conclure de celles de Rutherford et Vignal qu'à l'exception du séné, ce sont d'énergiques cholagogues.

L'*ipécacuanha*, dont j'ai ailleurs (p. 139) signalé les bons effets dans les maladies dont nous nous occupons, m'a toujours paru rendre de grands services dans les troubles fonctionnels du foie. D'après les expériences du professeur Rutherford sur les chiens, ce serait un des plus puissants cholagogues connus.

Le *colchique* a paru aussi agir sur les chiens comme un cholagogue; on l'associe avec avantage à d'autres purgatifs, chez l'homme, pour combattre certains troubles hépatiques accompagnés d'uricémie. D'après le Dr Garrod, « il y aurait une réelle utilité à le substituer, chez les sujets goutteux, aux préparations mercurielles comme cholagogue » (1),

à l'administration du calomel, on cherche à s'expliquer le mécanisme de cet effet, on voit qu'il a pu être produit :

1° Par la stimulation de l'appareil glandulaire;

2° Par la stimulation des fibres musculaires de la vésicule biliaire et des gros canaux biliaires, c'est-à-dire de l'appareil propulseur de la bile;

3° En dissipant l'état catarrhal ou congestif du canal cholédoque ou des voies biliaires en général;

4° En chassant de l'intestin des substances qui de là seraient passées dans le système porte et qui auraient entravé l'action des cellules glandulaires;

5° En stimulant les glandes intestinales et produisant ainsi sur le système porte un drainage qui peut parfaitement avoir pour effet de dégorger et soulager ainsi le foie.

Le physiologiste nie le premier mode d'action, mais il accepte très-bien les quatre autres, qui suffisent amplement à expliquer les résultats constatés par le praticien et qui, en définitive, se résolvent en une action sur le foie indirecte, si l'on veut, au lieu d'être directe, mais bien réelle et d'une portée thérapeutique incontestable. (N. D. T.)

(1) *Op. cit.*, p. 410.

d'autant mieux que ces dernières sont souvent contre-indiquées dans la goutte chronique avec affection rénale.

L'*iridine*, extraite du bulbe de l'iris versicolor, l'*evonymine* extraite de l'écorce de l'*evonymus atro-purpureus*, et la *sanguinarine* de la sanguinaire, jouissent en Amérique d'une grande réputation comme cholagogues et altérants dans les affections du foie. D'après les expériences du professeur Rutherford, ces substances paraissent également être d'énergiques stimulants du foie, de sorte qu'elles mériteraient qu'on les expérimentât sérieusement chez l'homme (1).

Nous pouvons ajouter à ces médicaments le pissenlit, auquel on a longtemps attribué une action spécifique sur le foie, mais qu'on sait aujourd'hui n'être qu'un très-faible stimulant de cet organe et agir probablement surtout comme un purgatif doux. Quand il y a tendance à la constipation, on peut l'associer avantageusement soit aux alcalins, soit aux acides minéraux.

6° Alcalins. — Après les purgatifs, les alcalins sont les médicaments les plus utiles dans le traitement des troubles fonctionnels du foie. Dans l'uricémie et dans un grand nombre des symptômes qui en dérivent, on retire le plus grand avantage d'un traitement par les sels alcalins, tels que ceux de potasse, de soude ou de lithine, ou certaines eaux minérales, telles que celles de Vichy, Vals ou Ems. La valeur comparée des divers alcalins pour neutraliser les acides varie considérablement. Un grain de carbonate de lithine ou de carbonate d'ammoniaque est presque égal à un grain et demi de carbonate de soude ou deux de carbonate de potasse. Les bons effets des alcalins dans les troubles du foie ne tiennent pas à ce qu'ils neutralisent l'acidité, ni à une action directe sur l'acide urique. En réalité, c'est sous forme d'urate de soude qu'on rencontre l'acide urique chez les goutteux. Les alcalins semblent agir en combattant l'état pathologique en vertu duquel il se forme de l'acide urique. Ils paraissent favoriser les oxydations et activer ainsi la décomposition de l'albumine. D'après le Dr Bence Jones, dans l'organisme aussi bien qu'en dehors de lui, les alcalins donnent les preuves les plus manifestes de leur influence favorable sur les oxydations (2). Les expériences de Parkes sur la liqueur de potasse ont paru montrer qu'elle a le pouvoir de favoriser la dissociation des principes sulfurés de l'organisme. Sous son influence, en effet, on a vu augmenter dans l'urine la proportion d'acide sulfurique et d'urée. Pour ce qui est de l'urée, Parkes ajoute, par scrupule, que le résultat est rendu plutôt probable

(1) Experiments on the Biliary Secretion of the Dog (*Journal of Anatomy and physiology*, t. XI, 1re part., 1876).
(2) *Op. cit.*, p. 280.

que prouvé par ses expériences (1). De celles que Nasse a faites sur des chiens munis de fistule biliaire, cet expérimentateur a conclu que le carbonate de soude ingéré avec la nourriture, diminuait considérablement la sécrétion biliaire (2); et Röhrig a obtenu un semblable résultat en injectant le même sel dans les intestins ou dans les veines; la diminution portait sur la partie solide aussi bien que sur la partie aqueuse de la bile, et spécialement sur les sels biliaires. Nasse a également trouvé qu'après l'ingestion de 8 grammes de carbonate de soude, l'urine, chez l'homme, est très-riche en acide hippurique. La seule conclusion qu'on puisse pour le moment tirer de ces expériences, c'est que les alcalins exercent une influence puissante sur les transformations chimiques qui se passent dans le foie. Lorsqu'on administre les alcalins dans l'uricémie, il est bon d'interrompre de temps en temps leur usage, parce qu'à la longue ils sont susceptibles de troubler la digestion gastrique; mais dans les cas où ils sont fortement indiqués, ils sont mieux supportés qu'on ne le pense généralement. Dans le cinquième volume des *Medico-chirurgical Transactions*, le Dr Bostock a rapporté le cas d'une jeune femme qui prit pendant des mois du carbonate de soude à la dose de 70 grammes environ par jour. L'appétit et les forces augmentèrent beaucoup et son sang, au lieu d'être très-fluide, formait un coagulum ferme et fortement bombé.

7° Le *chlore*, le *brome* et l'*iode* ont d'étroites relations chimiques et passent pour favoriser les oxydations en se combinant avec l'hydrogène de l'eau et mettant l'oxygène en liberté. Une solution aqueuse de chlore peut être utile dans certains cas d'uricémie associée à une faiblesse générale. On sait d'ailleurs que les divers sels de chlore entrent largement dans la composition des eaux minérales qui sont reconnues les plus efficaces dans les troubles hépatiques. Le bromure de potassium sera susceptible de réduire certains engorgements du foie et de la rate et peut être administré avec avantage dans les cas d'uricémie accompagnée de congestion du foie et d'insomnie. Parmi les médicaments de cette catégorie, le chlorure d'ammonium tient la première place. Il jouit d'une réputation considérable et bien méritée dans l'Inde et autres contrées tropicales, pour le traitement de la congestion hépatique; je l'ai, pour ma part, trouvé très-utile dans le dérangement fonctionnel du foie accompagné d'uricémie. A la dose de 1gr,30 administrée trois fois par jour, il agit comme diaphorétique et diurétique et exerce une puissante influence sur la circulation porte. Il n'est pas oxydé et est éliminé tel quel par les urines. Le professeur Rutherford l'a trouvé sans

(1) *On the Urine*, 1860, p. 151.
(2) *Archiv für Wissensch. Heilk.*, 1864, t. VI, p. 508.

effet sur la sécrétion biliaire chez les chiens; mais d'après les expériences du Dr Böcker, il augmenterait la quantité des matières azotées de l'urine (1), l'augmentation journalière d'urée sous son influence serait en moyenne de 4gr,50 environ, quantité qui indique une suractivité considérable des métamorphoses ou de l'élimination, mais plus probablement des premières, d'après ses bons effets sur le foie. Le chlorure d'ammonium a encore cet avantage, c'est qu'on peut l'associer soit aux alcalins, soit aux acides minéraux. (Voyez aussi leçon IV, p. 139.)

8° Beaucoup de médecins ont recours aux acides minéraux dans le traitement des troubles fonctionnels du foie. On a longtemps cru notamment que l'acide nitrique pouvait augmenter l'écoulement de la bile, mais les preuves cliniques ou expérimentales manquent. Le professeur Rutherford me fait savoir, il est vrai, que l'acide nitro-chlorhydrique n'a aucun effet sur la sécrétion biliaire chez les chiens. D'après mon expérience, l'action des acides minéraux sur le foie est beaucoup moins directe que celle des alcalins. Dans tous les états morbides du foie accompagnés de congestion et dans la plupart des cas d'uricémie, j'ai trouvé, ou qu'ils ne font pas de bien, ou qu'ils aggravent les symptômes. Ils peuvent cependant être utiles quand il y a débilité et défaut de ton; mais le plus grand bien qu'ils produisent est probablement d'améliorer la digestion gastrique. Dans quelques cas, il y a avantage à donner à la fois des acides et des alcalins, les alcalins avant le repas et les acides après.

9° *Toniques.* — L'expérience clinique nous a montré que malgré la constatation de débilité et d'anémie, les toniques peuvent ne pas convenir dans bien des cas de trouble fonctionnel du foie. Cette remarque s'applique spécialement au dérangement hépatique qui aboutit à l'uricémie. J'ai maintes fois vu des malades dans ce cas-là, s'améliorer tout de suite en substituant au fer, à la quinine, aux acides minéraux et aux stimulants, l'abstinence d'alcool, les purgatifs, les pilules bleues, les alcalins et un régime soigneusement réglé, et les forces, les chairs et les couleurs revenir sous l'influence de moyens dont on aurait au premier abord attendu un effet déprimant. Différentes opinions ont été exprimées sur l'utilité du fer dans la goutte chronique. D'après le docteur Bence Jones, le fer est un des plus puissants médicaments que nous ayons pour activer indirectement les oxydations dans la goutte aussi bien que dans les autres maladies (2). D'autre part, Garrod croit que les préparations de fer, quand elles sont données sans discernement à des sujets goutteux, sont

(1) Parkes, *On Urine*, p. 165.
(2) *Op. cit.*, pp. 143, 279.

susceptibles de déterminer une crise paroxystique de la maladie et qu'elles sont la plupart du temps contre-indiquées (1). Mon expérience s'accorde avec celle du docteur Garrod : dans l'uricémie simple, j'ai toujours vu le fer augmenter la disposition aux dépôts d'urates dans l'urine, produire de la constipation et aggraver tous les symptômes dont le malade peut avoir souffert antérieurement. J'ai de même généralement observé que les malades affectés de goutte chronique ou d'uricémie ne supportent pas bien même de petites doses de quinine. D'après certaines expériences faites avec beaucoup de soin par le docteur Ranke de Munich, la quinine paraîtrait avoir le pouvoir de diminuer la proportion d'acide urique dans l'urine (2). Les expériences furent faites sur trois personnes, et les résultats furent les mêmes. L'effet se poursuivit pendant deux jours après une seule dose de 1gr,20; et rien n'indiqua ensuite que l'excrétion eût augmenté après que l'influence de la quinine eut cessé, de telle sorte que la quinine avait probablement agi en diminuant la formation d'acide urique dans le foie ou en le transformant en une autre substance. On pourrait conclure de ces expériences que la quinine et le quinquina seraient susceptibles de rendre de grands services dans la goutte chronique et dans l'uricémie, mais l'expérience clinique n'a pas confirmé ces vues (3).

Quand on veut administrer les toniques dans l'uricémie, il vaut mieux avoir recours à la gentiane, à la chirette, à la cascarille et à la serpentaire qu'à la quinine et aux autres préparations de quinquina. Les meilleures préparations de fer sont le fer réduit, le citrate de fer, ou le tartrate de fer et de potasse; ces préparations sont quelquefois avantageusement combinées avec les alcalins et les purgatifs salins. Dans bien des cas, accompagnés ou non de flatulence, j'ai vu une grande amélioration suivre l'emploi de petites doses de noix vomique et de strychnine. Quand l'uricémie est accompagnée d'une grande prostration nerveuse, j'ai retiré également un bon effet de l'emploi du phosphore à la dose de deux milligrammes trois fois par jour; les urates ont disparu de l'urine et tous les symptômes se sont amendés. Dans quelques-uns de ces cas, les circonstances m'ont paru rendre évident que l'amélioration était bien due au phosphore. Bien des malades, également affectés d'uricémie, qui ne peuvent supporter le fer, se trouvent très-bien de l'arsenic qu'on sait depuis longtemps être parfois utile dans certaines complications de la goutte.

10° L'opium et ses préparations sont contre-indiquées dans la plupart

(1) *Op. cit.*, p. 453.

(2) Parkes, *op. cit.*, p. 167.

(3) Les expériences de Ranke ont été répétées par le docteur Garrod, qui a trouvé que la quinine n'influence pas sensiblement l'excrétion de l'acide urique (*op. cit.*, p. 451).

des troubles fonctionnels du foie et particulièrement quand il y a une uricémie manifeste. L'opium entrave l'élimination par l'intestin et par les reins et paraît aussi arrêter le processus de désassimilation qui a lieu dans le foie. On croit généralement qu'il diminue la quantité de bile sécrétée par le foie, et cette opinion est appuyée par ce fait que son emploi est souvent suivi de garde-robes peu colorées; cependant les expériences de Röhrig sur les animaux pourvus de fistule biliaire ont montré que l'opium paraît augmenter la sécrétion biliaire au lieu de la diminuer, de telle sorte que probablement l'écoulement de la bile hors du foie n'est suspendu que temporairement par une influence s'exerçant sur les tuniques des voies biliaires, et pareille à celle que l'opium exerce sur les tuniques de l'intestin. Quoi qu'il en soit, il n'est pas douteux que l'opium constipe, favorise la congestion porte, et entrave l'élimination non-seulement de la bile, mais des produits de désassimilation qui se forment dans le foie. Les expériences de Böcker (1) et l'expérience clinique montrent également que l'opium empêche l'élimination des substances azotées de l'urine, et que son emploi dans les lésions organiques des reins peut avoir des conséquences dangereuses et même fatales (2). Ces considérations expliquent pourquoi, dans le dérangement hépatique accompagné d'uricémie, l'opium est contre-indiqué pour calmer la douleur, l'insomnie et autres symptômes pour lesquels on le prescrit communément.

D'autre part, il est remarquable, comme confirmation de l'antagonisme supposé de la goutte et du diabète que j'ai déjà signalé (p. 562), que dans le trouble du foie qui existe dans cette dernière maladie, l'opium est toléré à de fortes doses et montre une certaine efficacité pour arrêter la formation du sucre (3). Ses bons effets sont probablement dus en grande partie à quelque influence sur les nerfs vaso-moteurs des vaisseaux hépatiques, dont nous avons vu que la paralysie réflexe était une des causes du diabète.

En terminant, je prie M. le président et le conseil des censeurs d'agréer mes remercîments pour l'honneur qu'ils m'ont fait en me désignant pour faire ces leçons. Je connais très-bien leurs nombreuses imperfections, et pour m'excuser je ne puis que faire valoir la multipli-

(1) Parkes, *op. cit.*, p. 167.

(2) On trouvera des détails intéressants sur cette importante question de pratique dans un travail récent de M. Chaumet, thèse de Paris, 1877. (N. D. T.)

(3) Ce n'est pas là une découverte nouvelle. Il y a 63 ans, sir B. Brodie communiquait à la *Royal Medical and Chirurgical Society* un cas de diabète traité par l'opium. Le malade prit par jour environ 1gr50 d'opium, ce qui eut pour résultat de réduire la quantité d'urine de près de 13 litres à 3 litres et demi, mais sans aucun des effets habituels de l'opium. (*Medico-chirurg. Transact.*, t. V, p. 236.)

cité de mes autres devoirs durant la courte période consacrée à leur préparation. Je suis très-satisfait cependant, à cause de la grande importance du sujet que je vous ai présenté et qui mérite plus d'attention de la part des membres de notre collége et de notre profession en général qu'on ne lui en a encore accordé. Le jour viendra, je crois, où grâce à une plus complète connaissance que nous n'avons aujourd'hui des fonctions physiologiques du foie et des signes qui indiquent ses troubles fonctionnels, nous serons à même de prévenir ou d'arrêter à leur début un grand nombre des plus sérieuses maladies auxquelles soit sujette l'humanité, et d'ajouter ainsi un autre chapitre au livre de la *Médecine préventive*.

APPENDICE

R.F.

Depuis que la leçon III a été imprimée, j'ai eu occasion d'observer le fait suivant d'hydatide du foie traitée avec succès par la paracentèse.

OBS. CLXXVII. — *Hydatide du foie. — Paracentèse. — Guérison.*

William C., âgé de 31 ans, bottier, fut admis le 5 décembre 1876 à l'hôpital Saint-Thomas. Habitudes sobres ; n'a pas pris de stimulants depuis 14 ans ; n'a jamais quitté l'Angleterre. En général, bonne digestion et pas de malaise après les repas, mais sujet, depuis un an ou plus, à des intervalles d'une semaine à un mois, à des crises de flatulence et de vomissements survenant ordinairement le soir. Il y a une semaine, il a remarqué pour la première fois une grosseur dans l'hypochondre droit où, depuis deux ou trois semaines, il éprouvait une légère douleur. Il n'a pas cessé ses occupations. La tumeur a légèrement augmenté.

A son entrée, on constate une tumeur arrondie, unie, élastique, indolente, dans la région de l'épigastre et dans celle de l'hypochondre droit, produisant une voussure des côtes et faisant saillir le ventre du muscle grand droit. Cette tumeur est évidemment liée au foie. Le bord inférieur de la tumeur atteignait jusqu'à l'ombilic, et la matité hépatique sur la ligne mammaire droite, comprenant la tumeur, mesurait 9 pouces ; le côté droit de la poitrine, 2 pouces au-dessous du mamelon, mesure 17 pouces un quart de tour, et le gauche 15 trois quarts. Légère douleur sourde dans la région hépatique. Tous les autres organes sains. Langue chargée, appétit médiocre ; ventre libre ; pouls à 84, température normale.

13 décembre, paracentèse avec trocart capillaire ; environ 150 grammes de liquide clair, densité 1009 ; chlorures abondants, mais pas d'albumine ni d'échinocoques. Quelques heures après l'opération, crise de douleur abdominale intense ; température monte de 36°,6 à 38°,4. Une injection sous-cutanée de 2 centigrammes de morphine calme la douleur. Le lendemain, le malade se sent très-bien, mais la température a varié entre 38°,4 et 39°,2. Le 14, température normale et appétit bon. Pas d'autre accident. Quand le malade quitta l'hôpital, le 23 décembre, on ne pouvait sentir de tumeur, et la circonférence des deux côtés de la poitrine était égale.

OBS. CLXXVIII. — *Hépatite interstitielle résultant d'un refroidissement.*

L'observation suivante est celle que j'ai déjà signalée, dans la leçon IV, d'hépatite interstitielle résultant d'un refroidissement. J'en dois les détails à l'obligeance du docteur Wilson Fox, dans le service duquel se trouvait le malade.

J. C., âgé de 45 ans, fut admis à l'hôpital d'University College. Depuis 4 ans, il était cocher de fiacre, après avoir été 16 ans cocher d'omnibus. Il s'est marié à vingt-sept ans et a eu quatre enfants vivants. Il a passé toute sa vie à Londres, et a eu des habitudes sobres; il prenait par jour trois quarts de litre de bière et 125 grammes de bordeaux ou de porto; très-rarement un peu de rhum. Il y avait grande apparence que ses affirmations étaient vraies. Pas d'affection héréditaire, sauf que son père était alcoolique et était mort à 55 ans dans un accès. Santé antérieure toujours bonne; il n'a jamais eu la syphilis; pas de dyspepsie, ni envie de vomir le matin. Deux mois avant son admission, il a été un jour complétement traversé par la pluie et est resté ainsi sur sa voiture pendant six à sept heures. En rentrant chez lui, il s'est senti frissonnant et a eu la nuit des douleurs dans les jambes et dans les malléoles, qui le lendemain matin se trouvèrent enflées. Le soir, il se sentit plus mal et éprouva des douleurs dans les épaules, à travers la poitrine et dans la région du foie. Il perdit l'appétit, maigrit, devint faible et eut de temps en temps des vomissements; pendant les quinze jours qui ont précédé son admission, il a vomi tous ses aliments solides. Quelques jours avant son entrée, il eut une crise de douleur intense à l'épigastre, avec une sensation de constriction s'étendant jusqu'aux lombes et durant 24 heures. Ventre libre. Depuis le début de la maladie, il avait gardé la chambre et surtout le lit.

A son entrée, le malade se plaint principalement de vomissements, de faiblesse et d'une douleur dans la région du foie. Amaigrissement et pâleur considérables; teinte ictérique des conjonctives, mais pas d'ictère manifeste et pas d'anasarque. Appétit médiocre; soif, langue épaisse; ventre libre, légère sensation de plénitude à l'épigastre; pas d'ascite. La matité hépatique s'étend sur la ligne mammaire droite de la sixième côte jusqu'à deux pouces au-dessous du rebord costal, et sur la ligne médiane à deux travers de doigt de l'ombilic; bord ferme et arrondi; surface unie, ferme et sensible. On ne sent pas la rate au-dessous des fausses côtes; mais la matité atteint jusqu'au huitième espace intercostal.

Durant presque tout le séjour du malade, urine en quantité normale, densité 1010 à 1020; pas d'albumine, pas de sucre; toujours traces de pigment biliaire, et une fois cristaux de leucine et de tyrosine trouvés après évaporation. Vers la fin, elle était rare, très-colorée et déposait des urates en abondance. Pouls a varié de 80 à 100. Pendant quelques jours, température normale, mais généralement entre 37°,5 et 38°,6. Pas de périodicité dans l'élévation de la température. Parfois transpirations, mais pas profuses et jamais de tremblements. Trois semaines après son entrée, le malade fut pris de pleuro-pneumonie dans la moitié inférieure du poumon gauche, pendant laquelle la température monta à 39°,4 et qui guérit en une quinzaine. La douleur et la sensibilité dans la région hépatique ont persisté, d'intensité variable, jamais très-violentes. Vomissements de temps en temps et matières vomies parfois striées de sang. Trois semaines après son admission, survint une diarrhée qu'on arrêta facilement, mais qui reparut par intervalles ; à deux reprises, il y eut du sang dans les garde-robes; pas d'hémorroïdes. Epistaxis modérée, à peu près en même temps que l'hémorrhagie intestinale. Dans l'espace d'un mois après son admission, la voussure déterminée par le foie au-dessus de l'ombilic devint plus prononcée et la matité hépatique s'étendit un pouce plus haut dans la poitrine. Deux fois on enfonça l'aspirateur assez profondément dans différentes portions du foie, mais sans résultat. Les veines épigastriques devinrent plus saillantes, mais il n'y eut jamais d'ascite. Vers la fin la diarrhée devint plus fréquente et rebelle, et finalement rien ne put l'arrêter. L'ictère augmenta, sans être jamais intense; garde-robes pâles. Le malade succomba épuisé six mois après son entrée à l'hôpital.

Autopsie. — Foie très-gros, s'étendant jusqu'à 4 pouces et demi au-dessous du cartilage ensiforme et 2 pouces au-dessous des côtes sur la ligne mammaire droite, et jusqu'au quatrième espace intercostal en avant. Poids, près de 2400 grammes; surface externe un peu granuleuse; tissu hépatique un peu induré, blanc par places, luisant et remplacé par du tissu fibreux; en d'autres points on remarque que le tissu fibreux interlobulaire est très-augmenté. Branches de la veine porte dilatées. La bile pénétrait librement dans le duodénum. Rate grosse et indurée. Estomac et intestins très-congestionnés. Poumons emphysémateux, avec quelques anciens nodules calcifiés. Les autres organes sains.

Dans le cas suivant, où l'hépatite aboutit à l'atrophie cirrhotique, la maladie prit probablement aussi sa source dans un refroidissement. Ce cas a encore présenté de l'intérêt à cause du jeune âge du malade (voir p. 291 et 309). Frerichs rapporte le cas d'un enfant de dix ans chez lequel l'atrophie cirrhotique parut également provenir d'un refroidissement pendant un bain (1).

OBS. CLXXIX. — *Hépatite interstitielle causée par un refroidissement et se terminant par une cirrhose atrophique chez un enfant de 12 ans.*

Le 22 septembre 1876, je fus consulté au sujet de mademoiselle Hélène F., âgée de 12 ans, sur laquelle sa mère et le docteur Lewis Mackenzie, qui lui donnait des soins, me fournirent les renseignements suivants :

La goutte existe du côté paternel et du côté maternel. Dès son bas âge, la petite malade a eu le foie torpide. Depuis deux ou trois semaines, les garde-robes seraient par moments décolorées et la peau est légèrement ictérique. A l'âge de six ans, à la suite d'un bain de mer, elle fut prise d'une violente

(1) *Op. cit.*, p. 325.

douleur abdominale qui dura douze heures et lui arracha des cris. Les trois semaines suivantes ne furent pas trop bonnes; elle eut des garde-robes décolorées, etc. Puis elle reprit sa santé habituelle jusqu'à l'automne de 1874, où parut pour la première fois un ictère bien caractérisé. Il arriva lentement et fut accompagné de quelque douleur pendant environ deux jours. Le ventre devint très-saillant et les veines qui sillonnent sa surface très-développées, et le foie atteignit en bas presque jusqu'au pubis. Elle garda le lit un jour ou deux de temps en temps. Au bout de trois à quatre mois, l'état général s'améliora, mais depuis l'enfant a toujours été fluette : tempérament irritable, appétit capricieux, ventre relâché, urine en très-petite quantité, foncée et chargée d'urates, teint un peu verdâtre. Depuis des semaines, les garde-robes seraient couleur de l'argile, sans trace de bile. Depuis le mois de mars 1876, les matières ont souvent contenu beaucoup de mucus et du sang rutilant. Le docteur M., qui la vit pour la première fois en mars 1876, trouva la rate grosse, mais la matité hépatique moins étendue. Au moment où je la vis, le foie n'était pas gros; la rate dépassait les côtes de 2 pouces et demi; ictère léger, mais pas d'ascite; vomissements; dents branlantes; pas de signes de syphilis, pas d'habitudes alcooliques; maigreur et faiblesse très-prononcées, mais dans les dernières semaines l'état général s'était amélioré.

J'écrivis au docteur M. ce qui suit : « Mademoiselle F. présente un cas qui certainement n'est pas commun; mais, d'après l'histoire de la maladie, je ne doute guère qu'il n'y ait là une forme d'hépatite interstitielle chronique ayant pour résultat une obstruction porte. L'absence de la cause habituelle semble infirmer l'existence d'une cirrhose vraie, et rien n'indique non plus que l'hépatite soit syphilitique. Pour moi, la crise de douleur abdominale violente à la suite d'un bain a une certaine importance, parce qu'elle fait rapporter l'origine de la maladie à un refroidissement. Mais bien que la cause soit obscure, l'état du foie doit, selon toute probabilité, être ainsi qu'il suit : épaississement de la capsule avec brides fibreuses traversant la substance du foie et oblitérant de nombreuses ramifications de la veine porte. »

Le 12 décembre 1876 mademoiselle F. mourut. Trois semaines avant sa mort, elle était très-mal : diarrhée avec hémorrhagies, pouls à 120, s'élevant à la fin jusqu'à 140; température, d'abord 39°, tombant à la fin à 35°; haleine douceâtre, comme un foie qu'on vient d'ouvrir. Délire et excitation maniaque, et plus tard respiration irrégulière, stupeur et coma.

Autopsie faite par le docteur Mackenzie. — Foie petit et arrondi, ne pesant que 460 grammes, surface ridée et irrégulière. Capsule épaissie, tissu ferme et dense et traversé partout par des brides fibreuses. Rate grosse. Portion inférieure des intestins très-congestionnée, muqueuse parsemée çà et là de petites extravasations. Veines mésentériques gorgées de sang. Les autres organes normaux.

Dans l'observation CLXXX, il me semble que l'explication la plus vraisemblable de l'ictère, c'était la présence de distomes dans les voies biliaires, et que le peu de cancer qu'on a trouvé dans le duodénum et dans les lymphatiques portes s'était développé à l'époque où l'on a constaté une émaciation rapide, de l'ascite et une douleur violente, qui parurent cinq à six mois avant la mort. D'après ce que nous savons de la marche d'autres cas, il est probable que, dans la première phase de la maladie, il y avait un grand nombre de distomes dans le foie, et il est fort possible que ce soient des distomes que le malade remarqua dans les garde-robes pendant qu'il se trouvait à Malvern, en juin 1874. La présence des distomes dans le canal cholédoque peut avoir déterminé une péritonite localisée dans la scissure porte et qui a eu pour résultat l'oblitération du canal. On a souvent observé que les distomes produisent un épaississement et une induration considérables des parois des conduits biliaires. Le *fasciola* hépatique, quoique très-commun dans le foie du mouton et du bétail, est très-rare dans le foie humain. Il se peut qu'il ait été souvent méconnu. D'après Cobbold, on ne l'aurait rencontré qu'une vingtaine de fois dans l'espèce humaine (1).

OBS. CLXXX. — *Ictère par la présence de distomes dans les voies biliaires, suivi de cancer du duodénum et des lymphatiques de la scissure porte. — Ascite et mort.*

Le 8 mai 1874, sur l'invitation du docteur J. T. Williams, de Barrow-in-Furness, je vis M. Charles B., âgé de 39 ans. Ce monsieur avait des habitudes sobres et avait joui d'une excellente santé jusque cinq mois auparavant, où il devint ictérique à la suite d'excès de travail. L'ictère arriva graduellement, accompagné de perte de l'appétit, d'abattement, mais sans douleur ni vomissements. Il y a eu de fortes démangeaisons à la peau, et les intestins ont été irréguliers. Garde-robes peu colorées et urine foncée. Depuis que l'ictère a paru, mais non auparavant, il a maigri à raison d'une livre par semaine. Pas d'antécédents d'affection maligne dans la famille. Le père a été tué, la mère est morte à 73 ans; un frère est mort fou.

C'était un homme de frêle apparence, très-nerveux et excitable, et profondément ictérique. Il se plaignait surtout de faiblesse, d'anorexie et d'un goût cuivré dans la bouche. Foie un peu gros : matité verticale, 4 pouces trois quarts sur la ligne mammaire droite. Mais ce qui me frappa le plus fut une voussure légère, mais distincte, en avant des cartilages costaux, à droite de l'extrémité inférieure du sternum; légère sensibilité en cet endroit, mais rien qui ressemblât à de la fluctuation.

La nature de ce cas était évidemment obscure; mais en écrivant au docteur W., je discutai la possibilité d'un cancer, d'une hydatide ou d'un ictère catarrhal. Le cancer parut hors de cause par l'âge du malade, l'absence des symptômes ordinaires et surtout par le fait que le malade s'était bien porté et n'avait pas maigri avant l'apparition de l'ictère. En somme, j'inclinais à penser que, malgré sa durée, le cas prendrait tout à fait la tournure d'un ictère catarrhal, bien que la voussure pût indiquer une hydatide.

(1) *Lect. on Pract. Helminth.*, 1872, p. 143.

Je ne revis plus le malade, mais j'eus de ses nouvelles à différentes reprises par le docteur W. Le 18 juin 1874, j'appris que, se trouvant à Malvern une quinzaine de jours auparavant, il avait éprouvé comme un craquement dans la région du foie, et le lendemain matin il avait trouvé dans ses garde-robes à peu près une cuillerée à soupe de boules de gomme et de petites vésicules. Le docteur W. pensa que c'étaient des hydatides, mais il n'eut pas occasion de les voir. L'état des garde-robes varia beaucoup, parfois ayant la couleur et la consistance du mastic, d'autres fois presque normales. Les démangeaisons et la voussure à droite du sternum avaient diminué. Le malade avait encore perdu 7 livres. L'ictère était toujours le même. Le 13 octobre 1874, voici dans quel état il était : depuis quelques semaines, l'ictère est plus intense et la peau est plus irritable; les garde-robes sont très-claires et l'urine très-foncée; pas de changement dans la voussure des dernières côtes droites; l'appétit est bon, et le malade est mieux disposé pour son travail, jamais de douleur ni de malaise dans la région du foie. Le 3 février 1876, on m'écrit : « Amélioration sous bien des rapports; augmentation des forces, du poids et de l'appétit, et bien que le malade soit habituellement très-abattu, il n'en continue pas moins à remplir ses fonctions de clerc à la satisfaction de son patron. Consistance et couleur des garde-robes normales. Pas d'irritation de la peau, qui est moins jaune, mais un peu bronzée, comme dans la maladie d'Addison. Pas de voussure appréciable des cartilages costaux droits. » Il resta dans le même état et continua de vaquer à ses occupations jusqu'en août 1876, où il remarqua qu'il commençait à augmenter de volume à la taille. Le gonflement, qui était dû à de l'ascite, augmenta lentement et fut accompagné de douleur intense à l'extrémité inférieure du sternum et d'émaciation rapide. Les garde-robes étaient devenues claires et contenaient souvent beaucoup de mucus; urines chargées de bile. Vers la fin de décembre, le docteur W. ponctionna l'abdomen et en retira près de 9 litres de liquide séreux, jaune. A la suite, grand soulagement, mais le malade n'en continuai pas moins à maigrir et s'affaiblir et succomba le 26 janvier 1877. Après la mort, on s'assura que M. B. s'était surtout nourri de coquillages crus, principalement de clovisses et de moules, mais il ne paraissait pas avoir consommé de mollusques d'eau douce.

Autopsie. — Pas plus de trois quarts de litre de liquide dans le péritoine. Le docteur W. eut l'obligeance de m'envoyer le foie, le duodénum et les reins. Foie légèrement granuleux à la surface; tissu dense, hyperplasie du tissu fibreux interlobulaire. Canal cholédoque et canal cystique complétement oblitérés par la rétraction cicatricielle du tissu fibreux dans la scissure porte. Deux ou trois ganglions lymphatiques de la scissure porte augmentés de volume, à peu près gros comme des noisettes, et comprimant le tronc de la veine porte. Vésicule biliaire considérablement distendue, contenant largement 10 onces de sérosité incolore, floconneuse. Les conduits biliaires intrahépatiques modérément distendus; l'un d'eux contenait un beau spécimen de distome (*Fasciola hepatica*) (1); on lava les conduits avec soin, mais on

(1) Cette pièce est au musée de l'hôpital Saint-Thomas.

n'y trouva pas d'autre parasite. La muqueuse duodénale, non loin de l'orifice du canal cholédoque, présentait une plaque de dépôt morbide, de la largeur d'une pièce de 1 franc. Ce dépôt n'était pas ulcéré et ne pénétrait pas dans l'épaisseur de la tunique musculaire, mais le docteur Greenfield constata que ce dépôt, ainsi que les ganglions engorgés de la scissure porte, étaient cancéreux. Pas d'indice de cancer nulle part ailleurs. Le rein gauche présentait un gros kyste, qui se rompit quand on voulut le détacher et dont la nature ne fut pas examinée.

FIN

TABLE DES AUTEURS CITÉS DANS LES NOTES

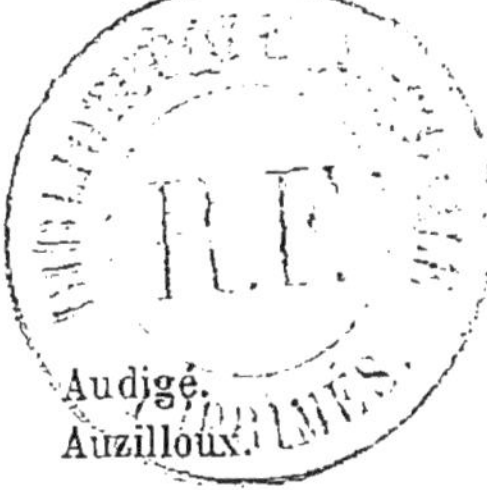

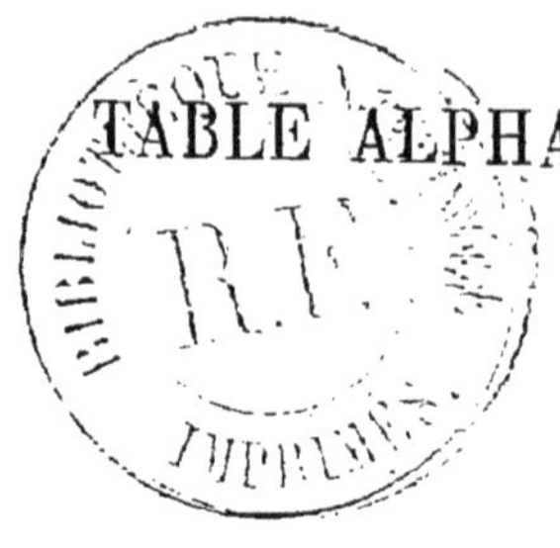

TABLE ALPHABÉTIQUE DES MATIÈRES

A

B

C

D

E

F

G

H

I

J

L

M

N

O

P

Q

R

S

T

U

V

X

FIN DE LA TABLE ALPHABÉTIQUE DES MATIÈRES

PARIS. — IMPRIMERIE DE E. MARTINET, RUE MIGNON, 2

www.ingramcontent.com/pod-product-compliance
Ingram Content Group UK Ltd.
Pitfield, Milton Keynes, MK11 3LW, UK
UKHW020303200726
13857UKWH00001B/65